Dr. med. Josef H. Kaiser, Jahrgang 1906, Herausgeber des vorliegenden Bandes, entwickelte bereits 1934 das Moor- und Mineralbad Berggießhübel bei Dresden zu einem bekannten Kneipp-Kurort. Seit 1962 praktiziert er in Bad Wörishofen und ist hier für die Zusammenarbeit aller Kräfte in der Kneipp-Bewegung tätig. Neben seiner Praxis leitet er in Boppard/Rhein die »Kneipp-Gesundheitsschule, staatlich anerkannte Lehranstalt für Massage«. 1975 wurde Dr. Kaiser zum Sanitätsrat ernannt.
Zahlreiche medizinwissenschaftliche und populär-medizinische Arbeiten haben ihn zu einem international anerkannten Kneipp-Arzt gemacht.

Vollständige Taschenbuchausgabe
Droemersche Verlagsanstalt Th. Knaur Nachf., München
Lizenzausgabe mit freundlicher Genehmigung
des Ehrenwirth Verlages, München

Textzeichnungen Atelier Faber, München, und
Art & Media, Grünwald
Fotos Städt. Kurdirektion Bad Wörishofen
Umschlagfoto Süddeutscher Verlag
Satz IBV Lichtsatz KG, Berlin
Druck und Bindung Ebner Ulm
Printed in Germany · 6 · 10 · 685
ISBN 3-426-04306-8

Gesamtauflage dieser Ausgabe: 143 000

Das große Kneipp-Hausbuch

Handbuch der naturgemäßen Lebens- und Heilweise

Begründet von Sebastian Kneipp und Bonifaz Reile

Herausgegeben von Dr. med. Josef H. Kaiser
unter Mitarbeit von Dr. med. Helmut Anemüller,
Dr. med. Erich Heinrich, Dr. med. Norbert Kaiser
und Dr. med. R. F. Weiß

Mit 19 Fotos, 121 Zeichnungen und einer
Anleitung zur Ersten Hilfe

Knaur

ISBN 3-426-04306-8 1480

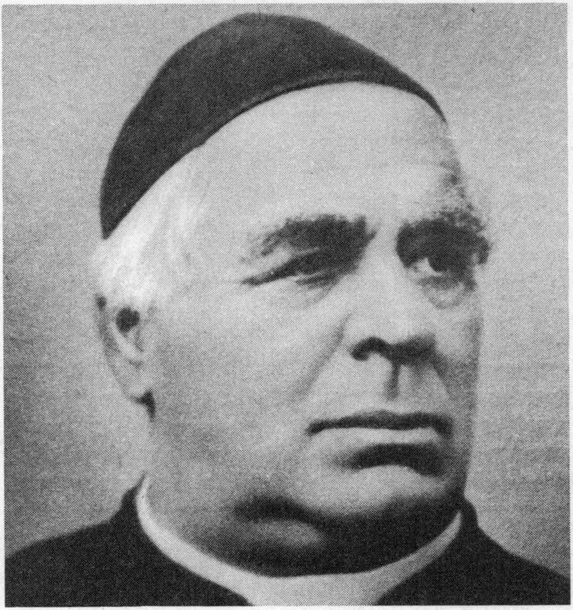

Sebastian Kneipp

Inhalt

Zweiter Teil
BAU UND LEISTUNGEN DES MENSCHLICHEN KÖRPERS
Dr. med. E. Heinrich

Dritter Teil
PRAKTISCHE GESUNDHEITSLEHRE
Dr. med. J. Kaiser

Vierter Teil
KRANKHEITEN UND LEIDEN
Dr. med. J. H. Kaiser

Fünfter Teil

ERSTE HILFE

Dr. med. N. Kaiser

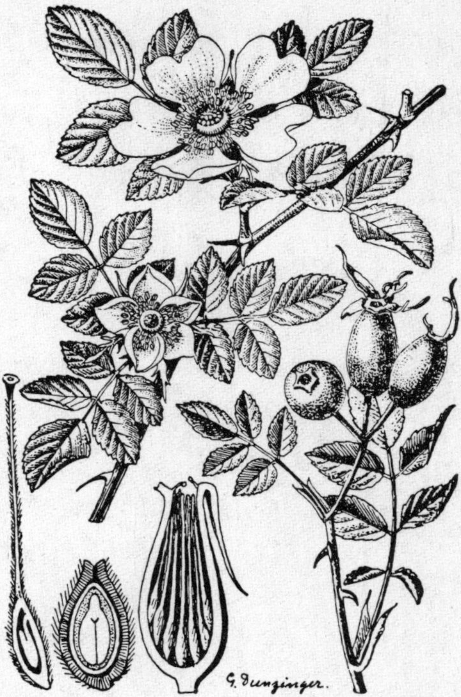

Hagebutte

VORWORT

Auch diese Neuauflage soll die Lehre Sebastian Kneipps vom gesunden Leben und naturgemäßen Heilen, sinngemäß erweitert und vertieft, wissenschaftlich untermauert zeitgemäß darstellen. Das bedeutet, daß auch diese Lehre sich den ständigen Wandlungen, die sich in der Heilkunde vollziehen, anpassen muß. Deshalb wurden gegenüber der letzten Ausgabe Änderungen und Erweiterungen notwendig. Doch blieb das zeitlose Gedankengut, die Lehre von der Heilkraft der Natur, die ja letzthin seit Jahrtausenden die Ziele und Grenzen der Heilkunde bestimmt, erhalten. Die Lehre Sebastian Kneipps hat aber unbestreitbar ihre Wurzel in der Naturheilkunde. Kneipp war nach Hippokrates, Paracelsus, Prießnitz und vielen anderen ein säkularer Höhepunkt in der Reihe der Künder von der Heilkraft der Natur. Er gab der Naturheilkunde eine eigene Prägung und entwickelte sie zu einer Hochform. Von Kneipps großer Bedeutung für die Heilkunde zeugen neben einem umfangreichen Schrifttum heute noch – über 80 Jahre nach seinem Tode – eine Reihe von Kneipp-Heilbädern, Kurorten, Sanatorien, Kneipp-Einrichtungen und eine nach Hunderttausenden zählende Schar von Anhängern.

Eine Wandlung in jüngster Zeit beeinflußte auch die Gestaltung dieses Buches. Es ist der Zug in der modernen Heilkunde zur hochentwickelten technisch-apparativen und arzneilichen Therapie auf der einen Seite und die Betonung der Vorbeugung und Rehabilitation auf der anderen Seite. Trotz außerordentlicher Entwicklung in der gesamten Heilkunde hat aber die Naturheilkunde nichts an aktueller Bedeutung auf den drei Gebieten: Vorbeugung, Behandlung und Rehabilitation verloren, wenn sie auch in der Therapie häufig in die Rolle der ergänzenden Behandlung zurückgetreten ist. In der Verhütung und Rehabilitation spielt sie immer noch eine dominierende Rolle.

Deshalb sind in dieser Neuausgabe diese Gesichtspunkte besonders betont.

Die Gliederung der Abschnitte wurde geändert und neue hinzugefügt. In einem allgemeinen Teil wird die Entwicklung der Kneippkur von ihren Anfängen bis heute und ihre Stellung im Rahmen der allgemeinen Naturheilkunde dargestellt. An den Lebensabschnitten »Jugend und Reife«, »Lebenshöhe und Alter« wird die Bedeutung der Lehre Sebastian Kneipps vom gesunden Leben und naturgemäßen Heilen aufgezeigt.
Da Kenntnisse von »Bau und Leistungen des menschlichen Körpers« zum besseren Verständnis der folgenden Abschnitte dienen, wird dieser Teil vorgezogen. Er wurde von Herrn Dr. med. E. Heinrich bearbeitet und unverändert aus der früheren Auflage übernommen.
Der Abschnitt »Praktische Gesundheitslehre« wurde vom Herausgeber auf den neuen Stand gebracht und wenig verändert. Das gilt auch für die Abschnitte »Ernährung und Diät« von Dr. med. H. Anemueller und »Heilpflanzen« von Dr. med. R. F. Weiss.
Der Abschnitt »Krankheiten und Leiden« wurde vom Herausgeber selbst neu gestaltet, wobei wegen der Begrenzung dieses Abschnittes trotz notwendiger Ergänzung eine Straffung notwendig wurde, ohne Wesentliches wegzulassen. Die Verhütung und das richtige Verhalten im Krankheitsfalle sowie Informationen über den neuesten Stand in der Heilkunde wurden besonders herausgestellt.
Neu hinzugekommen ist ein umfassender Abschnitt »Erste Hilfe«, der heute wohl kaum in einem echten Hausbuch fehlen darf. Er wurde von dem Facharzt für Chirurgie, Dr. med. Norbert Kaiser, und dem Anästhesie-Assistenten Manfred Knörig bearbeitet.
Der Herausgeber muß noch besonders Frau Dr. med. Reinhild Röwekamp-Kaiser für die fachliche Korrektur und der Dipl.-Psychologin Frau Schmitt-Kaiser für die entsprechenden fachlichen Hinweise danken.
So wird auch diese Neuauflage des seit Jahrzehnten bekannten und beliebten Buches ein echtes Hausbuch werden, das über die moderne Physiotherapie nach Kneipp umfassend informiert, wertvolle Anleitungen für eine gesunde Lebensweise und zur Verhütung von Krankheiten gibt und richtiges Verhalten im Krankheitsfalle aufzeigt.

Bad Wörishofen, Herbst 1975 *Dr. med. Jos. H. Kaiser*

Erster Teil

SEBASTIAN KNEIPP UND SEINE LEHRE

Sebastian Kneipp

Sein Weg vom armen Weberssohn zum Helfer der Menschheit

Sebastian Kneipp wurde am 17. Mai 1821 in Stephansried, einem nur aus wenigen Häusern bestehenden Dörfchen in der Nähe von Ottobeuren im bayrischen Schwaben, als Sohn eines armen Leinenwebers geboren.
Die Mutter Rosina, durch Not herb und freudlos geworden, einige Jahre älter als der Vater, hat diesem als Witwe zwei Mädchen in die Ehe eingebracht. Vor und nach Sebastian schenkt sie *Xaver Kneipp* noch je ein weiteres Mädchen. Große Not ist jeweils Herrin in dem Häuschen, das schließlich sieben Personen beherbergt.
Schon mit 11 Jahren mußte Sebastian als einziger Bub am Webstuhl des Vaters mittätig sein. In dieser bitteren Armut und Not schien sein Wunsch, Priester zu werden, völlig aussichtslos.
Alle Bemühungen um die Einwilligung der Eltern scheitern. Kein Priester in der ganzen Gegend – 20 geht er im Laufe mehrerer Jahre darum an – ist bereit, ihm auf irgendeine Weise zum Studium zu verhelfen. Doch er läßt sich nicht irremachen.
In dieser Lage beschließt er, bereits 18 Jahre alt, »Geld zusammenzusparen, recht fleißig zu arbeiten, nicht einen Kreuzer zu verzehren« und, wenn er einiges Geld habe, als Webergeselle einen Pfarrer oder einen Menschenfreund aufzusuchen. Dieses Bemühen ist drei Jahre lang sein einziger Trost. Das ersparte Geld versteckt er sich unter dem Dach, er webt sich ein eigenes Bett, läßt sich eine Bettlade, einen Koffer und manches andere machen, was zu einem Studenten gehört. Da stirbt in seinem 20. Lebensjahr die Mutter an einem Blutsturz als Endpunkt galoppierender Schwindsucht. Schon hat er den Plan gefaßt, nach der 21. Wiederkehr seines Geburtstages in die Fremde zu gehen, da ereilt ihn gerade an diesem Tage ein neues Unglück. Sein Vaterhaus brennt ab, und mit ihm sind Geld und Einrichtung ein Opfer der Flammen. Nur ein grobes Hemd am Leibe und eine Zwillichhose rettet er. Sonst steht er vor einem Nichts.
Aber sein alter Wunsch bleibt hartnäckig am Leben: »Wenn es dein Gott haben will, so kann es doch noch geschehen.«
Nach vielen unsagbaren Mühen findet er in dem damaligen Kaplan *Dr. Merkle* in Grönenbach einen Wohltäter, der ihm unentgeltlich Unter-

richt gibt und ihm, dem Mittellosen, Wohnung und Familien besorgt, die ihn reihum beköstigen. Als *Dr. Merkle* zum Professor für Moraltheologie nach Dillingen berufen wird, geht *Kneipp* mit ihm. Nach Überspringen zahlreicher Hürden konnte *Sebastian Kneipp* im Herbst 1844 mit 23 Jahren in der Untersekunda des dortigen Gymnasiums eintreten.

Der Erfüllung seines Berufswunsches ist er einen bedeutsamen Schritt näher gekommen. Doch da droht ihm eine noch größere Gefahr als die bisherigen: Armut und feindselige Umweltverhältnisse. Im Sommer 1845 zeichnet sich durch Bluthusten eine Lungentuberkulose ab. »War ich früher an viel schwerere körperliche Arbeiten gewöhnt, hatte ich auch die beste, einfachste, starke Landkost, Winter und Sommer viel Bewegung und Luft, so fühlte ich mich von Woche zu Woche müder und abgeschlagener; es schwand Appetit und Schlaf, und ich kam so weit, daß ich in der dritten Gymnasialklasse die Hälfte der Zeit im Bett zubringen mußte.« Eine gutmütige Wirtin versorgt ihn notdürftig. Auf Bitten von *Prof. Dr. Merkle* betreut ihn ein Militär- und Armenarzt, der feststellt, daß beide Lungenflügel angegriffen sind. Offensichtlich hat die Krankheit schon früher bestanden und ist nun wieder aufgeflakkert. Hundert Arztbesuche in einem Jahr und ein hinzugezogener Bataillonsarzt vermögen nicht zu helfen. *Kneipp* ist so schwach, daß er am Ende des Schuljahres in Dillingen bleiben muß, weil er den Fußmarsch – Eisenbahn gibt's nicht – nach Stephansried nicht machen kann.

Dennoch läßt er die Hoffnung nicht sinken, zumal die Ferien ihm stets neuen Auftrieb geben. Mit Aufbietung aller Willenskraft hält er durch und besteht die Reifeprüfung im Herbst 1848, 27 Jahre alt. Er ist aber so geschwächt, daß *Prof. Merkle* ihm das Zeugnis in die Kammer bringen muß. Auch gibt er ihm das Geld für die Eisenbahnfahrt auf der neuen Strecke von Donauwörth nach Buchloe, von wo ihn dort der Vater mit der Kutsche oder zu Fuß heimbringen soll. Sein Gönner zweifelt, ob er Sebastian zum philosophischen Vorstudium in Dillingen wiedersieht.

Dieser ginge gern nach München, weil dort die philosophische Prüfung in kürzerer Zeit als in Dillingen abgelegt werden kann. Und Zeit sparen ist bei dem ungewöhnlich hohen Alter des Studenten vordringlich. Doch der Arzt wie *Prof. Merkle* weisen auf das ungesunde Klima der Hauptstadt hin. Ostern 1849 wiederholt *Kneipp* seine Bitte, die nun erfüllt wird.

In München fühlt der Student sich schmerzlos; aber nach einer Vorlesung weiß er von dem Gehörten kaum etwas. So hinfällig ist er. Seine Gesundheit oder Krankheit schwankt auf und ab. Bluthusten und Kräfteverfall sind stärker denn je. Bald besucht er die Vorlesungen, bald hockt er in seiner Stube, niedergeschlagen und voll Todesahnungen. In dieser Stimmung benutzt er eines Tages die unfreiwillige Muße dazu, mit einem Studenten die Hofbibliothek aufzusuchen, nur um sich zu zerstreuen; denn das Lesen strengt ihn zu sehr an. Da er nicht weiß, was er suchen soll, legt man ihm einen Katalog zum Durchblättern vor: Da stößt er auf das 1737 in der ersten Auflage erschienene Büchlein von dem Schweidnitzer Arzt *Dr. med. Johann Siegmund Hahn* über: »Die wunderbare Heilkraft des frischen Wassers bei dessen innerlichem und äußerlichem Gebrauch auf die Leiber der Menschen durch die Erfahrung bestätigt« in einer von *Prof. Oertel,* Ansbach, auf Kosten des »Großhydropathischen Vereins« im Jahre 1831 verbesserten und vermehrten Neuauflage.

Angeregt durch dieses Büchlein erprobte *Sebastian Kneipp* an sich diese »Kraft des Wassers« mit dem Erfolg, daß es ihm nach und nach besser ging.

Auch im neuen Semester nimmt er in Dillingen das Büchlein vor und »praktiziert« es. Wie, ist nicht klar. »Wenn ich erzählte von meinen stillen Stunden und Anwendungen, lachte man mich aus, und niemand bot mir Mittel, die Anwendungen vorzunehmen.« Da läuft er eines Wintertages Dreiviertelstunden weit an die Donau, zieht sich aus, stürzt sich in die kalten Fluten für einige Sekunden, bekleidet sich, weil er kein Handtuch bei sich hat, ohne sich abzutrocknen, und eilt so zu seiner Wohnung zurück, in Schweiß gebadet. Das tut ihm offensichtlich gut. »So ging ich denn in der Woche dreimal (im Winter) in die Donau hinaus (die Kälte mochte sein, wie sie wollte) und habe Halbbäder genommen von 3–4 Sekunden bei 10–15° R Kälte.« Also ganz kurze Halbbäder mit eisig kaltem Wasser sind die ersten Selbstversuche. Wie wirken sie? Müde ist er zur Donau gegangen. Erfrischt und gestärkt kommt er jedesmal heim und gewinnt so die Überzeugung: »Wenn es für mich – nachdem alles Angewandte nicht geholfen – ein Heilmittel gibt, so wird es das Wasser sein.« Sein Geist wird denkfähiger, der Appetit bessert sich, und er kann schon regelmäßig die Vorlesungen hören, zumal in der Theologie, wo das Denken erlaubt ist und nicht so viel auswendig gelernt werden muß, und befriedigt beim Examen am Ende des ersten theologischen Jahres vollständig.

Die beiden folgenden Jahre, von Herbst 1850 bis Herbst 1852, studiert er im Priesterseminar in München, dem Georgianum. Dort hat er einen Freiplatz. So hat er keine Sorgen. Seine Gesundheit bessert sich weiter bei gutem, reichlichem Essen. Überhaupt ist die Umwelt so, daß er auch seelisch gut gestellt ist, zumal er hier das Wasser heimlich weiter

anwendet. Nachts schleicht er sich nämlich durch ein offenstehendes Erdgeschoßfenster aus dem Haus. Am Rande eines Wasserbeckens begießt er sich mit einer Gießkanne. Das ist der Anfang der Kneippschen Güsse, die er nachmals als seine bedeutsamste Erfindung bezeichnet. Sie steigern sein Wohlbefinden und seine Leistungsfähigkeit erheblich. Die strenge ärztliche Untersuchung, von der die Zulassung zur Priesterweihe abhängt, ergibt vollkommene Gesundheit.
Im August 1852 wird *Sebastian Kneipp* im Augsburger Dom zum Priester geweiht und feiert am 24. August 1852 seine Primiz in der Barockkirche in Ottobeuren, in derselben Kirche, in welcher er am 18. Mai 1821 auf den Namen Sebastian Anton getauft worden war.
Der heiße Wunsch, Priester zu werden, war erfüllt. Die Arbeit konnte beginnen.
So tritt denn der hart Geprüfte mit 31 Jahren in seine Berufsarbeit ein. In den ersten drei Jahren bekleidet er das Amt eines Hilfsgeistlichen (Kaplan) nacheinander an drei Stellen: Biberbach, Boos und Augsburg. In Boos erlebt er die erste Anzeige wegen Verstoßes gegen das Kurierverbot. Aus seinem Drang, notleidenden Menschen zu helfen, hat er einigen kranken Gemeindemitgliedern Ratschläge erteilt. Das muß er mit zwei Gulden büßen.
Aus dieser Zeit besitzen wir seine erste schriftliche Kurvorschrift. Er gibt sie einer Jungfrau Columba Haab, die offensichtlich an einer Gelbsucht mit der oft damit verbundenen seelischen Verstimmung (Schwermut, Niedergeschlagenheit) leidet. Bemerkenswert ist, daß außer Waschungen kalte Halbbäder von 2–3 Minuten im Zimmer verordnet sind. Weiter muß die Patientin mehrmals in der Woche Wickel gebrauchen. Auf eine wichtige Vorbedingung für kalte Anwendungen weist dieser erste Kurplan hin: »Wenn aber ins Wasser, so muß der Körper vollkommen warm sein.« Bemerkenswert ist auch der Satz: »Rettichsaft am Morgen und Abend.« So steht also schon am Anfang der Kneippkur die Pflanzenheilkunde.
Der ersten Anzeige wegen Verstoßes gegen das Kurierverbot folgen bald andere. Auffällig ist nur, daß ihm die Bekämpfung der Cholera in Boos keinen Angriff der Ärzte und Apotheker einträgt. In seine Kaplanzeit in Boos fällt nämlich die große Cholera-Epidemie. Kneipp rettet mit seinen Maßnahmen zweiundvierzig von der Cholera befallene Menschen. Hierbei wendet er zum ersten Male heiße, in Essigwasser getauchte Wickel an und heiße Milch mit Fenchel. Seine Erfolge bringen ihm den Titel »Cholerakaplan« ein.
Als Kaplan in St. Georg in Augsburg wirkt er nur ein halbes Jahr. Im Mai 1855 wird er, vielleicht weil er der bischöflichen Behörde zu unbe-

quem ist, als Beichtvater der Dominikanerinnen nach Wörishofen abgeschoben.
Hier begnügte er sich nicht mit der geringen Seelsorgearbeit in einem Nonnenkloster. Sehr bald greift er in den Landwirtschaftsbetrieb des Klosters ein und führt weitgehende Verbesserungen durch. Seine Hauptsorge aber gilt den wenigen Waisenkindern. Für ihr körperliches und seelisches Wohl tut er alles. Sobald dies weithin bekannt wird, wächst ihre Zahl beträchtlich. Außerdem spricht es sich herum, daß der Beichtvater nicht nur etwas von Seelsorge und Landwirtschaft versteht, sondern auch Kranke erfolgreich behandelt. Es dauert nicht lange, da kommen wieder arme, verhärmte Menschen an die Klosterpforte und wünschen Rat gegen körperliche Gebrechen. Trotz aller bösen Erfahrungen erwacht in Kneipp wieder die alte Hilfsbereitschaft. »Wer selbst in Not und Elend saß, der weiß Not und Elend des Nächsten zu würdigen. Nicht alle Kranken sind in gleicher Weise unglücklich. Wer Mittel und Wege besitzt, sich Heilung zu verschaffen, kann sich leicht mit einer kurzen Leidenszeit versöhnen. Solche Kranke wies ich selbst in den ersten Jahren zu Hunderten und Tausenden ab und ließ sie abweisen. Jener Arme bedarf zumeist unseres Mitleides, welcher selbst arm und verlassen, von den Ärzten aufgegeben und von den Medikamenten und Heilmitteln verlassen ist. Leute dieser Art zähle ich in großer Menge zu meinen Freunden; denn solche Arme und gänzlich Verarmte, die nirgends mehr Hilfe bekommen, habe ich nie abgewiesen. Hart, gewissenlos und undankbar wäre es mir vorgekommen und käme es mir noch vor, solchen Verlassenen die Türe zu verschließen, jene Hilfsquellen zu verweigern, welche mir selbst in meiner Not Heilung und Rettung gebracht haben.« So heißt es in der Einleitung seines 1886 vollendeten Buches »Meine Wasserkur«.
Einige auffällige Heilungen machen *Kneipp* immer berühmter. So kommen auch immer mehr Hilfesuchende. *Kneipp* gibt seine Ratschläge zunächst mündlich und läßt sie sich so lange wiederholen, bis der Kranke sie im Gedächtnis behält. Wenn es not tut, gibt er selbst in der Waschküche des Klosters die notwendigen Güsse. Als nun immer mehr Kranke, darunter auch geistliche Mitbrüder, zu ihm kommen, wird die Öffentlichkeit wieder auf ihn aufmerksam. Und bald läuft eine Anklage des Bezirksarztes *Dr. med. Schmidt* aus Türkheim und des nicht akademisch ausgebildeten Wundarztes *Andreas Kling* aus Wörishofen; sie geht bis zum Regierungspräsidenten in Augsburg, der *Sebastian Kneipp* wohlgesonnen ist. Er weist die Klage ab: »Die Handlungsweise des Beichtvaters *Kneipp* im Dominikanerinnenkloster zu Wörishofen ist nicht nur nicht straffällig, sondern vollkommen korrekt.«

Alle Verleumdungen, alle boshaften, ehrabschneidenden Verdächtigungen verhindern nicht, daß ein Zustrom kranker Menschen nach Wörishofen einsetzt, der ständig wächst. Damit ergeben sich auch für den Ort Aufgaben, die unlösbar erscheinen. Wo soll man die vielen Menschen unterbringen? Anfänglich stehen nur zwei einfache Landgasthöfe, das »Rössle« und der »Adler«, zur Verfügung. Die Mehrzahl der Bauern, an ihrer Spitze der Bürgermeister, sieht den Fremdenstrom mit gemischten Gefühlen. Gewiß, sie schätzen den Beichtvater, aber sie verstehen ihn nicht. Sie sehen ihr Bauerntum bedroht. Nur ein kleiner Kreis steht fest zu *Kneipp*. Erst als dieser nach dem Tode des Pfarrers *Ziegler* 1881 dessen Amt übernimmt und der Zustrom noch stärker wird, ändert sich die Haltung der meisten Einwohner. Sie sperren sich nicht mehr gegen die Entwicklung zum Kurort. Ja, kluge und findige Köpfe helfen, immer mehr Unterbringungs- und Behandlungsmöglichkeiten zu schaffen.
Kneipp selbst baut das »Priesterhaus«, das Sebastianeum, um kranken geistlichen Mitbrüdern eine Unterkunft zu schaffen und das Dominikanerinnenkloster zu entlasten. Es folgt das Kinderasyl, das sein besonderes Anliegen ist. An seinem Geburtstag, 17. Mai 1892, wird der Grundstein gelegt, und am Namenstag ein Jahr später, am 10. Januar, wird es eröffnet.
Sein Plan, mit Hilfe der Mallersdorfer Franziskanerinnen ein Lupuskrankenhaus zu bauen, scheitert am Einspruch der Behörden. Der große Bau auf der Anhöhe, der bereits vor der Vollendung steht, muß notgedrungen einem anderen Zweck zugeführt werden. Dieser Schlag trifft *Kneipp* sehr. Hat er doch die drei Bauten durch den Erlös seiner Schriftstellerei und der auswärtigen Vorträge sowie durch Spenden aus aller Welt finanziert und mit vieler Mühe fast unter Dach und Fach gebracht. So wird aus dem geplanten Lupusheim ein Haus für kranke Männer und Frauen. Um diese Zentralbauten gruppieren sich immer mehr private Kurheime und Pensionen. Wörishofen blüht auf. Man bemüht sich, dem Gast das Leben angenehm zu machen. Es entsteht sogar eine Wörishofener Küche, die neben vegetarischen Speisen auch »Klosterkraftsuppe, Klosterkraftbrot, Hafermehlspeisen und Honigwein« auf Veranlassung von *Kneipps* späterem ärztlichem Mitarbeiter *Dr. med. Kleinschrod* bietet. Diese Küche beeinflußt bald andere so, daß die Wörishofener Wasserkur durch Diät ergänzt wird, ganz im Sinne von *Kneipp*. Dieser hat auch bereits eine andere Ergänzung gefunden, die aus seinem System nicht mehr wegzudenken ist, die Heilpflanzen. Schon als Beichtvater hat er im Kloster eine Hausapotheke eingerichtet. Er läßt die durch das Aufkommen der Chemie und Arz-

neimittelkunde in Vergessenheit geratenen heilenden Pflanzen sammeln oder tut es selbst. Er macht Tees, Pulver und Tinkturen, klassifiziert die einzelnen Heilkräuter und hält sie bereit, um, wenn nötig, die Heilkraft des Wassers zu verstärken. Er weiß: für viele Krankheiten und Gebrechen hat der Herrgott ein Kräutlein wachsen lassen, das der Weise nicht verachtet.

Noch etwas anderes hat sich gewandelt. Da ihm immer wieder Ärzte Schwierigkeiten bereiten, raten ihm seine Freunde, besonders *Prof. Merkle,* sich doch mit einem Arzt zusammenzutun. Lange widerstrebt *Kneipp*. Doch eines Tages kommt der Chirurg *Dr. med. Bernhuber* aus Türkheim. Nach anfänglichem Abwarten, Prüfen und Zögern entschließt dieser sich 1884, im Sommer ständig mit *Kneipp* zusammenzuarbeiten. Bald folgt der Elsässer *Dr. med. Kleinschrod,* der sich im benachbarten Schlingen niedergelassen hat. Er ist durch eine Patientin auf *Kneipp* aufmerksam gemacht worden, die dieser von einem langwierigen Unterschenkelgeschwür geheilt hatte.

Kleinschrod löst *Dr. Bernhuber,* der in Rosenheim nun eine eigene Kuranstalt betreibt, ab und versucht in einer Lebensarbeit, die Lehre *Sebastian Kneipps* wissenschaftlich-philosophisch zu untermauern. Auch Kleinschrod begründet nach kurzer Zeit in Lothringen eine Naturheilanstalt. Weitere Ärzte kommen und gehen. Kneipps Wunsch scheint sich zu erfüllen. »Ich selbst habe nichts sehnlicher gewünscht, als daß ein Mann von Beruf, ein Arzt, mir diese schwere Last und drükkende Arbeit abgenommen hätte, und ich trage kein innigeres Verlangen und Wünschen, als daß endlich die Leute vom Fach allgemeiner und umfassender auch die Wasserheilmethode gründlich studieren und in die Hand und Aufsicht nehmen mögen. Ein solcher wolle diese Laienarbeit ›Meine Wasserkur‹ als kleines Hilfsmittel betrachten.«

Aus der gleichen Einstellung schreibt *Sebastian Kneipp* am 29. April 1892 an den Prinzregenten Luitpold von Bayern und bittet, die Hydrotherapie zum Pflichtfach an den drei Landesuniversitäten zu erheben. Er bleibt jedoch ohne Antwort. Nach dem Ausscheiden von *Dr. med. Kleinschrod* tritt *Dr. med. Alfred Baumgarten* am 12. August 1892 an dessen Stelle. Er bleibt bis zu *Kneipps* Tod dessen ständiger Arzt. Leider stören bald Zwistigkeiten diese Zusammenarbeit. In der Zeit zwischen dem Weggang von *Kleinschrod* und dem Eintreffen von *Baumgarten* laufen Verhandlungen mit dem Mutterhaus der Barmherzigen Brüder in Neuburg an der Donau. *Kneipp* möchte nämlich ausgebildete Krankenpfleger, die ihm assistieren, da die Ärzte ständig wechseln. Am 1. Oktober 1892 treffen die Barmherzigen Brüder *Bonifaz Reile* und *Benno Presthnager* ein. Ersterer nimmt von diesem Tage ab

ständig an der Sprechstunde *Kneipps* teil. Es kommt zu einer gewissen Rivalität zwischen *Reile* und *Dr. Baumgarten,* die über den Tod *Kneipps* anhält. Der eine verkörpert die Laienbewegung, der andere die Ärzterichtung. Beide haben ihre Gefolgschaften. *Reile* ist Prior des Sebastianeums und der geistige Führer des bereits im Dezember 1890 gegründeten Kneipp-Vereins, der im Januar des folgenden Jahres als Vereinszeitschrift die »Kneipp-Blätter« herausgibt. In zahlreichen Orten des In- und Auslandes entstehen Kneipp-Vereine, die sich auf Vorschlag von *Dr. Baumgarten* 1893 als Welt-Kneipp-Verein zusammenschließen. Es entstehen zahlreiche Kuranstalten, die von Ärzten geleitet sind. In Affoltern bei Zürich, in Auferhof am Wörthersee, in Baden-Baden, in Barmen, Bergzabern, Berlin, Biberach, Bonn, Brixen, in Cleve, Koblenz, Coburg, Köln, Frankfurt, Immenstadt, Jordanbad, Jony aux Arches, in Linz, Meran, München, Münster, Niederwalluff, Ottenstein, Palling, Paris, Passau, Prag, in Rosenheim, Stein in Krain, Traunstein, Überlingen, Veitshöchheim, Walchwyl, Westheim und Wohlbeck kuriert man nach dem Vorbild von Wörishofen! Sogar drüben in Amerika! ... Die Oberin des Klosters von Milwaukee, die damals in Wörishofen anwesend war, hat hunderttausend Dollar aufgebracht, das Kneippsche Heilverfahren in den USA einzuführen, und wendet sich nach Wörishofen um einen »Kneipparzt«. – Französische Missionare haben in Kairo die Kneippkur eingeführt und die Heilanstalt El Hamman gegründet. Der leitende Arzt, ein Franzose, läßt die Kurgäste, Araber wie Europäer, in Beduinenzelten wohnen, in »Lufthütten« also, die den Wörishofener Lauben wirklich in nichts nachstehen. Barfußlaufen müssen die Herren Afrikaner mangels Gras am frühen Morgen im Wüstensand, ein »Kneippdreß« sorgt für luftiges Verhalten. Vor kurzem nun hat eine ganze Gesellschaft ägyptischer Kneippianer die große Pyramide erstiegen und über dem Grab des Königs Cheops auf Vater Kneipp ein Hoch ausgebracht. »I moin, es gait etz vorwärts mit der Wasserkur!« sagt dieser und schmunzelt.
Auch außerhalb von Wörishofen blühen Kuranstalten auf.
Am 2. Februar 1894 schließen sich die Kneipp-Ärzte unter Vorsitz von *Kneipp* zu einem internationalen Verein zusammen. *Bonifaz Reile* bleibt trotz Einladung fern. 24 Kneipp-Ärzte aus dem In- und Ausland sind anwesend. Wohl wegen der Gegnerschaft zwischen *Reile* und *Dr. Baumgarten,* die *Kneipp* bedrückt, schreibt er im Vorwort zum »Codizill« (November 1896):
»Wie ich im Vorwort zum ›Testament‹ den Verein der Ärzte, welche Anhänger meiner Methode sind, anerkennend erwähnte und hierbei den Wunsch äußerte, daß dieser Verein stets einig sein und dazu beitra-

gen möge, meine Methode vor allem unverfälscht zu bewahren, so will ich auch den Vereinen, die mir anhängen, gerne ein Wort der Anerkennung sagen und denselben ein gleiches wünschen.
Wenn in diesen Vereinen so viel als möglich auf eine naturgemäße Lebens- und Erziehungs- und Abhärtungsweise hingewiesen und die Wasserkur mit ihren Anwendungsformen und Wirkungen erläutert wird, dann werden die Mitglieder und deren Familien einfache Erkrankungen leicht bekämpfen können, und wenn der Arzt kommt, findet er ein gutes Verständnis für seine Maßnahmen, ohne welche die beste Verordnung, wenn selbige zu Hause ausgeführt werden soll, viel von der guten Wirkung verlieren oder gar unbekömmlich werden kann. Befinden sich Ärzte und Vereine in gutem Einvernehmen, unterstützen sie sich gegenseitig, dann haben beide Teile den größten Gewinn und Erfolg von meiner Methode. Dies wünsche ich von Herzen!«
Das Bild dieser Entwicklung bliebe unvollständig, würden nicht auch die Schriftstellerei und Vortragstätigkeit *Kneipps* erwähnt werden. Um die Landflucht der Jungbauern zu steuern, die *Kneipp* wegen seiner bäuerlichen Bodenverbundenheit besonders bitter empfindet, gibt er drei Streitschriften heraus: »Fritz, der fröhliche Landwirt«, »Fritz, der eifrige Viehzüchter« und »Fritz, der fleißige Futterbauer«. Dazu kommt sein Bienenbüchlein. Auf Drängen seiner Freunde entschließt sich Kneipp, seine Erfahrungen mit seiner Wasserkur niederzuschreiben. Der *Erzabt von Beuron* stellt den *Pater Ildefons* zur Verfügung, dem *Kneipp* mehr oder minder aus dem Stegreif diktiert, was ihm einfällt. *Pater Ildefons* redigiert, so gut es geht. So entsteht 1886 das Buch »Meine Wasserkur«. Es wird ein Bucherfolg sondergleichen. 1894 erscheint bereits das 50. Tausend, es hat bis heute mehr als 600 000 Exemplare erlebt und ist in viele Sprachen übersetzt. Es gliedert sich in drei Teile:

I. Teil: Wasseranwendungen
II. Teil: Apotheke
III. Teil: Krankheiten

Bemerkenswert ist eine Stelle aus der Einleitung, die zeigt, daß sich *Kneipp* nicht damit begnügt, seinem ersten Führer zur Wasserkur, dem Büchlein Hahns, blindlings zu folgen, bei aller Dankbarkeit. Vielmehr erkennt er bald, daß »manche Anwendungen zu schroff, für die menschliche Natur viel zu stark und abschreckend sind«. Darum mißbilligt er manche Anwendungen in den Wasserheilanstalten, die noch bei seinen Lebzeiten nach Wörishofener Muster entstanden sind. Er fährt fort: »Ich *warne* vor jedem zu starken und vor jedem zu häufigen Anwenden des Wassers. Der sonstige Nutzen des Heilelementes kehrt sich in Schaden, das hoffende Vertrauen des Patienten in Furcht und Entsetzen.« Und weiter: »*Dreißig Jahre lang* habe ich sondiert und jede einzelne Anwendung an mir selbst probiert. Dreimal – ich gestehe es offen – sah ich mich veranlaßt, mein Wasserverfahren zu ändern, die Saiten abzuspannen, von der Strenge zur Milde, von großer Milde zu noch größerer herabzusteigen. Nach meiner heutigen, bereits siebzehn Jahre feststehenden und durch zahllose Heilungen erprobten Überzeugung wendet jener das Wasser *mit den vorteilhaftesten Wirkungen und sichersten Resultaten* an, welcher es *in der einfachsten, leichtesten, schuldlosesten Form* zu gebrauchen weiß.«

Ein stiller Gedanke von *Sebastian Kneipp* ist der: wenn die Leute das Buch haben, kommen sie nicht mehr so zahlreich nach Wörishofen. Er glaubt, das Buch wird ihn entlasten. Das ist aber ein großer Irrtum. Nun kommen die Leute erst recht von nah und fern, aus allen Ständen und Schichten.

1889 folgt das nächste Buch mit dem gebieterischen Titel: »So sollt Ihr leben!« Die Überschrift des ersten Teils kennzeichnet den Verfasser und seine Denkweise: »Von den Vorbedingungen der Gesundheit und den Mitteln zu ihrer Erhaltung.« Hier nimmt *Kneipp* zu den gesamten Lebensfragen seiner Zeit Stellung. Er geht insbesondere ein auf die Ernährung, auf gymnastische Übungen sowie auf Bau und Pflege des menschlichen Körpers und betont, wie wichtig es ist, die Ordnung im gesamten leiblich-seelischen Bereich wiederherzustellen. Dabei hebt er vor allem die Bedeutung der Abhärtung und Erhöhung der Widerstandskraft heraus. Vorbeugung soll abhärten. Denn zur guten Entwicklung gehört unbedingt eine vernünftige Abhärtung; das Gegenteil, Verweichlichung, bewirkt Schlaffheit und Untätigkeit und damit Krankheit und Tod. Mit diesem Werk begründet *Kneipp* seine Lehre vom gesunden Leben.

Auf Wunsch seines Verlegers verfaßt *Kneipp* auch noch einen »Pflanzenatlas«, der sämtliche in der Volksheilkunde gebräuchlichen Heilpflanzen beschreibt und naturgetreue bildliche Darstellungen enthält.

1894 erscheint unter Mitwirkung von *Dr. med. Baumgarten* das dritte Buch. *Kneipp* gibt ihm den Titel: »Mein Testament für Gesunde und Kranke.« Wiederum zeigt das Buch, daß *Kneipp* seit 1886, dem Abfassungsjahr der »Wasserkur«, seine Heilweise weiterentwickelt hat, also innerhalb von acht Jahren. »Aus meinen Büchern kann man sehen, daß ich von einer Erfahrung zur anderen gekommen bin und die Wirkung des Wassers und der verschiedenen Anwendungen immer mehr kennengelernt habe ... Wer das erste Buch, das ich in die Welt hinausgeschickt, ›Meine Wasserkur‹, liest und es mit dem vorliegenden Buche vergleicht, wird finden, daß bei manchen Anwendungen die Dauer geändert worden ist. Die unzähligen Kranken und mit allen möglichen Gebrechen und Leiden Behafteten haben mich veranlaßt, das Wasser in der einfachsten Form zu gebrauchen. Während daher früher die Halbbäder zwei Minuten gedauert haben, bin ich nach und nach zur Überzeugung gekommen, daß das Bad, wenn es bloß einige Sekunden dauert, für den größten Teil der Kranken genug ist... Geradeso steht es mit den Wickeln.« Diese hält er für weniger notwendig, wenn man die Güsse richtig anwendet. Man kann auch mit den Wickeln heilen, wie auch mit Waschungen und Bädern. Die Güsse sind aber am wirksamsten.

Das nächste Buch »Codizill zu meinem Testament« ist vorbelastet durch den abschlägigen Bescheid der Staatsregierung wegen des Lupuskrankenhauses. *Kneipp* ist deswegen sehr niedergeschlagen. Jetzt schaltet sich *Prior Reile* ein. Da er eine langjährige Erfahrung als Krankenpfleger besitzt, hilft er besonders bei der Abfassung mit und schreibt die Abschnitte: »Gymnastische Übungen (Zimmerturnen)«, »Bau und Pflege des menschlichen Körpers« sowie »Ratgeber für kleine Unglücksfälle«. Das Werk ist nicht so einheitlich wie die anderen.

Aber nicht nur als Schriftsteller betätigt sich *Kneipp*. Er ist auch der geborene Volksredner. Er beginnt mit einem täglichen Gesundheitsvortrag, als die Zahl der Gäste immer größer wird, im Hofe eines Bauern. Später stiften dankbare Patienten eine Wandelhalle, wo er von einer Empore aus spricht. Als dann in vielen Städten durch Patienten Kneipp-Vereine gegründet worden sind, raten seine Freunde, auswärts Vorträge zu halten und so seine Lehre noch weiter zu verbreiten. Mit 70 Jahren folgt er diesem Rat. So kommt er in viele Städte des Reiches und des Auslandes (Zürich, Wien, Salzburg, Paris und viele andere). Die Reisen gleichen Triumphzügen.

Gekrönt wird diese Tätigkeit durch eine Reise nach Rom, die ein Bruder von *Dr. Baumgarten* anregt, der als Jungpriester in Rom weilt. Schon vorher ist *Kneipp* an seinem 73. Geburtstag zum päpstlichen Geheimkämmerer ernannt worden. In Rom erwartet ihn eine besondere Überraschung. *Papst Leo XIII.* bittet *Kneipp* um sein Urteil über seinen Gesundheitszustand und läßt sich von ihm Anwendungen geben. Nach mehreren Audienzen erhält *Kneipp* eine goldene Medaille als Andenken und den besonderen Apostolischen Segen. Das Erlebnis in Rom ist für ihn wohl der Höhepunkt seines Lebens.

In Wörishofen nimmt der Zustrom der Hilfesuchenden immer mehr

zu. Arm und reich, hoch und niedrig gibt sich dort ein Stelldichein. Eine Privateisenbahn wird von Türkheim nach Wörishofen gebaut. Das ganze Leben in Wörishofen ist verändert. Alles trägt den Stempel *Kneipps* und seiner Kur. Er scheint selbst kein Nachlassen der Kräfte zu spüren, obwohl er das 70. Lebensjahr schon weit überschritten hat. Das Jahr 1897 beginnt. Auf einmal fühlt er sich nicht mehr recht wohl. Schwächezustände befallen ihn, starker Durst und öfterer großer Harndrang quälen ihn. Im März verschlimmert sich sein Zustand nach der Beerdigung eines Mitbruders, des *Pfarrers von Ottobeuren. Kneipp* erkältet sich an diesem winterkalten Tage erheblich. Von da an ist er nicht mehr der, als den man ihn bis dahin gekannt hat: der robuste, lebhafte Mann. Das rechte Bein ist geschwollen, und der Leib ist stark aufgetrieben. *Dr. Baumgarten* stellt eine große Geschwulst im Leib fest. Er will einen Chirurgen zuziehen, *Kneipp* will es jedoch nicht wahrhaben, daß er ernstlich krank ist. Er versucht sich selbst mit Wickeln und kalten Sitzbädern zu kurieren. Er glaubt, er müsse auch in dieser Lage sich selbst und seiner Kur treu bleiben. Die Tragik liegt darin, daß er die Grenzen der Naturheilung nicht sieht oder sehen will. Selbst als der Chirurg *Dr. Bernhuber,* sein erster ärztlicher Mitarbeiter, ihm derb die Wahrheit sagt, beharrt er auf seinem Standpunkt. Langsam nimmt die Geschwulst immer mehr zu, beide Beine schwellen an. Kreislaufschwächen befallen ihn immer häufiger. Am Fronleichnamsmorgen, 17. Juni 1897, hat *Sebastian Kneipp* ausgelitten.
Tausende und Abertausende trauern tief erschüttert um einen Menschen, den man einen Jahrhundertmenschen hat nennen dürfen. Mancher verliert jetzt den Mut und prophezeit der von *Kneipp* geschaffenen Lebens- und Heilweise ein rasches Ende. In Wörishofen aber erläßt *Dr. Baumgarten* einen Aufruf und fordert alle Kneipp-Anhänger in der Welt auf, mitzuhelfen, das Werk *Kneipps* weiterzuführen.
Sein Appell findet bereitwillige Aufnahme. Das ist durchaus verständlich, war doch bereits zu Kneipps Lebzeiten im Jahre 1890 der Stammkneippverein in Bad Wörishofen gegründet worden. Dieser sollte dem vielbeschäftigten Pfarrer vor allem in organisatorischer Hinsicht helfen. Fragen der guten Unterkunft, der Betreuung, Verbesserung der Straßen, überhaupt Sorge für gute Ordnung in Wörishofen und viele andere Probleme beschäftigten diesen ersten Kneippverein. Darüber hinaus stellte er sich die Aufgabe, unter den Kurgästen die Kneippsche Lehre zu verbreiten. Diesem ersten Kneippverein folgen bald, wie schon berichtet, in vielen Städten des ganzen Reiches andere mit den gleichen Zielen, und 1891 erscheinen als Organ dieser Vereine die »Kneippblätter«. Die Bewegung um *Kneipp* hat immer größere Volks-

kreise ergriffen, und *Pfarrer Kneipp* und seine Wasserkur sind das Gespräch in fast allen Städten und Orten.
Am 24. August 1897, wenige Monate nach Sebastian Kneipps Tod, wird in einer konstituierenden Generalversammlung (Delegiertenversammlung aller Kneippvereine) in Wörishofen der Kneippbund gegründet. Mit dieser Gründung beginnt die wechselvolle Geschichte des Kneippbundes. Im Gründungsjahr zählt die Organisation bereits 75 Vereine mit 10100 Mitgliedern. Heute ist der Kneippbund wohl der stärkste Volksgesundheitsbund auf freiwilliger Basis in der Welt. Auch in der Schweiz und in Österreich gibt es Kneippvereinigungen mit einer hohen Mitgliederzahl, und die Zahl der nichtorganisierten Kneippianer in der ganzen Welt ist ebenfalls außerordentlich hoch.
Parallel hierzu läuft die Entwicklung in den Orten Kneippscher Lebens- und Heilweise. An erster Stelle steht hier Wörishofen, dessen Besucherzahl von 6203 im Jahre 1897 auf 26029 im Jahre 1935 ansteigt, und in den letzten Jahren die stolze Zahl von ca. 70000 Besuchern erreichte. In der Bundesrepublik gibt es zur Zeit (1975) ca. 50 anerkannte Kneipp-Heilbäder und Kneipp-Kurorte. Auch im Ausland, insbesondere in Österreich und der Schweiz, existieren eine Reihe von guten Kneipp-Kurorten. Die Zahl der außerhalb von Kurorten gelegenen Kneipp-Sanatorien und Kneipp-Kureinrichtungen, auch in großen Krankenhäusern, ist beachtlich.
Für diese organisatorische Entwicklung schuf insbesondere der Deutsche Kneippärztebund in stiller unermüdlicher Arbeit die ideellen Grundlagen. Der von *Sebastian Kneipp* am 2. Februar 1894 gegründete »Internationale Verband Kneippscher Ärzte« hat seine ihm von *Kneipp* übertragene Aufgabe sehr ernst genommen. Er sollte ja seine Methode ärztlich-wissenschaftlich erforschen, untermauern und, angepaßt an die echten Fortschritte in der Heilkunde, weiterentwickeln. Die Mitwirkung der Ärzte war bereits zu *Kneipps* Lebzeiten entscheidend für die Entwicklung. *Kneipp* selbst veränderte nicht zuletzt unter dem Einfluß seiner »Badeärzte« im Laufe seines Lebens verschiedentlich die Art und Weise seiner Anwendungen, indem er sie immer mehr abstufte und dem jeweiligen Zustand des Kranken anpaßte. Außerdem baute er neben dem Wasserheilverfahren auch die Pflanzenheilkunde, die Bewegungs- und Ordnungsbehandlung sowie die Diätetik in sein System ein.
Nach dem Tode *Kneipps* war die Mitwirkung der Ärzte erst recht entscheidend dafür, daß sein System nicht zugrunde ging. Im Gegenteil, es paßte sich auftragsgemäß in organischer Weise an die echten Fortschritte in der Heilkunde an und entwickelte sich unter Einbeziehung

artverwandter Behandlungsformen immer weiter zu einer umfassenden Physiotherapie, d. h. zu einer echten Ganzheitsbehandlung mit physikalisch-diätetischen und geistig-seelischen Methoden (s. Abschnitt: Von der originalen Kneippkur zur modernen Physiotherapie nach *Kneipp*).
Die großartige Weiterentwicklung, über acht Jahrzehnte nach dem Tode von *Sebastian Kneipp,* ist wohl der beste Beweis für seine säkulare Persönlichkeit und für die weltweite Bedeutung seiner Lehre vom gesunden Leben und naturgemäßen Heilen.

Literatur:

Sebastian Kneipp: »Meine Wasserkur«
neu herausgegeben und bearbeitet, Ehrenwirth Verlag München, 1974
Sebastian Kneipp: »So sollt Ihr leben!«
neu herausgegeben und bearbeitet, Ehrenwirth Verlag München, 1974
Sebastian Kneipp: »Mein Testament und Codizill«
neu herausgegeben und bearbeitet, Ehrenwirth Verlag München, 1968
Eugen Ortner: »Ein Mann kuriert Europa«. Der Lebensroman Seb. Kneipps, Ehrenwirth Verlag München, 1975
Kaiser: »Sinn und Wesen der Kneipp-Kur«, Hildesheim, 1968
Kaiser: »Physiotherapie nach Kneipp: wie und wann?«
Heilbad und Kurort 10/73
Kaiser: »Prießnitz und Kneipp aus der Sicht unserer Zeit.«
Zentralarchiv für Physiotherapie, Bd. IV, Uelzen, 1974
Eugen Roth: »Heitere Kneipp-Fibel«
Ehrenwirth Verlag München, 1975

Geschichte der Naturheilkunde

Entwicklung und Überblick

Zum Verständnis der Kneippschen Lehre vom gesunden Leben und naturgemäßen Heilen ist ein Überblick über die Entwicklung der Naturheilkunde zweckmäßig. Außer manchem, was bei *Sebastian Kneipp* urtümlich ist, finden wir zweifellos Zusammenhänge mit Vergangenem, Altem und durch die Jahrhunderte Bewährten. Aus der Geschichte der Naturheilkunde können wir auch noch manches für die Gegenwart lernen.

Es gibt eine vorwissenschaftliche und eine wissenschaftliche Naturheilkunde und demgemäß ein vorwissenschaftliches und ein wissenschaftliches Naturheilverfahren.

Erstere gründet sich auf das besondere, dem Urmenschen und überhaupt dem einfachen Menschen eigene feine Gespür für das, was seiner Natur bekömmlich ist, sowie für das, was einer Krankheit und Störung der Gesundheit abhelfen kann. Sodann lernte der Mensch durch die ständig sich steigernde Erfahrung. An Tieren und an anderen Menschen und an sich selbst beoachtete er, was in diesem oder jenem Zustande ihm frommt. Frühzeitig fanden sich auch Leute, die ihre Erfahrungen den Mitmenschen mitteilten und die Gesundheitsstörung beheben halfen und deshalb bald in der Not zu Hilfe gerufen wurden. So entstand allmählich der Beruf des Gesundheitshelfers, des Arztes, des Heilkundigen, mit ihm die Volksheilkunde, die Volksmedizin, die bis heute neben der wissenschaftlichen Naturheilkunde fortlebt.

Zeugnisse für die vorwissenschaftliche Naturheilkunde finden wir nicht nur in der Volksheilkunde vergangener Zeiten, sondern auch in Heilbemühungen der heute noch lebenden sogenannten Naturvölker, die der Urzeit des Menschen am nächsten stehen, sodann in mündlich überlieferten Sagen von Göttern und Menschen. Die ältesten erhaltenen Zeugnisse sind Inschriften, Höhlenzeichnungen, Skelettfunde, nicht zuletzt finden wir sie in Dichtungen, z. B. der Griechen Homer und Hesiod, Pindar und der Tragiker. Ist uns doch auch die älteste Philosophie in dichterischer Form überliefert.

Überall spielen das Wasser und sein Gebrauch zur Erhaltung der Gesundheit und Heilung von Krankheit eine bedeutsame Rolle. Kalte und warme Bäder gehören zum Alltag. Dem Gast wird gleich nach sei-

ner Ankunft ein Vollbad oder ein Fußbad angeboten. So bei Homer des öfteren. Hesiod warnt allerdings vor dem warmen Bad, weil es verweichlicht. Das Baden im Freien, etwa im Meer, ist ebenso bekannt wie das Wannenbad. Nicht nur für den Körper sind Bäder gut. Das Wasser hat auch seelische Wirkungen oder gar übernatürliche.
Übersinnliche Kraft schreibt Iphigenie auf Tauris im Drama des Euripides (5. Jahrhundert v. Chr.) dem Meerwasser zu: »Des Meeres Flut spült alle Schuld des Menschen ab.« Für den Dichter Pindar (um 500 v. Chr.) ist »Wasser das Beste«. Für den Naturphilosophen Thales von Milet (um 600 v. Chr.) ist es das Urelement wegen seiner unendlich scheinenden Fülle und der Tatsache, daß es das Leben erhält.
Die Krankheit hielt man lange für eine Schickung Gottes oder verschiedener Gottheiten, die sie auch zu heilen vermochten. Manche Völker rufen, wie es auch die ältesten Zeugnisse der Griechen zeigen, die Götter um Hilfe gegen die Krankheiten an. Die antiken Götter sind Personifizierungen von Naturkräften. So ist ihr Wirken das Werk der Natur. Heilung von Krankheiten durch Götter ist also nichts anderes als das Wirken der Natur, der Naturkraft, der Lebenskraft (oder wie man es nennen mag) im lebendigen Organismus. Andere Völker bedienen sich des Zaubers und der Besprechung unter Anrufung der Gottheit. Die griechische Literatur bietet eine Fülle von dichterischen Bitt- und Dankgebeten an die Heilgötter, z. B. Artemis und Demeter.
Völker und Stämme der untersten Kulturstufe (Pflanzensammler und Jäger) haben gewiß frühzeitig bekömmliche Nahrung auch als Hilfe gegen Krankheit erprobt. Was gesund erhält, heilt auch. Das gilt am ehesten für urwüchsige Menschen. Schwache waren wehrlos und starben an den Schäden, welche sie sich so oder so zugezogen hatten.
Völker, die sich auf eine höhere Kulturstufe emporgearbeitet hatten und Viehzucht trieben, mußten auf die schadende oder heilende Kraft mancher Pflanzen aufmerksam werden, besonders wenn sie das Vieh beobachteten, das noch feineres Gespür für Schädliches hat als der Mensch. Von jeher scheinen die Frauen heilende Pflanzen erkannt und benützt zu haben.
Heilkräuter spielen in der vorwissenschaftlichen Medizin eine große Rolle. Schon vor Griechenland kennt der Orient Pflanzen als Mittel gegen Bakterien (Antibiotika), z. B. Knoblauch und Zwiebel, wie auch die Arbeiter beim Bau der Pyramiden u. a. Knoblauch geliefert bekommen. Heilkräuter und ihre Verwendung haben nach Erfindung der Buchdruckerkunst besonders in den volkstümlichen Kalendern des 16. und 17. Jahrhunderts einen ständigen Platz. Und die Kräuterweiblein sind in den Gebirgsgegenden bis heute nicht ausgestorben.

Die wissenschaftliche Naturheilkunde

Sie fußt wie die vorwissenschaftliche ebenfalls auf Beobachtung und Erfahrung. Dazu gesellte sich das geordnete kritische Nachdenken und Durchdenken, das Forschen nach den Ursachen, den Heilkräften, dem Was und Wie der Heilungsvorgänge, den Gesetzen und Bedingungen der Heilung. Auch die wissenschaftliche Naturheilkunde ist in ihren Anfängen stark mit dem Glauben an Götter oder einen einzigen Gott verbunden. Von den Göttern oder von Gott stammen auch die Mittel zur Erhaltung der Gesundheit wie zur Heilung der Krankheiten. Nach diesen Anschauungen ist die Heilkunst etwas Göttliches, und hat der Arzt Beziehungen zur Religion.
Kein Wunder also, daß die Berufe des Arztes und des Priesters in einer Person vereinigt sind. Außer Beschwörungs- und Zauberformeln sollen ja natürliche Mittel heilen.
Wohl die ältesten Spuren der wissenschaftlichen Naturheilkunde reichen bis ins 3. Jahrtausend v. Chr. zurück nach Ägypten. Dort wurde Imhatep, Priester, Astronom und Arzt, zum Heilgott der Ägypter erkoren, nachdem er eine siebenjährige Hungersnot überwinden geholfen hatte. Ihm errichtete man Kultstätten, in denen Ärzte herangebildet wurden, Kranke um Gesundheit, unfruchtbare Frauen um Kinder beteten. Aber die Entwicklung geht ihren Gang weiter auf eine natürliche Heilkunde zu, die dem Denken und Beobachten verhaftet ist. Im 5. Jahrhundert v. Chr. hat sich die ägyptische Medizin bereits vielfältig aufgefächert, z. B. für innere und äußere Krankheiten, für Kopf-, Augen-, Lungen- und Magenleiden: »Ägypten ist voller Ärzte«, schreibt Herodot, der das Land, seine Leute und Sitten selbst kennenlernte. Ähnlich verhält es sich bei anderen Völkern, Babyloniern, Indern, Chinesen, Azteken.
Erwähnenswert ist das Volk der Juden mit seiner Einstellung zu Gesundheit und Krankheit. Letztere ist die Folge menschlicher Torheit, d. h. Sünde. Aber körperliche wie seelische Leiden bedürfen natürlicher Heilmittel. Die Gesundheit erhält sich der Mensch, wenn er vernünftig, d. h. naturgemäß lebt, leiblich wie geistig-seelisch. Den Arzt soll man in Ehren halten und zu Hilfe rufen. Aber auch beten soll man zu Gott um Gesundheit und Genesung. Ein Blick in das Stichwörterverzeichnis des Alten Testaments genügt, um die Fülle der Warnungen und guten Ratschläge zu erkennen.
Wenden wir uns nun einem der ältesten Kulturvölker zu, den Griechen. Hier finden wir, wie bereits erwähnt, Religion und Heilkunde

eng miteinander verflochten. Auch hier gilt, was für andere Völker gesagt wurde: »Das vermeintliche Eingreifen der Götter ist weithin eine Umschreibung für natürliche Vorgänge. In den Tempeln des Heilgottes Asklepios (lateinisch Aeskulapius), z. B. in Epidauros, beruht die Heilung auf natürlichen Maßnahmen und Haltungen: Fasten, Enthaltung von Alkoholgenuß und Geschlechtsverkehr, Zuspruch des Priesters, Vertrauen zu diesem, Einschläferung durch das Rauschen der Quelle, die sonstige Stille des Tempels, Selbstbesinnung, vielleicht als autogenes Training, ungestörter, erquickender Schlaf. Die Priester verordneten ja auch in der Auslegung der Träume, die der Gott geschickt haben sollte, viel vernünftige Diät und gesundheitsgemäße Lebensweise.« (*P. Diepgen,* Volksmedizin und wissenschaftliche Heilkunde, in *C. Adam:* »Die natürliche Heilweise im Rahmen der Gesamtmedizin«. 1938, S. 10)
Will man Persönlichkeiten nennen, welche die *wissenschaftliche* Naturheilkunde förderten, so stößt man in der Medizingeschichte zuerst auf *Hippokrates.* Er wird als der Vater der Heilkunde überhaupt bezeichnet. *Hippokrates* und seine Schüler sind schon Anhänger der Naturheilkunde gewesen; aber sie waren nicht ihre Begründer. Nach Äußerungen in den hippokratischen Schriften waren schon vor *Hippokrates* Vertreter der wissenschaftlichen Naturheilkunde auf den Plan getreten. Leider besitzen wir von ihren Schriften nur noch Bruchstücke. Es überrascht uns, wenn wir die Herkunft dieser Leute vor *Hippokrates* beachten: nicht das griechische Festland liefert die Fachleute, sondern die Kolonien in Kleinasien und auf den vorgelagerten Inseln, sowie in Unteritalien und Sizilien.
Um 470 v. Chr. wurde der Mann geboren, der in einer langen Lebenszeit von fast 90 Jahren die Welt seines Volkes und Wirkbereichs mit einem System beglückte, das bis in die Gegenwart nachwirkt mit vielen Grundsätzen und Behandlungsweisen: *Hippokrates,* ein Mann von der Insel Kos, nach der die koische Ärzteschule benannt ist, die mit der Schule von Knidos und anderen Ärztegruppen wetteiferte. Unter seinem Namen sind als corpus Hippocraticum 52 medizinische Werke erhalten, die aber nicht alle seiner Feder entstammen, sondern zum Teil von Schülern oder Anhängern verfaßt wurden, zum anderen Teil sogar nur Notizen und ungeordnete Stoffsammlungen sind oder gar entgegengesetzte Ansichten vertreten. Manche dieser Werke sind als echt hippokratisch anerkannt. Wir tun gut, nur von hippokratischen Schriften zu reden. Ebenso zahlreich wie die Schriften sind die Dinge, auf die er achtet, um die Diagnose (Krankheitserkennung) und Prognose (Vorhersage des Krankheitsverlaufes) zu begründen.

Der hippokratische Arzt bezeichnet als Grundlage seines Handelns die Findung der näheren und tieferen Ursache der Krankheiten (Ätiologie). Behandlung hält er für weniger wichtig. Denn Grundlage seiner Anschauung über Gesundheit und Krankheit ist der Begriff »Natur«, die nach bestimmten, ihr innewohnenden Gesetzen alles Geschehen lenkt. »Nichts geschieht ohne die Natur.« Die Naturkraft des lebendigen Organismus ist der erste und wahre Arzt. Darum gilt es, bei einer Krankheit diese walten zu lassen und zu warten, ob ein Eingreifen des Arztes sich als notwendig erweist; erst wenn das feststeht, ordnet der Arzt das ihn Gutdünkende an. Er ist ja nur der Diener der Natur, welche Leben und Gesundheit erhält und Krankheit heilt. Dabei weiß er, daß nicht das örtliche Geschehen seine Entscheidung bestimmt, weil man Leib und Seele nicht voneinander trennen kann. Daher also Ganzheitsbehandlung oder gar keine!

Neben der Beobachtung ist das Experiment für *Hippokrates* äußerst wichtig, um Sachverhalte zu erkennen und Zustände zu behandeln. Nicht unerwähnt bleibe, daß er schwer oder angeblich gar nicht heilbare Leiden angeht, um zu retten, was überhaupt möglich ist.

Bedeutsam ist schließlich die religiöse und sittliche Haltung des *Hippokrates*. Der Kranke darf zu den Göttern beten um Heilung, sich aber nicht darauf beschränken, sondern muß sich auch selbst um Gesundheit bemühen und mitarbeiten, um die Krankheit zu überwinden (auch damals gab es schon eine soziale und gesundheitliche Fürsorge des Staates, z. B. in Athen). Von der hohen Ethik des *Hippokrates* zeugen »der Eid« und manche seiner Aussprüche. So will er nichts wissen von Abtreibung und Verhinderung der Empfängnis, gibt im Gegenteil Mittel an, diese zu erleichtern. Auch gibt er die Ohnmacht des Arztes in vielen Fällen zu, wo dieser eben wirklich nicht zu helfen vermag.

Um Krankheiten zu erkennen und richtig zu behandeln, wenn letzteres unbedingt nötig ist, bedarf der hippokratische Arzt zwar der Ausbildung und Kenntnis von Gesetzen und Regeln; aber viel wichtiger ist dafür ein starkes Einfühlungsvermögen. Arzttätigkeit ist eher eine Kunst als ein Handwerk und erfordert künstlerische Begabung. Darum muß der Arzt in erster Linie Persönlichkeit sein »mit philosophischer Durchbildung«. Nicht nur die körperliche Verfassung, sondern auch der seelische Zustand ist zu beachten. Darum müsse der Arzt auch auf das Gemüt wirken. Viele Krankheiten würden sich langsam einschleichen und längst vor ihrem Ausbruch Vorboten wie Mattigkeit, Appetitlosigkeit, Reizbarkeit, Schlaflosigkeit, Schmerzen u. a. zeigen. Solche Anzeichen müßten aufmerksam machen, und wohl in erster Linie sei die Schuld einer falschen Lebensweise zuzuschreiben. Es heiße da eben rechtzeitig vorbeugen, und zwar durch warme Bäder, Schwitzen, Abführmittel, genügend Schlaf, Gymnastik und Bewegung in der Morgensonne.

Wie schon gesagt, ist der erste und beste Arzt die Natur, die im Menschen waltende Lebenskraft. Sie arbeitet unermüdlich und hält den Menschen gesund, wenn nicht innerliche oder äußerliche Ursachen hemmen oder schädigen. Darum ist die Hilfe des Arztes nicht immer nötig. Die Natur hilft sich selbst. Sie wehrt sich auch erfolgreich gegen Störungen und Schäden, die von außen her gekommen sind. Der Mensch erkranke nur, wenn die Natur durch falsche Lebensweise geschwächt, er also nicht widerstandsfähig sei. Krankheit ist Kampf des lebendigen Organismus gegen die vorhandene Schädigung. Dieses Abwehrbestreben muß man sich selbst überlassen oder, wenn die Natur allzusehr geschwächt ist, unterstützen. Dabei muß man die Konstitution (Ergebnis von Erbanlagen und Umwelt) beachten sowie den Zustand des *ganzen* Menschen, nicht nur den örtlichen Befund. Je früher die als notwendig erkannte Behandlung beginnt, desto besser unterstützt man das Selbstheilbestreben des Organismus. Einzig und allein durch falsche Lebensweise wird die Naturkraft des Körpers geschwächt. Daher läßt sich Krankheit am ehesten heilen durch richtige Lebensführung. Vielerlei ist dabei zu beachten: Verfassung des Kranken. Sein Alter, sein Beruf, Geschlecht, Jahreszeit, Wetter, Klima u. a.

Hippokrates behandelt mit Entziehung oder Zufuhr von Nahrung, fester wie flüssiger (z. B. frischem Trinkwasser, Wein, Milch und Molke), kalten und warmen Wasseranwendungen, wie Bädern, Waschungen, Übergießungen, Arbeit im Wechsel mit Ruhe und Schlaf, Abführen, Aderlaß, Erbrechen, Einölen, Reiben und Kneten (Massage), Abhärten der Haut durch Luftbäder, sportliche Betätigung. Arzneien (Heilkräuter hauptsächlich) kannte Hippokrates auch, wie wahrscheinlich der Mensch schon lange vorher.

Von richtiger und falscher Lebensweise sprechen und schreiben *Hippokrates* und seine Schüler sehr viel, nicht minder die zeitgenössischen Philosophen: *Sokrates, Plato, Timaios* u. a.

Soweit über die Griechen und ihre Einstellung zu Gesundheit und Krankheit. Nun zu den Römern. Die Römer haben selbst keine wissenschaftliche Heilkunde geschaffen. Sie leihen sie von den Griechen aus, nachdem sie sich lange gegen den Eindringling gewehrt haben; aber dann wird Rom der Mittelpunkt der wissenschaftlichen medizinischen Entwicklung.

Der erste bedeutende Arzt in der damaligen Hauptstadt der Welt ist

Asklepiades von Prusa (im kleinasiatischen Bithynien). Er komnmt zu Beginn des 1. Jahrhunderts v. Chr. nach Rom. Erfolgreiche Behandlung gewinnt ihm die Kreise der Vornehmen. Aber er ist »der erste namentlich bekannte Gegner der hippokratischen Lehre von der Heilkraft der Natur und der Selbsthilfe des Organismus« *(Brauchle)* und »leugnet jeden zweckmäßigen Vorgang der Selbststeuerung«. Heilen kann nur ärztliche Behandlung. Immerhin bedient er sich natürlicher Mittel: Wärme und Kälte, Sonne, Wasser innerlich und äußerlich (alle Arten von Bädern), Massage, aktive und passive Bewegung, strenge Diät (Fasten).
Allzu früh und stark greifen *Galenos von Pergamon* und seine Anhänger in das Krankheitsgeschehen ein (2. Jahrhundert n. Chr.), obwohl die Naturkraft als wahrer und erster Arzt durchaus anerkannt ist. Nur Wunden, Geschwüre und Knochenbrüche kann die Natur alleine nicht heilen. Da müssen Selbstheilbestreben des Organismus und ärztliche Hilfe Hand in Hand gehen. *Galenos* gilt als der größte römische Arzt des Altertums. Er trägt alle brauchbaren ärztlichen Errungenschaften bis zu seiner Zeit zusammen und ist einer der vielseitigsten und fruchtbarsten Schriftsteller der Kaiserzeit, aber weder ein schöpferischer Forscher noch ein klassischer Stilist. Erhalten sind über 100 Schriften von ihm, meistens medizinische. Hohes Ansehen hat *Galen* genossen bis in die Neuzeit hinein, wohl nicht ganz mit Recht. Denn erstens verließ man sich zu sehr auf ihn und forschte nicht weiter, und zweitens kam ein großer Teil des Volkes dadurch nicht zu seinem Recht. »Frei sein von Leidenschaft und materielle Unabhängigkeit waren für *Galenos* die wichtigsten Vorbedingungen für die Gesundheit, wichtiger als eine gute Konstitution; denn es schien ihm unmöglich, ein gesundes Leben zu führen, wenn man nicht völlig unabhängig war« *(Sigerist)*. Das ist jedenfalls nach unserer heutigen Erkenntnis ein Irrtum.
Ein anderer Sammler ist *Oribasios aus Sardes*. Die »großen Zusammenträger« haben jedenfalls das Verdienst, daß sie manches gerettet haben, was sonst verlorengegangen wäre. Auf der anderen Seite hinderte starres Festhalten an *Galen* den medizinischen Fortschritt. Nur an wenigen Stellen wurde weitergearbeitet, so daß die wissenschaftliche Naturheilkunde sich fortpflanzen konnte.
Im mittelalterlichen Abendland war die Medizin weithin Sache der Geistlichkeit, der Mönche. Von diesen tat sich ein 1010 geborener Afrikaner, der viel- und weitgereiste Mönch *Konstantin,* hervor. Im Kloster von Monte Cassino übersetzte er medizinische Werke aus dem Arabischen in ein gutes Latein. Diese Übersetzungen fanden auf der im 10. Jahrhundert gegründeten ärztlichen Hochschule von Salerno

(südl. Neapels) starken Anklang. Man lernte besonders *Hippokrates* und die arabische Medizin kennen. Ein reges medizinisches Leben und Arbeiten setzte ein in der neuen Hippokratesstadt. Salerno hatte nun bald die erste medizinische Fakultät in Europa.
Der hippokratische Gedanke von der Selbsthilfe des Organismus wurde im Mittelalter zwar gelehrt, aber im Alltag beachtete man ihn selten, vielmehr pfuschte man der Natur ständig ins Handwerk durch übermäßige Betriebsamkeit bei der Behandlung der Kranken, so daß viel Unheil angerichtet wurde.
Aus ihrem mehr oder weniger tiefen Schlaf erweckte die Naturheilkunde und das Naturheilverfahren der Gelehrte und Praktiker *Philippus Aureolus Theophrastus Bombastus von Hohenheim* (geboren 1493, gestorben 1541 in Salzburg). Nach Erlangung der Doktorwürde nannte er sich *Paracelsus,* womit er den römischen Medizinschriftsteller *Celsus* (1. Hälfte des 1. Jahrhunderts n. Chr.) sowohl ehren als auch nachahmen wollte. *Hippokrates* kennt und rühmt er, wenn er auch dessen Viersäftelehre ablehnt und bekämpft. Überhaupt greift er die Medizin seiner Zeit, Lehre wie Behandlung, wie ein Umstürzler an. Er hat das Zeug dazu als Sohn eines Arztes, der ihn frühzeitig zu den Kranken mitnimmt, ihn die Natur beobachten lehrt. So gewinnt er Einblick in die Heilpflanzen, Heilquellen, Mineralien und ihre Verwendung (beim Besuch von Bergwerken und Verarbeitungsstätten). Er wandert freiwillig oder der Not gehorchend durch fast alle Länder Europas, läßt sich von einfachen Leuten (Bauern, Schäfern, Kräuterweiblein) in die Volksheilkunde einführen, macht chemische Versuche, um hinter das Geheimnis von Gesundheit, Krankheit und Heilmittel zu kommen. Oberster Arzt ist Gott, der dem Organismus natürliche Heilkraft verleiht und den Heilmitteln mannigfachster Art die Fähigkeit, die Gesundheit zu erhalten oder wiederherzustellen. Der Arzt hat die hohe Aufgabe, seine Mitmenschen zu erziehen und nicht bloß zu heilen, sie sollen eben nicht untätig sein, sondern Hand anlegen, damit sie gesund bleiben oder werden. Seine Schriften sind zahlreich. Eine seiner ersten, eher eine Skizze oder ein Entwurf, behandelt Krankheit und gesunde Lebensweise (Lebensordnung). Ein größeres Werk legt die Grundlagen der Heilkunde dar. Er tut am Krankenbett seine Pflicht überall, wo er gerufen wird oder wo er seine Hilfe als nötig erachtet, z. B. beim Ausbruch der Pest im Inntal. Seine Heilerfolge machen ihn allenthalben berühmt und ziehen viele Schüler an. Diese läßt er am Kranken und in der freien Natur beobachten. Er lehrt sie, möglichst viele Erfahrungen zu sammeln und aus diesen Schlüsse ziehen. Als Grundlage alles Lebens und Heilens bezeichnet er die Lebenskraft oder Naturheil-

kraft, durch die sich der lebendige Organismus vom unbelebten Stoff unterscheidet. Sie ist der innere Arzt, der die Gesundheit bewirkt und die Krankheit heilt, die einzelnen Organe und ihre Tätigkeit einander zuordnet und so den Gesamtorganismus steuert. Der Arzt kann wegen seiner tieferen Einsicht den einzelnen mit seinen Ratschlägen zu Hilfe kommen. Auch der Wundarzt hat die Lebenskraft in Rechnung zu stellen. Die erste bedeutsame Probe besteht *Paracelcus,* als er nach Basel zu dem reichen Buchdrucker *Frobenius* gerufen wird, als diesem ein Bein abgenommen werden soll. Ohne Messer rettet er den Mann. Daraufhin wird er Stadtarzt von Basel und darf an der Universität lehren (1527). Sein Kampf gegen die hergebrachte Medizin zieht ihm jedoch die Feindschaft der ganzen Universität zu, so daß er nach zehnmonatiger Lehrtätigkeit schließlich das Feld räumen muß.
Auch mit der abwegigen Tätigkeit der Lebenskraft beschäftigt er sich. Sie bewirkt u. a., daß sich Steine in Gallenblase und Nieren bilden, Gichtknoten, Rheumatismus usw. entstehen. Er gibt, gleichsam ein Vorläufer *Hufelands,* dazu Ratschläge an, das Leben zu verlängern. Er zeigt, wie man aus Puls und Harn Schlüsse ziehen kann, wie man zur Ader läßt, den Darm reinigt, Verletzungen heilt, Heilmittel bereitet. Ein wichtiger Gegenstand der Heilkunde ist zu seiner Zeit die Syphilis. *Paracelsus* läßt sich deren Erforschung sehr angelegen sein. Er verwirft die Behandlung mit Guajak und empfiehlt Quecksilber. Seine Syphilisschriften ziehen ihm neue Verfolgungen zu. Aber seine Lehre wurde gerechtfertigt. Ebenso bedeutsam sind seine Erkenntnisse über den Zusammenhang von Leib und Seele. Eine wichtige Erkenntnis drückt sich in seinem Satz aus: »Alle Dinge sind Gift, und nichts ist ohne Gift, allein die Dosis macht, daß ein Ding kein Gift ist.« In seinem Pestbuch verteidigt er die Behandlungsart, die er gegen diese Seuche geübt hat. Seine religiösen Schriften zeigen ihn als einen tiefgläubigen Menschen. »Der Arzt ist von Gott.« – »Der Arzt ist nicht den Menschen unterworfen, sondern allein Gott durch die Natur.« – »Unsere Stärke liegt allein im Glauben.« Auch ist er der Ansicht, für jede Krankheit habe Gott auch eine Arznei geschaffen. Aus dieser Gesinnung heraus erklärt er, nur ein wahrhaft gottesfürchtiger und uneigennütziger Mensch könne ein guter Arzt sein. Vom vielen Wandern und ständigen Kämpfen erschöpft, stirbt er 1541, erst 48 Jahre alt.
Seit *Paracelsus* von *Galen* als der bisherigen Richtschnur für ärztliches Handeln befreit hatte, fand die Naturheilkunde immer mehr Anhänger, zumal auch andere helle Köpfe *Galens* Unzulänglichkeiten erkannt und, wie etwa *Vesalius* – Name nach Wesel am Niederrhein –, zahlreiche Irrtümer über den Bau des menschlichen Körpers nachge-

wiesen hatten. Überhaupt hatte die medizinische Wissenschaft inzwischen manche Fortschritte gemacht, z. B. hinsichtlich der ansteckenden Krankheiten. Als eine dieser Art hatte z. B. der Italiener *Fracostoro* die Lustseuche (Syphilis) erkannt.
Seit dem Bruch mit *Galen* hatte man auch wieder mehr (wie *Hippokrates* schon) gelernt, sich lieber auf eigene Beobachtungen und Erfahrungen zu verlassen als auf die Lehren vergangener Zeiten. Zwar hatte schon seit Ende des Altertums die Naturheilkunde nördlich der Alpen eine Heimat gefunden, vor allem durch die Benediktinerklöster in St. Gallen, auf der Insel Reichenau und in Fulda. Man hatte medizinische Schriften studiert und Heilkräuter anzubauen und auch zu gebrauchen versucht. Auch die erste deutsche Ärztin, *Hildegard von Bingen* (1098–1179), hatte wohl ihr hohes Alter von 81 Jahren (trotz körperlicher Schwäche) natürlichen Mitteln wie Wasser, Heilkräutern, Milch, Molke, Quark zu verdanken, die sie auch den Tausenden verordnete, die in ihrer Leibesnot sie aufsuchten auf dem Rupertsberg.
Mit *Paracelsus* aber hatte die Naturheilkunde in den nördlichen Ländern so fest Fuß gefaßt, daß seitdem diese als die treuesten Verfechter des hippokratischen Gedankens gelten dürfen. Insbesondere kam die Wasserkur zu hoher Blüte.
Den kräftigsten Anstoß für die Weiterentwicklung der Wasserbehandlung gaben in Deutschland im 18. Jahrhundert die beiden »Wasserhähne«, Vater *Dr. Siegmund Hahn* und Sohn *Dr. Johann Siegmund Hahn* in Schweidnitz. Beide haben sich in ihren Schriften für innerlichen und äußerlichen Gebrauch des frischen kalten Wassers eingesetzt, außerdem warben sie für Bewegung in frischer Luft und richtige Ernährung und wetterten gegen den Alkohol. Die Anwendungen des kalten Wassers fußen auf den Schriften der deutschen und ausländischen Vorgänger. Letztere waren ja durch die Übersetzung *Schwerdtners* zugänglich gemacht. Der Sohn hat die Erfolge des Vaters miterlebt und auch eigene gehabt. So kann er aus dem vollen schöpfen. Als Stadtarzt hat er einen guten Einblick in die Gesundheitsverhältnisse, in die Krankheiten und die Todesursachen innerhalb seines Wirkungskreises. Zahlreich sind die Möglichkeiten, das Wasser anzuwenden: Bäder, Teil- und Vollbäder, Waschungen, Auflagen, Packungen, Reibungen, Einläufe. Die verschieden starke Wirkung der einzelnen Maßnahmen ermöglicht es, diese zu dosieren und jedem Zustand anzupassen. Den Durst löscht man mit kaltem Wasser am besten. Zu jeder Jahreszeit ist kaltes Wasser dem Körper und Geist bekömmlich; den Gesunden härtet es ab und beugt Krankheiten vor. Es wirkt besonders auf und über die Haut. Es ist besser als alle Medikamente. Diese hält er da-

her meistens für überflüssig, wenn nicht gar schädlich. Für Auflagen empfiehlt er Quark zum Ausziehen der schlechten Stoffe. Ein wichtiger Bestandteil der Nahrung ist frisches Obst. Beide »Hähne« geben ein gutes Beispiel, indem sie die eigenen Ratschläge selbst befolgen, und gewinnen dadurch großes Vertrauen. Ihre Heilweise bürgert sich auch im preußischen Heer ein. Der Name *Hahn* besitzt damals große Anziehungskraft. Aber wie erfolgreiche Neuerer es so oft erleben, Spott und Feindschaft und Verfolgung muß besonders der Sohn *Hahn* in Kauf nehmen. Das Büchlein von *Johann Siegmund Hahn* wird von 1738 bis 1771 fünfmal aufgelegt. Es weist vielen Ärzten seiner Zeit den Weg, fällt 1804 *Oertel* in die Hände, der 1833 die sechste Auflage besorgt, und 1849 findet es *Kneipp* in einer Münchner Bibliothek, heilt sich selbst nach *Hahns* Vorschriften und macht diese zur Grundlage seiner Wasserkur. So erleben die »Hähne«, wenn auch spät nach ihrem Tode, eine kleine Genugtuung. Doch 200 Jahre nach ihrem Auftreten ist ihre Hoffnung, es würde einmal jeder Arzt ein Kaltbader sein, noch nicht erfüllt, zumal ja das *kalte* Wasser nicht die Alleinherrschaft in der Wasserbehandlung erlangt hat.

In der Zeit nach *Hahn* wandelt sich die Wasserheilkunde zunächst. Sie dient nicht mehr dem kranken Menschen als einer Ganzheit, sondern sie wird aufgelöst in Einzelanwendungen, die wie Medikamente für (spezifische) einzelne Krankheiten und (lokale) örtliche Störungen sich einsetzen lassen. So verliert sie auch den Charakter eines Abhärtungsmittels für den *gesunden* Menschen. Aber eines Tages wird sie doch vom Tode zum Leben erweckt, im Anfang des 19. Jahrhunderts durch *Vinzenz Prießnitz*.

Indes, zuvor ist eines Mannes zu gedenken, der sich zwischen *Hahn* und *Prießnitz* einschiebt, wenn er auch kein ausgesprochener Vertreter der Wasserheilkunde ist: *Chr. W. Hufeland* (1762–1836), der Verfasser des Buches »Makrobiotik oder die Kunst, das menschliche Leben zu verlängern«, das 1796 erschien. Es redet wie andere schon früher erschienene Bücher der Vorbeugung das Wort. Seit 1800 entfaltet er in Berlin eine starke Wirksamkeit. Er erfährt hohe Anerkennung, wird aber auch sehr angefeindet. Daß er ein tiefchristlicher Mann ist, zeigt sich, als er die Erhebung in den Adelsstand ablehnt, weil er dann verpflichtet wäre, »keine Beleidigung der sogenannten Ehre ungerochen zu lassen«.

Für die vorbeugende Heilkunde erweist er sich in seinem Buch als ein wirklicher Bahnbrecher. Seine Worte regen auch heute noch den Arzt wie den Laien an und vermögen seinen Bemühungen um die Gesundheit die Richtung anzuzeigen. Wertvoll sind seine Ratschläge für das

Werden des Kindes und des Jugendlichen. Allerdings ist manches durch die Fortschritte der Wissenschaft überholt. Die Selbsthilfe des Organismus ist ihm verständlich. Auf sie muß der Arzt Rücksicht nehmen. Reicht sie nicht aus, so hat er nachzuhelfen. Die *Heil*kraft der Natur ist gar keine eigene Kraft, sondern die *Lebens*kraft selbst, auf einen besonderen Zweck angewendet. Nicht der Arzt heilt ein Geschwür oder einen Knochenbruch, sondern die Natur- oder Lebenskraft. Das nämliche gilt von den inneren Krankheiten, ob diese nun kurz oder lange dauern, ob sie leicht oder schwerer sind. Heilmittel regen die Naturkraft nur an, die Wendung zum Besseren wird nur durch den inneren Arzt, die Naturheilkraft möglich. Diese zeigt ihre Wirkung am auffallendsten, wo ein Kranker, der abends noch dem Tode geweiht schien, in der Nacht reichlich schwitzt und am Morgen außer Gefahr ist. Selbst ohne alle Hilfe oder bei der unsinnigsten Behandlung werden Menschen gesund. Ja, eine Arznei kann oft genug mehr schaden als nützen, weil sie die Krankheit, den Ausdruck für die Widerstandskraft des Organismus, unterdrückt und die Heilung hinausschiebt oder gar den Tod herbeiführt. Der Arzt darf niemals durch Vielgeschäftigkeit schaden. Behutsam muß er die Hindernisse, die der Naturheilkraft im Wege stehen, wegschaffen und ihr Heilbestreben unterstützen. *Hufeland* hält eine feste Lebensordnung für sehr wichtig, aber man solle sich nicht allzu ängstlich an sie binden. Auch *Plato* im 4. Jahrhundert v. Chr. meinte, ängstlich um seine Gesundheit besorgt zu sein sei schon eine Krankheit.

Hufeland weiß auch um die Bedeutung der geistig-seelischen Gesundheit an und für sich und um ihre Wichtigkeit für die körperliche Gesundheit. Starke geistige Arbeit müsse man ausgleichen durch frische Luft, ausreichende körperliche Anstrengung, Maßhaltung im Genießen und Naturschlaf (zur rechten Zeit). Der Geist könne krank machen, aber auch heilen. Die wichtigste Krankheitsursache ist nach *Hufeland* Übermaß in allen Dingen, zu viel oder zu wenig. Niemanden soll man zum Essen nötigen, wenn er keine Lust hat. Genußmittel muß man dem Kranken vorenthalten, dafür ihm ausreichende Luft zuführen. Kaltes und warmes Wasser ist je nach dem Zustand des Kranken nützlich. Es ist nicht einerlei, *wie* man einer Krankheit Herr zu werden versucht.

Hufeland verschließt sich auch der Volksheilkunde nicht und ist zugänglich für Homöopathie und Magnetismus. Für Ganzheitsbetrachtung und Ganzheitsbehandlung setzt er sich ein zu einer Zeit, da die medizinische Wissenschaft und Behandlung nur auf einzelne Organe und deren Tätigkeit ihre Aufmerksamkeit richtet.

Ein Zeitgenosse von *Hufeland* war *Chr. Oertel* (1765–1850). Sehr hoch schätzte *Oertel* die Wirksamkeit des kalten Wassers ein. Von ihr hörte er, als er, Student der Theologie und Philologie, auch medizinische Vorlesungen besuchte. Letztere begeisterten ihn so, daß er die Geschichte der Wasserbehandlung erforschte. Er war wohl der erste Laie, der sich für diesen Teil der Heilkunde einsetzte und mit aller Kraft für sie warb, vor allem im Volk ihr Freunde zu gewinnen verstand. Schließlich ging er so weit, zu glauben, man könne ohne Ärzte auskommen, wenn man das Wasser recht zu gebrauchen wisse. Seine religiöse Einstellung nämlich ließ es nicht zu, daß Gottes größtes Meisterwerk, der Mensch, so unvollkommen sei, daß ein besonderer Stand ihn überwachen müsse. Seine ganzen Kräfte setzte er dafür ein, das Volk aufzuklären. So gab er von 1824 bis 1841 dreißig Hefte heraus, in denen er seine Aufsätze über Heilungen durch Wasser gesammelt hatte. 1832 gründete er den »Hydropathischen Gesundheitsverein für ganz Deutschland« mit Zweigvereinen, die mit späteren Naturheilvereinen die Volksgesundheit förderten und die Ärzte zwangen, sich mit dem Wasserheilverfahren vertraut zu machen. Der weit jüngere *Prießnitz* begeisterte ihn so, daß *Oertel* 1834 schon die Staatsregierung aufforderte, überall Wasserheilanstalten nach dem Gräfenberger Vorbild zu errichten. Diese besuchte er 1836. Von da ab traten beide gemeinsam kräftig für die Wasserheilkunde ein. *Oertel* war Professor und Doktor, aber kein schöpferisches Genie. Sein größtes Verdienst ist es eben, daß er bis an sein Lebensende – er wurde 85 Jahre alt – nicht aufhörte, für das kalte Wasser zu werben, die Laien in Bewegung setzte und die Lebensreform gewaltig förderte.
Der zweite Laie, der sich der Wasserheilkunde annahm, als die Wissenschaft nichts von ihr wissen wollte, war der eben genannte *Prießnitz* (1799–1851), mit Vornamen *Vinzenz,* ein Bauernsohn vom Gräfenberg bei Freiwaldau in Schlesien. Mehrfach beobachtete er früh an Wild, an Haustieren und an sich selbst die Heilkraft des kalten Wassers. Frühzeitig konnte er mit Erfolg anderen kalte Waschungen und feuchte Umschläge anraten. So stand er bald im Rufe eines Wasserdoktors, den immer mehr Menschen um seine Hilfe angingen. Die Arten der Krankheiten, die er angehen mußte, wurden ebenfalls immer zahlreicher. So erkannte er frühzeitig die Bedeutung der Haut für die Gesundheit und Krankheit. Zunächst heilte er mit Ganz- und Teilwaschungen, Umschlägen, Wassertrinken und geeigneter Nahrung. Später ließ er durch feuchte Ganzpackungen und Bäder schwitzen. Erst 1831 wurde ihm erlaubt, eine Badeanstalt zu errichten, die er für nötig hielt, um die zahlreichen Patienten befriedigen zu können. Der An-

drang war so groß geworden, weil er unentgeltlich behandelte und sich nur freiwillige Gaben gefallen ließ. Diese verschafften ihm gute Einkünfte, die ihm Neid und Feindschaft und schließlich Anklagen bei Gericht und den Behörden eintrugen.
Er war Anhänger des hippokratischen Gedankens von der Lebens- und Naturheilkraft oder dem »inneren Arzt«, dessen Heilbestreben man nur von außen unterstützen kann, wenn es nötig ist. Helfen können nur zweierlei, kaltes Wasser und das Messer des Chirurgen. Medikamente unterdrücken die Krankheit, die ihrerseits das Zeichen dafür ist, daß die Naturheilkraft tätig ist und sich gegen Schädigungen wehrt, während kaltes Wasser die Krankheitszeichen gewissermaßen auflöst. Die Krankheiten sind bedingt durch Schwäche des Organismus, durch äußere Verletzungen, oder meistens ist das Blut verunreinigt, verderbt, verdickt, verwässert, verschleimt oder gestaut. Die hippokratische Säftelehre zeigt sich hier etwas abgewandelt. Das Blut kann verderbt sein durch falsche Ernährung, ungehörige Eßgewohnheiten, Mißbrauch der natürlichen Lebenskräfte, Vergiftung, besonders durch Medikamente. Das Schlechte in Blut und Geweben hindert den Organismus an der normalen Tätigkeit, fordert die Abwehrkraft heraus, was Krankheit bedeutet, und bedroht je länger, desto mehr das Leben. Die krankmachenden Stoffe sind auszutreiben durch kaltes Wasser, welches schwitzen läßt, und durch geeignete Kost. Ist das gelungen, dann muß der Körper wieder gekräftigt werden. Denn nur der kräftige Organismus ist imstande, neuer Bedrohungen Herr zu werden.
Die Prießnitzkur war nicht von vornherein ein System, dem man Vollständigkeit und unwandelbare Vollkommenheit hätte nachsagen können. Beobachtung und Erfahrung lehrten den Begründer, Grundlagen und Verfahren im Laufe der Jahre zu ändern und weiterzuentwickeln. Hatte er jahrelang das Einwickeln in wollene Decken zum Schwitzen mit folgenden kalten Bädern bei allen Kranken angewendet, ersetzte er dieses Verfahren nachher durch stundenlanges Einhüllen in naßkalte Leintücher. Und wiederum ging er einen Schritt weiter und vertauschte dieses Vorgehen mit kürzerem Einhüllen, das aber oft wiederholt wurde. Er hatte bemerkt, daß eines sich nicht für alle schickt. Wenn er nach neuen Wegen suchte, so leitete ihn dabei wohl der Gedanke, es gebe doch eine einheitliche Behandlung, die man eben finden müsse. Hatten seiner Meinung nach doch auch sämtliche Krankheiten eine gemeinsame Ursache, das Blut, während die verschiedenen Krankheiten auf der Verschiedenheit der einzelnen Menschen beruhen. Leider hat Prießnitz selbst keine Bücher über sein System ver-

faßt. Wir sind vielmehr auf Schriften seiner Anhänger und Kritiker angewiesen, die vielfach Laien waren.
Prießnitz fügte zu alten Arten der Behandlung neue hinzu, welche besonders fieberhafte Erkrankungen angehen sollten:

1. Wickeln des ganzen Körpers oder von Teilen mit naßkalten Tüchern.
2. Einhüllen in trockene Wolldecken, welche vor dem kalten Bad die Körperwärme steigern oder, was noch besser wäre, schwitzen lassen sollten. (Vor Kälteanwendungen muß der Körper warm sein.)
3. Reiben des ganzen Körpers oder einzelner Stellen mit naßkalten Leintüchern.
4. Örtliche Bäder, wie Hand- und Ellenbogenbäder.

Die Kälte des Wassers sollte Wärme entziehen, die Hitze des Fiebers dämpfen, herabsetzen oder aber den Organismus anregen.
Die Art der Wirkung wurde bestimmt durch die Form der Anwendung. Temperatur und Dauer der Wasseranwendung hatten weniger Einfluß auf die Wirkungsart. Mehr als ein halbes Hundert kalter Anwendungen der Prießnitzkur sind bekannt.
Neben den bisher erwähnten Anwendungen des kalten Wassers kannte er das feuchte Hemd, die örtlichen Wickel für Fuß, Hand, Wade usw., Halb- und Dreiviertelpackungen, kalte Teilbäder, z. B. das Halbbad im Stehen in tiefen Holzwannen, das fiebererregende Halbbad, kalte Sitzbäder, Fuß- und Fußsohlenbad, Bein- (vom Fuß bis zum Knie), Schenkel-, Arm-, Kopf-, Hinterhauptbad, Ohren- und Augenbäder, Übergießungen in der leeren oder halbgefüllten Wanne, Luft-Wasser-Bad, Luftbad, Tautreten, Barfußlaufen, Sonnenbäder.
Die Kost war einfach, die gekochte Milch durfte nur lauwarm genommen werden. Kalte, ungekochte Kuhmilch, Buttermilch, Vollkornbrot aus grobem Gersten- und Roggenmehl, Butter, Ziegenkäse, Honig, gebratenes und gekochtes Fleisch von vielerlei Art, regelmäßig mit Mehlspeisen, Forellen, selten Obst, Salat und Gemüse, weil diese beim Gräfenberg wenig gezogen wurden, waren die Bestandteile der Nahrung auf dem Gräfenberg. Kartoffeln wurden nicht erwähnt. Verpönt oder verboten waren gesalzenes und geräuchertes Fleisch, Salzheringe, Sardellen, Kaviar, Kochsalz, ausländisches Gewürz, Kaffee, außer Roggenkaffee, Tee, alkoholische Getränke (außer gelegentlich Wein). Seit 1840 gab es Diät für sehr magenschwache Kranke (leichte Speisen und Weißbrot). Medikamente werden grundsätzlich abgelehnt. Naturgemäße Lebensweise sollte Krankheiten überhaupt vorbeugen. (Nach Brauchle und Petri.)
Außer der passiven Bewegung (Reibungen) ließ Prießnitz die aktive,

z. B. das tägliche Besteigen des Gräfenberges, fast übertrieben üben. Bei Flechten und Rückenmarksleiden wurde sogar täglich bis zu viermal die feuchte »Wanderpackung« gebraucht. (Feuchte Unterhose, feuchtes ärmelloses Jäckchen, trockener Flanellanzug und schließlich üblicher Anzug.) Auch nach dem Bad mußte der Patient etwa eine Viertelstunde lang sich bewegen, nachdem er sich völlig abgetrocknet hatte. Dann erst durfte er sich legen. (In etwas mehr als 30 Jahren Behandlung mit kaltem Wasser sollen ihm nur 45 Kranke gestorben sein.)

Die Erfolge mit der Wasserkur waren groß, wenn auch Mißerfolge nicht ausblieben. Er selbst starb mit 52 Jahren an einem Leberabszeß als Folge eines Unfalles in der Jugend. *Prießnitz* wußte sich allerdings vor Fehlschlägen einigermaßen zu schützen, zunächst durch Prüfung der Patienten, für die er sich ein eigenes Verfahren ausgedacht hatte: Wechsel vom warmen Bett in lauwarmes Bad mit Reibung, einige Sekunden kaltes Bad, wieder lauwarmes Bad. Reagierte der Patient mit warmer, roter, geschmeidiger Haut, so hatte er die Probe bestanden und konnte in der Anstalt bleiben; andernfalls lehnte *Prießnitz* jede weitere Behandlung ab. Gering achtete er auch Kranke, die keine Lust zum Kampf oder keine seelische Abwehrkraft zeigten. Nach seiner Meinung gehören aber zur Wasserkur nur Leute mit festem Willen, die sich nicht durch wirkliche oder vermeintliche Rückschläge beirren lassen und durchhalten.

Dazu wirkte *Prießnitz* sehr stark durch seine Persönlichkeit, die ihm das Vertrauen der Kranken verschaffte. So ist es kein Wunder, daß sich, wie schon früher erwähnt, zahlreiche Kranke von ihm behandeln ließen, viele Ärzte seine Kunst erlebten und Kaltwasseranstalten an vielen Orten Deutschlands und des Auslands errichteten.

Die beste Seite an *Prießnitz* war wohl, daß er nicht nur streng gegen die Kranken war, sondern auch gegen sich selbst und seine Grundsätze vorlebte. Deshalb hatten es seine Mitarbeiter, seine Nachfolger und die nach seiner Methode behandelnden Ärzte in anderen Heilanstalten nicht gerade leicht.

Um die Zeit, wo *Prießnitzens* Leben dem Ende zugeht, steigt ein neuer Stern am Himmel der Naturheilkunde auf. *Sebastian Kneipp,* der in schwerer Krankheit nach Anleitung des Büchleins von *J. S. Hahn* das kalte Wasser am eigenen Leibe erprobt, gesundet und bald auch andere heilt, sozusagen wider Willen für Tausende, Abertausende der Arzt körperlicher und seelischer Nöte und Gebrechen wird, im Gegensatz zu *Prießnitz* sich eine Reihe von Büchern über seine Heilweise und über natürliche Lebensordnung abringen läßt und durch eigene Kraft

und die Mitwirkung der Fachleute – er ist ja als Geistlicher selbst medizinischer Laie – ein allumfassendes Naturheilverfahren schafft. Lehre und Praxis *Kneipps* sind ja der Inhalt dieses Buches.
Seit dem Ende des 18. Jahrhunderts hatte die Lehre von der Naturheilkraft immer mehr Anhänger gefunden, besonders im englischen, französischen und deutschen Sprachgebiet. Sie alle aufzuzählen und ihre Äußerungen anzuführen erübrigt sich in diesem kurzen Abriß. Erwähnt sei nur der begeisterte Ausspruch des Philosophen *Kant* (1724–1804): »Diese negative Methode, den Kranken zu behandeln (ohne Arznei und fast ohne ärztliche Hilfe nämlich), diese negative Arzneiwissenschaft ist der höchste Gipfel der Medizin.« Welche Anerkennung der Naturheilkunde!
Natürlich wird auch das Schrifttum immer umfangreicher. Besonders die Zeitschriften, die diesem Teilgebiet der Medizin gewidmet sind, belehren Ärzte und Laienwelt und machen sich so um die Gesundheit des Volkes verdient. Mehr und mehr tritt neben die natürliche Heilweise die wohl noch wichtigere vernünftige Lebensweise als förderungswürdig. Denn vorbeugen ist besser als heilen.
Die Naturheilkunde erschöpft sich aber nicht in Wasseranwendungen, die wohl mit Recht lange den Vorrang hatten und wohl auch weiterhin nicht zu entbehren sind, wenn man der Naturheilkraft beispringen will, um sie schneller und stärker zum Zuge kommen zu lassen. Im Laufe der Zeit hat man nun bald diesen, bald jenen Lebensreiz in den Vordergrund geschoben. Eigenart und Erfahrung, besonders eigenes Erlebnis des jeweiligen Ratgebers in gesundheitlichen Angelegenheiten bestimmen weithin die Mittel, die er am meisten empfiehlt. Dem einen erscheint die Ernährung und die Enthaltung von Speisen und Getränken als für das Leben am wichtigsten, dem anderen die Luft oder das Licht (Sonne), wieder einem anderen aktive und passive Bewegung usw., nicht zu vergessen die geistig-seelischen Bedürfnisse.
Eine kurze Überschau über andere natürliche Lebens- und Heilreize: beginnen wir mit der Ernährung und ihrem Gegenteil, dem Fasten: beide sind für Krankheit und Gesundheit bedeutsam. Wohl zu allen Zeiten hat man das beobachtet und gewußt, ob aber auch immer die Folgerungen für die Behandlung der Kranken und für die eigene Lebensgestaltung gezogen wurden? Das muß man verneinen. Schon *Hippokrates* gibt Anweisungen für die Ernährung. Ihm folgen viele, z. B. *Galen,* die Hochschule von Salerno, *Hildegard von Bingen,* welche sagen, was man essen und trinken oder meiden soll. Im 17. Jahrhundert wird die Ernährung für viele Ärzte zum Mittelpunkt ihres Denkens und Handelns.

Der erste, der das Fasten als Heilmittel einsetzt, ist wohl Prießnitzens Landsmann und Zeitgenosse gewesen, der Fuhrmann *Joh. Schroth* (1798–1856). Sein Ziel war es, durch »Urin- und Darmkrisen« zu heilen. Das sollte gelingen durch den Wechsel von Trocken- und kleinen wie großen Trinktagen. Die feste Nahrung bestand aus alten Brötchen (Semmeln) sowie Breien aus Getreideerzeugnissen mannigfacher Art und Backpflaumen. Alles sollte langsam gekaut und gut eingespeichelt werden. An Trockentagen darf der Kranke nicht trinken. An den kleinen Trinktagen gibt es erst von 16 Uhr ab zu trinken, nämlich ein Glas warmen Wein, auf möglichst viele Stunden verteilt. Weiterer Durst wird mit kaltem Wein gelöscht, von dem es aber höchstens einen halben Liter gibt. Je mehr man sich beherrscht, um so besser ist es. An den großen Trinktagen gibt es zu der üblichen festen Kost und dicker Suppe mit folgendem Brei und Pflaumenkompott morgens ein Glas warmen Rotwein, von 16 Uhr ab warmen Weißwein und, wenn nötig, kalten bis zur Tagesgesamtmenge von einem Liter. Tagsüber sollte der Patient möglichst viel spazierengehen, ohne allzusehr zu ermüden, dabei tief atmen, auch Luftbäder nehmen und sich leicht besonnen lassen. Nachts sollen 6–8 Stunden lang feuchte Dreiviertel- oder Ganzpackungen zum Schwitzen bringen.

Dies ist die Schrothkur nach der Vereinfachung durch *Dr. Möller*. Ihr folgt eine erste und, wenn es sich als nötig erweist, eine weitere Nachkur, bei der das Weintrinken allmählich abgesetzt wird. Diese Anweisung zeigt, daß Schroth sich die Lebensweise des Gesunden anders vorstellt als die des Kranken. Aber Einzelheiten gibt er nicht an.

Diesen Punkt beachtet dagegen *Theodor Hahn* (1824–1883). Er fordert für die Erhaltung der Gesundheit und ihre Wiederherstellung vor allem vegetarische Kost. Ebenso wichtig ist ihm das Wasser, das er aber nur milde anwendet (Abreibungen, Sitz- und Halbbäder sowie Darmeinläufe). Barfuß und bloßkopf gehen soll man, um der Luft ständig Zutritt zum Körper zu gestatten. Dieser Möglichkeit und gleichzeitig der körperlichen Anstrengung dient am besten Gartenarbeit. Gymnastik und Sonnenbad lehnt *Hahn* ab. Manche seiner Forderungen und Begründungen sind erklärlich aus dem Stand der zeitgemäßen Wissenschaft. Auch die Zeitverhältnisse vor Hahns Tod waren noch weithin so, daß der Mensch durch Gartenarbeit sein Bedürfnis nach Anstrengung (Bewegung) befriedigen konnte, zumal in den ländlichen Umgebungen, in denen er wirkte.

In dem freireligiösen Pfarrer *Ed. Baltzer* erstand dem Vegetarismus Hahns ein reger Werber (1814–1887). Kein Tier zu töten, um es zu verspeisen, war seiner Meinung nach religiöse und sittliche Pflicht. Auf

seinen Anstoß hin entstand der erste Vegetarier-Verein und die erste Zeitschrift für Vegetarier.
Der amerikanische Arzt *E. H. Dewey* (1840–1904) findet, man könne mit Morgenfasten oder Vollfasten am besten die Naturheilkraft unterstützen. Zwei unheilbare Kranke mit Magen- bzw. Speiseröhrenverschluß lebten bei völliger Enthaltung von fester Nahrung noch 75 bzw. 90 Tage. »Das Fasten sei ein hervorragendes Mittel zur Behandlung von Magen- und Darmkrankheiten, von Fettsucht, Wassersucht, von mancherlei Entzündungen und wässerigen Ausschwitzungen, zur Behebung von Körperschwäche und allgemeiner Mattigkeit, zur Besserung der Stimmung.« Seit Moses, Buddha, Hippokrates, Christus ist Dewey wohl der überzeugteste Vertreter des Heilfastens. Nach ihm haben sich noch viele Ärzte dieses Heilmittels erfolgreich bedient und es eine »innere Operation ohne Messer« oder »das Messer der inneren Medizin« genannt. In neuerer Zeit sind *Dr. med. Kapferer, Buchinger* senior und ihre Nachfolger kräftig für das Heilfasten eingetreten, besonders wenn die Natur selbst durch Erbrechen, Übelkeit, Appetitlosigkeit sich meldet. Bei kürzeren oder längeren Fastenkuren trinkt der Patient je nachdem frisches Wasser, das aber heute nicht überall rein zu haben ist, oder Pfefferminz- bzw. Kamillentee oder Obst- und Gemüsesäfte. Fasten vermag auch Krankheiten vorzubeugen, besonders bei Epidemien und im Frühjahr.
Die vegetarische Ernährung begründete der deutsche Arzt *Dr. med. H. Lahmann* (1860–1905) wissenschaftlich in seinem Werk »Die diätetische Blutentmischung«. Es stellt die Bedeutung der Nährsalze und einer richtigen Ernährung heraus. Außerdem erkannte er als wichtig für Gesundheit und Heilung Luft und Sonne sowie luftdurchlässige Baumwoll-Unterwäsche, Tiefatmung, Gymnastik, Massage, Wasseranwendungen. Er wußte um die Bedeutung der Haut für die Gesundheit.
Den größten Einfluß auf die Ernährungsreform hat wohl der Schweizer *M. O. Bircher-Benner* (1867–1939) gehabt. *Bircher-Benner* kam es zustatten, daß er sich auf die bisherigen Untersuchungen über die beste Kost stützen konnte. In seinem System vereinigte er gewissermaßen wie in einem Brennpunkt die Erkenntnisse und Erfahrungen der Vorgänger mit seinen eigenen. Schon als Student und als junger Arzt mußte er an sich selbst und an Patienten erleben, daß die auf der Universität gelehrte Behandlung nicht richtig sei. Ein Reitlehrer und ein Student, die mit naturheilerischen Mitteln vertraut waren, mußten ihm die Augen öffnen. Durch persönliche Begegnung und durch Bücher suchte er sich in die verschiedenen Teilgebiete der Naturheilkunde Einblick zu verschaffen. So war er schließlich genug gewappnet, um

1897 (im Todesjahr *Kneipps*) in Zürich eine physikalisch-diätetische Privatklinik zu gründen. Sie bot ihm die Möglichkeit, eine neue Ernährungslehre mit eigenen praktischen Erfahrungen zu untermauern. 1902 lehnten die Fachleute seine Darlegungen über die Bedeutung der Rohkost ab. Erst 25 Jahre später vermochte er sich bei den Fachgenossen durchzusetzen. 1903 erschienen seine »Grundzüge der Ernährungs-Therapie«, nachher »Die Ernährungskrankheiten, erster und zweiter Teil«. Vor allem half die Zeitschrift »Der Wendepunkt«, seine Auffassung bei Fachleuten und Laien zu verbreiten.
Zwei wichtige Begriffe hat er für den Ausbau seiner Ernährungslehre:
1. den Begriff: trächtige Gesundheit, d. h. eine nur scheinbare Gesundheit, ein Zustand, der zwar nach Gesundheit aussieht, aber den Keim oder die Vorboten einer kommenden Krankheit in sich trägt. Sie entsteht durch falsch zusammengesetzte Nahrung, der Vitamine und Mineralstoffe fehlen, die dagegen zuviel Säure, Eiweiß, Zucker, Kochsalz enthält. Die Kost ist entwertet durch Kochen, starkes Backen, Haltbarmachen, Bleichen, künstliches Entfernen wichtiger Stoffe, z. B. durch Aussondern der Kleie des Getreides.
2. den Begriff: Lichtwert der Nahrung als Ergänzung des früher einseitig betonten Wärmewertes (Kalorien). In dieser Hinsicht hatte ihm der Fotograf *G. Schlickeysen* vorgearbeitet (1843–1893). Alle lebenden Organismen entfalten sich durch Licht und Wärme der Sonne. Sie speichern die Sonnenkraft in sich. Unter allen Nahrungsmitteln haben die Früchte den höchsten Nährwert. Den zweithöchsten Wert haben die grünen Pflanzenteile. Rohkost ist also die wertvollste Sonnennahrung. Die Tiere erhalten die Sonnenkraft nicht unmittelbar, sondern mittelbar durch die Pflanzen, die sie fressen. Warum sollen wir uns auf dem Umweg über Fleischnahrung die Sonnenkraft einverleiben? Die Wirkung der Kost soll auch nicht durch chemische Arzneimittel gemindert werden.
Weiterhin erklärt Bircher-Benner unter anderem, nicht eine bestimmte Krankheit, sondern der kranke Mensch sei zu behandeln. Physikalische Anwendungen wirken wie Diät allgemein (unspezifisch). Beide heilen Durchfall wie Verstopfung, Magersucht wie Fettsucht, zu hohen wie zu niedrigen Blutdruck. Heilnahrung (rohes Obst, Nüsse, rohes Gemüse, Salat) empfiehlt sich nicht als Dauerkost. Letztere soll eine Verbindung von Rohkost mit Kochkunst sein, oder beide sollen sich abwechseln. Außer der richtigen Nahrung heilen oder erhalten gesund ausreichende Bewegung, Sonnen- und Luftbäder, reine Luft, gutes Trinkwasser. Wasseranwendungen sind nicht so wichtig. Unentbehrlich für die Krankenbehandlung sind dagegen seelische Ein-

flüsse. Angst und Unruhe, Erregtheit und Unbehagen als Folgen falscher Lebensweise, besonders ungesunder Ernährung und schädlicher Genußmittel, lassen sich beseitigen durch Lebensordnung nach Aufklärung, Aussprache, Ermutigung, Trost.
Zu den erfolgreichen Werbern für die Naturheilkunde rechnen wir weiterhin verschiedene Ärzte, die sich um Krankenhäuser verdient machten. Da ist zunächst *Ernst Schweninger* (1850–1924) zu nennen. Als Leibarzt Bismarcks wurde er auch außerhalb Deutschlands berühmt. *Schweninger* heilte ihn durch eine natürliche Abmagerungskur und erhielt so das Leben des Reichskanzlers noch 18 Jahre, in die der Höhepunkt seiner politischen Tätigkeit fiel. Heiße Wasseranwendungen, Massage, Bewegung, frühzeitiges Zubettgehen, Entzug von fester und flüssiger Nahrung, besonders von Alkohol ließ der hohe Herr sich gefallen. Zum Lohn erhielt der Heiler gegen den Widerstand der Fakultät, vor allem Virchows, den Lehrstuhl für Hautkrankheiten an der Charité. Um zeigen zu können, daß auch andere Krankheiten mit natürlichen Mitteln zu heilen seien, trachtete er nach einem umfassenderen, vielseitigen Wirkungskreis. Es gelang ihm, 1900 die Leitung des Großlichterfelder Kreiskrankenhauses zu übernehmen.
Seine Ansichten stimmten mit denen der großen Naturärzte in der Vergangenheit überein, mit den Grundanschauungen über Krankheit und Gesundheit, mit der Anerkennung der Naturheilkraft sowie mit den Mitteln, von denen er eine Anzahl zur Behandlung auswählte. Nicht Krankheiten, sondern kranke Menschen wollte er heilen, indem er die Natur in ihrem Selbstheilbestreben unterstützte. Besonders Krebs, Morphiumsucht und Syphilis ging er an. Von Operieren hielt er nicht viel, desgleichen nicht von chemischen Arzneien. Hauptmittel war die physikalisch-diätische Behandlung: Sonne, Licht, Luft, Wasser, Bewegung, Ruhe, einfache Ernährung und seelische Beeinflussung. Die Kost war nicht grundsätzlich, sondern nur gelegentlich vegetarisch. Er ließ viel schwitzen, besonders durch die »ansteigenden« Teilbäder. Die heißen Anwendungen sollten Blutüberfüllung erzielen. Sein Buch »Der Arzt« und viele wissenschaftliche Aufsätze waren geeignet, die Fachleute mit der Naturheilkunde vertraut zu machen, während volkstümliche Artikel auf die Laien wirkten. *Schweninger* hatte sein Ziel, in die Breite zu wirken, erreicht. Namhafte Schüler waren der Nachwuchs, der seine Grundsätze und Behandlung in die Zukunft trug.
So war *Franz Schönenberger* (1865–1933) der erste ärztliche Leiter des Prießnitz-Krankenhauses in Berlin-Mahlow, so genannt nach dem ersten Wiedererwecker der Wasserheilkunde im 19. Jahrhundert. Aber schon 1920 war er auf Vorschlag des »Prießnitz-Bundes« zum Professor

und Leiter der Universitätsanstalt für Wasserheilkunde ernannt worden, was er bis zu seinem Tode blieb. Er hatte damit die Möglichkeit, an Tausenden von Patienten die Wirkung der Naturheilkunde zu zeigen und Hunderte von Studenten in dieses Gebiet der Medizin einzuführen.
Ein drittes großes Naturheilkrankenhaus mit verschiedenen Kliniken erhielt Dresden im Jahre 1934. Die Medizinische Klinik leitete *Prof. Dr. med. L. R. Grote,* die für Naturheilkunde *Prof. Dr. med. Brauchle.* Hier sollten sich Schulmedizin und Naturheilkunde zu fruchtbarem Austausch begegnen. Das erste Ergebnis waren »Gespräche über Schulmedizin und Naturheilkunde«, die 1935 erschienen. Bedeutungsvoll waren »ärztliche Fortbildungskurse, Naturheilkunde im Rahmen der Gesamt-Medizin«. Die Gemeinschaftsarbeit dauerte bis 1943.
Außer den Ärzten taten sich auch Naturheilkundige hervor in der naturgemäßen Behandlung von Kranken. *Prießnitz* und *Kneipp* werden als die bedeutendsten Laien, die nicht Naturheilkunde studierten, an anderer Stelle behandelt. Als erster sei genannt *L. Kuhne* (geb. 1835). Er ist der Mann, der sich um den Großstädter bemühte. 1864, also 13 Jahre nach *Prießnitz'* Tod und 15 Jahre nach *Kneipps* Selbstheilung durch kaltes Wasser, hörte er von natürlicher Behandlung der Krankheiten, drei Jahre später von Wasserbehandlung und Vegetarismus *Th. Hahns.* Er behandelte sich selbst und gab, nicht ganz zufrieden mit der alten Naturheilkunde, die neue Heilwissenschaft heraus, ein erfolgreiches Werk, das in 24 Sprachen übersetzt wurde und dessen deutsche Ausgabe 1936 in 123. Auflage herauskam. Seine Methode nannte er eine »arznei- und operationslose Heilkunst«. Ihre Grundlage war die hippokratische Lehre von den Krankheitsursachen. Seine Behandlung bezweckt, die Fremdstoffe und Schlacken im Organismus mit natürlichen Mitteln auszuscheiden und die Lebenskraft zu wecken. Er verordnete eine kochsalzarme Pflanzenkost und je kranker ein Mensch, desto weniger Nahrung. Weiterhin möglichst Rohkost, die am leichtesten verdaut wird und die Lebenskraft am ehesten erhöht. Am besten geeignet seien Obst und Getreide, Beeren und Knollen.
Durchfall ist Heilkrise, also nicht zu unterdrücken. Alkohol und Fleisch hemmen die Heilung. Für Kinder eignet sich am besten reizlose vegetarische Kost. Äußerliche Heilbehelfe: Rumpf- und Sitzbäder mit Reibungen, Dampfbäder, Wickel, Erdumschläge, sie sollen die Hauttätigkeit anregen, ebenso wie Sonnenbäder.
Der Buchhändler *Adolf Just* (1859–1936) wurde in seiner Jugend beeinflußt durch den Dorfpfarrer, einen Anhänger Rousseaus, einen Naturschwärmer und Naturheilphilosophen, der für Ärzte nicht viel übrig

hatte. Just war in seiner Arbeit durch Nervenschwäche oft behindert. Schließlich halfen ihm Prießnitzsche feuchte Ganzpackungen. Kneippsches Barfußgehen tat ebenfalls gut, dagegen waren ihm Güsse zu scharf. Überzeugt, nur in unmittelbarer Verbindung mit der Erde gesunden zu können, führte er mit einem Gleichgesinnten ein richtiges Naturleben am Waldrand. Er erkannte die Heilkraft der Erde und gründete die Naturheilanstalt »Jungborn« im Harz. Fast täglich hielt er Vorträge. Denn richtiger Glaube und rechte seelische Einstellung seien nötig zur Gesundung. Heilmittel: Nähe der Erde, äußere und innere Verwendung des Lehms, Reibesitzbad, Licht-, Luftbad, Pflanzenkost, vorwiegend roh, ungekochte Milch, Fasten, schließlich gläubige und hoffnungsvolle Hinwendung zu Gott und Natur.

E. L. E. Felke (1856–1926) ist als der Lehmpastor bekannt geworden. Medizin und Naturwissenschaft studierte er lieber als Theologie. Auch beriet er frühzeitig Kranke (wie *Kneipp*). Auf seine Erfolge hin gründete die Gemeinde einen »Jungborn« und übertrug ihm dessen Leitung. Wegen Naturheilkunde und Augendiagnose hatte er großen Zulauf. Er war eben geborener Arzt und Seelsorger wie *Kneipp,* dem er das Medizinstudium voraus hatte. Wie dieser hinterließ er kein Vermögen. Von ihm sowie von *Lahmann, Kuhne* und *Just* war er beeinflußt. So verwendete er auch als Heilmittel wie *Kneipp, Kuhne* und *Just* Erde und Lehm, von *Lahmann* übernahm er die Nährsalze, Licht-Luft-Bäder und Reformkleidung, von *Kuhne* Rumpfbäder, Reibebäder und Erkennung der Krankheit aus dem Gesichtsausdruck, von *Just* Rohkost und Schlafen auf der Erde. Außerdem zog er biochemische und homöopathische Mittel heran, weiter Elektrizität, Magnetismus, Massage, Gymnastik, Hypnose. Für äußerliche Hautverletzungen, Knochen und innere Leiden bevorzugte er Lehmumschläge und Lehmwikkel. Wie *Kneipp* schätzte er für den gesunden Menschen einfache gemischte Kost als die beste. Kinder sollten bis zum 4. Lebensjahr weder Fleisch noch Eier haben. Jeder Gesunde sollte vierteljährlich eine 14tägige Früchtekur durchführen und monatlich einen Tag lang fasten.

Körperliche Anstrengung und passive Bewegung galten früh als Bestandteile der Naturheilkunde. Für *Hippokrates* ist Eigenbewegung (wie Spazierengehen) ein notwendiges Gegenstück zur Ernährung. *Galen* behandelt sie im 2. Buch seiner Gesundheitslehre. Auch passiver Bewegung (zu Schiff fahren, Massage) gedenken die Ärzte des Altertums.

Aktive und passive Bewegung zur Erhaltung, Förderung und Wiederherstellung der Gesundheit forderte in neuerer Zeit schon vor 100 Jahren der schwedische Dichter, Philosoph, Theologe, Sprachlehrer und

Gymnast *Per Henrik Ling* (1776–1839). Ausführlich begründete er den Antrag an die Behörden auf großzügige Förderung der Leibesübungen. In Stockholm entstand 1813 das gymnastische Zentralinstitut und 1827 das gymnastisch-orthopädische Institut. In beiden Anstalten lehrte und pflegte man *Lings* Heilgymnastik. Wie *Kneipp* lehrte *Ling* die leib-seelische Einheit des Menschen. Vielseitige Bewegung wirkt günstig auf Muskeln und innere Organe: Gehirn, Rückenmark, Lunge, Herz, Kreislauf.
Das »Müllern« ist eine Abart der schwedischen Gymnastik und stammt von dem Dänen *J. P. Müller*.
Der schwedische Major *Thure Brandt* (1819–1884) heilte viel chronische Frauenleiden durch Massage und Gymnastik. Verlagerte Unterleibsorgane versuchte er an ihren Platz zurückzubringen oder machte verwachsene beweglich durch Hebung und Dehnung. Daher der Name Thure-Brandt-Massage.
Nach dem ersten Weltkrieg traten die Leibesübungen als Mittel zur Erhaltung und Wiederherstellung der Gesundheit wieder stärker in den Vordergrund. Neben vielen anderen waren es vor allem *Prof. Dr. med. Gustav Bier,* der weltbekannte Chirurg, und *Prof. Dr. med. W. Kohlrausch* sowie deren Mitarbeiter, die sich für diese Form der Leibesübungen einsetzten. Seit 1954 waren es besonders *Dr. med. P. Beckmann* und seine Mitarbeiter, die mit einem speziellen Frühheilverfahren eine internistische Übungsbehandlung in Ohlstadt im Sinne einer Bewegungstherapie einführten, die einen starken Einfluß bis heute auf viele Sanatorien und andere Einrichtungen ausübt.
Nach dem Arzt *H. Roeder* (1866–1918) ist das Rödern benannt. Während man früher kranke Mandeln kappte, erklärte *Roeder,* sie seien lebenswichtig für den ganzen Organismus, weil sie schädliche Stoffe wie Schlacken, Bakterien usw. ausscheiden helfen. Daher wollte er sie erhalten wissen, saugte sie mit einer Glocke ab und massierte sie mit dem Finger.
Schon mehrmals wurde erwähnt, daß Sonnenlicht als Heilmittel früh erkannt und angewandt wurde. Es geriet aber für lange Zeit in Vergessenheit und wurde erst im Jahre 1774 von dem Franzosen *Faure* zur Heilung von Beingeschwüren empfohlen. Andere folgten ihm. Am nachdrücklichsten wies der Färbereibesitzer *A. Rikli* (1823–1906) auf die heilsame Wirkung der Sonnenbäder hin. In Veldes (Krain) errichtete er eine Sonnenkuranstalt, in der er auch mit Dampfbädern heilte. Kalte Waschungen ersetzte er durch das Luftbad. Man wohnte und schlief in Lufthütten. (Anlehnung an Ad. Just!)
Der Mensch ist Leib-Seele-Einheit. Leib und Seele wirken günstig

oder ungünstig aufeinander ein, je nachdem, ob sie gesund oder krank sind. Körperliche Krankheit läßt die Seele mitleiden. Geistig-seelische Gesundheit hilft dem Leib. Gelassenheit bei körperlicher Krankheit ist ein Heilmittel ähnlich dem Vertrauen, das man in den Arzt setzt. Von den beiderseitigen Beeinflussungen weiß auch das Altertum. Auch die neuzeitliche Naturheilkunde anerkennt eine seelische Einwirkung auf körperliche Krankheit.

Der Arzt *Fr. A. Mesmer* (1734–1815) lehrte, die Kraft eines Menschen lasse sich auf den anderen übertragen. Er nannte das »tierischen Magnetismus«. Im Grunde genommen war es aber wohl Hypnose, wenn er die Leute aufforderte, ihn scharf anzusehen, und er dasselbe mit seinem Gegenüber tat. Dazu kam noch eine leichte Massage mit der Hand und eine Entspannung des Körpers.

Die Hypnose (Einschläferung des Kranken durch Entspannung und Einreden) wandte besonders erfolgreich der schwedische Arzt *O. Wetterstrand* (1845–1907) an. Er machte Hypnotismus zu einem wichtigen Hilfsmittel in der praktischen Medizin.

Zur seelischen Beeinflussung bedarf es aber nicht immer eines anderen Menschen, des Arztes. Der französische Apotheker *E. Coué* (1857–1926) erlernt den Hypnotismus von dem Arzt *Liebault.* Er erkannte bald, der Erfolg hänge nicht von der Tiefe des Schlafes ab, sondern von dem Willen, gesund zu werden. Deshalb genügten ihm die leichtesten Grade der Entspannung. So lehrte er die Kranken schließlich, sich selbst zu beeinflussen (Autosuggestion).

Dasselbe meint *Prof. Dr. med. J. H. Schultz* mit dem autogenen Training, das ebenfalls auf körperlicher Entspannung mit Selbsteinrede beruht. Es erleichtert nicht nur Krankheitsheilung, sondern beseitigt auch Mängel wie Schlaflosigkeit, Schmerzen usw. Das autogene Training gewinnt heute immer mehr an Bedeutung.

Mit diesem Überblick können wir die Geschichte der Naturheilkunde abschließen und uns der Kneippschen Lehre von Gesundheit und Krankheit, die viele Wurzeln in der Vergangenheit hat, zuwenden.

Literatur:

Werner Leibbrand: Heilkunde. Eine Problemgeschichte der Medizin, Freiburg 1954.
H. E. Sigerist: Die Heilkunst im Dienste der Menschheit. Stuttgart 1954.
C. G. Kühn: Medicorum Graecorum opera. Bd. XII: Claudii Galeni Bd. XII. Leipzig 1826.
Max Bartels: Die Medizin der Naturvölker. Ethnologische Beiträge zur Urgeschichte der Medizin, Leipzig 1893.
Obermaier, Birkner, Schmidt, Koppers: Der Mensch aller Zeiten. Natur und Kultur der Vöker der Erde. Regensburg 1924ff.
Curt Adam: Die natürliche Heilweise im Rahmen der Gesamtmedizin. Fischer, Jena 1938.
Alfred Brauchle: Naturheilkunde des praktischen Arztes. Bd. 1 Vorlesungen über allgemeine Naturheilkunde. Stuttgart 1939 (Hippokrates-Verlag)
–: Naturheilkunde in Lebensbildern. Verlag Philipp Reclam jun. Leipzig.
Joh. Siegm. Hahn: Die wunderbare Heilweise des frischen Wassers ... Herausgegeben von Winternitz. Leipzig 1898.
B. Chr. Faust: Gesundheits-Katechismus ... 1794, Nachdruck in Faksimile 1954.
Christian Fey: Die Kneippsche Naturheilkunde und ihre Grenzgebiete in Lehre und Beispiel. München 1954.
Fey/Kaiser: »Kneippkur – richtig durchgeführt«,
Neuausgabe, Ehrenwirth Verlag München, 1975
Sebastian Kneipp: »Meine Wasserkur«,
neu herausgegeben und bearbeitet, Ehrenwirth Verlag München, 1974
Sebastian Kneipp: »So sollt Ihr leben!«,
neu herausgegeben und bearbeitet, Ehrenwirth Verlag München, 1974
Sebastian Kneipp: »Mein Testament und Codizill«,
neu herausgegeben und bearbeitet, Ehrenwirth Verlag München, 1968
Max Neuburger: »Die Lehre von der Heilkraft der Natur im Wandel der Zeiten.« Ferd. Enke Verlag. Stuttgart 1926

Von der originalen Kneippkur zur modernen Physiotherapie nach Kneipp

Wenn man diese Entwicklung verstehen will, dann muß man von der Frage ausgehen: Was war das Wesentliche, das Entscheidende bei *Sebastian Kneipp?*

Entscheidend für die Entstehung der Kneippkur war das persönliche Erlebnis großer Krankheitsnot. Als *Sebastian Kneipp* mit 28 Jahren einer schweren Lungentuberkulose zu erliegen drohte, fiel ihm 1849 das 1737 in der ersten Auflage erschienene Büchlein von dem Schweidnitzer Arzt *Dr. med. Johann Siegmund Hahn* in die Hände: »Unterricht von Krafft und Würkung des frischen Wassers in die Leiber der Menschen, besonders der Kranken bey dessen innerlichen und äußerlichen Gebrauch.« Durch das Büchlein angeregt, beschloß *Kneipp,* diese Kraft des Wassers an sich zu erproben, mit dem Ergebnis, daß es ihm nach und nach besserging und er so gesundete, daß er sein Studium zu Ende führen und 1852 zum Priester geweiht werden konnte. 1855 kam er als Beichtvater nach Wörishofen an das Dominikanerinnenkloster und wurde 1881 in Wörishofen Pfarrer.

Die Bewältigung des eigenen Krankheitserlebnisses, die sozialen und hygienischen Zustände in seiner Umgebung und das Gefühl der Verantwortlichkeit machten ihn zum Krankheitsbehandler und Volksgesundheitslehrer, eigentlich entgegen seiner persönlichen Neigung. Er wollte, entsprechend seiner inneren Berufung, nur Priester und Seelsorger sein. Aber immer wieder, wenn kranke Menschen seinen Rat suchten, empfahl er ihnen die am eigenen Leib so gut bewährten Wasseranwendungen, die er fortlaufend modifizierte und weiterentwikkelte. Insbesondere milderte er die Anwendung ab und paßte sie dem einzelnen Kranken an. Je mehr *Kneipp* an sich und anderen Erfahrungen machte, um so mehr differenzierte er. Bezeichnend für diese steten Wandlungen sind *Kneipps* eigene Worte.

»Die große Zahl der Leidenden, die noch größere Verschiedenheit ihrer Leiden spornten an, die Wassererfahrungen zu bereichern, die Wasserheilmethode zu vervollkommnen. Meinem ersten Wasserrate, dem Büchlein, bin ich für seinen einleitenden Unterricht von Herzen dankbar. Doch bald schon erkannte ich, daß manche Anwendungen zu schroff, für die menschliche Natur viel zu stark und abschreckend sind. ›Roßkuren‹ nannte man mit Vorliebe die Wasserkur; und noch heutzutage lieben es viele, welche das beschimpfen, was sie gar nicht oder nicht gründlich kennen, alles nach Wasser Schmeckende in Bausch und

Bogen als Schwindel, Pfuscherei usw. zu bezeichnen. Gerne gebe ich zu, daß manche Anwendungen und Übungen der noch primitiven, d. h. erst entstehenden und noch unterentwickelten Wasserkur eher für ein stark muskeliges und stark knochiges Roß paßten als für ein von Fleisch weich umkleidetes und mit zarten Nervchen besaitetes Menschengerippe.«
Weiterhin heißt es schon 1886 in der Einleitung zu seinem Buch »Meine Wasserkur«: »Ich warne vor jedem zu starken und vor jedem zu häufigen Anwenden des Wassers. Der sonstige Nutzen des Heilelementes kehrt sich in Schaden, das hoffende Vertrauen des Patienten in Furcht und Entsetzen.
Dreißig Jahre lang habe ich sondiert und jede einzelne Anwendung an mir selbst probiert. Dreimal – ich gestehe es offen – sah ich mich veranlaßt, mein Wasserverfahren zu ändern, die Saiten abzuspannen, von der Strenge zur Milde, von großer Milde zu noch größerer herabzusteigen. Nach meiner heutigen, bereits über siebzehn Jahre feststehenden und durch zahllose Heilungen erprobten Überzeugung wendet jener das Wasser mit den vorteilhaftesten Wirkungen und sichersten Resultaten an, der es in der einfachsten, leichtesten, schuldlosesten Form zu gebrauchen weiß.«
Schon bald ging *Kneipp* einen Schritt weiter, indem er zu den äußeren Anwendungen des Wassers die innere der Heilkräuter fügte. Auch die anderen natürlichen Lebensreize, Luft, Licht, Bewegung und Ruhe und eine sinnvolle Ernährung, sowie betont die seelischen Faktoren baute *Kneipp* immer mehr in seinen Behandlungsplan ein. Die Kranken, die *Kneipp* während seines Wirkens in Wörishofen aufsuchten, waren vorwiegend solche mit organischen Erkrankungen, Kranke aller Art und aller Stände, besonders aber arme, notleidende Menschen. In seinen Büchern findet man darum auch die Behandlung vieler damals immer wieder vorkommender Erkrankungen. Er bespricht schwere Kreislaufstörungen, Schlaganfälle, Rheuma, Lungenerkrankungen, Fettsucht, Gicht und viele andere Krankheiten.
Unbestreitbar sind aus dieser Zeit zwei Feststellungen:
1. seine Uneigennützigkeit und
2. seine Erfolge.
Kneipp wollte helfen. Das war in jedem Falle sein Motiv. Alle seine Einnahmen flossen in seine heute noch bestehenden Stiftungen: Sebastianeum, Kinderheilstätte, Kneippianum u. a. Unbestreitbar waren auch seine Erfolge, selbst bei organischen Erkrankungen. Dabei dürfen wir ruhig zugeben, daß seine Diagnosen und seine Vorstellungen von der Entstehung der Krankheiten oft falsch waren. Zumindest ent-

sprechen die Krankheitsbilder, die *Kneipp* beschreibt, häufig nicht unseren klinischen Vorstellungen, und auch, was die Krankheitsentstehung angeht, haben wir heute ganz andere Einsichten.
Kneipp ging noch weitgehend von der humoralpathologischen Vorstellung aus, die nahezu 2000 Jahre lang das medizinische Denken bestimmt hatte. Danach sollten Blut und Säfte für Gesundheit und Krankheit die größte Rolle spielen. Da aber Blut und Säfte alle Organe und Organsysteme miteinander verbinden, ergab sich schon hieraus eine Gesamtbehandlung über eine Einwirkung auf Blut und Säfte.
Die Humoralpathologie steht im Gegensatz zur Zellularpathologie, die zur Zeit *Kneipps* das medizinische Denken ausrichtete. Zwar läßt auch die Zellularpathologie sich auf das Altertum zurückführen, doch hat sie nie eine solche Bedeutung gehabt wie die Humoralpathologie. Erst durch den Berliner Anatomen *Virchow* (1821–1902) erhielt die Zellularpathologie eine ungeheure Bedeutung. Sie stellte fast die gesamte Heilkunde um, indem sie die Krankheiten im wesentlichen auf die Veränderung der Körperzellen zurückführte, nicht auf die Beschaffenheit des Blutes und der Säfte. Damit verschob sich das Problem der Krankheit und Gesundheit von der Ganzheit des Organismus zu immer kleineren Teilen, nämlich zu den Zellen. Die Suche nach dem Sitz der Krankheit führte in den letzten zweihundert Jahren von dem Anatomen *Morgagni* zu *Virchow,* von einer Organpathologie – bei der das Organ, z. B. die Leber, die Lunge oder das Herz, im Vorgrund stand – zu einer Zellularpathologie, bei der schließlich die Einzelzelle gewissermaßen als Elementarorganismus die Probleme der Gesundheit und der Krankheit in sich schloß. Nach dem Tode Virchows führte dieser Forschungsweg weiter bis zu den allerkleinsten Teilen, den Molekülen und Ionen, zur Molekularpathologie. So wertvolle Ergebnisse auch diese Forschung zeitigte, so ging doch in der Anhäufung der Einzelergebnisse das Wesentliche des Lebens verloren (nach *Hoff,* Frankfurt). Diese Forschung sah das Krankheitsgeschehen lokaler, mechanistischer als die auf den ganzen Menschen eingestellte Humoralpathologie und verlor damit das Bild vom ganzen Menschen. Die heutige Heilkunde erstrebt eine Verbindung zwischen der von *Virchow* aufgestellten Zellenlehre und der Lehre von der Bedeutung des Blutes und der Säfte, zumal die Lehre der Humoralpathologie durch die Erkenntnisse der Serologie (Lehre vom Blutwasser) und durch die Entdeckung der Hormone (innere Sekretion) neue Bedeutung gewonnen hat.
Obwohl *Kneipp* andersartige Vorstellungen von der Krankheit und ihrer Entstehung hatte, als wir sie heute haben, hatte er zweifellos Erfolge. Warum wohl?

Weil er scharfsinnig beobachtete, wie seine Patienten auf seine Maßnahmen reagierten. Er entwickelte empirisch eine Reaktions- und Leistungsdiagnose und aus dieser eine wirklich echte Ganzheitsbehandlung. Immer kam es ihm darauf an, den ganzen Menschen zu erfassen und ihn als Leib-Seele-Einheit anzusprechen und seine lebendigen Kräfte, das Regulationsvermögen, einzuschalten. Es gelang ihm oft, dort, wo eine spezialisierte Medizin nicht weiterkam, noch nennenswerte Besserungen zu erzielen, weil er mit seinen Allgemeinmaßnahmen das Regulationsvermögen einschaltete und insbesondere über den Kreislauf, das vegetative Nervensystem und die innere Sekretion Ausgleiche herbeiführte.

Kneipps Grundauffassung war die der Naturheilkunde. Über deren Bedeutung sagt Max Neuburger in seinem Buch »Die Lehre von der Heilkraft der Natur im Wandel der Zeiten«: »Das Problem der Heilkraft der Natur ist ein großes, vielleicht das größte von allen, die den Arzt seit Jahrtausenden beschäftigen. Ja, man könnte es geradezu als das Problem der Medizin bezeichnen, da von seiner Lösung die Daseinsberechtigung, die Ziele und Grenzen der Heilkunst bestimmt werden.«

Die Naturheilkunde geht davon aus, daß es im lebendigen Menschen sinnvoll arbeitende und zielstrebende Kräfte gibt, die die Störung des gesundheitlichen Gleichgewichtes ausgleichen, beseitigen und so die Gesundheit zu erhalten suchen. Diese Kräfte faßt *Kneipp* mit dem Begriff der Naturheilkraft oder der Natur schlechthin zusammen.

Gesundheit ist nach dieser Auffassung mehr als Freisein von Krankheit. Sie ist optimale Harmonie aller leiblich-geistig-seelischen Funktionen. Gesund ist nach dieser Auffassung nur derjenige, der es gelernt hat, mit sich, der Umwelt und dem Herrgott fertig zu werden. Oder anders ausgedrückt: Gesund ist nach dieser Auffassung derjenige, der mit allem fertig wird, der sich in allen Bereichen des Lebens anpassen, d. h. einordnen kann. Aus seiner religiösen Haltung heraus ist es verständlich, daß *Kneipp* sogar Gesundwerden zu einer sittlichen Pflicht machen will. Er sagt: Jeder Mensch sei verpflichtet, alles Positive in sich zu entwickeln, soweit das möglich ist. Das gelte auch von der Gesundheit. Um die Gesundheit müsse man stets kämpfen und ringen. Sie sei wandelbar, sowohl nach der negativen als auch nach der positiven Seite hin. Gesundheit sei steigerungsfähig.

Krankheit ist nach der gleichen Auffassung eine Schwäche der Naturkraft infolge fehlender oder zu starker Reize im Sinne der Überforderung. Die Ursachen für eine solche Schwächung können innere oder äußere sein.

Die inneren Ursachen liegen im Organismus selbst begründet und können in ererbter oder im Mutterleib erworbener Schwäche ihre Wurzel haben. Wenn auch die Vererbungswissenschaft noch nicht alle Feinheiten erforscht hat, wissen wir doch mit Sicherheit, daß mit den Erbkörperchen (Chromosomen) der Eltern Anlagen auf das Kind übertragen werden, die seine Körperform und sein Ansprechen auf Einflüsse der Außenwelt bedingen. Dieses Ansprechen kann ein gutes oder schlechtes sein. So gibt es Menschen, die sehr labil im Nervensystem sind, andere, die zu Kreislauferkrankungen neigen, wieder andere, die gegen Infekte besonders empfindlich sind, usw.
Außer der erbmäßig bedingten Schwäche gibt es noch eine solche, die im Mutterleib erworben wird, sich aber nicht vererbt. Akute oder chronische Schädigung des mütterlichen Organismus, wie sie u. a. die Geschlechtskrankheit Syphilis bewirkt, bleibt selbstverständlich nicht ohne Einfluß auf den werdenden kindlichen Organismus. So können auch die Röteln, die bei einer Mutter während der Schwangerschaft auftreten, Schädigungen für das Kind bedeuten, und auch dauernde seelische Erschütterungen der Mutter während der Schwangerschaft sind sicher nicht von Vorteil für das Nervensystem des Kindes.
Nun bedeutet aber vererbte Minderwertigkeit eines Organs oder Organsystems nicht ohne weiteres Zwang zur Erkrankung, abgesehen von schweren Entartungen, sondern das Erkranken hängt wesentlich auch vom Träger der schlechten Veranlagung ab. Eine zeitlebens dauernde, bewußte Fernhaltung von Schädigungen der Gesundheit einerseits und eine bewußte Gesundheitsförderung andererseits können auch aus organisch minderwertig veranlagten Menschen noch leistungsfähige und sogar vollwertige machen.
Neben den ererbten oder im Mutterleib erworbenen Schädigungen haben aber die äußeren Ursachen, die Umwelt, für die Schwächung der Naturkraft eine noch größere Bedeutung. Unter diese äußeren Ursachen fallen alle die, die durch die Lebensumstände bedingt sind. Mangel an guter Luft und natürlichem Licht, eine unzweckmäßige Ernährung, Mangel an Bewegung und Ruhe, starke oder dauernde Erschütterung des seelischen Gleichgewichts, ein natürlicher Streß, Reize, die vom Organismus nicht richtig verarbeitet werden können, sowie Mißbrauch an Genußgiften und Rauschdrogen schaffen auf die Dauer immer eine Schwächung des Organismus, der Naturkraft, und bilden damit die Ursachen der Erkrankungen. Das gilt bedingt auch sogar von eindringenden Krankheitserregern. Viele andere Einwirkungen spielen im allgemeinen nur bei schon geschwächtem Organismus eine Rolle.

Will man also gesund bleiben und Krankheit überwinden, dann kommt es immer auf die Stärkung der Naturkraft an. Wodurch aber wird die Naturkraft oder werden, wie sie *Dr. med. Kleinschrot* nennt, die Lebenskräfte gestärkt?
Nur durch ihren sinngemäßen Gebrauch. Nur durch Training, niemals durch Schonung. Dieses Training kann nur mit adäquaten, d. h. mit der Natur des Menschen entsprechenden Reizen, durchgeführt werden. Diese sind: Licht, Luft, Wasser als Träger der Lebensreize (Wärme und Kälte), zweckmäßige Nahrung (einschließlich Heilkräutern), Bewegung, Ruhe und die seelischen Lebensreize. Das gilt für jeden Muskel, für jedes Organ, für jedes Organsystem; naturgemäßer Gebrauch stärkt sie. Das ist der Unterschied zwischen einem Organismus und einer Maschine: das Organ wird durch sinngemäße Beanspruchung gekräftigt, die Maschine abgenutzt. Trainieren darf aber nicht zum Überreizen werden; denn sonst gilt die Regel: auf jede Überreizung folgt die Erschöpfung. Je häufiger und intensiver die Überreizung, um so größer die Erschöpfung und um so irreparabler wird sie.
Der verstorbene bekannte Kneipparzt *Dr. med. Christian Fey* sagte in diesem Zusammenhang mit Recht: »Den Gedanken der Übung der Lebenskraft kann man sich nicht deutlich genug vor Augen führen. So sehr im Beginn mancher Krankheit das Prinzip der Schonung vorherrschen muß, so sehr kommt es nach einer gewissen Schonung darauf an, die Funktionen des Körpers mit kleinen, dann dauernd sich steigernden Belastungen zu üben.«
Zum Verständnis der Kneippschen Lehre gehört aber auch die Auseinandersetzung mit den Krankheitszeichen (Symptomen) und mit den Begriffen chronische Krankheiten und Leiden. *Kneipp* sagt: Krankheit ist eine Schwächung der Natur. Damit wird aber der komplexe Gehalt der Krankheit nicht voll erfaßt. Er bedarf einer Ergänzung.
In der Krankheit selbst nimmt der Organismus zu den Schädigungen seiner Naturkraft Stellung und versucht bei noch vorhandener Zielstrebigkeit, einen Abwehrkampf zu entfalten. Dabei kommt es dann zu den mehr oder minder stürmischen Äußerungen in den Krankheitszeichen. Diese sind also Ausdruck der Abwehrbestrebung und stellen an sich durchaus sinnvolle Maßnahmen des Organismus dar, wenn sie eine bestimmte Dauer oder eine bestimmte Stärke nicht überschreiten, und dürfen deshalb nicht wahl- und kritiklos bekämpft werden. Das sei an einigen Symptomen, dem Fieber, der Entzündung und dem Durchfall und Erbrechen klargemacht.
Infektionskrankheiten (s. dort) sind ansteckende Krankheiten. Sie entstehen durch Krankheitserreger, die auf einen schwächlichen, wider-

standslosen Körper treffen und u. a. als Kennzeichen Fieber hervorrufen. Dieses ist gewissermaßen das Feuer, das die Krankheitserreger und die durch sie erzeugten schädlichen Stoffe verbrennen soll. So gesehen, ist das Fieber durchaus zweckmäßig und nicht ohne weiteres zu bekämpfen. Gefährdet aber das Feuer durch zu große oder zu lang anhaltende Hitze den Organismus, dann muß man es dämpfen. Das kann im wesentlichen dadurch geschehen, daß man die Krankheitserreger im Organismus soweit wie möglich vernichtet und die schädlichen Abfallprodukte nach außen leitet. Das geschieht u. a. durch die modernen Arzneimittel, wie die Antibiotika, und durch die Kneippschen Wickel, Packungen und ausleitenden Maßnahmen. Beides schließt sich also nicht aus. Man kann die Abwehrkraft dort, wo es möglich ist, auch nur durch ansteigende Bäder oder entsprechende Schwitz- und andere Packungen steigern, ohne daß man die genannten Medikamente einsetzt. Wo aber die natürlichen Abwehrmaßnahmen des Organismus nicht ausreichen, muß von außen eingegriffen werden.
Auch die Entzündung, die sich in Rötung, Hitze, Schwellung, Schmerz und behinderter Funktion erkennen läßt, ist innerhalb gewisser Grenzen heilsame Abwehr, die nicht ohne weiteres unterdrückt werden darf. Entzündung entsteht, wenn ihre Ursache, etwa Krankheitserreger oder Fremdkörper, mehr Blut an eine Stelle treibt (Hyperämie). Wenn mit dem Blut mehr Abwehrstoffe, also eine größere Kampftruppe von weißen Blutkörperchen gegen den eingedrungenen Feind erscheinen, so bedeutet das rasche und gute Heilung. Wir können diese Heilung unterstützen durch entsprechende Wickel und Packungen; kalt, wenn die Entzündung überschüssig ist, warm, wenn sie unterschwellig ist und gesteigert werden soll. Zu starke oder zu lang anhaltende Entzündungen machen es aber nötig, daß ärztliche Kunst nachhilft, so muß z. B. ein Karbunkel in der Regel chirurgisch gespalten werden.
Nehmen wir noch ein Beispiel erhöhter Abwehr als Selbsthilfe des Organismus: Hat jemand verdorbenes Fleisch oder eine andere verdorbene Speise gegessen, so bekommt er als Abwehrerscheinung Durchfall und Erbrechen. Wiederum wäre es falsch, stopfende oder das Erbrechen stillende Mittel anzuwenden. Im Gegenteil, man muß dem Organismus die Abwehr selbst überlassen. Man hilft ihm durch Fasten. Der Durchfall reinigt den Darm, und das Fasten entzieht den Bazillen die Nahrung. Wir müssen den Durchfall sogar fördern, wenn die Abwehr und Selbsthilfe des Organismus zu schwach ist. Chronischer Durchfall dagegen muß u. U. mit Arzneimitteln angegangen werden.
Natürlich gibt es auch Äußerungen des kranken Organismus, die wir

von vornherein nicht als zweckmäßig bezeichnen können. Bei gewissen Formen des Schielens hilft sich der Organismus oft dadurch, daß er das eine Auge blind werden läßt und so die sonst störenden Doppelbilder ausschaltet. Daß hier eine Operation oder andere Maßnahmen, die das Schielen und damit das Doppeltsehen beseitigen und die Sehkraft beider Augen erhalten, besser sind als diese Selbsthilfe der Natur, dürfte einleuchten. Ein ähnliches unzweckmäßiges Verhalten sind z. B. falsche Zahnstellungen, manche Formen der Wassersucht, bösartige Geschwülste, Mißbildungen u. a.

Die Entscheidung darüber, ob etwas noch eine sinnvolle Abwehrmaßnahme des Körpers ist oder bereits schon ein Versagen, ist nicht immer einfach und zu guter Letzt Sache des Arztes. Kommt es aber von vornherein nicht zu einem richtigen Abwehrkampf oder unterliegt der Organismus mit seinen Abwehrmaßnahmen, dann tritt der chronische Krankheitszustand ein, d. h. ein langdauernder, aber deshalb nicht immer unheilbarer Zustand, oder es kommt zum Zustand des Leidens, des Defektes, wo eine Heilung nicht mehr möglich ist, aber der Organismus selbst noch notwendige Ausgleichsmaßnahmen durchführt oder die ärztliche Kunst einen Ausweg schaffen muß. Zur Erläuterung mögen einige Beispiele dienen:

Wegen mangelnder Abhärtung erkältet sich jemand, oder er ist giftigen Gasen ausgesetzt, oder er raucht zuviel, dann bekommt er u. U. einen Luftröhrenkatarrh oder eine Bronchitis ohne stürmische Erscheinungen. Diese Bronchitis hält monatelang an. Es handelt sich also um einen chronischen Zustand, weil der Organismus von vornherein keine Abwehr oder trotz eines mehr oder minder starken Abwehrkampfes – einer akuten Entzündung – es nicht fertigbrachte, den Zustand nach kurzer Zeit zu beseitigen. Trotzdem ist dieser Katarrh nicht unheilbar, wenn er nicht zu lange gedauert und nicht bereits zu schweren destruktiven Veränderungen in den Bronchien geführt hat. Wenn man nach Beseitigung der auslösenden Ursachen, z. B. der Krankheitserreger, giftiger Gase oder des Nikotins, mit geeigneten Maßnahmen den Organismus dazu bringt, den Kampf noch einmal aufzunehmen, dann heilt auch dieser Katarrh. Deshalb versucht eine richtig gesteuerte Kneippkur durch ihre der Konstitution genau angepaßten Maßnahmen, eine chronische Krankheit noch einmal in den akuten Zustand zurückzuführen. Der Kranke fühlt sich also oft während dieser Behandlung zunächst schlechter. Aber diese »Krise« ist nur die Vorbedingung für eine Dauerheilung.

Haben sich aber infolge dieser chronischen Bronchitis bereits schwere destruktive Veränderungen – Bronchiektasen, das sind sackförmige

Erweiterungen der kleinen Bronchialäste mit dauernder Eiterbildung – gebildet, dann gibt es keine Heilung mehr, d. h. der alte ursprünglich gesunde Zustand kann nicht mehr voll hergestellt werden. Dann muß man durch Atemgymnastik, Kneippsche Güsse und dgl. immer wieder Ausgleiche zu erreichen versuchen, d. h. daß die Eiteransammlungen in diesen Erweiterungen sich ständig entleeren und nicht neue Gefahren für den Organismus herbeiführen.

Ein weiteres Beispiel: Wenn ein Mensch nach einer einseitigen Nierenentzündung, die nicht richtig ausheilte, eine Schrumpfniere bekommt, weil wertvolles Gewebe zugrunde ging und durch nicht leistungsfähiges Narbengewebe ersetzt wurde, dann gelingt es auch in noch so starkem Abwehrkampf dem Organismus nicht mehr, eine Heilung herbeizuführen, d. h. wieder eine vollwertige Niere herzustellen. Hier liegt dann der Zustand des Defektes, des Leidens, vor. Trotzdem hat auch hier der Organismus die Möglichkeit, die Lebensfähigkeit durch Ausgleichsmaßnahmen zu erhalten. Es kann z. B. die eine gesundgebliebene Niere durch vermehrte Leistung den Defekt wieder wettmachen oder, im Falle der beiderseitigen Erkrankung, können durch intensive Arbeitsleistung der »dritten Niere«, der Haut, Ausgleiche geschaffen werden. Ähnliches gilt auch vom Herzklappenfehler, wo der Defekt bleibt, aber der Organismus durch Stärkung der Muskulatur des Herzens oder durch bessere Arbeitsbedingungen in den Gefäßen die Störungen, die durch den Klappenfehler auftreten müßten, beseitigt und eine relativ gute Arbeitsfähigkeit erhält. Ähnliches gilt auch nach einem Hirnschlag, wo das zerstörte Nervengewebe nicht wieder regeneriert werden kann, aber der Organismus durch Schaffen neuer Bahnungen Ausgleiche möglich macht, so daß die Folgen des Hirnschlages weitgehend überwunden werden können.

Die Fähigkeit des Organismus, Regulationen, d. h. Ausgleiche zu schaffen, ist ein Charakteristikum des Lebens. Die Naturheilkunde baut ihre Maßnahmen auf dieser Fähigkeit auf. Die natürlichen Reize: Licht, Luft, Wasser, sinnvolle Ernährung, Bewegung und Ruhe sowie die seelischen Lebensreize sollen physiologische körpereigene Regulationen auslösen. Deshalb können natürliche Lebensreize nur bei erhaltener Reaktionsfähigkeit helfen. Aus der Art, wie der Organismus reagiert, muß der Arzt seine Schlüsse ziehen über den augenblicklichen Krankheits- und Abwehrzustand des Organismus. Danach muß er die Reizart und Reizdosis bemessen. Er muß sich also der »Natur« anpassen. In diesem Sinne ist auch der Satz des Hippokrates zu deuten: »natura sanat, medicus curat«, d. h. die Natur allein heilt (mittels ihrer Regulationen), der Arzt muß nur dafür sorgen, durch Schaffung geeigneter Möglichkeiten und Beseitigung von Hemmungen, daß sie es tut. Diese Auffassungen der Naturheilkunde bezogen sich mehr oder weniger auf die leibliche Seite des Menschen.

Kneipp wäre aber ein schlechter Priester und Naturheiler gewesen, wenn er nicht auch die Bedeutung des Seelischen für das Gesundbleiben und Krankwerden erkannt und in seiner Behandlung berücksichtigt hätte. *Kneipp* war sich darüber klar, daß bei manchen Krankheiten seelische Konflikte als Ursachen bestehen, und er verlangt in solchen Fällen nach Möglichkeit deren Beseitigung durch seelische Behandlung. Daß diese heute weiterentwickelt ist als zu *Kneipps* Zeiten, ist verständlich. Die moderne Naturheilkunde schließt immer auch die seelischen Behandlungsmethoden (Psychotherapie) ein. Die angewandte Psychosomatik, d. h. die Berücksichtigung der leiblich-seelischen Zusammenhänge und des Zusammenspiels seelischer Faktoren mit körperlichen Reaktionen, gehört als fünftes Fundament unabdingbar zur Kneippkur. Die moderne Kneippkur kann und darf in besonders gelagerten Fällen auch nicht auf die Psychopharmaka, d. s. Arzneimittel, die eine Wirkung auf das Seelische bzw. auf seelische Erscheinungsformen haben, verzichten, wenn sie nicht seelisch-körperliche Katastrophen heraufbeschwören will.

Kneipp selbst hat ja immer wieder betont, man dürfe sich, wenn man einen Menschen gesund machen wolle, nicht damit begnügen, die Ordnung im körperlichen Bereich wiederherzustellen, sondern man müsse stets auch die seelische Seite berücksichtigen. Für ihn als Priester war die Ordnung im Geistig-Seelischen sogar das Vorrangige. Er sah im wesentlichen Fehlhaltungen und falsches Verhalten dem gesamten Leben gegenüber als die primären Ursachen der Krankheit an, z. B. die Lösung von religiösen Bindungen, den Verlust sittlicher Verpflichtungen und der Verantwortlichkeit gegenüber Gott und der Gemeinschaft, die Unordnung im weitesten Sinne, besonders in den Triebstrebungen, und die damit verbundenen Entgleisungen, wie hemmungslose Sexualität, Trunksucht, Genußsucht und das Weichsein leichten seelischen Belastungen gegenüber. Er hob immer wieder hervor, wie wichtig ihm die Beeinflussung des Charakters und der Seele erscheine. Er übersah keineswegs die körperlichen Auswirkungen einer seelenkundlichen Führung. Alle Behandlungsmaßnahmen setzte er intuitiv und instinktsicher im Hinblick auf die Leib-Seele-Einheit ein. Weil wir heute – wie schon betont – noch tiefere Einblicke in die leiblich-seelischen Zusammenhänge haben, können wir diesen Einsatz noch bewußter und noch zielsicherer vornehmen. Dabei dürfen wir aber nicht vergessen, daß schon die Verwendung der natürlichen Heilfaktoren

Luft, Licht, Wasser, zweckmäßige Ernährung, Bewegung und Ruhe den ganzen Menschen, d. h. die Einheit Leib-Seele, bedeutend mehr erfaßt als zum Beispiel eine rein medikamentöse Behandlung, wenn auch oft der Glaube an die Zauberkraft des Medikamentes im Einzelfalle stärker sein mag. Daß gerade die natürlichen Heilkräfte einen starken seelisch erhebenden Einfluß über ihre körperhafte Wirkung hinaus haben, weiß jeder, der die Wirkung dieser Naturkräfte praktisch erleben durfte. Es ist eine ebenso alte Erfahrung, daß bei allen Erkrankungen die seelische Einstellung für die Heilung von größter Bedeutung ist. Ob und wie einer das Leben meistert, hängt vielfach von seiner Einstellung zum Leben ab. Wie mancher hoffnungslos kranke Mensch ist genesen, weil er die entsprechende innere Einstellung hatte. Der schwer tuberkulöse Student *Kneipp* ist dafür ein treffendes Beispiel. Mit eisernem Willen zur Gesundung und entsprechenden Maßnahmen schaffte er das Studium, dessen Vollendung ihm schier unmöglich erschien, dennoch, und nicht nur das; trotz aufopferungsvoller und unermüdlicher Arbeit für die Notleidenden und Kranken wurde er mit seiner ausgeheilten Tuberkulose 76 Jahre alt.

Die Weiterentwicklung der originalen Kneippkur nach dem Tod von Sebastian Kneipp

verstehen wir am besten, wenn wir einen Überblick über die Entwicklung in der gesamten Heilkunde geben. Seit *Sebastian Kneipps* Wirken und nach seinem Tod (1897) hat sich bis heute in der Heilkunde eine rasante, geradezu revolutionäre Entwicklung vollzogen. Es gelang der modernen Medizin, die großen Seuchen auszuschalten, die Säuglingssterblichkeit auf ein Minimum herabzusetzen, Operationsmethoden zu vervollkommnen und diagnostische Möglichkeiten zu entwickeln, die ans Wunderbare grenzen. Es wurden Arzneimittel entwickelt, die uns helfen, früher fast immer tödlich verlaufende Krankheiten, wie z. B. die allgemeine Blutvergiftung, die Sepsis, die eitrige Hirnhautentzündung, die schweren Formen der Tuberkulose, die schweren Formen der Zuckerkrankheit und manche andere todbringende Krankheiten und Leiden zu überwinden. Und doch, trotz all dieser unbestreitbaren Fortschritte in der Medizin ist der moderne Mensch im allgemeinen nicht gesünder und auch nicht leistungsfähiger als früher. Im Gegenteil, man kann von einem deutlichen Rückgang der allgemei-

nen Gesundheit und Leistungsfähigkeit sprechen und darf wohl behaupten, daß der moderne Mensch nicht glücklicher und zufriedener als der Mensch vergangener Zeiten ist.
»Krankheit und Leid sind im Grunde trotz aller medizinischen Fortschritte weitgehend unbesiegt geblieben.«
Anstelle der Seuchen und mehr oder minder überwundener Krankheiten vergangener Zeiten sind neue oder veränderte Krankheitsbilder getreten. Es sind vor allem die sogenannten Zivilisationskrankheiten sowie vorwiegend degenerative Organveränderungen, funktionelle und organische Herz- und Kreislaufstörungen, an ihrer Spitze der Herzinfarkt, Magen-, Darm-, Leber- und Gallenblasenerkrankungen, Haltungsschäden, erhebliche allgemeine körperliche und seelische Schäden, Neurosen, die besonders seit dem zweiten Weltkrieg unsere Jugend bedrohen. Es fehlen Harmonie, Ausgeglichenheit, Friedfertigkeit, Verstehen. Es besteht ein Defizit an menschlichen Beziehungen auf vielen Gebieten menschlicher Gemeinschaft. Denken wir doch zum Beispiel nur an die Tragik vieler einsamer, besonders alter Menschen. Ist es nicht erschütternd, daß immer wieder alte Menschen oft nach Tagen erst tot aufgefunden werden, weil sich niemand um sie gekümmert hat.
Um das düstere Bild abzurunden, sei noch auf den ständig ansteigenden Krankenstand mit einer explosionsartigen Kostensteigerung und die zunehmende Frühinvalidität hingewiesen. Die Patientenzahl pro Arzt wächst trotz großer Ärztezahl, und immer mehr Krankenbetten werden benötigt.
Woran liegt das? Zunächst vielleicht einmal die Frage: Woran liegt es nicht? Es liegt nicht an der Zivilisation und Technik, wenn sich die negativen Seiten des Lebens und sogenannten Zivilisationskrankheiten so bedrohlich verbreitet haben. Nicht die Technik und Zivilisation sind die unabänderlichen Ursachen für die gesundheitliche und allgemeine Not unserer Zeit, denn sowohl die Technik als auch die Zivilisation sind von Natur aus wertindifferent, weder gut noch böse. Die moderne Technik kann für den Menschen sowohl wesentliche Erleichterung und bessere Lebensmöglichkeiten bringen, als auch schwerste Erschütterungen seines Lebensgefüges und seiner Lebenssicherheit. Denken wir doch nur an die Atomenergie, die sowohl für den Menschen äußerst nützlich sein als auch die Menschheit ausradieren kann. Es kommt also nur auf den Menschen an, was er mit der Technik anfängt. Wenn aber der Mensch in einer utopischen Wundergläubigkeit die Technik vergöttert und vergißt, daß sie ihm dienen muß und ihn nicht versklaven darf, dann erst kommt es zur Katastrophe.

Auch in der Heilkunde droht oft die Gefahr, daß vor lauter moderner Technik bei der klinischen Diagnostik und Therapie der Mensch als Leib-Seele-Einheit zu kurz kommt und daß man zu wenig Wert auf echte Gesundheit und Gesundbleiben legt. Wir wollen und können die Technik nicht entbehren, aber sie soll uns mit Maß und Ziel dienen. Ihr Ziel aber muß das materielle und geistig-seelische Wohlbefinden des Menschen sein. In diesem Sinne meinte Guardini: »Was wir brauchen, ist nicht weniger Technik, sondern menschlichere Technik.« Wir wollen also dankbar anerkennen, daß wir mit der Technik und apparativen Medizin manche Krankheiten überhaupt erst erkennen und behandeln können und daß wir sogar mit der Technik gesünder leben können als ohne sie.

Worauf es ankommt, ist, daß der Mensch nicht vergessen darf, daß die Naturwissenschaft allein, d. h. Physik und Chemie, Technik und Zivilisation, nur eine Hälfte des Seins ausmacht und daß zur Ergänzung auch die andere Hälfte unabdingbar notwendig ist, die Realität des Geistig-Seelischen. Wenn diese Realität vernachlässigt wird, kommt eben der Mensch zu kurz, und daraus ergeben sich wesentliche Disharmonien und damit Krankheiten und Leiden.

»Die materialistisch orientierte Medizin der vergangenen Jahrzehnte hat den Körper als eine geschlossene Welt angesehen, mit einer sich selbst genügenden Zielstrebigkeit und Zweckmäßigkeit. Sie hat den Geist aus ihr ausgeschaltet, getan, als gäbe es ihn nicht. Das Ergebnis war ein Bankrott. Denn es gibt den Geist. Und da es ihn gibt, wird er im menschlichen Sein überall wirksam. Wer auf dieses Sein wirken will, muß mit dem Geist rechnen« (Guardini). Es geht aber nicht darum, eine romantische Restauration von Vergangenem herzustellen, sondern vom Geistigen her eine positive Stellung zur Technik zu finden. Man muß die Technik aufnehmen als einen Auftrag zur Weltgestaltung. Es kommt nur darauf an, daß der Mensch das Wesentliche erkennt und daß er aus dem Wesentlichen heraus die Technik in den Griff bekommt.

Es gilt also, aus einer positiv zur Technik eingestellten geistig-seelischen Haltung heraus die Fehlentwicklungen, die mit der Technik und Zivilisation zusammenhängen, zu überwinden. So gibt es aus der technisch-zivilisatorischen Entwicklung stammende negative Umwelteinflüsse, an die sich der Mensch nicht oder von vornherein nur bedingt anpassen kann, jedenfalls nicht so, wie es an die naturgegebenen Umwelteinflüsse wie Luft und Licht, Wärme und Kälte, Bewegung und Ruhe, Nahrung und geistig-seelische Belastungen innerhalb gewisser Grenzen möglich ist. Darum drohen ihm Gefahren durch die Umweltverschmutzung, insbesondere durch die Verunreinigung der Luft, die in vielen Städten ein unerträgliches Maß erreicht hat, ebenso Gefahren durch den Mangel an natürlichem Licht, andererseits durch Überflutung mit künstlichem Licht und durch die dadurch bedingte Umkehr des Tag-und-Nacht-Rhythmus. Weiterhin wird seine Gesundheit gefährdet durch den pausenlosen Lärm, das Fehlen der Nacht- und Sonntagsruhe und das Fehlen sauberen Wassers. Ein weiteres Gesundheitsproblem für den Menschen ist die richtige Ernährung, die zweifellos unter den heutigen Umweltbedingungen fragwürdig geworden ist. Weitere Gefahren sind der Mißbrauch von Genußmitteln, die Entstehung der Süchte und nicht zuletzt auch der Arzneimittelmißbrauch. Wieweit Strahlungseinflüsse ebenfalls auf den modernen Menschen gesundheitsschädigend wirken, vermögen wir nicht mehr zu überblikken.

Diese vordergründigen Gefahren dürfen uns aber nicht darüber hinwegtäuschen, daß die aus der geistig-seelischen Haltung entsprungene Gefährdungen des modernen Menschen noch größere Bedeutung haben. Die unbestreitbaren Fortschritte, die hohe technische Entwicklung der Medizin und auch die negativen Seiten der Zivilisation entstammen der naturwissenschaftlichen und mechanistisch-materialistischen Denkweise. Seit *Galilei* und *Newton* versucht die Naturwissenschaft alles zu messen und in Zahlen und Kurven auszudrücken. Analytische Methodik und Experimente, Physik und Chemie sollten das ganze Lebensgeschehen erfassen. In diesem Denken hat eine geistige Seele keinen Platz. Der Mensch wurde zur hochkomplizierten Maschine abgewertet. Er wurde zum Roboter. Anstelle eines echten Gottesglaubens oder eines Glaubens an eine überweltliche Lenkung und Geborgenheit trat der Aberglaube an die Unfehlbarkeit und Perfektion von Technik und Chemie, von Medizin und Arzneimittelkunde.

Krankheit wurde zu einer Betriebsstörung, bestenfalls zu einer Funktionsstörung. Funktionsstörungen aber muß man beseitigen können. Deshalb sieht mancher Kranke im Arzt auch nur den Gesundheitsmonteur, den Organmechaniker, der wie der Automonteur den Schaden zu lokalisieren und zu beheben hat. Die Klinik ist dann die große Reparaturwerkstatt, in der die größeren Schäden behoben werden sollen. Gelingt es nicht, die Funktionsstörung zu beseitigen, so handelt es sich eben um ein Versagen des Arztes oder der medizinischen Wissenschaft, aber niemals um eigene Schuld. So meint wenigstens der Kranke. Er vergißt nur zu leicht, daß eben der Mensch doch keine perfektionierte Maschine, sondern ein höchst kompliziertes individuelles und trotz aller Technik nur unvollkommen erfaßbares Lebewesen ist.

Da der meist medizinisch nicht gebildete Kranke dieses alles übersieht, verlangt er von seinem Arzt stets auch die neuesten Apparaturen und die allerneuesten – deswegen auch völlig unerprobten – Arzneimittel, deren oft sehr gefährliche Nebenwirkungen nicht selten zu spät erkannt werden. Hat der Arzt diese nicht, oder weiß er von den in den Illustrierten angepriesenen Wundermitteln noch nichts, dann taugt er eben nicht viel. Die Tragik eines solchen vom technisch-mechanistischen Denken eingefangenen Menschen aber liegt darin, daß auch er sich eines Tages hilflos Krankheitsnot, seelischen Bedrängnissen und Nöten und einem unentrinnbaren Tod ausgeliefert sieht.

Sobald der moderne Mensch seelischen Bereichen gegenübertreten muß, weiß er bei allem technischen Wissen und Können nicht viel damit anzufangen. Und darum stößt er auch immer wieder selbst an die engen Grenzen der technischen Medizin und wird mit entscheidenden Lebensproblemen nicht fertig. Der Tatsache, daß es im lebendigen Menschen nichts rein Körperliches und nichts rein Seelisches gibt, daß jede seelische Bekundung jeweils zugleich leibliche Bekundung und umgekehrt ist, dieser Tatsache steht er völlig hilflos gegenüber (Büchner). Er kann es einfach nicht fassen, daß etwa seine anginösen Herzbeschwerden nicht vergehen, trotz neuester Medizin und Behandlungsmethoden, nur weil er mit seinen Konflikten nicht fertig wird, oder daß er sogar aus seelischen Ursachen einen Herzinfarkt bekommen kann, oder daß sein Magengeschwür immer wiederkehrt, weil in seiner gesamten Lebensweise Fehler stecken, oder daß ihm beim Asthmaanfall die Luft wegbleibt, weil er voller seelischer Spannungen ist usw. Vielleicht kommt er einmal darauf, daß sich das Leben nicht mit Physik und Chemie alleine erklären und einfangen läßt, sondern daß der Mensch doch mehr ist als eine hochkomplizierte Maschine oder ein Roboter. Dann erwartet auch er vom Arzt mehr, als der reine Gesundheitsmonteur, der Organmechaniker, ihm geben könnte.

Es kommt noch etwas hinzu, was das Problem kompliziert. Es ist die verfahrene Situation unserer Sozialversicherung, die von ihrem ursprünglichen Ziel, dem Bedürftigen in den Wechselfällen des Lebens hilfreich zur Seite zu stehen, weit entfernt ist. Das Problem der Sozialmedizin und kassenärztlichen Tätigkeit umreißt *Prof. Dr. med. E. Seidler,* Freiburg, wie folgt: »Der Patient erwartet Versorgung, die Kasse Wirtschaftlichkeit, die Wissenschaft die Anwendung der neuesten Ergebnisse und der Staat die Einnivellierung in das Sozialgefüge.« (Bericht vom 20. Deutschen Ärztetag für mediz. theol. Gemeinschaftsarbeit in Nyborg, Dänemark, in: Der Kath. Gedanke, Heft 3, 1968)

»Bei siebzig Patienten am Tage ist eine personale Beziehung nicht mehr möglich.« »Der weitaus größte Teil der Zeit beim Arzt wird von administrativen Aufgaben beansprucht.« »Ein persönlicher Kontakt zwischen Arzt und Patient ist kaum noch möglich.«
Das Problem liegt aber auch darin, daß durch die fehlgeleitete soziale Fürsorge der moderne Mensch immer mehr zur Inaktivität erzogen wird. Die heutige soziale Fürsorge macht es ihm schwer, sich voll und ganz mit einzusetzen, gesund zu werden oder es zu bleiben, da es nicht selten wenigstens materiell attraktiver ist, »krank zu feiern«, als um die Gesundheit zu kämpfen. Aber diese Probleme sind nicht eine Frage der Vernunft, sondern ein Politikum ersten Ranges, und hierüber zu diskutieren ist hier wohl nicht möglich.

Die Physiotherapie nach Kneipp

Die Lehre *Sebastian Kneipps* vom gesunden Leben und naturgemäßen Heilen hat unbestreitbar ihre Wurzeln in der Naturheilkunde. In der langen Kette der Künder von der Heilkraft der Natur war *Sebastian Kneipp* nach *Hippokrates, Paracelsus, Prießnitz* und vielen anderen ein säkularer Höhepunkt. Aus seiner religiösen Haltung, in der Natur des Menschen das Wirken Gottes zu sehen, gab er der Naturheilkunde eine eigene Prägung.
Die Naturheilkunde, als die älteste Form der Heilkunde überhaupt, hat ebenso wie die gesamte Heilkunde verschiedene Prägungen und Wandlungen durchgemacht. Fast revolutionäre Entwicklungen zeichnen sich seit dem Ende des vergangenen Jahrhunderts, seit Beginn des Industriezeitalters ab. In diese Entwicklungen wurde auch die originale Kneippkur einbezogen. Besonders unter dem Einfluß der Kneippärzte wurde sie sinngemäß erweitert und vertieft, wissenschaftlich untermauert und den echten Fortschrittten in der allgemeinen Heilkunde angepaßt. Im Rahmen dieser Entwicklung entstand, einem internationalen Trend entsprechend, auch die Bezeichnung »Physiotherapie«. Mit dieser sollte das Wort Naturheilkunde, das vielfach außerhalb Deutschlands keinen guten Klang hat, ersetzt und eine klare Abgrenzung gegen andere Therapien geschaffen werden.
Zum besseren Verständnis dieser Zusammenhänge muß eine möglichst umfassende Begriffsbestimmung der Physiotherapie gegeben werden. Was heißt Physiotherapie?

Es heißt Therapie (Behandlung) über die Physis (Natur). Dem Wort Physis – Natur – müssen wir aber die Begriffsbestimmung der altgriechischen Philosophie zugrunde legen, die diesem Wort »Physiotherapie« ja auch zugrunde gelegen hat. Unter Physis versteht man aber die Natur *allen* Seins, d. h. des körperlichen und auch des geistig-seelischen. Beide Bereiche werden also mit dem Wort »Natur« angesprochen. Darum erfaßt Physiotherapie immer den leiblichen und den geistig-seelischen Anteil im Sinne einer untrennbaren Einheit. Sie geht also weit über die physikalisch-diätetische Therapie hinaus. Somit ist Physiotherapie primär eine unspezifische Allgemeinbehandlung des ganzen Menschen, auch wenn eine gezielte, spezifische, organbezogene Behandlung im Vordergrund zu stehen scheint. Das gemeinsame Wirkungsprinzip der Physiotherapie ist die Auslösung von Regulations- und Ausgleichsmechanismen durch physikalisch-diätetische und psychische (geistig-seelische) Behandlungsformen. Bei den physikalisch-diätetischen Faktoren geht es sicher um uralte, wenn nicht um die ältesten Formen der Behandlung überhaupt. Jedenfalls wurden die einfachsten Formen, wie Massage, Bewegungsübungen, Kälte-, Wärme- und Lichtbehandlung, bereits bei den ältesten uns bekannten Stämmen und Völkern durchgeführt.
Auf diesen Urformen der Behandlung begründete sich die vorwissenschaftliche und erst viel später die wissenschaftlich begründete Naturheilkunde, die vorwiegend kritisch empirisch die Anwendung der dem Menschen entsprechenden natürlichen Lebens- und Heilreize entwikkelte: Luft, Licht, Wärme und Kälte, Bewegung und Ruhe sowie eine entsprechende Diät. Auf dieser Basis baute sich die wissenschaftliche physikalisch-diätetische Therapie auf unter Einbeziehung entsprechender künstlicher Heilfaktoren wie Heißluft, Höhensonne, Wasser- und Bäderanwendungen und anderer Maßnahmen. In der Neuzeit wurde auch die Elektrizität, die ja eine Grundeigenschaft der Materie ist, als Behandlungsfaktor immer stärker in die physikalische Therapie einbezogen.
Eine ähnliche Entwicklung nahm auch die Psychotherapie, die Behandlung mit seelischen Mitteln, wie wir aus der Geschichte der menschlichen Zivilisation entnehmen können. »Indien, Ägypten, das alte Griechenland kannten den Heil- und Tempelschlaf, teils mit, teils ohne Drogen: Alkohol, Mohn und Nachtschattengift. Bei *Hippokrates, Galen, Avicenna* ist auch schon andeutungsweise und beschreibend von Suggestionsmaßnahmen die Rede. Aus diesen Formen der Psychotherapie hat sich die moderne Psychotherapie entwickelt, die besonders an die Namen von *Freud, Jung, Adler, Kretschmer* u. a., sowie

deren Schüler anknüpft« (nach *Grober,* Klinisches Lehrbuch der Physik. Therapie – Fischer Verlag, Stuttgart).
Da die Erfassung der ganzen Person des Kranken, also auch des geistig-seelischen Zustandes, für die physiotherapeutische Ganzheitsbehandlung notwendig, die geistig-seelische Unterstützung und die Wiederherstellung der natürlichen Lebensordnung in beiden Bereichen ein unabdingbarer Bestandteil der Physiotherapie ist, gehört die Psychotherapie grundsätzlich zur Physiotherapie. Dabei bleibt unbestritten, daß die »große Psychotherapie« eine Angelegenheit des entsprechenden Fachmannes ist (s. auch: angewandte Psychosomatik).
Aus diesen Urformen der Behandlung entwickelte *Kneipp* auch seine Kur. Darum ist ihrem Ursprung und ihrer Entwicklung nach auch die moderne Kneippbehandlung eine auf fünf Fundamente begrenzte Physiotherapie. Mit dieser bewußten Begrenzung sollen aber Weiterentwicklungen oder notwendige andersartige Behandlungsformen nicht ausgeschlossen werden. Die fünf Fundamente der Kneippbehandlung sind:

1. *das Wasserheilverfahren* (die Hydrotherapie) als ein hochdifferenziertes, individuell abstufbares Verfahren, bei dem das Wasser als Träger von Wärme und Kälte, von chemischen und mechanischen sowie elektrischen Reizen den Organismus zu einer sinnvollen Reaktion veranlassen soll;
2. *die Ernährungsbehandlung* (die Diätetik) im Sinne einer naturgerechten Vollwert- oder Basiskost (s. Ernährung und Diät von *Dr. med. H. Anemueller*);
3. *die Pflanzenheilkunde* (die Phytotherapie) als behutsame, von der Heilpflanze ausgehende ergänzende Arzneibehandlung (s. Heilpflanzen von *Dr. med. R. F. Weiß*);
4. *die Bewegungsbehandlung* (die Kinesiotherapie) mit allen Möglichkeiten der aktiven und passiven Bewegung: Heilgymnastik, Gymnastik, Wandern, Terrainkuren, Sport, Radfahren, Schwimmen, Bewegungsbäder usw., sowie Massagen in verschiedenen Formen;
5. *die Ordnungstherapie* (als angewandte Psychosomatik), die einen natürlichen Lebensrhythmus unter größtmöglicher seelischer Harmonie wiederherzustellen versucht, um zu einer optimalen Gesundheit, Leistungsfähigkeit und Freude zu gelangen.

Die umfassende Physiotherapie insgesamt und auch die bewußt begrenzte Physiotherapie nach *Kneipp* haben ihren Erfolg überall dort, wo es möglich ist, eigene Regulations- und Ausgleichsvorgänge zur Heilung einzuschalten. Sie sind primäre unspezifische Allgemeinbehandlung und erst sekundär organbezogen. Logischerweise erfaßt die

Physiotherapie dadurch eine breitere Anwendungsmöglichkeit als eine spezifische, organbezogene Behandlung.
Der Einsatz physiotherapeutischer Maßnahmen ist also überall dort möglich, wo eigene Regulations- und Ausgleichsvorgänge eingeschaltet werden können und wo entsprechende sachliche und personelle Voraussetzungen gegeben sind.
Zu den sachlichen Voraussetzungen gehören technisch-apparative Einrichtungen, Räume und andere Umstände, die eine bestmögliche Durchführung physiotherapeutischer Maßnahmen erlauben.
Zu den personellen Voraussetzungen gehört zuerst, daß jeder, der Physiotherapie betreiben will, ein notwendiges Wissen und Können auf diesem Gebiet besitzen muß. Das gilt unbedingt sowohl für den Arzt, wenn er nicht zum Kurpfuscher abgleiten will, als auch für das ärztliche Hilfspersonal.
In erweiterter Weise gelten diese Voraussetzungen unabdingbar für die Kneippkur im eigentlichen Sinne, insbesondere, was ein »Kurortmilieu« angeht, in dem Sinne, wie es der Deutsche Bäderverband in seinen Richtlinien vorsieht.
Der systematische evolutionäre Aus- und Aufbau der Physiotherapie nach *Kneipp,* der besonders nach *Kneipps* Tod von den Kneippärzten betrieben wurde, führte zu einer eigenen Kurform, die weitgehend von ortsgebundenen Heilfaktoren (Heilquellen, Moor u. a.) unabhängig ist, nämlich zur Kneippkur.
Die Grenzen der Physiotherapie nach *Kneipp,* d. h. der Kneippkur, liegen:
1. *in der Sache oder Materie*
2. *in der Persönlichkeit des Patienten*
3. *in der Persönlichkeit des Arztes*
zu 1.: Da die moderne Physiotherapie stets voraussetzt, daß im Organismus noch lebendige Kräfte stecken, die durch Training erstarken, oder Kräfte, die Ausgleiche herbeizuführen vermögen, fallen alle die Störungen für eine solche Behandlung aus, bei denen eben diese Voraussetzungen nicht mehr gegeben sind. Wir denken an eine ausgesprochene Starre oder Erschöpfung etwa des vegetativen oder innersekretorischen Systems. Das Fehlen einer Schilddrüsenhormonproduktion, das zum Myxödem führt, macht die Zufuhr von Schilddrüsensubstanzen notwendig. Eine schwere Zuckerkrankheit, bei der die Bauchspeicheldrüse nicht mehr in der Lage ist, das notwendige Insulin zu produzieren, erfordert die Zufuhr von Insulin. Ein hochgradiges Kreislaufversagen verlangt nach den Herzmitteln wie Strophanthin, Digitalis o. ä. . . . Ein völliges Fehlen des Magensaftes bedeutet die Zufuhr von

magensaftähnlichen Substanzen. Aber gerade hierbei kann darauf hingewiesen werden, wo auch die Gefahr liegt. Wenn nämlich der Magen nur zu wenig Säure produziert, aber überhaupt noch produzieren kann, sollte man immer auch die Eigenproduktion anregen. Ferner erfordert eine schwere Infektionskrankheit, z. B. die Gehirnhautentzündung oder die allgemeine Blutvergiftung, die Sepsis, den Einsatz der modernen antibiotischen Mittel. Auch hier können wir wieder auf die negative Anwendung des Mittels hinweisen. Wenn man bei jedem einfachen Schnupfen, bei jeder Halsentzündung gleich mit diesen Mitteln arbeitet, nimmt man sich die Möglichkeit, sie einzusetzen, wenn sie wirklich notwendig sind; denn die Krankheitserreger, die durch diese modernen Mittel abgetötet werden sollen, werden im Laufe der Zeit gegen diese so widerstandsfähig, daß diese Mittel nicht mehr ausreichen, sie abzutöten. Es kann auch dazu kommen, daß wichtige mit uns lebende Bakterien, etwa Darmbakterien, ebenfalls durch diese antibiotischen Mittel zerstört werden und damit eine schwere Schädigung der Darmflora eintritt.

Ferner erfordern Schmerzen schwerster Art entsprechende schmerzstillende Mittel. Auch die Mittel der Narkose müssen hier erwähnt werden, die nicht durch irgendwelche Maßnahmen der Naturheilkunde ersetzt werden können.

Darüber hinaus kommen für eine Physiotherapie alle jene Störungen nicht in Frage, die lokalmechanistisch entstanden und nur so zu beseitigen sind, z. B. Knochenbrüche, orthopädische Veränderungen, Störungen im Ablauf der Geburt, komprimierende Geschwülste oder solche, die einen Ausgang oder eine Öffnung verlegen, eingeklemmte Brüche und anderes mehr.

zu 2.: Da auch die Frage der Lebensordnung vielfach aus der Kneippkur nicht wegdiskutiert werden kann, ergeben sich Grenzen auch dort, wo der Kranke nicht gewillt oder, was viel seltener der Fall ist, wirklich nicht in der Lage ist, die Unordnung in seinem Leben zu beseitigen oder wenigstens notwendige Ausgleichsmaßnahmen einzuschalten. Wenn etwa zu starkes Rauchen zu schweren Gefäßstörungen geführt hat, dann nutzt keine Physiotherapie, wenn der Kranke nicht gewillt ist, das Rauchen restlos aufzugeben. Dasselbe gilt für die Mißbräuche anderer Art auf anderen Gebieten. Die Physiotherapie bietet eine Fülle von Behandlungsmöglichkeiten, wenn der Patient mitarbeitet. Das ist zumindest beim Erwachsenen eine notwendige Voraussetzung.

zu 3.: Wenn der Arzt und seine Helfer die theoretischen Grundlagen und die Technik der Physiotherapie vollkommen beherrschen, dann

können damit beste Erfolge erzielt werden. Man darf aber darüber nicht vergessen, daß dieser Erfolg nur erreicht werden kann, wenn man das gesamte Rüstzeug der Physiotherapie einsetzt, soweit das überhaupt möglich ist. Es kommt nur immer wieder darauf an, daß man diese Dinge mit derselben Gründlichkeit und Gewissenhaftigkeit handhabt, wie man auch sonst verantwortungsbewußte Behandlung treiben soll.
Wer diese Voraussetzungen nicht erfüllt, darf Mißerfolge, die auf das Konto der eigenen Unzulänglichkeit zu verbuchen sind, nicht der Methode zur Last legen wollen.
Die Physiotherapie spielt aber nicht nur in der Behandlung akut oder chronisch kranker Menschen eine Rolle, sondern auch in der

Wiedereingliederung Versehrter in das volle Leben (Rehabilitation).

Das Problem der Rehabilitation zählt zu den wichtigsten und bedeutendsten medizinischen und sozialen Fragen unserer Zeit. Um das zu verstehen, müssen wir kurz auf diesen Begriff eingehen.

Was heißt Rehabilitation?

Das Wort kommt aus dem Lateinischen. Es heißt ursprünglich Ehrlichmachung oder Wiedereinsetzung in den früheren Stand. Eine spätere Wortbildung bezeichnet die Bemühungen, eine Sache oder Person wieder brauchbar zu machen, wieder tüchtig zu machen.
Was heißt das Wort Rehabilitation nun in unserem Zusammenhang? Auch hier ist das, was unter Rehabilitation verstanden wird, nicht einheitlich. Im allgemeinen kann man aber sagen, daß das Wort Rehabilitation heute die Bestrebungen der Heilkunde und der sozialen Fürsorge bezeichnet, Personen, die durch schlimme Krankheit, schwere Kriegsfolgen, Betriebs- und Verkehrsunfälle sowie ähnliche Schicksale hart mitgenommen und mit einem gesundheitlichen Defekt behaftet sind, fähig zu machen, am vollen Leben wieder teilzunehmen, soweit das überhaupt möglich ist.
Wohl die meisten Vertreter der Rehabilitationsmedizin sehen als Ziel die Wiederherstellung der Arbeits- bzw. Erwerbsfähigkeit. Diese Auffassung ist zu einseitig. Es darf in der Rehabilitation, ebensowenig wie

sonst in der Medizin, der Mensch nicht nur nach seiner Arbeits- oder Erwerbsfähigkeit bewertet werden, also nach seinem wirtschaftlichen Nutzen, sondern es muß der ganze Mensch zur Geltung kommen, der nach *Kneipp* die lebendige Einheit von Leib und Seele ist.
Nicht nur um körperliche Schädigungen handelt es sich dabei, sondern auch um geistige und seelische. Während die Rehabilitationsmedizin sich anfangs vorwiegend auf die Chirurgie und Orthopädie stützte bzw. von diesen Disziplinen ausging (Krüppelfürsorge), umfaßt sie heute fast alle Disziplinen der Medizin. Aus dem Gebiet der inneren Medizin sind es vorwiegend die Zivilisationsschäden. Es werden insbesondere die Kreislauferkrankungen erfaßt (z. B. Herzinfarkt), die Magengeschwürskranken, die Tuberkulösen, die organisch Nervenkranken (z. B. nach spinaler Kinderlähmung u. a.). Ferner hat man erfolgreich versucht, Hirnverletzte, schwere Neurotiker und sogar Geistes- und Alkoholkranke zu rehabilitieren.
Die Rehabilitation ist also etwas anderes als Behandlung und Nachbehandlung. Akute und chronische Erkrankungen erfordern Behandlung, deren Ziel es ist, den Kranken von seiner Krankheit oder seinen Krankheitsfolgen baldigst zu befreien oder diese zu mildern. Wo dieses nicht in einer bestimmten Zeit möglich ist, aber weitere, über längere Zeit fortgesetzte Behandlungen noch eine zusätzliche Besserung versprechen, da spricht man von Nachbehandlung. Wenn aber trotz Behandlung und Nachbehandlung zwar eine etwaige Lebensgefährdung überwunden wird, jedoch ein zeitweiliger oder dauernder Defekt bleibt, dann beginnt die Aufgabe der Rehabilitation. Man kann also sagen: ärztliche Behandlung erstrebt die Heilung, Nachbehandlung will Krankheitsreste noch weiter beseitigen, Rehabilitation will dort zu neuer Lebensführung verhelfen, wo Krankheits- oder Unfallfolgen die alte Lebensweise verhindern (nach *Oberreg.- u. O.-Med.-Rat. Dr. med. I. Gottschick*).
In gewissem Sinne gilt das gleiche auch für den alten Menschen, besonders für den vor- oder frühzeitig infolge Verschleißerscheinungen invalidisierten oder pensionierten. Auch hierbei gelingt es nicht selten, durch entsprechende Ausgleichsmaßnahmen eine gewisse Leistungsbreite wieder zu erreichen, die ihm erlaubt, am Lebensgeschehen und in etwa am Erwerbsleben aktiv teilzunehmen, anstatt passiv dahinzuleben.
Wie wichtig das im Hinblick auf den Arbeitskräftemangel und den Mangel an Pflegekräften ist, braucht nicht besonders betont zu werden. Noch viel entscheidender aber ist die rein menschliche Seite, das Gefühl, kein »unnützes« Glied der Gemeinschaft zu sein.

Voraussetzung für die Rehabilitation ist also ein Gesundheitsschaden, der die frühere Lebenstätigkeit beeinträchtigt, der aber noch Ausgleichsmöglichkeiten offen läßt. Aufgabe der Rehabilitation ist es, diese Ausgleichsmöglichkeiten ausfindig zu machen, so daß der Versehrte wieder voll in das Leben eingegliedert werden kann, soweit das sein Defekt und die Ausgleichsmöglichkeiten zulassen.
An einigen Beispielen sei aufgezeigt, worum es geht. Das erste Beispiel ist der Zustand nach überstandenem Herzinfarkt (s. auch dort). Beim Herzinfarkt sind durch Sauerstoffmangel Herzmuskelzellen abgestorben. Diese können nicht durch neue Herzmuskelzellen ersetzt werden. Es bildet sich ein Narbengewebe. Wenn dieses Narbengewebe leistungsfähig werden soll, d. h. wenn es wieder zu einer leidlichen Arbeit des Herzmuskels führen soll, dann muß das neu entstandene Gewebe besser durchblutet werden. Das erreicht man durch ein Training vorwiegend der Körpermuskulatur. Es besteht, worauf schon hingewiesen wurde, ein Parallelismus zwischen Körpermuskulatur und Herzmuskulatur. Deshalb geht die Rehabilitation nach Herzinfarkt von einer systematischen Bewegungsbehandlung aus und baut gleichzeitig auch die Wärme- und Kältereize (besonders Wasser als Träger von Wärme und Kälte) in die Behandlung ein. Durch systematisches Training gelingt es in den meisten Fällen, die Leistungsfähigkeit des Herzens weitgehend wiederherzustellen, obwohl der Defekt bleibt, d. h. sich nicht wieder neue Herzmuskelzellen gebildet haben.
Als nächstes Beispiel sei die häufigste Art des Schlaganfalls, d. h. eine Blutung in das Gehirn, gewählt. Bei diesen Blutungen in das Gehirn werden Nervenzellen zerstört, die ebenso wie die Herzmuskelzellen niemals wieder durch neue ersetzt werden können. Trotzdem gelingt es durch systematisches Training und Funktionstüchtigmachen neuer Bahnen weitgehend, die Lähmungen, die Sprachstörungen usw. rückzubilden.
Das Hauptgebiet der Rehabilitation dürften heute die Verletzungsfolgen des vergangenen Krieges und die schwerer Unfälle sein. Auch hier versucht die Rehabilitation durch Regulations- und Ausgleichsmaßnahmen weitgehend, eine erträgliche Leistungsfähigkeit und Lebensfähigkeit wiederherzustellen. Gerade diese Menschen, die durch Kriegs-, Unfall- oder auch Krankheitsfolgen versehrt sind, d. h. trotz Behandlung und Nachbehandlung ihren Defekt behalten, sollen die Möglichkeit erhalten, Selbstvertrauen zu gewinnen, um ihren alten oder neuen Beruf ausüben zu können und so, frei von jedem Minderwertigkeitsgefühl, ein nützliches Glied von Familie und Gemeinschaft zu werden. Es bedeutet also Rehabilitation zunächst eine medizinische

Angelegenheit. Über die medizinische Seite hinaus gehören zur Rehabilitation auch wirtschaftliche und soziale Maßnahmen verschiedener Art, die den Geschädigten helfen sollen, mit der neuen Lebenssituation fertig zu werden. Hierbei wirken mit dem Arzt zusammen Psychologen, Umschulungsleiter, Berufsberater, Pfleger, Bademeister, Beschäftigungstherapeuten u. a.

In jüngerer Zeit hat die Medizin immer mehr Mittel und Wege gefunden, der versagenden Natur zu helfen, d. h. Defekte auszugleichen mit künstlichen Gliedern, Prothesen und Behelfen aller Art. Mit einer Defekte verhütenden Behandlung beginnt man heute vielfach schon unmittelbar nach der Einlieferung in ein Krankenhaus. Sobald als möglich verläßt man das Prinzip der Schonung und beginnt mit Maßnahmen, die eigene Kräfte wecken, üben und erstarken lassen sollen. Es sei an das frühzeitige Aufstehen von Operierten und Wöchnerinnen, Massagen, gymnastische Übungen im Bett, Wasseranwendungen usw. erinnert, die heute vielfach in guten Krankenhäusern als selbstverständliche Maßnahmen eingesetzt werden.

Die Behandlung der Versehrten wird heute durch Schaffung von Rehabilitationszentren und Klinikabteilungen erleichtert. In diesen faßt man bestimmte Arten von Geschädigten und Kranken aus begrenzten Landschaftsbereichen zusammen. So braucht nicht jedes Krankenhaus die hohen Unkosten für Fachärzte, geschultes Pflegepersonal und die nötigen Einrichtungen aufzubringen. Die Kriegsversehrten, Unfallverletzten, Berufskranken, Zivilisationsgeschädigten haben mehr als die übliche Behandlung nötig. Ihre große Zahl ist ein bedeutender Faktor für den Arbeitskräftemangel. Das Volkseinkommen wird darüber hinaus durch Rentenzahlungen stark belastet. Alle, die für ihren alten Beruf nicht mehr tauglich sind, sollten möglichst für einen neuen umgeschult werden. Wenn man das Leistungsvermögen vieler Versehrter weitgehend für den alten oder durch Umschulung für einen neuen Beruf wiederherstellt, wenn man sie im Erwerbsleben wieder auf eigene Füße stellt und wenn man sie vollständig oder teilweise von der Pflegebedürftigkeit befreit, dann ist das sozial- und wirtschaftspolitisch ein großer Erfolg. Das gilt, wie schon an anderer Stelle betont, auch für den wegen Verschleißkrankheiten vor- oder frühzeitig invalidisierten oder pensionierten Menschen. Aber solche Erwägungen dürften nicht alleine entscheidend sein. Es geht zuerst doch um mehr, um die Würde des Menschen, um die bestmögliche Beachtung und Pflege seiner körperlichen und geistig-seelischen Anlagen. Er muß sich wieder als ganzer Mensch fühlen dürfen. Darum müssen auch alle, die ihrem Beruf während der Zeit ihrer Leistungsunfähigkeit entfremdet

wurden, seelisch behandelt werden; sie sollen etwaige Minderwertigkeitsgefühle ablegen und das nötige Selbstvertrauen finden, um wieder ins volle Leben eingegliedert zu werden. Es entspricht auch der Würde des Menschen, daß er möglichst mit eigener Kraft sich selbst helfen und an der Gestaltung seiner Umwelt mitarbeiten kann.
Durch die ständig wachsende Zahl der Unfallversehrten und der Zivilisationskranken hat die Rehabilitation eine Bedeutung und einen Umfang erreicht wie nie zuvor. Eine Menge von Aufgaben ist zu lösen. Daß man zu deren Bewältigung alle nur denkbaren Maßnahmen einsetzt, ist heute eine Selbstverständlichkeit.
Neben chirurgischen und orthopädischen Maßnahmen bietet die richtig verstandene moderne Physiotherapie wohl die besten Chancen, um eine höchstmögliche Rehabilitation zu erreichen.
Von der Physiotherapie nicht zu trennen ist

Die aktive Gesundheitspflege

Was heißt aktive Gesundheitspflege?

Aktive Gesundheitspflege will mit allen natürlichen Lebensreizen alle eigenen Kräfte des Organismus mobilisieren und durch Training zum Erstarken bringen. Aktive Gesundheitspflege ist die notwendige Ergänzung zur technischen Medizin und zur allgemeinen Hygiene. Sie leugnet damit nicht die eindeutigen Erfolge auf dem Gebiet der diagnostischen und operativen Möglichkeiten, der Arzneibehandlung, insbesondere der Seuchenbekämpfung, und vieles andere. Sie bestreitet auch nicht den echten Fortschritt auf technischem Gebiet und bejaht die positive zivilisatorische Entwicklung. Die aktive Gesundheitspflege wendet sich an den einzelnen Menschen, will seine lähmende Passivität überwinden und fordert von ihm persönliche Mitverantwortung für seine Gesundheit, vermittelt ihm auch das nötige Wissen und zeigt ihm Möglichkeiten und Wege auf, wie er seine Kräfte wecken, üben und damit erstarken lassen kann. Aktive Gesundheitspflege will also nicht den Menschen zu einer romantischen Naturverbundenheit zurückführen, sondern ihn aus einer neuen Verantwortlichkeit zu sich selbst und zu der Gemeinschaft anleiten, sein Leben in und mit der Umwelt zu meistern.
Sebastian Kneipp ist auch für uns heute noch der Wiederbegründer ei-

ner im Grundsätzlichen zeitlos gültigen Lehre vom gesunden Leben und naturgemäßen Heilen. Diese alle Bereiche des Seins umfassende Lehre, richtig ausgelegt und auf das moderne Leben angewandt, zeigt auch dem Menschen unserer Zeit den Weg zur Gesundheit, zur Lebensfreude und zum Lebensglück. In dieser Lehre steht immer der ganze Mensch, bestehend aus Leib und Seele, im Mittelpunkt. In diesem Menschen gibt es lebendig regulativ tätige Kräfte, die es zu wecken und durch Training zum Erstarken zu bringen gilt. Es geht, um es noch einmal zu sagen, bei *Kneipp* um die echte, wahre Gesundheit des Leibes und der Seele. Wer *Kneipp* nur zum genialen Hydrotherapeuten stempelt oder ihn gar zu einem Gesundheitslehrer nur im leiblichen Bereich machen will, verfälscht ihn und seine säkulare Bedeutung. *Kneipp* ist mehr. Er ist auch heute noch Wegweiser für ein gesundes Leben und naturgemäßes Heilen. Seine Lehre zieht durch alle Kapitel dieses Buches.

Die Kneippsche Lehre vom gesunden Leben und naturgemäßen Heilen in den drei Lebensabschnitten: Jugend und Reife Lebenshöhe (Ehe und Familie) Alter

Wenn auch das Grundsätzliche der Lehre *Kneipps* für alle Lebensabschnitte gilt, so ergeben sich doch in jedem Abschnitt Besonderheiten, die eine gesonderte Darstellung erfordern.

Jugend und Reife

Das Kind

In seinen verschiedenen Büchern nimmt *Kneipp* besonders gerne zur Frage der Pflege und der Erziehung des Kindes Stellung. Er hat sogar im Dezember 1890 ein Büchlein geschrieben: »Kinderpflege in gesunden und kranken Tagen.« Dieses Büchlein ist von hohem sittlichem Verantwortungsbewußtsein diktiert. Im Vorwort schreibt er:
»Ich bin schon oft angegangen worden, habe mich aber bisher immer gesträubt, die Pflichten der Mütter gegen die Kinder in einem Büchlein niederzulegen; ich hielt mich für zu schwach, über diese Pflichten gründlich zu schreiben. Endlich habe ich den Versuch gemacht, um die hervorragendsten derselben zusammenzustellen, und möchte gerne jeder Mutter das Büchlein selbst in die Hand geben oder ihr die Pflichten ans Herz legen, sie selber dabei ernstlich auffordernd mit den Worten: ›Kommt doch den Pflichten gegen Eure Kinder recht nach, damit Euch die Lebenszeit, wenn sie auch mit Kummer und Sorgen erfüllt ist und Euch ein schweres Joch auflegt, doch eine bessere Ewigkeit verheißt!‹
Ich werde aber auch nicht weniger ernsthaft jeder die Pflichten vorhalten, welche sie gegen ihre eigene Person hat, denn erst dann wird die Pflichterfüllung den Kindern gegenüber ein glückliches Gedeihen haben, wenn sie die Pflichten gegen sich selbst recht erfüllt; nur dann darf sie der Hilfe von oben versichert sein.«
Trotz aller Umweltveränderungen gilt das, was *Kneipp* über die Erzie-

hung und über den Einsatz natürlicher Lebens- und Heilreize sagt, grundsätzlich auch heute noch. Bei ihrem Einsatz darf jedoch nicht vergessen werden, daß das Kind kein verkleinerter Erwachsener ist. Art, Stärke und Dauer der Reize haben darauf Rücksicht zu nehmen.
Säuglings- und Kinderkrankheiten erfordern von vornherein ärztliche Hilfe. Das gilt besonders von den Ernährungsstörungen und von allen schweren akuten und hochfieberhaften Erkrankungen. Deshalb werden auch in diesem Buch keine speziellen Behandlungsvorschläge gegeben. Wohl soll etwas über die Voraussetzungen für eine gesunde Kindheit und etwas über das allgemein richtige Verhalten bei den Störungen der Gesundheit gesagt werden, soweit das nicht in anderen Abschnitten dieses Buches geschieht. Insbesondere soll Verständnis geweckt werden für die Entwicklungsvorgänge vom Mutterleib an bis zu den Jahren der Reifung.

Die Entwicklungsjahre und ihre Störungen

Wenn bei dem Wunder der Menschwerdung die Keimzelle der Frau, das Ei, und der befruchtende Samenfaden des Mannes aus der Zahl vieler Millionen, die beim Geschlechtsakt in die Scheide der Frau entleert werden, zusammentreffen, ist sofort der neue Mensch als Leib-Seele-Ganzheit vorhanden und damit auch das Geschlecht des werdenden Menschenkindes festgelegt. Im Augenblick der Befruchtung entscheidet sich durch Austausch gewisser väterlicher und mütterlicher Zellteile, was einmal ein Mann, was einmal eine Frau wird.
Schon gegen Ende des dritten Schwangerschaftsmonats lassen sich am werdenden Kind die Geschlechtsteile, wenn auch zunächst unklar, unterscheiden, und erst im vierten Schwangerschaftsmonat werden die Geschlechtsunterschiede deutlich.
Nach der Geburt ist die Gesamtentwicklung des Knaben und des Mädchens bis etwa zum 10. Lebensjahr im wesentlichen dieselbe. Und doch zeigen sich bei den Geschlechtern gewisse Eigenarten, die zutage treten in den Neigungen und Spielen: Die Puppe wird beim kleinen Mädchen immer das Sinnbild ihrer Eigenart bleiben, einer Eigenart, die sich erst beim heranwachsenden voll entfaltet.
Vom 10. Lebensjahr ab wachsen die Mädchen im allgemeinen rascher als die Knaben, bis etwa zum 15. Lebensjahr. Vorher beträgt das Längenwachstum jährlich etwa 3–4 cm, vom 10. und 11. Lebensjahr steigt es gewöhnlich auf jährlich 5–10 cm an.
In der Reifezeit findet sich eine überaus steile Wachstumskurve, ein au-

ßerordentlich lebhaftes, oft geradezu sprunghaftes Entwicklungstempo. Bei den Knaben beginnt dieses Wachstum gewöhnlich erst um das 12.–13. Lebensjahr. Die Mädchen sind also in der Regel bis zu ihrem 15. Lebensjahr größer als die Knaben. Dann holen die Knaben den Vorsprung der Mädchen auf, und mit Ende des zweiten Lebensjahrzehntes ist fast überall in der Welt das männliche Geschlecht dem weiblichen an Länge überlegen.

Beim Längenwachstum spielen Rasse und Lebensbedingungen eine große Rolle. Stadtkinder sind z. B. oft größer als Landkinder. Beim vollen In-die-Höhe-Schießen nimmt das Gewicht verhältnismäßig wenig zu. Der Körper braucht alles zum Längenwachstum. Erst wenn dieses zur Ruhe gekommen ist, setzt der Körper mehr Fett und Muskelgewebe an.

Früher als beim Mann werden bei der Frau die Zeichen der eintretenden Reife erkennbar. In unseren Breiten pflegen sich die Reifezeichen, die sogenannten Pubertätszeichen, beim Mädchen im 12. bis 14. Jahr einzustellen. Das Verhalten der einzelnen Rassen ist verschieden. Daher treten im Süden Europas die Erscheinungen der Reife früher auf als im Norden, im selben Volksstamm bei den Dunkelhaarigen früher als bei den Blonden. Die geographische Breite spielt keine so wesentliche Rolle.

Es zeigt sich ein deutlicher Unterschied im Tempo der Entwicklung bei Stadt- und Landkindern, was zur allgemeinen Frühreife der Stadtkinder führt. Hier spielt der Einfluß der Umwelt eine Rolle. Bei ärmeren Schichten findet sich im allgemeinen ein späterer Beginn.

In der Regel kann man eine eigenartige Erscheinung in unserem Jahrhundert wahrnehmen. Es ist

die Akzeleration.

Hierunter verstehen wir die Beschleunigung der körperlichen Reifung bei Verlangsamung der seelischen Entwicklung. Dabei handelt es sich nicht um eine krankhafte Erscheinung, sondern um eine Erscheinung, die eine Anpassung der Erziehungssysteme und besondere Beachtung von Gefährdungen: triebhafte sexuelle Enthemmungen, Süchte aller Art u. a. erfordert. Eine sichere Erklärung für die Ursachen dieser Erscheinungen gibt es nicht. Offenbar handelt es sich um einen Komplex mehrerer wirksamer Umwelteinflüsse, von denen unter anderem Strahlen und Klima (vermehrte ultraviolette Einstrahlung u. a.), nervlich-seelische Beanspruchung durch vermehrte Umweltreize, Ab-

nahme wachstumshemmender Krankheiten, Entlastung der Kinder und Jugendlichen von schwerer körperlicher Arbeit, vor allem aber die nachweisbare Steigerung des Fleisch-, Fett-, Obst- und Gemüseverbrauchs bei gleichzeitigem Rückgang des Brot- und Kartoffelkonsums als wesentliche ursächliche Faktoren diskutiert werden (nach *Prof. Dr. G. Koch,* Institut für Humangenetik und Anthropologie der Universität Erlangen).
Veränderungen an den Geschlechtsorganen sind als Äußerungen der Reifungsvorgänge anzusehen; aber nicht immer fallen die eigentlichen Geschlechtsvorgänge mit den übrigen körperlichen und geistig-seelischen Erscheinungen zeitlich zusammen. Gerade beim Mädchen haben wir nicht selten eine verhältnismäßig frühe Periode, während die anderen körperlichen Reifezeichen und die geistig-seelischen Veränderungen erst langsam folgen. Umgekehrt tritt mitunter die Monatsregel erst spät, etwa im 17. bis 18. Lebensjahr auf, während die sonstige Entwicklung schon weit gediehen ist.
Gleichzeitig mit dem Wachstum der Keimdrüsen des Mädchens, d. i. der Eierstöcke, und der Ausbildung ihrer Funktionstüchtigkeit erfolgt die Umstimmung des gesamten hormonalen Apparates. Es kommt zur Behaarung der äußeren Geschlechtsteile und der Achselgegend. Das ursprüngliche Flaumhaar in der Achselhöhle und Schamgegend, das schon im 11.–12. Jahr wächst, wird durch das bleibende Haar ersetzt. Die endgültige Schambehaarung zeigt waagerechte Begrenzung. Das Kopfhaar wird besonders bei den Mädchen dunkler, die Augenbrauen werden derber und länger. Die Haarbildung ist mit dem 18. Lebensjahr abgeschlossen. Auch in der Ausbildung des Kehlkopfes zeigt sich vom 10. Jahre ab ein deutlicher Unterschied der Geschlechter. Der weibliche Kehlkopf erscheint höher, sein Bau ist zarter und breiter und nach vorn mehr abgerundet.
An den Brustdrüsen, die bei beiden Geschlechtern zunächst gleich angelegt sind, machen sich für das weibliche Geschlecht die Veränderungen bemerkbar, die das heranwachsende Mädchen zum Teil mit weiblichem Selbstgefühl, zum Teil mit unklarem Schamgefühl erfüllen. Die Brüste runden sich dadurch, daß das Drüsen- und Fettgewebe unter der Haut an Umfang zunimmt. Der jugendliche Busen, die sogenannte Knospenbrust, entsteht.
Die Brüste werden mehr oder weniger halbkugelig, meist prall, bei normaler Entwicklung selten hängend. Sie wölben sich von jetzt ab immer stärker. Die Warzen und der Warzenhof treten deutlich hervor.
Die Glieder runden sich durch Ansatz von Fett, und besonders die Hüften werden voller. Das Becken wird breiter. Die sogenannte hor-

monale Umstimmung der Pubertät macht sich in charakteristischen Wachstumsänderungen aller Organsysteme geltend. Vom Längenwachstum war bereits die Rede. Das Breiten- und Tiefenwachstum erfolgt später und langsamer. Dadurch entsteht eine Zwiespältigkeit: die unverhältnismäßige Länge des Körpers wirkt unbeholfen. Die allzu langen Gliedmaßen hängen ungelenk am Rumpf und beeinträchtigen die Flüssigkeit der Bewegungen. Eckiges und ungeschicktes Benehmen ist die Folge. Schlechte Körperhaltung kann eintreten. Immer wieder muß der Erzieher mahnen zu gerader Rückenhaltung und zu erhobenem Kopf. Mehr Streckung als Füllung zeigt auch das Wachstum des Gesichts. Die Nase erhält ihre endgültige Form. Das Spitzenwachstum zeigt sich besonders an Händen und Füßen. Die Mädchenhand bleibt dabei schmaler, feingliedriger und kürzer als die des Knaben. Ebenso zeigt der Fuß einen zarteren und schlankeren Bau. In dieser Zeit nimmt der Kopfumfang zu durch Wachstum der Schädelknochen, beim Mädchen am deutlichsten zwischen dem 12. und 14. Lebensjahr.

Die Zunahme der Muskulatur ist beim Mädchen geringer als beim Knaben. Das Wachstum der inneren Organe pflegt mit dem der Knochen lange Zeit nicht Schritt zu halten. Das Herz nimmt langsam bis zum 15. Jahr zu, rascher zwischen dem 16. und 20.

Wie schon beim Mädchen betont, so wachsen auch beim Knaben als sekundäre Geschlechtsmerkmale Achsel- und Schamhaare. Beim Knaben zeigen sich ferner Barthaare und tiefe Stimme. Die stärkere Breitenzunahme des Beckens beim Mädchen ist im Vergleich zu dem des Knaben nicht mehr so stark betont wie früher. Das knabenhafte Bekken vieler Mädchen ist heute häufig. Alle diese Veränderungen sind Ausdruck für tieferliegende Vorgänge im Gesamtorganismus, vor allem aber Ausdruck der Reifung der Keimdrüsen, beim männlichen Organismus der Hoden, beim weiblichen der Eierstöcke.

Beim weiblichen Geschlecht setzt im Zusammenhang mit dieser Reifung auch jener Vorgang ein, den wir mit Monatsblutung bezeichnen. Die erste Monatsblutung (Regel oder Menstruation oder Periode) ist aber nicht Zeichen für eine vollendete Geschlechtsreife. Sie ist anfänglich noch nicht regelmäßig. Oft genug bleibt sie nach dem ersten Erscheinen für Monate aus, ohne daß deshalb etwas zu befürchten ist, etwa eine Krankheit oder ein organischer Fehler. Das Wesen der Periode wird an anderer Stelle besprochen.

Beim Knaben kommt es häufig zu nächtlichem Samenerguß (Pollution), oft mit sexuellen Träumen verknüpft. Dieser Vorgang ist nicht krankhaft.

Hand in Hand mit dem körperlichen Reifen, das ein ständiges Gären und Umbilden, ein wundervolles Zeichen des Lebens ist, geht auch die seelische Entwicklung. In dieser unterscheiden wir die Vorpubertät und die Pubertät.

Die Vorpubertät

setzt bei Knaben zwischen dem 11. und 14. Lebensjahr und bei Mädchen zwischen dem 10. und 12. Lebensjahr ein.
Sie ist beim Knaben charakterisiert durch ein erhöhtes Bewegungsbedürfnis, gepaart mit bedeutender körperlicher Leistungsfähigkeit. Beliebt sind Schwimmen, Radfahren und Skifahren, ferner findet sich eine gesteigerte Angriffslust (Aggressivität), die bis zur Roheit gehen kann, und eine ausgeprägte Freude an Sinneseindrücken. Er liebt lärmende Geräusche, scharfe Gerüche (z. B. Auspuffgas) und Lichteffekte. Selbst Schmerz, Schmutz und Schweiß können lustvoll erlebt werden. Der Knabe der Vorpubertät sucht das Zusammensein mit Gleichaltrigen. In einer gut geführten Jugendgruppe kommen die besten Eigenschaften dieser Altersgruppe zur Entfaltung: Begeisterungsfähigkeit, Treue, Verschwiegenheit, Mut, Kameradschaftlichkeit und Einsatzbereitschaft. In dieser Zeit strebt der Jugendliche nach seiner persönlichen Selbständigkeit. Aber daraus ergeben sich manche Konflikte mit den Erwachsenen. Er fügt sich nicht mehr in die bis dahin gewohnte Umgebung ein, hält sich nicht mehr an bestimmte anerkannte Ordnungen, Waschen wird unbeliebt, Pünktlichkeit wird zum Problem, saubere Kleidung, ordentliche Haartracht werden abgelehnt. Der gemüthafte Abstand zur Mutter nimmt zu, und der Vater gewinnt für den Knaben eine immer größere Bedeutung als Vorbild für seine eigene männliche Rolle.
Die Vorpubertät des Mädchens setzt in der Regel zwei Jahre früher ein als die des Knaben und verläuft etwas anders. Im Beginn steht ebenfalls die körperliche Unruhe, starker Rededrang und Bereitschaft, über alles ohne Grund zu lachen. Kurz vor Eintritt der ersten Monatsregel ändert sich das Verhalten. Die Stimmung wird schwankend, oft leicht depressiv. Geselligkeitswünsche wechseln mit Verlangen nach Einsamkeit, Anpassungsbereitschaft wechselt mit Auflehnung, Unternehmungslust mit Trägheit. Das labile Gemütsleben führt zu Konflikten mit den Eltern, Lehrern und den rasch wechselnden Freundinnen. Im Gegensatz zu den Knaben werden sie inaktiv, scheuen die Bewegung und lesen viel. Sie lernen mit wenig Lust und sind für vieles empfäng-

lich, aber nicht produktiv. Die Schulleistungen lassen gewöhnlich nach, sie lieben das Daheimsein und hängen ihren Tagträumen nach. Konflikte ergeben sich aus der Überempfindlichkeit, der Bequemlichkeit und der widersprüchlichen Wunschwelt. Erstaunlich positiv und einsatzfähig reagieren diese Mädchen jedoch, wenn sie vor eine echte Aufgabe gestellt werden, etwa in einem Krankheitsfall zu pflegen oder Haushaltspflichten zu übernehmen.

Welche Folgerungen ergeben sich für den Umgang mit den Jugendlichen in der Vorpubertät?

Der Jugendliche leistet das, was man von ihm erwartet. Er reagiert empfindlich, wenn man ihm nichts zutraut, ihm die Verantwortung abspricht, ihm selten Gelegenheit gibt, etwas zu tun, und ihn gleichzeitig tadelt, er vertrödele seine Zeit und Kräfte mit Unfug und Frechheiten. Der Betätigungsdrang des Jungen sollte voll und sinnvoll ausgenutzt werden. Man sollte ihm in echter Kameradschaftlichkeit ohne Tadel und ohne Mißtrauen über mangelnde Erfahrung feste Aufgaben übertragen. Ebenso sollte man ihm verschiedene positive Gemeinschaftserlebnisse vermitteln: Wettspiele, Theater- und andere Veranstaltungen und manches mehr. Der Jugendliche muß aber hierbei aktiv mitgestalten und mitwirken. Auf diese Weise wird überschüssige Kraft in die richtige Bahn gelenkt, und seine altersgemäßen Bedürfnisse werden weitgehend befriedigt.

Die Pubertät

reicht etwa bis zum 17. oder 18. Lebensjahr. In dieser Zeit treten bestimmte Aufgaben an den jungen Menschen heran. Wie diese gelöst werden und welche Probleme dabei auftauchen, hängt von dem Milieu ab, in dem der Jugendliche aufwächst. Er muß zu sich selbst finden. Das beginnt mit der Kritik an der äußeren Erscheinung. In dieser Zeit steht die Haarfrisur im Vordergrund. Diese wird vielfach zum Abzeichen für die Zugehörigkeit zu einem bestimmten Umkreis und bestimmten Idolen angepaßt. Der Jugendliche ist besonders empfindlich. Allmählich sucht er sich an Vor- oder Leitbildern seine eigene Persönlichkeit zu formen. Dabei richtet er sich nach bestimmten Typen, die er in seiner Phantasie zu seinen Leitbildern macht und die er mit erstrebenswerten Eigenschaften ausstattet. Seine Wahl hängt dabei weitgehend von der Entwicklung seiner Intelligenz ab. Während früher die Eltern vielfach als Vorbild galten, wurden sie in den letzten Jahrzehnten immer mehr in den Hintergrund gedrängt. Bei dieser Wahl spielen auch die persönlichen Kindheitserfahrungen, Begabungen und Neigungen sowie die berufliche Ausbildung eine Rolle.

Ein wichtiges Problem in dieser Zeit ist die Anbahnung von Kontakten zum anderen Geschlecht und die Bewältigung der geschlechtlichen Probleme.

»Durch die Akzeleration einerseits, die die Kindheit verkürzt, und durch die immer länger werdenden Ausbildungszeiten andererseits wird die Jugendzeit für diejenigen, die eine über das Handwerkliche hinausgehende Ausbildung anstreben, über das notwendige Maß verlängert. Die damit entstehenden Probleme der andersartigen geschlechtlichen sexuellen Beziehungen liegen auf der Hand. Obwohl feststeht, daß die Jugendlichen durchaus den Begriff der Treue und der gemüthaften Bindung ihren Geschlechtspartnern gegenüber kennen und leben, muß es jedem einsichtig sein, daß eine freundschaftlich-intime Beziehung ohne Möglichkeit einer wohnlichen und wirtschaftlich gesicherten Basis nicht 10 bis 15 Jahre als verpflichtend eingehalten werden kann, um dann in den Status der Ehe überzugehen. Da die Sexualität nicht erst im Jugendalter auftritt, hängt die Bewältigung ihrer Umgangsform von der sexuellen Erziehung während der ganzen Kindheit, von Art und Ausmaß der Aufklärung und von der Aussprachemöglichkeit über geschlechtliche Probleme ab. Ebenso von der tiefen Bindung an die Eltern, dem Ausmaß an Sicherheit und Geborgenheit in der Familie, der Zufriedenheit mit dem Status, den man als Heranwachsender einnimmt. Vor allem bezieht sich sexuelle Freiheit und ihr Mißbrauch auf die Möglichkeit der Identifizierung des Kindes mit dem gleichgeschlechtlichen Elternteil. Gelingt es dem Jugendlichen, sein eigenes Geschlecht und seine Geschlechtsrolle in die Selbst- und Wertfindung einzubauen, so gelingt ihm auch die echte sexuelle Entwicklung. In ihr wird die Sexualität ein Ausdruck der Liebe, ein Teil eines Gesamtganzen und nicht das Ganze selbst.« (n. *Lotte Schenk-Denzinger:* Entwicklungspsychologie, Österreichischer Bundesverlag für Unterricht, Wissenschaft und Kunst, Wien 1970)

Die Lebenshöhe

Aus der Fülle der Probleme, die den Menschen in der Lebensmitte erfassen, soll der Problemkreis

Ehe und Familie

besonders herausgestellt werden. Ehe und Familie haben sich seit *Kneipps* Lebzeiten gewaltig verändert. Der gesellschaftliche Wandel in den letzten zwei Generationen führte von der patriarchalischen Großfamilie zur Kleinfamilie, hat aber der Familie unserer Tage eine in vielen Fällen größere Belastung gebracht. Insbesondere belasten die Familie von heute Generationskonflikte weit größeren Ausmaßes als früher und der gesamte gesellschaftliche Strukturwandel. Und doch gilt auch hier noch manches Grundsätzliche, was *Kneipp* sagte. Deshalb sollen einige Ausführungen *Sebastian Kneipps* diesen Abschnitt einleiten:

»Der Schöpfer der Welt hat der Menschheit die Fortpflanzung des menschlichen Geschlechtes übertragen und hat zu diesem Zweck schon die Stammeltern durch einen unauflöslichen Vertrag, den Ehebund, untereinander verbunden. Auf diese Weise sollte für die Pflege und Erziehung der Nachkommenschaften aufs beste gesorgt werden. Da der Mensch ein Ebenbild des Schöpfers ist und hierdurch unendlich erhaben über der ganzen sichtbaren Schöpfung dasteht, so konnte es dem Schöpfer gewiß nicht gleichgültig sein, wie für die Erhaltung des menschlichen Geschlechtes und für die Erziehung der Nachkommenschaft Sorge getragen werde. Aus dem Zweck des Ehebundes ergeben sich auch die mit demselben verbundenen Pflichten. Da derselbe, wie er beim Anfang des Menschengeschlechtes beschlossen wurde, noch fortbesteht und bleiben wird bis zum Ende der Zeit, so möchte ich ein wohlgemeintes Wort an alle richten, die ihn eingehen und seine Verpflichtungen auf sich nehmen, und ihnen zeigen, wie sie diese erfüllen sollen.

Wem ist nicht bekannt, daß ein guter Acker eine gute Frucht hervorbringt, daß aber von einem schlechten nicht viel zu erwarten ist? Gilt dies nicht auch in gleicher Weise von den Eltern? Ganz gewiß; wenn sie gesund und kräftig sind, ist auch eine ähnliche Nachkommenschaft zu erwarten. Wenn aber die Eltern Schwächlinge sind oder voller Gebrechen, wenn sie durch schlechte Wohnung, Kost, verkehrte Kleidung

oder gar ungeregelte Lebensweise ihrem Körper schaden, so wird auch ihre Nachkommenschaft nicht gesund und kräftig sein.«
Das Schicksal des Kindes wird außer der Vererbung und den im Mutterleib erworbenen Krankheiten schon mitbestimmt durch das richtige Verhalten der Mutter in der Schwangerschaft. Darum soll an dieser Stelle das Wesentliche gesagt werden.

Das geheimnisvolle Wunder der Neuschöpfung

Um zu verstehen, wie sich das Wunder der Entstehung menschlichen Lebens vollzieht, müssen wir noch einmal kurz auf den Ablauf der Monatsblutung und auf deren Sinn eingehen. Mitten zwischen zwei Perioden sondert sich von dem rechten oder linken Eierstock – wahrscheinlich abwechselnd – ein reifes Ei ab und begibt sich auf die Wanderschaft zur Gebärmutter. Im einzelnen ist der Vorgang so, daß von vielen Tausenden von Eiern, die in jedem Eierstock angelegt sind, ein an der Oberfläche gelegenes zur Reife kommt. Zeichen dieser Reife ist es, daß allmählich eine Flüssigkeit das Ei umgibt; diese Flüssigkeit ist umhüllt von dünnem Gewebe, das zu einer kleinen Blase anwächst. Wenn nun diese Blase ihre größte Ausdehnung erreicht hat, mitten zwischen zwei Monatsblutungen, dann reißt sie an der Außenseite des Eierstokkes ein, und der ausströmende Blaseninhalt schwemmt das Ei in die Bauchhöhle. Um den Eierstock herum aber lagern die Fasern des Eileiters, die durch eine sinnvolle Saugarbeit das Ei ansaugen und in den Eileiter ziehen. Von hier aus gelangt das Ei in die Gebärmutter. Diese ist auf seine Ankunft vorbereitet. Das ganze Gewebe ist aufgelockert und saftreich; so ist es ein geeigneter Boden für Ernährung und Wachstum des Eies, falls eine Schwangerschaft eintritt. Wird das Ei aber nicht befruchtet, macht die Natur ihr eigenes Werk wieder zunichte: Die hohe Schleimhaut der Gebärmutter reißt ein und bildet sich zurück. Das Blut und der Schleim der groß gewordenen Drüsen entleeren sich. Die Monatsblutung setzt ein. Im Eierstock tritt an die Stelle des ausgestoßenen Eies und der ausgeschwemmten Flüssigkeit eine geringe Blutmenge, die wieder vom Körper aufgesogen wird, wenn keine Schwangerschaft eintritt. Kommt es aber zur Schwangerschaft, so wandelt sich das blutgefüllte Bläschen über verschiedene Stufen zu einem eigenartigen, gelblich gefärbten Gebilde um, dem Gelbkörper. Dieser bleibt mehrere Monate lang während der Schwangerschaft bestehen und stellt eine neue innersekretorische Drüse dar, die auf den ganzen Organismus ungeheuer stark einwirkt.

Bei jedem Geschlechtsverkehr ergießen sich in die Scheide der Frau Millionen Samenfäden, die zumeist im hinteren Scheidengewölbe liegenbleiben. Ein kleiner Teil von ihnen gelangt in den Gebärmutterhals. Dieses Eindringen der Samenfäden in die Gebärmutter geht bei gesunden und normalen Verhältnissen sehr schnell vor sich. Schon 4–5 Minuten nach Vereinigung sind bewegliche Samenfäden im Gebärmutterhals der Frau gefunden worden, und bereits eine halbe Stunde später konnten sie in der Gebärmutterhöhle nachgewiesen werden. In der Gebärmutterhöhle und im Gebärmutterhals herrscht immer eine Strömung von einer abgesonderten Flüssigkeit, die dem Eindringen der Samenfäden entgegenwirkt. Aber die Samenfäden haben die Kraft, gegen den Strom zu schwimmen, und die stärksten arbeiten sich so weit vor, bis sie zum Ei gelangen. Welcher von den vielen Millionen Samenfäden zuerst das Ei erreicht, bohrt sich in dieses ein. Mit diesem Augenblick schließt sich das Ei gegen seine Umwelt ab. Von den vielen Millionen Samenfäden hat nur ein einziger zur Befruchtung geführt. Das Werden eines neuen Menschenlebens beginnt mit all dem Schicksalhaften und mit all den Erbanlagen, die gerade das eine Ei von den vielen Tausenden und die gerade der eine Samenfaden von den vielen Millionen mit sich führten. Nachdem das Ei gegen weiteres Eindringen von Samenfäden gefeit ist, teilt sich das Gebilde, das aus der Verschmelzung von Ei und Samen entstanden ist, nach sinnvollen und zweckhaften Richtlinien der Natur in zwei, dann in vier und weiter durch Teilung in immer zahlreichere Zellen. So entsteht allmählich ein ganzer Zellenstaat, und aus dem Zellenstaat gehen große Zellenverbände hervor. Von diesen hat jeder schon jetzt seine bestimmten Aufgaben, d. h. aus dem einen Zellenverband entwickelt sich die Haut, aus dem anderen die Muskulatur, aus wieder einem anderen das Nervensystem. Ein wunderbares, sinnvolles In- und Nebeneinander läßt im Laufe der Wochen und Monate die Zellenverbände den werdenden Menschen aufbauen. Im Anfang ist von einem menschenähnlichen Gebilde noch nicht viel festzustellen, aber es ist doch schon menschliches Leben. Erst im Verlauf des zweiten Monats erreicht das werdende Wesen, der sogenannte Embryo, menschenähnliches Aussehen und am Schlusse der 8. Woche eine Größe von 2–3 cm. Kopf, Rumpf und Gliedmaßen haben sich voneinander abgesetzt. An dem unverhältnismäßig großen Kopf sind schon Mund, Nase, Augen und Ohren erkennbar, und der Bauch ist bis auf den Nabelring geschlossen. An den Gliedmaßen zeigt sich schon der Ansatz der Finger- und Zehenbildung. Am Ende des 3. Schwangerschaftsmonats ist der Embryo schon etwa 9 cm lang und läßt auch das Geschlecht erkennen. Aber erst im 4. Schwangerschaftsmonat prägen sich deutlich die äußeren Geschlechtsunterschiede aus. Das werdende Kind mißt dann vom Scheitel bis zur Fußsohle etwa 16 cm und zeigt in der umgebenden Flüssigkeit, dem Fruchtwasser, kräftige Bewegungen, die jedoch von der Mutter noch nicht wahrgenommen werden. Im 5. Schwangerschaftsmonat sind die Herztöne mit dem Höhrrohr durch die Bauchdecke der Mutter wahrnehmbar. (Das Herz entwickelt sich in der 3. Woche und nimmt dann bereits eine Pumptätigkeit auf. Ab 9. Woche ist die Herztätigkeit mittels Ultraschall nachweisbar.) Auch die Bewegungen des Kindes in dieser Zeit werden so stark, daß diese als deutliche Zeichen des werdenden Lebens von der Mutter sowie durch Ärzte und Hebammen sich feststellen lassen. Es zeigen sich auch schon Atembewegungen, die aber noch erfolglos bleiben. Die Haut färbt sich dunkelrot und bedeckt sich mit einem weichen Flaum von Wollhaaren. Die Talgdrüsen fangen an abzusondern und bilden an den Beugeflächen der Gliedmaßen und dem Rücken eine eigenartige Schmiere, die sogenannte Käseschmiere. Am Ende der ersten Schwangerschaftshälfte beträgt die Länge des werdenden Menschen 25 cm, das Gewicht etwa 300 g. Von Monat zu Monat bildet sich das neue menschliche Wesen immer mehr heran und nähert sich der Reife.

Wie wird das werdende Kind ernährt?

Bei der Wanderung vom Eileiter in die Gebärmutter trifft das befruchtete Ei eine vollkommen aufgelockerte, saftreiche und drüsenreiche Gebärmutterschleimhaut an. In dieser heftet sich das Ei fest, indem die äußerste Schicht des Eies sich mit der Schleimhaut der Gebärmutter verbindet. Beim Heranwachsen des Eies bildet sich an der Haftstelle der Mutterkuchen. Mit diesem Mutterkuchen steht das werdende Kind durch einen eigenen Blutumlauf, auf dessen Einzelheiten hier nicht eingegangen werden kann, in Verbindung. Das Ei wird von verschiedenen Häuten (Fruchtwasserhaut und Gefäßzottenhaut) umgeben, die das werdende Kind wie einen Sack umschließen. In diesen Sack hinein entwickelt sich das Fruchtwasser, eine grauweißliche oder gelbliche Flüssigkeit. Diese Flüssigkeit beträgt gegen Ende der Schwangerschaft etwa $1/2$–$1\,1/2$ Liter. Das Fruchtwasser verhütet Verwachsungen zwischen den Fruchthäuten und der Körperoberfläche des Embryos. Treten wegen Mangel an Fruchtwasser dennoch Verwachsungen ein, dann kommt es oft zu Mißbildungen beim Kind. Das Fruchtwasser schafft dem werdenden Kind den nötigen Raum für seine ungehemmte Entwicklung und eine ungestörte Ausbildung seiner Körperform sowie die erforderliche Bewegungsfreiheit. Ferner schützt es den Mutterkuchen und die von dort zum Kind verlaufende Nabelschnur, die die ernährenden Gefäße für das Kind enthält, vor Druck, so daß die Ernährung ungestört vonstatten gehen kann. Das Fruchtwasser läßt die Mutter die Kindsbewegungen als weniger lästig und weniger schmerzhaft empfinden. Erwähnt sei auch noch, daß das Kind von dem Fruchtwasser trinkt und daß der bei der Geburt ausgestoßene Teerstuhl, das Mekonium, die im Fruchtwasser umhertreibenden Wollhaare, Hautschuppen und Talgklümpchen enthält.

Jede Schwangerschaft bedeutet für die Mutter eine gewaltige Umstellung. Das rhythmische Auf und Ab von Eireifung, Entfaltung und Rückbildung der Gebärmutter, der Monatsblutung usw. hat aufgehört. Statt dessen hat sich der mütterliche Organismus auf die Entwicklung des neuen Wesens eingestellt. Das ganze innersekretorische Drüsensystem, wozu u. a. die Schilddrüse, die Bauchspeicheldrüse, die Nebennieren und die Eierstöcke gehören, wird gewaltig verändert. Auch die Hirnanhangdrüse zeigt eine so starke Veränderung, daß sogar von dem Vorderlappen dieser Drüse, der sich beträchtlich vergrößert, Stoffe in das Blut und damit über die Nieren in den Urin der Frau kommen, die schon nach kurzer Zeit, 5 Tage nach der Befruchtung, die Schwangerschaft feststellen lassen.

Es gibt Schwangerschaftsschnellteste verschiedener Art, die die fast sichere Diagnose auf Schwangerschaft ermöglichen. Mitbeteiligt an dieser drüsenmäßigen Umstellung ist vor allen Dingen der Gelbkörper (s. oben), den wir schon kurz bei der Besprechung der Eiabsonderung kennenlernten. Später wirkt der Mutterkuchen als neue umstellende Drüse mit.

Mit der Änderung der innersekretorischen Drüsentätigkeit verändert sich auch das Eingeweide-Nervensystem, das ohnehin bei der Frau viel empfindlicher ist als beim Mann. Abhängig von diesem Eingeweide-Nervensystem ist vor allen Dingen der Blutkreislauf. Daher haben wir bei der schwangeren Frau den häufigen Wechsel in der Gesichtsfarbe, Auftreten von Hitze- und Frostgefühl. Auch Magen- und Darmkanal, die von diesem Eingeweide-Nervensystem abhängig sind, zeigen im Anfang nicht selten Gleichgewichtsstörungen, wobei die Stuhlverstopfung die häufigste ist. Ebenso können an den Harnleitern Veränderungen auftreten, denen leicht eine Nierenbeckenentzündung folgt. Erwähnt sei noch, daß durch den Zusammenhang mit dem vegetativen

Nervensystem in den ersten Schwangerschaftsmonaten häufig Veränderungen und Störungen in den Geschmacksempfindungen der Frau auftreten. So erklärt sich der nicht seltene Ekel und Abscheu vor dem Geruch und Geschmack bestimmter Speisen, besonders auch der Widerwille gegen Fleisch und starkes Verlangen nach ungewöhnlichen Stoffen, nach sauren Speisen, Kalk, Kreide usw.

Ebenso wird der ganze Stoffwechsel verändert, weshalb die Ernährung der schwangeren Frau auf diese Dinge Rücksicht nehmen muß. Hauptsächlich wegen des Stoffwechsels soll sich die schwangere Frau in den letzten Monaten vorwiegend von den sogenannten Zuckerstoffen, den Kohlehydraten, ernähren. Fett und Eiweiß belasten zu stark den Stoffwechsel, vor allem die Leberarbeit, und sollen deshalb eingeschränkt werden. Wie uns besonders die Erfahrung der beiden Weltkriege gezeigt hat, führt eine kohlehydratreiche und fettarme Ernährung viel weniger zu den gefürchteten Krampfzuständen (Eklampsie) der Frau. Wichtig ist vor allen Dingen eine reichliche Zufuhr von Vitaminen in Form von grünem Gemüse, Obst, Butter, guter Öle, bester Vollkornprodukte usw. Die Gewichtszunahme bei der schwangeren Frau, die man nicht selten beobachtet, hängt ebenfalls mit dem Stoffwechsel zusammen, insofern als das Gewebe der Frau stark Wasser ansammelt. Auch der Kalkstoffwechsel der Frau verändert sich in der Schwangerschaft, und das Sprichwort, das besagt, jedes Kind koste der Mutter einen Zahn, hängt damit zusammen. Wenn nicht durch eine geeignete Ernährung Kalk zugeführt wird, kann es zur Entkalkung von Zähnen oder Knochen kommen. Da das Festhalten von Flüssigkeit im mütterlichen Organismus abhängig ist vom Kochsalz, so empfiehlt es sich, das Kochsalz besonders in den letzten Monaten einzuschränken.

Auch der Blutkreislauf der Frau wird von der allgemeinen Umstellung erfaßt. Das Herz muß mehr leisten, es wird in den letzten Monaten besonders durch die Größe der Gebärmutter und den dadurch bedingten Zwerchfellhochstand in seiner Lage verändert. Daher sind kleine Störungen leicht erklärbar. Am häufigsten sind die Veränderungen an den Venen, den Blutadern, d. h. den Blutgefäßen, die das Blut dem Herzen wieder zuführen. Gewöhnlich treten diese im Laufe der Schwangerschaft stärker hervor. Bei nicht richtiger Lebensweise bleiben nach der Geburt leicht solche Krampfadern bestehen. Auch krampfaderartige Bildungen an den äußeren Geschlechtsteilen und am After kommen nicht selten vor. Die Schwangerschaftsstreifen an der Haut, die z. T. charakteristisch sind und sich am meisten über dem Bauch ausbilden, aber auch an den Brüsten vorkommen, hängen mit der ungleichen Spannung der Haut zusammen. Sie sind durch zweckmäßige Massage vermeidbar. Vielfach als unangenehm empfindet die Frau während der Schwangerschaft eine Entstellung ihres Gesichtes. Sie kann sich aber damit trösten, daß diese bald verschwindet, weil sie nur auf einer zeitweiligen Verschiebung im Farbstoff der Gesichtshaut beruht.

Auch die Brustwarze bekommt eine tiefer dunkle Färbung. Die Brüste selbst machen eine starke Wandlung durch. Bei der ersten Schwangerschaft fangen die bis dahin untätigen Drüsen der jungfräulichen Brust an zu wachsen, werden größer und bilden einen Drüsenkörper, der das Fett- und Bindegewebe zum größten Teil verdrängt. Je mehr die Schwangerschaft ihrem Ende zugeht, um so stärker wachsen die Brüste, und gegen Ende der Schwangerschaft läßt sich eine deutliche Absonderung feststellen, besonders auf Druck hin. Es entleert sich eine wasserklare, schleimige, manchmal auch etwas gelbliche Flüssigkeit, die schon viele Nährbestandteile enthält, aber nicht mit der Milch zu vergleichen ist. Der wichtigste Unterschied zwischen der Milch und dieser Absonderung der Brüste, der sogenannten Vormilch, besteht darin, daß die Vormilch einen großen Gehalt an Eiweiß hat. Dieses steht chemisch und biologisch dem Eiweiß der Blutflüssigkeit der Mutter sehr nahe und kann deshalb durch die Magenwände des Neugeborenen unverändert, ohne wesentliche Umarbeit, aufgenommen werden und wird damit sofort zur wertvollsten und unersetzlichen Nahrung des Neugeborenen. Die Vormilch, die bis zum Einschießen der richtigen Milch vorhanden ist, d. i. etwa am 2. Tage nach der Geburt, hat also eine sinnvolle unersetzliche Aufgabe. Die Vormilch wandelt sich allmählich in die richtige Muttermilch um. Dieser allmähliche Übergang von der Vormilch zur Milch gestattet eine allmähliche Anpassung der Verdauungsorgane des Kindes an ihre Aufgabe.

Welche Brust ist nun in der Lage, am reichlichsten Milch abzusondern? Es sei gleich gesagt, daß nicht die stärkste Brust am meisten Milch verspricht. Aus gewissen Zeichen läßt sich auf die Milchmenge schließen, die zu erwarten ist. Dünne Haut, große Drüsen und großer Warzenhof, Hängeform der Brust (Flaschenbrust) verkünden Milchreichtum. Kleine fettreiche Brüste mit breitem Ansatz und kleiner Warze bei geringer Gefäßentwicklung zeigen gewöhnlich das Gegenteil an. Zudem erschwert die Kleinheit der Warze das Saugen des Kindes. Soweit das Wesentliche über die Schwangerschaft.

Am Ende der Schwangerschaft – am häufigsten 273 Tage nach der Empfängnis oder 280 Tage nach dem ersten Tage der letzten Monatsregel – setzt die normale Geburt ein. Der Geburtsbeginn macht sich durch regelmäßig einsetzende Wehen bemerkbar. Die ersten Wehen, die im Abstand von einigen Minuten erfolgen, eröffnen den Gebärmutterhalskanal. Die Fruchtblase, die von den mit Fruchtwasser gefüllten Eihäuten gebildet wird, schiebt sich vor die führenden Teile des Kindes (meist der Kopf). Diese Fruchtblase soll helfen, den Gebärmutterhals zu dehnen, damit die Geburtswege zu einem Schlauch von gleichmäßiger Weite werden. Wenn der innere und äußere Muttermund vollkommen eröffnet sind, dann ist die erste Phase der Geburt vollendet, und der führende Teil des Kindes kann die Gebärmutter verlassen. Zu dieser Zeit springt am häufigsten die Fruchtblase (Blasensprung), und das Fruchtwasser fließt durch die Scheide ab. Dann drückt die Gebärmutter das Kind zum Scheidenausgang hin.

Dieser Druck führt zu einer Ansammlung von Flüssigkeit in der Kopfschwarte des Kindes; es bildet sich die Kopfgeschwulst. Sie entsteht durch Stauung nur beim lebenden Kind und nimmt entsprechend der Zeit und Dauer der Wehentätigkeit an Umfang zu. Nach der Geburt verschwindet sie sehr schnell und ist gewöhnlich schon am nächsten Tage nicht mehr erkennbar.

Der Kopf drückt sich immer weiter vor, passiert die Schamteile und hängt aus der Schamspalte heraus. Bei diesem Vorwärtsarbeiten des Kopfes arbeitet die Mutter durch Anspannen der Bauchpresse mit, ihr ganzer Körper vibriert und krampft sich. Ist der Kopf schon geboren, dann tritt für eine kurze Zeit Ruhe ein, wobei das Gesicht des Kindes sich allmählich infolge der Einschnürungen des Halses bläulich verfärbt, bis auch der Rumpf des Kindes durch weitere Wehen ebenfalls herausbefördert wird. Nach dem Rumpf folgen die unteren Gliedmaßen, und das ganze Kind liegt zwischen den Beinen der Mutter. Dem Kind fließt noch der Rest des Fruchtwassers nach, das infolge kleiner Blutungen aus dem Geburtsschlauch blutig verfärbt ist. Die Ausstoßung des Kindes bedeutet für die Mutter einen Wärmeverlust, der in Verbindung mit dem unter der Geburt eintretenden Schweißausbruch und den Muskelanstrengungen oft noch einen Schüttelfrost auslöst.

Das Kind zwischen den Schenkeln der Mutter fängt manchmal sofort, manchmal erst nach einiger Zeit zu strampeln und unter Verziehung des Gesichtes laut zu schreien an. Damit hat die Atmung eingesetzt, das Kind hat seinen ersten Atemzug außerhalb der Mutter getan. Das

Leben eines neuen Menschen hat seinen Anfang genommen. Ertönt nicht alsbald der erste Schrei, weil das Kind im Mutterleib Fruchtwasser in die Luftwege bekommen hat und deshalb blau anläuft, dann muß der Arzt oder die Hebamme mittels eines sogenannten Katheters die Luftwege freisaugen. Gelingt das, ist baldige normale Atmung da. Alles Schütteln, Schwingen des Kindes und anderes hastiges Getue haben meist keinen Sinn.

Ist das Kind während der Geburt infolge einer Druckerhöhung im Gehirn blaß geworden, dann sind nach vorherigem Freimachen der Luftwege von Schleim Hautreize wie leichtes Klopfen des Kindes, kalte Übergießungen von Nacken und Brust im heißen Bad, sowie Frottieren der Haut am Platz. Alle anderen Maßnahmen entscheidet der Arzt.

Das Kind steht aber noch durch die Nabelschnur in Verbindung mit der Mutter. Etwaige Nabelschnurumschlingungen müssen beseitigt werden. Das Kind wird so zwischen die Schenkel der Mutter gelegt, daß Mund und Nase unbehindert frei bleiben. Die Abnabelung erfolgt, wenn das Klopfen der Nabelschnur erloschen ist. Bei der Abnabelung muß auf größte Sauberkeit geachtet werden. Dieses geschieht dadurch, daß zwei Abbindungen mit Nabelschnurbändchen durchgeführt werden. Eines wird nahe am kindlichen Körper angebracht und das andere mehr zur Mutter hin. Zwischen diesen beiden Unterbindungen wird die Nabelschnur durchgeschnitten. Das Kind wird dann in ein sauberes Tuch gehüllt und auf einen Platz gelegt, von dem es nicht herunterfallen kann, sich nicht verbrennen oder verkühlen kann. Auch hierbei ist wieder darauf zu achten, daß Mund und Nase frei bleiben.

Ist die Nachgeburt beendet, wird man sich wieder mehr dem Kind zuwenden, es sei denn, daß der Arzt noch den etwa eingerissenen Damm der Mutter vernäht. Nun wird das Kind gesäubert. Die Käseschmiere, so nennt man den schleimig-schmierigen Belag auf der Haut des Kindes, wird mit Olivenöl abgerieben. Es folgt ein Bad, das die Temperatur von durchschnittlich 35° C haben soll. Dabei hält die Hebamme das Kind mit beiden Händen schwebend, so daß das Badewasser nicht in Mund, Nase oder Ohren des Kindes dringen kann. Bei dieser Säuberung achtet sie zugleich darauf, ob auch keine Mißbildungen (überzählige oder fehlende Finger und Zehen, Hasenscharte und Mißbildungen an den Geschlechtsteilen usw.) festzustellen sind. Natürlich muß man etwaige Mängel der Mutter oder dem Vater taktvoll und schonend mitteilen. Nach dem Bad wird das Kind trockengerieben, wobei Achselhöhlen und Schenkelfalten besonders zu beachten sind. Dann wird der Nabelstumpfrest versorgt, der am Körper des Kindes verbleibt, indem

die Schleife, die vor der Durchtrennung angelegt worden war, gelöst und das Nabelband fest angezogen und zu einem festen Knoten verknüpft wird. Der Stumpf wird mit Alkohol abgerieben und mit einem sterilen Läppchen abgetrocknet, sodann nach links oben auf den Leib gelegt und so dick gepudert, daß er in dem Puder vollständig verschwindet. Auf den Puder legt man ein steriles Gazeläppchen, das mit einer rund um den Leib verlaufenden Nabelbinde befestigt wird. Größte Sauberkeit ist unbedingt Voraussetzung für diese Handhabung; denn davon kann das Leben des Neugeborenen abhängen. Der Nabelschnurrest trocknet in der Regel nach der Geburt zwischen dem 5. und 10. Lebenstag ab. Ist der Nabelstumpf versorgt und die Nabelbinde angelegt, so wird das Kind mit Hemdchen, Jäckchen und Windeln bekleidet. Nun muß die Hebamme, wenn nicht die Eltern ausdrücklich Einspruch erheben, in jedes Auge des Neugeborenen einen Tropfen Silbernitrat einflößen. Diese Maßnahme hat den Zweck, das Kind vor Erblindung zu schützen, wenn etwa die Mutter früher mit Tripper infiziert worden ist. Alle Kinder, die durch die natürlichen Geburtswege der Mutter gehen, laufen bei Infektion der Mutter Gefahr, daß sich Trippererreger in den Lidspalten festsetzen. Damit setzt eine heftige Entzündung ein, der Augentripper, dem früher ohne Einführung des Silbernitrats 30 % aller Blinden Deutschlands ihr Leiden verdankten. Durch die Einführung des Silbernitrats ist diese Zahl gesunken.
Nachdem das Kind so versorgt ist, muß es zunächst sehr warm gehalten werden. Gut zugepackt, ohne daß es ersticken kann, bekommt es eine Wärmflasche mit ins Bett, ohne daß es sich daran verbrühen kann. Ernährt wird das Kind zunächst nicht.

Das Neugeborene

Das Neugeborene ist nicht, wie man vielleicht glaubt, ein Erwachsener in verkleinertem Maßstab, sondern es ist ein von diesem völlig verschiedenes Wesen. Schon in den Körperverhältnissen bestehen wesentliche Unterschiede. Besonders auffällig ist die Größe des Hinterkopfes gegenüber dem kleinen Gesichtsschädel. Ähnlich verhalten sich Bauch und faßförmiger Brustkorb zueinander. Diese Verhältnisse ändern sich, je älter das Kind wird. Sie nähern sich dann denen der Erwachsenen. Nur bei Störungen in der Gesamtentwicklung treten die Maßverhältnisse des Säuglings u. U. wieder mehr in Erscheinung. Aber nicht nur durch die äußeren Maßverhältnisse unterscheidet sich

ein Neugeborenes oder ein Säugling vom Erwachsenen, sondern noch durch sehr viele andere Gegebenheiten, wie z. B. die Beschaffenheit der Haut, andersartige Reflextätigkeit u. a. mehr.
Ein gesundes neugeborenes Kind wiegt im Durchschnitt 3000–4000 g, wobei Mädchen durchschnittlich leichter sind. Die Länge beträgt 50–52 cm. Man spricht so lange vom Neugeborenen, bis die Nabelwunde abgeheilt ist. Nach dem ersten Bad pflegt das Kind ruhig zu schlafen, bis zu 24 Stunden lang. Schlafen ist für die erste Zeit die »Haupttätigkeit« des Kindes. Sie wird nur unterbrochen durch die Nahrungsaufnahme und nach der Neugeborenenperiode durch das tägliche Bad. Das gesunde Kind hat eine bestimmte Schlafhaltung, und zwar hält es beide Ärmchen winkelig gebeugt mit geballten Fäustchen nach aufwärts neben dem Kopf. Herabsinken der Arme im Schlaf ist beim jungen Säugling meist ein Zeichen von Krankheit. Heute wird oft aus vielerlei Gründen (z. B. Entlastung der Wirbelsäule, des Herzens und Kreislaufs, Abfluß von Nasensekret und Erbrochenem) die Bauchlage bevorzugt. Auch dann hält der Säugling die geballten Fäuste neben dem Kopf. Ein weiteres Zeichen für Gesundheit oder Krankheit hat man in der Spannung der Haut. Diese ist wegen des Blutreichtums ausgesprochen rot. Graue oder grau-blaue Verfärbung weist auf Krankheit hin. Über die Nahrungszufuhr sei hier nur das Wesentliche gesagt und im übrigen auf die einschlägigen Bücher hingewiesen.

Die Ernährung des Säuglings

Kneipp sagt: »Die erste Pflicht, welche die Eltern betreffs der Gesundheit ihrer Kinder haben, ist die Sorge für die Nahrung. Für die früheste Nahrung, die dem Kind zukommen soll, hat der Schöpfer selbst gesorgt durch ein Naturgesetz; und jede Mutter ist verpflichtet, diesem Gesetz nachzukommen. Tut sie das nicht, dann hat sie sich vor Gott darüber zu verantworten, und fade Ausreden werden ihr vor dem Gericht Gottes nichts helfen. Jeder Mutter möchte ich recht ernstlich sagen: ›Fürchte Deinen Gott und halte dieses Gesetz ein.‹ Allerdings kommen Fälle vor, in denen die Beobachtung desselben nicht möglich ist; aber unter diesen werden nur wenige sein, in denen nicht in der Lebensweise der Grund hierfür zu finden wäre. Gewöhnlich sind Zeitgeist, Mode, verkehrte Lebensweise, Verweichlichung, Sinnenlust usw. die Ursachen, daß dieses Gottesgesetz nicht beobachtet wird oder nicht mehr beobachtet werden kann. Liegt wirklich der Fall vor, daß dieses nicht eingehalten werden kann, dann steht gewöhnlich ein Arzt zur Seite, welcher der berufene Ratgeber ist; auch ich erlaube mir, einige Winke für solche Fälle zu geben.«

Was *Kneipp* über die künstliche Ernährung des Säuglings sagt, ist inzwischen durch die modernen Erkenntnisse und Erfahrungen überholt. Der Rückgang der Säuglingssterblichkeit auf ein Viertel gegenüber der Zahl um die Jahrhundertwende (*Kneipp* 1897 †) ist den Fortschritten in der Medizin zu verdanken und nicht zuletzt auch den Erkenntnissen auf dem Ernährungssektor.

Fest steht allerdings heute noch: Die natürliche und beste Nahrung für das Kind ist die Muttermilch. Sie ist stets trinkfertig, d. h. richtig zusammengesetzt, den Verdauungsverhältnissen des Kindes angepaßt, warm und keimarm. Daher ist sie ein Schutz vor Magen- und Darmkrankheiten und vermittelt überdies dem Kind noch Abwehrstoffe gegen verschiedene Krankheiten (z. B. Masern, Keuchhusten).

In den ersten Tagen nach der Geburt kommt es bei der Mutter zu einer Absonderung einer etwas zähen, gelblichen Flüssigkeit, dem Kolostrum oder der Vormilch. Die eigentliche Milch stellt sich zwischen dem 2. und 5. Tag ein. Man spricht vom Einschießen der Milch. Voraus geht meist eine leichte Spannung und leichter, stechender Schmerz der Brust. Die Milchabsonderung wird angeregt durch den Saugakt des Kindes. Je besser die Brüste entleert werden, desto mehr steigert sich die Milchmenge. Deshalb ist das regelmäßige Anlegen und vollständige Austrinkenlassen so ratsam. Die angepriesenen Mittel zur Steigerung der Milchmenge haben nur Suggestivwirkung oder nur unterstützenden Einfluß. Das Kind wird regelmäßig, 5mal am Tag in 4stündigem Rhythmus, angelegt, z. B. 6, 10, 14, 18, 22 Uhr. Nach Sättigung des Kindes läßt man es aufstoßen, da es während des Saugens etwas Luft geschluckt hat, die nun wieder heraus muß. Man muß darauf achten, daß beim Anlegen des Kindes nicht nur die Warze, sondern auch ein Teil des Warzenhofes in den Mund gestülpt wird. Die Nasenöffnung hält man durch Zurückdrängen der Brust frei.

Auch wenn die Milch noch nicht eingeschossen ist, wird das Kind regelmäßig angelegt. Bekommt es zu wenig Flüssigkeit, so wird sie ihm in Form von Tee verabreicht. Wenn die Milchabsonderung längere Zeit nicht eintritt oder danach nicht ausreicht, so wird die fehlende Menge nach dem Anlegen durch Verabreichung der Flasche zugeführt. Damit soll nicht zu früh angefangen werden, da sich das Kind an die leichtere Arbeit dieser Nahrungszufuhr gerne gewöhnt und daher die Brust verweigert. Mit Ausnahme der ersten Lebenstage, in denen man bis zur genügenden Milchabsonderung beide Brüste geben kann, erhält das Kind bei jeder Mahlzeit nur eine Brust in regelmäßigem Wechsel.

Abends vor der großen Nachtpause darf auf beiden Seiten angelegt werden.
Ist das Neugeborene sehr schwach oder will die Milch nicht in ausreichender Menge kommen, dann kann man ebenfalls während längerer Zeit das Anlegen an beiden Brüsten versuchen. Es ist aber darauf zu achten, daß die zuerst gereichte Brust wirklich entleert wird, d. h. entweder muß das Kind sie leertrinken oder sie muß künstlich durch Abpumpen entleert werden. Die zweite, nicht vollständig ausgetrunkene Brust wird bei der nächsten Mahlzeit als erste gegeben. Eine ähnliche Ausnahme gilt, wenn man bei schwachen Kindern und ungenügender Milchmenge nicht 5mal täglich, sondern 6–8mal anlegt. Ist aber das Kind kräftig geworden, kann man zu 5 Mahlzeiten zurückkehren. Grundsätzlich soll das Kind so lange an der Brust trinken, bis es von selbst aufhört, was meistens nach 15–20 Minuten der Fall ist. Länger als 25 Minuten soll man das Kind nicht trinken lassen, da es dann nur noch ganz geringe Mengen zu sich nimmt. $2/3$ der Mahlzeit werden bereits in den ersten 5 Minuten aufgenommen.
Die Trinkmengen eines gesunden Säuglings betragen täglich etwa:

In der 1. Woche steigend bis ca.	400 g
Mitte der 2. Woche steigend bis ca.	500 g
In der 4. Woche steigend bis ca.	600 g
In der 8. Woche steigend bis ca.	800 g
In der 9. Woche steigend bis ca.	850 g
Ab 26. Woche höchstens	1000 g

Wenn der Säugling die ganze Milchmenge, die die mütterliche Brust bietet, nicht bewältigen kann, muß die Milch abgepumpt werden. Oft wird diese dann für die Ernährung Frühgeborener in der Klinik verwendet. Die Stilldauer beträgt im Idealfall 6 Monate. Aus vielerlei Gründen gibt es das heute nur noch selten. Ein Hauptgrund ist beispielsweise die Berufstätigkeit der Mutter. Die Muttermilch muß ebenso wie die Flaschennahrung durch eine Beikost ergänzt werden. Etwa ab Ende des 2. Monats beginnt man mit kleinen Mengen Gemüse- und Obstsaft, ab Mitte des 3. Monats gibt man feinpüriertes Obst und Gemüse. Mahlzeiten, die Gemüse und Fleisch enthalten, kommen etwa ab dem 4.–6. Monat in Frage. Diese Beikost kauft man am besten in den von der Industrie hergestellten Gläsern und Flaschen. Zu ihrer Herstellung darf nur einwandfreies, durch keine Pflanzenschutzmittel behandeltes Obst und Gemüse verwendet werden. Die Zubereitung geschieht vor allem vitaminschonend und mit größter Sauberkeit. Wann welche Beikost und wieviel davon in Frage kommt, entnimmt man den jeweiligen Aufschriften. Selbst hergestellte Beikost ist sicher nicht so wertvoll und letztlich auch nicht billiger, da es schwer ist, unbehandeltes Obst und Gemüse zu kaufen und es in so kleinen Mengen schonend herzurichten.

Die künstliche Ernährung

Wenn die Mutter nicht stillen kann oder will, muß die sog. künstliche Ernährung einsetzen. Es gibt eine große Menge von Präparaten sowohl in Pulver- als auch in Flüssigkeitsform zur Herstellung von Flaschennahrung. Dabei kann zwischen den Sauer- und Süßmilchpräparaten unterschieden werden. Die Kuhmilch ist gegenüber der Frauenmilch reicher an Eiweiß und ärmer an Kohlehydraten. Dieses Eiweiß muß durch Verdünnung oder künstliche Säuerung verdaulicher gemacht werden. Auch die fehlenden Kohlehydrate müssen zugesetzt werden. In neuerer Zeit stellt man neben der Sauermilch die oben genannten Süßmilchpräparate her, von der Tatsache ausgehend, daß auch die Muttermilch süß ist. Es besteht überdies die Möglichkeit, die Flaschennahrung aus Milch, Wasser, Zucker und Schleim selber herzustellen. Die fertigen Präparate haben jedoch den Vorzug, daß sie viel einfacher und schneller zu einer Flaschenmahlzeit bereitet werden können und mit wichtigen Vitaminen und Spurenelementen angereichert sind. Außerdem sind sie durch eine bestimmte Aufbereitung leichter verdaulich, als die sonst im Handel befindliche Kuhmilch es ist. Wie oben bereits gesagt, darf die Beikost ebenso wie bei der Ernährung mit Muttermilch auch bei der künstlichen Ernährung nicht fehlen.

Die Stuhlentleerung des Neugeborenen

Zunächst wird eine eigenartige schwärzlich-grüne oder braune Masse entleert, die meistens geruchlos ist und aus den Zellen der Darmschleimhaut, Abschilferungen der äußeren Haut sowie Wollhaaren und anderen Zellbestandteilen besteht. Man spricht vom sog. »Kindspech«. Vom 3. Tag an zeigt sich der erste Milchstuhl, der aus der Milch entsteht, die das Kind aufgenommen hat. Es ist bei mit Muttermilch ernährten Kindern ein Gärungs-, kein Fäulnisstuhl. Er riecht nicht übel, hat ein säuerliches Aroma, das an Buttermilch erinnert. Grüner Stuhl, der durch Umwandlung gewisser Stuhlbestandteile entstehen kann, hat meist keine krankhafte Bedeutung. Der Stuhl künstlich ernährter Kinder ist fester, häufiger und riecht eher kotartig.

Der Harn des Neugeborenen

ist im Anfang wasserklar, wird später leicht gelblich oder noch dunkler und hinterläßt in den Windeln Streifen und Flecken von rötlich-bräunlicher Färbung, die von harnsauren Salzen herrühren. Der Urin wird in unregelmäßigen Zwischenräumen entleert. Nach der ersten Harnentleerung folgt häufig erst am zweiten Tage, manchmal sogar noch etwas später, die nächste. Die Mutter braucht sich deshalb nicht zu ängstigen, ebenso wie das nicht nötig ist, wenn die Windeln 25–30mal innerhalb 24 Stunden naß werden.

Die Gewichtszunahme des Kindes

ist ein weiterer Maßstab für Wohl- oder Übelbefinden. Die gesunde Gewichtszunahme läßt sich kaum in absoluten Zahlenwerten ausdrükken. Doch kann man über das »Soll«-Gewicht des Säuglings folgendes sagen: Der Säugling nimmt in den ersten fünf Lebensmonaten wöchentlich ca. 150 g zu, d. s. in einem Monat ca. 600 g, vom 6.–12. Lebensmonat je 500 g. Im Verlauf des 5. Lebensmonates hat sich in der Regel das Geburtsgewicht verdoppelt, am Ende des ersten Lebensjahres verdreifacht. Kleine Abweichungen sind belanglos.

Schwangerschaftsverhütung

Ist es nicht ein Wagnis, in einem Buch, das aus der Sicht der Lehre *Kneipps* geschrieben ist, von bewußter Verhütung der Schwangerschaft zu reden? *Kneipp* sah als Priester die Ehe als unlösliche Gemeinschaft zweier Menschen mit dem Zweck, Leben weiterzutragen. Wenn »Kindersegen« ausblieb, war das ein Unglück. Nur unter diesem Gesichtspunkt sah *Kneipp* die Geschlechtsgemeinschaft zweier Menschen. Im Grundsätzlichen würde *Kneipp* auch heute noch diesen Standpunkt einnehmen müssen. Wir können aber an der Tatsache nicht vorbei, daß dieser Standpunkt für Millionen von Menschen nicht mehr verbindlich ist. Die Gründe hierzu sind vielschichtiger Natur, auf die wir im Rahmen dieses Buches nur allgemein im Hinblick auf das veränderte Verhalten des Menschen und die veränderte Lebenssituation eingehen können.
Der Mensch hat in den letzten Jahrzehnten der Sexualität, die in hohem Maße formbar und umweltabhängig ist, eine größere Bedeutung

beigemessen. Der Instinkt des modernen Menschen für das wirklich Echte, Natürliche verringerte sich. Tabus und Schamhaftigkeit wurden abgebaut. Ohne Scham ist nur instinktsicheres tierisches Leben möglich. Für den Menschen aber ist die natürliche Schamhaltung ein angeborener Schutzmechanismus, besonders beim heranreifenden Menschen. Wesentlich geändert hat sich auch die Einstellung des modernen Menschen zur Fortpflanzungsfunktion. Er sieht in seinem sexuellen Verhalten vielfach nicht einmal mehr die Aufgabe der Bindung an den andersgeschlechtlichen Partner. Diese kann auch ohne erstrebte Nachkommenschaft für die Bildung einer ehelichen Gemeinschaft wertvoll sein. Heute dienen alle Formen sexueller Betätigung häufig nur der Lustbefriedigung. Damit ist aber jede echte Gemeinschaft – nicht nur die eheliche – in einer ernsten Gefahr. Wenn die Sexualität verabsolutiert wird und nicht in das gesamte natürliche Leben eingeordnet wird, führt sie zur Unordnung, zum Chaos und auch zu organischen und neurotischen Erkrankungen.

Von dieser Sicht aus müssen wir die gewollte Schwangerschaftsverhütung als ein notwendiges Übel ansehen. Das entbindet uns nicht von der Pflicht, in jedem Falle zu helfen und nicht nur zu verurteilen. Darum wollen wir sachlich zu den Möglichkeiten und Gefahren der Schwangerschaftsverhütung Stellung nehmen.

Zuvor sei aber noch einmal der Kneippsche Standpunkt zu diesem Fragenkomplex in moderner Form herausgestellt.

Der Geschlechtstrieb dient dem Weitergeben neuen Lebens, und seine natürliche Befriedigung ist zugleich Ausdruck einer bis ins letzte gehenden Gemeinschaft. Aus Sinn und Aufgabe des Geschlechtstriebes heraus ist es deshalb in des Wortes eigentlicher Bedeutung unnatürlich, bewußt neues Leben zu verhüten, aus welchen Gründen es auch geschehen mag. Wir müssen allerdings sagen: gesundes neues Leben zu verhüten; denn die Verhütung kranken Lebens ist aus Verantwortlichkeit und auch aus dem Sinn des Geschlechtslebens und der Fortpflanzung heraus eine Notwendigkeit.

Wollte man die geschlechtliche Vereinigung nur zu dem Zwecke zulassen, Kinder zu zeugen, so hieße das zumindest weltfremd sein und die Bedeutung dieses Tuns als Ausdruck der ehelichen Gemeinschaft vollkommen mißverstehen.

Zur Gesunderhaltung eines Volkes und aus bevölkerungspolitischen Gründen ist die gesunde Familie eine unbestreitbare Notwendigkeit. Aber gerade aus dieser Notwendigkeit heraus ist es unerwünscht, wenn die Kinder so rasch hintereinander folgen, daß die Mutter sich nicht genügend erholen kann. Das Aufwachsen der Kinder müßte leiden. Deshalb soll bei normalen Verhältnissen zwischen zwei Schwangerschaften im allgemeinen ein Abstand von etwa zwei Jahren liegen. Es sei aber nochmals betont, daß nicht die gewollte Ein- oder Zweikinderfamilie die gesunde ist, sondern diejenige, die mindestens vier gesunde Kinder umfaßt. Je nach Gesundheitslage und sozialen Verhältnissen kann es aber berechtigte Ausnahmen von dieser Regel geben. Es gibt auch eine unnatürliche Großfamilie. Diese ist dann ebenso unerwünscht wie die unnatürliche Kleinfamilie.

Es gibt sicher wichtige persönliche und sachliche Gründe – Gesundheit der Mutter, berufliche Existenzfragen, Wohnungssorgen u. a. –, die Schwangerschaft zu verhüten. Schon allein aus diesen Betrachtungen heraus kann die Frage der planvollen Lenkung der Geburten und damit die Frage der Schwangerschaftsverhütung nicht stillschweigend übergangen werden.

Die einfachste, schwerste, sicherste und zugleich auch die seltenste Schwangerschaftsverhütung ist die Enthaltsamkeit. Sie als die verpflichtende Norm in jedem Falle hinzustellen hieße, wie schon betont, weltfremd sein und dem pulsierenden Leben fernstehen.

Die Natur zeigt selbst noch einen anderen gangbaren und natürlichen Weg. Er liegt in der periodischen Unfruchtbarkeit der Frau begründet. Die gesunde Frau mit regelrechtem Monatszyklus hat Zeiten, wo sie unfruchtbar ist. In dieser Zeit ist die volle natürliche Vereinigung möglich, ohne daß eine Empfängnis eintritt. Voraussetzung ist der regelmäßige Ablauf der Monatsblutung (Methode Knaus-Ogino).

Zu dieser Methode muß kritisch folgendes bemerkt werden:

Sie ist in der Praxis kompliziert. Für die Berechnung der fruchtbaren und unfruchtbaren Tage ist ein gewissenhaft geführter Menstruationskalender nötig. Dieser muß über ein Jahr lang geführt werden, ehe man Schlüsse daraus ziehen kann. Außerdem muß man bei dieser Methode immer mit Zyklusänderungen durch veränderte Umwelteinflüsse rechnen, wie z. B. Reisen, Kuren, seelische Erregungen, Krankheiten u. a. Dadurch wird die Methode unsicher. Selbst die Berechnung der »Basaltemperatur« durch tägliche Messung der Körpertemperatur in Mund oder After beim Aufwachen morgens bietet keinen absoluten Schutz vor Schwangerschaft. Diese Methode, von der katholischen Kirche anerkannt, ist nur dann zuverlässig, wenn alle Voraussetzungen eingehalten werden. Man sollte in jedem Falle den Rat eines erfahrenen Arztes oder einer entsprechenden Beratungsstelle einholen.

Als eine auch heute noch verbreitete, aber auch sehr unsichere Form der Schwangerschaftsverhütung darf man wohl den unterbrochenen

Beischlaf, das »Aufpassen«, bezeichnen. Bei diesem erfolgt die Verhütung der Schwangerschaft dadurch, daß der Samenerguß außerhalb der Scheide erfolgt, indem der Mann vor Erreichung des Höhepunktes der Lustempfindung das Glied aus der Scheide zieht. Dieses Tun ist für Mann und Frau schädlich. Es setzt eine Überfüllung der Organe mit Blut ohne wirkliche Entlastung, anstelle des naturhaften Rausches die kränkelnde Vernunft und vorsichtige Überlegung. So mancher nervöse Mann und so manche Frau mit ihren zahllosen nervösen Beschwerden, besonders des Herzens, haben in diesem unterbrochenen Beischlaf die Quelle ihrer Erkrankung zu suchen.

Die Gummihülle, das Präservativ oder der Kondom, soll die Schwangerschaft dadurch verhüten, daß sie den Samen auffängt, so daß dieser nicht in die Scheide gelangt. Im Gegensatz zu früher gibt es heute Gummihüllen aus einer hauchdünnen Gummihaut, die das Empfinden nicht zu sehr stören. Diese Gummihülle bietet einen verhältnismäßig sicheren Schutz und kann auch die Geschlechtskrankheiten verhüten helfen. Berechtigte Einwände gegen diese Methode sind die Kosten, das Nicht-immer-zur-Hand-Haben im Bedarfsfall, die Art der Anwendung und daß bei Versagen die Frau alleine das Opfer ist.

Die Methoden, die durch mechanischen Verschluß des Gebärmutterhalses mittels sogenannter Okklusivpessare den Samenfäden den Weg versperren, sind unsicher. Die Pessare müssen zudem oft erneuert werden, besonders bei der Monatsblutung jedesmal wieder entfernt werden. Die Auswahl des Pessars sollte ebenso wie die entsprechenden Anweisungen nur durch einen Arzt erfolgen.

Bei der Unfruchtbarmachung (der Sterilisierung) zum Zwecke der Verhütung des Nachwuchses werden bei der Frau die Eileiter auf operativem Wege unterbunden, d. h. es wird dafür gesorgt, daß das Ei auf dem Weg vom Eierstock zur Gebärmutter nicht mehr befruchtet werden kann. Es geht dann in dem abgebundenen Eileiter oder in der Bauchhöhle zugrunde. Bei dieser Sterilisierung bleiben also im Gegensatz zur Kastration, der Keimdrüsenentfernung oder -zerstörung (z. B. durch Röntgen- oder Radiumstrahlen), der weibliche Charakter und alle weiblichen Merkmale erhalten. Unter besonderen Umständen, z. B. gesundheitlicher Gefährdung des Mannes, kann auch dessen Sterilisierung in Frage kommen. Ob eine Sterilisierung überhaupt vorgenommen werden darf, ist eine ernste Gewissensfrage und ohne ärztliches Urteil nicht zu entscheiden.

Alle chemisch-wirkenden Mittel (sogen. Ovula, Gel-Präparate oder Sprays), die vor der geschlechtlichen Vereinigung in die Scheide eingeführt werden, bieten bei sachgemäßer Anwendung einen relativ guten

Schutz, besonders wenn sie mit anderen Verhütungsmitteln, z. B. der Gummihülle (Präservativ oder Kondom) kombiniert werden. Aber auch gegen die chemisch-wirkenden Mittel bestehen Bedenken. Häufig angewandt, reizen sie nicht selten die Schleimhaut der weiblichen Geschlechtswege und führen zu Entzündungserscheinungen, die oft sehr hartnäckig sind. Ebenso ist es nicht sicher, ob es nicht zu einer Keimschädigung kommt, wenn trotz dieser Mittel eine Schwangerschaft eintritt. Es gibt eine große Auswahl an chemisch-wirkenden Verhütungsmitteln. Man sollte auch in diesem Falle den Arzt um Rat fragen.

Die Pille

Die sogenannte Antibabypille ist wohl in zivilisierten Ländern die häufigste Art, eine Schwangerschaft zu verhüten. Das geschieht auf hormonellem Wege. Sie imitiert eine Schwangerschaft, indem sie die Eireifung und die Ausstoßung eines Eies aus dem Eierstock (s. Schwangerschaft) verhütet. Die Pille enthält in der Regel zwei verschiedene Hormone, die auch im natürlichen Ablauf des Monatszyklus im Organismus der Frau gebildet werden. Es sind das Östrogen, das im Frühstadium des Menstruationszyklus gebildet wird, und das Gestagen. Wenn man eine zusätzliche Menge Östrogen früh im Zyklus dem Körper zuführt, wird die Eireifung verhindert, und kein Ei verläßt den Eierstock. Das zweite Hormon, das Gestagen, wird vor allem in der zweiten Hälfte jedes Monatszyklus vom sogenannten Gelbkörper gebildet. Es wird zum Aufbau der Gebärmutterschleimhaut gebraucht. Wenn man alle für den Monatszyklus vorgesehenen Tabletten richtig einnimmt, tritt anstelle der normalen Monatsblutung eine Abbruchsblutung ein, d. h. die aufgebaute Schleimhaut wird abgestoßen.
Die verschiedenen Formen der Pille und auch die sog. »Dreimonatsspritze« beruhen alle auf dem Prinzip der hormonalen Schwangerschaftsverhütung. Diese »Dreimonatsspritze« bietet einen relativ sicheren Schutz über 90 Tage. Sie hat aber Nebenwirkungen. Es treten u. a. Blutungen zu nicht bestimmbarer Zeit und Dauer auf, und die Rückkehr zur Fruchtbarkeit dauert länger.
In letzter Zeit hat auch die *Mini-Pille* von sich reden gemacht. Was ist die Mini-Pille?
Der Name kommt daher, daß der Hormongehalt sehr gering ist. Sie enthält überhaupt keine Östrogene. Infolge ihrer Zusammensetzung unterdrückt sie nicht den Follikelsprung (Austritt des Eies aus dem Ei-

erstock). Das Zyklusgeschehen läuft normal ab. Die weibliche Geschlechtsfunktion wird nicht wesentlich beeinflußt. Die Mini-Pille muß allerdings täglich, also auch während der Regelblutung, und zwar zur gleichen Tageszeit genommen werden.
Frauen mit Venenentzündungen, Lebererkrankungen, Brustdrüsenerkrankungen und Neigung zu Sehstörungen dürfen die Mini-Pille nicht nehmen.
Diese Darstellung vereinfacht die fast unüberschaubaren, vielfältigen Auswirkungen der Pille sehr, denn sie beeinflußt das gesamte hormonelle Drüsengeschehen ebensosehr wie eine Schwangerschaft. Darum sind die Stimmen nicht zu überhören, die vor der kritiklosen Anwendung der Pille warnen. Jede Frau, die die Pille nehmen will, soll sich ärztlich beraten lassen und sich darüber klar sein, daß eine dauernde Imitation einer Schwangerschaft unnatürlich und sicher schädlich ist. Manche Schäden, die hier und dort auftreten (körperliche und seelische), lassen sich beseitigen, wenn die Pille nur eine Zeitlang zwar regelmäßig, doch immer wieder durch Pausen unterbrochen, genommen wird. Auch spielt der verschiedene Anteil in den verschiedenen Pillen an Östrogenen und Gestagenen eine Rolle. Bei guter ärztlicher Überwachung sind bisher keine gefürchtete Krebsbildung oder vermehrte Venenleiden u. a. bekannt geworden.
Man muß, besonders in bezug auf außerehelichen Geschlechtsverkehr, darauf hinweisen, daß die regelmäßig genommene Pille zwar die Schwangerschaft, aber nicht die Geschlechtskrankheiten verhütet.
Trotz allem ist und bleibt die Verhütung der Schwangerschaft bei der heutigen Lebenssituation zwar oft eine Notwendigkeit, aber dennoch ein Übel.

Ungewollte Unfruchtbarkeit

Obwohl die Anzahl der bewußt gewollten Verhütungen einer Schwangerschaft heute sehr viel größer ist als die der ungewollten Unfruchtbarkeit, soll letztere jedoch auch in diesem Abschnitt besprochen werden.
Die Ursachen für die ungewollte Unfruchtbarkeit sind vielgestaltig. Sie können in organischen, d. h. strukturellen Veränderungen an den Geschlechtsorganen von Mann und Frau, aber auch ohne diese bedingt sein.
Eine Klärung ist oft nur durch Untersuchung beider Partner möglich.

Sind organische Ursachen vorhanden, dann können diese – wenn überhaupt – nur durch entsprechende ärztliche Maßnahmen beseitigt werden. Das gilt besonders für die nicht seltene Unterentwicklung der Frau.
Hierbei können zur Überwindung Arzneimittel, z. B. Heilkräuter oder Hormone, notwendig werden. Anders ist es, wenn organische Veränderungen für die Sterilität ausgeschlossen werden können. Dann liegen die Ursachen oft im seelischen Bereich oder in falschen Verhaltensweisen. Auch hier sollte immer ärztlicher Rat eingeholt werden, und falsche Scheu ist völlig fehl am Platze.
Sind seelische Disharmonien die Ursache, ist nicht selten fachärztlich-psychotherapeutischer Rat erforderlich.
Falsche Verhaltensweisen müssen geklärt und abgestellt werden. Zu den falschen Verhaltensweisen gehört auch die Durchführung des Geschlechtsverkehrs ohne Rücksicht auf den augenblicklichen körperlichen und seelischen Zustand des Partners.
Eine häufige Ursache liegt auch in der Abgespanntheit und im Gehetztsein eines oder beider Partner. So sind die sogenannten »Wochenendehen« besonders gefährdet. Man sollte den Geschlechtsverkehr nie abgespannt oder gehetzt oder unter unschönen Umständen durchführen wollen. Das führt immer zu körperlichen und seelischen Störungen. Eine häufige ist der fehlende Orgasmus (höchste Lustempfindung). Es ist aber irrig zu glauben, daß dieser zur Empfängnis notwendig sei.
Zur Behandlung der ungewollten Unfruchtbarkeit gehört neben den oft vom Arzt verordneten Arzneimitteln immer eine je nach Konstitution oder augenblicklicher Disposition ausgerichtete naturgerechte Allgemeinbehandlung und eine aktive Gesundheitspflege (siehe dort).

Das Alter

Aktuelle Gesundheitsprobleme im Alter

Auch dieser Lebensabschnitt ist reich an Problemen. Im Vordergrund stehen Gesundheit und Krankheit. Wenn man hierüber etwas aussagen soll, dann muß man zunächst zwei Begriffe deutlich abklären: Alter und altern.

Das Alter des Organismus

wird bestimmt durch die Zeit, die seit seiner Entstehung vergangen ist. Es ist das in Jahren ausgedrückte Lebensalter.
Das biologische Alter dagegen stimmt nicht immer mit diesem überein. Es drückt einen Zustand aus, der durch das Ausmaß des Alterns erreicht wurde.
Das Pensionsalter ist eine willkürliche Festsetzung des Lebensalters, das aber nichts Verbindliches über die Alters- und Leistungsgrenze aussagt.
In diesem Abschnitt geht es um das Alter, in dem die Rückbildungsvorgänge im Vordergrund zu stehen scheinen. Das heißt aber nicht, daß sich nur Leistungsminderungen zeigen. Oft finden sich in diesem Lebensabschnitt sogar Entfaltungen der seelischen Eigenschaften und geistige Produktivität. Man darf auch nicht Rückbildung der Organe mit Abnutzung verwechseln; denn in gewissen Grenzen bleibt die Grundeigenschaft des Organismus, sich selbst zu regenerieren, d. h. seine Substanz dauernd neu aufzubauen, erhalten. Das ist ja ein Gegensatz zur toten Materie, die sich abnutzt.
Um die Altersprobleme besser zu verstehen, muß auch der Begriff »altern« erklärt werden.

Das Altern

ist ein Vorgang, der auch die sog. tote Materie (Steine, Metalle, Auto, Flugzeug, Kleider u. a.) betrifft. Das Altern der Lebewesen ist ein biologischer Vorgang und nichts Krankhaftes. Dieses Altern ist eine typische, zum Leben gehörende Erscheinung und beginnt bereits mit der Geburt und endet mit dem Tode. Es bedeutet Veränderungen der Struktur der Zellen, Gewebe und Organe und Veränderung der Leistung (Funktion) im Laufe des Lebens. Zugrunde liegt diesen Veränderungen eine gesetzmäßig ablaufende Änderung des Stoffwechsels, meist im Sinne einer Verlangsamung der Aufnahme, der Verarbeitung und Abgabe chemischer Stoffe, kurz gesagt, des Auf- und Abbaus im Organismus. Damit stehen der Energiebedarf und die Energieproduktion im Organismus, d. h. die Leistungsfähigkeit in engem Zusammenhang. Meist aber wird der Begriff des Alterns mißverstanden, indem man nur die Vergreisung meint, nämlich das überstarke Auftreten von Rückbildungsvorgängen an den Geweben und Organen und die Minderung der Leistungsfähigkeit. Es möchte wohl jeder alt werden, aber nicht altern. Das Tempo des Alterns ist verschieden und zeigt große individuelle Unterschiede. Der eine altert früh, der andere altert spät. Die Vorgänge des Alterns vollziehen sich an allen Zellen, Geweben und Organen. Besonders bedeutsam sind diese Veränderungen am Herzen, dessen Leistung vermindert wird und das sich rasch erschöpft. Ebenso wichtig für die Gesamtleistungsfähigkeit, die ja von der Leistungsfähigkeit des Herzens und Kreislaufes abhängt, ist auch die Veränderung an den Blutgefäßen, besonders an den Arterien, die zur Arteriosklerose, zur Arterienverkalkung neigen. Dadurch steigt u. U. der Blutdruck, und der ganze Kreislauf zeigt erhebliche Störungen. Die Heilungsgeschwindigkeit von Wunden nimmt deutlich ab. Weiterhin sind die Veränderungen im Stoffwechsel wichtig. Stoffwechselzwischenprodukte werden nicht richtig abgebaut oder ausgeschieden. Es kommt zu einer Verschlackung der Gewebe und zu einer mangelhaften Verbrennung (Oxydation). Dadurch nimmt auch die Eigenwärme des alten Organismus ab. Das Stützgewebe verliert an Elastizität. Es kommt u. a. zur Verkrümmung der Wirbelsäule, zur Starre des Brustkorbes, die ihrerseits wieder dazu führt, daß durch das gleichzeitige Auftreten des Altersemphysems (Lungenblähsucht) auch das Herz stärker belastet wird. Der Zucker im Blut wird mangelhaft verarbeitet. Das führt zu höheren Blutzuckerwerten. Auch die Eiweißkörper im Serum verändern sich. Die sog. Globuline nehmen im Serum zu, die Albumine ab. In der Regel nimmt der Fettgehalt des Blutes deutlich zu. Im Blutbildungssystem kommt es zu einer Abnahme der Bildung der roten Blutkörperchen. Das Knochenmark wird allmählich in Fettmark umgewandelt.

Durch die Starre des Brustkorbes und das damit oft verbundene Altersemphysem wird die Atemfunktion insgesamt wesentlich geringer.

Weiterhin kommt es zu einer allgemeinen Wasserverarmung, die sich in verschiedener Form im Gewebe ausprägt. Die Haut wird dünner, sie reichert Pigment (Farbstoff) an, sie bekommt dadurch ein geflecktes Aussehen (Altersflecken). Ebenso bilden sich gerne Alterswarzen. Auch die Schleimhäute verändern sich; besonders die Schleimhäute des Magen- und Darmkanales, welche dünner werden und damit zu einer Verdauungsschwäche führen können.

Die Nägel werden spröder und brüchiger. Die Haare des Kopfes ergrauen und fallen weitgehend aus. Ebenso kommt es bei vielen zum Ausfallen der Zähne.

Sehr entscheidend sind auch die Vorgänge an den innersekretorischen Drüsen. Hier treten besonders die Keimdrüsen in Erscheinung, die Eierstöcke der Frau und die Hoden des Mannes. Die Rückbildung an die-

sen beiden leitet einen Lebensabschnitt ein, den wir mit Wechseljahre, Klimakterium, bezeichnen. Während diese bei der Frau ziemlich konstant um das 50. Lebensjahr beginnen, ist der Beginn beim Mann zeitlich nicht so genau festgelegt. Die Wechseljahre beginnen bei ihm im allgemeinen langsamer und sind weniger stark von der veränderten Hormonproduktion abhängig als bei der Frau. Diese Wechseljahre können – müssen nicht – mit einer Reihe von Beschwerden verbunden sein. Es wird besonders geklagt über mehr oder minder starke Hitzewallungen, Schweißausbrüche, Kälteschauer, Schwindelgefühle, Herzsensationen, schnelle Ermüdbarkeit und seelische Stimmungsschwankungen.
Von besonderer Bedeutung im Alter sind auch die Veränderungen an den Nerven und der Hirnsubstanz. Durch diese nimmt die gesamte körperliche und geistige Leistungsfähigkeit in der Regel deutlich ab. An den Sinnesorganen findet sich an den Augen die sog. Alterssichtigkeit, die die Folge der zunehmenden Verhärtung der Linse ist und zur mangelnden Akkommodation (Anpassung) führt. Bei den Ohren tritt ein Verlust des Hörvermögens ein – die obere Tongrenze ist wesentlich herabgesetzt, d. h. die hohen Töne fallen zuerst aus, so daß z. B. helle Klingellaute nicht mehr gehört werden. Später wird auch z. B. das Tikken einer Uhr nicht mehr gehört.
Beachtenswert ist aber vor allen Dingen

das seelisch-geistige Verhalten im Alter.

Das seelisch-geistige Leben im Alter ist zwar anders geartet als das des jungen oder in der Lebenshöhe stehenden Menschen, aber die seelisch-geistigen Leistungen sind im allgemeinen nicht unterlegen. Viele Menschen haben im hohen Alter ihre höchste Entfaltung erlebt und ihre reifsten Werke geschaffen.
An seelisch-geistigen Verhaltensformen finden wir im Alter, schematisch dargestellt, zwei verschiedene, die sich aber in der Praxis nebeneinander und in verschiedener Ausprägung zeigen können:
a) Konzentration auf das Wesentliche und ein weiser Abstand gegenüber der Gefühls- und Triebwelt – Gelassenheit ist die Tugend der Reife – sowie eine betonte Einstellung auf den goldenen Mittelweg oder
b) Zerfahrenheit im Denken, Haften an Unwesentlichem, Überbetonung von Trieb- und Gefühlswelt, Verlust der Harmonie im geistig-seelischen Bereich, Abbau der Persönlichkeit.

Altersbeschwerden und Alterskrankheiten

Die Altersbeschwerden sind individuell außerordentlich verschieden. Ein gesundes Alter kennt wenig Altersbeschwerden. Es führt im Gegenteil zur höchsten geistigen Entwicklung und kann vollkommen frei sein von körperlichen Leiden. Eine Voraussetzung hierfür ist allerdings in der Regel eine gesunde Lebensweise bis ins hohe Alter. Eine falsche Lebens- und Ernährungsweise führt zu frühzeitigem Altern. Im Vordergrund der Altersbeschwerden steht die Klage über Verminderung der körperlichen und geistigen Leistungsfähigkeit. Spezielle Klagen in dieser Zeit sind: innere Unruhe und Spannung mit sichtbarem Zittern, gesteigerte Reizbarkeit, Schlaflosigkeit, vor allem mangelndes Durchschlafvermögen, Gefühlsstörungen an den Armen und Händen im Sinne von Ameisenlaufen, Unzufriedenheit, Kopfschmerzen, Merkfähigkeitsstörungen, Gedächtnisschwund, Konzentrationsmangel, Interesselosigkeit an Arbeit und Familie, Niedergedrücktsein mit mangelndem Selbstvertrauen und viele andere Beschwerden. Auch über Nachlassen des Geschlechtstriebes und der Geschlechtsfunktion wird geklagt.
Alle diese Klagen werden in dem Maße erträglicher und unbedeutender, wie der alte Mensch sich bemüht, tätig zu bleiben. Unausgesetzte Arbeit ist das sicherste Verfahren, jung zu bleiben. Geregelte Arbeit ist nicht gesundheitsschädlich und fördert auch nicht den Altersabbau. Diese vorwiegend subjektiv bedingten Altersbeschwerden leiten über zu den

Alterskrankheiten

Es muß allerdings hier gesagt werden, daß es Krankheiten, die nur für das Alter spezifisch sind, nicht gibt. Es treten aber im Alter verschiedene Krankheiten häufiger auf als in der Jugend und im reifenden Alter. Am häufigsten – oft unbemerkt – sind die Erkrankungen des Herzens und des Kreislaufes. Hierunter zählen auch die im Alter oft vorkommenden Durchblutungsstörungen des Gehirns, mit den dann sich ergebenden körperlichen und geistigen Veränderungen. Weiterhin stehen im Alter die Erkrankungen des Stütz- und Bewegungsapparates ebenfalls im Vordergrund. Hier ganz besonders die Arthrosen, die degenerativen Gelenkveränderungen. Auch der Krebs im Alter, besonders der Krebs der Geschlechtsorgane, bei der Frau der Gebärmutterkrebs, beim Mann der Vorsteherdrüsenkrebs, sind häufig. Weniger

häufig sind die Veränderungen des Blutes im Sinne der perniziösen Anämie sowie auch Leber- und Gallenblasenerkrankungen.
Außerdem muß darauf hingewiesen werden, daß Krankheiten, die in jedem Lebensalter vorkommen, besonders im hohen Alter einen anderen, oft ernsthafteren Verlauf nehmen. So entwickelt sich gerne die akute Bronchitis zu einer chronischen und nicht selten sogar zu einer Läppchen-Lungenentzündung. Auch die im Alter nicht seltene Lungentuberkulose verläuft anders als in der Jugend. Sie wird wegen der Symptomarmut oft nicht erkannt und verbirgt sich gerne hinter einem »Altershusten«. Dadurch kann die Alterstuberkulose zu einer ernsten Gefahr für die Umgebung werden.

Welche Möglichkeiten gibt es, um ein gesundes Alter zu erreichen?

Das Wesentliche ist eine möglichst vernünftige Lebens- und Ernährungsweise. Es geht besonders darum, die Grundfunktionen: Kreislauf – Atmung – Stoffwechsel – nervlich-seelische Steuerung – Bewegung u. a. durch Training, d. h. durch vorsichtige Reizsteigerung zu kräftigen oder durch Üben das Erreichte zu erhalten. Das läßt sich am ehesten an den fünf Fundamenten der Kneippkur demonstrieren. Diese sind:

I. Das Wasserheilverfahren (Hydro- und Balneotherapie)
II. Die Diät
III. Die Pflanzenheilkunde (Phytotherapie)
IV. Die Bewegungsbehandlung (Kinesiotherapie)
V. Die angewandten Leib-Seele-Beziehungen (Psychosomatik)

I. Die Wasseranwendungen
(siehe: Das Kneippsche Wasserheilverfahren)

Sie sollen den Organismus stets zu einer sinnvollen Antwort auf den gesetzten Reiz veranlassen. Dann werden alle lebendigen Kräfte des Organismus, die leiblichen und die seelisch-geistigen, angeregt. Ausgehend von der Regel, daß alle Organe und Organsysteme sich nur durch die ihnen eigentümliche Tätigkeit kräftigen, sollen alle Maßnahmen ein funktionelles Trainingssystem darstellen. Dieses Trainingssystem, d. h. die systematische Reizsteigerung, um immer kräftiger werdende Reaktionen auszulösen, hat altersbedingte Grenzen. Im allgemeinen kann man sagen, daß vom 65. Lebensjahr aufwärts ein echtes Training

und damit eine Leistungssteigerung nicht mehr möglich ist. Ab dem 65. Lebensjahr kommt nur noch ein Einüben und Erhalten des bisher leistungsmäßig Erreichten in Frage.
Wenn man die Reize des Wasserheilverfahrens sinnvoll einsetzen will, dann muß man die Besonderheiten des Alters berücksichtigen. Diese sind im wesentlichen:
a) die Situation der Altershaut; denn alle Anwendungen wenden sich ja zuerst an die Haut
b) die Situation des Kreislaufes bei alten Menschen
c) das seelisch-geistige Verhalten des alten Menschen

zu a) Die Situation der Altershaut

Die Altershaut ist ja – wie bereits dargelegt – im wesentlichen gekennzeichnet durch den Verlust des Wassers und den Verlust der elastischen Fasern. Dadurch kommt es zu einem Schwund besonders des Unterhautzellgewebes. Gleichzeitig tritt eine verstärkte Neigung zu Abschilferung und Neigung zu punktförmigen Blutungen auf. Diese Hautveränderungen zwingen zu einer bestimmten Rücksichtnahme. Alle stark mechanisch reizenden Anwendungen (z. B. Bürstenbäder, Blitzgüsse u. a.) sowie alle chemisch wirkenden Zusätze müssen auf diese Verhältnisse abgestimmt werden.

zu b) Die Situation des Kreislaufes

In der Regel haben wir es ja beim alten Menschen, je älter, um so mehr, mit einem Herzen und einem Kreislauf zu tun, die nicht mehr die Reaktionsfähigkeit der Jugend aufweisen. Das zwingt zur sorgfältigen Beachtung der physiologischen Wirkungen der Wasseranwendungen. Man muß immer beachten, daß infolge der reflektorisch auftretenden Durchblutungsänderungen die Funktion aller inneren Organe, besonders allerdings die von Herz, Leber und Niere, beeinflußt wird. Wenn diese Umschaltung nicht zu schroff sein soll, dann müssen besonders im Alter alle Teilanwendungen individuell abgestuft eingesetzt werden. Auch eignen sich wegen der Gefäßwirkung die Warmanwendungen im Alter besonders gut. Dagegen werden kurze Hitzeanwendungen, ähnlich wie die Kaltanwendungen, nur vertragen, wenn es sich um kleine Teilanwendungen handelt. Heiße Prozeduren sind demnach in der Regel bei Kreislaufkranken und im höheren Alter verboten. Dasselbe gilt auch für die mechanischen Faktoren. Man wird Blitzgüsse oder starke Einwirkung des Wasserdrucks (z. B. Vollbäder) nicht einsetzen können.

zu c) Das seelisch-geistige Verhalten

Auf die seelische Wirkung der Wasseranwendungen soll bei dem fünften Fundament der Kneippkur, bei den angewandten Leib-Seele-Beziehungen (der Psychosomatik), eingegangen werden.
An dieser Stelle sollen aber als Fazit des bisher Gesagten einige praktische Hinweise für Anwendungen gegeben werden, die auch ohne größeren technisch-apparativen Aufwand durchführbar sind.
Da der alte Mensch in der Regel ein größeres Wärmebedürfnis hat als der junge, steht die Wärmezufuhr im Alter immer im Vordergrund. Die Möglichkeiten hierzu sind zunächst einmal die warmen Kräuterbäder, die heute fast überall, auch im Haushalt, durchführbar sind. Sie werden meist als Dreiviertelbäder durchgeführt, um nicht einen zu starken Wasserdruck auszuüben. Die Temperatur sollte im allgemeinen zwischen 36 und 38° C liegen und die Dauer nicht über 10 bis 12 Minuten hinausgehen. Die Zusätze müssen auf die Hautbeschaffenheit Rücksicht nehmen, dürfen vor allen Dingen keine Hautüberempfindlichkeit auslösen. Da die alte Haut in der Regel eine gewisse Trockenheit besitzt, sollten vorwiegend Badeöle verwendet werden oder solche Zusätze, die der Haut nicht Fett entziehen. Bei dem im Alter oft vorkommenden Wundsein empfiehlt sich auch die Anwendung von Molke- oder Molkekleiebädern, vielleicht auch die von dünnen Teerbädern, von Zinnkraut-Extrakt u. a. Weitere leicht praktikable Möglichkeiten der Wärmezufuhr sind warme Leibauflagen, besonders nach den Mahlzeiten, oder ansteigende Fuß- und seltener Armbäder, dann oft einseitig. Man verwechsele aber nicht Warm- mit Heißanwendungen. Die letzteren passen ja, wie schon betont, für das Alter weniger. Wechselanwendungen sollten dort durchgeführt werden, wo es möglich ist, den Kreislauf des alten Menschen noch einem gewissen Training zu unterziehen. Es kommen nur kleine Wechsel-Teilanwendungen, wie Wechselfußbäder, Wechselarmbäder, Wechselarmgüsse, Wechselkniegüsse und höchstens noch Wechselschenkelgüsse in Frage. Alle Wechselgüsse lassen sich auch im Haushalt gegebenenfalls mit der Brause durchführen, wobei es darauf ankommt, daß ein länger dauernder Warmreiz von einem kurzdauernden Kältereiz bzw. temperierten Reiz abgelöst wird und daß immer die Nacherwärmung beach-

tet wird. Sollte auf die endende Kaltanwendung ein Gefäßkrampf oder ein Krampf der Blase eintreten, dann empfiehlt es sich immer, mit einer Warmanwendung aufzuhören.
Gewarnt werden muß aber im Alter vor den täglichen schroffen Wechselduschen oder anderen einseitigen Maßnahmen, da diese keinen Trainingseffekt besitzen. Man wechsele immer die Art des Reizes, die Stärke des Reizes und die Fläche, auf die der Reiz einwirkt. Kaltanwendungen sollte man im Alter mit außerordentlicher Vorsicht einsetzen. Man muß sich aber doch von der Vorstellung freimachen, daß lauwarme Anwendungen schonender seien. Jede Anwendung muß eine Reaktion auslösen; das tut sie aber nur, wenn zwischen der Haut- und der Wassertemperatur eine bestimmte Differenz, in der Regel eine von 10 bis 12° C nach der Kälteseite hin besteht. An Kaltanwendungen, die für den älteren Menschen in Frage kommen, sind besonders die Waschungen zu empfehlen mit einem Zusatz von Essig (etwa einem Drittel), und unter den Waschungen, besonders am Abend, bevorzugt die Leibwaschung. Seltener kann das kalte Armbad (10 bis 30 Sekunden) oder das Fußbad oder das Wassertreten empfohlen werden.

Badekuren im Alter

Auch für Badekuren im Alter gelten einige besondere Verhaltensweisen. Sie gelten im wesentlichen für alle Kurarten. Wichtig ist eine genügend lange Kurdauer. Eine Mindestdauer von drei Wochen ist wohl immer notwendig. Ebenso sollte es selbstverständlich sein, daß die Reize nicht zu stark, nicht zu gehäuft aufeinander folgen sollen und daß man die sogenannten Krisenzeiten (Bade- und Kurkoller) berücksichtigt. In der Kneippkur liegen die Krisenzeiten in den ersten drei Tagen und zwischen dem zwölften und achtzehnten Kurtag. In anderen Bädern können geringe Abweichungen von diesen Zeiten eintreten. Ebenso sollte sich der alte Mensch in der Kur vor stärkerem Genuß von Nikotin, Alkohol und Kaffee besonders hüten.

II. Die Diätetik

sollte im Alter, außer bei bestimmten Krankheiten, nicht extrem sein. Das Wesentliche ist das Maßhalten in jeder Hinsicht. Jedoch sollte man nicht vergessen, daß zwar der Kalorienbedarf im Alter erniedrigt, der Bedarf an hochwertigem Eiweiß aber erhöht ist.

Die beste Eiweißzufuhr im Alter bewegt sich zwischen 1,2 bis 1,5 g pro Kilogramm/Gewicht pro Tag. Dabei soll das hochwertige Eiweiß unbedingt bevorzugt werden. Dieses findet sich besonders in der Milch und Milchprodukten, weniger in Eiern und Fleisch. (S. Abschnitt: »Ernährung und Diät« von *Dr. med. H. Anemueller*).
Die Fettmenge dagegen sollte in der Regel stark reduziert werden, d. h. ein Mensch über 50 Jahre sollte täglich nicht mehr als 50–60 g Fett – alles in allem – zu sich nehmen. Auch hierbei sollten die hochwertigen pflanzlichen Fette bevorzugt werden.
Hohe Zuckermengen (Kohlehydrate) sollten vermieden werden.
Ebenso ist besonders auf die Zufuhr von Mineralien und Vitaminen zu achten. Gegebenenfalls müssen diese in den entsprechenden Arzneimitteln künstlich zugeführt werden.
Schonkost als Prinzip der Alterserährung ist das sicherste Mittel, den Alterungsprozeß zu beschleunigen *(Glatzel)*. Auch darf der alternde Mensch das Trinken nicht vernachlässigen. »Wassermangel ohne Durstklagen ist offenbar eine normale Verhaltensweise im Alter.« *(Baur)*. Wegen der verhältnismäßig reichen Eiweißzufuhr im Alter ist eine ausreichende Wasserversorgung wichtig, um den dadurch anfallenden Harnstoff auszuscheiden und die Gewebsspannung in der Norm zu halten. Auch der alternde Mensch sollte täglich insgesamt 1½ Liter Flüssigkeit zu sich nehmen. Geringe Mengen Alkohol, besonders in Form eines guten Weines, können dem Alter dienlich sein.

III. Die Phytotherapie, die Pflanzenheilkunde

als eine behutsame Arzneiform ohne schädigende Nebenwirkung, vermag auch im Alter gute Dienste zu leisten. Es sei nur auf die verschiedenen, durchaus nicht immer nur suggestiv wirksamen Altersmittel hingewiesen, die vor allen Dingen Vitamingruppen und Spurenelemente zuführen. Auch manche pflanzlichen Herz- und Kreislaufmittel haben besonders im Alter eine Bedeutung. Ähnliches gilt von den appetitanregenden Bittermitteln, den Mitteln gegen die häufige Blähsucht und nicht zuletzt von den Husten- und Nervenmitteln aus der Pflanzenwelt (s. Abschnitt: »Heilpflanzen« von *Dr. med. R. F. Weiß*).

spielt natürlich im Alter nicht die Rolle wie beim jungen Menschen. Doch sollte auch der alternde Mensch daran denken, daß rasten gleich rosten ist. Der alte Mensch muß sich allerdings darüber klar sein, daß jenseits der 65er Jahre ein Training, d. h. eine vorsichtige und dauernd gesteigerte Reizbelastung im Sinne der Bewegung für ihn weniger in Frage kommt als das Üben des noch Vorhandenen. Im allgemeinen ungeeignet sind alle kurzdauernden, stark belastenden Bewegungsformen, vor allem, wenn sie bis dahin nicht praktiziert wurden, z. B. das Anfangen mit Tennisspielen oder irgendeine Trimm-dich-Aktion, die für den Menschen um die 30er Jahre noch zweckmäßig sein kann. Für das Alter kommen hauptsächlich, wenn bisher nicht entsprechend trainiert wurde, das Wandern und gegebenenfalls eine leichte Gymnastik in Frage. Dabei sollte der alternde Mensch ohne Ängstlichkeit auf seinen Puls und seine Atmung achten. Wenn nach einer körperlichen Anstrengung der Puls über 130 hochgeht, dann sollte man mit dieser Anstrengung aufhören und beim nächsten Mal diese reduzieren. Ebenso, wenn die Atemfrequenz (16 bis 18 normal) sich erheblich steigert. Die erhöhte Pulszahl und erhöhte Atemzahl bedeuten Warnung für den alten Menschen. Er sollte entsprechend Rücksicht nehmen. Das gilt auch für den Aufenthalt im Hochgebirge. Nur wenn ein alter Mensch entsprechend durchtrainiert ist, kann er auch Hochgebirgstouren durchführen. Meiden sollte er in jedem Falle das plötzliche Überwinden von großen Höhenunterschieden (Bergbahnen) und Hitzeeinwirkungen, z. B. Sonnenbestrahlungen ohne Kopfbedeckung. Wenn Herz und Kreislauf in Ordnung sind, können auch weite Reisen bis ins hohe Alter durchgeführt werden. Gefahren bestehen aber, wenn man sich schlecht akklimatisieren kann oder die Wärme-Kälte-Regulation behindert ist. Das gilt wiederum besonders bei Flugreisen, die am schnellsten in ungewohntes Klima und zu Verschiebungen in der Tageszeit führen. Dann können leicht Schlaf- und andere Störungen auftreten. Schiffsreisen scheinen im Alter besser zu sein, wenn man nur die oft zu üppige Kost an Bord meidet.

V. Seelische bzw. psychosomatische Faktoren

d. h. die vom Seelisch-Geistigen kommende Beeinflussung des Körpers, spielen im Alter eine besonders wichtige Rolle. Wie schon an anderer Stelle dargelegt, zeigt das seelische Verhalten des alten Menschen erhebliche individuelle Unterschiede. Auf diese soll hier nicht näher eingegangen werden. Ein vielfach immer wiederkehrendes aktuelles Problem ist, mit der Vereinsamung fertig zu werden. Es soll an dieser Stelle kurz gestreift werden. Es kommt im wesentlichen darauf an, daß der alte Mensch sich nicht in die Einsamkeit zurückzieht, verärgert, verbittert und intolerant gegen andere wird, sondern daß er dort, wo immer möglich, sich noch weitgehend betätigt, daß er, wo auch nur immer möglich, von sich aus den Kontakt mit seiner Umwelt sucht. Man vergesse auch im Alter nicht die Wahrheit des Spruches: Wie man in den Wald hineinruft, so schallt es wieder heraus. Daß die Kontaktaufnahme heute oft erschwert ist, bleibt unbestritten. Man sollte aber sein Bemühen niemals aufgeben. Wenn möglich, sollte man die alte Kunst des persönlichen Briefes, der gemeinsamen Geselligkeit, des gemeinsamen Hobbys u. a. pflegen.

Auf weitere Einzelheiten kann hier nicht eingegangen werden. Die fünf Fundamente der aktiven Gesundheitspflege können bei sinnvollem Einsatz auch das geistig-seelische Verhalten alter Menschen positiv beeinflussen. Der alte Mensch wird spüren, daß er aktiv mitwirken kann, seine Gesundheit und Leistungsfähigkeit im Alter noch weitgehend zu erhalten, und daß er nicht nur passiv ein Objekt der Behandlung oder Pflege ist. Das subjektive Wohlgefühl, das ja mit allen richtig eingesetzten Maßnahmen verbunden ist, hilft ihm, Altersbeschwerden leichter zu ertragen, und hindert ihn, hypochondrisch dahinzuvegetieren. Auch diese Seite der naturgemäßen Lebens- und Heilweise sollte nicht unterschätzt werden.

Zweiter Teil

BAU UND LEISTUNGEN DES MENSCHLICHEN KÖRPERS

Bau des menschlichen Körpers

Der lebendige Organismus ist die harmonische Summe zugeordneter und sich ergänzender Organe. Die verschiedenen Leistungen der Organe setzen besondere Gewebsstrukturen voraus, die sich, wie folgt, unterscheiden lassen:

Die Gewebsstrukturen

Das Epithel-, Deck- oder Oberhautgewebe

Die Zellen dieses Gewebes liegen plattenförmig oder wie nebeneinandergestellte Zylinder zusammen und bilden die äußere Haut- und innere Schleimhautoberfläche des Körpers. Auch Haare und Nägel, bzw. (in der Schleimhaut) Flimmerhärchen und Schleimdrüsen bestehen aus Epithelgewebe.

Das Bindegewebe

Dieses Gewebe hat die Aufgabe, Zellkomplexe und Organe zu verbinden oder gegeneinander abzugrenzen und die Gewebslücken als Kittsubstanz auszufüllen. Im Dienste besonderer Abwehr- und Stoffwechselvorgänge hat es Beziehungen zu Zellkomplexen der Leber, der Milz und des Knochenmarks. Gewandelte Formen des Bindegewebes sind Fett-, Knorpel- und Knochengewebe.
In ähnlicher Beziehung wie zu den genannten Organen steht das Bindegewebe auch zu den Lymphknoten, den Bildungsstätten der Lymphozyten.

Das Muskelgewebe

Seine Fähigkeit, sich in verschiedenen, aufeinander zugeordneten Gruppen zusammenzuziehen und auszudehnen, macht es zum aktiven Bewegungsorgan. Es gibt zwei Arten von Muskelgewebe:

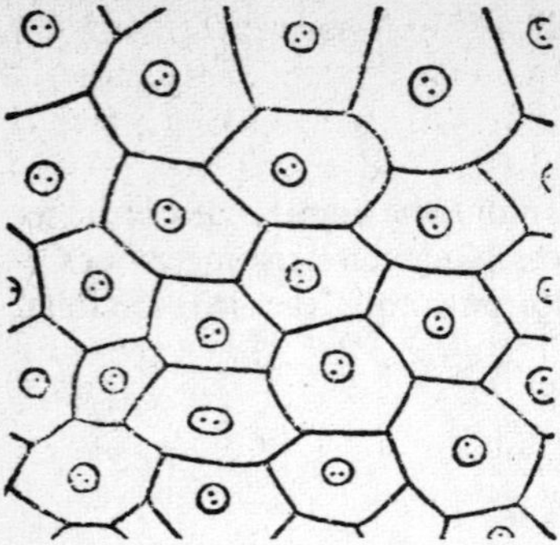

Epithel- oder Deckgewebe

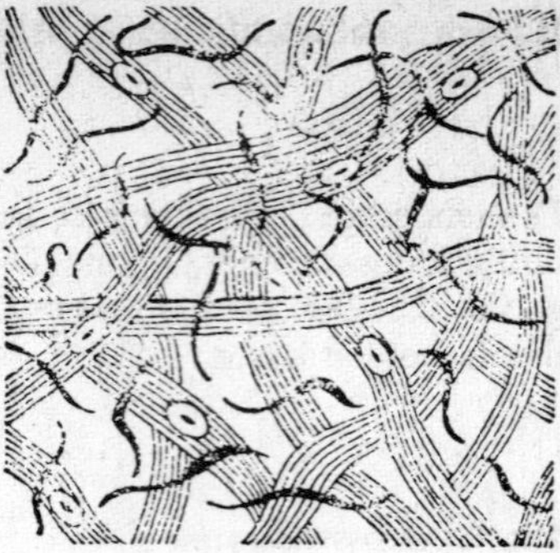

Bindegewebe

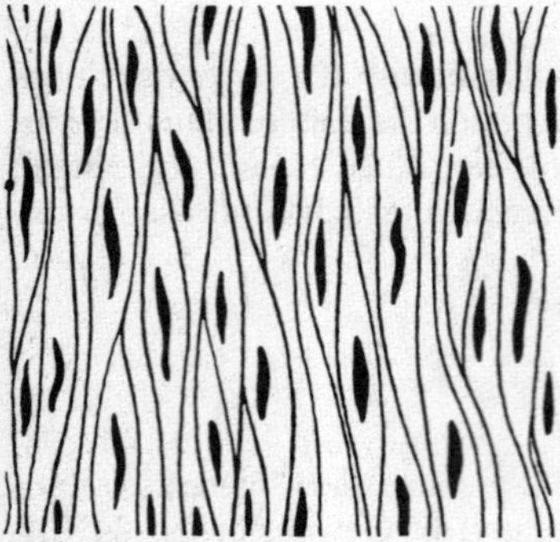

Muskelgewebe (unwillkürliche oder glatte Muskeln)

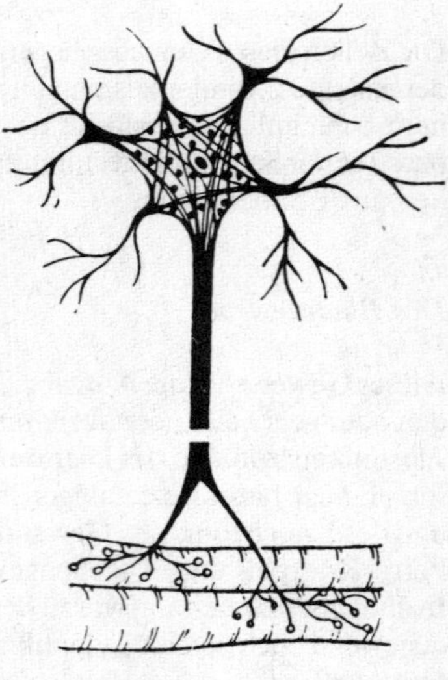

Oben: Nervenzellen und Nervenfaser

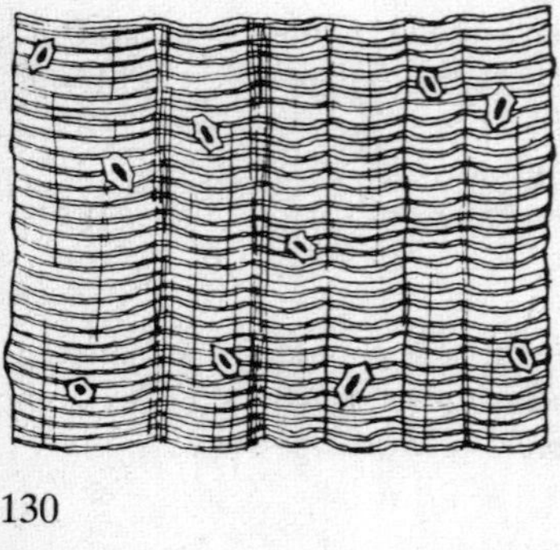

Links: Muskelgewebe (quergestreifte oder willkürliche Muskeln)

1. Die sog. Skelettmuskulatur, die willkürlich bewegt werden kann und sich im mikroskopischen Bild durch Querstreifen auszeichnet.
2. Die sog. Eingeweidemuskulatur, die sich z. B. in den Blutgefäßen, Atemwegen, Därmen und in der Gallenblase findet und deren Bewegung dem Willen entzogen ist. Eine Sonderstellung nimmt die Herzmuskulatur ein, die im Bau der Skelettmuskulatur ähnlich ist (also Querstreifung aufweist), in der Leistung aber der Eingeweidemuskulatur entspricht (da sie ebenfalls dem Willen entzogen ist). Die Mittelschicht der Herzmuskulatur hat die besondere Aufgabe, die Erregung fortzuleiten, eine sonst nur von Nerven geleistete Arbeit.

Das Nervengewebe

Das Besondere daran ist der Nervenknoten, eine Art Schaltstelle, von der Nervenstränge zum nächsten Nervenknoten ziehen. Nervenzelle und zugeordneter Nerv bilden als sog. Neuron eine funktionelle Einheit. Als Stützsubstanz umgibt das Nervengewebe eine besondere Form des Bindegewebes, die sog. Glia[1].

Das Drüsengewebe

Es findet sich im ganzen Körper und ist durch eine besondere schlauch- oder traubenförmige Struktur gekennzeichnet. Die Drüsen erzeugen und sondern, je nach Bedarf, verschiedene Säfte ab. So gibt es Tränen-, Speichel-, Talg-, Schweiß- und andere Drüsen. Größte Drüse des Körpers ist die Leber.

Das Organgewebe

Lunge, Leber, Milz, Bauchspeicheldrüse, Niere und andere Eingeweide sind aus besonderen, der jeweiligen Leistung des betreffenden Organs zugeordneten Zellelementen zusammengesetzt.

1 Glia = Leim; Neuro-glia = Nervenkitt.

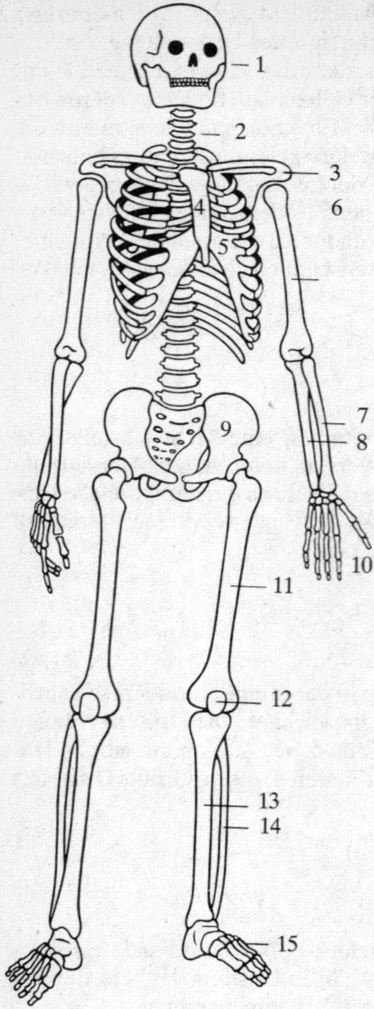

1 Gesichtsschädel
2 Halswirbelsäule
3 Schlüsselbein
4 Brustbein
5 Brustkorb (Rippenbogen)
6 Oberarm
7 Speiche
8 Elle
9 Becken
10 Hand
11 Oberschenkel
12 Kniescheibe
13 Schienbein
14 Wadenbein
15 Fuß

Skelett

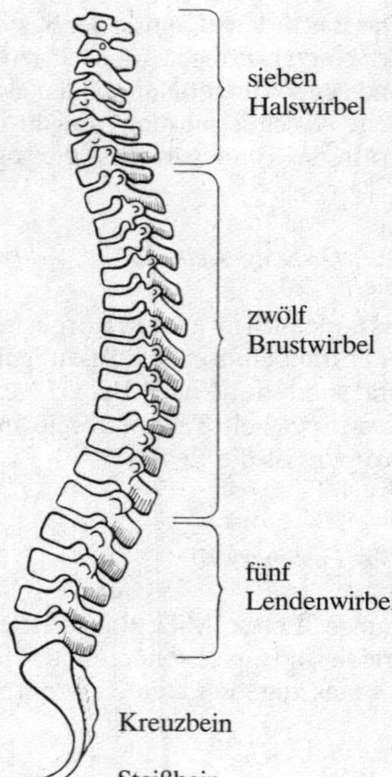

Wirbelsäule

Das Knochen- oder Skelettsystem

Die Knochen bilden das Gerüst des Körpers. Sie sind durch ihre innere poröse Struktur weitaus elastischer, als es zunächst den Anschein hat. Im menschlichen Körper finden sich i. g. 213 Knochen, die sich in röhrenförmige (Arm-, Beinknochen), platte (Schädel, Schulterblätter, Brustbein, Becken) und kompakte (Wirbel, Hand- und Fußwurzelknochen) unterteilen lassen.
Alle Knochen sind außen von einer eigenen Haut, der Knochenhaut, überzogen und innen mit Mark ausgekleidet, das in den platten Knochen und Mittelstücken der Röhrenknochen Bildungsstätte der roten und weißen Blutkörperchen ist.
Längster Knochen des Körpers ist der Oberschenkelknochen, der (beim Mann) mit 750 kg belastungsfähig ist.
Die Knochen können fest oder lose miteinander verbunden sein. Die festen Verbindungen zwischen zwei Knochen nennen wir Haften. Wenn sich zwischen zwei Knochen (z. B. Unterarm und Unterschenkel) ein Band ausspannt, sprechen wir von Bandhaft. Fügt sich aber ein Knorpel zwischen zwei Knochen ein (z. B. Rippen und Wirbelkörper), nennen wir das eine Knorpelhaft. Sind die Knochen ohne Zwischenglied fest miteinander verzahnt, so ist das eine Knochennaht.
Die loseste Verbindung zwischen zwei Knochen bildet das Gelenk. Die Gelenkflächen sind mit dem weicheren und elastischeren Knorpelgewebe ausgekleidet und bilden mit Kopf und Pfanne der beiden Knochenenden das von einer eigenen Kapsel umschlossene Gelenk.
Das Skelett gliedert sich in folgende Teile:
Der von der Wirbelsäule getragene Schädel; die Wirbelsäule; die zum Schultergürtel vereinten beiden Schlüsselbeine und Schulterblätter; die mit den Brustwirbeln und (mit Ausnahme der beiden letzten) mit dem Brustbein verbundenen, die Brusteingeweide korbförmig umschließenden Rippenpaare; das die Wirbelsäule tragende, ringförmige Becken und die Knochen der Gliedmaßen, also Oberarm-, Unterarm-, Handwurzel-, Hand- und Fingerknochen, bzw. Oberschenkel-, Unterschenkel-, Fußwurzel-, Fuß- und Zehenknochen.

Der Schädel

wird in Gesichts- und Hirnschädel unterteilt. Das Kiefergelenk verbindet Ober- und Unterkiefer; sonst sind alle Schädelknochen durch

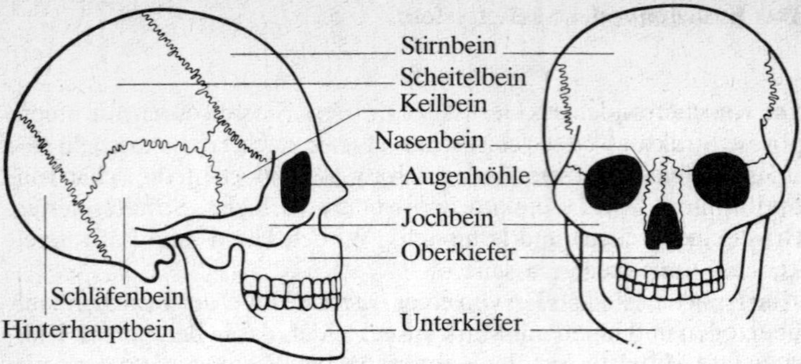

Schädel

Nähte verbunden, die die Elastizität erhöhen. Der Gesichtsschädel besteht aus folgenden Knochen:
dem Siebbein, den beiden Tränen- und Nasenbeinen, dem Pflugscharbein, den beiden Oberkieferknochen, Joch- und Gaumenbeinen, dem Unterkieferknochen und dem Zungenbein, das mit dem Unterkiefer nur durch Weichteile verbunden ist.
Zum Hirnschädel setzen sich zusammen:
Stirnbein, oben und seitlich die beiden Scheitel- und Schläfenbeine und hinten das Hinterhauptbein mit dem großen Hinterhauptloch, durch das das Rückenmark tritt. Unten findet sich das Keilbein, das, von hinten gesehen, Schmetterlingsform hat. Die Schädelhöhle birgt das Gehirn; ihr Boden, die Schädelbasis, ist dreistufig in die vordere, mittlere und hintere Schädelgrube unterteilt. Die vordere wird gebildet vom unteren Abschnitt des Stirnbeins, der Siebbeinplatte und dem vorderen Anteil des Keilbeines; die mittlere von der Hauptmasse des Keilbeines mit dem sog. Türkensattel (in dem sich die Hirnanhangdrüse befindet), den beiderseitigen Schläfenbeinen und den zu ihnen gehörenden, das Innenohr umschließenden Felsenbeinen sowie mit ihren unteren Abschnitten, von den Seitenbeinen. Die hintere Grube ist vom unteren Teil des Hinterhauptbeines mit dem Hinterhauptloch gebildet. Zum Hinterhaupt gehören auch die beiden Gelenkflächen, die mit dem ersten Halswirbel verbunden sind.

Die Wirbelsäule

ist von der Seite her gesehen ein mehrfach gekrümmter Stab, der sich nach unten konisch erweitert. Sie setzt sich aus 24 Wirbelkörpern, dem Kreuz- und Steißbein zusammen und ist mit dem Kreuzbein im Becken verankert. Man unterscheidet 7 Hals-, 12 Brust- und 5 Lendenwirbel; Hals- und Lendenwirbelsäule sind leicht nach vorn und die Brustwirbelsäule nach hinten gewölbt.

Die Wirbel bestehen aus einem Körper von etwa kurzzylindrischer Form, den dahinter liegenden paarigen Wirbelbögen (die das Wirbelloch umschließen), den beiden Querfortsätzen und dem Dornfortsatz, der am Rücken deutlich zu tasten ist. Eine Ausnahme machen die beiden obersten Halswirbel Atlas und Dreher, die mit den Ansatzflächen am Hinterhaupt ein Doppelgelenk bilden und zwecks erhöhter Beweglichkeit nur als knöcherne Ringe ausgebildet sind.

Der Wirbelkanal entsteht aus der Summe der Wirbellöcher, in ihm ruht das Rückenmark. Ein weiterer, paarig neben den Wirbelkörpern aus Seitenlöchern gebildeter Kanal findet sich als Besonderheit an der Halswirbelsäule: in ihm verlaufen die linken und rechten Wirbelsäulenschlag- und -blutadern.

An den Seiten der Brustwirbel finden sich Ansatzflächen zur Aufnahme der rückwärtigen Rippenenden, mit denen sie gelenkig verbunden sind.

Durch die gelenkige Verbindung zwischen ihren Körpern ist die Wirbelsäule in jeder Richtung, auch in der Längsachse, beweglich. Stoßfestigkeit und Elastizität sind durch die zwischen zwei Wirbelkörpern liegenden Bandscheiben gewährleistet. Es handelt sich dabei um weiche Bindegewebspolster mit einem gallertigen Kern. Mit dem Kreuzbein, das – wie auch das darunter liegende Steißbein – aus fünf miteinander verschmolzenen Wirbeln besteht, ist die Wirbelsäule der Form nach gelenkig, praktisch aber unbeweglich, hinten im Becken eingekeilt.

Der Brustkorb

besteht aus 12 Rippenpaaren, die hinten mit den Brustwirbeln und vorn (mit Ausnahme der letzten beiden Paare) mit dem Brustbein verbunden sind. Die Korbform ist durch den bogigen Verlauf der Rippen gegeben. Während die oberen 7 Rippenpaare unmittelbar am Brustbein ansetzen (und daher echte genannt werden), verschmelzen 8. und

9. Rippe vorn knorpelig mit der 7. Rippe. Die 10. Rippe ist noch locker mit der 9. verknüpft, aber der 11. und 12. Rippe fehlt auch diese Verbindung – sie enden frei. Man bezeichnet daher die 8.–12. Rippe als falsche. Das Brustbein ist ein platter, etwa schwertförmiger Knochen, an dem ein mittlerer Körper vom oberen Handgriff und unteren Schwertfortsatz unterschieden wird.

Der Schultergürtel

besteht aus den paarigen Schlüsselbeinen und Schulterblättern und bildet einen stützenden Rahmen für die Arme, bzw. die Schultergelenke. Die Schulterblätter liegen hinten rechts und links an der Außenseite des Brustkorbes, ungefähr zwischen der 2. und 7. Rippe. Am oberen äußeren Rand des etwa dreieckigen platten Knochens liegen zwei ausladende Vorsprünge: die sog. Schulterhöhe als Ansatz für das Schlüsselbein und der das Schultergelenk überdeckende Rabenschnabelfortsatz. Darunter liegt eine halbkugelige Höhlung, die als Gelenkpfanne den Kopf des Oberarmknochens aufnimmt.
Das Schlüsselbein hat eine leicht gekrümmte Stabform und verläuft von der Schulterhöhe zum Handgriff des Brustbeins.

Die Armknochen

sind röhrenförmig und werden in einen Oberarm- und zwei Unterarmknochen unterteilt. Der etwa halbkugelige Kopf des Oberarmknochens bildet mit der Pfanne des Schulterblattes das Schultergelenk. Die beiden Unterarmknochen werden Elle (Kleinfingerseite) und Speiche (Daumenseite) genannt; die Elle wird nach oben hin stärker, die Speiche nach unten. Ober- und Unterarm sind daher durch die Elle, Unterarm und Handwurzel dagegen durch die Speiche miteinander verbunden. Elle und Speiche ermöglichen die Drehbewegung des Unterarmes in der Längsachse.

Die Handknochen

gliedern sich in die 8 Handwurzel-, 5 Mittelhand- und 5 Fingerknochen. Die Handwurzelknochen sind in zwei Reihen angeordnet: in der oberen verbinden sich Kahn-, Mond-, Dreiecks- und Erbsenbein mit dem

unteren Speichenende zum Handgelenk, in der unteren großes und kleines Vieleckbein, Kopf und Hakenbein mit den Mittelhandknochen. Das Erbsenbein liegt auf der Hohlhandseite des Dreiecksbeines.
Die Namen der Handwurzelknochen sind annähernd nach ihrer Form gewählt. Medizinstudenten halfen ihrem Gedächtnis gern mit folgendem Merkspruch nach:

> Es fuhr ein Kahn beim Mondenschein
> dreieckig um das Erbsenbein;
> vieleckig groß, vieleckig klein:
> das Köpfchen muß beim Häkchen sein.

Den Handwurzelknochen folgen die 5 Mittelhand- und Fingerknochen. Am Daumen finden sich zwei, an den übrigen Fingern drei Glieder.

Das Becken

trägt die Last des Rumpfes. Es setzt sich aus den beiden Hüftbeinen und dem Kreuzbein zusammen. Hauptmasse sind die paarigen Hüftbeine, die hinten mit dem Kreuzbein durch ein praktisch unbewegliches Gelenk verbunden sind und aus drei miteinander verschmolzenen Knochen bestehen:
dem hinteren Darmbein mit den großen Darmbeinschaufeln,
dem Darmbeinkamm und -körper,
dem Sitzbein mit Höcker
und dem Schambein.
Die beiden Schambeine treffen vorn in der mit Knorpel ausgefüllten Schambeinfuge aufeinander. An der Außenseite des Hüftbeines liegt

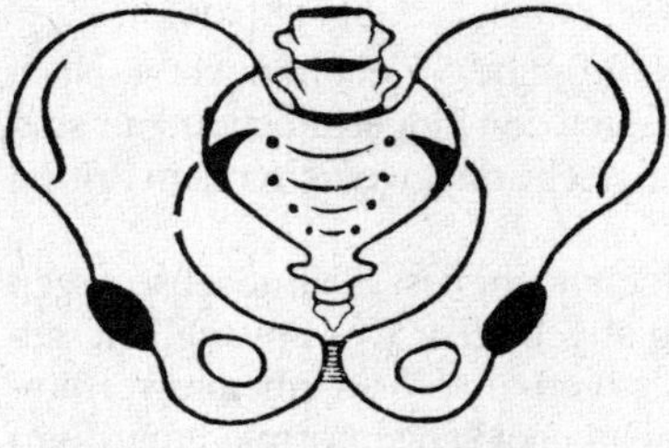

Weibliches Becken

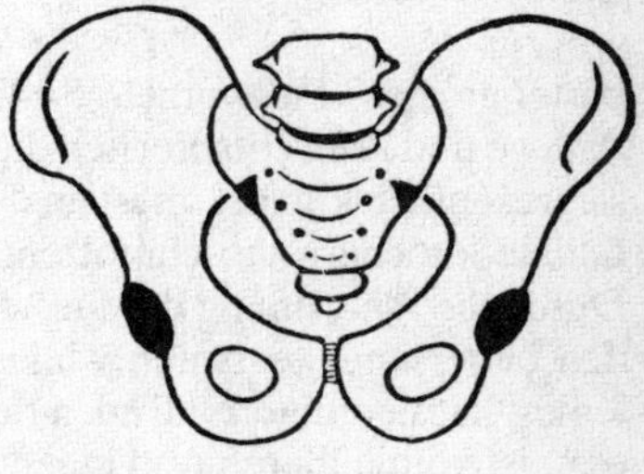

Männliches Becken

die aus Teilen des Darm-, Sitz- und Schambeines gebildete Hüftgelenkpfanne.
Weibliches und männliches Becken unterscheiden sich deutlich in der Form; das weibliche Becken ist breiter, seine Öffnung größer (um bei einer Geburt den Durchtritt des kindlichen Kopfes zu ermöglichen). Das männliche Becken dagegen ist steiler und schmäler.

Die Beinknochen

sind ähnlich wie die Armknochen angeordnet, nur ergeben sich aus der Stützfunktion Besonderheiten. Der Oberschenkelknochen (der längste des Körpers) erweitert sich im oberen Teil zu einer breiten Masse, die mit großem und kleinem Rollhügel als Ansatzfläche für Muskeln dient. Von dort setzt er sich, stumpfwinkelig abgebogen und wieder schlank, im kurzen Schenkelhals fort, der schließlich im kugelförmigen Hüftgelenkkopf ausläuft.
Am unteren Ende des Oberschenkelknochens bilden zwei massige Gelenkknorren mit den beiden Gelenkflächen des oberen Schienbeinkopfes das Kniegelenk, an dem sich vorn noch die Kniescheibe, ein kleinerer freier Knochen, der mit den anderen durch Bänder verknüpft ist, als Stütze beteiligt.
Schien- und Wadenbein bilden den knöchernen Unterschenkel. Das kräftigere Schienbein beteiligt sich oben mit zwei Gelenkflächen am Kniegelenk, unten – gemeinsam mit dem schmalen und kürzeren Wadenbein – an der oberen Fläche des oberen Sprunggelenks. Ähnlich wie im Unterarm, ist durch die beiden Unterschenkelknochen eine Drehung in der Längsachse möglich.

Die Fußknochen

bestehen aus 7 Fußwurzel-, 5 Mittelfuß- und 5 Zehenknochen. Nach Anlage und Zahl entsprechen die Zehen den Fingerknochen, nur sind sie wesentlich kürzer; oft ist an der 5. Zehe das zweite mit dem dritten Gliede knöchern verschmolzen.
Durch die Anordnung der Fußwurzelknochen ist die Fußachse gegen den Unterschenkel stumpfwinkelig abgebogen. Das Sprungbein, gelenkig mit den unteren Enden des Schien- und Wadenbeines verbunden, ist vom äußeren und inneren Knöchel zangenförmig umgriffen. Der äußere Knöchel ist das untere Ende des Wadenbeins, der innere

das des Schienbeins. Unter und hinter dem Sprungbein liegt das Fersenbein; vor dem Sprungbein liegen außen das Würfel- und innen das Kahnbein. Die drei vor dem Kahnbein gelegenen Keilbeine schließen vorn die Reihe der Mittelfußknochen ab.
Unterschenkel- und Mittelfußknochen bilden zwei Sprunggelenke: am oberen beteiligen sich die Unterschenkelknochen mit dem Sprungbein, am unteren Fersen- und Kahnbein mit dem Sprungbein. Es folgen die 5 Mittelfuß- und Zehenknochen in ähnlicher Anordnung wie an der Hand.

Die Gelenke

verbinden beweglich die zugeordneten Knochenenden, die sich meist als Gelenkpfanne und -kopf gegenseitig ergänzen und stets mit geschmeidigem Knorpel ausgekleidet sind. Die Innenhaut der umgebenden Kapsel, die das Gelenk luftdicht abschließt, erzeugt die sog. Gelenkschmiere. Gestützt wird das Gelenk durch umgebende Bänder, Schutz bieten die Schleimbeutel. Nach ihrer Bewegungsform werden folgende Gelenkarten unterschieden:

Kugelgelenke:	Hüft- und Schultergelenk
Scharniergelenke:	Knie- und Ellenbogengelenk,
Eigelenke:	Handgelenk,
Radgelenke:	Gelenk zwischen Elle und Speiche am Ellenbogen,
Sattelgelenke:	Daumengelenk.

Einige Gelenke sind mit knorpeligen Zwischengelenkscheiben (Disci) ausgestattet, wie z. B. das Kniegelenk mit den halbmondförmigen Menisci. Ein Scheingelenk, nämlich eine praktisch unbewegliche Verbindung, besteht zwischen Kreuzbein und Becken. Einige Knochen (Schädel- und Beckenknochen) sind durch Nähte oder – wie das Schambein – durch Fugen verbunden.

Die Skelettmuskulatur

ist mit etwa 28 % des Gesamtkörpergewichts das schwerste Organ und besteht aus mehr als 300 Muskeln mit zugeordneter Funktion. Der Muskel setzt sich aus Fasern zusammen und kann unter nervlichem

Einfluß willkürlich zusammengezogen werden; seine sehnigen Enden heften sich an zwei oder mehr Knochen, die in den Gelenken bewegt werden können.
An den Gliedmaßen sind die Muskeln meist spindelförmig, bzw. länglichrund und je nach ihrer Lage als gegensinnig wirksame Beuger und Strecker zu erkennen. Am Rumpf finden sich vorwiegend, in mehreren Schichten angeordnet, breitflächige Muskeln, während die Körperöffnungen von ringförmigen Muskeln umgeben sind.
In der Regel bilden mehrere Muskeln eine Bewegungseinheit; das wechselnde Spiel der Muskelgruppen ist ein äußerst komplizierter Vorgang, der vom Bewußtsein wohl angetrieben, in seiner vollen und harmonischen Entfaltung aber gewiß nicht gesteuert werden kann. Nur durch die Koordination abgestufter Muskelgruppen werden die Bewegungen harmonisch und geschmeidig.
Bereits an der Körperoberfläche läßt sich das Relief einiger Muskeln erkennen, so der Deltamuskel an der Schulter, der zweiköpfige Muskel (Bizeps) an der Beugeseite des Oberarms und (bei muskelstarken Männern) der Trapezmuskel am Nacken mit dem seitlich darunter liegenden Sägemuskel.

Das Eingeweidesystem

Die Verdauungsorgane

setzen sich aus Mundhöhle, Rachen, Speiseröhre, Magen, Dünn- und Dickdarm und ihren Anhangsgebilden zusammen. Der Verdauungskanal ist eine gleichsam nach innen gestülpte Oberfläche, von der der Organismus die vorbereiteten und aufgeschlossenen Nährstoffe abzieht.
Die Mundhöhle ist oben durch den harten und weichen Gaumen und unten durch den Mundboden begrenzt. Ober- und Unterkiefer tragen je 16 bleibende Zähne, die in eigene Zahnfächer des Kiefers, die sog. Alveolen, eingepflockt sind. Man bezeichnet den in das Fach versenkten Teil des Zahnes als Wurzel, den noch vom sog. Zahnfleisch überzogenen als Hals und den sichtbaren Teil als Krone. Während die oberen und unteren hinten und seitlich gelegenen 3 Mahl- und 2 Backenzähne genau aufeinanderliegen, überragen der obere Eckzahn und die (beiderseitigen) 2 Schneidezähne etwas die unteren im sog. Überbiß.

Durch häufiges Fingerlutschen der Kinder kann sich der Überbiß abnorm verstärken (sog. Prognathie) und dann sowohl zu einer kosmetischen Störung als auch einem Kauhindernis werden.
Die Masse des Zahnes besteht aus Zahnbein, das im Bereich der Krone vom Zahnschmelz und innerhalb der Alveole vom Zahnzement überzogen ist. Die innere, mit Gefäßen und Nerv ausgekleidete Höhle wird als Pulpahöhle bezeichnet.
Etwa im 6. Lebensmonat beginnt sich mit dem Durchbruch der unteren Schneidezähne das Milchgebiß zu entwickeln. Das Milchgebiß hat 20 Zähne und wird zwischen dem 7. und 15. Lebensjahr durch das bleibende ersetzt. Der hinterste Mahlzahn, der sog. Weisheitszahn, bricht oft erst nach dem 21. Lebensjahr durch.
Die Zunge, ein freischwebendes, muskulöses Organ, füllt die Mundhöhle zwischen Gaumen und Mundboden aus. Mit ihrer Wurzel ist sie fest im Mundboden verankert und gewinnt dort im Zungenbein, einem freien Knochen, festen Halt. Der freie Zungenkörper ist unten mit dem Mundboden durch ein Bändchen lose verbunden, seine obere Fläche ist mit kleinen Wärzchen (Papillen) besetzt, die den Geschmack wahrnehmen. 4 Geschmacksqualitäten können unterschieden werden: süß, sauer, salzig und bitter. Süßer und saurer Geschmack werden an der Zungenspitze, salziger und bitterer am Grund empfunden. Abgestufte und feinere Geschmacksqualitäten werden zusammen mit dem Geruchssinn wahrgenommen.
Vordere und hintere Gaumenbögen mit dem herabhängenden Zäpfchen trennen die Mund- und Rachenhöhle. Der Rachenraum, sowohl Teil des Verdauungskanals als auch der Atemwege, ist von der kräftigen Schlundmuskulatur umgeben. Der Schluckakt wird reflektorisch durch Berührung der hinteren Rachenwand ausgelöst.
Dem Rachenraum folgt, hinter dem Kehldeckel beginnend, die etwa 30 cm lange Speiseröhre, die unter dem Zwerchfell, einer Muskelplatte zwischen Bauch- und Brusteingeweide, in den Magen einmündet. Der Magen, ein muskulöser Sack von etwa 1,5 l Fassungsvermögen, liegt unter dem Rippenbogen, zur linken Seite gewendet. Seine obere Öffnung wird als Magenmund (Cardia), seine untere als Pförtner (Pylorus) bezeichnet; die Innenwand ist mit Falten ausgekleidet.
Der Dünndarm wird in drei Abschnitte eingeteilt: Zwölffinger-, Leer- und Krummdarm, er ist durchschnittlich 6 m lang. Der Zwölffingerdarm (Duodenum), etwa zwölffingerbreit, d. i. ca. 30 cm lang, schließt sich dem Magen in halbringförmiger, nach links oben offener Krümmung an. Leer- und Krummdarm, die in vielen Windungen die Bauchhöhle füllen, gehen ohne scharfe Grenze ineinander über. Ihr besonde-

res Kennzeichen sind die vielen Zotten in der Innenwand, die die Oberfläche um ein Vielfaches vergrößern.
Im rechten Unterbauch mündet der Krummdarm in der sog. Bauhinischen Klappe in den zum Dickdarm gehörenden Blinddarm. Der Dickdarm verläuft an den Außenseiten und quer an der Oberseite der Bauchhöhle und umrahmt so die Baucheingeweide. Am Blinddarm hängt ein schmaler und blind endender kurzer Darmrest, der Wurmfortsatz.
Am 1–1½ m langen Dickdarm werden ein rechts aufsteigender, ein oben quer laufender und ein links absteigender Teil unterschieden. Mit S-förmiger Biegung geht der absteigende Teil in den 20 cm langen Mastdarm und dieser in den After über.
Alle Abschnitte des Verdauungskanals sind ähnlich gebaut: die Innenwand wird von der Schleimhaut, die Mittelschicht von innen ringförmiger und außen längsverlaufender Muskulatur und die Außenwand von Bindegewebe gebildet. Im Gegensatz zu der im Feinaufbau quergestreiften Skelettmuskulatur kann die glatte der Eingeweide nicht willkürlich bewegt werden.
Die Außenwand des Dickdarms unterscheidet sich von der anderer Darmabschnitte durch drei längsverlaufende Muskelbänder, die sog. Taenien (griech. tainia = Band). Der Dickdarm ist unmittelbar an der hinteren Bauchwand befestigt, der Dünndarm mittelbar durch das Gekröse, eine Falte des Bauchfelles, die vom zweiten Lendenwirbel zur rechten Kreuzdarmbeinfuge zieht und in fächerförmiger Ausbreitung den Dünndarm trägt, der außerdem noch durch die benachbarten Organe gehalten wird. Die glatte Haut des Bauchfelles umkleidet alle Bauchorgane und hängt an der Innenseite der vorderen Bauchwand als sog. Netz wie eine Schürze herab.
Außer den über die Schleimhaut des ganzen Verdauungsrohres ausgebreiteten Schleimdrüsen sondern in der Umgebung des Verdauungskanals liegende Drüsen durch Ausführungsgänge ihre Verdauungssäfte ab. Zu ihnen gehören die speichelerzeugenden Ohrspeichel-, Unterkiefer- und Zungendrüsen, ferner die Salzsäure, Pepsin[1] und Lipase[2] bildenden Drüsen der Magenschleimhaut, Bauchspeicheldrüse und Leber.
Die Leber, mit einem durchschnittlichen Gewicht von 1500 g die größte Drüse des Körpers, schmiegt sich mit ihrer Hauptmasse, dem rechten Lappen, an die rechte Zwerchfellkuppe an; der kleinere linke

1 Pepsin ist das eiweißspaltende Ferment des Magens.
2 Lipase ist das fettspaltende Ferment des Magens.

Lappen, der die Körpermittellinie etwas überragt, ist vom rechten durch das runde Leberband getrennt. In der aus vielen winzigen Läppchen gebildeten Leber breiten sich die Netzwerke dreier Gefäßabschnitte in feinsten Verästelungen aus: die der Leberschlag- und -blutader und der Pfortader. Die in den Läppchen erzeugte Galle fließt durch winzige Kanäle zum Sammelgefäß des Lebergallenganges. In der an der Leber haftenden Gallenblase wird die Galle eingedickt und gespeichert und nach Bedarf durch den Gallengang in den Zwölffingerdarm entleert.

Die etwa 70 g schwere Bauchspeicheldrüse liegt hinter dem Magen und bildet Verdauungssäfte, die Eiweiß, Fett und Stärke spalten. Der Ausführungsgang führt ebenfalls in den Zwölffingerdarm, meist vereint er sich kurz vor der Mündung mit dem Gallengang. In der Bauchspeicheldrüse liegt ein Zellkomplex, die sog. Langerhansschen Inseln, der das Hormon Insulin erzeugt.

Die Atmungsorgane

werden in obere und untere Luftwege unterteilt. Zu den oberen gehören Nasengänge, Mundhöhle und Rachen, zu den unteren Kehlkopf, Luftröhre, Bronchien und Lungen.

Das Naseninnere wird von dem in Knorpel eingebetteten Vorhofgebiet und der von Knochen umgebenen Höhle gebildet; die aus dem Pflugscharbein und der Lamelle des Siebbeines bestehende Nasenscheidewand trennt die rechte von der linken Nasenhöhle. Beiderseits liegen hinter dem Vorhof drei, durch zwei muschelartige Vorsprünge gebildete Gänge, deren oberster an die Siebbeinplatte grenzt, durch die Fasern des Riechnervs hindurchtreten; die Schleimhaut der Nase trägt Flimmerhärchen. In der Umgebung der Nase liegen mit Schleimhaut ausgekleidete Knochenhöhlen, die durch Gänge mit dem Nasenraum verbunden sind. Über der Nase, im Stirnbein, öffnen sich die durch eine Lamelle getrennten Stirnhöhlen, hinter der Nase, im Keilbein, liegen die ebenfalls durch eine Scheidewand getrennten Keilbeinhöhlen und seitwärts die paarigen Kieferhöhlen.

Der Nasenrachenraum umschließt das Gebiet von der Nasenhöhle bis zum Gaumensegel, der Mundrachen das vom Gaumensegel bis zum Kehlkopfrand, während sich der Kehlkopfrachen vom oberen Rand des Kehlkopfes bis zum Eingang der Speiseröhre erstreckt. Die unteren Luftwege werden vom Kehlkopf, der Luftröhre, den sich zu einem feinen Netzwerk verästelnden Bronchien und der Lunge gebildet.

Zum kelchförmigen Kehlkopf vereinigen sich drei Knorpel: Schild-, Ring- und Gießbecken- oder Stellknorpel, zwischen Schildknorpel und Stellknorpeln verlaufen die beiden Stimmbänder. Der Kehldeckel schließt den Kehlkopf gegen den Rachenraum ab. Am Hals ist der Schildknorpel, besonders bei hageren Männern, deutlich als sog. Adamsapfel zu erkennen.
Kehlkopf und Lunge sind durch die Luftröhre, einen aus etwa 20 Ringknorpeln bestehenden Kanal, verbunden. In der Höhe des 4. Brustwirbels teilt sich die Luftröhre in die beiden Hauptbronchien, die sich weiter zu feinen und feinsten Bronchialästen verzweigen. Diese münden in die Lungenbläschen, die mit einer Zahl von etwa 300–400 Millionen eine Gesamtoberfläche von über 100 qm einnehmen. Die paarigen Lungen haben annähernd die Form stumpfer Kegel und bauen sich aus vielen, von zahlreichen Blutgefäßen umgebenen Läppchen auf. Das schwammige, rotgrau schimmernde Lungengewebe ist sehr elastisch und wird von dem luftleeren Spalt zwischen den beiden Blättern des die Lunge umkleidenden Rippenfells in Spannung gehalten.

Das Herz

ist ein muskulöses Hohlorgan von der annähernden Größe der Faust seines Trägers. Es liegt mit dem größten Teil in der linken und mit etwa $1/3$ seiner Masse in der rechten Seite des vorderen Brustraumes.
Eine Scheidewand teilt es in eine rechte und linke Seite; beide Seiten setzen sich aus Vorhof und Kammer zusammen, die durch Klappen verbunden und getrennt werden. Die Segel der rechts drei- (Tricuspidalis) und links zweizipfeligen Klappen (Mitralis) sind durch Sehnenfäden mit den in der inneren Kammerwand verwurzelten Papillarmuskeln verbunden. Sie sind bei der Zusammenziehung (Systole) der Kammern geöffnet und in der Phase der Dehnung (Diastole) geschlossen.
Die Kammern sind weitaus muskelstärker als die oberen Vorhöfe, die linke Kammer stärker als die rechte. Drei Muskelschichten, äußere, mittlere und innere, lassen sich gegeneinander abgrenzen; eine feine Haut, das sog. Endokard, bildet die Herzinnenwand. Die quergestreifte, aber nicht dem Willen unterworfene Muskulatur ist netzförmig angeordnet. Vorhöfe und Kammern sind mit großen Gefäßen verbunden. In den rechten Vorhof münden die obere und untere große Hohlblutader und in den linken die Lungenblutader. Aus der rechten Kammer entspringt die Lungenschlagader, aus der linken die große Haupt-

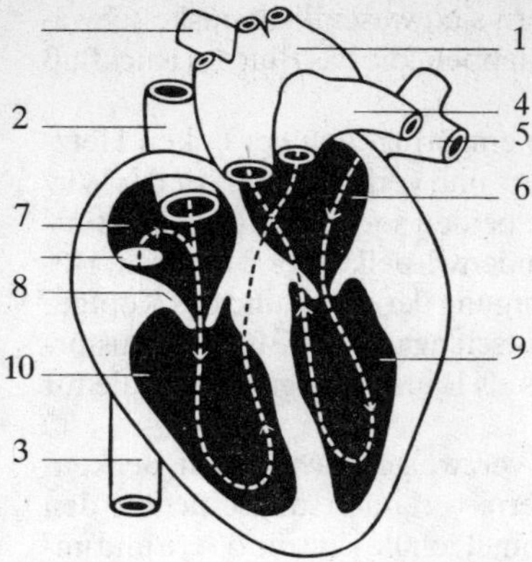

1 Aorta
2 obere Hohlvene
3 untere Hohlvene
4 Lungenschlagader
5 Lungenvene
6 linke Vorkammer
7 rechte Vorkammer
8 Segel-Klappen
9 linke Herzkammer
10 rechte Herzkammer

Das Herz

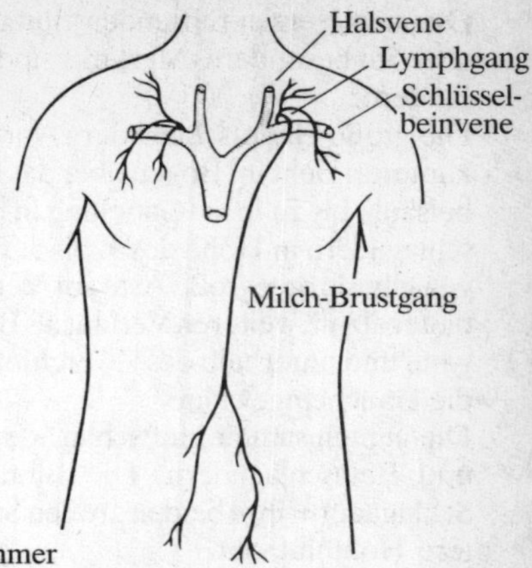

Lymphgefäße

schlagader. An den Verbindungsstellen zwischen Herz und Gefäßen liegen Klappen.
Das Herz ist mit einem Netz von Gefäßen, den sog. Kranzgefäßen, umgeben; sie ernähren den Herzmuskel. Eingebettet ist das Herz in den sog. Herzbeutel (Pericard). Das Herz wiegt etwa 350 g, seine linke Kammer faßt ungefähr 70 ccm Blut.

Die Gefäße

bilden mit dem Herzen, das als Pumporgan in sie eingeschaltet ist, eine funktionelle Einheit. Sie durchziehen in sehr unterschiedlicher Ausdehnung und Dichte den ganzen Körper und verzweigen sich schließlich zu den feinen Haargefäßen. Ihr Aufbau entspricht mit Außenwand, mittlerer Muskelschicht und Innenwand etwa dem des Herzens. Die beiden Gefäßarten: Schlag- und Blutadern unterscheiden sich schon durch die stärkere Muskulatur der Schlagadern. In den Schlagadern fließt das Blut vom Herzen zum Gewebe, in den Blutadern in umgekehrter Richtung.

Die zum Herzen führenden Blutadern sind wesentlich muskelschwächer, ihr besonderes Merkmal sind Klappen, die das Blut am Rückfluß hindern.
Die große Hauptschlagader (Aorta) entspringt von der linken Herzkammer, zieht im Bogen über das Herz und verläuft dann vor der Wirbelsäule bis zu ihrer Gabelung in die beiden sog. gemeinsamen Hüftschlagadern in Höhe des 4. bis 5. Lendenwirbelkörpers. In ihrem Bogen gibt sie drei große Äste zur Versorgung der Arme und des Kopfgebietes ab, im weiteren Verlauf als Brustschlagader Äste für die Brustorgane und unterhalb des Zwerchfelles als Bauchschlagader Gefäße für die Baucheingeweide.
Die gemeinsamen Hüftschlagadern verzweigen sich zu den Becken- und Beinschlagadern. Die Blutadern verlaufen meist neben den Schlagadern, ihre beiden großen Sammelgefäße sind die obere und untere Hohlblutader.
Man unterscheidet großen und kleinen Kreislauf: der große erstreckt sich von der linken Herzkammer über die Hauptschlagader über den ganzen Körper und mündet über die großen Hohlblutadern in den rechten Vorhof, in ihm führen die Schlagadern sauerstoff- und die Blutadern kohlensäurehaltiges Blut. Der kleine oder Lungenkreislauf verläuft von der rechten Herzkammer über die Lungenschlagader zur Lunge und über die Lungenblutader zurück zum linken Vorhof; die Schlagadern enthalten kohlensäure- und die Blutadern sauerstoffhaltiges Blut.

Das Blut

Die Lymphgefäße oder Saugadern erstrecken sich ähnlich wie die Blutgefäße über den ganzen Körper, sind allerdings dünner und besitzen keine eigene Muskulatur. Sie führen die in den Gewebsspalten fließende Lymphe zu einem größeren Sammelgefäß, dem sog. Milchbrustgang, der aus der Chyluscysterne vor dem 1.–2. Lendenwirbelkörper entspringt, links vor der Wirbelsäule verläuft und in die linke Schlüsselbeinblutader einmündet. Der mit vielen Klappen ausgestattete Milchbrustgang (ductus thymolymphaticus) empfängt aus der Chyluscysterne die Darmlymphe (Chylus) – die das aus dem Darm gewonnene Nahrungsfett enthält – und führt sie dem Blutstrom zu, indem er in die linke Schlüsselbeinvene einmündet. In die Lymphbahnen sind Lymphknoten eingeschaltet, deren größter die im linken Oberbauch liegende etwa 200 g schwere Milz ist. Diese ist darüber hinaus ein wichtiger Blutspeicher, Zerfallstätte der roten Blutkörperchen und Bildungsort der Lymphozyten. Zum lymphatischen System gehören auch die Gaumen- und Rachenmandeln.

Niere und ableitende Harnwege

scheiden mit dem in der Niere als Filtrationsprodukt gebildeten Harn Stickstoff und andere ausscheidungspflichtige Substanzen aus. Die paarig angeordneten, je 120–200 g schweren Nieren liegen, von einer Kapsel umspannt und in Fett gebettet, in der Höhe zwischen dem 12. Brust- und 3. Lendenwirbel, an der hinteren Bauchwand, beiderseits neben der Wirbelsäule. Sie haben annähernd bohnenförmige Gestalt und sind etwa 11 cm lang, 5–7 cm breit und 3–4 cm dick und schmiegen sich mit den oberen Polen an den Lendenteil des Zwerchfells an; die rechte Niere steht etwas tiefer, die weiblichen Nieren liegen tiefer als die männlichen. Die vorderen Nierenflächen sind vom hinteren Bauchfell überzogen. Am inneren konkaven Rand öffnet sich ein Spalt, durch den der Harnleiter und die Blutgefäße der Niere hindurchtreten. Es wird zwischen der körnigen und rötlichen Rinden- und der gestreiften Marksubstanz unterschieden. In der Rinde zeichnen sich, schon für das bloße Auge sichtbar, zahlreiche Körnchen ab, die aus feinsten Gefäßknäueln bestehen und Malpighische Körperchen genannt werden. Diese Körperchen überzieht mit doppeltem Blatt die sog. Bowmannsche Kapsel, in die das Blut die Harnflüssigkeit entläßt. Vom äußeren Blatt der Kapsel zieht das feine Harnkanälchen, zunächst vielfach gewunden, dann gestreckt über das gekrümmte Schaltstück zum Sammelkanälchen, das seinen Inhalt in die Nierenbecken ergießt. Das Nierenbecken mündet in den etwa 30 cm langen Harnleiter, der an der hinteren Bauchwand entlang zur Harnblase zieht, die als etwa 700 ccm fassendes Hohlorgan hinter dem Schambein liegt. Die folgende Harnröhre, beim Mann etwa 25 cm und bei der Frau 3–4 cm lang, leitet den Blaseninhalt ab.

Die Geschlechtsorgane

liegen beim Mann zum größten Teil außer- und bei der Frau innerhalb der Körperhöhle.
Zu den männlichen Geschlechtsorganen gehören die Hoden, zwei annähernd eiförmige Organe, die im Hodensack aufgehängt sind. Die

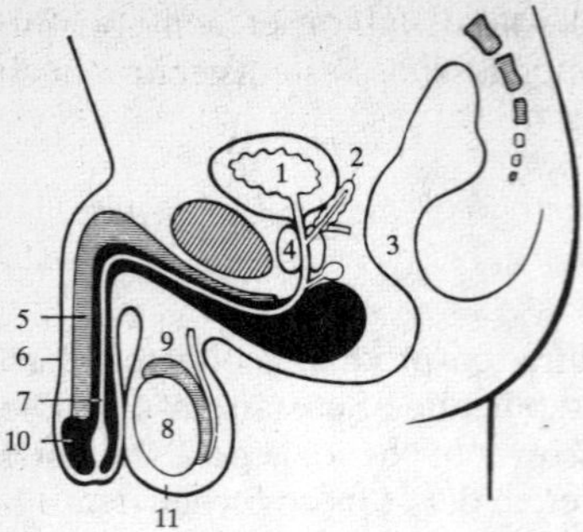

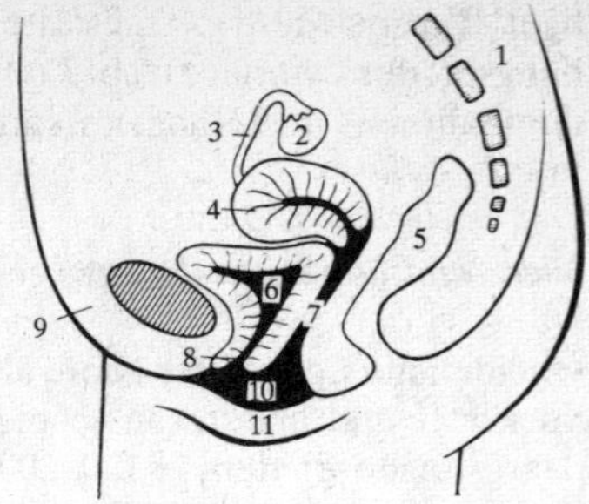

Männliche Geschlechtsorgane	Weibliche Geschlechtsorgane
1 Blase	1 Kreuzbein
2 Samenbläschen	2 Eierstock
3 Mastdarm	3 Eileiter
4 Vorsteherdrüse	4 Gebärmutter
5 Schwellkörper	5 Mastdarm
6 Glied	6 Harnblase
7 Harnröhre	7 Scheide
8 Hoden	8 Harnröhre
9 Nebenhoden	9 Schamberg
10 Eichel	10 kleine Schamlippe
11 Hodensack	11 große Schamlippe

Nebenhoden liegen haubenförmig über den Hoden, aus ihnen entspringen die Samenleiter, die im Samenstrang durch den Leistenkanal in die Bauchhöhle ziehen. Unterhalb der Blase vereinigen sie sich mit den Ausführungsgängen der beiden Samenbläschen und durchziehen als gemeinsamer Gang die etwa kastaniengroße Vorsteherdrüse; dieser Gang mündet im oberen Teil der Harnröhre. Die Harnröhre zieht durch das Glied, ein hauptsächlich aus Schwellkörpern bestehendes Organ.

Zu den weiblichen Geschlechtsorganen gehören die Gebärmutter, Eierstöcke mit Eileitern, Scheide mit Vorhof, große und kleine Schamlippen. Die annähernd birnenförmige Gebärmutter liegt im kleinen Bekken. Die Hauptmasse besteht aus glatter Muskulatur, die Innenwand ist mit Schleimhaut ausgekleidet, die bei ausbleibender Befruchtung abgestoßen und wieder erneuert wird. Der in die Bauchhöhle ragende Gebärmutterkörper verjüngt sich nach unten zum Gebärmutterhals, der zur Gebärmutterhöhle durch den inneren und zur Scheide durch den äußeren Muttermund abgegrenzt ist.

Ihren Halt gewinnt die Gebärmutter durch die am oberen Teil ihres Körpers abgehenden Mutterbänder, die zur Bauchwand ziehen, durch den Leistenkanal treten und sich schließlich in den Schamlippen auffasern. Außen ist die Gebärmutter von Bauchfell überzogen.
Die weiblichen Keimdrüsen, die Eierstöcke, etwa mandelförmige Gebilde, liegen neben der Gebärmutter und sind durch eine Bauchfellfalte an das breite Band der Gebärmutter angeheftet. Von ihnen ziehen trichterförmig beginnend die Eileiter zur Gebärmutter.
Der Gebärmutterhals ragt in die etwa 8 cm lange, muskulöse Scheide, diese in den Vorhof, der nach außen von den kleinen und großen Schamlippen abgeschlossen ist. Über dem Scheideneingang, der bei Jungfrauen durch eine halbmondförmige Schleimhautfalte, das sog. Jungfernhäutchen, zum Teil abgeschlossen ist, liegt die Mündung der Harnröhre.

Das Nervensystem

ist das Organ der Reizwahrnehmung und Erregungsleitung. Zu ihm gehören das zentrale Nervensystem mit den peripheren Nerven, das sog. selbständige Nervensystem und die Sinnesorgane.
Zentrales Organ ist das im Schädelinnern liegende Hirn, eine länglichrunde, grauweiße und an der Oberfläche vielfach gewundene Nervenmasse. Es wiegt durchschnittlich 1300–1500 g, bei der Frau ungefähr 120 g weniger. Ein tiefer Einschnitt in Scheitelrichtung trennt die beiden Hirnhälften.
Die beiden Großhirnhälften stellten die Hauptmasse des Hirns dar und bilden mit den Vorder-, Mittel- und Hinterhauptlappen den Hirnmantel. Sie wurzeln im zentral gelegenen Balken, dessen Seitenränder sich strahlenförmig in die Markmasse der Hirnhälften ausbreiten. Der Balken überdacht den Sehhügel und das Zwischenhirngebiet, von dessen Boden an einem Stiel die Hirnanhangdrüse (Hypophyse) herabhängt; sie liegt im knöchernen Türkensattel. Der obere Rand des Sehhügels läuft nach hinten in die Zirbeldrüse aus, die beim Erwachsenen oft verkalkt ist und den sog. Hirnsand enthält. (In ihr vermutete Descartes den Sitz der Seele.) Hinter und unter der Zirbeldrüse liegt die geneigte Vierhügelplatte. Vom Boden des Hirns gehen die Hirnschenkel aus, unter denen die Brücke liegt, der nach unten das verlängerte Mark folgt, dessen Fortsetzung dann das Rückenmark bildet.
Balken, Zwischenhirn, Hirnanhangdrüse, Hirnschenkel, Brücke und verlängertes Mark werden auch als Hirnstamm bezeichnet. Unter dem

Balken, zwischen Stirn- und Schläfenlappen, liegen beiderseits die beiden symmetrisch angeordneten Seitenhöhlen (1. u. 2. Ventrikel). Nach hinten sind sie durch das Monroesche Loch mit der unpaaren dritten Hirnhöhle verbunden, die hinten von der Zirbeldrüse und seitlich vom Sehhügel begrenzt ist. Durch die sog. Sylvische Wasserleitung ist sie mit der gleichfalls unpaaren vierten Höhle verbunden, die im Kleinhirn liegt. Das etwa eiförmige, hinter und unter dem Großhirn gelegene Kleinhirn ist durch die Arme der Brücke mit dem Hirnstamm verbunden; vom Hinterhauptlappen ist es durch das Hirnzelt (eine Falte der harten Hirnhaut) getrennt.
An der Hirnbasis liegen vorn zwei sich aus der Masse lösende Stränge, die Riechnerven, deren Fortsätze, die Riechfäden, durch die Siebbeinplatte treten. Über der Hirnanhangdrüse liegt die Sehnervenkreuzung, von der die beiden Sehnerven abgehen. Riech- und Sehnerven sind Hirnteile. Darüber hinaus verlassen 10 Hirnnervenpaare die Hirnba-

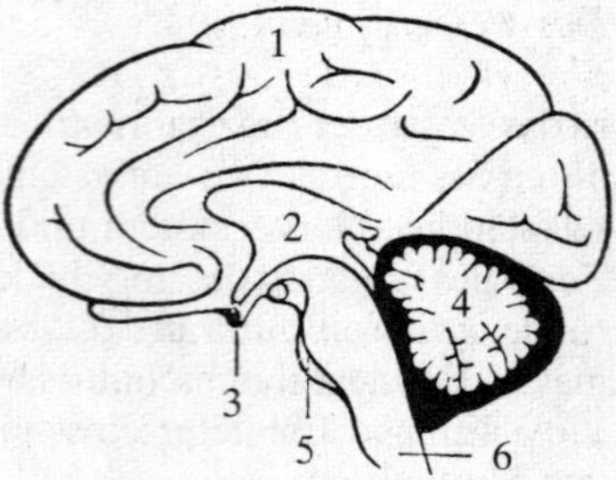

Das Gehirn

1 Hirnwindungen (Großhirn)
2 Ill. Vertrikel
3 Hirnanhangdrüse
4 Kleinhirn
5 Brücke
6 verlängertes Mark

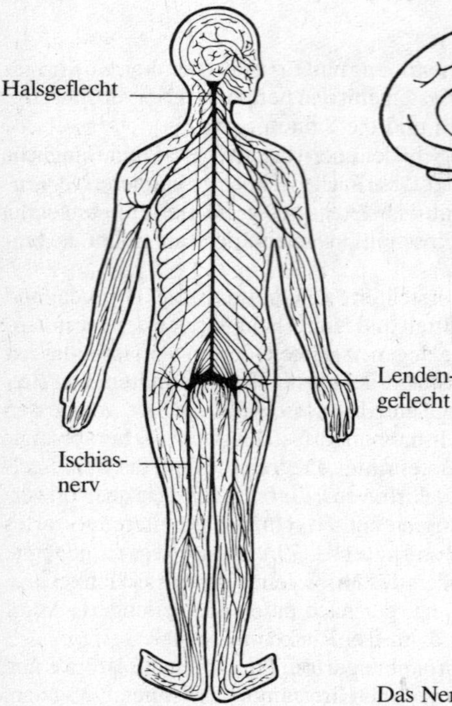

Das Nervensystem

sis; unter ihnen ist der Drillingsnerv (5. Hirnnerv, Trigeminus), der am Seitenrand der Brücke entspringt und mit drei Ästen als Empfindungsnerv zum Stirngebiet, Ober- und Unterkiefer zieht, der kräftigste. Mit Ausnahme des 10. Hirnnervs (Vagus), dessen Äste den ganzen Körper durchziehen, versorgen die Hirnnerven lediglich das Kopfgebiet.
Die Substanz des Hirns und Rückenmarks besteht aus zwei verschiedenen, mit bloßem Auge wahrnehmbaren Schichten, der weißen Mark- und grauen Rindensubstanz. Allerdings findet sich vereinzelt weiße Masse auch an der Oberfläche und graue (z. B. als zentrales Höhlengrau) im Innern. Im Rückenmark, einem 8–10 mm dicken und 35–40 cm langen, walzenförmigen Strang, der sich im Wirbelkanal vom Hinterhauptloch bis zu den Lendenwirbeln erstreckt, liegt die weiße Masse außen und die graue innen; die graue Substanz besteht aus Nervenknoten (Ganglien), die weiße aus Bahnen, bzw. Leitungen. Im Querschnitt zeigt das Rückenmark eine vordere tiefe und hintere flache Einkerbung; die graue Zentralmasse hat (im Querschnitt) etwa Schmetterlingsform. In der Mitte verläuft der schmale Zentralkanal.
Von den Vorderhörnern des Rückenmarks entspringen motorische (= bewegende), in die Hinterhörner münden sensible (= empfindungsleitende) Nerven. Nach eiförmiger Anschwellung des sensiblen Nervs verschmelzen beide Nerven zum Rückenmarksnerv und verlassen den Wirbelkanal; nach kurzem Verlauf teilt sich der Rückenmarksnerv in einen vorderen und hinteren Ast. Es gibt 31 paarige Rückenmarksnerven. Sie bilden untereinander Geflechte, zunächst das Hals- und Armgeflecht, aus deren Verschmelzung die Armnerven entstehen, dann das Lenden-, Kreuzbein- und Scham- sowie Steißgeflecht.
Diese Geflechte verschmelzen mit Fasern eines neben dem Rückenmark liegenden Nervenkomplexes, des sog. Grenzstranges (eines Teils des sog. sympathischen Nervensystems), aber auch mit Fasern des Vagusnervs, die als parasympathisches System bezeichnet werden und zusammen mit dem Sympathicus das selbständige oder vegetative (autonome) Nervensystem bilden.
Hirn und Rückenmark sind von drei Häuten umgeben; äußerste Hülle ist die kräftige harte Hirn-(Rückenmark-)haut, innere die weiche Hirn-(Rückenmark-)haut. Zwischen beiden breitet sich die zarte Spinnwebhaut aus. Die Spalten zwischen den Häuten und dem Hirn und Rükkenmark sind von einer klaren Flüssigkeit, dem sogenannten Liquor, ausgefüllt.
Die funktionelle Einheit des Nervensystems wird als Neuron bezeichnet. Es besteht aus der Nervenzelle und ihren Fortsätzen: mehrfach vorhandenen, kurzen, rasch dünner werdenden Dendriten (oder Pro-

toplasmafortsätzen) und dem einzelnen Achsenzylinderfortsatz (oder Neurit).
Man unterscheidet zwischen marklosen grauen (vegetativen) und markhaltigen weißen Nerven. Die markhaltigen Nervenfasern sind zylindrisch gebaut und haben einen Durchmesser von 0,002–0,02 mm, sind aber so lang wie der zugehörige Nerv, also bis zu 1 m. Zentrale, eigentlich nervöse Substanz ist der Achsenzylinder, der konzentrisch von der Markscheide, darüber einem feinen Häutchen, der Schwannschen Scheide, und schließlich außen von der bindegewebigen Henleschen Scheide umgeben ist. In ziemlich gleichen Abständen ist die Markscheide durch die sog. Ranvierschen Schnürringe ringförmig unterbrochen. Vor ihrer Mündung im Gewebe verlieren die Nerven ihre Mark- und Schwannsche Scheide und enden als reine Achsenzylinder.
Den grauen Nerven fehlt die Markscheide, sonst gleicht ihr Aufbau dem der weißen.

Die Sinnesorgane

Das Auge

liegt mit seiner Hauptmasse, dem Augapfel, und dem größten Teil des Sehnervs in der fett- und bindegewebig ausgekleideten Augenhöhle, die nach außen von den Lidern abgeschlossen ist. Das äußere Auge ist oben durch einen Wulst abgegrenzt, auf dem derbe Härchen, die Augenbrauen, sitzen; unten wird die Grenze durch eine feine Rinne gebildet. Die Augenlider liegen schalenförmig vor dem Augapfel, ihre äußere Oberfläche ist eine Fortsetzung der Gesichtshaut, ihre innere die Lidbindehaut. Ihre feste Grundlage erhalten sie von einer straffen, fast knorpeligen Bindegewebsplatte. In den Lidern liegen Drüsen, die ein fettiges Sekret erzeugen und am Lidrand einmünden (Meibomsche Drüsen). Am Lidrand sitzen auch, in drei Reihen angeordnet, steil nach außen gerichtete Härchen, die Wimpern, die kleine Fremdkörper abzuwehren haben.
Im oberen äußeren Augenwinkel liegen die größere obere und kleinere untere Tränendrüse, deren Sekret die Gleitfähigkeit des Augapfels gewährleistet. Die Tränenflüssigkeit wird über die Tränenrinnen an der Rückseite der Lider zum inneren Augenwinkel geschwemmt, wo sie von den punktförmigen Mündungen der Tränenkanälchen im

Ober- und Unterlid aufgenommen und zum Tränensack und von dort schließlich zur Nase weitergeleitet wird.
Der von sechs Muskeln bewegte, annähernd kugelförmige Augapfel ist fast in seinem ganzen Umfang von einer festen Hülle, der Lederhaut, umgeben, dem Weiß des Auges. Nur am vorderen und hinteren Pol ist sie unterbrochen; vorn tritt an ihre Stelle die uhrglasförmige, durchsichtige Hornhaut, hinten läßt sie eine Aussparung für den Durchtritt des Sehnervs frei.
Im vorderen Anteil des Augapfels ist die Lederhaut von der feinen Bindehaut überzogen. Auf der Innenwand der Lederhaut liegt in den hinteren zwei Dritteln des Augapfels die Aderhaut, die je nach Pigment-(Farbstoff-)Gehalt heller oder dunkler ist. Über sie spannt sich die Netzhaut, die im hinteren Abschnitt Träger der Lichtempfindung ist und im vorderen Drittel durch die gezackte Rinne begrenzt wird. Das folgende feine Häutchen geht in den Strahlenkörper über, der sich ohne scharfe Grenze in die Iris (Regenbogenhaut) fortsetzt. Die Iris umschließt ringförmig das kreisrunde Sehloch (Pupille), das sich je nach der einfallenden Lichtintensität enger oder weiter einstellt, also wie eine Blende arbeitet. Der Rand der Iris liegt auf der Vorderfläche

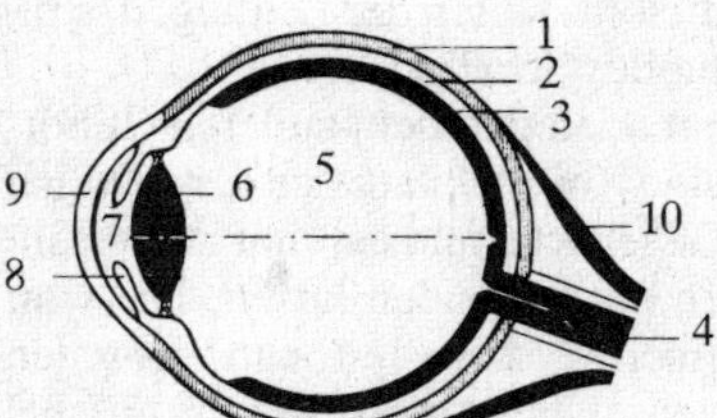

Augenquerschnitt
1 Lederhaut
2 Aderhaut
3 Netzhaut
4 Sehnerv
5 Glaskörper
6 Linse
7 Vordere Augenkammer
8 Regenbogenhaut
9 Hornhaut
10 Augenmuskel

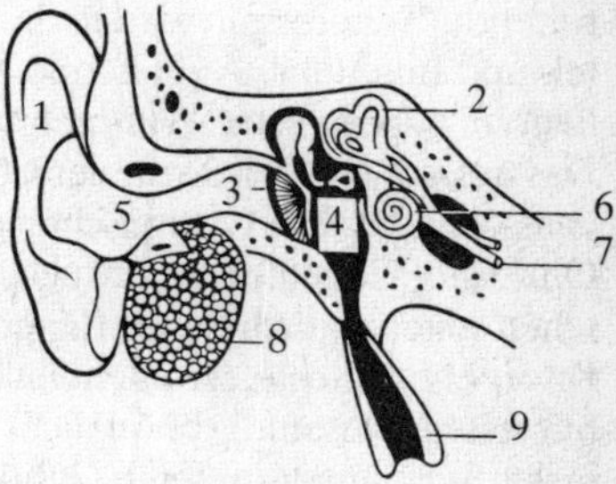

Das Ohr
1 Ohrmuschel
2 Bogengänge
3 Trommelfell
4 Mittelohr
5 äußerer Gehörgang
6 Schnecke
7 Gehörnerv
8 Warzenfortsatz
9 Eustachische Röhre

der Linse, einem hinten stärker als vorn konvexen und durchsichtigen, elastischen Körper, dessen ringförmiges Aufhängeband zum Strahlenkörper zieht, in dem die die Linse spannenden oder erschlaffenden Muskeln liegen. Durch Iris und Linse wird das Augeninnere in eine vordere und hintere Kammer unterteilt. Die vordere Augenkammer ist nach außen von der durchsichtigen, gefäßlosen, aber mit einem Empfindungsnerv versehenen Hornhaut abgeschlossen. Das die vordere Augenkammer füllende Kammerwasser wird im Strahlenkörper erzeugt, die hintere Augenkammer ist von einer (natürlich durchsichtigen) gallertigen Masse, dem Glaskörper, ausgefüllt.
Am hinteren Augenpol, wo durch eine Aussparung der Lederhaut der Sehnerv hindurchtritt, die Netzhaut durchbohrt und sich dann verzweigt, wölbt sich die Netzhaut mit zentraler Eindellung vor. Diese Stelle wird als blinder Fleck bezeichnet; etwa 4 mm schläfenwärts liegt der gelbe, querovale Fleck mit nadelstichartiger zentraler Vertiefung, die Stelle der höchsten Lichtempfindung.

Das Ohr

Das nach akustischen Gesetzen gebaute, hauptsächlich im Felsenbein ruhende Gehörorgan wird in drei Abschnitte unterteilt: Außen-, Mittel- und Innenohr. Außen- und Mittelohr dienen der Leitung, das Innenohr dagegen der Wahrnehmung des Schalles.
Das äußere Ohr wird von der Ohrmuschel und dem äußeren Gehörgang gebildet. Die Ohrmuschel ist eine Knorpelplatte, an der sich eine Ohrleiste, Gegenleiste, Ohrecke, Gegenecke und ein (nur dem Menschen eigentümliches) Ohrläppchen unterscheiden lassen. Die vom Knorpel zum Schädel ziehenden kleinen Muskeln sind beim Menschen nur selten selbständig beweglich. Nach innen setzt sich die Ohrmuschel in den 3 cm langen äußeren Gehörgang fort, dessen äußerer Anteil von Knorpeln und dessen innerer vom Felsenteil des Schläfenbeines gestützt wird. Die Haut ist mit feinen Wollhärchen besetzt und trägt viele, das Ohrenschmalz erzeugende Drüsen. Die Grenze zwischen äußerem und mittlerem Ohr bildet das Trommelfell, in dessen zentrale, trichterförmige Vertiefung, den Nabel, von innen der Handgriff des Hammers eingewachsen ist.
Hammer, Amboß und Steigbügel, die drei durch einen zarten Band- und Muskelapparat verknüpften Gehörknöchelchen, spannen sich wie eine Hängebrücke über den Mittelohrraum, die sog. Paukenhöhle, vom Trommelfell zur Wand des Innenohres. In diese Wand sind zwei

Fenster eingelassen: ein rundes und darunter ein ovales; das ovale Fenster leitet den Schall von der ihm aufsitzenden Fußplatte des Steigbügels zum Innenohr, das nur mit einer Membran verschlossene runde läßt ihn in die Paukenhöhle zurückschwingen.
Die Paukenhöhle, vom äußeren Ohr durch das Trommelfell hermetisch abgeschlossen, grenzt hinten an den sog. Warzenfortsatz, eine Anhäufung lufthaltiger Knochenzellen, und ist vorn mit dem Rachenraum durch die Ohrtrompete (Eustachische Röhre) verbunden.
Hinter der Innenwand der Paukenhöhle liegt das Innenohr, das dem Gleichgewicht und der akustischen Empfindung dienende, höchst komplizierte Organ. Es besteht aus Vorhof, Schnecke und Bogengängen und wird auch als Labyrinth bezeichnet, weil die Anatomen des Mittelalters das für sie nicht exakt darstellbare Organ mit diesem Sammelbegriff abfertigten.
Das knöcherne Labyrinth ist ein Hohlraum in der Felsenbeinmasse und umschließt das in eine Flüssigkeit (Perilymphe) gebettete häutige Labyrinth, das ebenfalls mit Flüssigkeit (Endolymphe) gefüllt ist. Von den drei Hohlraumsystemen: Vorhof, Schnecke und Bogengängen grenzt der zentrale Vorhof vorn an die Schnecke, hinten an die Bogengänge, oben an den sog. Fallotschen Kanal (in dem der Gesichtsnerv verläuft) und innen an den inneren Gehörgang, der den Gehörnerv birgt.
Das längliche Säckchen des etwa erbsgroßen Vorhofs leitet in die drei Bogengänge über, drei mit ihren Ebenen aufeinander senkrecht stehende C-förmige Kanäle, deren Anfangs- und Endmündungen im Vorhof liegen. Sie bilden das Gleichgewichtsorgan. Das runde Säckchen des Vorhofs ist mit der Schnecke verbunden. Die Schnecke windet sich in 2½mal aufgewundener Spirale um die knöcherne Spindel. Eine teils knöcherne, teils häutige Querscheidewand, die Spiralplatte, trennt zwei übereinander liegende Gänge oder Treppen. Die obere, längere und engere Vorhoftreppe ist mit dem Vorhof verbunden, die untere, weitere und kürzere Paukentreppe stößt mit dem durch eine Membran ausgekleideten runden Fenster an die Paukenhöhle.
In der Mitte der Spiralplatte, an der Grenze zwischen knöchernem und häutigem Kanal, wölbt sich eine zarte Membran nach außen und oben, die sog. Reißnersche Haut, die das Cortische Organ einschließt und einen mittleren oder dritten Schneckengang bildet. Das mikroskopisch kleine Cortische Organ besteht aus den Cortischen Bogen, die durch innere und äußere Pfeiler gebildet werden. Beide ruhen auf der Grundmembran und sind oben gelenkartig verbunden; die äußeren sind wie Saiten ausgespannt und schwingen auch wie Saiten. An den inneren

Pfeilern liegen die inneren Hör- oder Haarzellen in einfacher Reihe, an den äußeren in vier- oder fünffachen spiraligen Parallelreihen die äußeren Hör- oder Haarzellen. Die etwa 3000 Cortischen Bogen verkürzen sich im Verlaufe der Schnecke wie die Saiten einer Harfe mit abgestufter Besaitung. Abgeschlossen wird das Organ von der weichen Cortischen Membran.

Der Gehörnerv und seine Endausbreitung, der Schneckennerv, versorgen das Labyrinth. An der Nervenausbreitung in den Säckchen des Vorhofs finden sich die weißen Gehörflecke, die vom Gehörsand oder den Gehörsteinchen bedeckt werden. Der Gehörsand besteht aus winzigen Kristallen kohlensauren Kalks.

Die Haut

Als Haut im weiteren Sinne des Wortes gilt jedes flache und organumhüllende Gewebe, im engeren Sinne jedoch die äußere Haut, die die Körperdecke bildet und mit 16 % des gesamten Körpergewichtes nach der Muskulatur das zweitschwerste Organ ist. Der Fläche nach beträgt die Haut eines Erwachsenen etwa zwei Quadratmeter. Sie besteht aus drei Schichten: Oberhaut, Lederhaut und Unterhautzellgewebe. Die Oberhaut setzt sich aus der oberflächlichen Hornschicht und der tieferen Keimschicht zusammen. Die Keimschicht sorgt für die Erneuerung der abgestorbenen Zellen der Hornschicht. Zwischen Horn- und Keimschicht liegt die Körnerzell- oder Pigmentschicht, welche der Haut die Farbe – das Pigment – gibt und damit den Schutz für zu starke Einwirkung von Lichtstrahlen. Die Hornschicht besteht aus abgestorbenen Zellplättchen und ist gefäß- und nervenlos. Sie bildet durch die fest miteinander verfilzte Masse von verhornten Zellen den Abschluß nach außen. Ständig schuppen sich in geringem Maße Zellen von dieser Hornschicht ab. Die Lederhaut wird so genannt, weil sie beim Tier durch den Gerbprozeß das Leder gibt. Die Dicke der Lederhaut schwankt zwischen 0,3 und 3 mm, sie ist an den Augenlidern und Brustwarzen gering und an den Handflächen und Fußsohlen stark. Die Lederhaut besteht aus Bindegewebe und elastischen Fasern, die eng miteinander verflochten sind. In ihr liegen Blut- und Lymphgefäße, Haarwurzeln und Schweiß- sowie Talgdrüsen. Die Talgdrüsen liegen als Haarbalgdrüsen den Haaren an und benutzen den gleichen Ausführungsgang wie die Haare.

Es gibt in der Lederhaut außerdem noch eine Menge Talgdrüsen, die ohne Bindung zu den Haaren den Hauttalg in feine Poren der Haut ab-

sondern und dadurch die Haut geschmeidig erhalten. Bei Verstopfung der Talgporen entstehen die Mitesser.
Die Grenze zwischen Leder- und Oberhaut verläuft wellenförmig, da die Lederhaut mit Zäpfchen in die Oberhaut vorstößt. Die der Oberhaut zugewandte Schicht der Lederhaut trägt zahlreiche sogenannte Hautwärzchen oder Papillen, die aus Blutgefäßen oder Nervenendpunkten bestehen. Die Nerven vermitteln Berührungs-, Wärme- und Kältereize; ihre Dichte wechselt: in 1 cm^3 Haut liegen durchschnittlich 10 oberflächige Kälte- und 2 tiefere Wärmepunkte, 25 Tast- und 200 Schmerzstellen.
Als Unterhaut bezeichnen wir die dritte Schicht, welche aus lockerem Bindegewebe mit reichlicher Fetteinlagerung besteht. Sie zeigt keine scharfe Abgrenzung gegenüber der darüber befindlichen Lederhaut. Auch ist der Aufbau im wesentlichen derselbe.

Hautanhangsgebilde

Im Unterhautzellgewebe liegen in großen Knäueln die Schweißdrüsen, deren leicht gewundener Ausführungsgang die Lederhaut durchzieht und in den Hautporen mündet. Die Talgdrüsen wurden bereits erwähnt. Eine Abart dieser Drüsen findet man an bestimmten Körperstellen mit andersartiger Absonderung. Hierzu gehören z. B. die Gehörgangsdrüsen, welche das Ohrschmalz liefern; ferner die Drüsen des Augenlidrandes, bei deren Entzündung das Gerstenkorn entsteht. An-

Hautquerschnitt mit Haar

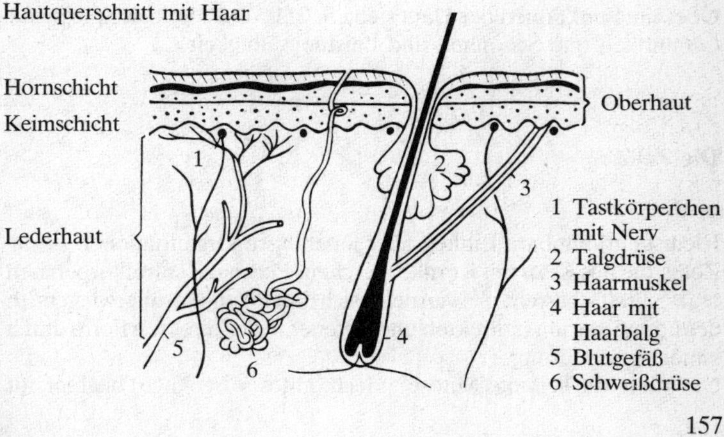

dere Drüsen produzieren den bei jedem Menschen verschiedenen Körpergeruch. Wir nennen diese Drüsen Stoffdrüsen. Sie sind auch geschlechtsspezifisch und finden sich mehr bei der Frau als beim Mann. Auch die Brustdrüse der Frau zählt zu diesen Anhangsgebilden. Etwa 20 Drüsen sind zu einem Drüsenkörper vereinigt, der an der Brustwarze mündet, welche vom Warzenhof umgeben ist. Weiterhin gehören zu den Anhangsorganen der Haut

Die Haare.

Das einzelne Haar besteht aus Schaft und Wurzel, die bis in die Unterhaut reicht. Das verdickte Ende nennen wir die Haarzwiebel. Kleine Muskeln können bei ihrer Zusammenziehung das Haar aufrichten (Haarbalgmuskeln). Dann entsteht die Gänsehaut. Wir unterscheiden Kurz- oder Borstenhaare (Augenbrauen, Wimpern, Haare am Naseneingang), Wollhaare, feinste Haare, die überall, außer Fußsohle, Hohlhand und Lippen, vorhanden sind, Langhaare am Kopf, in der Achselhöhle und Schamhaare.

Die Nägel

sind ebenfalls verhornte Anhangsgebilde der Haut. Wir unterscheiden die Nagelwurzel, welche dünn und fast von Haut bedeckt ist, den Nagelkörper und seine Unterlage, das Nagelbett. Die umgebende Hautfalte heißt Nagelwall.
Über die Funktionen der Haut siehe S. 211: ›Die Haut als Spiegel für Gesundheit und Schönheit und Leistungsfähigkeit.

Die Zelle

Kleinste erkennbare Einheit aller lebendigen Organisationen ist die Zelle, die aus Kern mit Kernkörperchen, Plasma, Zentralkörperchen und Zellhülle besteht. Sie vermehrt sich durch Teilung, überwiegend in der komplizierten indirekten und seltener in der direkten Form durch einfache Schnürung.
Die indirekte Teilung (Mitose, griech. mitos = Schlinge) beginnt mit

der Umwandlung der Kernsubstanz in ein fadenförmiges Knäuel und der Teilung des Zentralkörperchens. Die beiden Teile des Zentralkörperchens rücken auseinander und ordnen sich polar an, das umgebende Protoplasma (griech. protos = der Erste, plasma = das Geformte) strahlenförmig um sich sammelnd. Gleichzeitig zerfällt das Kernknäuel in Schleifen, die sich in die Äquatorialebene zwischen den Polen legen und je zur Hälfte trennen. Nun wird der Zelleib in der Äquatorialebene eingeschnürt und schließlich in zwei neue Zellen geteilt, in denen sich die empfangenen Kernschleifen auflösen und zu je einem neuen Kern verschmelzen.
Die Zahl der paarig angelegten Kernschleifen (oder Chromosomen, griech. chroma = Farbe, soma = Körper) ist bei jeder Tierart konstant; so besitzt die Drosophilafliege 4, die Ameise 20 und der Mensch 48 Chromosomen, bzw. 2, 10 und 24 Chromosomenpaare. Damit es bei der geschlechtlichen Fortpflanzung nicht zur Verdoppelung der Chromosomensätze im neuen Individuum kommt, bleibt bei der Teilung der weiblichen Eizelle zur Befruchtungsreife die Teilung der Chromosomensätze aus; die Eizelle enthält danach nur noch 24 Chromosomen (sog. Reduktionsteilung).
Die männliche Geschlechtszelle teilt sich indessen ohne Chromosomenverlust in zwei Samenzellen, die je 24 Chromosomen empfangen. Das Geschlecht des neuen Individuums wird durch einen besonderen Koppelungsmechanismus im Augenblick der Befruchtung bestimmt: unter den 48 Chromosomen befinden sich 2 geschlechtsbestimmende, die als X- und Y-Chromosom bezeichnet werden. Die Eizelle birgt nur X-Chromosomen, die männliche Geschlechtszelle dagegen ein X- und ein Y-Chromosom. Nach der Teilung der männlichen Geschlechtszelle in zwei Samenzellen empfängt die eine das X- und die andere das Y-Chromosom. Da das Y-Chromosom die männliche Prägung bestimmt, entwickelt sich beim Zusammentreffen der Eizelle mit einer Y-Samenzelle ein männliches, im Falle einer X-Samenzelle hingegen ein weibliches Individuum. Wenn auch die Wahrscheinlichkeit 1:1 beträgt, so überwiegen doch die männlichen Neugeborenen mit einem durchschnittlichen Verhältnis von 106:100, dafür ist die Säuglingssterblichkeit bei Knaben etwas größer.

Die Funktionen des menschlichen Körpers

Allgemeines

Reizbarkeit, Anpassung und Stoffwechsel (= Energieumsatz) sind die Grundeigenschaften und zugleich Kennzeichen des Lebendigen, dem stets der Wille innewohnt, sich und die Nachkommen unter günstigsten Bedingungen zu behaupten. Pflanzliches und tierisches Leben unterscheiden sich grundsätzlich:

Die Pflanze kann aus Bodenmineralien, Wasser und Sonnenenergie organische bzw. lebendige Substanz aufnehmen, das Tier – und damit der Mensch – nicht. Es muß seinen Energiehaushalt aus der Zufuhr organischer, pflanzlicher oder tierischer Substanz decken.

Die Pflanze erzeugt aus Kohlensäure und Sonnenenergie im Tagesstoffwechsel Sauerstoff, den sie nachts benötigt. Der tierische Stoffwechsel verbraucht Sauerstoff und scheidet Kohlensäure aus.

Die Pflanze enthält Blattgrün (Chlorophyll), der tierische Organismus roten Blutfarbstoff (Hämoglobin). Die Pflanze entfaltet ihre Oberfläche nach außen, das Tier nach innen.

So offenbart sich die Natur als vielschichtiges Bezugssystem zugeordneter Glieder, die einzeln zu größtmöglicher Eigenentfaltung drängen, sich wechselseitig vernichten oder stützen und zuletzt doch als Fäden eines großartigen Gewebes zusammenlaufen. In diesem Panorama tauchen alle denkbaren Wechselbeziehungen auf: Verfolgung, Vernichtung, Schmarotzertum, Wechselnutzung (Symbiose, griech. sym = mit, bios = Leben), Paarungstrieb und Mutterliebe.

Neben dem Schmarotzertum, wie es von der Mistel, dem Efeu und den Eingeweideparasiten geübt wird, gibt es echte Lebensgemeinschaften symbiotischer Art, wie zwischen Darmbakterien und Wirtsorganismus. Die Bakterien zerstören auf ihrem Nährboden schädliche Stoffwechselprodukte und bauen lebensnotwendige Wirkstoffe – z. B. Vitamin B_{12} – auf. Die Stufenfolge der Symbiosen reicht von der lebenswichtigen Wechselnutzung bis zur bloßen Gemeinschaft, wie sie von Zebras und Gnus bekannt ist.

Im Urgeheimnis der Welt wurzelt die Fortpflanzung; denn sie webt das Lebensgeflecht über die Jahrtausende hin und taucht im Zeichen der Mutterschaft, wie keine andere Wesensentfaltung, in die allumfassende Seinsordnung ein.

Diese Ordnung durchwirkt alles Leben: nichts ist ohne Umweltbezug; denn es wäre sinnlos wie ein isoliertes Körperorgan. Durch vielschichtigen Wechselbezug sind daher höhere Organisationen, wie Erdboden, Wald, Wiese, Fluß und See – in übertragenem Sinne auch Familie und Volk –, Organismen höherer Ordnung. Jeder Teil hat darin seinen gegebenen Ort und seine Größe: am falschen Platz und in falscher Menge stört er den Einklang des Ganzen.
Dieses Ordnungsprinzip gilt auch im menschlichen Körper, dessen Leistungen nachstehend betrachtet werden sollen.

Der Bewegungsapparat

Bezüglich des Skelettsystems, der Bänder und Gelenke siehe Seiten 133ff.

Die Muskulatur

Die Leistung des Muskels besteht in der Zusammenziehung (Kontraktion): da sie nur in einer Richtung verlaufen kann, setzt jeder umkehrbare Bewegungsvorgang mindestens zwei gegensinnige Muskeln voraus. In der Regel beteiligen sich aber mehrere Muskelgruppen, um fließende Bewegungsformen zu gestalten. Der Skelettmuskel bildet mit zwei oder mehreren Knochen und ihren Gelenken ein Hebelsystem, das je nach seiner Struktur als Scharnier, wie im Kniegelenk, als Radgelenk, wie im Ellenbogen, oder als Kugelgelenk, wie in der Schulter, arbeitet. Die Muskeln sind mit Sehnen, derben Bindegewebssträngen, an die Knochenhaut geheftet.
Nicht alle Skelettmuskeln bewegen Gelenke: die mimischen Gesichtsmuskeln, die zum Teil um Augen und Mund ringförmig angeordnet sind, verschieben lediglich die Haut oder öffnen und schließen Augen und Mund; die Bauchmuskeln arbeiten vor allem als Presse und üben bei der Darmentleerung den nötigen Druck auf den Bauch aus.
Gereizt wird der Muskel durch den zugehörigen Bewegungsnerv; er beantwortet diesen Reiz mit einer Summe von Einzelzuckungen seiner Fasern. Meist erfolgt die Kontraktion als Kombination einer Längs-

und Spannungskontraktion, je nach der Art der Leistung kann aber die eine oder andere Komponente überwiegen: so etwa beim Halten oder Tragen die Spannungskontraktion (mit Erhöhung der Muskelspannung ohne Verkürzung), beim Heben dagegen die Längskontraktion (mit nur anfänglicher Spannungserhöhung und folgender Verkürzung).
Sowohl durch die Kontraktion als auch durch die Erholung danach liefert der Muskel Wärme, seine Energie bezieht er aus Kohlehydraten (Glykogen) und Phosphorsäureverbindungen. Im Feinaufbau zeigt der Skelettmuskel Querstreifung, im Gegensatz zur glatten Eingeweidemuskulatur.
Herzmuskel s. S. 144.

Das Nervensystem

Die Leistung der Nerven besteht in der Reizbarkeit und Erregungsleitung. Einheit des Nervensystems ist das sog. Neuron (= Sehne, Saite, bzw. Nerv), das aus einer Nervenzelle (Ganglienzelle) mit ihren verschiedenen Fortsätzen besteht. Der lange Fortsatz wird als Achsenzylinderfortsatz (Neurit) bezeichnet, die mehrfachen kürzeren heißen Dendriten. Im Achsenzylinder verlaufen die leitenden Elemente. Hintereinandergeschaltete Ketten von Neuronen verbinden das Zentrum (Hirn oder Rückenmark) mit dem Körper bis zu seiner Oberfläche. Es gibt Empfindungsnerven (sensible) und Bewegungsnerven (motorische); die Bahn der Empfindungsnerven verläuft im hinteren Teil des Rückenmarks und besteht aus drei Neuronen, die Bahn der Bewegungsnerven liegt im vorderen Teil und besteht aus zwei Neuronen. Die Reizbarkeit tritt im Reflex am deutlichsten hervor: z. B. beim plötzlichen Lidschluß, oder Pupillenverengung bei grellem Lichteinfall. Im letztgenannten Fall wird der Lichtreiz von der Netzhaut aufgefangen und über den Sehnerv bis zu den Vierhügeln fortgeleitet; er gelangt dann über das Kerngebiet des motorischen Augennervs (Oculomotorius) zum Schließmuskel der Pupille. Der gleiche Reiz trifft auch das Kerngebiet des Gesichtsnervs, von dem der Augenschließmuskel (der den Lidschluß bewirkt) abgeht. Typisch ist auch der Patellarsehnenreflex (Kniesehnenreflex), der durch Beklopfen der Sehne unterhalb der Kniescheibe ausgelöst und mit einer Zusammenziehung des Quadratmuskels und damit einer Streckung des Unterschenkels beantwortet wird. Reflexe können in der Weise gebahnt oder geschult werden, daß sich die Reaktionszeit verkürzt oder ein ursprünglich gar nicht angelegter Reflex durch fortgesetzte Reize ausgelöst werden kann. Ähnlich wirkt die Reflexbahnung durch nebengeordnete Reize, wie der russische Forscher *Pawlow* (1849–1936) gezeigt hat: der die Fütterung seiner Versuchstiere begleitende Glockenton genügte schließlich allein, um bei ihnen die Ausschüttung der Verdauungssäfte auszulösen. *Pawlow* nannte diesen Vorgang einen »bedingten Reflex«.

Das Rückenmark

ist Leitungs- und Reflexorgan. In seiner weißen Masse verlaufen die das Hirn mit dem Körper verbindenden Bahnen, und zwar vorn die motorischen und hinten die sensiblen. Die aus Nervenzellen (Ganglienzellen) bestehende graue Substanz ist eine Anhäufung von Schaltstellen für Reflexbögen, die sich im Rückenmark schließen.

Das Gehirn

ist Zentrum des gesamten Nervensystems. Zum Hirnstamm vereinigen sich verlängertes Mark, Brücke, beide Hirnschenkel und die Vierhügelregion; in diesem Gebiet liegen – mit Ausnahme der Geruchs- und Sehnerven – die Kerne aller Hirnnerven. Darüber hinaus ist der Hirnstamm Sitz der höchsten und lebendigsten Reflexe und Durchgangs- und Schaltstelle von Leitungsbahnen, die das Großhirn mit dem Kleinhirn und Rückenmark verbinden. Im verlängerten Mark liegt das Atemzentrum neben Zentren für die Kreislaufregulation. Auch die Zentren für Schweißsekretion, Saugen, Kauen, Schlucken und Erbrechen liegen im verlängerten Mark.
Sehhügel (Thalamus) und Streifenhügel (Corpus striatum) sind Sitz von Bewegungszentren, in denen Muskelspannung und Zuordnung der Bewegungen gesteuert werden. Das Vierhügelgebiet ist über den Stiel der Hirnanhangdrüse mit dieser und dadurch mit dem gesamten Hormonsystem verbunden.

Das Kleinhirn

hat die Aufgabe, die Bewegungen sinnvoll zu ordnen und verknüpft das Zusammenspiel der Muskelgruppen zur geschmeidigen Bewegung. Sein Ausfall führt zu eckigen Bewegungsformen.

Die Großhirnrinde

birgt die wichtigsten, steuernden Zentren, vor allem jene, die die Einstellung zur Umwelt ordnen. Ein Geschöpf ohne Großhirnrinde könnte zwar im Sinne der Automatik seiner inneren Lebensabläufe vegetieren, wäre aber durch den Verlust seiner Umweltorientierung praktisch lebensunfähig.
In den Rindenfeldern liegen die höchsten Zentren bewegender und empfindender Impulse, so auch die der Sinneswahrnehmung und der Sprache. Im Gebiet des Stirn- und Scheitelhirns werden die Sinnesempfindungen in bewußte Empfindung, in Denken und Wollen umgesetzt.
Da sich die meisten Bahnen auf dem Wege zur Peripherie[1] kreuzen, entspricht eine Hirnhälfte stets der gegensinnigen Körperseite. Bei der überwiegenden Zahl der Menschen ist mit Rechtshändigkeit die linke Hirnhälfte funktionell überwiegend.

Das selbständige Nervensystem (autonomes[2] oder vegetatives[3] System)

Im Gegensastz zum besprochenen »animalen«[4] Nervensystem – das überwiegend willkürliche Bewegungen oder Empfindungen vermittelt – steuert das selbständige System alle dem Willen entzogenen Vorgänge, also Stoffwechsel, Weite der Pupillen, Schweißbildung, Weite der Bronchien und Blutgefäße und die Pulsgeschwindigkeit, also die inneren, nicht umweltbezogenen Vorgänge: diese, wie z. B. Atmung, Lidschluß, Blasen- und Darmentleerung, sind doppelt innerviert und daher zum Teil willkürlich beeinflußbar. Die Zweckhaftigkeit dieser

1 Peripherie = äußerer Umkreis, hier der übrige Körper im Gegensatz zum Zentrum.
2 griech. autonom = selbständig.
3 lat. vegetativ = pflanzenhaft (hier im Sinne des Unbewußten, Inneren).
4 lat. animal = lebend, triebhaft (anima = lat. Seele).

Anordnung ist offenkundig; die Vielzahl der inneren Abläufe könnte bewußt gar nicht überblickt werden, ganz abgesehen davon, daß der willkürliche Einfluß mindestens störend wäre; die Umweltbeziehung aber erfordert bewußte Steuerung, etwa das Anhalten des Atems bei verunreinigter Luft oder aus Gründen der Gefahr den plötzlichen Lidschluß. Der willkürliche Einfluß ist in jedem Falle bedingt und kann die unbewußte Automatik auf die Dauer nicht verdrängen.
Das selbständige Nervensystem wird von zwei Stämmen gebildet: dem Sympathikus[1] und dem Vagus[2]. Der neben dem Rückenmark – und mit ihm über Nervenknoten (Ganglien) verbundene – sog. Grenzstrang bildet die Hauptmasse des Sympathikus, dessen Fasern sich, wie die des Vagus, der der 10. Hirnnerv ist, über den ganzen Körper ausbreiten.
Sympathikus und Vagus sind die gegensinnigen Vollzugselemente des selbständigen Nervensystems, sie wirken nicht direkt, sondern durch sog. Überträgerstoffe. Die sympathischen Fasern sondern im allgemeinen Noradrenalin, die Fasern des Vagus Acetylcholin ab; da es gelegentlich aber umgekehrt ist, deckt sich die sympathische und parasympathische Funktion nicht immer mit der anatomischen Einteilung. Es würde jedoch zu weit führen, diese komplizierten Zusammenhänge hier einzeln darlegen zu wollen, da die genannte (freilich grobe) Einteilung in Sympathikus und Vagus zum Verständnis genügt.
Der Vagus regt im allgemeinen energiesparende Vorgänge an und herrscht daher im Gebiet der Verdauungsorgane vor. Unter seinem Einfluß erweitern sich – mit einzelnen Ausnahmen – die Blutgefäße, sinkt die Pulszahl und verengen sich Pupillen und Bronchien. Dagegen steigert der Einfluß des Sympathikus die Lebensvorgänge: der Pulsschlag wird beschleunigt, Pupillen und Bronchien erweitern sich.
Da das Gift der Tollkirsche, Atropa Belladonna (atropos, die den Lebensfaden abschneidende Parze der griechischen Sage; belladonna = lat. schöne Frau), den Vagus lähmt, betont es den sympathischen Einfluß. Es wird aus diesem Grunde zur Bekämpfung von Magen-, Darm- oder Gallenkrämpfen herangezogen, wie auch zur Behandlung des Asthmas. Eitle Römerinnen verwendeten Belladonna (daher der Name) gern, um mit weiten Pupillen den Augen lebhaften Ausdruck zu verleihen. In diesem Sinne wurde die griechische Göttin Athene

1 griech. sympathein = mitfühlen (die Ursprungszellen des S. liegen in den Seitenhörnern des Rückenmarks).
2 Vagus = der Umherschweifende (weil dieser Nerv als einziger der Hirnnerven durch den ganzen Körper zieht).

stets mit weiten Pupillen dargestellt; sie empfing daher in der Sage den – wohl heute nicht mehr als schmeichelhaft empfundenen – Beinamen: die Kuhäugige.
Die scheinbare Gegensätzlichkeit von Sympathikus und Vagus ist in Wirklichkeit das abgestufte Wechselspiel eines Systems, dessen Gleichgewicht entscheidende Voraussetzung für den harmonischen Ablauf aller Lebensvorgänge ist.

Die Atmung

ist das Element des Gasaustausches; der Körper nimmt Sauerstoff auf und gibt Kohlensäure ab. Es lassen sich zwei Formen der Atmung unterscheiden:

1. Äußere oder Lungenatmung (Gasaustausch zwischen äußerer Luft und Blut) und
2. Innere Atmung oder Gewebeatmung (Gasaustausch zwischen Blut und Gewebe).

Die Gasbewegung zwischen Außenluft, Lunge, Blut und Gewebe ist durch das von außen nach innen bestehende Druckgefälle möglich.
Die Lunge hat durch den Zug ihrer elastischen Fasern an sich die Neigung zusammenzufallen; sie wird daran durch die Einspannung in das Rippenfell gehindert, da sich zwischen den beiden Rippenfellblättern ein feiner, nicht dehnbarer, luftleerer Spalt befindet. Somit folgt die Lunge den Bewegungen der Atemorgane: Senkung des Zwerchfells und Dehnung des Brustkorbes bewirken Einatmung, Hebung des Zwerchfells und Zusammensinken des Brustkorbes Ausatmung.
Bei der Einatmung tritt Sauerstoff an den Lungenbläschen in das Blut über, das durch Schlagadern dem Gewebe zugeführt wird; bei der Ausatmung wird die Kohlensäure aus dem Blut der Blutadern an den Lungenbläschen abgegeben.
Die atmosphärische Luft enthält nicht nur Sauerstoff, sondern 78% Stickstoff, 21% Sauerstoff, 1% Edelgase und in Spuren Kohlensäure.
Enthält die Luft weniger als 15% Sauerstoff, so erlischt eine brennende Kerze, sinkt der Gehalt unter 12%, so kommt es zu Kreislaufstörungen und Bewußtlosigkeit.
Die ausgeatmete Luft enthält 79% Stickstoff, 16% Sauerstoff und 4% Kohlensäure (1% Edelgase).
Die eingeatmete Luft wird in den oberen Luftwegen auf das Klima des

Körpers vorbereitet, also in der Nase durch das Flimmerepithel gereinigt und dann befeuchtet und erwärmt. Mundatmung ist ungesund, weil die Luft ungereinigt, trocken und kalt in die Lunge gerät.
Trägersubstanz des Sauerstoffs und der Kohlensäure im Blut ist der rote Blutfarbstoff (Hämoglobin), dessen chemische Struktur der des Blattgrüns (Chlorophyll) sehr ähnlich ist, nur daß der Kern des Blutfarbstoffs aus Eisen und der des Blattgrüns aus Magnesium besteht.
Das nervöse Zentrum der Atmung liegt im verlängerten Mark, das durch den Kohlensäuregehalt des Blutes gereizt wird. Der Gaswechsel in der Lunge ist nicht vollständig, normalerweise wird weder ganz ein- noch ganz ausgeatmet. Durchschnittlich werden bei jedem Atemzug 500 ccm Luft eingeatmet, bei extremer Atmung noch zusätzlich 1500–2000 ccm. Nach völliger Ausatmung verbleiben noch 1200 ccm in der Lunge.
Der Erwachsene macht in der Minute durchschnittlich 16, das Kind 20–25 und das Neugeborene 40 Atemzüge. Vorübergehend kann die Atmung willkürlich angehalten oder beschleunigt werden; schroffe Reize, wie eine kalte Dusche oder Eindringen ätzender Stoffe in die Nase (Ammoniak, Chloroform), lösen einen flüchtigen Atemstillstand aus.
Reizstoffe in den Atemwegen verursachen explosive Formen der Ausatmung: Husten und Niesen. Beim Husten wird nach tiefem Einatmen zunächst die Stimmritze geschlossen, dann wird dieser Verschluß durch abrupten Atemstoß gesprengt; beim Niesen folgt tiefer Einatmung ein jäher Atemstoß, der den durch den weichen Gaumen bedingten Verschluß des Nasenrachenraumes sprengt. Im Gegensatz zum Husten kann Niesen nicht willkürlich ausgelöst oder unterdrückt werden.
Zu den besonderen Atemformen gehören auch das Gähnen und Lachen. Gähnen besteht in tiefem Einatmen bei geöffnetem Mund, seine Ursache ist Blutleere im Hirn; das tiefe Einatmen senkt den Druck im Brustkorb und führt über den dadurch ausgelösten vermehrten Zustrom von Blut zum Herzen mittelbar zu einer Steigerung des Blutumlaufs. Der Gähnreflex kann schon beim Anblick gähnender Menschen nervös geweckt werden.
Lachen entsteht durch gehäufte Atemstöße bei wechselnd enger und weiter Stimmritze.

vollzieht sich in einem geschlossenen, elastischen Gefäßsystem, dessen bewegendes Zentrum das Herz ist.
Man unterscheidet großen und kleinen Kreislauf. Der große (von *Harvey* 1628 entdeckt) beginnt in der linken Herzkammer und führt über die große Hauptschlagader schließlich in der großen Hohlvene zum rechten Vorhof des Herzens.
Der kleine Kreislauf (*Servet* 1546) beginnt in der rechten Herzkammer und mündet nach Passage der Lunge im linken Vorhof. Beide Kreisläufe ergänzen sich in der Weise, daß das vom großen Kreislauf dem rechten Vorhof zugeführte verbrauchte (kohlensäurehaltige) Blut in die rechte Kammer und von hier über den kleinen Kreislauf zur Lunge geführt wird. In der Lunge gibt der Blutfarbstoff die Kohlensäure ab und nimmt Sauerstoff auf; nun gelangt das Blut zum linken Vorhof, in den der kleine Kreislauf mündet. Mit dem Übertritt in die linke Kammer kommt es wieder in den großen Kreislauf.
Die Bezeichnung der Blutgefäße richtet sich nicht nach ihrem Inhalt (Sauerstoff oder Kohlensäure), sondern nach ihrer Richtung: alle vom Herzen fortführenden Gefäße werden als *Schlagadern* (Arterien), alle zum Herzen führenden Gefäße als *Blutadern* (Venen) bezeichnet. Somit führen die Schlagadern (Arterien) des großen Kreislaufs sauerstoffreiches Blut und die Blutadern (Venen) des großen Kreislaufs kohlensäurereiches Blut; beim kleinen Kreislauf ist es umgekehrt.
Die Schlagadern verzweigen sich wie Äste und Zweige bis zu mikroskopischer Größe in den Haargefäßen (Kapillaren). In den feinsten Haargefäßen erfolgt der Gasaustausch, sowohl im Gewebe (beim großen Kreislauf) als auch in der Lunge (beim kleinen Kreislauf). In den folgenden Haargefäßen sammelt sich das Blut wieder und strömt über die zusammenlaufenden Blutadern wieder zum Herzen.
Die Regel, daß das Blut auf seinem Wege vom und zum Herzen *ein* Haargefäßnetz passiert, findet im Bereich des Bauchraumes eine Ausnahme. Das Blut aus der Milz, Bauchspeicheldrüse und dem Darm sammelt sich nach Passage eines Haargefäßnetzes in der sog. Pfortader, die sich in der Leber zu Haargefäßen aufsplittert. Erst dann, also nach Durchtritt durch zwei Haargefäßsysteme, gelangt das Blut mit der Hohlvene zum Herzen.

besteht aus vier Abschnitten. In seiner Längsrichtung ist es durch die Vorhof- und Kammerscheidewand ohne Verbindungswege getrennt, in der rechten Herzhälfte strömt kohlensäurereiches, in der linken sauerstoffreiches Blut. (Nur im embryonalen[1] Leben sind rechter und linker Vorhof durch ein kleines Loch verbunden, das sich bei der Geburt schließt.) Vorhöfe und Kammern sind jeweils durch Klappen mit Ventilmechanismus verbunden. Die Besonderheit der Herzmuskulatur liegt in ihrer Fähigkeit der Erregungsleitung, die durch nervlichen Reiz an das Herz gebrachte Erregung wird nämlich von seinen Muskelfasern weitergeleitet.
Die Bewegungsform ist zweiphasig: Kontraktion und Entleerung werden als Systole[2], Erschlaffung und Auffüllung als Diastole[3] bezeichnet; diese Phasen übertragen sich auf alle Gefäße, so daß Systole und Diastole wellenförmig vom Herzen über die Gefäße laufen (und die Schlagfolge des Herzens an oberflächlichen Schlagadern als Pulsschlag gefühlt werden kann, wie z. B. oberhalb des Handgelenks an der Beugeseite des Unterarmes).
Die Förderleistung eines Herzschlages beträgt etwa 70 ccm; da das Herz in der Minute durchschnittlich 70mal schlägt, wirft es in einer Minute etwa 4900 ccm aus. Bei erhöhtem Sauerstoffbedarf infolge körperlicher Leistung steigt diese Menge auf 10–30 Liter (pro min.); diesem Mehrbedarf kann das Herz auf zwei Arten nachkommen: entweder beschleunigt es seine Schlagfolge oder erhöht es die einzelne Förderleistung im Volumen. Das untrainierte Herz wählt den ersten, das trainierte den (biologisch folgerichtigen) zweiten Weg. Die durchschnittliche Arbeitsleistung des Herzens beträgt mit einem Schlag etwa 0,1 mkg, in 24 Stunden also 10000 mkg.
Die quergestreiften Herzmuskeln sind durch netzförmige Anordnung verbunden. Während die Bewegungsintensität des Skelettmuskels der jeweiligen (nervösen) Reizgröße entspricht, reagiert der Herzmuskel auf einen Reiz entweder überhaupt nicht oder aber mit stets voller Kontraktion; man spricht daher vom Alles-oder-Nichts-Gesetz. Die Kontraktion des Herzmuskels kann entweder wegen zu geringen (unterschwelligen) Reizes oder wegen seiner gesetzmäßigen Unerregbar-

1 Embryo = das Kind im Mutterleib.
2 Systole = gr. Zusammenziehung.
3 Diastole = gr. Auseinanderziehung (Ausdehnung).

keit unmittelbar nach seiner Kontraktion ausbleiben. Diese Phase der Unerregbarkeit ist ein wichtiger Schutz gegen Störungen des geordneten Erregungsablaufes und des damit verbundenen Kreislaufs durch gehäufte nervliche Reize. Daher kommt es auch bei Rhythmusstörungen des Herzens zu kurzen Pausen, d. h. nach einem Extraschlag (Extrasystole) trifft der nächste Reiz den Herzmuskel in seiner unerregbaren Phase. Das Herz wird von – fördernden – sympathischen und – hemmenden – parasympathischen Fasern innerviert, es schlägt in einer Minute durchschnittlich 70mal (beim Neugeborenen 120-, beim Elefanten 25- und bei der Maus 500mal).

Der Blutdruck

wird durch den Druck des strömenden Blutes auf die Gefäßwand erzeugt. Er ist vor allem von der Herzkraft und dem Widerstand des Gefäßrohres und in zweiter Linie von der Blutmenge und der Körperlage abhängig. Der höchste Druck herrscht in der linken Herzkammer, in den Gefäßen nimmt er dann allmählich ab und sinkt bis zur Einmündung der Hohlvene in den rechten Vorhof bis auf Null; dem entspricht auch eine Verminderung der Strömungsgeschwindigkeit von $^1/_2$ m/sec in den Schlagadern bis zu $^1/_{1000}$ m/sec in den Haargefäßen, in den Blutadern steigt die Geschwindigkeit dann wieder auf $^1/_3$ m/sec.
Der Blutdruck wird in der Armschlagader gemessen: man legt um den Oberarm eine Manschette und erzeugt in ihr durch Aufpumpen einen an einer Quecksilbersäule ablesbaren Druck. Läßt man durch Luftabzug diesen Druck fallen, so wird schließlich der Puls in der Ellenbeuge hörbar, und man kann in diesem Augenblick den oberen Grenzwert (systolischen) Druck ablesen; läßt man den Manschettendruck weiter sinken, so verschwindet mit dem unteren Grenzwert (diastolischem Druck) das Pulsgeräusch, da das Gefäßrohr nun ohne äußeren Widerstand pulsiert.
Durchschnittlich betragen die Blutdruckwerte beim Erwachsenen etwa 140/70 mm/Hg; 140 bezeichnet den systolischen und 70 den diastolischen Druck, mm/Hg bedeutet Millimeter der Quecksilbersäule. Dieser Wert kann erheblich schwanken, ohne daß das krankhafte Bedeutung haben muß, etwa zwischen 110-145 mm beim systolischen und 60-80 mm beim diastolischen Druck. Bei körperlicher Belastung oder Erregung steigt der Druck vorübergehend bis etwa 170/90 mm.

Da das Gefäßrohr mit zunehmendem Alter an Elastizität verliert (und damit der Gefäßwiderstand gegen das strömende Blut zunimmt), haben ältere Menschen einen höheren Blutdruck als junge; die landläufige Behauptung jedoch, daß der obere Druck soviel mm über Hundert betragen soll, wie der Mensch an Jahren zählt, entbehrt jeglicher Grundlage.

Durch den Einfluß von Nerven und Wirkstoffen der inneren Drüsen (Hormonen[1]) auf die Gefäßwandspannung ist der Blutdruck auch von diesen Wirkungen abhängig. Nervenfasern, die im Bogen der Hauptschlagader (Aorta) entspringen, haben bei hohem Druck blutdrucksenkenden Einfluß, sie werden daher als Blutdruckzügler bezeichnet.

Die Verteilung des Blutes richtet sich nach dem örtlichen Bedarf und wird vom selbständigen Nervensystem gesteuert. Gleichmäßig ist das Blut nur in der Ruhe verteilt; bei der Arbeit sind tätige Organe mehr durchblutet als untätige, durchweg derart, daß verschiedene Kreislaufabschnitte gegensinnig durchblutet sind. Daher auch der Spruch: plenus venter non studet libenter (ein voller Bauch studiert nicht gern), der auf die relative Blutleere im Hirn bei der Verdauungsarbeit anspielt.

Die zum selbständigen Nervensystem gehörenden Gefäßnerven (Vasomotoren) werden in erweiternde und verengende eingeteilt; ihr Zentrum liegt im Boden des vierten Hirnventrikels.

Die sympathischen Gefäßnerven erweitern die Hirn-, Herz-, Haut- und Muskelgefäße, die parasympathischen die Gefäße des Bauchraumes.

Es gibt zahlreiche Querverbindungen zwischen den kleinen Schlag- und Blutadern (sog. Anastomosen[2]), durch die das Blut unter Umgehung des Haargefäßnetzes fließen kann.

Die Elastizität der Gefäße ermöglicht den gleitenden Blutstrom, der bei starren Gefäßrohren stoßweise erfolgen würde. Die Durchblutungsgröße des Körpers und der Organe wird vom Kreislauf mit Hilfe der Gefäßnerven (Vasomotoren) gesteuert, wobei eine enge Verbindung zur Atmung besteht, die schon durch den gemeinsamen Reiz des Kohlensäuregehaltes des Blutes gegeben ist.

1 Hormone (gr. ich rege an), Wirkstoffe der Drüsen mit innerer Sekretion.
2 Anastomosis, griech. = Einmündung.

erfüllt die Aufgaben eines flüssigen Transportorgans und steht dabei im Dienste der Wärmeregulation, des Wasserhaushaltes und der Infektabwehr.
Es besteht aus Blutflüssigkeit (Plasma), dem Träger lebenswichtiger Abwehrstoffe, und den Blutkörperchen. Durchschnittlich beträgt die Gesamtblutmenge 4–5 Liter, von denen jedoch 1/3 in den Blutdepots (Leber, Milz und Haargefäßnetz unter der Haut) ruhen und bei Mehrbedarf mobilisiert werden können.
Unter den Blutkörperchen werden rote (Erythrozyten), weiße (Leukozyten) und Blutplättchen (Thrombozyten) unterschieden; sie werden im Mark der platten Knochen erzeugt, einige Formen der weißen Blutkörperchen jedoch entstehen im lympathischen System.

Rote Blutkörperchen

Sie haben die Aufgabe, an ihren Blutfarbstoff (Hämoglobin) Sauerstoff und Kohlensäure zu binden und zu transportieren. Wegen dieser Arbeit ist ihre Zahl sehr groß (5000000 in 1 cmm) und ihre Gesamtoberfläche mit etwa 3000 qm überraschend umfangreich. Die Transportleistung wird dadurch erhöht, daß in den roten Blutkörperchen raumbeanspruchende Kerne fehlen. Das rote Blutkörperchen, das seinen Kern beim Eintritt in die Blutbahn verliert, ist damit nur sehr begrenzt lebensfähig und wird nach 2–3monatiger Zirkulation in der Milz, Leber oder dem Knochenmark zerstört.

Weiße Blutkörperchen

Sie kommen in verschiedenen Formen vor und haben entschieden die Aufgabe der Abwehr (Polizei des Körpers). Weiße Blutkörperchen können sich spontan auf chemische Reize hin bewegen und die Blutbahn verlassen (z. B. besteht der weiße Zungenbelag aus weißen Blutkörperchen). Ihre besondere Leistung liegt in der Fähigkeit, eingedrungene Fremdstoffe (Bakterien) aufzunehmen und zu vernichten. Je nach Bedarf wechselt die Zahl der weißen Blutkörperchen, der Normalgehalt von 5000–8000 Zellen in 1 cmm kann auf ein Vielfaches ansteigen, z. B. bei Infektionen, aber auch schon nach Nahrungsauf-

nahme. Eine Verminderung der weißen Blutkörperchen auf Werte unter 3000 pro cmm ist meist Zeichen geschwächter Abwehrlage.
Die Formen der weißen Blutkörperchen werden nach ihrer Färbbarkeit hinsichtlich saurer oder alkalischer Farbstoffe unterschieden. Es gibt:

Neutrale (neutrophile) segmentierte Zellen	ca. 60 %
jugendliche und stabkernige Zellen	ca. 4 %
(sauer färbbare) eosinophile Zellen	ca. 2–4 %
(basisch färbbare) basophile Zellen	ca. 0,5 %,
ferner aus dem lymphatischen System stammende	
Lymphozyten	ca. 25 %
und Monozyten	ca. 4–8 %

Die Hauptmasse der neutrophilen Zellen besorgt die Abwehr schlechthin. Jugendliche und stabkernige Zellen werden bei Bedarf (Infektion) in erhöhtem Maße (und gleichsam vorzeitig) in die Blutbahn abgegeben und verraten dann einen Reizzustand des Organismus. Auch das gehäufte Auftreten von eosinophilen Zellen deutet auf erhöhte Abwehrlage, es wird bei sog. Allergien[1] und Wurmbefall (Bandwurm, Spülwürmer) beobachtet. Basophile Zellen tauchen in erhöhter Zahl bei bestimmten Vergiftungen (durch Blei oder Quecksilber) auf. Lymphozyten können durch Umwandlung in Bindegewebszellen Gewebslücken schließen, Monozyten sind Transportzellen von Abbaustoffen.

Die Blutplättchen

(Thrombozyten). Die Blutplättchen haben entscheidende Bedeutung bei der lebenswichtigen Blutgerinnung. Es sind farblose, kleine Scheiben von durchschnittlich $^{3}/_{1000}$ mm (= 3 µ) Durchmesser, in einem Kubikmillimeter finden sich etwa 250000. (Siehe Blutgerinnung.)

Das Blutplasma

besteht aus einem gelösten Eiweißstoff, dem Fibrinogen, und dem Serum. Das Fibrinogen wandelt sich bei der Blutgerinnung (s. dort) in Fibrin um. Das Serum enthält neben Eiweißstoffen (7%) Blutzucker

1 Allergien = Überempfindlichkeiten (z. B. Nesselsucht, Heuschnupfen, Asthma u. a.)

(80–120 mg%), Harnsäure (4 mg%), Fette, Fermente, Hormone, Schutzstoffe, Mineralstoffe, wie Natrium, Chlor, sowie Kalzium (9–11 mg%), Magnesium und Phosphor und Wasser (90%). Die Schutzstoffe werden als Antikörper und Antitoxine bezeichnet.
Namentlich artfremdes Eiweiß, das durch Injektion, also nicht über den Magen-Darm-Kanal, in den Körper gelangt, löst die Bildung von Antikörpern aus. Dabei kann es gelegentlich zu stürmischen Abwehrreaktionen (Serumkrankheit) mit Nesselausschlag und auch Gelenkschwellungen kommen. Wiederholte Zufuhr des gleichen artfremden Eiweißes führt zur Sensibilisierung, die entweder durch die genannte Serumkrankheit oder auch schwere Überempfindlichkeitsreaktionen (anaphylaktischer Schock) gekennzeichnet ist.
Die Zufuhr (abgeschwächter) Giftstoffe (Toxine), wie z. B. bei der Impfung gegen Pocken, wird als *aktive* Immunisierung bezeichnet, die Injektion fertiger Antikörper (Diphtherie-, Tetanusserum) dagegen als *passive* Immunisierung. Mit der ersten Methode wird durch Provokation der Antikörper bzw. Antitoxine langdauernder Schutz gegen die betreffende Infektion angestrebt, im zweiten Fall soll durch die Beibringung fertiger Abwehrstoffe (die ein aktiv immunisiertes Tier gebildet hat) den Toxinen und damit der Schwere der Krankheit begegnet werden; es handelt sich dabei um eine kurzfristig wirksame Maßnahme.

Die Blutgruppen

sind Merkmale besonderer Eiweißstruktur. Man unterscheidet die Gruppen 0 (null), A, B und AB. Darüber hinaus sind noch andere Merkmale der Blutkörperchen ($A_{1, 2, 3}$, Faktor M, N, P, Q usw.) festgestellt worden.
Praktisch wichtig ist die Kenntnis der Blutgruppen (die mit besonderen Testseren festgestellt werden) für die Blutübertragung, da ohne Schaden nur gruppengleiches Blut übertragen werden kann und im anderen Falle bedrohliche Zusammenballungen (Agglutinationen) der roten Blutkörperchen auftreten. Nur im äußersten Notfall kann auf Blutspender der Gruppe 0 (Universalspender) gegenüber Empfängern anderer Gruppen zurückgegriffen und einem Empfänger der Gruppe AB Blut jeder anderen Gruppe zugeführt werden (Universalempfänger).
Das ist deshalb möglich, weil die Blutkörperchen der Gruppe 0 keine die Zusammenballung der roten Blutkörperchen provozierende Substanz enthalten (in der Gruppe A findet sich solche gegen B, in Gruppe

B gegen A gerichtete und in AB gegen A und B wirksame), sich im Serum der Gruppe AB aber kein Antikörper gegen eine andere Gruppe befindet (wohl aber im Serum der Gruppe 0). In jedem anderen Falle träfe provozierende Substanz der roten Blutkörperchen mit den Antikörpern im Empfängerserum zusammen – mit dem Ergebnis der Zusammenballung der roten Blutkörperchen.
Ein weiterer wichtiger Blutfaktor ist der sog. Rhesusfaktor. Kaninchenblut, das dem Blut von Rhesusaffen zugeführt wird, entwickelt einen Stoff (Agglutinin), der menschliches Blut in 85% der Fälle zur Zusammenballung der roten Blutkörperchen (Agglutination) bringt. 85% der Menschen sind also Rh-positiv (Rh, Abkürzung für Rhesusfaktor) und 15% Rh-negativ. Blutkörperchen von Rh-(positiven) Menschen rufen in Rh-negativem Menschenblut die Bildung von Antikörpern hervor, die Rh-(positive) Blutkörperchen zerstören. Empfängt also eine Rh-negative Mutter von einem Rh-positiven Vater ein Rh-positives Kind, so entwickelt sich im mütterlichen Blut ein Stoff, der die Blutkörperchen des Kindes im Mutterleib zerstört (Anti-Rh-Stoff).
Die Vererbung der Blutgruppen-Eigenschaften ermöglicht einen Hinweis auf die Vaterschaft.

Die Blutgerinnung

ist von lebensnotwendiger Bedeutung. An ihr sind Plasma und Blutplättchen (Thrombozyten) beteiligt.
Sobald ein Gefäß verletzt wird, entsteht aus dem sog. Prothrombin[1] unter Einfluß des Fermentes Thrombokinase (aus den Blutplättchen) Thrombin, das nun das im Plasma befindliche Fibrinogen in Fibrinfäden verwandelt. Schließlich zieht sich das Fibrin unter Einwirkung eines von den Blutplättchen erzeugten Fermentes zusammen und stößt das Serum aus.
Die Gerinnung kann vorwiegend durch folgende Umstände gestört sein: Mangel an Blutplättchen (weniger als 100000 in 1 cmm) mit zu geringer Bildung des Fermentes Thrombokinase oder des die Blutpfropfenbildung hervorrufenden Fermentes, ferner Fehlen einzelner Faktoren, die zur Umbildung von Prothrombin zu Thrombin führen – das ist der Fall bei der sog. Bluterkrankheit, die als Erbkrankheit bekannt ist.

1 griech. pro = vor, thrombos = Pfropfen: ein Eiweißkörper im Blutplasma.

Die Lymphe

Das Lymphsystem ist als Transportorgan zwischen Blut und Gewebe geschaltet. Zum Teil in Gewebsspalten, vor allem aber in Lymphkapillaren und größeren Lymphgefäßen gelangt die Lymphe in den großen Kreislauf. Die Lymphe, die vorwiegend Lymphozyten und zum geringen Teil auch Leukozyten enthält, hat wie das Blut die Fähigkeit zur Gerinnung.

Der Stoffwechsel

Am Energieumsatz sind vor allem die Verdauung und der innere Stoffwechsel beteiligt. Der Organismus verwandelt ständig ruhende in bewegte Energie, die ruhende wird mit der Nahrung aufgenommen und die bewegte überwiegend durch Muskelarbeit ausgeworfen. Da alle Stoffwechselvorgänge Sauerstoff verbrauchen, ist seine ständige Zufuhr durch die Atmung lebensnotwendige Voraussetzung aller körperlichen Vorgänge.
Der Körper ist auf die Zufuhr folgender Stoffe angewiesen:

Fett, Eiweiß und Kohlehydrate	als Energieträger,
Salze und Mineralien	als chemisch wirksame Substanzen im Zellstoffwechsel,
Wasser	als Lösungs- und Transportmittel,
Vitamine	als Kopplungsstoffe des Stoffwechsels.

Die Verdauung

Durch die Verdauung werden die energietragenden Nahrungsstoffe in ihre einfachsten chemischen Bestandteile zerlegt und damit in eine verwertbare Form gebracht. Da der Organismus bis in die letzten Verzweigungen hinein eigenständig ist und das Eindringen *fremden* Wesens nicht erträgt, müssen alle zugeführten Stoffe ihrer chemischen Eigenart entkleidet und zu einfachen Substanzen abgebaut werden; aus

diesen einfachen chemischen Bausteinen entwickelt der Körper dann wesenseigene Substanz.
Nach der mechanischen Zerlegung der Nahrung in der Mundhöhle erfolgt die Vorbereitung zur Verdauung durch das Einspeicheln. Das Ferment Ptyalin spaltet hierbei bereits die Stärke.
Im Magen verweilt die Speise, je nach ihrer Eigenart, wenige Minuten oder Stunden. Am schnellsten passieren natürlich Flüssigkeiten: Schnaps schon in einer halben Stunde, Milch in reichlich einer Stunde. Gemüse, Pudding und Zuckerwaren benötigen reichlich zwei Stunden, Fisch und Kalbfleisch knapp 3 Stunden, Geflügel, Rind- und Schweinefleisch 3 bis 3½ Stunden. Diese Verweildauer kann aber, je nach Zusammensetzung der Nahrung und Säuregehalt des Magens, erheblich schwanken.
Im Magensaft sind vor allem zwei Stoffe wirksam: Salzsäure und Pepsin, wobei die Salzsäure das eiweißverdauende Ferment Pepsin aktiviert. Die Salzsäure bereitet aber auch durch Quellung das Eiweiß zur Verdauung vor und bildet im Magen eine wichtige Sperre für Bakterien, die etwa mit der Nahrung eingedrungen sind.
Darüber hinaus findet sich im Magen noch in geringer Menge ein fettspaltendes Ferment: Lipase; dagegen fehlen kohlehydratspaltende Fermente, allerdings wird im Magen das Ptyalin des Speichels wirksam und bereitet die Kohlehydrate zur weiteren Verdauung im Dünndarm vor.
Dort vollzieht sich der entscheidende Teil der Verdauung, vor allem durch den Saft der Bauchspeicheldrüse. Dieser Saft enthält mit Trypsin ein eiweißspaltendes, mit Lipase ein fettspaltendes und mit Diastase ein kohlehydratspaltendes Ferment. (Diese Darstellung vergröbert, besonders hinsichtlich des Trypsins, die wirklichen und weitaus komplizierteren Verhältnisse, deren Erörterung jedoch den Rahmen dieser Ausführungen überschreiten würde.)
Die von der Leber über die Gallenblase in den Dünndarm abgegebenen Gallensäuren aktivieren zum Teil das fettspaltende Ferment Lipase und verbinden sich mit den Fettsäuren (die neben Glycerin das Produkt der fettspaltenden Lipasewirkung sind) zu einer löslichen und damit für den Organismus aufnahmefähigen Form.
Der in den Drüsen des Dünndarmes gebildete Darmsaft enthält vorwiegend weitere eiweiß- und kohlehydratspaltende Fermente, in geringem Maße auch (fettspaltende) Lipase. Der Verdauungsvorgang endet im (6 m langen) Dünndarm; im Dickdarm wird der Darminhalt dann durch Wasserentzug eingedickt und unter Einwirkung von Darmbakterien in Kot verwandelt. Den Darmbakterien, die teilweise

zum Coli-Stamm gehören, fällt die überaus wichtige Aufgabe zu, Eiweißendprodukte abzubauen, Milchsäure zu bilden, in den Vitaminstoffwechsel und die verschiedenen Gärungs- und Fäulnisvorgänge einzugreifen. Zwischen ihnen und dem Wirtsorganismus besteht eine lebenswichtige Gemeinschaft (sog. Symbiose). Die Füllung des Mastdarmes löst reflektorisch Stuhlgang aus. Sowohl der Magen als auch der Darm führen pendelnde und schlingernde Bewegungen (sog. Peristaltik) aus, um den Inhalt zu mischen und vorwärts zu schieben. Diese Bewegungen werden vom selbständigen Nervensystem (hier vom Vagus) gesteuert und unterliegen daher auch nervösen Einflüssen; bekannt ist der sog. Angstdurchfall (z. B. im Examen).

Die Leber

nimmt als größte Drüse des Körpers entscheidenden Anteil am Stoffwechsel der Fette, Kohlehydrate und Eiweiße. Sie ist ferner Bildungsstätte der Galle und über chemische Bindungen wichtigstes Entgiftungsorgan. Außerdem hat sie die Aufgabe eines Speicherorgans für Blut, Wasser, Vitamine, Mineralien und den körpereigenen Zucker (Glykogen); mit ihrem Blutreichtum steht sie auch im Dienste des Wärmehaushaltes. Das zu verarbeitende Blut empfängt sie aus der Pfortader, die das Blut der Bauchorgane führt und (mit Ausnahme des überwiegenden Teiles der Fette, der über die Chylusgefäße und den Milchbrustgang direkt ins Blut gelangt) alle vom Darm aufgenommenen Stoffe enthält. Das ernährende Blut erhält die Leber von der Leberschlagader.
Außer Galle entstehen in der Leber auch Harnstoff, Harnsäure und eine Reihe wichtiger Fermente, z. B. das für die Blutgerinnung unentbehrliche Prothrombin. Wegen ihrer vielseitigen chemischen Aufgaben ist die Leber, deren Ausfall tödlich ist, auch als Laboratorium des Körpers bezeichnet worden.

Der Zwischenstoffwechsel

betrifft alle Umbauprozesse, die zwischen Ausgangs- und Endprodukten der Stoffe ablaufen.
Die Kohlehydrate werden zu einfachen Zuckern (Monosacchariden),

von denen der bekannteste der Traubenzucker ist, abgebaut und in Form körpereigenen Zuckers als Glykogen in der Leber und Muskulatur gespeichert. Eine bestimmte Zuckermenge (Traubenzucker), 80–120 mg%, kreist im Blut und erfüllt dort Aufgaben im Stoffwechselgeschehen; sowohl ein zu niedriger als auch zu hoher Zuckergehalt im Blut führt zu Störungen. Die Fette baut der Körper zu Fettsäuren ab. Diese verwendet er zum Aufbau des Körper- und Depotfettes. Der überwiegende Teil der Fettsäuren umgeht über die Chylusgefäße den Pfortaderkreislauf (und damit die Leber), einige Fettsäuren jedoch gelangen über die Pfortader in die Leber und werden dort gespeichert. Eiweiße werden zu Aminosäuren abgebaut und auf diesem Wege zu körpereigenem Eiweiß umgeformt. Über den Anteil des Zelleiweißes am Eiweißstoffwechsel hinaus gibt es keinen Eiweißspender.

Mineralstoffe und Spurenelemente

benötigt der Körper als Bausteine und zum Teil auch als sog. Katalysatoren[1]. Kalzium, Magnesium und Phosphorsäure werden für die Knochen, Eisen für den roten Blutfarbstoff und Kobalt für das Vitamin B_{12} benötigt. Das Schilddrüsenhormon ist eine Jodverbindung, Kupfer findet sich reichlich in besonderen Zellen des Abwehrstoffwechsels. Mineralstoffe werden meist als Salze (Natrium und Chlor z. B. als Kochsalz) aufgenommen. Als Spurenelemente werden die Minerale bezeichnet, die zwar lebenswichtig sind, aber in nur geringer Menge zugeführt werden müssen.

Wasser (s. S. 206)

ist als Lösungs- und Transportmittel sowie als Bestandteil der Körpergewebe unentbehrlich und muß dem Körper fortlaufend zugeführt werden. Der tägliche Bedarf beträgt etwa 1,5–3 l.

Vitamine

sind unerläßlicher Bestandteil der Nahrung. Näheres s. S. 373.

1 Katalysator: Stoff, der, ohne selbst verbraucht zu werden, chemische Reaktionen beschleunigt oder auslöst.

beträgt, wie umfangreiche statistische Erhebungen ergeben haben, bei freier Kostwahl pro Kopf und Tag: 543 g Kohlehydrate, 100 g Eiweiß und 78 g Fett im Durchschnitt. Der Energiewert der Nahrung wird nach sog. Kalorien (Wärmeeinheiten) berechnet. Eine Kalorie (1 cal) ist diejenige Wärmemenge bzw. Energiemenge, die 1 kg Wasser von 14,5° auf 15,5° C erwärmt. Der Energiewert der Nahrung wird daher auch als Brennwert bezeichnet.
Die Nahrung eines 70 kg schweren Menschen soll an einem Tage 2200–3500 Kalorien enthalten. Da der Körper aus Kohlehydraten und Fetten nicht Eiweiß aufbauen kann, ist er auf die ständige Zufuhr von Eiweiß angewiesen. Als normal gilt 1 g pro kg Körpergewicht am Tag. Eiweißmangel führt zu erheblichen Störungen, u. a. auch des Wasserhaushaltes mit Wasseransammlungen (Hungerödemen[1]). Bestimmte Grundstoffe des Eiweißes, die der Organismus benötigt und nicht selbst aufbauen kann, sind die sog. essentiellen[2] Aminosäuren (i. g. 8, darunter Leucin, Lysin, Methionin).
Das Fett ist Energieträger und Trägersubstanz fettlöslicher Vitamine. Bestimmte hochungesättigte Fettsäuren (essentielle Fettsäuren) können vom Körper nicht aufgebaut werden und müssen in der Nahrung enthalten sein, z. B. Linolensäure, Linolsäure (die nur in Pflanzenfetten vorkommen) und die Arachidonsäure (die im Fischtran enthalten ist). Pflanzenöle, aber auch tierische Fette (Fischtran) enthalten mehr hochungesättigte Fettsäuren als feste Fette (Margarine, Butter). Gehärtete Fette und heiß gepreßte Öle enthalten wegen der Umwandlung ungesättigter in gesättigte Fettsäuren weniger ungesättigte Fettsäuren als kalt geschlagene Öle, die als wertvollstes Fett anzusehen sind.
Als Fettbedarf pro Tag und kg Körpergewicht gilt 1 g. Von der Tagesmenge sollen wenigstens 8 g auf essentielle Fettsäuren entfallen.
Extreme Abweichungen von der mittleren Nahrungsmenge und -zusammensetzung führen zu Störungen. Unter- und Mangelernährung können Herabsetzung der Abwehrlage mit erhöhter An- und Hinfälligkeit gegen Infektionen nach sich ziehen und – wegen des Mangels an essentiellen Aminosäuren – die Leber schädigen. Eine bekannte Erscheinung sind die durch Eiweißmangel bedingten Hungerödeme.

1 griech. oideo = ich schwelle.
2 esse = sein, essentiell = wirklich: ohne erkennbare Ursache. Biochemisch gelten als essentiell lebensnotwendige Stoffe, die der Körper selbst nicht bilden kann.

Überernährung dagegen überlastet mit dem Ansatz überflüssigen Gewebes den gesamten Stoffwechsel. Auf jeden Fall liegt die Gefahr der Überernährung näher als ihr Gegenteil.
Die Ernährungsform ist ein gesundheitliches Problem von großer Tragweite. Im Grunde steuert der Organismus seinen Bedarf hinsichtlich Menge und Art der Nahrung selbständig. Es ist aber zu bedenken, daß die Summe der Zivilisationseinflüsse den Instinkt zur richtigen Nahrungswahl beeinträchtigt, und zwar zur genußbetonten Seite des Reizeffektes hin. Da gewohnte Reize sich aber erschöpfen, führt die Kostauswahl schließlich zu einseitiger Nahrung mit vielen Reiz- und Würzstoffen und wenig Wirkstoffen.
Ohne Frage sind Reiz und Genuß bestimmende Faktoren des Lebens; eine reizlose Kost ist unerträglich. Hiob 6,6: »Kann man auch essen, das ungesalzen ist? Oder wer mag kosten das Weiße um den Dotter?« Aber Reiz und Genuß sind eben nur lenkende Teilelemente der Nahrung, die nicht ausschließlich die Kostauswahl bestimmen dürfen, da unser Nahrungsinstinkt kein zuverlässiger Wegweiser mehr ist.
Die Gefahr falscher Ernährung, die durch werbetechnische Bedarfslenkung der Industrie erhöht wird, ist größer, als es zunächst scheint. Viele Bedrohungen der Volksgesundheit durch Herz- und Gefäßerkrankungen, Stoffwechselstörungen und Gebißschäden sind ohne Zweifel – neben anderen Ursachen – fortgesetzter Fehlernährung zuzuschreiben.

Die Nieren

sind als lebenswichtiges Ausscheidungs- und Stoffwechselorgan in den Blutkreislauf eingeschaltet. Sie empfangen das Blut aus den großen, unmittelbar von der Hauptschlagader abzweigenden Nierenschlagadern und entlassen es über die Nierenblutadern in die untere Hohlblutader. Da die gesamte Blutmenge in 5–7 Minuten einmal beide Nieren durchläuft, passieren in 300maligem Umlauf am Tage etwa 1500 l. Daraus entwickeln die Nieren ungefähr 170 l sog. Primärharn, von dem nach Rückführung des Wassers in den Körper (Rückresorption) 1,5 l Harn pro Tag gebildet werden.
Die Nieren scheiden sowohl Endprodukte des Stoffwechsels (Stickstoffverbindungen) als auch körperfremde Stoffe (z. B. Medikamente) aus und wirken auf diesem Wege als Entgiftungsorgan.

Sie scheiden aber auch körpereigene Substanz aus, wenn deren Konzentration im Blut zu hoch ist und das notwendige Gleichgewicht der Blutzusammensetzung gefährdet (z. B. Blutzucker). Darüber hinaus halten sie (durch Ausscheidung) das Gleichgewicht des Flüssigkeitsdruckes und des Verhältnisses zwischen Säuren und Basen im Blut aufrecht. Die Nieren sind in diesem Zusammenhang Steuerorgan des Wasserhaushaltes.
Neben anorganischen (Kochsalz, Phosphorverbindungen, Magnesium und Kalzium) und organischen Stoffen (Harnstoff und Harnsäure) scheiden die Nieren auch Farbstoffe, Fermente, Vitamine und Hormone aus. Die Reaktion des Harnes ist schwach sauer, das spezifische Gewicht schwankt zwischen 1,002 und 1,040 (im medizinischen Sprachgebrauch wird das Komma weggelassen). Im Feinaufbau der Nieren lassen sich Knäuel (Glomeruli) und Röhrchen bzw. Schläuche (Tubuli) unterscheiden. Die Knäuel filtern das Blut zum Primärharn. In den Röhrchen entsteht durch Rücksaugung (Rückresorption) von Wasser und bestimmten, ausgewählten Stoffen der ausscheidungspflichtige Harn.
Der Verlust beider Nieren ist mit dem Leben nicht vereinbar; eine gesunde Niere aber kann die Organleistung vollwertig tragen.

Die Haut

Siehe Seite 211: ›Die Haut als Spiegel für Gesundheit, Schönheit und Leistungsfähigkeit‹

Die Sinnesorgane

Von den Umwelterscheinungen werden nur die für den Organismus wichtigen ausgewählt und durch zugeordnete Sinnesorgane wahrgenommen. Diese Wahrnehmung bewegt sich in bestimmten Grenzen; es werden z. B. keineswegs alle Qualitäten des Lichtes oder Schalles registriert, sondern nur die für die Umweltbeziehung erforderlichen. Lichtstrahlen werden im Wellenbereich von 400–800 millionstel Millimetern (= m μ), Schallwellen im Bereich von 20–20000 Schwingungen pro sec (1 Schwingung pro sec = 1 Hertz) – also etwa in 10 Oktaven – wahrgenommen[1]. Bienen sehen in einem breiteren Wellenbereich, und Hunde hören in einem höheren Frequenzbereich (Hundepfeife) als der Mensch.

Zu den 6 Sinnesorganen gehören jeweils ein besonderer Nervenendapparat, ein Sinnesnerv und ein Sinneszentrum. Der Nervenendapparat (Auge, Ohr) dient dem Reizempfang, der Sinnesnerv der Erregungsleitung und das Sinneszentrum der Umsetzung der Erregung in bewußte Empfindung.

Empfunden werden:

Licht (Helligkeit, Farbe, Gestalt, Entfernung) mit dem Gesichtssinn,
Schall (Richtung, Lage, Tonhöhe und -stärke) mit dem Gehörsinn,
Geruch (in breiter Skala) mit dem Geruchssinn (Nervenendfasern im Bereich der oberen Nasenmuschel),
Geschmack (süß, sauer, salzig, bitter) mit dem Geschmackssinn (Geschmacksfasern und -knospen auf der Zunge),
Temperatur, Berührung und Schmerz durch den Gefühlssinn (Nervenendfasern, Wärme-, Kälte-, Tastkörperchen in der ganzen Körperoberfläche) und
Lage der Körperstellung, teils durch den Gefühlssinn, teils durch die sog. Tiefensensibilität und teils durch das Gleichgewichtsorgan in den Bogengängen des Innenohres.

Der Gesichtssinn (s. auch S. 152)

Das optische System des Auges besteht aus Hornhaut, Linse und Netzhaut. Die Lichtstrahlen werden an der Vorderwand der Hornhaut und den beiden Linsenflächen gebrochen und gesammelt auf die Netzhaut projiziert, wo ihr Brennpunkt liegt. Die Krümmung der vorderen Linsenfläche kann durch die Ziliarmuskeln im Aufhängeapparat der Linse verändert werden, um ferne und nahe Gegenstände bei Bedarf als scharfes Bild auf die Netzhaut werfen zu können (Anpassung = Akkommodation, von lat. accommodare = anpassen). Diese Anpassung eines optischen Systems an die Entfernung des Objektes ist auch durch Verlängerung oder Verkürzung der Achse zwischen Linse und Projektionsfläche möglich; die Natur hat diesen indirekten Weg nicht ge-

1 Schallwellen oberhalb 20000 Schwingungen werden Ultraschall genannt.

wählt, wohl aber ist der Mensch mit seinen optischen Konstruktionen (Fernrohr, Fotoapparat) auf ihn angewiesen.

Die Netzhaut besteht aus 10 Schichten. Zunächst trifft das Licht die Pigmentschicht, dann die Schicht der Sinneszellen, die aus Stäbchen und Zapfen besteht. An der sog. Papille fehlen die Sinneszellen, es gibt also in der Netzhaut einen blinden Fleck. Beim normalen Sehen tritt der blinde Fleck nicht in Erscheinung, da seine Fläche von der Umgebung »mitgesehen« wird.

Das Netzhautbild wird über den Sehstrang zu den primären Sehzentren im Gebiet der Vierhügel und von dort über die Sehstrahlung in das Rindengebiet der Hinterhauptlappen geleitet. Zwischen Netzhaut und primären Sehzentren (rechts und links) kreuzen sich die Fasern des Sehstranges zum Teil, so daß beide rechte Netzhauthälften im rechten und beide linke im linken Sehzentrum erscheinen. (Die Kreuzung entspricht der Zügelanordnung im Doppelgespann.)

Störungen im Zapfenapparat führen zur Farbenblindheit, die in sehr seltenen Fällen vollständig sein kann. Meist werden bestimmte Kontrastfarben (Rot-Grün, Blau-Gelb) nicht oder nur unvollkommen gesehen. Farbenblindheit kommt bei Männern häufiger als bei Frauen vor, am häufigsten ist die Rotschwäche.

Störungen der Brechungskraft führen zur Kurz- oder Weitsichtigkeit.

Bei der Kurzsichtigkeit ist entweder die Achse zwischen Linse und Netzhaut zu lang oder die Brechungskraft der Linse zu groß. In jedem Fall liegt dann der Brennpunkt, also das scharfe Bild, *vor* der Netzhaut. Der Kurzsichtige sieht daher ferne Gegenstände (wegen des parallelen Lichteinfalles) unscharf. Der Fehler kann durch eine Zerstreuungslinse ausgeglichen werden, durch die der Brennpunkt rückwärts (auf die Netzhaut) verschoben wird.

Beim weitsichtigen Auge ist entweder die optische Achse zu kurz oder die Brechungskraft der Linse zu schwach; das scharfe Bild entsteht also *hinter* der Netzhaut. Dieser Fehler wird durch Sammellinsen korrigiert, die den Brennweg verkürzen.

Mit zunehmendem Alter läßt die Brechungskraft der Linse, bzw. ihr Anpassungsvermögen, nach, so daß zwar der parallele Lichteinfall *ferner* Gegenstände ungestört wahrgenommen wird, aber nahe Gegenstände nicht scharf gesehen werden können. Diese Alterssichtigkeit wird durch Sammellinsen ausgeglichen. Können die Strahlen nicht punktförmig vereinigt werden, so erscheinen Punkte als feine Stäbchen (Stab- oder Zerrsichtigkeit). Dieser Fehler, der durch Hornhaut- oder Linsenveränderungen entsteht, wird als Astigmatismus bezeichnet. Durch zylindrisch geschliffene Gläser kann er ausgeglichen werden.

Als aphakisch wird ein linsenloses Auge (meist nach Entfernung wegen Linsentrübung) bezeichnet. Durch Vorsetzen starker Sammellinsen gewinnt auch das linsenlose Auge eine beschränkte Sehkraft, der natürlich die Fähigkeit zur Nah- und Fernanpassung (Akkommodation) fehlt.

Die Regenbogenhaut (Iris) wirkt als Blende, ihre Farbe ist durch den Pigmentgehalt bestimmt. Fehlt Pigment, so erscheint die Iris blau. Fehlt auch die Pigmentschicht auf der Hinterfläche der Iris, z. B. beim Albinismus, so sieht sie wegen der durchscheinenden Netzhaut rot aus (bei weißen Kaninchen). Die Iris reagiert reflektorisch auf Lichteinfall mit Verengung des Sehloches (Pupille); bei Dunkelheit ziehen sich ihre Muskeln zusammen und erweitern das Sehloch. Stoffe, die den Parasympathikus lähmen und den sympathischen Nerv erregen (Atropin), erweitern – solche, die den Vagusnerv erregen (Pilocarpin), verengen das Sehloch (Pupille).

Das räumliche Sehen ist durch Korrespondenz der beiden Netzhautbilder möglich; man kann daher mit einem Auge nicht räumlich sehen. Die gegenteilige Annahme beruht auf einer Täuschung durch Vorstellung der Rauminhalte.

Eine merkwürdige Erscheinung sind die positiven und negativen Nachbilder. Schließt man z. B. nach einem Blick in eine helle Flamme rasch die Augen, so erscheint das Bild noch einmal und erlischt dann allmählich. Durch dieses Nachklingen der Erregung verschmelzen rasch wechselnde Bilder, z. B. bei der Kinematographie, die sich somit auf eine Sinnestäuschung stützt. Es gibt aber auch negative Nachbilder. Betrachtet man einige Minuten eine rote Fläche und sieht dann auf weißen Grund (Zimmerdecke), so erscheint dort eine grüne Fläche. Dieser Kontrast kommt dadurch zustande, daß die Rot wahrnehmenden Zapfen plötzlich unerregt sind und damit, beim Blick auf Weiß, die vorher unerregten Zapfen leicht erregt werden. Dabei erscheint die Komplementärfarbe[1].

Darüber hinaus erliegt das Auge mannigfaltigen Sinnestäuschungen: so erscheint ein in Wasser getauchter Stab geknickt, weil das Wasser Licht anders als Luft bricht. In einem negativen Gitterbild (weiße Stäbe, schwarzer Grund) erscheinen die Gitterkreuzungen nicht weiß, sondern grau. Dennoch erregt die Vollkommenheit dieses Organs – stellvertretend für alle wunderbaren Ordnungen der vielfältig ver-

1 Komplementärfarben, wie Rot-Grün, Blau-Gelb, ergänzen sich zu Weiß, der Summe aller Spektralfarben. (Eine halb grün, halb rot bemalte Scheibe erscheint bei rascher Drehung weiß.)

zweigten Natur – immer wieder unsere Ehrfurcht vor dem Geheimnis der Schöpfung. Daher auch Goethes an Plotin angelehnter Ausspruch:

> Wär' nicht das Auge sonnenhaft,
> Die Sonne könnt' es nie erblicken;
> Wär' nicht in uns des Gottes eigene Kraft,
> Wie könnt' uns Göttliches entzücken?

Der Gehörsinn (s. auch S. 154)

nimmt Schallschwingungen im Bereich von 20–20000 Schwingungen in der Sekunde (= Hertz) wahr. Schwingungen unterhalb dieses Bereiches werden als Infraschall, darüber liegende als Ultraschall bezeichnet.

Neben der Tonhöhe, die von der Schwingungszahl abhängt, wird auch die durch den Schalldruck bestimmte Tonstärke wahrgenommen; ihre Maßeinheit ist das Phon:

Untere Hörschwelle:	0 Phon	Motorradgeräusch:	100 Phon
Flüstern:	20 Phon	Flugzeuggeräusch aus 4 m Entfernung:	120 Phon
Gedämpfte Unterhaltung:	40 Phon	Schmerzender Lärm:	ab 130 Phon
Lauter Straßenlärm:	70 Phon		

In der Regel werden nicht reine Töne, sondern Tongemische, also Klänge wahrgenommen. Gemischte Töne werden, wenn sie in einfachem Verhältnis zueinander stehen (c:e:g = 4:5:6), als konsonant, im anderen Falle als dissonant empfunden. Äußeres und mittleres Ohr, also Ohrmuschel, äußerer Gehörgang, Trommelfell und die Gehörknöchelchen des Mittelohres leiten den Schall, der schließlich von der Platte des Steigbügels über das ovale Fenster in das Innenohr gelangt und dort die Labyrinthflüssigkeit in Wellenbewegung versetzt.

Empfangsorgan dieser Bewegung sind die Hörzellen, die von den Gehörsaiten auf dem Boden der Basilarmembran wie von einem Resonanzboden erregt werden; sie sind von feinen Fasern des Gehörnervs umsponnen, der die Erregung über den inneren Gehörgang im Innenohr zum Gehirn weiterleitet, wo im Bereich des oberen Schläfenlappens das sog. Hörfeld liegt.

Gehörsaiten, Haarzellen und Dachmembran bilden das Cortische Organ auf dem Boden des mittleren Schneckenganges, den oben die Reissnersche Membran gegen den oberen und unten die Basismembran gegen den unteren Schneckengang abgrenzt. Von der Schneckenbasis bis zur Spitze werden die Gehörsaiten breiter und die Hörzellen länger; hohe Töne erregen die Zellen der Basis, tiefe die der Spitze. Einen Ausgang finden die Schwingungen im runden Fenster zur Paukenhöhle, die durch die Eustachische Röhre (Ohrtrompete) mit dem Nasen-Rachen-Raum verbunden ist. Merkwürdig, daß die Namen der feingliedrigen Gehörorgane an recht unangenehme Klangempfindungen erinnern: Trommelfell, Paukenhöhle, Hammer und Amboß. Das Gehör besitzt unter allen Sinnesorganen die feinste Empfindungskraft; es kann z. B. Tongemische in Einzeltöne auflösen. Seine Fähigkeit, auch die Schallrichtung wahrzunehmen, beruht auf der doppelseitigen Anordnung.

Der Gleichgewichtssinn

wird durch die mit der Schnecke verbundenen Säckchen und Bogengänge des Vorhofs vermittelt. Die in drei verschiedenen Ebenen aufeinander senkrecht stehenden Bogengänge reagieren mit den Haarzellen am erweiterten Ende auf die Bewegungen und Bewegungsänderungen des Kopfes. Plötzlicher Abbruch einer Drehbewegung führt zu Drehschwindel. Die Säckchen orientieren über die Lage des Kopfes. Auf ihren Haarzellen liegen viele kleine Kristalle kohlensauren Kalkes, deren Schwerkraft den Lagesinn vermittelt.

Der Geruchssinn

In die obere Nasenmuschel münden Endfasern des Riechnervs, die die Erregung durch die Siebbeinplatte zum Gehirn leiten. Die unzähligen, abgestuften Geruchsqualitäten sind wahrscheinlich durch mehrfache Reizung einzelner Riechzellen möglich. Die menschliche Geruchsempfindung ist im Verhältnis zur tierischen gering ausgeprägt, wechselt aber auch individuell. Viele vermeintliche Geschmacksempfindungen sind mit Geruchswahrnehmungen verknüpft. Bemerkenswert ist, daß der Geruchssinn – neben dem Geschmackssinn – die schärfste Wertungsbereitschaft besitzt: einige Duftqualitäten, namentlich die ätherischer Öle in Blüten, werden allgemein als angenehm, andere als unangenehm oder sogar widerlich empfunden, wie z. B. jede Fäulnis, aber auch einige pflanzliche Duftstoffe. Eine ganze Reihe von Duftqualitäten wird unterschiedlich, also angenehm oder unangenehm, empfunden: Äther-, Benzin- und Ledergeruch.

wird von den Geschmacksknospen im hinteren Zungendrittel getragen. Es handelt sich dabei um Endfasern des 9. Hirnnervs (Zungen-Rachen-Nerv, Nervus glossopharyngeus), die saure, süße, salzige und bittere Empfindungen – und deren Gemische – wahrnehmen. Wie bei Besprechung der Geruchsempfindung erwähnt, sind feinere Geschmackswahrnehmungen in Wirklichkeit eine Verbindung von Geschmack und Geruch. Der Gaumen, gegen den sich die Zunge beim Schluckakt legt, wirkt etwa als geschmacklicher Resonanzboden, obwohl er nicht durch Geschmacksfasern versorgt ist.

Stimme und Sprache

Die Lautbildung erfolgt in den schwingungsfähigen Stimmbändern des Kehlkopfes, bzw. dem zwischen ihnen offengelassenen Spalt, der Stimmritze. Rachenhöhle, Mund- und Nasenraum wirken als Ansatzrohr und formen den Klang.
Die menschliche Stimme umfaßt durchschnittlich zwei Oktaven, bei Sängern mehr. Eng aneinanderliegende Stimmbänder benutzen den Brustkorb, etwas geöffnete den Raum über dem Kehlkopf als Resonanzboden; im ersten Falle spricht man von Brust-, im zweiten von Kopf- oder Fistelstimme. Die Stimmbänder des Mannes sind länger als die der Frau, die männlichen Stimmlagen sind Tenor, Bariton und Baß, die weiblichen Sopran, Mezzosopran und Alt.
Die Impulse zur Sprachbildung empfangen die Sprechwerkzeuge: Lippen, Mundhöhle, Zunge, Kehlkopf, von Zentren im Bereich der Rindenfelder des linken Schläfenlappens. (Diese einseitige Anordnung bedingt, daß der Ausfall dieses Gebietes, etwa nach einer Hirnblutung, den Verlust der Sprache nach sich zieht.) Die Sprache, das höchste und typische Ausdrucksmittel des Menschen, benutzt Selbstlaute und Mischlaute (a, e, i, o, u, ä, ö, ü, ei, eu) und Mitlaute (b, c. d usw.). Bei den Selbstlauten bleibt das Ansatzrohr oberhalb des Kehlkopfes geöffnet, bei den Mitlauten wird, je nach ihrer Art, eine Stelle des Ansatzrohres verengt. Man kann zwischen Mundlauten, Nasenlauten und Mund-Nasen-Lauten unterscheiden. Reine Nasenlaute sind z. B. m und n, nasalierende Laute, etwa n bei Angel, bzw. französische Nasallaute, sind Mund-Nasen-Laute. Beim reinen Nasenlaut entweicht die

Luft nur durch den Nasenraum (bei herabhängendem Gaumensegel), beim Nasallaut durch Mund und Nase. Lippenlaute, wie b, p, entstehen durch Verschluß der Lippen mit plötzlicher Öffnung; f, v und w durch Verschluß zwischen Unterlippe und Oberzähnen. Gaumenlaute, wie g, k, werden durch einen Verschlußmechanismus zwischen mittlerem Zungenrücken und hartem Gaumen erzeugt. Verschluß zwischen Zungenspitze und oberer Zahnreihe ist typisch für die Zahnlaute: d, s und t.

Die Hormone[1]

Diese Wirkstoffe werden von besonderen Organen, den Hormondrüsen, oder von Gewebszellen gebildet. Während die Drüsenhormone eine ausgeprägte Fernwirkung besitzen, wirken die Gewebshormone entschieden am Ort ihrer Entstehung.
Ähnlich wie die anderen Wirkstoffe greifen die Hormone in nahezu alle Stoffwechselvorgänge ein, und zwar sowohl im fördernden wie auch hemmenden Sinne. Mit wechselseitiger Förderung oder Hemmung bilden die Hormondrüsen ein System, das von den Wirkstoffen des Vorderlappens der Hirnanhangdrüse gesteuert wird und über den Stiel der Hirnanhangdrüse mit dem Zwischenhirn verbunden ist; damit ist auch die Beziehung zum Zentrum des selbständigen (vegetativen) Nervensystems gegeben. Zu den Hormondrüsen gehören Schilddrüse, Nebenschilddrüse, Nebennieren, Inselzellen der Bauchspeicheldrüse, Hirnanhangdrüse, Keimdrüsen, Thymus und Zirbeldrüse (Epiphyse).

Die Schilddrüse

Dieses zweilappige Organ liegt vor dem oberen Ende der Luftröhre und dem Kehlkopf; es besteht aus zahlreichen Säckchen (Follikeln), die mit Kolloid[2] gefüllt sind und ein Depot des Schilddrüsenhormons darstellen. Die Schilddrüse ist überaus gefäßreich.

1 Hormon, vom griech. hormao = ich treibe bzw. rege an.
2 Kolloid, Bezeichnung für feine und feinste Verteilung von Stoffen in Lösungen.

Wirkstoffe:

Bekannt sind zwei Hormone, das Thyroxin und das Trijod-Thyronin.

Wirkung:

Die Schilddrüsenhormone regen den gesamten Zellstoffwechsel an, vor allem den Abbau von Eiweiß, Fett und Kohlehydraten. Es bestehen enge Beziehungen zum sympathischen Nervensystem; beide Einflüsse steigern die Energieentfaltung des Körpers. Gesteuert wird die Hormonausschüttung durch regelnden Einfluß von Vorderlappenhormonen der Hirnanhangdrüse[1], die je nach Notwendigkeit fördernde oder hemmende Stoffe ausschütten. Darüber hinaus wirkt eine Vorstufe des Schilddrüsenhormons, das Dijod-Tyrosin, hemmend auf die Schilddrüsentätigkeit. Die Wirkung der Schilddrüse ist unschwer aus den Störungen abzulesen, die sich bei übermäßiger oder mangelnder Ausschüttung der Hormone ergeben.

Störungen bei Überfunktion[2]*:*

Da die Schilddrüsenhormone Jodverbindungen sind, kann ihre Wirkung allein durch Jodzufuhr drastisch beeinflußt werden, und zwar bei geringen oder kurzfristigen Gaben sogar hemmend, grundsätzlich aber fördernd. Darüber hinaus kann es, ohne sichtbare äußere Einwirkungen, zur überschießenden Produktion von Hormonen kommen, die im Falle leichterer Überfunktion als Hyperthyreose[3], bei stärkeren Graden als Thyreotoxikose[4] und im Falle schwerster Ausprägung als Basedowsche Krankheit[5] bezeichnet wird. Oft, aber nicht immer, verraten

1 Vorderlappenhormone: da die Bildung aller Hormone von Hormonen des Vorderlappens der Hirnanhangdrüse gesteuert wird, darf in der Folge auf die Erwähnung dieses Zusammenhanges verzichtet werden.
2 Hier wird die Besprechung der wichtigsten Störungen vorweggenommen, obwohl sie eigentlich in das Kapitel Krankheiten und Leiden gehört.
3 Hyperthyreose, v. griech. hyper = über, thyreos = Schild (Schilddrüse).
4 Thyreotoxikose, v. griech. thyreos = Schild, toxon = Gift: Schilddrüsenvergiftung.
5 Basedowsche Krankheit: nach dem Merseburger Arzt *Basedow* (1799–1854) benannt: hochgradige Überfunktion der Schilddrüse mit Kropf, Herzjagen, Glotzaugen und Abmagerung.

sich Störungen der Schilddrüsentätigkeit durch Vergrößerung der Drüse, die in jedem Fall, gleichgültig, ob durch bindegewebige Wucherung oder durch Zunahme des Kolloids bedingt, als Kropf (Struma[1]) bezeichnet wird.
Die Überfunktion der Schilddrüse geht mit folgenden Veränderungen einher:
Seitens des Kreislaufs: Beschleunigung der Herztätigkeit mit schnellem Puls (über 90 Schläge in der Minute gegenüber 65–75 im Normalfalle). Mäßige Blutdrucksteigerung, daher Gefühl des Herzklopfens und innerer Unruhe, die wiederum zu unruhigem Schlaf führen.
Seitens des Nervensystems: gesteigerte Erregbarkeit. Überwiegen des sympathischen Systems, daher weite Pupillen, feuchte, glänzende Augen, Hervortreten der Augäpfel (»Glotzauge-Exophthalmus«[2]). Feuchte, warme Haut.
Seitens des Stoffwechsels: Steigerung aller Verbrennungsprozesse, daher Gewichtsabnahme, bei der Basedowschen Krankheit sogar Abmagerung; Neigung zu Durchfällen.
Seitens der Schilddrüse: Bei stärkeren Graden weiche Schwellung des Drüsenkörpers, gelegentlich (bei der Basedowschen Krankheit) bis zur ausgeprägten Kropfbildung, im Sinne einer Kolloidzunahme (man spricht daher vom weichen Kropf). In leichteren Fällen fehlt die Drüsenvergrößerung.

Störungen bei Unterfunktion:

Die schwersten Ausfallserscheinungen zeigen sich im Gebiet des Stoffwechsels: verlangsamtes oder gehemmtes Wachstum, trockene, gequollene und kühle Haut, große, plumpe und trockene Zunge, erhöhte Speicherung von Wasser in den Gewebslücken und Haarausfall. Die Hautschüppchen schilfern sich wie Mehl ab.
Die nervöse Erregbarkeit sinkt bis zur Stumpfheit, die Intelligenz[3] bis zum Schwachsinn.
Zu diesen Störungen käme es nach völliger oder teilweiser Entfernung

1 Struma, lat. struere = schichten.
2 Exophthalmus, v. gr. exo = n. außen, ophthalmos = Auge: Hervortreten der Augäpfel durch Stauung im hinteren Augenabschnitt auf dem Boden von Augenmuskelverkrampfung.
3 Intelligenz, v. lat. intus-legere = hineinlesen: die Fähigkeit, zu denken und zu urteilen, nicht das Merkvermögen, das bei Schwachsinnigen sehr ausgeprägt sein kann und bezüglich nützlicher Dinge hervorragend entwickelt ist.

Das Drüsensystem

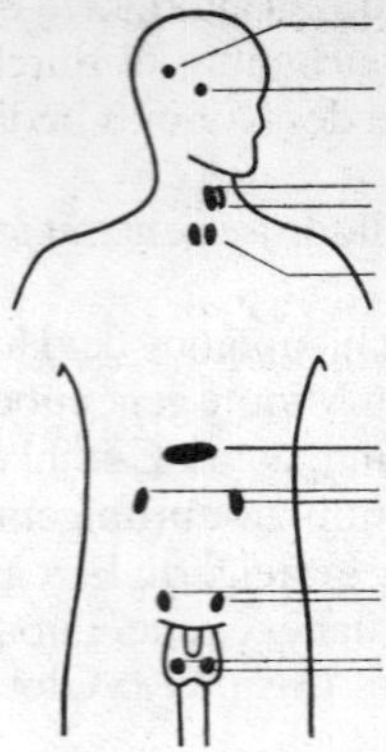

der Schilddrüse; gelegentlich können sie in wechselndem Ausmaß die unvermeidliche Folge einer dringend erforderlichen Operation (etwa gegen Krebserkrankung) sein. Auf jeden Fall sind Mangelzustände nach Operationen bekannt geworden, allerdings treten sie bei der modernen Technik der Kropfoperation nicht mehr auf.
Gehäuft wird die Unterentwicklung der Schilddrüse in manchen Hochgebirgsgegenden (Alpen, Karpaten, Pyrenäen) beobachtet. Anscheinend spielt hier der Jodmangel des Trinkwassers eine Rolle, wahrscheinlich aber auch die Anwesenheit von Hemmungsstoffen für die Schilddrüse, wobei besonders dem hohen Urochromgehalt des Wassers eine schädliche Wirkung zugesprochen wird. Aber auch außerhalb der Hochgebirge werden Mangelzustände beobachtet, die ursächlich nicht immer geklärt werden können.
Je nach dem Reifegrad des betroffenen Individuums entwickeln sich verschiedene Zustandsbilder. Bei Kindern und Jugendlichen kommen zu den genannten Erscheinungen noch Wachstumsstörungen durch mangelhafte Verknöcherung, die im Extremfall zum Zwergwuchs führen. Die Intelligenzdefekte sind meist sehr ausgeprägt, so daß sich mit Zwergwuchs, Kropf, Schwachsinn, spröder und trockener Haut und plumper Zunge bei allgemein verlangsamtem Stoffwechsel das Bild des sog. Kretinismus entwickelt. Das Wort ist dem romanischen cretino = Dummkopf entlehnt.
Die Übergänge zwischen den einzelnen Schweregraden sind fließend und umspannen die ganze Breite von der angedeuteten, gelegentlich verkannten Form bis hin zu den schwersten, pflegebedürftigen Zuständen.

Gelegentlich kann der (bindegewebige) harte Kropf fehlen und überhaupt die Schilddrüse verkümmert sein.
Bei Erwachsenen treten die Stoffwechselerscheinungen hervor, also: Wasserspeicherung, trockene Haut, langsamer Puls und Neigung zum Fettansatz. Oft erscheint die Störung nur angedeutet mit Fettansatz und gequollener Haut, namentlich bei Frauen in den Wechseljahren[1]; man bezeichnet diese Form als Myxödem, in Anlehnung an das griechische Wort myxa = Schleim und oedema = Schwellung.
Die Vergrößerung der Schilddrüse (Kropf) kann, wie schon erwähnt, mit Über- oder Unterfunktion verbunden sein. Meist ist der Kropf bei Überfunktion infolge der Kolloidschwellung weich, bei Unterfunktion dagegen infolge der bindegewebigen Wucherung hart. Das Kropfwachstum kann aber auch – wie das in der überwiegenden Mehrzahl der Gebirgskröpfe der Fall ist – ohne erkennbare Störung der Schilddrüsenleistung auftreten. Wie schon erwähnt, spielen vor allem Ernährungseinflüsse, letztlich mineralische Besonderheiten des Bodens und Wassers, eine entscheidende Rolle. Es kann als gesichert angesehen werden, daß Jodmangel im Trinkwasser Kropfwachstum begünstigt; darüber hinaus aber spielen offenbar Hemmungsstoffe gegen das Schilddrüsenhormon in der Nahrung eine wichtige Rolle, wie z. B. Thiouracil und Thioharnstoff im Kohl[2]. Diese Tatsache rechtfertigt aber nicht den Schluß auf einen schädlichen Einfluß des Kohlgenusses, da, wie auch hinsichtlich anderer Nahrungsmittel, Schäden nur bei *einseitiger* Kostauswahl drohen, wie das etwa bei überspitztem Diätfanatismus möglich ist.
Die Versuche, in den Alpenländern durch Jodzufuhr in der Schokolade und im Kochsalz die Verkropfung zu bekämpfen, haben zu überaus günstigen Ergebnissen geführt. So hat auch hier die öffentliche Gesundheitsfürsorge, wie auf den Gebieten der Seuchen-, Tuberkulose- und Rachitisbekämpfung, hervorragende Ergebnisse erzielt, die deutlich vor Augen treten, wenn man sich der früheren, oft trostlosen Zustände erinnert.

1 Wechseljahre: (Klimakterium, v. gr. klimax = Leiter) Lebensabschnitt der Frau zwischen dem 45. und 55. Lebensjahr, der durch Verlust der Fortpflanzungsfähigkeit und verschiedene, meist kreislauf- und stoffwechselbezogene Gleichgewichtserschütterungen gekennzeichnet ist. Bekannt ist u. a. die sog. »fliegende Hitze«.
2 Auch Vitamin A hemmt die Schilddrüsentätigkeit, in den üblichen Mengen natürlich nicht im krankmachenden Sinne.

Die Nebenschilddrüsen (Epithelkörperchen)

Diese vier linsengroßen Drüsen, die vorn und hinten der Schilddrüse aufliegen, haben wegen ihrer engen Beziehung zum Kalziumstoffwechsel lebenswichtige Bedeutung, da das von ihnen gebildete Parathormon den Kalziumgehalt im Blut und in den Geweben steuert.

Ausfallserscheinungen:

Bei mangelhafter Leistung der Nebenschilddrüsen (bzw. nach ihrer Entfernung) sinkt der Kalziumgehalt des Blutes, der normalerweise zwischen 9–11 mg% liegt, unter die kritische Grenze von 7 mg%. Der Kalkmangel führt zu einer gesteigerten Erregbarkeit der Muskulatur, die in ausgeprägten Fällen Krampfzustände[1] der Muskeln auslöst. Typisch sind Verkrampfungen der Arm- und Beinmuskeln unter dem Bild der »Pfötchenstellung« der Hände. Da in schweren Fällen neben Krämpfen der Speiseröhre, des Magen-Darm-Kanals und des Kehlkopfes auch Verkrampfungen der Atemmuskulatur auftreten können, sind diese Zustände durchaus ernst zu beurteilen. Der herbeigerufene Arzt vermag fast regelmäßig mit einer einzigen Kalziuminjektion den gefährlichen Zustand zu beseitigen. Die besprochene Krankheit ist unter dem Namen Tetanie (vom griechischen tetanos = Spannung) bekannt und befällt namentlich Jugendliche; sie tritt besonders im Frühjahr auf und wird in Süddeutschland häufiger beobachtet als in Norddeutschland.
Länger anhaltende Unterfunktion der Nebenschilddrüsen führt bei Kindern und Jugendlichen auch zu Ernährungsstörungen der Gewebe, vor allem der Knochen und Zähne mit Neigung zu Schmelzdefekten. Die gesteigerte Erregbarkeit der Muskeln kann auch verschleiert sein, ohne daß eine direkte Fehlleistung der Nebenschilddrüsen vorliegt. Die Zusammenhänge im Mineralhaushalt (s. S. 179) sind nämlich sehr kompliziert und auch von anderen Einflüssen als hormonellen abhängig, so auch vom selbständigen Nervensystem. Bei diesen verschleierten Formen bestehen oft recht allgemeine Beschwerden, die einzeln auch andere Ursachen haben können, in ihrem Zusammenhang aber die Beziehung zum Kalziumstoffwechsel verraten, nämlich: Schwindelneigung, Herzbeklemmung, Druckgefühl im Magen, Kribbeln

1 Unter Krämpfen werden sowohl kurz aufeinander folgende Muskelzuckungen als auch langdauernde Verkrampfungen verstanden.

(Ameisenhaufen) in den Enden der Gliedmaßen und allgemeine Unruhe. Gelegentlich ist der Blutdruck erniedrigt, womit aber nicht der Schluß vom niedrigen Blutdruck auf eine Tetanie erlaubt ist. Es sei noch einmal hervorgehoben, daß die genannten Erscheinungen auf eine verschleierte Tetanie deuten können, aber nicht *müssen.*

Störungen bei Überfunktion:

Namentlich bei Wucherungen, bzw. Geschwulstbildungen[1] der Nebenschilddrüsen bilden sich Knochenstörungen aus. Meist kommt es zu umschriebenen Erweichungen im Markraum, die als geschlossener Krankheitskomplex unter dem Namen Recklinghausensche Krankheit zusammengefaßt werden.

Die Nebennieren

Auf den Nieren sitzen zwei halbmondförmige Gebilde, deren Gewebe sich grundsätzlich von dem der Nieren unterscheidet. Im Jahre 1849 beschrieb der englische Arzt *Addison* eine Krankheit, die mit Hautbräune, Schwäche und tödlicher Auszehrung verlief und stets mit Zerstörung der Nebennieren durch Tuberkulose einherging. Diese Wahrnehmung gab den Anstoß zur Hormonforschung, die vor allem durch den englisch-französischen Forscher *du Bois-Reymond* vorangetrieben wurde.
Es hat sich gezeigt, daß Nebennierenrinde und -mark gänzlich verschiedene Wirkstoffe produzieren und daß vor allem die Hormone der Rinde unmittelbar lebenswichtig sind und in Beziehung zum Vorderlappen der Hirnanhangdrüse überhaupt das Zentrum aller hormonellen Reaktionen auf Umwelteinflüsse darstellen. Neben 25 Wirkstoffen erzeugt die Rinde auch Keimdrüsenhormon *beider* Geschlechter, so

1 Unter Geschwulst wird jede Gewebsneubildung ohne Zusammenhang mit der Leistung der umgebenden Gewebe und des Körpers verstanden. Besondere Geschwulstformen, z. B. in den Nebenschilddrüsen, Nebennieren oder in der Schilddrüse ahmen allerdings die Arbeit der ihnen entsprechenden Drüsen nach, stören aber in jedem Fall den harmonischen Zusammenhang zwischen den Organen. Gutartige Geschwülste grenzen sich mit einer Kapsel gegen die Umgebung scharf ab, bösartige dagegen wuchern mit einzelnen Fortsätzen in das gesunde Gewebe hinein.

daß stets auch zum eigenen Geschlecht *gegensinniges* Hormon in kleinen Mengen im Blut kreist.
Das Mark ist nicht unmittelbar lebensnotwendig, da seine Leistung auch u. a. vom sympathischen Nervengeflecht übernommen werden kann.

Nebennierenrindenhormone

Die Rinde erzeugt mehr als 25 chemisch verwandte Stoffe, darüber hinaus geschlechtliche Prägungsstoffe beider Geschlechter. Unter den als Corticosteroiden bezeichneten Rindenstoffen sind 7 erforscht, darunter das Cortison, Hydrocortison, Desoxycorticosteron und Aldosteron.
Der Summationseffekt der einzelnen Rindenhormone ergänzt sich zu einem geschlossenen Wirkungskreis, in dem sowohl entzündungswidrige Eigenschaften durch Cortison als auch entzündungsfördernde durch Aldosteron zu erkennen sind. Die Ausschüttung der einzelnen Stoffe wird vom Bedarf bestimmt, der Wirkung des Cortisons entspricht die des Hydrocortisons, der des Aldosterons die des Desoxycorticosterons = DOC. Beide Einflüsse sind für die Auseinandersetzung mit Umweltreizen oder körpereigenen Reaktionen von größter Bedeutung. Entzündungsfördernde Einflüsse sind keineswegs immer schädlich; denn die Entzündung ist im allgemeinen ein notwendiger Abwehrvorgang, dessen gewaltsame Unterdrückung sich unter Umständen durch tiefgreifende Störungen, u. a. im Wasserhaushalt, rächen kann.
Der Versuch, die Corticosteroide nach ihrer chemischen Bindungsbereitschaft zu Mineralsalzen oder Zuckerstoffen in Gluko- und Mineralocorticosteroide einzuteilen, wird wegen wechselseitiger Überlagerung dieser Bindungen nicht allgemein anerkannt.

Wirkung:

Die Rindenhormone beeinflussen den gesamten Stoffwechsel, vor allem hinsichtlich seiner wechselnden Aufgaben bei verschiedenen Umwelteinflüssen. Sie werden daher auch als Anpassungshormone bezeichnet. Nicht zu diesem Kreis gehören die Geschlechtshormone, die stets in doppelter Prägung vorliegen.

wird auf dem Blutwege von einem Hormon des Vorderlappens der Hirnanhangdrüse, dem ACTH[1], angeregt. Nach dem Stande der gegenwärtigen Erkenntnis lösen Reize und Beanspruchungen des Körpers, wie Muskelarbeit, Temperaturreize, Infektionen und seelische Erregungen eine Ausschüttung von ACTH aus, die dann die Nebennierenrinde zur Hormonbildung anregt. Hirnanhangvorderlappen und Nebennierenrinde bilden also eine Funktionseinheit, die auf alle Reize, deren Summe nach Selye den »stress[2]« ausmacht, mit Anpassung bzw. »Reizadaption« reagiert. In diesem Sinne werden gelegentlich regulative Störungen des Kreislaufs und Nervensystems als Zeichen gestörter Reizanpassung – und damit als Adaptionsstörungen – aufgefaßt.

Ausfallserscheinungen:

Nach Zerstörung der Nebennierenrinde (etwa durch Tuberkulose) kommt es zu raschem Kräfteverfall, Abmagerung, Austrocknung, Hautbräune und Kreislaufschwäche. Diese Addisonsche Krankheit ist, wie schon erwähnt, Anlaß zur Hormonforschung gewesen. Während das Leiden früher fast regelmäßig zum Tode führte, ist es heute möglich, die Kranken durch Gaben von Nebennierenrindenhormon am Leben zu erhalten. Problematisch sind die auf leichtere Mangelzustände bezogenen Störungen des niedrigen Blutdruckes und der allgemeinen Schwäche; es ist durchaus fraglich, ob diese als Addisonismus bezeichnete Veränderung wirklich Ausdruck isolierter Nebennierenrindenschwäche ist. Der gänzliche Verlust der Nebennierenrinden führt in wenigen Tagen zum Tode.

Störungen durch Überfunktion:

Die Überfunktion wird meist durch Geschwulstbildungen oder überschießende Gewebsentwicklung verursacht. Je nach der Funktion der betroffenen Zellkomplexe kommt es zu charakteristischen Erschei-

1 ACTH, Abkürzung für: adrenocorticotropes Hormon.
2 Stress, engl. = Druck, Heftigkeit (Anstrengung), sinngemäß dem bayerischen Ausdruck »Schlauch« am nächsten.

nungen. Sind die die Geschlechtshormone produzierenden Zellen befallen, so entwickeln sich, je nach dem Reifegrad des Menschen, verschiedene Krankheitsbilder:
bei Knaben und Mädchen kommt es zu vorzeitiger geschlechtlicher Entwicklung, die bei Knaben meist mit kräftiger Ausbildung der Muskulatur, bei Mädchen mit lebhafter Körperbehaarung und männlichen Akzenten im Körperbau einhergeht, ohne daß die weibliche Prägung verlorengeht.
Bei Erwachsenen entwickeln sich gegensinnige geschlechtliche Merkmale.
Der Befall anderer Zellkomplexe löst eigenständige Störungen aus, die durch hohen Blutdruck, hohen Blutzuckergehalt, Fettablagerung in den Geweben (Vollmondgesicht) und Wasserspeicherung gekennzeichnet sind. Dieses Bild, das als Cushingsche[1] Krankheit bezeichnet wird, kann sich auch bei Geschwülsten der Hirnanhangdrüse entwickeln.

Hormone des Nebennierenmarkes

Im Mark werden Adrenalin und Noradrenalin (Arterenol) gebildet; beide Hormone haben eine betont kreislaufbezogene Wirkung, Adrenalin im Sinne der Blutverteilung, Noradrenalin mit blutdrucksteigerndem Effekt. Bei der Wirkung des sympathischen Nervensystems wird Adrenalin entwickelt, dessen Eigenart auch im Stoffwechsel sympathischem Einfluß entspricht. Durch Adrenalin werden die Stoffwechselvorgänge gesteigert und die Zuckerdepots in der Leber und Muskulatur entleert; unter Adrenalineinfluß steigt also der Blutzuckerspiegel. Ausfallserscheinungen des Markes sind nicht bekannt, zumal seine Leistungen auch vom sympathischen System getragen werden.

1 Nach dem amerikanischen Hirnchirurgen *Cushing* (1869–1939).

Die Inselzellen der Bauchspeicheldrüse

Die Leistungen der Inselzellen haben mit der Arbeit der Bauchspeicheldrüse, also mit der Erzeugung des Bauchspeicheldrüsensaftes, nichts gemein. Sie steuern vielmehr durch ihre Wirkstoffe Insulin[1] und Glukagon[2] den Zuckerhaushalt des Körpers.

Wirkung:

Das Hormon Insulin bindet den körpereigenen Zucker, das Glykogen, an Leber und Muskulatur und fördert auch seine Entwicklung. Gegensinnig wirkt Glukagon, das sich mit dem Insulin zu einer funktionellen Einheit verbindet.

Ausfallserscheinungen:

Mangelhafte Produktion von Insulin führt zur Zuckerkrankheit, einem vielschichtigen Störungskomplex im Bereiche des Kohlehydrat- und Fettstoffwechsels, da Zwischenstufen des Kohlehydratstoffwechsels auch in den Abbau der Fette eingreifen. Unmittelbar erkennbare Zeichen des gestörten Kohlehydratstoffwechsels sind Zuckerausscheidung im Harn[3] und erhöhter Blutzuckergehalt von mehr als 120 mg%. In schwereren Fällen erscheinen mit Aceton und Acetessigsäure im Harn auch Zwischenprodukte des Fettstoffwechsels.

Überfunktion:

Wird zuviel Insulin ausgeschüttet – etwa bei Geschwulstbildungen in der Bauchspeicheldrüse bzw. nach überhöhter Insulinzufuhr bei Zukkerkranken –, so kommt es zu typischen Reizerscheinungen infolge

1 Insulin (lat. insula = Insel) wurde 1921 erstmals von den Forschern *Banting* und *Best* rein dargestellt.
2 Glukagon, das gegenregulatorische Hormon zum Insulin, wurde wesentlich später von *Murlin, Bürger* und *Ferner* entdeckt und 1953 von *A. Staub* rein dargestellt.
3 Zuckerausscheidung im Harn kann, nach reichlichem Zuckergenuß, vorübergehend auch bei Gesunden auftreten.

Absinkens des Blutzuckers unter die Normbreite, die etwa zwischen 80–120 mg% liegt. Kennzeichnend für diesen sog. »hypoglykämischen Schock«[1] sind: Schweißausbruch, Unruhe, Zittern und Schwindel. Der begleitende Heißhunger ist eine wichtige Selbsthilfe des Körpers, da alle diese Erscheinungen unter Zufuhr von Kohlehydraten bzw. nach einer Traubenzuckerinjektion in die Blutbahn sofort verschwinden; oft erfüllt diesen Zweck ein Glas Zuckerwasser.
Unbehandelt kann sich der Zustand durch Krämpfe und Atemlähmung lebensbedrohlich ausweiten. Die Schwere des hypoglykämischen Schocks wird weniger durch die absolute Tiefe des Blutzuckerspiegels als vielmehr durch die Geschwindigkeit seines Abfalles bestimmt.
Insulinmangel stört auch den Stoffwechsel bzw. die Ausnutzung der Vitamine des B-Komplexes; bei Zuckerkranken kann daher die Zufuhr dieser Vitamine erforderlich sein.
Bemerkenswert ist die Tatsache, daß in den Inselzellen der Bauchspeicheldrüse eine große Insulinmenge (etwa 300–400 Einheiten) ruht, deren Gesamtausschüttung einen tödlichen hypoglykämischen Schock auslösen würde. Indessen sorgt ein verzweigtes Netz von Steuerungen, in dem Stoffwechsellage, Vitamin-B-Komplex und die gegensinnig zum Insulin wirksamen Hormone der Nebenniere (vor allem das Adrenalin), der Schilddrüse und des Vorderlappens der Hirnanhangdrüse sowie der Insulinantagonist[2] Glukagon wirksam wird, für eine mengengerechte Ausschüttung.

Die Hirnanhangdrüse (Hypophyse[3])

Die Hirnanhangdrüse besteht aus drei Anteilen: Vorder-, Mittel- und Hinterlappen. Beim Menschen verschmelzen, im Gegensatz zum Tier, Vorder- und Mittellappen zu einer vom Hinterlappen deutlich abgegrenzten Einheit. Vorder- und Hinterlappen erzeugen gänzlich verschiedene Wirkstoffe.

1 hypoglykämischer Schock, v. griech. hypo = unter, Glykämie = Blutzuckergehalt und (engl.) shock = Schlag, Erschütterung.
2 Antagonist (griech.): Gegenspieler, Gegenmittel.
3 Hypophyse, zusammengesetzt aus (griech.) hypo = unter und phyomai = ich wachse.

Die Wirkstoffe des Vorderlappens (VL):

Obwohl etwa 20 verschiedene Hormone des VL genannt werden, ist die wirkliche Zahl wahrscheinlich wesentlich geringer, da jedes der VL-Hormone in verschiedenen Wirkungsgraden auftreten kann. Chemisch bekannt sind 7 Hormone, darunter die sechs drüsenbezogenen und das Stoffwechselhormon.
Unter den drüsenbezogenen Hormonen sind drei bekannt, die die Keimdrüsenhormone beider Geschlechter anregen, zwei mit Wirkung auf Schilddrüse und Nebenschilddrüse und eines mit Beziehung zur Nebennierenrinde. Das letztgenannte Hormon (ACTH)[1] regt die vielfältigen Leistungen der Nebennierenrindenhormone an und koppelt sich mit ihnen zu einem geschlossenen System im Dienste des Gesamtstoffwechels und der Abwehr.
Das Wachstumshormon wirkt im Gegensatz zu den anderen unmittelbar auf die Körperzellen ein und fördert das Wachstum aller Gewebe. In seiner Beziehung zum Stoffwechsel hemmt es die Insulintätigkeit.
Der VL ist also die zentrale Schaltstelle fast aller Hormondrüsen, die über ihn untereinander verbunden sind. Da die Ausschüttung der VL-Hormone auch vom jeweiligen Funktionszustand der zugeordneten Hormondrüsen abhängig ist, also Überfunktion hemmende und Unterfunktion fördernde Wirkung auslöst, bilden VL und Hormondrüsen ein rückgekoppeltes System, bzw. einen Rückmelde- oder Regelkreis. Im Grunde vollziehen sich alle biologischen Funktionen, so z. B. auch Blutkreislauf und Blutdruck, im Rahmen von Regelkreisen. In diesem Sinne wird der VL gern mit einem Dirigenten und der Kreis der Hormondrüsen mit einem Orchester verglichen.
Eine Besonderheit der Hirnanhangdrüse besteht darin, daß ihre Stoffe nicht nur in das Blut, sondern auch in die Rückenmarkflüssigkeit abgegeben werden und somit wahrscheinlich unmittelbar auf das Nervensystem einwirken können.
Ausfallserscheinungen des VL (etwa durch Geschwulstbildung) spiegeln sich wegen der verzweigten Beziehungen im ganzen Körpergeschehen. Zu den wichtigsten Störungen gehören:

1. Simmondssche Krankheit, bei Unterfunktion des VL. Sie ist gekennzeichnet durch extreme Abmagerung und Kräfteverfall und der Addisonschen Krankheit ähnlich.
2. Hypophysäre Fettsucht, bei Störung im VL und Zwischenhirnge-

1 ACTH, Abkürzung von: adrenocorticotropes Hormon.

biet. Kennzeichnend sind abnormer Fettansatz und verkümmerte Geschlechtsentwicklung.

3. Hypophysärer Zwergwuchs, durch Mangel an Wachstumshormon. Nicht alle Zwergwuchsformen sind hypophysär bedingt, sondern auch durch mangelhaftes Wachstum der Röhrenknochen oder Störungen in der Schilddrüsenarbeit ausgelöst.
4. Hypophysärer Riesenwuchs, durch Überproduktion von Wachstumshormon. Störungen bestimmter Zellkomplexe führen zum Spitzenwachstum (Akromegalie)[1], mit gigantischem Überwuchs der Körperenden und des Unterkiefers, meist auch mit erhöhtem Blutzuckergehalt.
5. Cushingsche Krankheit. Durch Störung bestimmter Zellkomplexe im VL entwickeln sich Fettsucht und meist Erhöhung des Blutzuckergehaltes. Typisch ist das sog. Vollmondgesicht (Falstaff-Typ).

Der Hinterlappen der Hirnanhangdrüse

Im Hinterlappen werden zwei Hormone erzeugt, von denen eines (Adiuretin) die Wasserausscheidung hemmt und das andere (Oxytocin) die Erregbarkeit der glatten Muskulatur steigert.

Der Mittellappen

erzeugt bei Kaltblütern ein Farbstoffhormon, das den Farbwechsel ermöglicht. Beim Menschen scheint das Hormon keine besondere Wirkung zu haben, vielleicht begünstigt es die Dunkelanpassung des Auges.

Die Thymusdrüse (Bries)[2]

liegt hinter dem Brustbein und vergrößert sich bis zur Geschlechtsreife; dann verkümmert sie zu einem kleinen Fettkörper. Sie beeinflußt Wachstum und Geschlechtsreife und steht auch in Beziehung zum

1 Akromegalie, (griech.) akra = Spitze, megas = groß.
2 griech. thymos = Gemüt. (Die alten Anatomen hielten die T. für den Sitz des Gemüts.)

Kalk- und Phosphatstoffwechsel; darüber hinaus nimmt sie als Bildungsstätte der Lymphozyten, wie die Milz, Anteil an der Infektabwehr. Bildet sich die Drüse in der Geschlechtsreife nicht zurück, so bleibt das Individuum auf spätkindlicher Entwicklungsstufe stehen.

Die Zirbeldrüse (Epiphyse)[1]

Die Wirkung dieser an der Hirnbasis (in der Sehhügelregion) liegenden Drüse ist noch nicht geklärt. Nach dem 7. Lebensjahr bildet sie sich zurück.

Die Keimdrüsen

Als Bildungsstätte des geschlechtlichen Prägungsstoffes (des Keimdrüsenhormons) und der Keimzellen erfüllen die Keimdrüsen die doppelte Aufgabe eines drüsigen Organs und einer Hormondrüse. Die Besonderheit der paarigen Anlage einer Hormondrüse teilen sie mit den Nebennieren.

Männliche Keimdrüsen

sind die Hoden, die sowohl die Samenzellen als auch das männliche Keimdrüsenhormon erzeugen. Dieses Hormon, dessen Bildung auch vom Vorderlappen der Hirnanhangdrüse gesteuert wird, bestimmt die typisch männlichen Wesensmerkmale. Übrigens entstehen im männlichen Organismus auch geringe Mengen weiblichen Geschlechtshormons, wie umgekehrt im weiblichen männliche.
Im Gegensatz zum weiblichen Organismus entstehen beim Mann auch in hohem Alter noch Keimzellen (Samenzellen).

Weibliche Keimdrüsen

sind die Eierstöcke als Bildungsstätte der weiblichen Hormone und der Eizellen. Die im Eierstock ruhenden Eizellen sind schon beim neuge-

1 griech., sinngemäß etwa: das Angewachsene. Üblich ist auch der Ausdruck: glandula pinealis (lat. glandula = Drüse, pinea = Tannenzapfen, Zirbel).

borenen Mädchen keimhaft angelegt und in sog. Primordialfollikel[1] eingebettet. Aber entgegen der früheren Anschauung, daß mit der Geburt zugleich alle Follikel vorgebildet seien, wird heute angenommen, daß auch noch bei der Frau neue Follikel entstehen können.

Mit der Eireifung beginnt zwischen dem 12. und 14. Lebensjahr die Geschlechtsreife: die Follikel wandern aus der Tiefe des Eierstockes an die Oberfläche und platzen dort, jeweils aber nur einer. Das freigewordene Ei (die größte Zelle des menschlichen Körpers) gerät nun entweder in die freie Bauchhöhle (wo es bald zerfällt) oder in den Eileiter. Kommt es dort nicht zur Befruchtung, so stirbt es bald ab und wird ausgestoßen.

Mit diesem periodischen Vorgang des Follikelsprunges und der Eiwanderung überschneidet sich ein zugeordneter Zyklus, nämlich der der Wucherung der Gebärmutterschleimhaut und der Menstruation[2]: fortgesetzt bereitet sich die Schleimhaut der Gebärmutter durch Wachstum darauf vor, dem befruchteten Ei als Bett zu dienen. Bleibt eine Befruchtung aus, so stößt sich die Wucherung mit der Menstruation ab; dann beginnt das Wachstum von neuem.

Tritt eine Befruchtung ein, so bildet sich die gewucherte Gebärmutterschleimhaut unter weiterem Wachstum zur Eihaut um.

Es gibt zwei weibliche Keimdrüsenhormone: das Follikelhormon (Östradiol)[3] und das Gelbkörperhormon (Progesteron)[4]. Das Follikelhormon ist der alle typischen weiblichen Wesensmerkmale prägende Wirkstoff, es fördert auch das Wachstum der Gebärmutterschleimhaut. Das Gelbkörperhormon wird in der verlassenen Follikelhöhle an der Oberfläche des Eierstockes nach dem Austritt des Eies frei und verhindert zunächst die Reifung weiterer Follikel. Bei ausbleibender Befruchtung verkümmert der Gelbkörper rasch. Kommt es aber zur Befruchtung, so formt sich die geschwollene Gebärmutterschleimhaut zur Eihaut um. Der sich dann bildende Mutterkuchen (Placenta) erzeugt ein Hormon, das wiederum zur weiteren Gelbkörperbildung anregt.

Die Keimdrüsenhormone stehen in enger Wechselbeziehung zu den anderen Hormondrüsen: Hirnanhangdrüse, Schilddrüse und Neben-

1 Primordialfollikel: v. lat. primus = erster, ordior = anfangen, folliculus = Bläschen, Bezeichnung für die unreifen Follikel.
2 Menstruation, lat. menstrualis = monatlich, Bezeichnung für die monatliche Regelblutung.
3 Östradiol, lat. oestrus = Brunst.
4 Progesteron, lat. pro = vor, gestare = tragen, Bezeichnung für das die Schwangerschaft stützende Hormon.

nieren. Der Vorderlappen der Hirnanhangdrüse erzeugt nach der Entbindung das die Milchsekretion auslösende Laktationshormon[1].
Zwischen dem 45. und 55. Lebensjahr versiegt die Follikelreifung, mit ihr der monatliche Zyklus und die Fortpflanzungsfähigkeit, nicht aber die Bildung des Follikelhormons. Ausfall der Keimdrüsenhormone durch Kastration[2] zieht den Verlust der geschlechtlichen Prägung nach sich, wenn die Kastration vor der Reife erfolgt. Beim Mann kommt es zum Fettansatz und Riesenwuchs, Fehlen des Barthaares und zu weiblichen Zügen. Beim weiblichen Geschlecht zeichnen sich umgekehrte Entwicklungen, u. a. Ausbleiben der Periode, ab.
Die Kastration nach der Reife hat diese einschneidenden Folgen nicht, jedenfalls nur in angedeuteter Form.
Zwitterbildung entsteht, wenn beide Geschlechtsmerkmale in annähernd gleicher Stärke entwickelt sind. Sie ist in vielen Variationen möglich, tritt aber praktisch nie in der reinen Form doppelter Geschlechtsanlage auf.

Örtliche Wirkstoffe

In nahezu allen Geweben können Wirkstoffe entstehen, die aber im Gegensatz zu den Stoffen der Hormondrüsen nur örtliche Wirkung entfalten. So entstehen in den Endigungen der vegetativen Nerven Substanzen, wie das vom Vagus erzeugte Acetylcholin und das vom Sympathikus gebildete Adrenalin und Noradrenalin. Auch das für die Erregung der glatten Muskelfasern bedeutsame Histamin ist ein Gewebshormon.
Die Magen-Darm-Schleimhaut erzeugt ebenfalls eine Reihe hormonartiger Stoffe, die die Fermentabgabe der Drüsen anregen, u. a. auch die Salzsäurebildung des Magens.

1 Laktation, die Absonderung der Milch in den weiblichen Brustdrüsen.
2 Kastration, (lat.) castrare = verschneiden, Entfernung der Hoden oder Eierstöcke.

Der Wasserhaushalt

Wasser ist neben seiner Eigenschaft als Lösungs- und Transportmittel Grundstoff der Zellsubstanz und hat beim erwachsenen Menschen einen Gewichtsanteil von 60%. Wasserärmstes Gewebe ist der Zahnschmelz mit 0,2%, wasserreichste Organe sind Herz, Bindegewebe und Nieren mit durchschnittlich 80% Wassergehalt.
Der tägliche Wasserbedarf bewegt sich zwischen 1,5–3 l; Wassermangel hat weitaus kritischere Bedeutung als der Mangel an anderen Nährstoffen: ein Verlust von mehr als 15% des Körpergewichtes ist lebensbedrohlich. Andauerndes Erbrechen oder langandauernde Durchfälle können zur Austrocknung führen, die im Extrem wegen der dann unmöglichen Ausscheidung harnpflichtiger Stoffe mit dem Leben nicht vereinbar ist. Krankhafte Wasseransammlungen, Ödeme, können unter verschiedensten Bedingungen entstehen und sind in geringer Ausdehnung nicht bedrohlich. (Eine Ausnahme ist das sehr seltene Ödem des Kehlkopfdeckels, etwa nach örtlichem Insektenstich oder besonderer Krankheitslage, das angesichts der lebensgefährlichen Atemnot rasches Handeln, unter Umständen sogar einen Luftröhrenschnitt, erfordert.)
Die Wasseransammlung im Gewebe kann durch Entzündung, Gefäßwandschwäche, Allergie[1], Herz- und Nierenkrankheiten oder Eiweißmangel im Hungerzustand entstehen.
Der Wasserhaushalt wird nervös von Zentren im Zwischenhirngebiet, von Hormonen des Hinterlappens der Hirnanhangdrüse und der Nebennierenrinde sowie vom Mineralstoffwechsel und dem Gleichgewicht zwischen Säuren und Basen[2] gesteuert. Besondere Kreisläufe des Wassers gibt es im Verdauungskanal und in den Nieren: ein großer Teil des in den Darm gelangenden Wassers wird im Dickdarm wieder zurückgesaugt, und auch in der Niere wird die überwiegende Menge des erzeugten sog. Primärharnes, nahezu 99%, von den Harnkanälchen der Niere wieder aufgenommen.

1 Allergie, griech. allos = anders, ergon = Werk.
2 Base, chemischer Stoff, der mit Säuren Salze bildet, z. B. die Metallverbindungen.

Zusammenfassung

Die Ausführungen über Bau und Leistungen des Körpers überschreiten vielleicht den erwarteten Rahmen, hätten aber in kürzerer Form den so gewonnenen Überblick nicht vermitteln können. Gemessen an der Erkenntnis der wissenschaftlichen Forschung bewegt sich die Betrachtung freilich in sehr bescheidenen Grenzen, die dann besonders hervortreten, wenn man bedenkt, daß auch der Forscher vor ungezählten offenen Fragen steht.

Aber eine Erkenntnis teilen Forscher und Laie, nämlich die der höchsten Zweckvollkommenheit aller organischen Wechselbezüge in der Ordnung des Organismus. Der Wille, diese Ordnung zu erhalten und nicht leichtfertig zu zerstören, entspringt nicht der Selbstsucht, sondern dem Bewußtsein der sittlichen Pflicht.

Dritter Teil

PRAKTISCHE GESUNDHEITSLEHRE

Möglichkeiten und Mittel aktiver Gesundheitspflege

Die Haut als Spiegel für Gesundheit, Schönheit und Leistungsfähigkeit

Das Organ, an das sich fast alle natürlichen Lebens- und Heilreize wenden, ist die Haut. Darum ist eine eingehende Besprechung der Aufgaben dieses lebenswichtigen Organs notwendig, um Möglichkeiten und Mittel aktiver Gesundheitspflege zu verstehen.
Die Haut spielt für die Gesundheit, Schönheit und Leistungsfähigkeit des Körpers eine ungeheuer wichtige Rolle. Sie ist nicht nur, wie man oft annehmen möchte, eine Schutzdecke für unseren Körper, sondern sie ist auch ein lebenswichtiges, stark leistungsfähiges Organ mit verschiedenen Aufgaben. Diese Aufgaben sind folgende:

Regulierung der Körperwärme

Die Haut vermag sich durch ihr Gefäßspiel auf die verschiedenen äußeren Temperaturen einzustellen. Dadurch wird es dem Organismus ermöglicht, sich vor zu starker Abkühlung ebenso zu schützen wie vor zu starker Erhitzung. Der Mensch gehört zu den Gleichwarmblütern, d. h. zu den Organismen, die unabhängig von Außentemperaturen stets bestrebt sind, ihre Körper- oder Kerntemperatur gleichbleibend zu erhalten.
Die Lebewesen, die eine von der Außentemperatur abhängige Kerntemperatur haben, bezeichnet man als Wechselwarmblüter. Zu diesen zählt z. B. die Eidechse, die im heißen Sommer quicklebendig, im kalten Winter starr und wie tot erscheint. Unser Organismus verhält sich eben ganz anders als die leblose Natur. Wirft man z. B. einen Stein von 50° C Wärme in Wasser von 20° C, dann kühlt er in diesem Wasser ab, indem er einen Teil seiner eigenen Wärme abgibt. Wenn dagegen Kälte unsere Haut trifft, stellt diese sich durch eine Reihe sinnvoller Maßnahmen so ein, daß entweder durch Bildung neuer Wärme oder durch verminderte Abgabe der vorhandenen Wärme eine Abkühlung unterbleibt. Sie reagiert also auf den Kältereiz, sie nimmt zu ihm Stellung.
Nur so ist es für den Organismus möglich, unter gesunden Verhältnissen stets im wesentlichen die gleiche Temperatur zu behalten.

Bildungsstätte für Abwehrstoffe gegen Krankheitserreger

Forschungen haben uns gezeigt, daß die Haut wichtige Stoffe bildet, die sie im Krankheitsfalle an den Organismus abgibt. Diese Stoffe sind ein guter Schutz gegen die zerstörende Wirkung mancher Krankheiten. Auch für die englische Krankheit ist diese Schutzbildung sehr wichtig. Wissen wir doch, daß das Ergosterin der Haut unter Einwirkung des Sonnenlichtes – daher schon die Wichtigkeit gegenüber Besonnung! – das Vitamin D bildet, das gegen die Rachitis arbeitet. Erwähnt sei auch noch die Speicherwirkung der Haut. Sie speichert nicht nur Abwehrstoffe, sondern auch Mineralsalze, die ebenfalls für die Gesunderhaltung große Bedeutung haben.
Erwähnt sei ebenfalls die Einlagerung von Fett in die Unterhaut, das dem Organismus als Schutzpolster und Isolierschicht dient und die Dicke der Haut bestimmt.

Ausscheidungsorgan für Schlacken des Organismus

Durch die unsichtbare »Hautatmung« verlassen täglich 500–900 g Abfallprodukte den Körper. Bei diesen handelt es sich nicht nur um Wasser (Schweiß), sondern auch um Stoffe, die sonst mit dem Harn ausgeschieden werden. Daher kann starkes Schwitzen zur Entgiftung besonders dann beitragen, wenn die Nierenarbeit gestört ist.

Schaltstelle für den Blutkreislauf

Jede Durchblutungsänderung in der Haut hat eine Rückwirkung auf die Durchblutung des ganzen Organismus und auf das Herz (siehe Das Kneippsche Wasserheilverfahren: Verhalten des Organismus).

Schaltstelle für das Nervensystem

Die Haut ist als Sinnesorgan auch die Schaltstelle für das Nervensystem. Sie ist aber nicht nur das Organ der Tast- und Temperaturempfindung, sondern auch die Empfangsstelle für andere Reize, die insbesondere auf den Stoffwechsel, die Vitaminbildung (s. Rachitis) und das gesamte Wohlbefinden des Menschen einen nachhaltigen Einfluß haben.

Naturgemäße Mittel der aktiven Gesundheitspflege

Bei Vernachlässigung der Hautpflege kommt es immer zu Störungen in der Gesundheit des ganzen Menschen. Ebenso gilt: nur eine gesunde, gut durchblutete Haut wirkt schön, und nur wer in einer gesunden Haut steckt, ist wirklich gesund.
Wir können darum nicht genug Wert auf eine gute Hauttätigkeit legen, und gerade die richtige naturgemäße Pflege der Haut wird leider so sehr vernachlässigt, obwohl sie keine nennenswerten Kosten macht. Für den Kenner ist es nicht schwierig, aus dem Zustand und dem Ansprechungsvermögen der Haut wichtige Schlüsse hinsichtlich der gesamten Gesundheit zu ziehen; denn die Haut ist ein getreuer Spiegel der inneren körperlichen Vorgänge. Man hat daher nicht zu Unrecht die Haut als Spiegel für Gesundheit und Schönheit bezeichnet.
Welche Mittel stehen uns zur Verfügung, um die Haut zu pflegen, ihre Gesundheit und Schönheit zu erhalten oder wiederzuerlangen? Die Mittel dieser aktiven Gesundheitspflege können der Natur der Sache nach nur die sein, die von vornherein die Grundlage zur Gesundheit bedeuten: Luft, Licht, Wasser als Träger von Wärme und Kälte, zweckmäßige Ernährung und zu deren Ergänzung die Heilkräuter, Bewegung und Ruhe und die seelischen Faktoren. Ihre harmonische Anwendung ist der Inhalt jeder vernünftigen naturgemäßen Lebens- und Heillehre. Es kommt hierbei nicht etwa darauf an, nur Wasser oder nur Diät oder nur Sonne oder nur Licht oder nur Bewegung u. a. anzuwenden, sondern entsprechend der Natur des Menschen ist es notwendig, ein harmonisches Zusammenspiel dieser Heilfaktoren zu schaffen und dementsprechend alle richtig einzusetzen. Jede Einseitigkeit ist unnatürlich. Während man z. B. früher oft in bezug auf Reinlichkeit zuwenig getan hat, geschieht heute nicht selten des Guten zuviel, und damit schadet man der Haut. So ist tägliches Abseifen oder tägliches Baden oder Duschen des ganzen Körpers in der Regel keine Hautpflege mehr, sondern Hautschädigung. Der Haut werden zu viel Fett und Schutzstoffe entzogen, sie wird stumpf und verliert an Elastizität und wird welk. Daran ändert auch nichts die Behauptung vieler, daß sie sich nur bei einem solchen Tun wohl fühlen würden. Wohl fühlt sich auch der Morphinist nach seiner Spritze oder der Hascher, trotzdem gehen sie zugrunde. So ähnlich ist es auch mit der falschen Behandlung der Haut. Wenn auch bei dieser Behandlung der Haut scheinbar kein sichtbarer Schaden eintritt, so wirkt sich doch diese Mißhandlung der Haut negativ auf sie und die gesamte Gesundheit aus.

Wenn die Haut in ihrer Gesundheit, Leistungsfähigkeit und Schönheit gefördert werden soll, dann müssen die Anwendungen nach der Fläche

- mal oben, mal unten, mal ganz; in der Art
- mal Trockenbürsten, mal Waschungen, mal Güsse, mal Bäder usw. und in der Intensität
- mal sehr heiß oder sehr kalt oder mal temperiert – mal kleinere – mal stärkere Anwendungen wechseln.

Nur im Wechsel der Reize liegt der Trainingserfolg.
Unter dieser Sicht wollen wir versuchen, die wesentlichsten Lebens- und Heilreize kurz darzustellen.

Luft und Sonne

Es mag verwunderlich erscheinen, der Luft eine Bedeutung für die Gesundheit, Schönheit und Leistungsfähigkeit zuzuschreiben; denn daß Luft mehr oder minder für die Atmung geeignet oder ungeeignet sein kann, in letzterem Falle schädlich ist und die Gesundheit untergräbt, ist eine Binsenwahrheit. Luft ist ja nichts Besonderes, darum sprechen wir besser vom Luftbad. Denn ob ich bloß mit der Lunge Luft einatme oder die Luft auf den ganzen Körper einwirken lasse, das ist ein erheblicher Unterschied. Nur wenige Menschen gibt es, die ihre Haut wirklich genügend lange und richtig dem Luftreiz aussetzen. Abgesehen von den unbekleideten Händen, dem teilweise bekleideten Hals und dem unbedeckten Gesicht bekommt der Körper der meisten Menschen vielleicht täglich nur für wenige Sekunden beim Wechsel des Nacht- und Taghemdes frische Luft zu spüren, wenn es in dieser Hinsicht in den letzten Jahrzehnten auch besser geworden ist, wenigstens im Sommer. Unter solchen Verhältnissen muß aber die Haut verkümmern und arbeitsuntüchtig werden. Eine ungeübte Haut wird vor allen Dingen keine Belastung ertragen können, sie wird auf Kälte z. B. nicht mehr richtig ansprechen und damit Anlaß zu Erkältungen geben. Deshalb muß die Haut nach dem Gesetz von der Steigerung der Leistungskraft durch die Übung gekräftigt werden. Das wichtigste und einfachste Mittel hierzu ist das Luftbad, das wir wegen der gleichzeitigen Einwirkung der Lichtstrahlen besser als Luft-Licht-Bad bezeichnen. Unter Luftbad verstehen wir also eine Anwendung, bei der der ganze Körper oder einzelne Teile unbekleidet der Luft ausgesetzt werden. Die Wirkung des Luftbades hängt ab von der Körpertemperatur, von der Lufttemperatur, von Bewegung und Ruhe, von Feuchtigkeit und Trockenheit und anderen Dingen, die hier nicht erörtert werden sol-

len. Bei richtiger Anwendung des Luftbades sinkt die eigene Wärme des Organismus nicht wesentlich ab, und doch kann stundenlange Einwirkung der Luft auf die bloße Haut eine zu starke Belastung für den Organismus bedeuten und wie jedes Zuviel schaden. Durch dauernde Übung der Haut kann man allerdings so weit kommen, daß man sich stundenlang der Luft aussetzen kann; ja, es gibt genug Völkerschaften, die nie Kleidung tragen und trotzdem nicht allzuviel Wärme einbüßen, wenn man auch nicht vergessen darf, daß es sich dabei um Menschenrassen handelt, die in wesentlich wärmeren Gegenden leben, wo von einer Wärmeabgabe kaum die Rede sein kann.
Mancher schwache Mensch hat sich durch Luftbäder, die er von vornherein stundenlang durchführte, ernstlich geschädigt, wenn man auch andererseits durch regelmäßige Übung den schwächsten Menschen dazu bringen kann, daß er ein längeres Luftbad verträgt.
Im einzelnen wirkt das Luftbad auf die Blutgefäße der Haut und damit auf den gesamten Kreislauf ähnlich wie eine Kaltwasseranwendung (siehe dort).
Auf das Herz wirkt das Luftbad beruhigend; damit findet eine gleichmäßigere Arbeitsleistung dieses wichtigen Organs statt, und auch der gesamte Kreislauf wird hierdurch verbessert. Der Blutdruck schwankt etwas. Im Anfang steigt er oft um wenige Millimeter Quecksilber, besonders bei ziemlich kalten Luftbädern. Aber schließlich bringt die Luftbadekur einen Ausgleich, indem der erhöhte Blutdruck langsam sinkt und der zu niedrige langsam ansteigt.
Die Zahl der roten Blutkörperchen und der Farbstoffgehalt des Blutes werden im Luftbad für längere Zeit vermehrt. Wenn man im täglichen Luftbad die Lebenskraft systematisch übt, dann steigt bei Blutarmut die Zahl der roten Blutkörperchen bis zur normalen Höhe. Den Stoffwechsel regen die Luftbäder stark an. Sie erzielen einen rascheren Aufbau und Abbau der Nährstoffe und helfen so wieder ausgleichen. Daher führen Luftbäder bei mageren Menschen zu einem erhöhten Anbau von Körpersubstanz und bei fettsüchtigen Menschen durch Abbau zur Abnahme des Körpergewichtes.
Eine besonders wichtige Aufgabe der Luftbäder liegt in der Anregung der Ausscheidungstätigkeit der Haut (siehe diese!).
Die Nerven beruhigen sich, wenn das Luftbad nicht zu lange dauert; eine wohlige Entspannung des gesamten Organismus ist die Folge.
Die Wirkung des Luftbades geht über seine Dauer hinaus und kann durch eine vernünftige Kleidung noch wesentlich gesteigert werden. Diese vernünftige Kleidung ist luftdurchlässig porös und der Jahreszeit entsprechend.

Beim Luftbad setzt man wie bei den Wasseranwendungen entweder die ganze Oberfläche des Körpers oder nur einen Teil dem Reiz aus. Das Teilluftbad wird nur selten bewußt durchgeführt. Es kommt nur bei Kranken oder sehr empfindlichen Menschen in Frage, bei denen man nach und nach nur einzelne Teile des Körpers entkleidet und diese nur wenige Minuten der Luft aussetzt. Auch das Barfußgehen, wie es in der Kneippkur üblich ist, ist ein Teilluftbad.
Das Ganzluftbad, oder das Luftbad schlechthin, läßt sich unter fast allen Umständen ermöglichen. Für die Luftbäder eignet sich fast jeder dem Wind und der Sonne nicht zu sehr ausgesetzte Platz. Der Luftbadende muß aber Gelegenheit haben, sich zu bewegen; denn in der Regel soll er sich ständig bewegen, aber sich nicht zu sehr anstrengen. Wie schon betont wurde, ist eine längere unmittelbare Sonnenbestrahlung im eigentlichen Luftbad nicht erwünscht. Die Dauer des Luftbades richtet sich wie jede Anwendung nicht nach einer Minutenzahl, sondern nach der Ansprechungsfähigkeit des Organismus. Das bedeutet in diesem Falle, daß das Luftbad gewöhnlich zu beenden ist, bevor ein Fröstelgefühl auftritt. Dieser Zeitpunkt hängt außer von der Gewöhnung sehr wesentlich von der Temperatur der Luft ab. Man wird daher zunächst nur wenige Minuten, und zwar, je kälter die Luft ist, um so kürzere Zeit, den Körper entblößt der Einwirkung der Luft aussetzen. In vielen Fällen fängt man sogar zweckmäßigerweise mit einem Zimmerluftbad an, und zwar am besten morgens vom Bett aus, indem man das Nachthemd abwirft und sich einige Minuten, solange man eben nicht fröstelt, nackt im Zimmer bewegt. Dabei reibt man zu stärkerer Anregung der Haut diese leicht mit einem trockenen Frottiertuch. Von Tag zu Tag steigert man die Dauer von 5 auf 10 und 20 Minuten, geht dann dazu über, ein Fenster zu öffnen, um sich so allmählich an das Freiluftbad zu gewöhnen. Dieses wird zuerst an einem windgeschützten Platz nur wenige Minuten durchgeführt, später dann unter Umständen bis zu mehreren Stunden ausgedehnt, und so übt sich die Haut systematisch in ihrer gesamten Leistungsfähigkeit.
In unmittelbarer Verbindung mit dem Luftbad soll man keine Kaltwassermaßnahme durchführen, da ja die Vorerwärmung, die für jede Kaltwassermaßnahme gefordert wird, nicht möglich ist und die Reizwirkung unter Umständen zu groß würde. Es ist daher falsch, wenn man morgens nach dem Aufstehen einige Minuten luftbadet und sich hinterher kalt abwäscht. Bei kranken Menschen geht man noch vorsichtiger vor, indem man sie ganz kurze Zeit, gewöhnlich nur wenige

Minuten, der Luft aussetzt. Bei Bettlägerigen hebt man zunächst nur die Bettdecke auf und setzt, je nach Lage, nur die Beine oder den Oberkörper oder den ganzen Körper der Luft aus und deckt sofort wieder zu, sobald der Kranke zu frösteln beginnt. Wenn er sich dann nicht bald erwärmt, sorgt man für Wärmezufuhr durch Wärmflaschen und heiße Getränke. Bei Säuglingen und kleinen Kindern geht man auf ähnliche Weise vor. Auch bei diesen muß man so vorsichtig wie nur möglich sein, um keine Schädigungen herbeizuführen; denn der kindliche Organismus verfügt noch nicht über das Wärmeregulierungsvermögen wie der des Erwachsenen.

In fast allen Fällen, beim gesunden und kranken Menschen, empfiehlt es sich, auch während des Luftbades die Haut mit einem guten Hautfunktionsöl einzureiben. Im allgemeinen sind die Luftbäder für jeden Menschen geeignet, wenn sie mit der notwendigen Vorsicht durchgeführt werden. Sie bilden einen unerläßlichen Bestandteil in der gesamten natürlichen Lebens- und Heilweise, und man wird in keinem Krankheitsfall auf ihre Durchführung verzichten wollen. Luftbäder eignen sich insbesondere zur Vorbereitung auf eine Abhärtungskur. Sie kommen ferner in Anwendung bei den Kranken, bei denen andere Kältereize schon die Tragfähigkeit des kranken Körpers übersteigen würden; denn das Luftbad stellt in richtiger Handhabung wohl den mildesten Kältereiz dar, den wir auf den Körper überhaupt einwirken lassen können. Ganz besonders geeignet ist das Luftbad für den nervösen Menschen, da es eine wohlige allgemeine Entspannung herbeiführt. Es sei aber betont, daß das Luftbad am Abend nicht von allen Menschen, insbesondere nicht von allen nervösen Menschen, vertragen wird. Für den nervösen Menschen ist das Luftbad die beste Möglichkeit, auch die innere Abhärtung, das innere Kräftigwerden herbeizuführen, weil das Luftbad außer seiner körperlichen Wirkung einen starken freudebringenden Einschlag enthält.

Außer bei nervösen Zuständen eignet sich das Luftbad insbesondere bei Erkrankungen des Herzens und des Gefäßsystems, weil es die beste Möglichkeit bietet, das Blut richtig zu verteilen und die Arbeitskraft des Herzens zu erhöhen. Ebenso geht aus dem früher Gesagten hervor, daß das Luftbad vorzüglich dazu geeignet ist, Blutarmut zu überwinden und den kranken Stoffwechsel anzuregen und auszugleichen. Selbstverständlich ist das Luftbad für die Verhütung vieler Krankheiten ein unersetzliches Mittel und beugt insbesondere all den Krankheiten vor, bei denen eine mangelnde Abhärtung die Grundursache darstellt. So überwindet es die Neigung zu Erkältung und verhütet rheumatische Erkrankungen. Ganz besonders ist aber das Luftbad das Mit-

tel, die Schönheit und Gesundheit der Haut zu fördern und hervorzuheben.
Zusammenfassend läßt sich das Luftbad als vielseitiges Mittel zur Verhütung und Heilung von Krankheiten bezeichnen, da es wie alle natürlichen Reize in bestmöglicher Weise die gesamte Widerstandskraft eines Menschen erhöht und die lebenseigenen Kräfte des Organismus stärkt. Stärkung der lebenseigenen Kräfte aber verbürgt Gesundheit, Schönheit und Leistungsfähigkeit.

Das Sonnenbad

Die Einwirkung des Sonnenlichtes auf den Organismus wurde schon von jeher für heilkräftig gehalten, wenn man auch die Wirkungsweise im einzelnen nicht so erklären konnte, wie wir das heute vermögen. Es ist allgemein bekannt, daß die Sonne und das Sonnenlicht die Lebensfreude und das gesamte Wohlbefinden des Menschen erhöhen. Bei vernünftiger Anwendung ist die Sonne das Schönheitsmittel schlechthin. In sonnenarmen Zeiten häufen sich viele Krankheiten, und sobald etwas Sonne erscheint, ziehen die Menschen, insbesondere die kranken, der Sonne nach.
Es ist durchaus zu verstehen, wenn der Mensch nach den Wintermonaten sich die Wohltat der Sonnenbelichtung zu verschaffen sucht, wo es nur eben möglich ist. Dabei braucht aber nicht nur die Sonne des Südens als heilkräftig angesehen zu werden, sondern auch die Sonne unserer Heimat hat heilkräftige Wirkungen, wenn wir diese Wirkungen richtig zu benutzen verstehen.
Die Heilkraft der Sonne ist nicht zu allen Zeiten des Jahres und an allen Stellen der Erde die gleiche. Die wirksamsten Strahlen, die ultravioletten, sind am stärksten im Frühjahr und im Sommer, und zwar um so mehr, je reiner die Luft und je freier von Staub und Wasserdunst sie ist. Ihre Heilkraft ist deshalb im Hochgebirge und an der See größer als in der Ebene, wo die Luft mehr oder minder mit Staub und Wasserdampf erfüllt ist, durch welche die Strahlen der Sonne nur unter Einbuße eines Teiles ihrer Kraft dringen. Wie viele Orte, besonders in den bayerischen Bergen, in Österreich und in der Schweiz, gibt es, die mit ihrer Besonnungsmöglichkeit nicht weit hinter denen des sonnigen Südens oder der südlichen Bergwelt überhaupt zurückstehen! Aber auch dorthin werden nicht alle Menschen ziehen können, und so werden sie immer mehr gezwungen, die Sonne in der Ebene auszunützen. Auch in den kalten Herbst- und Wintermonaten scheint in unserer deutschen

Heimat die Sonne oft reichlich genug, vor allem in den Vorfrühlingsmonaten. Wir müssen nur lernen, sie richtig auszunutzen.
Wie wirkt nun das Sonnenlicht auf den Organismus? Durch die Wärme der Sonne wird zunächst einmal die Haut zu einer ausgiebigen Wasserverdunstung und damit zur Wärmeabgabe veranlaßt; denn durch Ausdünstung wird der Haut Wärme entzogen. Wie wir aber bereits sahen, spricht der lebende Organismus auf Wärmeentzug sinnvoll an, wie er auch durch Wasserverdunstung einen Wärmeüberschuß auszugleichen weiß. Außer den Wärmestrahlen hat das Sonnenlicht aber auch unsichtbare ultraviolette Strahlen und schließlich die Lichtstrahlen. Alle diese Strahlen beeinflussen die Blutzusammensetzung sehr stark. Die Arbeit der blutbildenden Organe wird gefördert, ebenso wie die Durchblutung der Haut unter dem Einfluß der Sonne in der Haut selbst Schutzstoffe erzeugt, die auf dem Blutwege in die inneren Organe kommen, die sie gerade benötigen. Bei richtiger Anwendung der Sonne wird auch der Blutdruck herabgesetzt und die Herztätigkeit verbessert. Ebenso fördert das Sonnenbad den Stoffwechsel und die Atmung.
Wir dürfen vor allem nicht vergessen, daß die Sonne der Haut eine natürliche Schönheit verleiht; denn durch die Kleidung und das Wohnen und Wirken in lichtarmen Räumen und durch ungesunde Lebensweise wird die Haut geschädigt und bekommt ein ungesundes und unschönes Aussehen. Das Sonnenbad aber durchblutet die Haut besser, es vermehren sich die Farbstoffe der Haut, und es tritt eine Bräunung ein, die ein gesünderes Aussehen hervorruft und dem Schönheitsideal sicher näherkommt als die blasse, schlecht durchblutete Haut. Diese Bräunung besorgen insbesondere die ultravioletten Strahlen der Sonne; sie schützt die tiefergelegenen Gewebe vor dem schädigenden Einfluß einer übermäßigen Besonnung. Die roten und ultraroten Wärmestrahlen gehen aber durch diese Bräunung hindurch und wirken auf die tieferen Gewebe und Blutgefäße des Körpers. Das Blut fließt aus dem Körperinnern an die Außenfläche, d. h. in die Haut, und das Blutgefäßsystem wird insgesamt entlastet. Diese gute Durchblutung der Gewebe kräftigt zugleich die Muskulatur und fördert auf diese Weise das Ebenmaß des Körpers und die Rundung seiner Teile. Die Sonnenstrahlen haben wohl die stärkste Einwirkung auf die Krankheitskeime, die bei geschwächtem Organismus die Gesundheit des Körpers ernsthaft bedrohen. Ein großer Teil von ihnen wird durch die Sonnenstrahlen vernichtet; denn die Sonnenstrahlen sind das beste keimtötende Mittel. Diese keimtötende Tätigkeit der Sonne ließ sich sogar in der Tiefe der Körpergewebe feststellen. Daher heilen oft auch eitrige

Wunden am besten durch eine richtige Sonnenbestrahlung. Wenn zu dieser unmittelbar keimtötenden Wirkung der Sonnenstrahlen noch die mittelbare hinzukommt, die darin besteht, daß im Innern des Körpers alle Abwehrmaßnahmen auf das höchste gesteigert werden, dann muß die Sonnenbehandlung in der Lage sein, fast jede Ansteckung zu überwinden. Deshalb verwendet man das Sonnenlicht sehr stark bei chronischen Gelenkerkrankungen, die auf der Einwirkung von Krankheitskeimen beruhen. So werden u. a. tuberkulöse Gelenkerkrankungen durch die Sonnenbehandlung oft am schonendsten geheilt. Aus allen diesen Andeutungen ergibt sich, daß die Sonnenbäder bei rechter Anwendung alle Lebenskräfte des Organismus wecken und, vorsichtig gebraucht, in vielen Krankheitsfällen sogar notwendig sind. Gerade für die Frau hat die richtige Durchführung des Sonnenbades eine besondere Bedeutung, denn sie unterstützt ganz bedeutsam die gesunde Haut- und Schönheitspflege. Das Sonnenbad ist besonders im Hinblick auf die Aufgabe der Frau als werdende Mutter unersetzlich.
Wissen wir doch z. B., daß eine richtige Besonnung vor und während der Schwangerschaft in der Lage ist, bei dem Kind die englische Krankheit zu verhüten.

Die Gefahren falscher Sonnenbehandlung

So wertvoll die Sonne als Heilfaktor sein kann, so ernst können die Schäden werden, die aus falscher Sonnenbehandlung entstehen. Eine dieser Gefahren besteht darin, daß man bei berechtigter Sehnsucht nach Sonne und Licht zuwenig Vorsicht walten läßt und sich so Erkältungskrankheiten, sogar den Tod (statt Gesundheit) zuzieht. Diese Erkältungsgefahr besteht überall, nicht nur bei uns, sondern auch im sonnigen Süden. Oft genug wird nämlich von sonnenhungrigen Menschen nicht beachtet, daß die Sonne zu manchen Jahreszeiten und Tageszeiten nicht die Kraft hat, den Boden genügend zu erwärmen und auszutrocknen. Wenn dann ein Sonnenbad zu lange ausgedehnt wird, ist die Erkältung die unvermeidliche Folge. Oft liegt der Grund zu den Erkältungen auch in dem Gegensatz der Temperaturen von Sonne und Schatten und in dem Temperaturrückgang, der eintritt, sobald die Sonne hinter den Wolken verschwindet oder am Horizont untergeht. Diese Feststellung gilt insbesondere für die südlichen Länder, aus denen mancher Erholungsuchende mit schweren Erkältungs- und Lungenkrankheiten anstatt der erwarteten Gesundheit heimkehrte, weil er diese Verhältnisse nicht beachtete.

Eine weitere Gefahr falscher Sonnenbehandlung besteht in dem Auftreten des Sonnenbrandes. Dieser stellt eine Hautschädigung dar, die häufig mannigfache Rückwirkungen auf den gesamten Organismus hat. Sonnenbrand tritt dann auf, wenn man allzu plötzlich und lange sich der Einwirkung der Sonne aussetzt und die Bräunung mit Gewalt erzwingen will. Jeder Sonnenbrand verbietet weitere Sonnenbäder, bis die Haut wieder gesund geworden ist. Das Einölen mit einem guten Hautöl hilft nicht nur den Sonnenbrand verhüten, sondern auch überwinden. Allzu starke Besonnung führt außer der Hautschädigung eine Überreizung des Nervensystems herbei, die sich in Schlafstörungen, Kopfschmerzen, allgemeiner Reizbarkeit, Flimmern vor den Augen, Herzklopfen usw. bemerkbar machen kann. Bei falschem Sonnenbaden kehren Menschen von der See oder aus dem Gebirge nervöser und abgespannter heim, als sie bei der Hinfahrt waren. Auch der lungentuberkulöse Mensch soll mit Sonnenbädern recht vorsichtig sein, insbesondere dann, wenn die Tuberkulose zu Blutungen neigt; denn nicht selten verursacht falsche Sonnenbestrahlung Blutungen und Aussaat neuer Keime. Die nämliche Vorsicht muß der Herz- und Gefäßkranke walten lassen, weil sonst ernste Gefahren auftreten.
In den Fällen, wo irgendwelche Krankheiten vorliegen, soll der Kranke seinen Arzt um Rat fragen, ehe er Sonnenbäder nimmt. Alle Menschen mit einer blassen, weißen Haut müssen sich insbesondere vor Schädigungen durch die Sonne hüten, da sie in der Regel viel empfindlicher sind und leichter Sonnenbrand bekommen als andere.
Wohl die größte Gefahr beim Sonnenbrand stellen Sonnenstich und Hitzschlag dar. Der Sonnenstich ist eine Überreizung des verlängerten Rückenmarks durch die Strahlen und kann für einen Menschen sehr gefährlich werden. In jedem Falle von Sonnenstich ist der Arzt zu holen und der Kranke selbstverständlich an einen kühlen Platz zu bringen. Das nämliche gilt vom Hitzschlag, der eine übermäßige Wärmestauung darstellt. Er kann auch ohne unmittelbare Besonnung auftreten. Vor beiden schützt man sich dadurch, daß man den Nacken und den Kopf nicht unmittelbar und nicht zu lange der Sonnenbestrahlung aussetzt und alles, was Wärmestauung erzeugen könnte, meidet.

Die Technik der Sonnenbäder

Wie bei allen Anwendungen, so läßt sich auch für das Sonnenbad keine allgemeingültige Technik aufstellen, sondern es kommt wesentlich auf die Körperverfassung des einzelnen Menschen an. Doch lassen sich einige grundsätzliche Lehren geben, die in jedem Falle zu beachten sind. Die Technik des Sonnenbades ist insbesondere davon abhängig, wo man die Sonnenbäder nimmt, ob im Tiefland oder im Hochgebirge. Sie ist ebenfalls auch von der Jahreszeit und von dem Stand der Sonne abhängig. Für das Sonnenbad in der Ebene ist im allgemeinen nicht die Vorsicht notwendig wie für das Sonnenbad im Hochgebirge oder an der See. In der Tiefebene kann man sogleich mit dem Vollsonnenbad beginnen. Im Hochgebirge und an der See dagegen wird man gewöhnlich im Anfang nur Teilsonnenbäder durchführen, außerdem wird man sich erst einige Tage an das Klima gewöhnen. Dann nach Vorschrift von Professor *Rollier,* der vor Jahrzehnten die Knochen- und Gelenktuberkulose im Hochgebirge mit Sonne erfolgreich behandelte, am ersten Tag 3–4mal in Zwischenpausen von einer Stunde nur die Füße je 5 Minuten lang bestrahlen lassen. Am zweiten Tag folgen dann die Unterschenkel, ebenfalls 5 Minuten lang, während die Füße schon 10 Minuten lang bestrahlt werden. Am dritten Tage werden die Beine in ähnlicher Weise bis zur Leistenbeuge der Sonne ausgesetzt. Wenn der Sonnenbadende nach 6–7 Tagen solch vorsichtiger Vorbereitung keine allzu starken Einwirkungen zeigt, dann geht man zur Bestrahlung des ganzen Körpers über, die *Rollier* bei Verträglichkeit auf 4–6 Stunden täglich steigern läßt.

In ähnlicher Weise geht man überall da vor, wo in der Ebene aus bestimmten Gründen die Sonne nicht zu plötzlich und zu stark auf den Körper einwirken soll. In allen Fällen soll man nicht zu plötzlich aus dicken Kleidern zu Vollsonnenbädern und Volluftbädern übergehen. Auch für das Sonnenbad gilt als Zeitdauer nicht eine bestimmte Minutenzahl, sondern der Eintritt der Wirkung, d. h. hier das Auftreten eines Hitzegefühls.

Das Sonnenbad darf nicht so lange ausgedehnt werden, daß stärkere Reizwirkungen wie etwa der Sonnenbrand auftreten. Die ersten Sonnenbestrahlungen sollen daher nur kurz sein.

Je brauner die Haut ist, um so länger kann meistens das Sonnenbad ausgedehnt werden. Im allgemeinen sollen Sonnenbäder nicht unmittelbar nach dem Essen genommen werden, weil dann die Verdauungsarbeit gestört wird. Was nun die Tageszeit angeht, so sollen die ersten Sonnenbäder nach Möglichkeit nicht in der prallen Mittagssonne genommen werden, da die senkrechten Strahlen für viele Menschen eine Überreizung bedeuten. Vor oder bei dem Sonnenbad ist das Einölen des Körpers mit einem guten Hautöl empfehlenswert. Es ist weiterhin zu beachten, daß sich während der Dauer des Sonnenbades der Sonnenbadende öfter umdreht, damit nicht eine Stelle zu lange und zu stark bestrahlt wird. Wenn Sonnenbäder im Liegen durchgeführt werden, so achte man darauf, daß man nicht während des Sonnenbades einschläft, da dann oft Hitzschlag oder Sonnenstich eintritt, weil beim Schlafen die Wärmeregulierung des Körpers eine geringere ist als im wachen Zustand. Leichte Bewegung ist auch im Sonnenbad zweckmäßig. Nach seiner Beendigung ist eine kalte Waschung oder eine zweckmäßige andere Kaltwasseranwendung angebracht, die eine Gefäßerschlaffung verhüten soll.

Die Verbindung von Luft- und Sonnenbad

Die Verbindung von Luft- und Sonnenbad ist dann angebracht, wenn beide Reize nacheinander auf den Körper abgestuft einwirken sollen. Praktisch verfährt man so, daß man zunächst nach wenigen Minuten Luftbad sich einige Minuten der direkten Sonnenbestrahlung bis zum Auftreten eines Hitzegefühls aussetzt und dann wieder in den Schatten zurückkehrt. Die Luft-Sonnen-Bäder können im allgemeinen länger ausgedehnt werden als das einzelne Bad. War das Sonnenbad das letzte, dann kann eine Kaltanwendung folgen. Luft-Sonnen-Bäder stellen die beste Möglichkeit dar, die eigenen Kräfte des Organismus zu wecken und zu üben. Sie haben auch ein größeres Anwendungsgebiet als das einzelne Luft- oder Sonnenbad. Ferner können sie mit der notwendigen Vorsicht bei fast allen Krankheitszuständen angewandt werden. Doch gilt auch hier, daß man die Vorsichtsmaßregeln nicht außer acht lassen darf, die bei den einzelnen Bädern besprochen wurden.

Das Trockenbürsten der Haut

Mit dem Trockenbürsten wird ein mechanischer Reiz auf die Haut ausgeübt. Auf diese Weise werden deren Funktionen angeregt. Es wird am besten morgens mit einem einfachen Frottiertuch oder einem Luffaschwamm oder mit einer Hautbürste durchgeführt, indem man in Richtung Herzen bis zur leichten Rötung der Haut, oder bis ein Wärmegefühl auftritt, bürstet. Das Trockenbürsten wird zweckmäßig – wenn die Haut nicht zu fettig oder erkrankt ist – verbunden mit

Einölen

Hierzu werden dünnflüssige Pflanzenöle, meist mit Zusätzen, verwendet, die leicht in die Haut eindringen und die Poren nicht verschmieren. Das Öl unterstützt auch die Talgdrüsen in ihrem Bestreben, die Haut fettig zu erhalten, damit nicht allzu starke Benetzung eine zu große Verdunstungskälte im Gefolge hat. Es schützt manche Rheumakranke vor Anfälligkeit gegen Nässe und Kälte, steigert die Spannkraft der Haut und lindert für viele Operierte die Narbenbeschwerden.
Technik: Nach dem Trockenbürsten oder der Reinigungswaschung nimmt man einige Tropfen Öl in beide Handflächen und massiert damit den ganzen Körper. Einölen darf aber nicht zum Einschmieren werden. Abends werden Luftbäder mit Trockenbürsten und Einölen nicht von allen vertragen, da sie danach oft unruhig schlafen. Dann kommen diese Maßnahmen nur morgens oder über Tag in Frage.

Das Kneippsche Wasserheilverfahren

Wenn man Sinn und Wesen des Kneippschen Wasserheilverfahrens verstehen will, dann muß man zuerst einmal sagen, was man unter Wasserheilverfahren im allgemeinen versteht und wodurch das Kneippsche besonders gekennzeichnet ist. Unter Wasserheilverfahren (Hydrotherapie) verstehen wir die Behandlung mit Wasser. Dabei dient das Wasser vorwiegend als Träger der beiden wichtigen Lebensreize Wärme und Kälte, weniger als Träger mechanischer, elektrischer und chemischer Reize.

Zum weiteren Verständnis müssen wir näher auf den Reizträger, das Wasser, und auf das Verhalten des Organismus eingehen. Wir wollen einige Begriffe kurz erläutern.

Wärmekapazität nennt man die Fähigkeit des Wassers, in sich relativ große Mengen Wärme aufzunehmen.

Wärmeleitfähigkeit ist das Vermögen des Wassers, relativ rasch Wärme zu transportieren, d. i. aufzunehmen und wieder abzugeben. In der Wasserheilkunde heißt das, daß das Wasser Wärme rasch an die Haut hinleitet bzw. von ihr wegleitet. Auch ist die Wärmeabgabe der Haut an das Wasser wesentlich größer als an die Luft. Eine Lufttemperatur von 22° C wird von der nackten Haut weder als kalt noch als warm empfunden. Eine Wassertemperatur von 22° C dagegen wird bei gleich langer Einwirkung als kalt empfunden. Je geringer der Feuchtigkeitsgehalt der Luft, desto verträglicher sind höhere Temperaturen. Wenn z. B. die Luftfeuchtigkeit in der Sauna 15 % nicht übersteigt, werden Temperaturen von 85° C gut vertragen. Ja, wenn der Feuchtigkeitsgehalt noch tiefer liegt, werden sogar Temperaturen von 100° C ausgehalten. Je feuchter ein Wickeltuch, um so rascher kühlt es aus, wenn es warm oder heiß ist, und wenn es kalt ist, entzieht es dem Körper mehr Wärme als bei geringerer Feuchtigkeit. Die Tatsache der raschen Wärmeleitfähigkeit und der großen Wärmekapazität des Wassers erklärt u. a., warum die Empfindlichkeit des Kindes gegen kalte Bäder um so größer ist, je jünger das Kind. Die Oberfläche des Kindes ist nämlich im Verhältnis zum Gewicht viel größer als beim Erwachsenen, und die Reizstärke ist auch von der Größe der Oberfläche abhängig. Kinder vertragen deshalb auch Luftbäder besser als Wasseranwendungen.

Der hydrostatische Druck ist der gleichmäßige Druck, den das Wasser auf die im Wasser befindlichen Teile ausübt. Dieser Druck führt zum Zusammenpressen aller zusammenpreßbaren Gebilde des Körpers, besonders der Blut- und Lymphgefäße, des Brust- und Bauchraumes. Dadurch kann sich im Vollbad der Brustumfang um 1,0 bis 3,5 cm verringern, der Bauchumfang sogar um 2,5 bis 6,5 cm (n. *Strasser*). Der zu starke hydrostatische Druck bedeutet bei gefäßlabilen oder herzkranken Menschen u. U. eine große Gefahr. Da diese mit der Größe des hydrostatischen Druckes steigt, dieser wiederum von der Menge des Wassers, das den Körper umgibt, abhängt, verordnet man in solchen Fällen grundsätzlich nur Halb- oder Dreiviertelbäder. Die Gefahr eines Kreislaufkollapses entsteht bei labilen Menschen auch, wenn der hydrostatische Druck plötzlich nachläßt, etwa beim schnellen Heraussteigen aus dem Bad. Das tritt besonders im warmen Bad auf, wo die Wärme die Blutgefäße erweitert, der Druck des Wassers sie komprimiert. Bei Nachlassen des Druckes versackt das Blut dann in die Peripherie. Deshalb ist es ratsam, sich vor Verlassen der Wanne erst langsam aufzurichten und vielleicht sogar im Bad selbst eine kühle bis kalte Teilanwendung zu machen, z. B. sich kaltes Wasser über die Arme laufen zu lassen oder Brust und Rücken kalt abzubrausen.

Unter Auftriebskraft des Wassers verstehen wir die Erscheinung, daß jeder Körper in einer Flüssigkeit scheinbar so viel an Gewicht verliert, wie die von ihm verdrängte Flüssigkeitsmenge wiegt. Der Auftrieb führt zur Herabsetzung des Gewichtes des badenden Körpers. Damit wird z. B. bei gelähmten Gliedmaßen der herabgesetzten Muskelkraft die Bewegung noch ermöglicht.

Andere mechanische Faktoren findet man bei den Blitzgüssen. Bei diesen schwankt der Druck je nach Entfernung zwischen dem Behandelten und der Schlauchmündung um 1½ bis 4 atü. Blitzgüsse sind immer starke Anwendungen und nur bei gutem Kreislauf und guter Reaktionsfähigkeit erlaubt. Bei den einfachen Güssen, den Wickeln und Packungen spielt der mechanische Reiz nur eine untergeordnete Rolle.

Als Träger von Elektrizität wird das Wasser besonders im Stangerbad und im Vierzellenbad eingesetzt, die aber beide in der Kneippkur relativ selten verwendet werden.

Chemische Zusätze sind in der Kneippschen Hydrotherapie meist pflanzlicher Herkunft. Sie verstärken in der Regel den Hautreiz und damit die Hautreaktion. Dadurch tritt diese in der Regel bei niedrigeren Temperaturen ein, ist intensiver und hält länger an. Es gibt aber auch Zusätze, die die Reizung der Haut abmildern und oft überhaupt erst erlauben, warmes oder heißes Wasser an die – vor allem entzündlich veränderte – Haut zu bringen. Diese Zusätze sind: Kleie, Molke, Kamille, Teerprodukte, Eichenrinde und Zinnkraut. (Über die Zusätze s. auch unter: Technik der Wasseranwendungen.)

Das Verhalten des Organismus

Um dieses Verhalten zu verstehen, müssen wir zunächst die in dem Wasserheilverfahren verwendeten Temperaturen besprechen. Wir gehen aus von der Indifferenz- oder Hauttemperatur des Menschen. Die durchschnittliche Hauttemperatur beträgt 33–35° C. Es gibt allerdings Stellen am Körper, die wesentlich kühler sind, z. B. messen wir an den Füßen gelegentlich nur 26° C, ohne daß der Träger dieser »Eisbeine« sie als kalt empfindet. Das zwingt darum dazu, vor einer Anwendung an den Beinen nicht nur nach dem Warmsein zu fragen, sondern durch Abtasten mit dem Handrücken sich auch von der Wärme objektiv zu überzeugen. Diese Hauttemperatur von 33–35° C heißt auch Indifferenztemperatur, weil in dieser Temperaturzone Leitungswasser weder als kalt noch als warm empfunden wird. Diese Hauttemperatur wird erhöht im Fieber – jedoch nicht im Beginn eines Schüttelfrostes – und durch eine vorausgehende Wärmezufuhr. Ob eine Wasseranwendung noch als Reiz wirkt, d. h. eine sinnvolle Antwort (Reaktion) auslöst oder nicht, hängt nach der Kaltseite davon ab, wie groß der Unterschied zwischen der Haut- und der Wassertemperatur ist. Dieser soll bei Leitungswasser etwa 10–12° C betragen. Chemische Zusätze verändern diese Situation. So löst ein Kohlensäurebad von 34° C – also innerhalb der Indifferenztemperatur – noch eine gute Reaktion aus. An folgender Skala sind die üblichen Temperatureinstellungen ablesbar:

0°–18° Celsius	bis 22° Celsius	23–32° Celsius	33–35° Celsius	36–38° Celsius	bis 41° Celsius	bis 44° Celsius	bis 56° Celsius	72° Celsius
kalt	temper.	zu geringe Reaktion	Hauttemp. Indifferenztemper.	warm	heiß	sehr heiß	in Tauchbädern noch erträgl.	Verbrühung

Alle Temperaturen, die über der durchschnittlichen Indifferenztemperatur liegen, werden als warm bzw. heiß und unter ihr liegende als kalt empfunden. Im allgemeinen tritt die Kaltempfindung rascher und intensiver ein als die Wärmeempfindung. Das liegt an dem zahlenmäßigen Überwiegen der Kältepunkte gegenüber den Wärmepunkten. Wir finden in der Haut etwa 300000 Kälte- und etwa 25000 Wärmepunkte.

Die Reaktion der Wärme und Kälte gegenüber ist aber außerdem noch davon abhängig, ob das kalte, warme oder heiße Wasser plötzlich oder nur allmählich auf den ganzen Körper oder seine Teile einwirkt. Wenn man diese Wirkung von Wärme und Kälte verstehen will, dann muß man davon ausgehen, daß »der Mensch zu den homöothermen, d. h. gleichwarm bleibenden Organismen« gehört, also zu jenen, die unabhängig von der Umwelttemperatur stets die gleiche Körperwärme aufweisen. Im Gegensatz zu den gleichwarm bleibenden Organismen stehen die wechselwarmen Tiere, deren Körpertemperatur der Umgebung entspricht (Eidechsen, Fische u. a.). Wirken stärkere Wärme- oder Kältereize auf einen solchen homöothermen Organismus ein, so beantwortet er diese Einwirkung mit einer Gegenwirkung, eine Reaktion, die in einer Änderung seiner Körperfunktionen, wie z. B. einer Erweiterung oder einer Verengung der Blutgefäße, einer Beschleunigung oder Verlangsamung der Herzaktion, einer Erhöhung oder Verminderung der Atemfrequenz und dergleichen ihren Ausdruck findet. Der Organismus reagiert auf Wärme wie auf Kälte, indem er versucht, sich gegen die Einbrüche von Wärme und Kälte sinnvoll zu schützen. Die Tatsache, daß der menschliche Körper auf Wärme- und Kältereize in bestimmter Weise reagiert, machen wir uns in der Behandlung zunutze, indem wir Wärme und Kälte als Heilmittel anwenden. In diesem Sinne sprechen wir von einer »Wärme- und Kältebehandlung« (n. *Kowarschik:* Physikalische Therapie).

Der hydrotherapeutische Reiz ruft im Organismus zunächst Störungen hervor, die ihrerseits Ausgleichs- und Regulationsvorgänge auslösen, in welchen im wesentlichen das Heilprinzip der Wasserheilkunde und der Wärme- und Kältebehandlung liegt. Schon durch diese Tatsache gehört die Hydrotherapie zur Naturheilkunde. Dabei leistet der Organismus in seinen regulatorischen Bestrebungen stets mehr, als zum Ausgleich durch die gesetzte Veränderung erforderlich ist (nach *Goldschneider*).

Strasser führt hierfür als einfaches Beispiel an, daß die reaktive Hyperämie (d. i. Blutfülle) stets größer ist als die zuerst durch Kälteeinwirkung verursachte Anämie (Blutleere). *Winternitz* hat darauf hingewiesen, daß gesunde Menschen mit normaler Körpertemperatur durch übermäßige Kältereize fieberhafte Wärmesteigerungen bekommen können. *Pießnitz* verordnete nicht selten kalte Halbbäder von 10–14° C von 30 Minuten Dauer und erzielte damit Schüttelfrost, den er in diesem Falle als wertvoll ansah (n. *Schober*). Die Reizantwort des Organismus bei Anwendungen von Wasserreizen läßt sich trotz der vielgestaltigen Reaktionsabläufe relativ gut überschauen. Am besten und objektivsten läßt sich die Änderung der Blutverteilung übersehen. Alle Wasseranwendungen führen zu Blutverschiebungen. Sie steigern oder mindern mehr oder weniger örtlich begrenzt die Durchblutung in der Haut, in einem Organ oder in einem Körperteil. Damit haben wir es in der Hand, mit geeigneten Maßnahmen regulierend in die Durchblutungsvorgänge einzugreifen.

Mit den hydrotherapeutischen Maßnahmen erzeugen wir zunächst vorwiegend periphere (Haut, Muskulatur u. a.), später auch erhebliche zentrale Veränderungen der Blutverteilung (Herzhöhle, Bauchraum u. a.). Diese Veränderungen sucht, wie oben bereits geschildert, der Organismus wieder auszugleichen und bezieht in diesen Ausgleich auch die gestörten Funktionen mit ein. Darum sind individuell gestufte Reize und die zweckhafte Antwort des Organismus die Voraussetzung für ein erfolgreiches Wasserheilverfahren. Wer erfolgreich Wasserheilkunde betreiben will, muß unablässig und gründlich beide Voraussetzungen studieren.

Wenn man den Einfluß von Bädern und Wasseranwendungen vor allen Dingen auf die Blutverteilung verstehen will, dann müssen wir kurz auf den Begriff der konsensuellen, d. i. gleichsinnigen Reaktion eingehen. Unter konsensueller Reaktion verstehen wir die Tatsache, daß jeder Hautreiz von entsprechendem Ausmaße, der an irgendeiner Stelle gesetzt wird, sich gleichsinnig auf die gesamte Hautoberfläche fortsetzt. »Diese Reaktion läßt sich teils durch die Kapillarmikroskopie, teils durch thermoelektrische Messung der Hauttemperatur an entfernten Körperstellen nachweisen.«

»Bei örtlicher Wärmeeinwirkung auf größerer Fläche, z. B. auf die Bauchhaut, steigt die Temperatur der gesamten Haut an. Daraus ergibt sich, daß es örtliche Wärme- oder Kälteeinwirkungen strenggenommen gar nicht gibt. Jedermann weiß, daß man bald am ganzen Körper zu frieren beginnt, wenn man kalte Füße bekommt, und daß man umgekehrt ein allgemeines Kältegefühl durch ein warmes Fußbad wieder beheben kann; denn für das allgemeine Temperaturgefühl ist vor allem der Kontraktionszustand (Zusammenziehung) der Hautgefäße maßgebend.« (*Kowarschik,* Physikalische Therapie)

Eine Ausnahme hiervon sollen die Hautgefäße des Kopfes und die Gefäße der Nasen-Rachen-Schleimhaut bilden. Diese Gefäße also sollen nicht konsensuell mit der übrigen Haut reagieren.

Unberührt von dieser gleichsinnigen Reaktion der gesamten Haut bei Anwendung eines großflächigen Reizes bleibt die über bestimmte Hautabschnitte gehende Fernwirkung auf bestimmte Organe. Bestimmte Hautabschnitte haben nämlich über reflektorische Nervenwirkungen Einfluß auf bestimmte innere Organe. So hat die Haut der Unterschenkel z. B. eine Beziehung zu den Organen des kleinen Bekkens, d. s. Blase, innere weibliche Geschlechtsorgane, beim Mann die Vorsteherdrüse und Mastdarm, gleichzeitig aber auch zum Nasen-Rachen-Raum. Die Haut der Arme hat eine ebensolche Beziehung zu den Organen des Brustraumes (Herz und Lunge), die Haut im Bereich des rechten Schulterblattes zur Leber und Gallenblase, um nur einige Beispiele zu nennen. Darum vermögen wir ja auch z. B. bei Blasenkrampf durch warme oder ansteigende Fußbäder eine entkrampfende Wirkung zu erzielen. Mancher Ausfluß schwindet erst mit der Beseitigung der kalten Füße. Bei Schnupfen und Rachenkatarrh wirkt erfahrungsgemäß ein warmes oder ansteigendes Fußbad lösend. Die Schleimhäute schwellen ab. Bei nicht wenigen Gallenkoliken vermögen heiße feuchte Auflagen auf die Gegend des rechten Schulterblattes lindernd zu wirken.

Nachdem wir den Begriff der konsensuellen (gleichsinnigen) Reaktion erklärt haben, müssen wir auch noch auf das Gegenspiel zwischen oberflächigen und tiefen Gefäßen eingehen, das in der Morat-Dastreschen Regel seinen Ausdruck findet. Diese Regel besagt, daß bei allgemeinen thermischen (Wärme-Kälte-)Reizen die Gefäße der Haut anders reagieren als die Gefäße der Eingeweide und des Körperinnern. Eine Ausnahme von dieser Regel machen die Gefäße der Nieren und die Herzkranzgefäße. Diese verengen oder erweitern sich gleichsinnig mit den Hautgefäßen. Darum wirkt Hauterwärmung bei Herz- und auch bei Nierenkranken günstig.

Zum weiteren Verständnis der besonders wichtigen Reaktion von Herz- und Kreislauf ist ein Eingehen auf die

Schaltsysteme im arteriellen Kreislauf

notwendig. Dem Zusammenarbeiten nach müssen wir nämlich im großen Körperkreislauf zwei große arterielle Gefäßgebiete unterscheiden, die im Wechselspiel zueinander stehen. Zu dem einen Gefäßgebiet gehören die Gefäße der Haut, des Gehirns, der Muskulatur, der Milz und der Niere. Zu dem anderen Gefäßgebiet gehören die Gefäße der übrigen Eingeweide, insbesondere die von Magen und Darm. Blutüberfüllung des einen Gefäßgebietes bedingt Blutarmut im anderen. Wenn wir z. B. eine Hautröte, d. h. eine Durchblutung der Haut, durch irgendeine Maßnahme hervorrufen, dann bewirken wir gleichzeitig eine bessere Durchblutung des Gehirns, der Muskeln, der Milz und der

Niere und ebenso gleichzeitig eine Entlastung der Eingeweidegefäße. Umgekehrt ruft eine bessere Durchblutung der Eingeweidegefäße eine Blutleere in dem übrigen Gefäßgebiet hervor. Das wird sehr kennzeichnend durch das bekannte Sprichwort ausgedrückt: »Ein voller Bauch studiert nicht gern.« Wenn nämlich infolge der Verdauungsarbeit die Bauchorgane besser durchblutet sind – jedes arbeitende Organ wird besser durchblutet als ein nicht arbeitendes –, dann muß diese Blutmenge anderen Stellen des Körpers entzogen werden, da ja nicht für jede Arbeitsleistung neues Blut gebildet wird.
Bei der Verdauungsarbeit wird das Blut unter anderem dem Gehirn entzogen, das dann blutärmer und damit weniger arbeitsfähig wird. Strömt vom Gehirn weg zuviel Blut in die Baucheingeweide, dann tritt eine Ohnmacht ein, die mit Blässe der Haut verbunden ist. Wir haben es also in der Hand, durch geeignete Maßnahmen die Durchblutung zu regeln und eine gestörte Zirkulation zu beeinflussen.
Zum Verständnis der Reaktion des Organismus auf Bäder und sonstige Wasseranwendungen ist weiterhin noch ein näheres Eingehen auf das Gesamtverhalten der Haut notwendig. Die Haut ist die große Schaltstelle zwischen dem Reiz und der Reaktion des Organismus; denn alle Reize und Anwendungen in der Bäder- und Wasserheilkunde wenden sich an die Haut. Da bei der Hydrotherapie das Wasser vorwiegend als Träger thermischer Qualitäten (Wärme und Kälte) wirkt, erscheint zunächst die Frage berechtigt, wie sich die Haut der Wärme und Kälte gegenüber verhält.
Die Reizintensität bzw. die Reizstärke ist im allgemeinen abhängig von:

1. der absoluten Wassertemperatur. Je rascher und weiter diese sich vom Indifferenzpunkt der Haut (33–35° C) entfernt, um so stärker ist die Reaktion (lauwarme Anwendungen sind nur bei Fieber oder bei Vorerwärmung der Haut zweckmäßig).
2. der Größe der gereizten Fläche, die sehr entscheidend ist. Individuelle Stufungsmöglichkeit ist durch Teilreize gegeben. (Ein Fußbad ist kleiner als ein Halbbad, dieses wieder kleiner als ein Vollbad usw.).
3. der individuellen und konstitutionellen Reizempfindlichkeit des zu behandelnden Organismus und der zu behandelnden Stelle. Diese ist vorher auszutesten. Sie ist bei jedem Menschen verschieden.
4. von der Eigentemperatur der Haut zur Zeit der Anwendung. Eine gut durchblutete Haut, besonders nach Wärmeprozeduren, ist der beste Wärmeleiter, und der Wärme-Kälte-Reiz des Wassers, besonders des kalten Wassers, wirkt sich dabei viel intensiver aus. Da-

her gilt die wichtigste Regel der Wasserheilkunde, daß alle Kaltmaßnahmen nur am warmen Körper durchgeführt werden dürfen. Je wärmer der Körper, je kürzer und kälter die Anwendung, um so besser die Reaktion (n. *Lampert*: Physikalische Therapie).

Wirkt ein Kältereiz auf die Haut ein, so sehen wir bei sinngemäßer Reaktion zwei verschiedene Phasen (Wellen). Zuerst sehen wir Blässe, Gänsehaut und empfinden ein Kältegefühl, das sich bis zum Schmerzgefühl steigern kann. Unter der Einwirkung der Kälte haben sich nämlich die Blutgefäße verengt (Blässe), und die Haarbalgmuskeln haben sich zusammengezogen (Gänsehaut). Erste Phase. Dann tritt als weiteres Zeichen der Abwehr gegen die lebensfeindliche Kälte eine Erweiterung der feinen Arterien ein, es fließt mehr Blut in die Haut, sie wird rot und warm, wir empfinden ein Wohlgefühl. Zweite Phase. Rötung, Wärme- und Wohlgefühl sind demnach die Zeichen dafür, daß der Organismus auf Kälte sinnvoll reagiert hat.

Das Auftreten dieser Reaktion ist in der Kneippschen Wasserheilkunde der Maßstab für die Dauer der Anwendung. Sie ist dann zu beenden.

Bei Menschen, die nervlich oder in ihrem Gefäßsystem labil sind, oder wenn die Anwendung nicht richtig am Platze war oder falsch durchgeführt wurde, kommt es öfter zu Fehlreaktionen. Entweder wird der arterielle Zufluß zum Gewebe durch anhaltenden Gefäßkrampf (1. Phase) behindert, dann bleibt oder steigert sich die Blässe, oder die Blutadern (Venen) erweitern sich, das Blut staut sich, die Haut wird blaurot-marmoriert und kühl. Im Falle der arteriellen Fehlreaktion (Blässe) muß man durch Wärmezufuhr (warmes Kräuterfußbad, verkürzt ansteigendes Fußbad oder Armbad oder Halbbad, durch Trokkenreiben, Massage u. a.) den Gefäßkrampf überwinden und wieder eine gute arterielle Durchblutung herbeiführen.

Bei venöser Fehlreaktion (Marmorierung – blaurote Verfärbung) eignet sich ein langsam in der Temperatur ansteigendes Teilbad (s. dort) am besten. Bei venöser Fehlreaktion an den Gliedmaßen kann man auch das gestaute Glied hochheben und so den venösen Rückfluß zum Herzen fördern.

Außer der arteriellen und der venösen Fehlreaktion gibt es auch noch die gemischte, die paradoxe und die allgemeine Fehlreaktion. Bei der gemischten Fehlreaktion sind arterieller Zu- und venöser Abfluß gestört. Als Zeichen finden sich rotblaue Verfärbung und relative Wärme der Haut. Wir finden diese Zeichen als Dauerzustand nicht selten bei zirkulationsgestörten jungen Menschen an den unteren und weniger häufig an den oberen Gliedmaßen. Bei dieser arterio-venösen Fehl-

reaktion sind Kaltanwendungen möglich. Kommt es bei Anwendung von Kälte zu einem deutlichen Durchbruch einer arteriellen Hyperämie (hellrote Verfärbung), sollte man die Kaltanwendung sachgerecht zu Ende führen. Bei verstärkter venöser Stauung dagegen (blaurote Verfärbung) ist die Anwendung zu beenden und wie bei der venösen Fehlreaktion zu verfahren.
Bei der paradoxen Fehlreaktion reagiert das Gefäßsystem auf Kälte, als ob sie Wärme wäre, und umgekehrt. Es kann somit bei Warmanwendungen bis zu arteriellen Gefäßspasmen (Krämpfe) wie bei der arteriellen Fehlreaktion kommen, und physiologische Kälte kann zu starken venösen Stauungen führen. Außerdem kann starke Kälte zu einer ausgesprochenen arteriellen Hyperämie (starke helle Röte) führen, ohne daß eine erste Phase (s. Kälteeinwirkung) vorausging. Die Gegenmaßnahmen sind entsprechend, d. h. hat Kälte diese Fehlreaktion ausgelöst, muß Wärme angewandt werden und umgekehrt. Gegebenenfalls sind an Stellen, die dem ursprünglichen Anwendungsort fern liegen, Maßnahmen gleicher Art zu versuchen, z. B. bei Gefäßspasmen (Verengungen) an den Beinen heiße Anwendungen wie Heusack, Dampfkompresse u. a. in die Kreuzbeingegend.
In jedem Fall ist der Arzt von der Fehlreaktion zu verständigen.
Allgemeine Fehlreaktionen können sich in Schwindelgefühl, Kopfschmerzen, Übelkeit, Herzsensationen oder in anderen Störungen zeigen. Sie zwingen zum sofortigen Abbruch der Anwendungen. In allen ernsten Fällen, d. h. solchen, die nicht gleich wieder abklingen, ist stets der Arzt zu benachrichtigen. Inzwischen lege man den Kranken, wenn er blaß ist, flach hin, wenn er einen hochrot gestauten Kopf hat, läßt man ihn aufsitzen. Gegebenenfalls sind entsprechende Herz- und Nakkenkompressen erlaubt.
Wirkt heißes Wasser plötzlich auf die Haut ein, so tritt, ähnlich wie bei plötzlicher Einwirkung kalten Wassers, zunächst eine Blässe der Haut und Gänsehaut auf, was auf eine Zusammenziehung der Hautblutgefäße und der Haarbalgmuskulatur zurückgeführt werden muß. Die Herzaktion wird verlangsamt, der Blutdruck steigt. Plötzlich und kurz einwirkendes heißes oder kaltes Wasser ruft also zunächst dieselbe Reaktion im Organismus hervor. Darum ist es nicht richtig, etwa Wechselfußbäder derart zu machen, wie es häufig geschieht, indem man die Füße nur 1 bis 2 Minuten in heißes Wasser taucht und dann sofort ebensolange in kaltes. Die kurze Heißanwendung in diesem Falle reicht nicht aus, um eine Weitstellung der Haargefäße und der Arterien herbeizuführen, so daß die nachfolgende Kälteeinwirkung auf eine nicht vorbereitete Haut trifft. Nur dann, wenn der betreffende Körperteil

längere Zeit (mindestens 3, besser 5 Minuten) im heißen Wasser bleibt, tritt eine Verminderung der Spannung in den Blutgefäßen ein; die behandelte Haut wird hochrot infolge der kräftigeren Durchblutung der kleineren Blutgefäße, und auch die tieferen Blutgefäße werden bei dieser länger dauernden Heißanwendung erweitert. Diese Gefäßerweiterung tritt besonders bei den sogenannten ansteigenden, d. h. in der Temperatur ansteigenden Anwendungen ein (s. dort). In einem solchen Falle nimmt auch das Volumen (Umfang) eines derart behandelten Gliedes zu. Blutkreislauf und Herztätigkeit werden damit beschleunigt.

Auch kaltes Wasser führt – wie wir bereits sahen – zu dieser Gefäßerweiterung, nachdem eine kurzdauernde Gefäßverengung, ausgedrückt in Blässe der Haut und Gänsehaut, vorausgegangen ist. Erst 1 bis 2 Minuten nach kurzer Einwirkung des Kältereizes zeigt sich Röte, Wärme- und Wohlgefühl.

Durch gehäufte Kaltanwendungen im Sinn der stufenweisen Reizsteigerung kommt es im Verlaufe einer Behandlung infolge des Gefäßtrainings zu einer Erhöhung der gesamten Leistungsfähigkeit von Herz und Kreislauf; denn zu den Kältereizen nimmt der Organismus aktiv Stellung. Der Organismus reagiert auf den zur Behandlung eingesetzten Kältereiz genau wie auf natürliche Kälte in physiologischen Grenzen. Durch die besondere Art seiner Reaktion gelingt es ihm, den allgegenwärtigen lebensfeindlichen Kältereiz in einen anregenden und leistungsfördernden Lebensreiz umzuwandeln (Abhärtung). Darum geht die reaktive Hyperämie (Blutfülle) auch stets mit starkem subjektivem Wohlbefinden einher. Sie ist uns deshalb Richtschnur für unser Handeln, wenn uns auch die gleichzeitig auftretende Rötung nicht unbedingt etwas über das Verhalten der tieferen Gefäße aussagt, sondern lediglich Zeichen für die lokal beschleunigte kapillare Durchblutung ist. Wir müssen diese Rötung der Haut, das Wärmegefühl und das subjektive Wohlgefühl immer wieder zu erreichen suchen. Ist der Kältereiz nicht stark genug oder die Kälteeinwirkung zu lange oder die Reaktionslage des Organismus ungünstig, dann kommt es bei einem Kältereiz zwar zur erwünschten Blutfülle, aber darüber hinaus dann zur Blutstauung. Der hellen Rötung folgt die bläuliche Verfärbung. Das Aussehen der Haut wird marmoriert fleckig, wie wir es von den umherstehenden fröstelnden Kindern im Schwimmbad kennen (n. *Lampert,* Physikalische Therapie).

Erwähnt sei nochmals, daß wir in der Gefäßverengung und in der kurzen Belastung des sogenannten Kesselgebietes (Herzhöhle, große Blutgefäße und Lungenkreislauf), die der reaktiven Hyperämie (Blutfülle) bei Einwirkung eines kurzen Kälte- und Hitzereizes vorausgeht, ein Training der Funktion und damit eine Grundlage zum Erstarken der eigenen Leistung sehen, denn jedes Organ kräftigt sich durch die ihm eigene Tätigkeit. Kälte und Hitze sind demnach, in diesem Sinne angewandt, als umstimmende, nicht als nur symptomatisch (augenblicklich) wirkende Reize anzusehen. Die langsam in der Temperatur ansteigenden, auch von uns angewandten Teilbäder nach *Schweninger-Hauffe* (s. unter Technik der Wasseranwendungen) führen von vornherein, im Augenblick, zu einer prompten Durchblutung der Peripherie, indem das Blut aus dem gesamten Kesselgebiet (Herzhöhle, große Blutgefäße, Lungenkreislauf) in das Abstromgebiet, also Körperdecke und Organe (Haut, Schleimhaut, Bindegewebe, Muskeln, Darm, Leber, Bauchspeicheldrüse, Niere, Milz usw.), abfließt. Bei den langsam ansteigenden Prozeduren tritt eine Erweiterung der peripheren Gefäße ohne vorherige Verengung ein, damit sind also augenblickliche Entlastungen für das Kesselgebiet möglich. Gleichzeitig kann durch ansteigende Maßnahmen die Tätigkeit der Haut und der großen Organe angeregt werden. Das Ziel der ansteigenden Maßnahmen ist also unmittelbare Einwirkung, zur dauernden Umstimmungsbehandlung kurgemäßer Art sind sie weniger geeignet. Sie werden ganz besonders nach unseren Erfahrungen angewendet bei anginösen Herzbeschwerden (Herzkrämpfen), dann oft einseitig als Armbad, bei allgemeinen Gefäßverengungen und bei asthmatischen Anfällen und überall da, wo man sofort, aber nur vorübergehend, eine bessere periphere oder auch bessere Organdurchblutung, wie z. B. eine Nierendurchblutung, erreichen will.

Wenn die ansteigenden Teilbäder ganz allmählich in der Temperatur ansteigen (z. B. von 36° C auf 40° oder 42° C in 20 bis 40 Minuten), dann fördern und beschleunigen sie vorwiegend den Rückfluß des Venenblutes zum Herzen. Wenn aber der Temperaturanstieg relativ rasch erfolgt (von 36° bis 40° oder 42° C in 8 bis 12 Minuten), dann wird an erster Stelle der Zufluß arteriellen Blutes zum Gewebe, zu den Organen gefördert. Darum kommt bei einer venösen Fehlreaktion nur das allmählich ansteigende und bei einer arteriellen Fehlreaktion das verkürzt ansteigende Teilbad in Frage.

Die Kneippsche Hydrotherapie ist vor allem durch zwei Merkmale gekennzeichnet:

1. dadurch, daß sie die individuelle und augenblickliche Reaktionslage des Kranken als Ausgangspunkt für die Art, Intensität und Zeitdauer der Anwendung einsetzt;
2. daß sie das Prinzip des Trainings in den Vordergrund stellt. Sie geht

in ihren Anwendungsformen davon aus, daß jede Funktion sich nur durch Übung kräftigt. Darum werden alle Anwendungen stets im Sinne eines Trainings eingesetzt, d. h. unter allmählich steigender, individuell angepaßter Reizbelastung wird das Organ oder Organsystem oder die jeweilig darniederliegende Funktion zu immer kräftiger werdender Reaktion gereizt, und damit wird die Erstarkung herbeigeführt.

Am Beispiel von Anwendungen auf die Unterschenkel sei das Prinzip einer Reizstufung bzw. allmählichen Reizsteigerung aufgezeigt. Wir beginnen mit dem

warmen Fußbad, dem Kräuter zugesetzt werden, bei einer Temperatur von 37° Celsius und einer Dauer von 3–5 Minuten.

Die nächsten Reizsteigerungen wären der Reihe nach etwa folgende:

das Fußbad wie oben mit nachfolgender kalter Unterschenkelwaschung,

das Wechselfußbad, zuerst einmaliger, später zwei- bis dreimaliger Wechsel,

das Kräuterfußbad mit nachfolgendem kaltem Knieguß,

der Wechselknieguß,

der einfache kalte Knieguß,

der Knieblitz.

Weitere Steigerungen, die das ganze Bein erfassen, wären der Wechselschenkelguß, der einfache kalte Schenkelguß (eventuell auch das kalte Halbbad von 10–30 Sekunden Dauer), der Schenkelblitz, der Wechselunterguß, der Unterguß usw.

Die Auswahl der Kneippschen Wasseranwendungen wird somit zunächst nach der Konstitution und dem jeweiligen Kräftezustand und erst an zweiter Stelle nach der Diagnose (Krankheitsfeststellung) bestimmt. Den jeweiligen Kräfte- und Reaktionszustand stellen wir nicht nur durch die üblichen klinischen Untersuchungen und nicht nur durch besonders eingehende Prüfung der Hautbeschaffenheit fest, sondern auch durch vorsichtig in der Stärke gesteigerte Heiß-, Warm- oder Kaltreize. Erst wenn dieses geschehen ist, werden die endgültigen Reizqualitäten und Reizformen festgesetzt.

Die Kneippsche Hydrotherapie bietet durch die vielen Möglichkeiten der Abstufung und Kombination eine fast unerschöpfliche Fülle an individuell einsetzbaren Reizen. Die über 120 verschiedenen Grundformen der Kneippschen Wasseranwendungen selbst sind alle gekennzeichnet durch eine klar überschaubare, fein durchdachte, zweckmäßige und relativ leicht erlernbare Technik. Wenn der Arzt und sein Helfer die theoretischen Grundlagen, die Technik und den jeweils richtigen Einsatz wirklich beherrschen und dazu gegebenenfalls improvisieren, dann können sie mit der Kneippschen Wasserheilkunde viel erreichen. Waschungen, Wickel, Packungen, die verschiedenen Teil- und Vollbäder sowie unter Umständen sogar die Dämpfe und Güsse lassen sich ohne große und kostspielige Apparatur fast überall durchführen. Es kommt dann darauf an, daß man diese Dinge mit derselben Gründlichkeit und Gewissenhaftigkeit handhabt, wie man auch sonst verantwortungsbewußte Behandlung treibt. Wer diese Voraussetzungen nicht erfüllt, darf Mißerfolge, die auf das Konto der eigenen Unzulänglichkeit gehen, nicht der Methode zur Last legen wollen.

Wann Kneippsche Wasserkur – wann nicht?

Die Wasserkur ist eine primär unspezifische Reizbehandlung, d. h. sie richtet sich nicht nur auf ein bestimmtes Organ. Das gilt auch dann, wenn wir scheinbar auf ein Organ oder Organsystem gerichtete Wirkungen erstreben, und auch, wenn spezifisch erscheinende Reizantworten vom Organismus gegeben werden. Stets werden alle lebendigen Kräfte des ganzen Organismus, die leiblichen und die seelischen, angeregt. Es soll der Organismus zu einer zweckhaften, zielstrebigen Antwort veranlaßt werden, sowohl auf die einzelne Anwendung, wie auf die Gesamtheit der Anwendungen hin. Darum ist die Reaktionsfähigkeit auf die geplanten Maßnahmen die erste Voraussetzung. Noch gilt fast nur die Erfahrung als Maßstab dafür, ob ein Kranker reaktionsfähig ist oder nicht. Wissenschaftliche und objektive Maßstäbe müssen erst geschaffen werden. Im allgemeinen kann man wohl sagen, daß schwere Abzehrung und Kräfteverfall und schwere Erschöpfung aller Art, schwere Blutarmut und geistige Störungen sowie auch Fälle, wo das Schonungsprinzip unbedingt den Vorrang hat, keine geeigneten Voraussetzungen für die Wasserkur abgeben.
Dagegen stellen akute Erkrankungen mit ihren Wehrsymptomen (z. B. ein akuter Gelenkrheumatismus, eine akute Nervenentzündung oder Bronchitis oder anderes) für die Wasserkur kein Verbot dar, wohl aber für die spezielle Bäderkur (Mineral-, Moor- und sonstige Bäder).
Es ist wohl möglich, aus der Fülle der abstufbaren Reize der Wasserkur diejenigen auszuwählen, die geeignet sind, in die einzelnen Phasen der akuten Abwehr sinnvoll und steuernd einzugreifen oder eine akute Abwehr zu entfachen. Die eigentlichen Bäderreize dagegen üben eine

viel komplexere Allgemeinwirkung aus und gehen meist über den Weg der Umstimmung das nicht akute Krankheitsgeschehen an.
Eine nicht unwesentliche Aufgabe der Bäder- und Wasserkur ist die Überwindung der allgemeinen Leistungsschwäche, denn Bäder und Wasseranwendungen können beide als Methoden der universellen Leistungssteigerung angesehen werden, die durch keine anderen, z. B. arzneiliche Methoden ersetzt werden können. In Zeiten der Leistungsminderung stehen beide Methoden zur Wahl, und besonders die recht verstandene Kneippkur ist eine überall und für alle durchführbare echte Ganzheitsbehandlung, die den Menschen in seiner Leib-Seele-Einheit erfassen und ihm zur Wiedererlangung seiner vollen Gesundheit verhelfen soll.
Die Kneippsche Wasserkur ist somit ein unabdingbarer Bestandteil der aktiven Gesundheitspflege und der medizinischen Rehabilitation (s. dort). Im umfassenden kneippschen Naturheilverfahren bildet sie eine der Hauptsäulen, und *Kneipp* sagt über ihre Aufgabe selbst: »Auflösen, ausleiten (gleichsam abwaschen), kräftigen, diese drei Eigenschaften des Wassers genügen uns, und wir stellen die Behauptung auf: Das Wasser, speziell unsere Wasserkur, heilt alle heilbaren Krankheiten; denn ihre verschiedenen Wasseranwendungen zielen darauf ab, die Wurzeln der Krankheit auszuheben; sie sind imstande,
die Krankheitsstoffe im Blut aufzulösen,
das Aufgelöste auszuscheiden,
das so gereinigte Blut wieder in die richtige Zirkulation zu bringen,
endlich den geschwächten Organismus zu stählen, d. i. zu neuer Tätigkeit zu kräftigen.«
Ein wesentlicher Teil der Kneippkur besteht in der Anwendung des Wassers in jeder Form als Träger der beiden Lebensreize von Wärme und Kälte. Nur die Einhaltung notwendiger Vorsichtsmaßnahmen sichert einen einwandfreien Kurverlauf.
Darum sind folgende Regeln zu beachten:
1. Vor der Anwendung muß sich der Körper im Zustand guter Naturwärme befinden. Auch warme Teilanwendungen, wie das Sitzbad und das Armbad, erfordern gute Allgemeinwärme.
2. Die Erwärmung erfolgt am besten durch mäßige Bewegung oder Bettruhe. Umherstehen macht die Erwärmung hinfällig.
3. Nach der Anwendung werden nur die der Luft ausgesetzten Körperteile (Kopf, Hals, Gesicht, Hände) abgetrocknet. Durch Bewegung (Spazierengehen) oder Bettruhe im vorerwärmten Bett ist für die Trocknung der Haut und gute Dauererwärmung Sorge zu tragen.

Die Arten der Wasseranwendungen

Die Waschungen (Heilwaschungen)

Das Wesen der Waschungen besteht darin, daß mit Hilfe einer bestimmten Technik auf die Haut des Patienten eine dünne, gleichmäßig verteilte Flüssigkeitsschicht gebracht wird, die die Haut zur Reaktion bringen soll. Je nach Art und Ausdehnung unterscheiden wir *Ganz- und Teilwaschungen.*

Alle Waschungen sind leichte Anwendungen und lassen sich deshalb bei fast allen Menschen, selbst bei schwerkranken und reaktionsschwachen, durchführen.

Grundsätzlich nimmt man zu jeder Waschung kaltes, frisches Wasser. Nur auf besondere Vorschrift des Arztes hin können die Waschungen auch mit temperiertem (d. h. praktisch mit abgestandenem) oder mit heißem Wasser und bestimmten Zusätzen gemacht werden.

Man nimmt dafür am besten ein vierfach gefaltetes, leinenes, grobporiges Handtuch. Der Schwamm wird in der Kneippkur nicht verwendet. Bei keiner Waschung wird kräftig frottiert. Es kommt vielmehr darauf an, daß durch einen gleichmäßigen Druck des Tuches auf die Haut über den ganzen Körper eine regelmäßig verteilte Flüssigkeit gelegt wird. Darum wird das Waschtuch so ausgewrungen, daß es zwar noch eine genügende Flüssigkeitsmenge enthält, aber nicht mehr tropft.

Alle Waschungen erfolgen am besten morgens vom Bett aus, wo die Bettwärme die unbedingt notwendige Vorerwärmung gewährleistet. In anderen Fällen richtet man sich nach den Verordnungen des Arztes.

Wie jede andere Anwendung auch, soll die Waschung rasch, aber ohne Hast vonstatten gehen. Man steht also ohne Säumnis auf, schlägt die Bettdecke wieder zu, zieht das Nachthemd aus, läßt sich abwaschen oder wäscht sich ab, wirft das Nachthemd wieder über und steigt unabgetrocknet ins Bett zurück. In diesem bleibt man bis zur völligen Wiedererwärmung liegen. Gutes Zudecken ist unbedingt nötig. Die Zipfel der Bettdecke werden unter die Schulter geschlagen. Ein starker Schweißausbruch ist, abgesehen von bestimmten Fällen, nicht beabsichtigt. Soll dieser durch Waschungen erreicht werden, z. B. bei der Grippe zur Ausleitung der Krankheitsstoffe und zu der damit verbundenen Fiebersenkung, dann sind meist gehäufte Waschungen *(Serien-*

waschungen) notwendig, d. h. es erfolgt jede halbe Stunde eine, bis der Schweiß ausbricht.
Menschen mit einer gut geübten Haut können nach einer Waschung auch gleich die Kleider anlegen und durch sofortige Bewegung für die Nacherwärmung sorgen. Jedes längere Umhersitzen und jede langsame Abkühlung bringt die Gefahr der Erkältung mit sich.
Bei Kranken entscheidet der Arzt über einzelne Abänderungen. So wird man z. B. den Schwerkranken nicht zur Waschung aus dem Bett steigen lassen, sondern ihn in sinngemäßer Abänderung der Technik im Bett behandeln.
Alles, was über die kalten Wasseranwendungen gesagt wurde, gilt entsprechend auch für die kalten Waschungen, ebenso auch für die seltener durchgeführten temperierten.
Bei den heißen Waschungen wird wie bei den kalten verfahren, nur muß man das Tuch wegen der raschen Abkühlung häufiger in das heiße Wasser tauchen. Dieses beträgt 40–45° C und wird meistens mit Zusätzen verwendet.
Die gebräuchlichsten Zusätze bei den Waschungen sind Essig oder Salz bei den kalten und temperierten und Kräuterabkochungen bei den heißen. Essig wird in Form des guten Weinessigs entweder in dem Mengenverhältnis 1 : 1 oder ein Drittel Essig und zwei Drittel Wasser benutzt. Er findet oft Anwendung bei den Nachtschweißen der Schwindsüchtigen oder zur stärkeren Anregung der Haut bei schwächlichen Menschen. Kochsalz wird verhältnismäßig selten gebraucht. Man nimmt meist etwa 1 Eßlöffel Salz auf 1 Liter Wasser. Nicht jede Haut verträgt die Anwendung von Salzwasser, deshalb entscheidet hierüber immer der Arzt.
Die verschiedenen Kräuterabkochungen werden auch bei den Waschungen nur selten in Anwendung gebracht. Ihre Zubereitung findet sich bei der Beschreibung der Badezusätze. Für Waschungen brauchen die dort beschriebenen Kräuter nur in geringer Menge genommen zu werden, gewöhnlich werden zwei gehäufte Eßlöffel mit 1 Liter Wasser gekocht. Alle anderen Besonderheiten finden sich bei den entsprechenden Formen der Waschungen.

Die Ganzwaschungen

Technik: Man faltet ein grobporiges, nicht neues Leinenhandtuch etwa vier- oder achtfach, taucht es in die zur Waschung bestimmte Flüssigkeit (wenn vom Arzt nicht anders bestimmt), also in einfaches, kaltes,

klares Wasser. Man wringt es gut aus, so daß es nicht mehr tropft. Man nimmt es dann in die rechte Hand und stellt sich vor den Patienten, der vor dem Bett steht, daß man ihn bequem waschen kann.
Man beginnt die Waschung am Rücken der rechten Hand, indem man das Tuch gleichmäßig stark auf die Haut aufdrückt, aber nicht frottiert. Von der rechten Hand fährt man mit dem Tuch den Arm hinauf bis zur Schulter, von dort an noch nicht benetzter Stelle des Armes herunter und nochmals an anderer Stelle hinauf, so daß durch mehrfache gleichmäßige, flächenhafte Waschungen der Arm überall benetzt wird. Zuletzt wird die Achselhöhle ausgewaschen.
Dann wechselt man die Tuchseite und verfährt am linken Arm genau wie am rechten.
Darauf taucht man das Tuch von neuem in die Flüssigkeit, oder man klappt es so auseinander, daß neue, nicht benützte Tuchseiten nach außen kommen, und wäscht den Hals in mehreren Strichen, fährt ein- bis zweimal waagerecht über den oberen, vorderen Teil des Brustkorbes und geht danach mit senkrechten Strichen an der rechten Seite des Körpers hinunter, über das rechte Bein zum rechten Fußrücken und an der Innenseite des Beines wieder hinauf, über den Körper bis an den Brustkorb und nach Bedarf noch einmal in gleicher Weise hinunter und herauf. Die ganze rechte Seite muß gleichmäßig benetzt sein. An der linken Seite verfährt man ebenso. Der Patient dreht sich, und man wäscht ihn nach erneutem Eintauchen des Tuches in mehreren horizontalen Strichen in Höhe der Schulterblätter und des Halses. Dann wird hinten ähnlich wie vorn gewaschen, d. h. man geht in senkrechten Strichen zuerst an der rechten Seite des Rückens hinunter, über das Gesäß zum Unterschenkel und entsprechend wieder hoch, wechselt die Tuchseiten und nimmt in gleicher Weise die linke Seite vor. Zum Schluß, während sich der Gewaschene – ohne abzutrocknen – das Nachthemd überwirft, werden die Fußsohlen abgewaschen.
Dann geht der Patient ins Bett, wird fest zugedeckt und bleibt, bis zur guten Erwärmung, meist noch 30–60 Minuten liegen.
Führt man selbst die Waschung an sich aus, so verfährt man im Grunde genau nach denselben Richtlinien, nur muß man zum Waschen des Rückens das Handtuch weit auseinanderfalten, die zwei Enden in beide Hände nehmen und so mit dem auseinandergespannten Tuch den Rücken hinabfahren.
Bei bettlägerigen Kranken wäscht man zuerst den Oberkörper, während der Unterkörper bedeckt bleibt, in etwa der gleichen Weise wie beim stehenden. Zur Waschung des Rückens richtet man den Kranken auf. Dann deckt man den Oberkörper zu und wäscht ein Bein nach

dem anderen, wobei man es hochhebt, und läßt danach den Kranken selbst oder durch eine Hilfsperson sein Gesäß hochheben und wäscht dieses und die Kreuzgegend besonders sorgfältig, da man auf diese Weise das Durchliegen verhüten kann. Bei allen Waschungen muß am ganzen Körper eine gleichmäßig verteilte, dünne Flüssigkeitsschicht entstehen, die Zeitdauer der Waschung soll möglichst kurz sein.
Schema der Ganzwaschung: rechter Handrücken – rechter Arm – linker Handrücken und linker Arm – Hals – Vorderseite rechts – Vorderseite links – Rückseite entsprechend – Fußsohlen.

Die Teilwaschungen

Die wichtigsten Teilwaschungen sind die Oberkörperwaschung, die Unterkörperwaschung und die Leibwaschung. Sie sind praktisch die mildesten Anwendungen im Wasserheilverfahren.

Die Oberkörperwaschung:
Der von dieser Waschung erfaßte Teil des Körpers reicht vom Hals bis zur Nabelgegend und hinten bis zur Gegend des Beckenkammes. Die Technik ist im Grunde dieselbe wie bei der Ganzwaschung. Zuerst wird der rechte Arm in mehreren Strichen gewaschen, dann nach Wechseln des Tuches zunächst der Hals, die Brust und der Bauch bis etwa Nabelhöhe und daraufhin erst die linke Hand und der linke Arm. Nach Waschung der Vorderseite wird das Tuch frisch eingetaucht, gut ausgewrungen und der Rücken bis zum Beckenkamm befeuchtet wie bei der Ganzwaschung. Man beachte aber, daß die Flanken auch gut naß werden (s. Tafel).
Wird die Waschung, wie es am zweckmäßigsten ist, im Bett durchgeführt, dann bleibt der Unterkörper bedeckt. Nachher wird der Patient gut eingepackt, indem man die Zipfel der Bettdecke unter seine Schultern steckt und so für Nacherwärmung sorgt. Er bleibt noch etwa 20–30 Minuten liegen.
Schema der Oberkörperwaschung: rechte Hand – rechter Arm – Hals – Brust und Bauch bis zur Nabelhöhe – linke Hand und linker Arm – Rücken bis zum Beckenkamm.

Die Unterkörperwaschung:
Von dieser Waschung werden die Beine, der Bauch und das Gesäß erfaßt. Der Oberkörper des Patienten bleibt bedeckt.
Technik: Nach Eintauchen des Tuches ins Wasser und nach gutem

Auswringen beginnt man die Waschung auf dem rechten Fußrücken, geht an der Außenseite des Beines mit dem Waschtuch hoch bis zum Beckenrand, an der Vorderseite hinunter bis zum Fuß und an der Innenseite des Beines wieder hoch bis zur Leistenbeuge und schließt bei Bedarf noch eine weitere Strichführung an. Nach Erledigung der Vorderseite und der Seitenfläche wäscht man sogleich die Rückfläche des rechten Beines einschließlich des Gesäßes. Man läßt das Bein hochheben oder Seitenlage einnehmen. Das linke Bein ist während dieser Zeit gut zugedeckt.
Nach erneutem Eintauchen des Tuches folgt in gleicher Weise die Waschung des linken Beines, wobei man das feuchte rechte Bein inzwischen zudeckt. Darauf wird das Tuch nochmals eingetaucht oder die Tuchseite gewechselt und dann das Gesäß gut abgewaschen einschließlich der Kreuzgegend (besonders zur Verhütung des Durchliegens bei den Kranken). Nach einem weiteren Eintauchen des Tuches wäscht man den Leib in Kreisform, rechts in der Blinddarmgegend beginnend, in mehrmals wiederholten Kreisen.
Mit der Leibwaschung ist die Anwendung beendet. Man sorgt durch gutes Zudecken für die notwendige Nacherwärmung.

Die Leibwaschung:
Das Anwendungsgebiet der Leibwaschung ist, wie schon der Name sagt, der Leib. Sie wird besonders häufig für den Abend oder für die Nacht verordnet, denn sie ist schlaffördernd. Selbstverständlich darf sie nur dann erfolgen, wenn man schon im Bett warm geworden ist. Sie wird am besten im Liegen bei angezogenen Beinen ausgeführt.
Technik: Man fährt mit dem nassen Tuch mit kreisförmigen Strichen 20–30mal über den Leib. Man beginnt an der rechten Seite des Leibes in der Blinddarmgegend. Anstelle des feuchten Tuches kann auch die flache Hand genommen werden, die man öfter in das Wasser taucht (Kaltwassermassage).
Die übrigen Teilwaschungen ergeben sich in ihrer Technik von selbst. Sie kommen praktisch nur bei schweren Erkrankungen vor.

Die Bäder

In der Kneippkur kommen vorwiegend vier Arten von Bädern zur Anwendung:
einfache Bäder,
Wechselbäder,
ansteigende Bäder,
absteigende Bäder.
Alle vier Arten können Ganz- oder Teilbäder sein und mit oder ohne Zusatz genommen werden. Der Temperatur nach unterscheiden wir:
kalte Bäder mit einer Temperatur bis zu 18° C,
temperierte Bäder mit einer Temperatur bis zu 22° C,
warme Bäder mit einer Temperatur von 36–38° C,
heiße Bäder mit einer Temperatur von 39–45° C und darüber, wenn vom Arzt verordnet.

Die einfachen Bäder

Einfache Bäder sind solche, bei denen keine Temperaturveränderung beabsichtigt ist. Die Anfangstemperatur unterscheidet sich nicht wesentlich von der Endtemperatur.
Die hierunter fallenden bekanntesten Bäder sind das Vollbad, das Halbbad, das Sitzbad, das Armbad, das Fußbad, das Augenbad und andere kleinere Teilbäder.
Die Bäder dieser Gruppe können fast alle entweder kalt oder temperiert, warm oder heiß sein.

Die kalten Bäder

Sehr häufig verordnete *Kneipp* in der Gruppe der einfachen Bäder die kalten. Für sie gelten alle Voraussetzungen und Bedingungen wie für jede kalte Anwendung.
Also: vor jedem dieser Bäder muß der Patient selbst gut warm sein. Die Anwendung muß, von seltenen Ausnahmefällen abgesehen, im geheizten Raum vor sich gehen. Kleine Anwendungen, die vom Bett aus erfolgen, dürfen auch im kalten Zimmer gemacht werden. In jedem Fall kleidet man sich rasch aus, nachdem die Vorbereitungen entweder bei den morgendlichen Bädern schon am Abend vorher oder durch

eine Hilfsperson erfolgt sind. Macht man sie selbst, dann muß man warm bekleidet sein. Es ist, wie schon gesagt, grundfalsch, schon entkleidet herumzustehen oder seine Vorbereitungen zu treffen. Nach jeder kalten Anwendung muß unbedingt für Nacherwärmung gesorgt werden. Diese kann durch eine ausgiebige Bewegung, z. B. auf einem Spaziergang, oder in dem noch erwärmten Bett erfolgen. Abgetrocknet wird bis auf die behaarten Stellen auch bei diesen Bädern nicht. Durch Abstreichen des Wassers mit der flachen Hand wird dafür gesorgt, daß man nicht zu naß in die Kleider kommt.
Alle kalten Bäder dauern gewöhnlich nur wenige Sekunden, und auch hier gilt die Regel, daß bei dem Auftreten der Reaktion, also Wärme- und Wohlgefühl, Rötung der Haut, die Anwendung beendet wird.
Die Temperatur der kalten Bäder ist nicht höher als 18° C. Gewöhnlich wird das Wasser so benutzt, wie es aus der Leitung kommt. Die beste Zeit für die Vornahme der kalten Bäder ist entweder morgens vom Bett aus oder ein bis zwei Stunden vor und frühestens zwei Stunden nach dem Essen.

Die temperierten Bäder

Von dem Standpunkt ausgehend, daß das kälteste Wasser zur Erzielung einer Reaktion das beste ist, werden die temperierten Anwendungen nur in ganz seltenen Fällen verordnet. Lieber nimmt man das Bad kürzer als die übliche Zeit, dafür aber kalt.
Die Vorbedingungen bei den temperierten Bädern sind dieselben wie bei den kalten. Die Temperatur beträgt durchschnittlich 22–25° C. Die Dauer ist wie bei den kalten.

Die warmen Bäder

In der Kneippkur werden die warmen Bäder außer zu Reinigungszwecken meist nur mit bestimmten Zusätzen gegeben, die im Anschluß an die Besprechung der Bäder noch genannt werden. In den übrigen Fällen dienen sie zur Vorerwärmung einer Kaltanwendung. Die Dauer dieser Bäder beträgt meistens etwa 10–20 Minuten. Die Temperatur kann zwischen 36° und 38° C schwanken. Wenn mit dem warmen Bad die Einleitung einer Schwitzprozedur beabsichtigt ist, folgt eine Trokkenpackung hinterher bis zum Eintritt des Schweißausbruches. Ebenso wird bei zu Verkrampfung neigenden Menschen keine Kaltanwendung durchgeführt. Sonst folgt unmittelbar auf das warme Bad eine Kaltwassermaßnahme, entweder eine Waschung oder ein Abguß oder beides kombiniert, z. B. nach einem Vollbad ein Schenkelguß und eine Oberkörperwaschung. Nach allen warmen größeren Bädern ist eine halbe bis anderthalb Stunden Bettruhe notwendig. Abends werden warme Vollbäder nicht von allen Menschen vertragen, weil manche mit Schlaflosigkeit darauf reagieren.

Die heißen Bäder

Bäder von 39° bis 45° C werden in der Kneippkur nicht allzu häufig angewendet. In der Regel sollen sie nur auf ärztliche Verordnung hin genommen werden. Ihre Dauer ist etwa 3–10 bis höchstens 15 Minuten. Im allgemeinen gilt die Regel: Je heißer das Bad, um so kürzer. Im übrigen ist die Durchführung ähnlich wie bei den warmen Bädern. (Siehe auch Tauchbäder und das modifizierte Japanbad.)

Das Vollbad

Beim Vollbad taucht der ganze Körper bis zum Hals in das Wasser. Eine übliche Vollbadewanne faßt etwa 200–300 Liter Wasser.

Das *kalte Vollbad* ist wohl einer der stärksten Eingriffe des Wasserheilverfahrens und wird sehr selten angewendet. Ohne Verordnung soll es nie genommen werden. Die Temperatur des Wassers soll bis zu 18° C betragen und die Dauer des Bades ungefähr 3–10 Sekunden. Man zählt von 21 bis 24 oder 30. Ehe man in das kalte Vollbad steigt, benetzt man Brust, Rücken und Stirn mit kaltem Wasser. Man geht ruhig und langsam hinein und rasch wieder hinaus. Hinterher sorgt man durch Bewegung oder Bettwärme für die notwendige Nacherwärmung.

Das *temperierte Vollbad* wird in der Praxis sehr selten durchgeführt. Die Voraussetzungen hierbei sind die gleichen wie beim kalten Vollbad. Die Temperatur beträgt ungefähr 25° C, und die Dauer ist ungefähr 5–10 Sekunden.

Das *warme Vollbad* wird meist nur als Reinigungsbad oder als Kräuterbad in der Kneippkur verabfolgt und stellt einen mittelstarken Reiz für den Organismus dar. Warme Vollbäder sollen nicht allzu häufig genommen werden, da sie verweichlichen. Die Temperatur beträgt 36–38°, die Dauer ungefähr 10–20 Minuten.

Hinterher ist eine kalte Anwendung, entweder Ganzwaschung oder Guß oder als Kombination Oberkörperwaschung und Schenkelguß erforderlich. Danach geht man am besten ins Bett zu einer Nachruhe von einer halben Stunde bis einer Stunde.

Das *heiße Vollbad* ist ein sehr starker Eingriff für den Körper und deshalb nicht ohne ärztliche Verordnung zu nehmen. Es gilt hier im wesentlichen dasselbe wie bei dem warmen Vollbad, aber die Temperatur liegt zwischen 39° und 45° C. Für die Dauer gilt der Grundsatz: je höher die Temperatur, um so kürzer das Bad. Im allgemeinen soll die Badedauer nicht 12 Minuten überschreiten oder in Abänderung als Schlenzbad nur nach genauer ärztlicher Angabe 1 bis 2 Stunden. Nach dem heißen Bad erfolgt ebenfalls eine Abwaschung oder ein Guß und danach Bettruhe.

Dreiviertel- oder Zweidrittelbäder werden wegen der geringen Kreislaufbelastung heute häufiger als Vollbäder verordnet; während der Rücken ins Wasser taucht, bleibt die Herzgegend vom Wasser frei. Sonst gilt dasselbe wie bei den Vollbädern.

Die Teilbäder

Bei den Teilbädern tauchen nur bestimmte Körperteile ins Wasser. Sie sind daher nicht so eingreifende Maßnahmen wie die Vollbäder.

Das Halbbad. Bei diesem taucht der ganze Unterkörper einschließlich beider Beine ins Wasser, das bis zur Nabelhöhe reicht. Die benötigte Wassermenge beträgt ungefähr 100 Liter.

Das *kalte Halbbad* wird in der Kneippkur recht häufig verordnet. Es gehört zu den am meisten verwendeten Maßnahmen und stellt einen mittelstarken Reiz dar. Die Voraussetzungen sind die gleichen wie bei jeder Kaltwasseranwendung. Man setzt sich entweder ruhig in das Bad hinein, oder man kniet sich im Anfang, wobei man sich mit dem Gesäß auf die Fersen setzt. Im Bad benetzt man die Herzgegend und den Rükken mit kaltem Wasser. Unter Umständen kann der Oberkörper auch bei dem kalten Halbbad bekleidet bleiben.
Die Temperatur ist im allgemeinen bis zu 15° C, die Dauer 6 bis 10 Sekunden. Nachher sorge man durch ausreichende Bewegung oder Bettruhe für die notwendige Nacherwärmung.

Das *temperierte Halbbad* wird praktisch sehr selten angewendet, und zwar aus denselben Gründen wie die anderen temperierten Bäder. Es gilt hierfür das gleiche wie für das kalte Halbbad, die Temperatur ist bis zu 25° C und die Dauer 6–15 Sekunden.

Das *warme Halbbad* dient entweder nur der Vorerwärmung für eine Kaltwassermaßnahme oder als Kräuterbad anstelle des Kräutervollbades bei solchen Menschen, für die das Vollbad zu stark wirkt. Die Temperatur ist 36° bis 38° C, die Dauer 10–15 Minuten. Hinterher folgt eine Kaltwaschung des Unterkörpers oder ein Abguß (Schenkelguß oder Unterguß) und dann Bettruhe.

Das *heiße Halbbad.* Auch dieses ist in der Kneippkur eine seltene Anwendung. Es gelten hierbei die gleichen Bedingungen wie bei dem warmen Halbbad, nur stellt es eine eingreifendere Maßnahme dar als dieses. Die Temperatur ist 39–45° C, und die Dauer richtet sich nach der Temperatur; je höher diese, um so kürzer die Dauer, sie soll nicht über 12 Minuten betragen. Hinterher folgt wieder eine Kaltwaschung oder ein Guß und dann Bettruhe.

Das Sitzbad. Beim Sitzbad taucht nur ein Teil des Unterkörpers in das Wasser. Das Gesäß und der Leib bis zur Nabelhöhe sowie ein Teil der Oberschenkel sollen vom Wasser bedeckt sein, aber die Beine hängen aus der Wanne heraus. Am besten eignet sich eine normale Sitzbadewanne oder ein nicht zu hohes Waschfaß.

Das *kalte Sitzbad* ist eine außerordentlich häufig verordnete Anwendung des Kneippschen Systems und stellt in bezug auf die Stärke der Wirkung eine leichte Form der Anwendung dar, die außer in bestimmten Krankheitsfällen fast von allen Menschen vertragen wird. Die Voraussetzungen sind dieselben wie bei allen Kaltwasseranwendungen. Der Oberkörper kann bekleidet bleiben. Die Füße sollen auf einer warmen Unterlage ruhen und müssen selbstverständlich warm sein. Das Wasser wird gewöhnlich so genommen, wie es aus der Wasserleitung kommt, hat also eine Temperatur bis zu 18° C, die Dauer ist 6–10 Sekunden. Hinterher tupft man die behaarten Schamteile ab, und sonst streicht man das Wasser mit der flachen Hand ab und sorgt für Nacherwärmung durch Bewegung oder Bettruhe.

Das *temperierte Sitzbad* ist wie die übrigen temperierten Anwendungen nicht häufig. Seine Temperatur liegt bei höchstens 25° C, seine

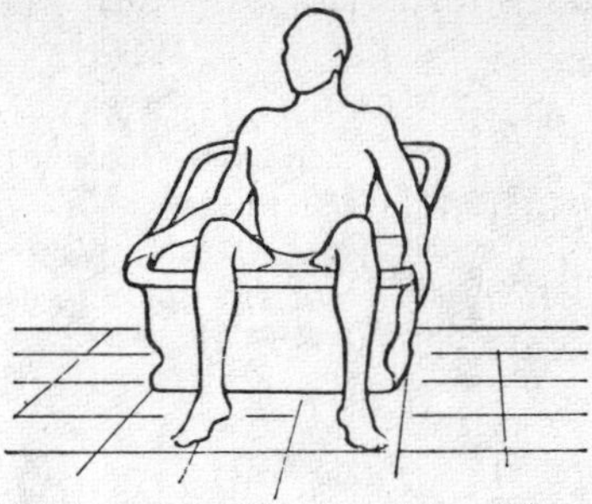

Das kalte Sitzbad

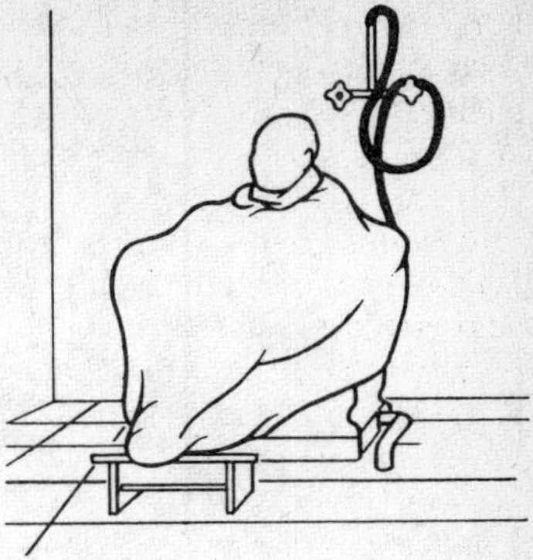

Das warme Sitzbad

Dauer ist 6–15 Sekunden. Im übrigen gilt dasselbe wie beim kalten Sitzbad und den temperierten Bädern.

Das *warme Sitzbad* findet meist nur als Kräuterbad Verwendung. Seine Technik weicht etwas von der des kalten Sitzbades ab. Beim warmen Sitzbad wird der Patient mit einem großen Bettuch und einer oder zwei Wolldecken gut eingepackt. Die Füße läßt man am besten auf ein Fußbänkchen stellen und zieht sie in die Einpackung mit hinein. Damit die Tücher, die auch um den Oberkörper des Patienten gelegt werden, nicht ins Wasser fallen, legt man quer über die Wanne ein Brett, auf das der Patient auch seine Arme stützen kann. Die Tücher sollen bis auf den Boden reichen, und man muß auf jeden Fall im warmen Sitzbad am ganzen Körper warm bleiben. Die Temperatur ist im allgemeinen 38–40° C (wegen des Wärmeverlustes) und die Dauer 10–15 Minuten. Hinterher folgt eine kalte Anwendung in Form einer Waschung des Unterkörpers oder ein Unterguß, evtl. auch ein kurzes kaltes Bad.

Das *heiße Sitzbad* wird wie alle heißen Bäder nur selten verordnet. Seine Temperatur ist 39–45° C, und seine Dauer ist wie bei dem heißen Halbbad, sie soll nicht über 8–10 Minuten betragen. Hinterher folgt eine Kaltanwendung wie beim warmen Sitzbad.

Das Armbad. Bei diesem Bad tauchen beide Arme bis zum halben Oberarm ins Wasser. Als Gefäß kommt hierbei die richtige Armbadewanne oder als deren Ersatz ein großes Waschbecken oder sonst ir-

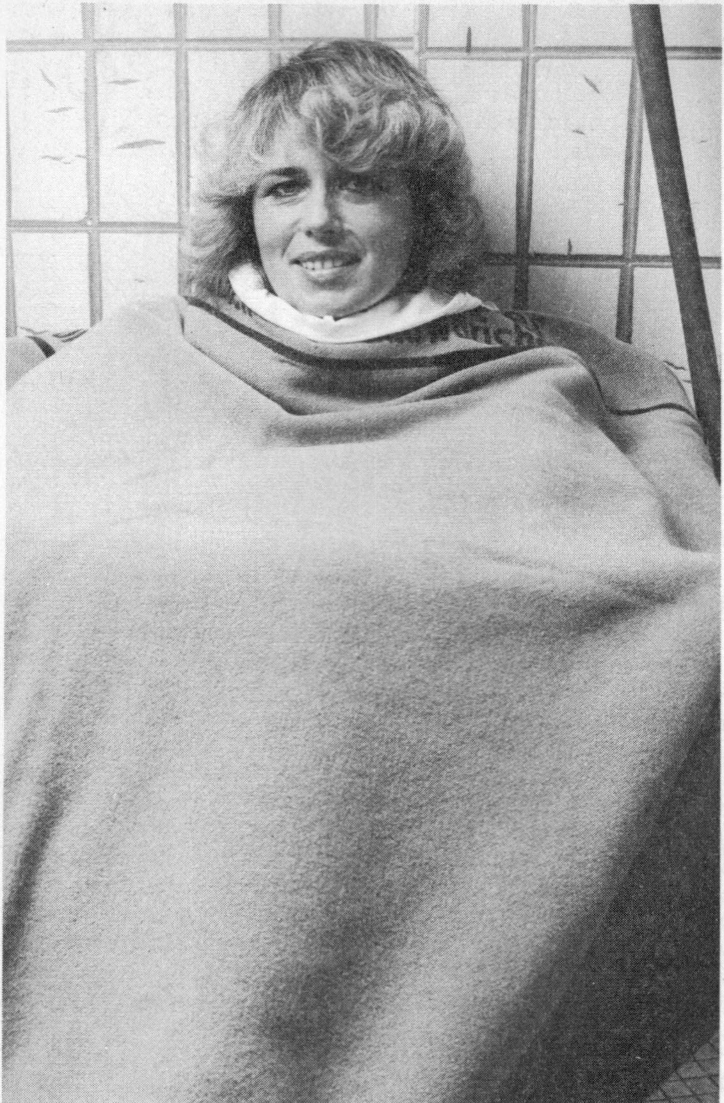

Kräutersitzbad

gendein passendes Gefäß in Frage. Die Arme werden gewöhnlich rechtwinklig im Ellenbogengelenk gebeugt und so ins Wasser getaucht.

Das *kalte Armbad* ist eine sehr häufig verordnete Anwendung in der Kneippkur und stellt der Stärke nach einen leichten Reiz dar. Außer bei bestimmten Herzkrankheiten und Hauterkrankungen kann es von fast allen Menschen genommen werden. Die Vorraussetzungen für das kalte Armbad sind wieder die gleichen wie bei allen Kaltwasseranwendungen. Man gehe also niemals mit kalten Händen in das kalte Armbad.
Die Technik des kalten Armbades ist recht einfach. Man taucht beide Arme in das entsprechende Gefäß und sorgt dafür, daß das Wasser bis zum halben Oberarm alles bedeckt. Nach dem Bad wird das Wasser mit der Hand abgestreift und durch leichtes Schwingen der Arme die Nacherwärmung zu erreichen gesucht. Die Temperatur beträgt bis zu 18° C, die Dauer 15–30–60 Sekunden.

Das *temperierte Armbad* kommt wie alle temperierten Anwendungen nur unter bestimmten Voraussetzungen vor. Die Temperatur beträgt bis zu 25° C.

Das *warme Armbad* wird meist als Kräuterbad oder bei bestimmten Erkrankungen des Herzens oder des Kreislaufes durchgeführt. Über etwaige Besonderheiten entscheidet der Arzt. Die Temperatur beträgt 36–38° C, die Dauer 5–10 Minuten. Hinterher folgt eine Kaltanwendung, wenn der Arzt es verordnet, oder es wird abgetrocknet.

Das *heiße Armbad*. Für dieses gilt, abgesehen von der Temperatur, die 39–45° C beträgt, und der Dauer (3–5 Min.) dasselbe wie für das warme Armbad.

Das Fußbad. Beim Fußbad tauchen beide Beine bis etwa oberhalb der Waden ins Wasser. Es eignen sich als Gefäße die eigens hierfür hergestellten Fußwannen oder im Notfall auch Eimer und andere passende Gefäße. Beachtet werden soll aber in jedem Fall, daß das Wasser möglichst hoch, mindestens bis zu den Waden reicht.

Das *kalte Fußbad* ist eine in der Kneippkur sehr häufige Anwendung und, was die Stärke anbetrifft, ein leichter Reiz für den Körper. Die Voraussetzungen sind die gleichen wie bei allen Kaltwasseranwendungen; also nie mit kalten Füßen ins kalte Wasser!

Die Technik ergibt sich beim Fußbad von selbst. – Die Temperatur ist bis zu 18° C, die Dauer etwa 15–60 Sekunden, je nach dem Auftreten der Reaktion. Hinterher streift man das Wasser ab und sorgt durch Bewegung für Nacherwärmung.

Das *temperierte Fußbad* kommt relativ selten zur Anwendung, und es gelten dieselben Vorbedingungen wie beim kalten. Die Temperatur liegt bis zu 25° C, die Dauer ist 30–60 Sekunden. Nach der Anwendung verhält man sich wie beim kalten Fußbad.

Das *warme Fußbad* wird, wie das warme Armbad, meist nur mit einem Zusatz von Salz oder Holzasche (in jedem Fall etwa 2 Doppelhände voll) oder mit entsprechenden Mengen einer Kräuterabkochung verabfolgt. In den übrigen Fällen dient es zur Vorerwärmung für eine Kaltanwendung. Die Temperatur ist 36–38° C, die Dauer 5–10–20 Minuten. Hinterher erfolgt als kalte Anwendung ein kaltes Fußbad oder ein Knieguß.

Das *heiße Fußbad* kommt bei *Kneipp* nicht so selten vor wie die übrigen heißen Bäder, doch es soll nur auf ärztliche Verordnung hin genommen werden. Im übrigen gilt dasselbe wie beim warmen Fußbad. Die Temperatur ist 39–45° Celsius, die Dauer beträgt, je nach der Höhe der Temperatur, etwa 5–10–15 Minuten. Das Verhalten nach dem Bad ist das gleiche wie beim warmen Fußbad. Warme und heiße Fußbäder sind in der Regel bei Krampfadern und anderen Beingefäßerkrankungen verboten.

Das Augenbad. Beim Augenbad taucht man das Gesicht in eine Schüssel mit Wasser, öffnet dabei die Augen für einige Sekunden, hebt das Gesicht wieder aus der Schüssel heraus, wartet einige Augenblicke und taucht wieder ein. Dieses Eintauchen und Herausheben des Gesichtes kann etwa 3–4mal wiederholt werden. In Anwendung kommen nur das kalte und das warme Augenbad.

Die *warmen Augenbäder* werden meist nur mit Zusätzen verabfolgt. Als solche kommen dünne Abkochungen von Kamille, Fenchel, Augentrost oder auch manchmal von Zinnkraut und Wermut in Frage. Die Temperatur des Wassers soll zwischen 32 und 36° C liegen. Man gewöhne aber die Augen erst langsam an das warme Wasser. Bei allen Augenleiden darf man jedoch die Bäder, insbesondere die warmen, nie ohne ärztliche Verordnung nehmen.

Die Wechselbäder

Wechselbäder sind solche, bei denen auf ein länger dauerndes warmes oder heißes Bad ein kürzeres kaltes folgt. Fast alle Bäder können als Wechselbäder verabfolgt werden. Gebräuchlich sind aber im allgemeinen das Wechselfußbad, das Wechselarmbad und das Wechselsitzbad.
Die Temperatur beim Wechselbad beträgt im allgemeinen für das warme 36–38° C, für das kalte ca. 15° C. Die Dauer des warmen Bades ist gewöhnlich 5–10 Minuten, die des kalten 5–30 Sekunden. Der Wechsel erfolgt vom warmen oder heißen Bad unmittelbar zum kalten und kann sich etwa 2–3mal, selten häufiger, wiederholen. Damit während dieser Zeit das warme Bad nicht abkühlt, gibt man hin und wieder etwas heißes Wasser zu. Die Kaltanwendung ist immer die letzte.
Ausnahme: bei ausgesprochenen Gefäßkrämpfen (Angiospasmen), Blasen- und Darmkrämpfen geht man zum Schluß für 5 Minuten in das warme Wasser zurück.
Nach den Wechselbädern trocknet man sich im allgemeinen nicht ab, sondern streift nur das auf der Haut stehende Wasser mit der flachen Hand ab, wie nach den kalten Anwendungen. In jedem Fall muß man auch hier für die entsprechende Nacherwärmung durch Bewegung oder Bettruhe sorgen.
Wechselbäder sind ein vorzügliches Übungsmittel für den Kreislauf und für das Herz. Sie sollen aber bei Kranken nicht ohne ausdrückliche ärztliche Verordnung durchgeführt werden.
Das warme Bad kann auch mit Zusätzen versehen werden. Über Menge und Zubereitung von Badezusätzen wird später gesondert gesprochen.

Das Wechselarmbad
Man richtet zwei Gefäße her, das eine mit warmem Wasser von 36° bis 38° C, je nach dem persönlichen Wohlbefinden, das andere mit kaltem, brunnenfrischem Wasser von einer Temperatur nicht über 15° C. Um das warme Wasser vor Abkühlung während des Bades zu schützen, gießt man heißes Wasser zu. Im warmen Bad läßt man die Arme 5–10 Minuten, im kalten 5–30 Sekunden. Die letzte Anwendung ist in der Regel die kalte. Man trocknet die Arme nicht ab und sorgt durch Bewegung und Schwingen für Nacherwärmung. Der Wechsel erfolgt 2–3mal, nicht öfter.

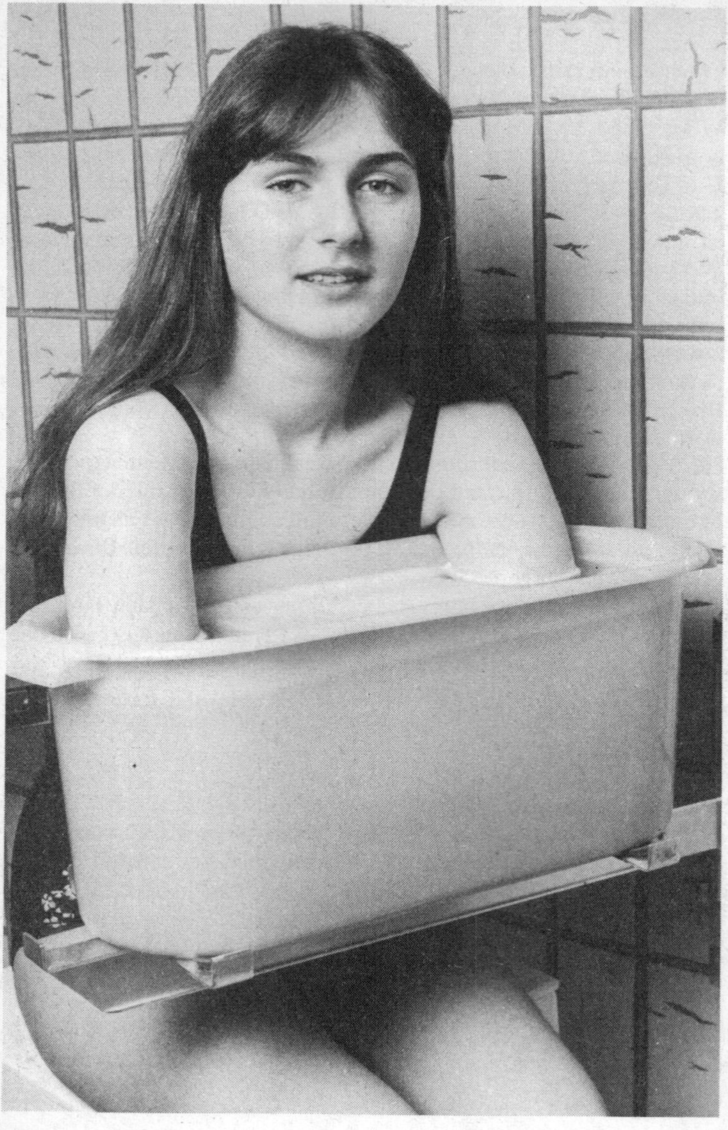

Wechselarmbad

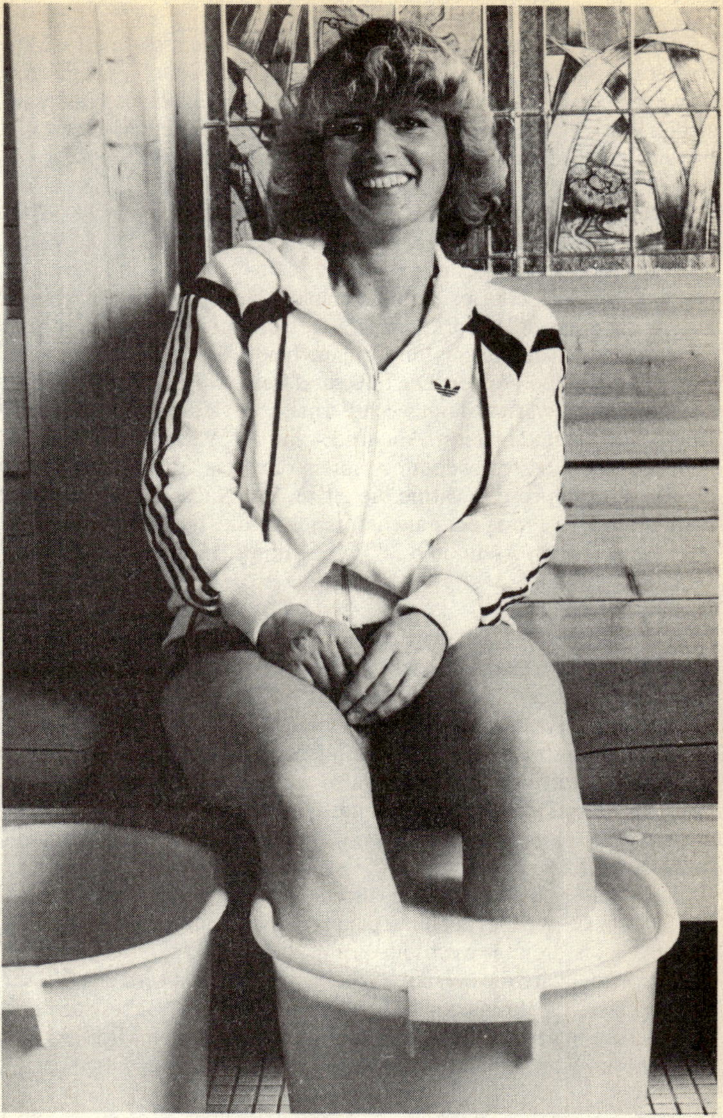

Wechselfußbad

Das Wechselfußbad

Es entspricht in seiner Ausführung genau dem Wechselarmbad. Man richtet zwei Gefäße her, von denen jedes so viel Wasser faßt, daß beim gleichzeitigen Eintauchen beider Beine in jedem Gefäß das Wasser bis zu den Waden oder etwas darüber hinausragt. Es eignen sich zwei Fußbadewannen oder zwei Eimer von entsprechendem Fassungsvermögen.

In das eine Gefäß kommt Wasser mit einer Temperatur von 36–38° C, je nachdem, was der Patient als angenehm warm empfindet, in das andere kommt Wasser aus der Leitung.

Auch beim Wechselfußbad schützt man das heiße Wasser vor Abkühlung. Erst wenn alle Vorkehrungen getroffen sind, zieht man sich Schuhe und Strümpfe aus und taucht beide Beine zugleich in das warme oder heiße Wasser. Die Füße und Beine werden in 5–10 Minuten gut durchgewärmt, dann wechselt man zum kalten und läßt beide Beine 5–30 Sekunden darin. Auch hier kann der Wechsel 2–3mal erfolgen, aber die letzte Anwendung muß in der Regel die kalte sein, bei Gefäßkrämpfen ist die warme die letzte. Für Nacherwärmung kann man durch Bewegung oder auch durch Bettruhe sorgen. Ausnahme: Bei Krampfadern 3 Minuten 38° C, 1 Minute 15–18° C.

Das Wechselsitzbad

Man benötigt zwei Sitzbadewannen oder, falls man nur eine hat, an Stelle der zweiten ein passendes Waschfaß. Beim warmen Sitzbad, das eine Temperatur von 38–40° C hat und 5–10 Minuten dauert, wird wie beim einfachen warmen Sitzbad der Oberkörper gut mit einem Leinentuch und ein bis zwei Wolldecken eingepackt. Die Tücher reichen bis zum Boden, und die Füße ruhen warm und gut eingewickelt auf einem Fußbänkchen. Das kalte Sitzbad hat eine Temperatur bis 15° C und dauert 5–30 Sekunden. Im übrigen wird auch hier wie beim Wechselfußbad verfahren.

Schema des Wechselsitzbades: 5–10 Minuten heißes oder warmes Sitzbad, 38–40° C – Körper gut eingepackt – 5–10 Sekunden kaltes Sitzbad und zwei- bis dreimal wechseln.

Abgetrocknet wird die behaarte Schamgegend, sonst wird das Wasser nur abgestreift. Sehr wichtig ist, daß die notwendige Nacherwärmung nicht versäumt wird. Je nach dem Zustand des Patienten wird sie durch Bettruhe im warmen Bett oder durch rasche Bewegung erreicht.

Die temperaturansteigenden Bäder

Diese ansteigenden Bäder sind keine typischen Anwendungen der Kneippkur und sind von *Kneipp* nur sehr selten verordnet worden. Auf Grund von heute vorliegenden, gesicherten wissenschaftlichen Erkenntnissen, die sich in der Praxis immer bewährt haben, müssen wir aber in den ansteigenden Bädern wertvolle Maßnahmen zur Unterstützung und Anregung von Heilvorgängen im Organismus erblicken, so daß wir diese Form der Bäder in den Heilschatz der Kneippkur einbeziehen können.
Die ansteigenden Bäder bewirken im wesentlichen eine Anregung des Blutumlaufes, besonders im venösen Anteil, d. h. sie beschleunigen die Rückführung des Blutes zum rechten Herzen. Es wird dadurch dem rechten Herzen ein Mehr an Blut angeboten, das bedeutet auch zunächst eine größere Belastung des rechten Herzens. Wenn dieses krank ist, ist besondere Vorsicht notwendig. Darum bei Herzkranken ansteigende Teilbäder (Vollbäder kommen nicht in Frage) nur auf genaue ärztliche Verordnung. Sie stellen immer, auch bei den Teilanwendungen, in deren Form sie meist verabfolgt werden, starke Eingriffe dar und sollten nicht ohne ärztliche Verordnung genommen werden.
Unter ansteigenden Bädern versteht man solche, deren Temperatur nach und nach von 35–37° C im Anfang langsam auf 42–45° C gesteigert wird. Die Steigerung erfolgt dadurch, daß man heißes Wasser vorsichtig und so langsam nachfließen läßt, daß der Badende nicht das Gefühl einer plötzlichen Hitze bekommt. Auf der Endtemperatur wird dann einige Minuten verharrt. Die Mindestdauer eines ansteigenden Bades beträgt etwa 25 Minuten. Eine Dauer von 45 Minuten und darüber ist aber durchaus nicht selten. Im einzelnen Fall entscheidet der Arzt.
In den letzten Jahren ist auch eine Abänderung dieser klassischen Form der ansteigenden Bäder (nach *Schweninger-Hauffe*) vorgenommen worden. Man hat die Zeitdauer des Temperaturanstieges wesentlich verkürzt (auf 8–15 Minuten) und badet bei Arm- und Fußbädern oft nur einen Arm oder einen Unterschenkel. Diese Abänderungen müssen aber vom Arzt besonders angegeben werden. Die verkürzten ansteigenden Anwendungen verstärken besonders den arteriellen Zufluß zum Gewebe.
Ansteigende Bäder werden auch häufig mit Zusätzen verordnet. Für diese gilt, was Menge und Zubereitung betrifft, das unter *Badezusätze* angegebene.
Bei Auftreten von Angstgefühlen, Beklemmungen oder Schwindelzuständen muß man die Anwendung sofort unterbrechen und den Pa-

tienten in Ruhelage bringen. Bei blaurotem Kopf lege man ihn erhöht, bei blasser Farbe tief und mache ihm kalte Kompressen auf die Stirn und das Herz.
Bei den größeren, selten verordneten, ansteigenden Teilbädern wird der Patient dem Bad entsprechend eingepackt, damit eine Abkühlung der nicht vom Wasser bedeckten Körperteile vermieden wird und sich evtl. Schweißausbruch einstellt. Nach den ansteigenden Bädern folgt in der Regel keine Kaltanwendung. Der Gebadete wird vielmehr sehr gut eingepackt und bleibt mindestens eine Stunde gut zugedeckt liegen. Häufig ist ein Nachschwitzen erwünscht, worüber der Arzt entscheidet. Dann verwendet man eine Trockenpackung, die meistens in Form der Dreiviertel- oder Ganzpackung angelegt wird, bis zur Erzielung des Schweißausbruches. Nach der Ruhezeit kann eine kalte Ganzwaschung gemacht werden.
Die gebräuchlichsten ansteigenden Bäder sind das ansteigende Armbad, das Fußbad, das Sitzbad und das Halbbad, deren Besprechung noch kurz folgen soll.

Das ansteigende Armbad
Man taucht beide Arme wie bei den üblichen Armbädern in Wasser von 35–37° C. Durch Zufließenlassen oder Zugießen von heißem Wasser wird die Temperatur langsam im Verlauf von mindestens 25 Minuten auf 40–45° C gesteigert. Da diese Anwendungen besonders bei bestimmten Herz- und Gefäßkrankheiten verordnet werden, ist eine erhöhte Vorsicht notwendig. So muß u. a. die Armbadewanne oder ein dieser entsprechendes Gefäß so gestellt sein, daß der Kranke, ohne sich viel bücken zu müssen, bequem beide Arme eintauchen kann. Alles, was den Blutumlauf irgendwie behindern könnte, muß vermieden werden. Nach dem ansteigenden Armbad folgt im allgemeinen Bettruhe, selten Bewegung.
Über einzelne Abänderungen entscheidet der Arzt. (Siehe auch die allgemeinen Bemerkungen über ansteigende Bäder.)
Eine Abmilderung dieses Bades ist das sonst in gleicher Weise durchzuführende ansteigende Handbad, bei dem nur die beiden Hände bis über das Handgelenk ins Wasser tauchen. Gegebenenfalls kann man das ansteigende Armbad auch nur mit einem Arm durchführen.

Das ansteigende Fußbad
Beide Beine werden bis über die Waden in eine Fußbadewanne oder ein entsprechendes Gefäß eingetaucht, das Wasser mit einer Anfangstemperatur von 35–37° C enthält. Vor dem Beginn des Fußbades stellt

man sich ein Gefäß mit sehr heißem Wasser bereit, aus dem man während des Bades langsam und vorsichtig heißes Wasser in die Fußbadewanne gießt und unter dauerndem Messen die Temperatur im Verlauf von etwa 25 Minuten auf 40–45° C steigert. Je höher die Temperatur liegt, desto länger braucht man Zeit bis zur Erreichung der Höchsttemperatur. Auf dieser verweilt man dann noch etwa 5 Minuten. Man nimmt die Füße heraus, trocknet schnell ab und geht ins Bett oder sorgt durch rasche Bewegung dafür, daß die Füße warm bleiben. Umhersitzen ist falsch.

Das ansteigende Sitzbad
Der Badende wird sehr sorgfältig eingepackt wie beim warmen Sitzbad. Im übrigen verhält man sich wie bei den ansteigenden Bädern insgesamt. Die Temperatur beträgt ebenfalls 35–37° C im Anfang, wird aber meistens nur bis auf 42° C in ca. 20 Minuten gesteigert. Das ansteigende Sitzbad ist eine starke Anwendung und darf nicht ohne ärztliche Verordnung genommen werden.

Das ansteigende Halbbad
Der Badende wird, wenn vom Arzt nicht anders verordnet, so eingepackt, daß ein großes Leinentuch und eine oder zwei Wolldecken über die Wanne gelegt werden, so daß nur Hals und Kopf aus dieser Umhüllung herausragen. Die Technik ist im übrigen die gleiche wie bei den anderen ansteigenden Bädern. Begonnen wird mit einer Temperatur von 35– 37° C, die bis auf höchstens 42–45° C in 20–40 Minuten gesteigert wird. Das ansteigende Halbbad ist eine sehr starke Anwendung und wird meist als Schwitzmaßnahme durchgeführt. Ohne ärztliche Verordnung soll es nicht genommen werden. Hinterher ist immer Bettruhe erforderlich. Nachschwitzen durch folgende Trockenpackung verordnet der Arzt.

Absteigende Bäder

Bei diesen senkt man die Wassertemperatur bei den kalten Bädern in etwa 2 Minuten um 6° C, bei Bädern mit einer Anfangstemperatur von 36° C oder höher in 10 Minuten bis auf 22° C oder 18–12° C. Während des absteigenden Bades übergießt man bei den Halbbädern Brust und Rücken und frottiert mit beiden Händen Rücken, Brust und Arme oder bürstet besonders den Rücken mit ein oder zwei Bürsten in Längs- und Querstrichen. Dann spricht man vom Bürstenbad.

Die Tauchbäder

Tauchbäder sind kurzdauernde extreme Heißteilanwendungen mit dem Ziel, einen Hitzeschock in dem behandelten Körperteil auszulösen. Man taucht das betreffende Glied (meist Fuß oder Arm oder Hand) in heißes Wasser mit Kräuterzusatz. Im allgemeinen gehen den Tauchbädern zur Gewöhnung an zwei bis fünf Tagen vorher ansteigende Teilbäder mit Kräuterzusatz in einem Temperaturanstieg bis 44° C (innerhalb von 20–30 Minuten) voraus.
Das Tauchteilbad beginnt selbst mit einer Temperatur von 46° C. Man taucht das betreffende Glied zuerst 10, 15, 20, 25 und am Schluß der Anwendungsserie 30mal in das Wasser bis auf den Boden des Gefäßes und zieht es jedesmal sofort wieder heraus, wartet einige Sekunden und wiederholt das Eintauchen. Bei den weiteren Tauchbädern (gewöhnlich zwei am Tage) wird die Temperatur, nachdem 30mal eingetaucht wurde, um 2° C gesteigert bis auf eine Höchsttemperatur von 54° C. Tauchbäder dürfen nur auf ärztliche Verordnung verabfolgt werden.

Das modifizierte Japan-Bad

gehört zu den Heißanwendungen und wird in verschiedenen Modifikationen durchgeführt. In der Regel ist es ein Kräuter-Halb- bis -Zweidrittelbad. Temperatur 41–43 – 45–47° C, Dauer des Bades 3–5 Minuten. Vor diesem Bad braust man sich heiß ab. Zunächst sitzt man nur, Hände und Unterarme werden aufgestützt und mit eingetaucht. Wenn vor dem Bad keine heiße Brause möglich, dann lehnt man sich am Schluß langsam zurück und schaufelt das Wasser mit den Händen über den Oberkörper, so daß der ganze Körper mit heißem Wasser überspült wird. In der Regel folgt keine Kaltanwendung. Nach dem Abtrocknen werden 1–2 Stunden Bettruhe eingehalten. Kranke dürfen das Bad nie ohne ärztliche Verordnung nehmen.

Die Badezusätze

Badezusätze werden in der Kneippkur verwendet, um eine stärkere und länger andauernde Wirkung zu erzielen oder um die Wirkung schon bei niedrigen Temperaturen zu erreichen. In einzelnen Fällen sollen auch bestimmte Zusätze, insbesondere von Heilkräutern, ganz bestimmte Heilwirkungen auslösen. Badezusätze finden vorwiegend bei warmen Bädern Verwendung. Es kommen in Frage: Heublumen, Haferstroh, Fichtenextrakt, Zinnkraut, Kamille, Kalmuswurzel, Walnußblätter, Pfefferminz- und Eukalyptusöl, Feldkümmel und viele andere Kräuter. Zur Schonung und Elastischmachung der Haut verwendet man neuerdings auch gern Molke, die konzentriert badefertig geliefert wird. Daneben kommen besonders bei Teilbädern noch Salz, Senf, Eichenrinde, Kleie und Naturmoorlauge zur Verwendung. Die gebräuchlichsten Badezusätze sind heute gebrauchsfertig als naturreine Extrakte (Ersatz lehne man ab), als Öle oder als Kräutersalze zu kaufen.

Zubereitung und Mengenverhältnisse der Badezusätze

Die Heublumen. Unter Heublumen versteht man die Ablagerung und Abfälle des Heues.

Zubereitung: Man setzt die Heublumen mit kaltem Wasser an, bringt dieses langsam zum Kochen und läßt sie etwa 30 Minuten sieden. Dann siebt man sie durch oder preßt sie durch ein Tuch und gibt den gewonnenen Absud dem Badewasser zu. Um dieses Durchsieben zu sparen, kann man die notwendige Menge Heublumen auch gleich in einem fertigen Sack zum Kochen ins Wasser legen.

Die Menge beträgt für ein Vollbad etwa 1½ bis 2 Pfund. Für die Teilbäder wird entsprechend weniger genommen, z. B. für ein Halbbad 1 Pfund, für ein Sitzbad etwa ½ Pfund, für ein Fußbad 3 und 4 Handvoll.

Es gibt auch fertige käufliche naturreine Extrakte oder Öle, von denen je nach angegebener Vorschrift genommen werden kann.

Das Haferstroh. Hierunter versteht man das gehäckselte Stroh des Hafers. Die Zubereitung ist dieselbe wie bei den Heublumen. Die Kochdauer beträgt aber fast eine Stunde. Auch hier kann man einen natürlich zubereiteten Extrakt kaufen. Die Menge des verwendeten Haferstrohs beträgt für ein Vollbad etwa 2 bis 2½ Pfund, für die Teilbäder entsprechend weniger (vgl. Heublumen).

Der Fichtenextrakt besteht aus einem Extrakt von den Nadelhölzern. Wohl nur in den wenigsten Fällen wird man die Fichtennadeln, Fichtenreiser und Fichtenzapfen selbst kochen. Als Badezusatz kommt nur der flüssige, garantiert reine Extrakt oder das Fichtennadel- oder Latschenkieferöl in Anwendung. Die üblichen Tabletten und Pulver sowie schaumbildende Zusätze werden von uns nicht anerkannt.

Zubereitung: Will man Fichtenextrakt selbst herstellen, so hackt man Fichtennadeln, Fichtenreiser und Zapfen klein, kocht sie etwa eine Stunde und läßt sie noch 12 Stunden ziehen. Man rechnet etwa 3 Pfund auf ein Vollbad. Bei Präparaten nimmt man je nach dem Grad der Eindickung etwa $^{1}/_{2}$ bis 1 ganze Tasse von dem sirupartigen, garantiert reinen Extrakt, von den Ölen je nach Angabe.

Das Zinnkraut. Dieses recht häufig vorkommende Unkraut wird meist zu Teilbädern genommen.
Zubereitung: Die entsprechende Menge wird kalt angesetzt, eine halbe Stunde gekocht und dann dem Badewasser zugegeben. Die Menge des notwendigen Zinnkrautes beträgt für das Vollbad etwa $1^{1}/_{2}$ Pfund, für das Halbbad $^{3}/_{4}$ Pfund, für das Sitzbad $^{1}/_{2}$ Pfund und für das Fußbad $^{1}/_{4}$ Pfund. Bei den übrigen Bädern nimmt man entsprechend weniger.

Die Kamille wird häufig bei Teilanwendungen gebraucht.
Zubereitung: Als Badezusatz wird die Bade-Kamille kalt angesetzt und in einem geschlossenen Gefäß gekocht. Die Menge beträgt etwa $^{1}/_{2}$ Pfund für ein Vollbad, $^{1}/_{4}$ Pfund für ein Halbbad, etwa 100 Gramm für ein Sitzbad und für ein Fußbad etwa 50 Gramm, bei den übrigen Bädern entsprechend. Von Kamille gibt es einen sehr guten Extrakt, den man je nach Vorschrift verwendet. Als Ersatz für die teure Kamille kann die Schafgarbe benutzt werden.

Die Kalmuswurzel kann auch als fertiger Extrakt gekauft werden. Sonst benutzt man eine Abkochung der Wurzel und des Krautes. Beides wird zerkleinert und kalt angesetzt und etwa eine halbe Stunde gekocht. Die Menge für ein Vollbad beträgt $^{1}/_{2}$ Pfund oder 2–3 Eßlöffel von dem Extrakt oder der fertigen Tinktur. Für ein Halbbad rechnet man die Hälfte, für ein Sitzbad ein Drittel und für ein Fußbad ein Viertel, für andere Bäder entsprechend.

Die Walnußblätter finden besonders gerne Verwendung in der Kinderheilkunde. Sie werden in frischem oder getrocknetem Zustand kalt angesetzt und etwa $^{3}/_{4}$ Stunde in einem geschlossenen Gefäß gekocht. Die Menge der verwendeten Blätter beträgt etwa 2 Pfund für ein Vollbad. Bei den Teilbädern wird genau wie bei Heublumen entsprechend weniger genommen.
Die übrigen Heilkräuter als Badezusätze verhalten sich in ihrer Anwendung und Zubereitung ähnlich wie die schon genannten.

Die Eichenrinde (meist nur für Teilbäder verwendet) wird einige Stunden kalt angesetzt und etwa 3/4 Stunde gekocht. Die Menge für ein Sitzbad beträgt etwa 1/2 Pfund, für ein Fußbad 2–3 Handvoll. – Bei der Verwendung von Eichenrinde werden Badegefäße stark angegriffen. Ebenso bekommt die Wäsche schwer entfernbare Flecken.

Vom *Pfefferminz-* und *Eukalyptusöl* werden meist bei gleichzeitiger Verwendung beider je 30 Tropfen dem Vollbad zugegeben oder von fertigen Badepräparaten je nach Angaben.

Das Salz als Badezusatz wird ohne weitere Behandlung dem Badewasser zugesetzt. Es wird verhältnismäßig oft verwendet. Für ein Vollbad rechnet man 4 Pfund, für ein Halbbad 2 Pfund, für ein Sitzbad etwa 1 Pfund, für ein Fußbad ein halbes Pfund, für kleinere Teilbäder entsprechend weniger.

Senfmehl kommt nur bei Teilbädern zur Erzielung einer starken Hautreaktion in Anwendung.
Zubereitung: Das Senfmehl wird mit kaltem Wasser dickbreiig angerührt, eine Weile stehengelassen und dann mit heißem Wasser von etwa 50° C übergossen, nicht heißer oder viel kälter, und, zu einem Brei verrührt, dem Badewasser zugesetzt. Beim Auftreten eines starken Brennens gilt das Bad als beendet. Eine warme Waschung entfernt die etwa noch haftengebliebenen Senfkörnchen. Man rechnet etwa 2–3 Eßlöffel auf ein Fußbad oder Armbad und bei den übrigen Teilbädern entsprechend weniger.

Die Asche. Im Gebrauch ist meist nur die Holzasche, die bei manchen Teilbädern als Badezusatz verwendet wird. Häufig wird sie mit anderen Badezusätzen zusammen gegeben. Man gibt auf ein Fußbad z. B. 2–3 gute Doppelhände voll.

Die Kleie wird als Badezusatz fast nur dann angewendet, wenn es gilt, die Reizwirkung des Wassers herabzusetzen, z. B. bei vielen Hautentzündungen. Verwendung findet meist die Weizenkleie, die kalt angesetzt, nur wenig gekocht und dann dem Badewasser beigegeben wird. Für ein Vollbad rechnet man 3 Pfund Kleie, für die Teilbäder entsprechend weniger.
Ähnlich hautschonend, aber weniger austrocknend wirkt die *Molke*. Sie ist u. a. als Molkenpulver im Handel. (Kneipp-Heilmittel-Werk Würzburg)

Die Moorlauge. Zur Behandlung von vorwiegend rheumatischen Erkrankungen hat sich auch der Extrakt aus Moor, die sogenannte »Moorlauge« bestens bewährt. Dieser Extrakt ersetzt bis zu einem hohen Grad das Naturmoorbad. Man nimmt hiervon nach den angegebenen Vorschriften.

Gemischte Badezusätze. Bei manchen Bädern werden verschiedenartige Zusätze gegeben, doch darf man nicht wahllos mischen. Die hauptsächlichsten und am häufigsten verwendeten Mischungen sind:
Heublumen und Hafenstroh zu gleichen Teilen.
Die Zubereitung erfolgt nach den gleichen Grundsätzen wie bei den einzelnen Kräutern.
Fichtenextrakt mit Salz. Zur Verstärkung der Fichtenwirkung gibt man dem Vollbad etwa 2 Pfund Kochsalz zu.
Kalmus- und Walnußblätter zu gleichen Teilen.
Holzasche mit Salz in gleichem Mengenverhältnis.
Im übrigen halte man sich an die Verordnung des Arztes.

Die Güsse

Die Güsse sind ein wesentlicher Bestandteil der Kneippschen Wasseranwendungen und für die ganze Kneippkur charakteristisch. Sie stellen eine Form der Behandlung dar, bei der ein Wasserstrahl auf einen Teil oder nacheinander auf mehrere Teile des Körpers einwirkt. Dieser Wasserstrahl kann entweder fast drucklos sein oder unter starkem Druck stehen. Dementsprechend unterscheiden wir einfache Güsse (druckloser Wasserstrahl) und sogenannte Blitzgüsse (Wasserstrahl unter starkem Druck). Bei den einfachen Güssen handelt es sich im wesentlichen nur um einen thermischen, d. h. Kälte-, Warm- oder Hitzereiz, bei den Blitzgüssen tritt hierzu noch ein mechanischer Reiz, so daß man bei ihnen von einer Art Wassermassage sprechen kann.

Die einfachen Güsse

Die einfachen Güsse bestehen darin, daß man einen fast drucklosen, gleichmäßig fließenden Wasserstrahl über den zu begießenden Körperteil flächenhaft und mantelförmig fließen läßt. Die Güsse stellen durch den ihnen eigentümlichen thermischen, d. h. Kälte-, Warm- oder heißen Reiz im allgemeinen die stärkere Anwendung dar als die Bäder. Sie wirken vorwiegend über die Funktionen der Haut auf den Kreislauf, das Nervensystem und den Stoffwechsel.

Die Güsse werden meist mit kaltem Wasser verabfolgt oder in Form von Wechselgüssen, bei denen auf einen warmen ein kalter Guß folgt. Als Vorbedingung gilt bei den typischen kalten Güssen wie bei jeder Kaltwasseranwendung, daß der Körper warm sein muß. Außerdem ist für eine gute Nacherwärmung zu sorgen.

Die Dauer des üblichen kalten Gusses ist in Minuten nicht anzugeben. Jeder Guß soll unter allen Umständen bis zum Eintritt der Reaktion dauern, d. h. bis zum Auftreten einer leichten Hautrötung und eines Wärmegefühls oder auch eines Schmerzgefühls in dem begossenen Körperteil. Auch hier gilt: Je kälter das Wasser, um so besser die Wirkung und infolgedessen um so kürzer die Dauer des Gusses. Darum haben alle aus Lehrgründen angegebenen Zeiten bei den Güssen nur die Bedeutung von gewissen Anhaltspunkten in dem Falle, wo die Beobachtung der Reaktion auf Schwierigkeiten stößt. Alle diejenigen Güsse, die stärkere Eingriffe für den Organismus bedeuten, dürfen nicht ohne ärztliche Verordnung gegeben werden.

Die beste Zeit für die Durchführung der Güsse ist der Vormittag oder der Nachmittag.

Zu jedem Guß benötigt man entweder eine Gartengießkanne ohne Mundstück – das war die ursprüngliche Form der Kneippschen Güsse – oder einen Schlauch, der aber einen Durchmesser von mindestens 1½ bis 2 Zentimetern hat und eine solche Länge besitzt, daß er handlich ist, also ca. 2–2½ Meter. Im Handel gibt es auch rohrartige Ansatzstücke, die an der Handbrause in der Badewanne montiert werden können. Im Notfall kann man die Handbrause verwenden. Dabei achte man darauf, daß der Wasserstrahl nicht zu hart auf die Haut auftrifft. Es soll ja nur der thermische Reiz wirksam werden. Weiterhin braucht man einen Lattenrost oder etwas Ähnliches, auf dem der Patient stehen kann, ohne daß die Füße sich im Wasser befinden; denn das Stehen im Wasser oder auf nassem Boden ist während des Gusses nicht ratsam.

Der verwendete Wasserstrahl soll bei den einfachen Güssen nicht stark sein. Wenn bei senkrechter Hochhaltung des Schlauches das Wasser etwa 4 Querfinger breit übersprudelt, so hat der Strahl die richtige Stärke.

Vor der Durchführung des Gusses müssen alle beengenden und den Blutumlauf schädlich beeinflussenden Kleidungsstücke abgelegt wer-

den. Wie weit man sich entkleiden muß, wird bei jedem Guß angegeben. Man gießt in der Weise, daß man das Ende des Schlauches mit der rechten Hand so hält wie einen Federhalter, so daß der Wasserstrahl etwas schräg auf den Körper auffällt. Die Entfernung des Schlauchendes vom Körper soll etwa handbreit sein. Das Wasser darf nicht auf den Körper aufspritzen, sondern muß ganz gleichmäßig fließen und den begossenen Körperteil flächenhaft wie ein Mantel umhüllen. Die linke Hand hält das leitungsnahe Ende des Schlauches. Verwendet man zum Gießen eine Gießkanne ohne Mundstück, dann faßt die rechte Hand das tiefe Ende des Haltebügels und die linke das Ausflußrohr. Im übrigen gilt das gleiche wie beim Gießen mit dem Schlauch. Bei jedem Guß fordert man den Patienten zum ruhigen und tiefen Atmen auf. Nach den Güssen wird im allgemeinen nicht abgetrocknet, sondern nur die etwa auf der Haut stehengebliebenen Wassertropfen leicht mit der Hand abgestreift; doch sollen alle der Luft unmittelbar ausgesetzten Teile abgetrocknet werden.
Dem Anwendungsgebiet nach kennen wir im wesentlichen folgende Güsse: Knieguß, Schenkelguß, Unterguß, Rückenguß, Vollguß, Armguß, Brustguß, Kopfguß, Gesichtsguß, Ohrenguß, Augenguß und die Abgießung.

Der Knieguß

Unter dem Knieguß versteht man eine Gießanwendung, bei der beide Unterschenkel bis oberhalb der Kniescheibe bzw. der Kniekehle begossen werden. Die Vorerwärmung ist, wie bei allen Kaltwasseran-

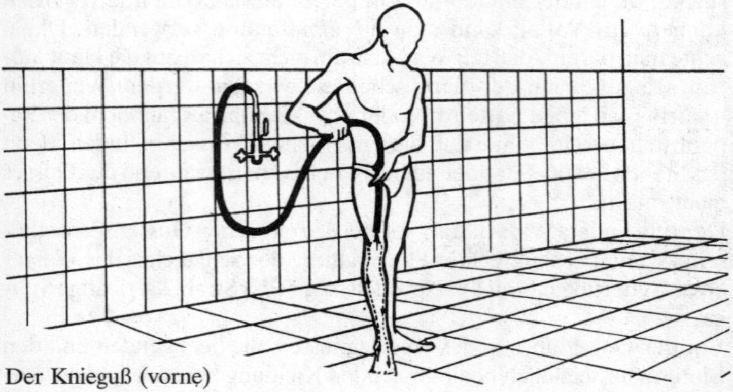

Der Knieguß (vorne)

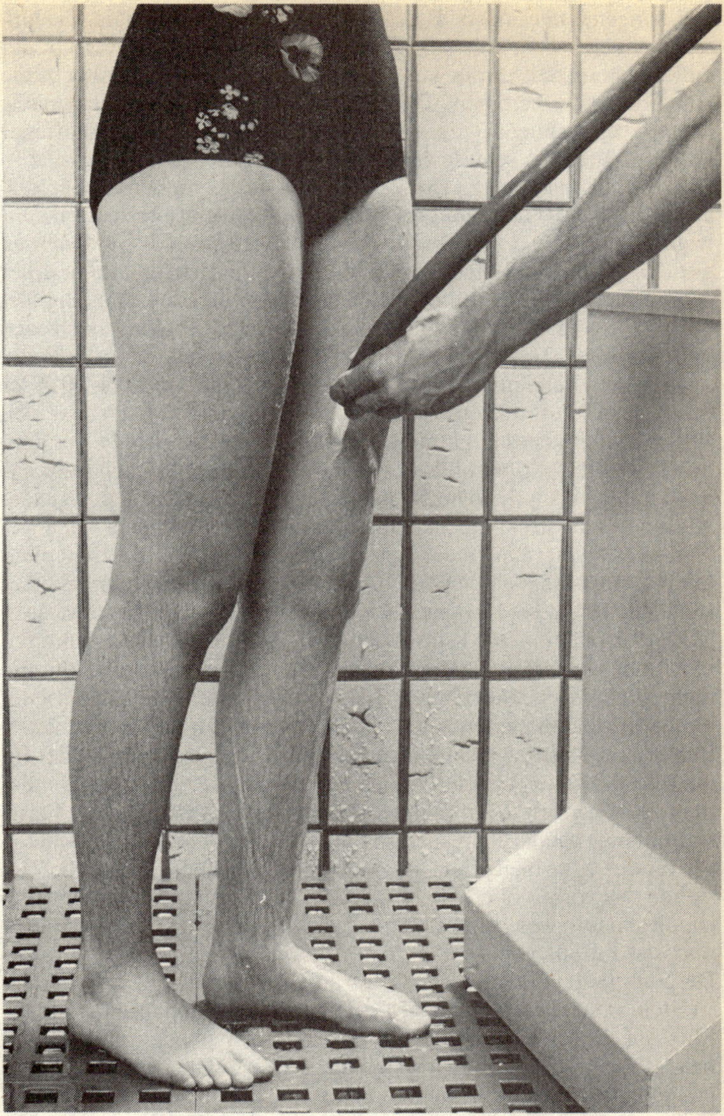

Knieguß

wendungen, unerläßliche Bedingung. Entkleidet werden nur die Unterschenkel und der knienahe Teil beider Oberschenkel. Oberhalb der entkleideten Stelle dürfen keine einschnürenden Kleidungsstücke die Blutzirkulation hemmen. Der Knieguß stellt eine verhältnismäßig leichte Anwendung dar. Er darf daher im allgemeinen zu Beginn einer Kur und auch bei schwächlichen Personen durchgeführt werden.
Die Technik ist folgende: Der Patient stellt sich so vor den Gießer, daß er diesem den Rücken zukehrt und die Beine leicht spreizt. Den Guß beginnt man an der Außenseite des rechten Fußrückens, indem man auf dem Fußrücken einige Male mit dem Wasserstrahl hin und her geht. Dann geht man mit dem schräg auffallenden, gleichmäßig fließenden Wasserstrahl langsam an der Außenseite der Wade hoch nach hinten, bis etwas oberhalb der Kniekehle, bleibt mit dem Wasserstrahl etwa 5–10 Sekunden stehen, d. h. man zählt ruhig von 25 bis 30, oder man wartet bis zum Eintritt der Reaktion. Es empfiehlt sich aber, den Wasserstrahl nicht auf ein und denselben Punkt zu richten, sondern durch leichtes Hin-und-her-Bewegen des Schlauches nach seitwärts den Strahl auf verschiedene Stellen der Kniekehle auftreffen zu lassen. Nachdem man also eine Zeitlang oberhalb der Kniekehle stehengeblieben ist, geht man an der Innenfläche des rechten Unterschenkels hinunter und fängt am linken Fußrücken genauso an wie am rechten, steigt wiederum bis zur Kniekehle hoch, wartet wie rechts etwa 5–10 Sekunden oder bis zum Eintritt der Reaktion und geht dann unmittelbar, ohne am linken Unterschenkel hinunterzugehen, wieder zum rechten Unterschenkel über, wo man oberhalb der Kniekehle wieder einige Sekunden stehenbleibt, wechselt daraufhin zur linken Kniekehle über, wartet wieder einige Sekunden und geht dann an der Innenseite des linken Unterschenkels herunter bis zum Fußrand. Der Patient dreht sich jetzt so, daß er dem Gießer das Gesicht zukehrt. Vorne beginnt man wiederum rechts am Fußrand nach dem gleichen Schema wie hinten. Man bleibt jetzt oberhalb der Kniescheibe die gleiche Zeit stehen wie vorher oberhalb der Kniekehle. Dann geht man entsprechend genauso weiter wie an der Rückseite der Beine. Zuletzt begießt man die Fußsohlen.
Besonderheiten: Der Knieguß kann auch bei Bettlägerigen verabfolgt werden, wenn diese sich auf die Bettkante setzen können. Man läßt die Füße auf ein Bänkchen stellen, das sich in einer Sitzbadewanne oder einem Waschkübel befindet. Man halte sich so gut an das Gießschema wie möglich. Den Knieguß kann man mit dem Schlauch auch ohne Hilfsperson an sich selbst ausführen. Man verfährt dabei nach dem gleichen Grundsatz wie bei der Verabreichung durch den Gießer.

Schema des Kniegusses: rechter Fußrücken – Außenseite – Wade – Kniekehle rechts – Innenseite des rechten Unterschenkels – Außenseite des linken Fußrückens – linke Wade – linke Kniekehle – rechte Kniekehle – linke Kniekehle – Innenseite der linken Wade – vorne entsprechend – Fußsohlen.

Der Schenkelguß

Beim Schenkelguß handelt es sich um eine Begießung beider Beine unter Einschluß des Gesäßes.
Die Vorbedingungen sind dieselben wie bei jeder Kaltwasseranwendung. Der Stärke des Eingriffes auf den Organismus nach stellt der Schenkelguß eine mittelstarke Anwendung dar, die nicht ohne weiteres für den Anfang einer Kur geeignet ist. Bei Kranken darf er nicht ohne ärztliche Verordnung ausgeführt werden.
Die Technik ist im Grunde dieselbe wie bei dem Knieguß. Man beginnt vorn am rechten Fußrücken, steigt mit dem Wasserstrahl an der Außenseite der Wade hoch und geht langsam hinüber zur Rückfläche des Beines bis zum Gesäßmuskel, auf diesem bleibt man wieder 3 bis 10 Sekunden oder bis zum Eintritt der Reaktion stehen. Dann geht man auf der Innenseite des rechten Beines mit dem Wasserstrahl hinunter bis zum Fuß und wechselt zum linken Bein über, wo man an der Außenseite des linken Fußrückens beginnt und genau wie beim rechten Bein bis zum Gesäßmuskel hochgeht. Man bleibt wieder stehen wie rechts. Auch hierbei wird man den Wasserstrahl nicht auf einen festen Punkt richten, sondern durch leichtes Hin-und-her-Bewegen des Schlauches nach seitwärts einen breiten Wassermantel an der Rückfläche des rech-

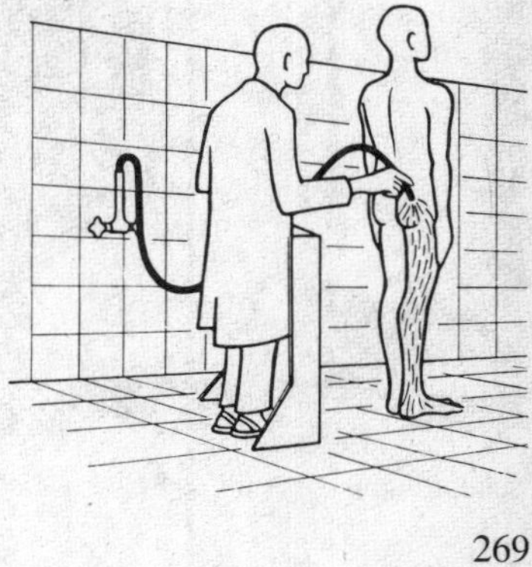

Der Schenkelguß

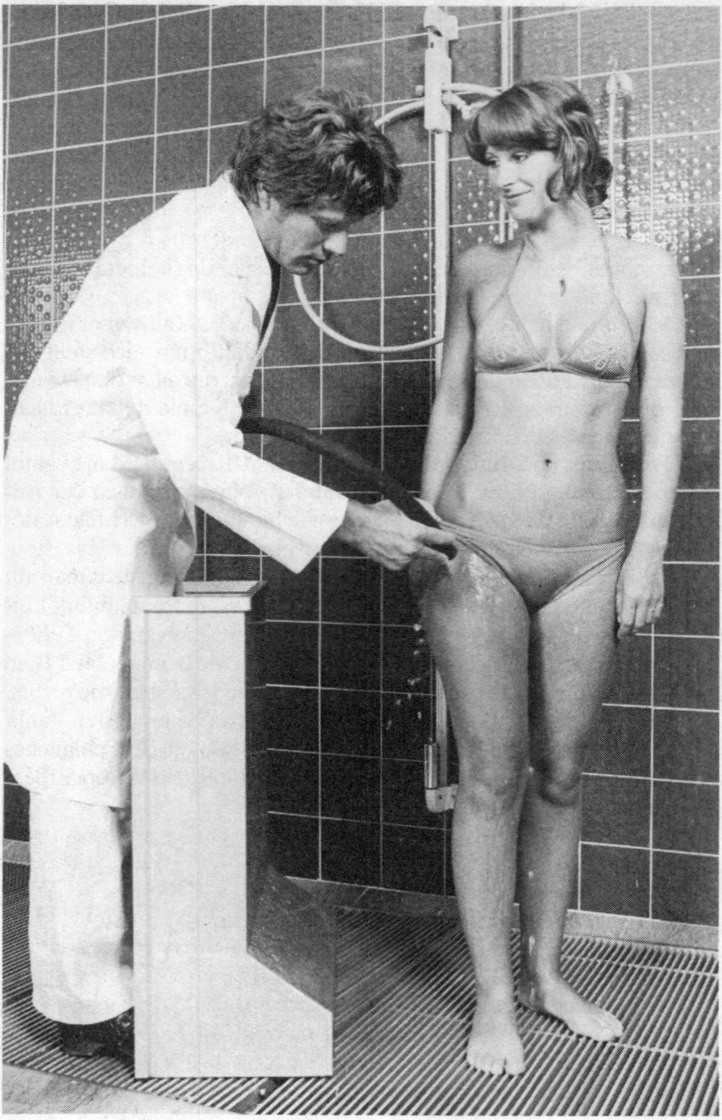

Schenkelguß

ten und linken Beines herunterfließen lassen. Vom linken Gesäßmuskel wechselt man ohne erst links abwärts zu gehen zur rechten Seite über, wo man wieder an der gleichen Stelle wie vorher mit der gleichen Zeitdauer stehenbleibt. Vom rechten Gesäßmuskel führt man dann den Schlauch wieder unterhalb des Gesäßes zum linken Gesäßmuskel, wo man ebenso wie beim rechten verweilt. Hierauf geht man mit dem Wasserstrahl an der linken Innenseite des Beines abwärts bis zum Fuß. Der Patient dreht sich, so daß er dem Gießer das Gesicht zukehrt. An der Vorderseite beider Beine wird entsprechend wie an der Rückenseite verfahren. Man geht, unter Vermeidung einer direkten Begießung des Schienbeines, hoch bis zur Leiste, wo man den Strahl so schräg leitet, daß ein gleichmäßiger, flächenhafter Wassermantel die gesamte Vorderseite jedes Beines bedeckt. Zuletzt werden die Fußsohlen begossen.

Schema des Schenkelgusses: rechter Fußrücken – rechte Wade und Rückfläche des Oberschenkels – Gesäß – Innenfläche des rechten Beines – linker Fußrücken – linke Wade und Rückfläche des linken Oberschenkels – linker Gesäßmuskel – rechter Gesäßmuskel – linker Gesäßmuskel – Innenseite des linken Beines – vorne entsprechend genauso – Fußsohlen.

Auch der Schenkelguß läßt sich unter Umständen an sich selbst mit dem Schlauch ohne Hilfsperson ausführen.

Der Unterguß

Dieser Guß heißt auch verlängerter Schenkelguß mit Leibguß. Er umfaßt außer beiden Beinen noch die Gegend des Kreuzes bis zum Rippenbogen und den Leib.

Die Vorbedingungen sind die gleichen wie bei den anderen Kaltwasseranwendungen. Da der Unterguß schon eine starke Anwendung ist, soll er im allgemeinen nicht ohne ärztliche Verordnung genommen werden.

Die Technik ist ähnlich wie bei dem Schenkelguß. Man geht über das ganze Gesäß hinaus bis zur 12. Rippe, wo man mit dem Wasserstrahl wieder einige Sekunden oder bis zum Eintritt der Reaktion stehenbleibt. Doch muß der Wasserstrahl ganz flach von oben auffallen, da sonst die Gefahr einer Nierenreizung besteht. Vorne geht man wie beim Schenkelguß hoch, aber über die Leistenbeuge hinaus bis zum Rippenbogen, wo man entsprechend wie hinten stehenbleibt. Nach dem letzten Wechsel zur linken Seite geht man aber nicht an der Innen-

seite abwärts, sondern kreist mit dem Wasserstrahl noch drei- bis sechsmal von rechts nach links in der Verlaufsrichtung des Dickdarmes über den Leib (Leibspirale). Doch lasse man den Wasserstrahl nicht auf die Blase auffallen. Bei der letzten Kreistour geht man an der linken Seite und an der Innenfläche des linken Beines abwärts bis zum Fuß. Zuletzt werden die Fußsohlen begossen.
Schema des Untergusses: rechter Fuß – rechtes Bein – 12. Rippe rechts – abwärts bis zum Fuß – linker Fuß – linkes Bein – 12. Rippe links – 12. Rippe rechts – 12. Rippe links – abwärts – vorne entsprechend – kreisen von rechts nach links – links ab – Fußsohlen.

Der Rückenguß

Bei diesem Guß wird die gesamte Rückseite des Körpers begossen. In bezug auf die Wirkung des Eingriffes auf den Organismus ist dieser Guß eine sehr starke Anwendung und soll daher nicht ohne ärztliche Verordnung genommen werden. Die Vorerwärmung ist Bedingung wie bei jeder kalten Wasseranwendung.
Die Technik ist folgende: Man beginnt ähnlich wie beim Schenkelguß am rechten Fuß, geht über die Wade bis zum Gesäß hoch, bleibt aber nicht stehen wie beim Schenkelguß, sondern geht an der Innenseite des rechten Beines abwärts und gleich zum linken Fuß hinüber, wo man ebenfalls in gleicher Weise bis zum Gesäß hochgeht. Hier hält man den Schlauch so, daß das Wasser dem Patienten in die bereitgehaltene linke Hand fällt, mit der er sich die Brust und vor allem die Herzgegend wäscht. Der Gießer wäscht inzwischen den Rücken und nimmt dann den Schlauch so in die rechte Hand, daß die Öffnung des Schlauches nicht mehr nach abwärts, sondern senkrecht nach aufwärts schaut (sog. Kletterhaltung). Mit dieser Schlauchhaltung geht man mit dem Wasserstrahl an der rechten Hand beginnend am rechten Arm hoch bis auf das Schulterblatt, bleibt dann auf diesem in der gleichen Weise wie bei den üblichen Ruhepunkten etwa 5 bis 10 Sekunden oder bis zum Eintritt der Reaktion stehen, so daß das Wasser gleichmäßig an der rechten Rückenseite herabfließt, geht am Rücken abwärts mit dem Wasserstrahl bis über das Gesäß und wechselt unterhalb vom Gesäß zum linken Arm über, wo man in gleicher Weise wie am rechten Arm bis zum Schulterblatt hochgeht. Man verweilt auf dem linken Schulterblatt genauso wie auf dem rechten, geht aber jetzt nicht abwärts, sondern noch zwei- bis dreimal vom linken zum rechten und vom rechten zum linken Schulterblatt und erst nach dem letzten Wechsel an der linken

Seite abwärts. Der Wechsel vom rechten zum linken Schulterblatt erfolgt unterhalb des Gesäßes, nur geht man nicht jedesmal wieder am Arm hoch, sondern an der entsprechenden Rückenseite, indem man auch hier den Wasserstrahl in der sog. Kletterhaltung neben der Wirbelsäule hochführt. Die Wirbelsäule selbst wird vom Wasserstrahl nicht getroffen.
Besonderheiten: In etwas abgeänderter Form wird der Rückenguß auch im Sitzen gegeben. Die Technik ist hierbei entsprechend.
Schema des Rückengusses: rechter Fußrücken – rechtes Bein bis zum Gesäß – Innenseite ab – linkes Bein bis zum Gesäß – Herzgegend und Brust benetzt – rechter Arm bis zum rechten Schultergelenk – linker Arm bis zum linken Schulterblatt – Wechsel unterhalb vom Gesäß – Rücken neben der Wirbelsäule hoch bis zum rechten Schulterblatt – Rücken abwärts – Wechsel unterhalb vom Gesäß – linke Rückenseite aufwärts bis zum Schulterblatt – evtl. nochmaliger Wechsel – linke Rückenseite – Innenseite des linken Beines abwärts – Fußsohlen.

Der Vollguß

Bei dem Vollguß wird der ganze Körper nacheinander begossen. Die Vorbedingungen sind die gleichen wie bei jeder Kaltwasseranwendung. Da der Vollguß eine sehr starke Anwendung ist, soll er nicht ohne ärztliche Verordnung genommen werden.
Die Technik des Vollgusses ist ähnlich wie bei dem Rückenguß. Man beginnt wieder am rechten Fuß, geht mit dem Wasserstrahl bis zum

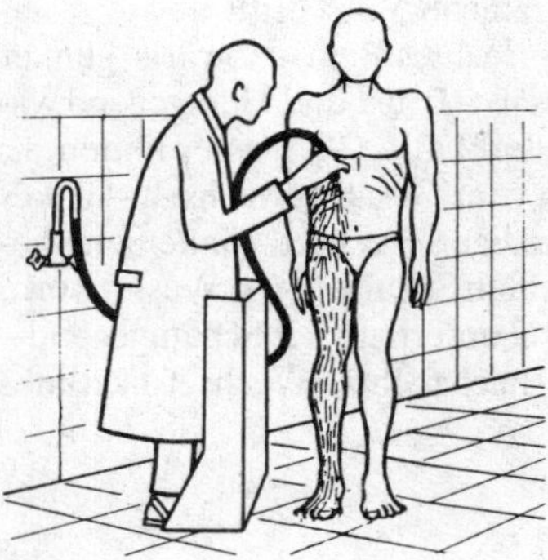

Der Unterguß

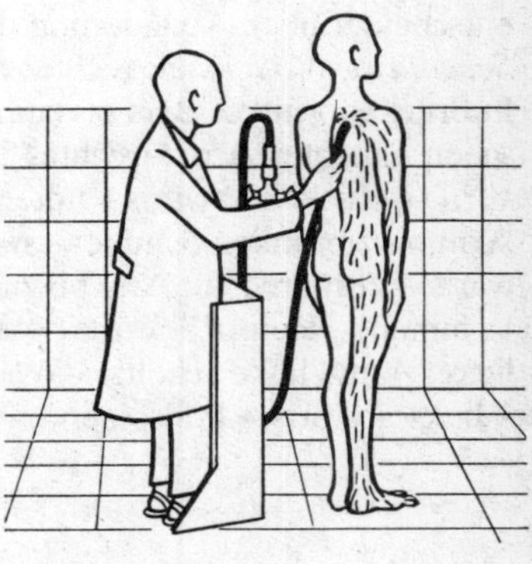

Der Rückenguß

Gesäß hoch und an der Innenseite des rechten Beines abwärts, an der linken Seite verfährt man ebenso, geht aber nicht abwärts, sondern gibt dem Patienten wieder Wasser in die linke Hand zur Waschung der Brust und Herzgegend, wäscht ihm selbst den Rücken, führt dann den Schlauch in Kletterhaltung am rechten Arm hoch bis zum Schulterblatt und hält ihn dann so, daß $2/3$ des Wassers den Rücken und $1/3$ die Brust herunterfließen. Man wechselt dann genau wie beim Rückenguß, indem man an der rechten Seite des Rückens abwärts geht bis unterhalb des Gesäßes und den Schlauch dann am linken Arm ebenso wie am rechten hochführt bis zum Schulterblatt, wo man wiederum etwa $2/3$ des Wassers den Rücken und $1/3$ die Brust herunterfließen läßt. Der Wechsel vom linken Schulterblatt zum rechten vollzieht sich jetzt aber über den Nacken, nicht unterhalb des Gesäßes. Nach zweimaligem Wechsel geht man an der linken Seite abwärts bis zum Fuß. Der Patient dreht sich, so daß er mit dem Gesicht zum Gießer steht. Vorn beginnt man nun gleich mit dem rechten Arm, wo man in derselben Haltung des Schlauches den Wasserstrahl aufwärts bis zur Schulter führt. Man läßt jetzt umgekehrt $2/3$ des Wassers über die Brust herunterfließen und $1/3$ über den Rücken. Man geht nun an der Vorderseite des Brustkorbs und des Leibes abwärts bis unterhalb der Schamgegend und wechselt nach links herüber, indem man am linken Arm beginnt, wieder bis zur Schulterhöhe steigt, das Wasser genauso wie auf der rechten Seite fließen läßt und dann über das Brustbein von einer Seite zur anderen wechselt. Man geht an der linken Seite des Brustkorbes und des Leibes und an der linken Beinseite abwärts. Bei manchen Krankheitszuständen, insbesondere bei solchen der Schilddrüse, wird nicht am Hals gewechselt, sondern unterhalb der Schamgegend. In einzelnen Fällen entscheidet über Abänderung die ärztliche Vorschrift.
Schema des Vollgusses: rechter Fuß – rechtes Bein – abwärts – linker Fußrücken – linkes Bein bis zum Gesäß – Brust und Herzgegend waschen – rechter Arm – rechtes Schulterblatt – ($2/3$ Wasser hinten, $1/3$ vorn) – Rücken abwärts – unterhalb vom Gesäß gewechselt – linker Arm bis zur linken Schulter – nochmaliger Wechsel – linke Seite abwärts – Vorn: rechter Arm bis zur rechten Schulter – ($2/3$ Wasser vorn, $1/3$ hinten) – Rumpf abwärts – Wechsel unterhalb der Schamgegend – linker Arm – linke Schulter – Wechsel nach rechts – Wechsel nach links – links abwärts – Fußsohlen.

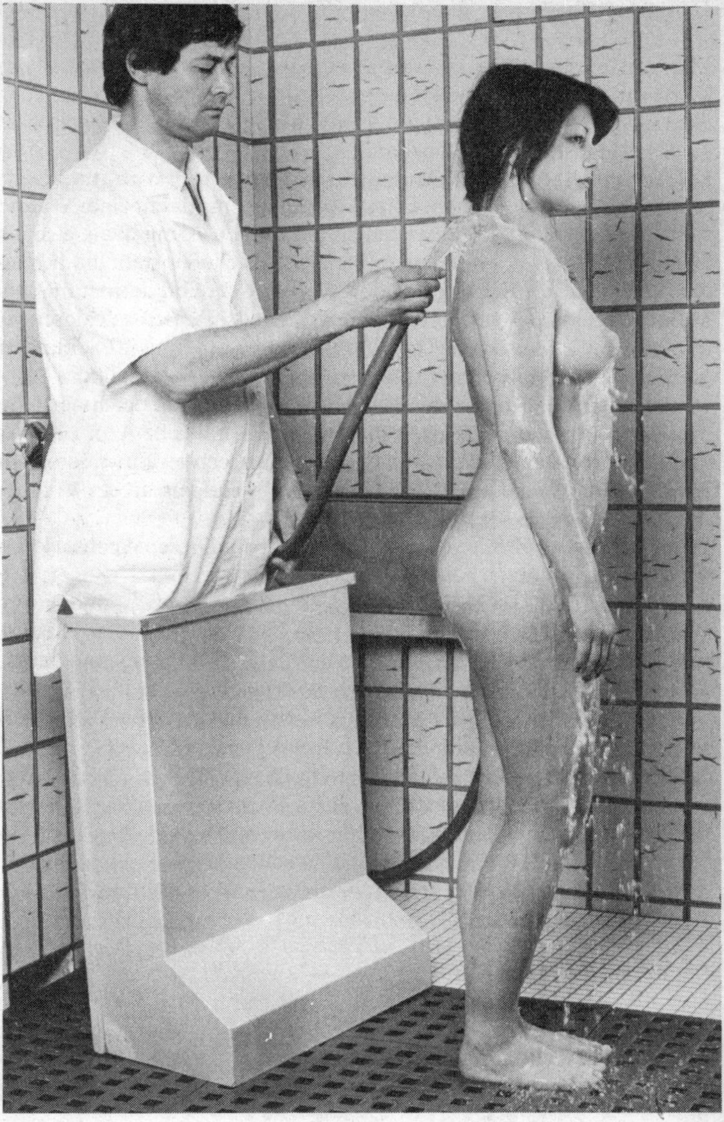

Vollguß

Der Armguß

Man versteht unter einem Armguß eine Begießung beider Arme. Die Vorbedingungen sind wieder die gleichen wie bei jeder Kaltwasseranwendung. Der Armguß ist eine leichte Maßnahme. Er ist fast immer auch im Haushalt durchführbar.
Die Technik ist folgende: Der Patient beugt sich nach vorne und greift mit den Händen die Kanten eines Fußbänkchens, das in einer Wanne steht. In den Kneippkuranstalten gibt es für den Armguß ein eigenes Gestell, über das sich der Patient beugt. Der Gießer steht am besten etwas zur Seite. Man beginnt den Guß in Schreibfederhaltung des Schlauches am rechten Handrücken, geht an der Außenseite des rechten Armes hoch bis zum Schultergelenk, wo man 5 bis 10 Sekunden oder bis zum Eintritt der Reaktion stehenbleibt. Dabei fließt das Wasser gleichmäßig den rechten Arm herab. Man geht an der Innenseite des Armes mit dem Wasserstrahl abwärts. Am linken Arm verfährt man genauso. Dann nimmt man nochmals den rechten vor, indem man jetzt die Handfläche nach außen drehen läßt und nun an der Vorderseite des Armes hoch und wieder abwärts geht.
Dann folgt in der gleichen Weise der linke Arm. Dieser Wechsel kann gegebenenfalls wiederholt werden.
Besonderheiten: Der Armguß läßt sich im Notfall auch unter jeder Wasserleitung durchführen, indem man ohne Schlauch den Wasserstrahl auf den Handrücken auffallen läßt, sich so entsprechend beugt, daß der Strahl langsam am rechten Arm hochklettert und von der Schulter herabfließt. Links verfährt man in der gleichen Weise und wechselt wie beim richtig durchgeführten Armguß.
Auch im Sitzen kann der Armguß verabfolgt werden. Der Patient lehnt sich etwas zur Seite und streckt die Arme über ein Gefäß, welches das Wasser auffängt, oder hält sie in die Badewanne.
Schema des Armgusses: rechte Hand – rechter Arm bis zur Schulter – linke Hand – linker Arm bis zur Schulter – Wiederholung.

Der verlängerte Armguß

ist eine kleine Abart des gewöhnlichen Armgusses. Man geht mit dem Wasserstrahl nicht nur bis zur Schulter, sondern auf das Schulterblatt über. Im übrigen ist die Technik die gleiche wie beim Armguß.

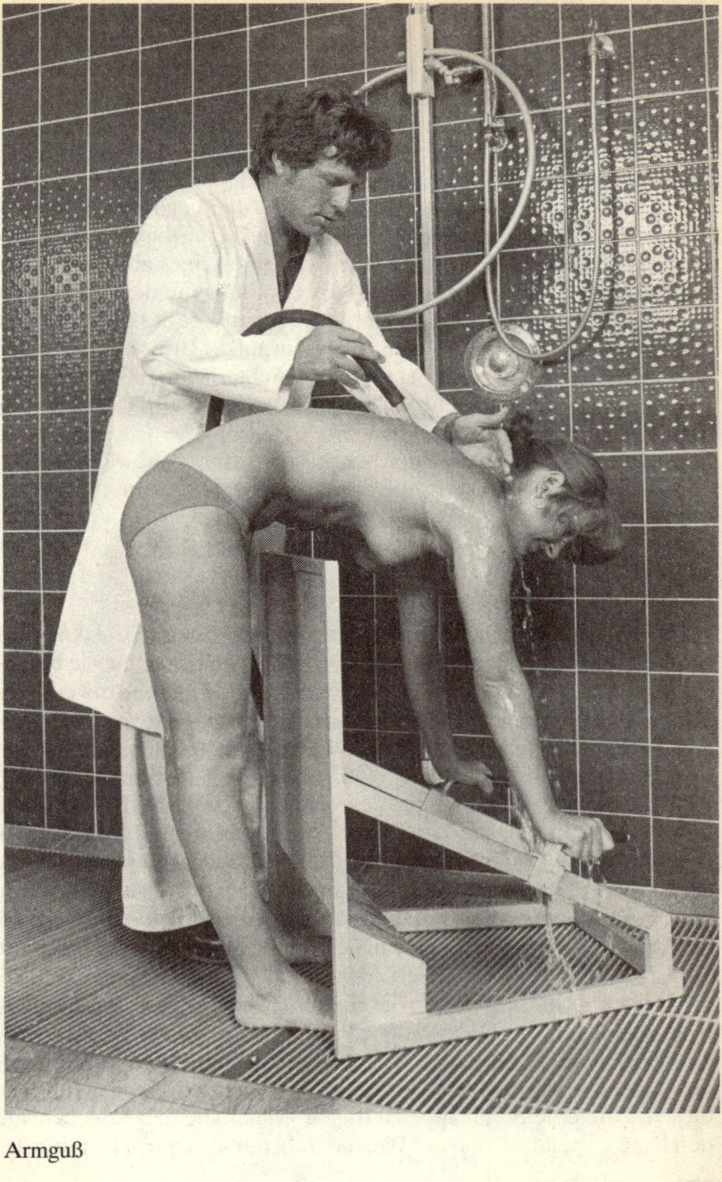

Armguß

Der Brustguß

Bei dieser Anwendung wird außer dem Arm auch die Brust begossen. Es gelten die gleichen Voraussetzungen wie bei jeder Kaltwasseranwendung. Der Brustguß ist eine mittelstarke Anwendung und soll, insbesondere bei Erkrankungen des Herzens und der Atmungsorgane, nicht ohne ärztliche Verordnung genommen werden.
Die Technik des Brustgusses ist wie folgt: Man beginnt am rechten Handrücken wie beim Armguß, steigt wie bei diesem bis zum Schultergelenk hoch und geht an der Innenfläche des Armes abwärts. Dann hält man den Schlauch in der sog. Kletterhaltung mit der Ausflußöffnung senkrecht nach oben und geht an der Innenseite des linken Armes hoch bis zur Achselhöhle, von hier langsam auf die Brust über, die man drei- bis fünfmal umkreist (bei Frauen in Achterform, nicht direkt auf die Brüste gießen), und geht am linken Arm wieder abwärts. Evtl. wiederholt man die ganze Gießung.
Schema des Brustgusses: rechter Arm bis zur Schulter – abwärts – linker Arm Innenseite – Brust dreimal umkreist – linker Arm abwärts.

Der Oberguß

Beim Oberguß wird außer den Armen auch der gesamte Brustkorb begossen. An Vorbedingungen sind die gleichen zu beachten wie bei jeder Kaltwasseranwendung. Der Oberguß ist eine starke Anwendung und soll nicht ohne ärztliche Verordnung genommen werden.
Die Technik ist zunächst die des Brustgusses. Man beginnt also mit der rechten Hand, steigt mit dem Wasserstrahl bis zur rechten Schulter hoch und geht an der Innenseite des rechten Armes abwärts. Dann hält man den Schlauch in Kletterhaltung, geht an der Innenseite des linken Armes hoch und auf die Brust über, die man mehrmals umkreist. Nun führt man den Schlauch aber nicht am linken Arm abwärts, sondern nach Wechsel der Schlauchhaltung langsam von der rechten Brustseite her auf den Rücken und läßt von hier aus das Wasser in recht breitem Strahl über den Rücken fließen. Der Patient bückt sich hierbei so, daß das Wasser nicht rückwärts in die Kleidung fließen kann, und hält den Nacken etwas hoch. Dabei hält der Gießer seine Hand so in den Nakken des Patienten, daß er den Wasserstrahl auffängt, denn ein Naßwerden der Haare soll vermieden werden. Bei Frauen empfiehlt es sich, bei diesem Guß eine Badekappe zu tragen. Man halte den Schlauch auf den Rücken nicht so, daß der Wasserstrahl nur auf eine Seite auftrifft,

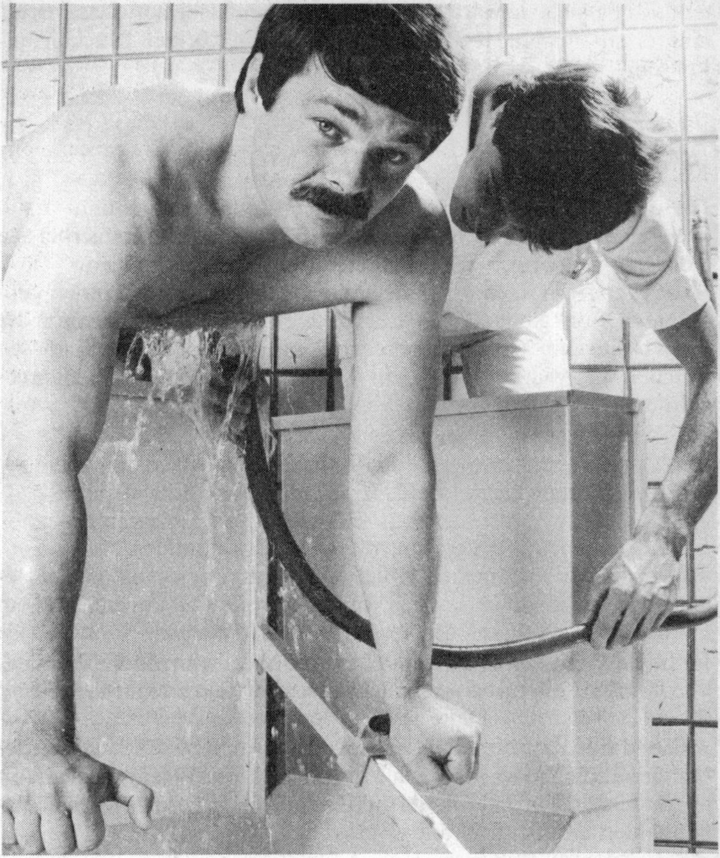

Oberguß

sondern kreise einige Male über den Rücken, dann geht man an der linken Schulterseite über den linken Arm abwärts. Unter Umständen kann man diesen Guß in der gleichen Technik wiederholen. Wichtig ist, daß der Patient gerade bei dieser Anwendung ruhig und tief atmet. Das Naßwerden der Kleidung verhütet man am besten durch ein um die Hüften geschlungenes Handtuch.
Schema des Obergusses: rechter Handrücken – rechter Arm bis Schul-

ter – Innenfläche abwärts – linker Arm Innenfläche aufwärts – Brust umkreisen – über die rechte Seite langsam zum Rücken – Rücken umkreisen – linker Arm abwärts.

Der Kopfguß

Diese Anwendung wird selten durchgeführt und niemals ohne ärztliche Verordnung, da sie ziemlich stark ist. Es gelten auch hierbei alle Vorbedingungen wie bei anderen Kaltwasseranwendungen.
Die Technik ist folgende: Man fährt mit dem Wasserstrahl hinter dem rechten Ohr beginnend in immer kleiner werdenden Kreisen von der Außenseite zum Zentrum vorgehend über den Kopf und geht diesen gleichen Weg wieder zurück. Ein Kopfguß muß möglichst kurz durchgeführt werden, und nachher wird immer gut abgetrocknet.

Der Gesichtsguß

ist eine sehr leichte, angenehm erfrischende Anwendung, die man unter Umständen auch mehrere Male am Tage machen kann. Der zu Begießende beugt sich leicht nach vorne und bekommt um den Hals ein Handtuch gelegt, damit das Wasser nicht in die Kleider laufen kann. Der Wasserstrahl wird etwas leichter genommen als sonst. Den Guß beginnt man auf der rechten Seite des Gesichts und umkreist es in langsamen Bewegungen. Dann geht man noch einige Male mit dem Wasserstrahl über die Stirn, und in Längsstrichführungen läßt man dem Patienten Zeit zum Aus- und Einatmen. Nachher wird das Gesicht immer abgetrocknet. Verboten ist der Gesichtsguß bei Erkrankungen der Nebenhöhlen und beim Grünen Star (Glaukom).

Der Augenguß

wird nicht sehr häufig angewendet. An seine Stelle tritt in der Praxis meist das Augenbad. Der Augenguß besteht darin, daß man mit fast ganz drucklosem Strahl über beide Augen mehrere Male hin und her fährt. Auch hierbei muß man dem Patienten genügend Möglichkeit zum Atmen geben. Gesichts- und Augenguß kommen oft kombiniert vor. Hinterher trocknet man sich immer ab. Es gelten die gleichen Verbote wie beim Gesichtsguß.

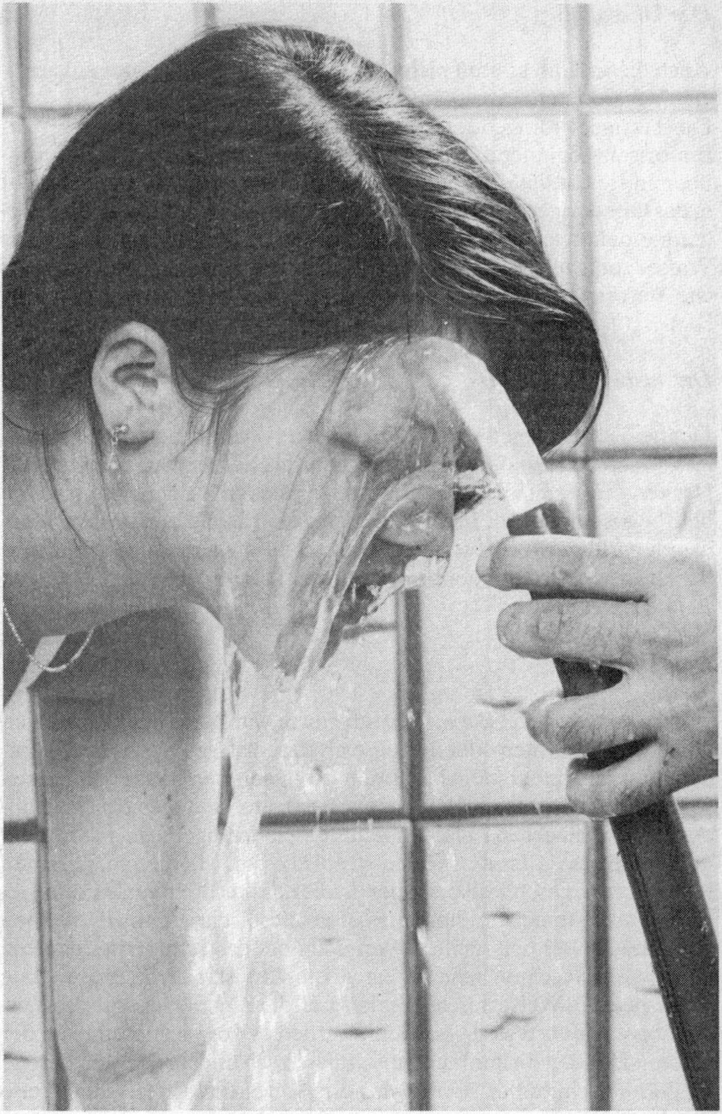

Gesichtsguß

Der Ohrenguß

Auch dieser Guß kommt nicht allzu häufig vor und darf nur auf ärztliche Verordnung hin genommen werden.
Die Technik ist folgende: Man fährt mit dem Wasserstrahl, am Warzenfortsatz beginnend, um das Ohr des Patienten, der den Kopf vornüber und leicht seitlich neigt. Doch lasse man kein Wasser unmittelbar in das Ohr dringen. Man kann den Ohrenguß auch unter jeder Wasserleitung nehmen, indem man durch entsprechende Kopfhaltung das Wasser ruhig um das Ohr fließen läßt. Bei Ohrenleiden nur auf ärztliche Verordnung.

Der heiße Nackenguß

Der heiße Nackenguß wird in der Regel im Anschluß an den Wechselarm- oder Wechseloberguß durchgeführt. Hierbei wird die Schulter-Nacken-Gegend in horizontalen und vertikalen Strichen nur so lange heiß begossen, bis eine intensive Rötung eintritt. Es folgt keine Kaltanwendung hinterher, häufig Bettruhe. Verboten bei Bluthochdruck, Schilddrüsenüberfunktion und Grünem Star.

Die Abgießung

ist eine Anwendung, die meist nach einem warmen Bad oder nach einer anderen warmen oder heißen Anwendung folgt. Sie besteht darin, daß man mit einem möglichst breiten Wasserstrahl rasch den ganzen Körper abgießt. Man macht das am besten so, daß man das Ausflußende des Schlauches zwischen Daumen und Zeigefinger plattdrückt und so einen sehr breiten Wasserstrahl erzeugt. Mit diesem fährt man schnell, am rechten Fuß beginnend, über das rechte Bein bis zum Gesäß, dann herunter am linken Bein genauso, darauf an der rechten Hand hoch über den rechten Arm und über das Schulterblatt und an der gesamten rechten Seite herunter. Links führt man die Anwendung in der gleichen Weise durch. Hierbei muß die ganze Rückseite des Körpers vom kalten Wasser getroffen werden. Vorn beginnt man an der rechten Hand, geht zur rechten Schulter hoch und an der Vorderseite bis zum Fuß herunter. Links wird die Anwendung in gleicher Weise durchgeführt.

Die Wechselgüsse

Die Wechselgüsse sind kein eigentlicher Bestandteil der ursprünglichen Kneippschen Wasserkuren. Seit etwa 1920 wurden sie immer mehr in die Kneippkur eingeführt und werden heute recht häufig verwandt. Deswegen ist die Kenntnis ihrer Technik notwendig.
Ein Wechselguß besteht darin, daß ein warmer oder heißer Guß von einem kalten abgelöst wird. Die Temperatur des ersten Gusses soll zwischen 38 und 42° C liegen, je nach der größeren oder geringeren Fähigkeit des Patienten, Hitze zu vertragen, und je nach dem Wärmeverlust, der beim Abfließen des Wassers entsteht. Die Temperatur des kalten Gusses soll zwischen 8 und 15° C liegen. Zu diesem wird meist Wasser direkt aus der Leitung genommen. Der Wechsel zwischen warm und kalt kann ein- bis zweimal oder mehrmals erfolgen und soll unmittelbar geschehen. Beim Fehlen einer entsprechenden Einrichtung kann man sich so helfen, daß man für den warmen oder heißen Guß eine Gießkanne und für den kalten den Schlauch, wie üblich, benutzt. Es können fast alle Güsse als Wechselgüsse gemacht werden, und die Technik ist dieselbe wie bei den einfachen Güssen, nur wird die Zeitdauer jedes Einzelgusses eine kürzere sein. Im übrigen gilt dasselbe wie bei allen Wasseranwendungen.
Größere Wechselgüsse sollen nie ohne ärztliche Verordnung genommen werden.

Die Blitzgüsse

Eine besondere Form der Gießungen, bei denen der Wasserstrahl unter einem ziemlich starken atmosphärischen Druck steht, nennt man Blitzgüsse. Diese können kalt, heiß oder wechselwarm gegeben werden. Neben dem thermischen (Wärme- oder Kälte-) Reiz handelt es sich bei diesen Güssen noch um einen dazukommenden stärkeren mechanischen Reiz. Sie stellen eine Art Wassermassage dar. In ihrer Wirkung sind sie ziemlich eingreifende und starke Anwendungen, verglichen mit den einfachen Güssen.
Für alle kalten Blitzgüsse gelten dieselben Vorbedingungen wie für andere Kaltwasseranwendungen, doch ist bei dieser Form der Güsse eine besondere Vorsicht notwendig. Bei allen Krankheiten, insbesondere bei solchen des Herzens und der Gefäße, bei Krampfadern oder allgemeinen Schwächezuständen sollen sie nie ohne ärztliche Verordnung genommen werden.

Für die Dauer der Blitzgüsse gilt im allgemeinen: Je kürzer und technisch einwandfreier die Durchführung, um so besser der Erfolg. Beim Vollblitz soll die Dauer nicht über 4 Minuten betragen, alle anderen Formen der Blitzgüsse benötigen weniger Zeit. Sie werden mit Leitungswasser durchgeführt.
Für den Hausgebrauch kommen die Blitzgüsse infolge ihrer technischen Schwierigkeiten sehr selten in Frage, da die notwendigen Einrichtungen ja nicht vorhanden sind. Man braucht einen Wasserstrahl, der einen Druck von etwa 1 bis 3 atü aufweist, und einen Raum, in dem die Auswirkung des Blitzstrahls auf eine bestimmte Entfernung möglich ist. Diese Entfernung von der Schlauchöffnung bis zum Körper des Patienten soll etwa je nach der Stärke des Wasserstrahls 2 bis 4 Meter betragen. Außer einer Wasserleitung mit entsprechendem Druck benötigt man einen Schlauch, der genügend beweglich ist und an seinem Ausflußende eine entsprechende Stahldüse besitzt, deren Öffnung etwa 1/2 Zentimeter im Durchmesser groß ist. Beim Gießen wird der Schlauch so gehalten, daß diese Ausflußöffnung vom rechten Zeigefinger seitlich überragt wird, so daß man mit der Fingerkuppe einen Druck auf den Wasserstrahl ausüben und diesen bald stärker, bald schwächer austreten lassen kann. Man ist so in der Lage, den Strahl entsprechend den Körperstellen stärker oder schwächer einwirken zu lassen. Auch der sogenannte Regen oder das Abregnen des Körpers wird durch Druck der Fingerkuppe auf den Wasserstrahl an der Ausflußöffnung erzeugt. Der Stärke des Strahles nach unterscheiden wir allgemein den Regen, d. i. ein stark abgeschwächter Strahl, den abgeschwächten und den vollen Strahl. Einzelheiten über die Technik ersehe man bei den einzelnen Formen der Blitzgüsse. Die hauptsächlich angewandten Formen sind: der Knieblitz, der Schenkelblitz, der Vollblitz und als eine Art des letzteren der Rückenblitz. Alle Blitzgüsse können auch als Wechselgüsse genommen werden, d. h. der erste Blitzguß ist heiß (wie bei den Wechselgüssen), und der zweite ist kalt. Seltener werden die Blitzgüsse nur heiß gegeben.

Der Knieblitz

An Vorbedingungen gelten dieselben wie bei allen Kaltwasseranwendungen. Besondere Vorsicht ist bei Krampfadern notwendig, wenn der Guß trotz dieser aus anderen Gründen angeordnet wurde. Man lasse den Vollstrahl niemals auf die Adern auftreffen. Auch die Schienbeine dürfen nicht direkt begossen werden. Der Stärke des Eingriffs nach ist der Knieblitz die leichteste Form der Blitzgüsse, im allgemeinen aber schon eine mittelstarke Anwendung.

Die technische Durchführung ist wie folgt: Der Patient entkleidet sich und kehrt dem Gießer den Rücken zu. Dieser läßt den etwas abgeschwächten Wasserstrahl von der Seite her auf den rechten Fußrücken des Patienten fallen, steigt dann mit dem vollen Wasserstrahl an der Außenfläche der Wade hinauf bis etwas oberhalb der Kniekehle, schwächt den Strahl wieder leicht ab und geht an der Innenseite der Rückenfläche des Unterschenkels herunter. Am linken Unterschenkel verfährt man in der gleichen Weise, geht dann nochmals zum rechten Unterschenkel und nach dessen Begießung wieder zum linken über und wiederholt evtl. die Gießung an beiden Unterschenkeln. Darauf peitscht man mit vollem Wasserstrahl zuerst die Rückseite des rechten und dann die des linken Unterschenkels ab. Das Peitschen geschieht dadurch, daß man durch wellenförmige Bewegungen des Schlauches auch eine Wellenbewegung im Wasserstrahl erzeugt.

Nach dem Peitschen dreht sich der Patient um und kehrt dem Gießer das Gesicht zu. Dieser geht jetzt mit dem Wasserstrahl, am rechten Fußrücken beginnend, an der Außenseite der Wade hinauf, in der gleichen Weise wie hinten, umkreist etwa dreimal mit leicht abgeschwächtem Wasserstrahl die Kniescheibe und geht an der Innenseite des Unterschenkels mit abgeschwächtem Strahl ab. Man darf vorn mit vollem Strahl nicht das Schienbein treffen. Vorn wird auch nicht gepeitscht.

Der Patient stellt sich dann so, daß er durch eine Vierteldrehung dem Gießer die rechte Seite zukehrt (sog. 1. Fechterstellung) und stellt das rechte Bein etwa einen Schritt vor. Der rechte Unterschenkel kehrt dem Gießer also seine Außenfläche, der linke seine Innenfläche zu. Der Gießer beginnt mit etwas abgeschwächtem Strahl an der Außenfläche des rechten Fußrückens, steigt langsam mit vollem Strahl an der Wade hinauf bis etwas oberhalb der Kniescheibe und geht in der gleichen Weise an der Außenfläche wieder ab bis auf den Fußrücken. Mit dem abgeschwächten Strahl geht man auf den linken Unterschenkel über und verfährt an seiner Innenseite entsprechend wie rechts. Darauf wird der rechte Unterschenkel wieder mit vollem Strahl begossen, der linke im Anschluß daran mit abgeschwächtem Strahl und dann die Außenfläche des rechten Unterschenkels mit vollem Strahl gepeitscht. Die Innenfläche des linken Unterschenkels wird nicht gepeitscht.

Nach dieser Behandlung dreht sich der Patient durch eine volle Drehung so, daß er jetzt seine linke Seite dem Gießer zukehrt und das linke Bein vorstellt (sog. 2. Fechterstellung). Man verfährt links in der gleichen Weise wie rechts. Zum Schluß der ganzen Anwendung dreht sich der Patient so um, daß er dem Gießer den Rücken zukehrt, und hält zuerst die rechte, dann die linke Fußsohle hoch, die mit vollem Strahl kurz begossen werden. Durch starken Druck auf die Ausflußöffnung des Schlauches wird ein Sprühregen erzeugt, mit dem beide Unterschenkel behandelt werden; dabei dreht sich der Patient einige Male im Kreise.

Der Schenkelblitz

Auch hier gelten dieselben Vorbedingungen wie bei jeder Kaltwasseranwendung, insbesondere wie bei allen Blitzgüssen. Der Stärke der Anwendung nach ist der Schenkelblitz sehr eingreifend und soll nicht ohne ärztliche Verordnung genommen werden.

Die Technik gleicht der des Knieblitzes. Beim Schenkelblitz beginnt man mit einem Sprühregen, der bis zum Gesäß reicht und in dem sich der Patient einige Male umdreht. Darauf läßt man den etwas abgeschwächten Wasserstrahl auf die Außenseite des Fußrückens auftreffen und geht mit voller Stärke des Strahles an der Außenseite der Wade hinauf, über die seitliche Rückfläche des Oberschenkels bis zum Gesäß, das man mit vollem Strahl einige Male umkreist. Dann geht man an der Innenseite des Beines abwärts. Links geht man in der gleichen Weise vor und nimmt nacheinander noch einmal das rechte und dann das linke Bein wie vorher in Behandlung. Es folgt das Peitschen der Rückenfläche. Nach Drehung des Patienten verfährt man vorne in ähnlicher Weise, schwächt den Strahl aber am Oberschenkel etwas ab und umkreist beim Heruntergehen dreimal die Kniescheibe. Man läßt den Wasserstrahl nicht auf die Schamteile auftreffen. Nach der Behandlung der Vorderseite nimmt der Patient wieder die Seitenstellung ein wie beim Knieblitz. Man geht wie bei diesem an der zugekehrten Außenseite des Beines hinauf bis zum Gesäßmuskel, den man einige Male umkreist, und geht dann an der gleichen Seite abwärts. An der Innenseite verfährt man in ähnlicher Weise mit abgeschwächtem Strahl, geht mit diesem etwas über den halben Oberschenkel und gleich an der Innenseite wieder abwärts.

Am Schluß der ganzen Begießung folgt wieder die der Fußsohle und dann ein Sprühregen, der bis zum Gesäß reicht. In diesem Sprühregen dreht sich der Patient einige Male herum.

Der Rückenblitz

ist eigentlich nur ein unvollkommener Vollblitz und beschränkt sich auf die Rückseite des Körpers. Er ist eine sehr starke Anwendung und kommt praktisch nur zur Vorbereitung auf einen späteren Vollblitz in Frage. Seine Technik ergibt sich aus der des Vollblitzes. Häufiger wird in abgewandelter Form (Strichführung auf dem Rücken wie ein Tan-

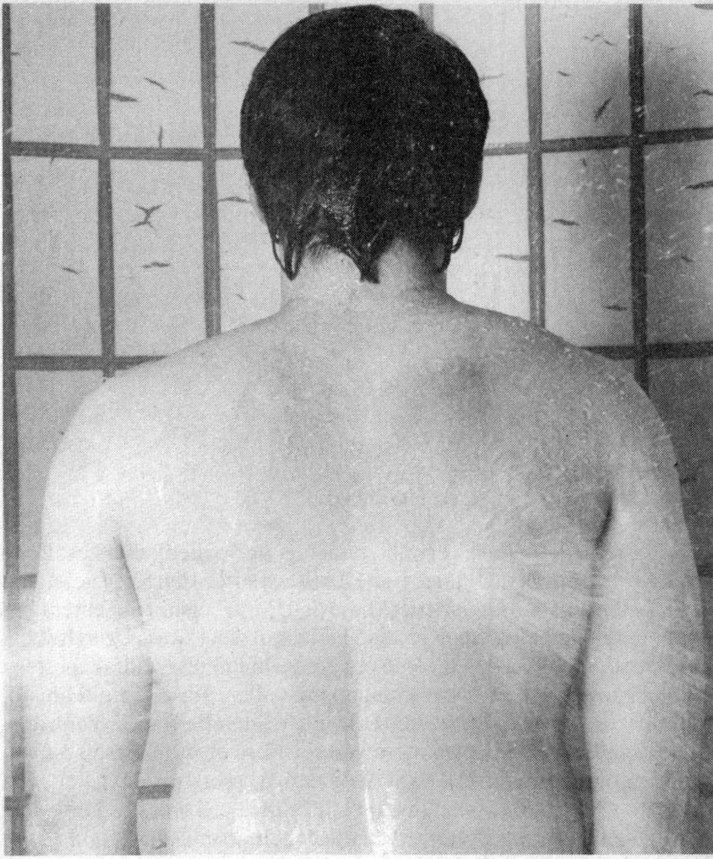

Rückenblitz

nenbaum und Weglassen der Beinbegießung) der Rückenblitz auch nur heiß gegeben (sog. *Rückenheißblitz*). Er beginnt am rechten Gesäß.

Der Vollblitz
Für den Vollblitz gelten alle Vorbedingungen und Voraussetzungen wie für jede Kaltwasseranwendung. Es ist der stärkste von allen Güssen und soll nie ohne ärztliche Verordnung genommen werden. Man

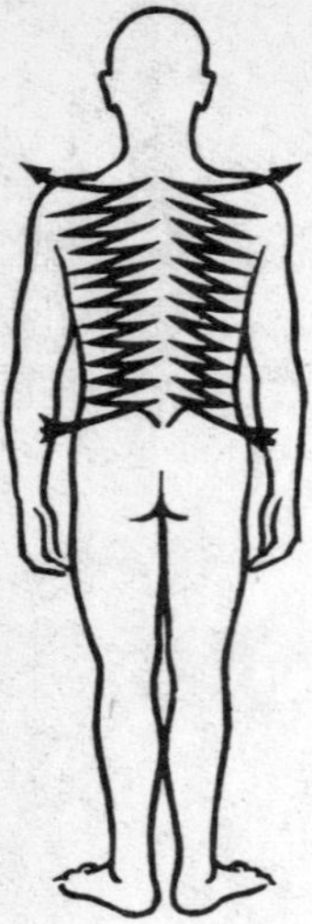

Rückenheißblitz

vergleiche auch hier die Technik des Knie- und Schenkelblitzes. Beim Vollblitz bekommt der Patient ein Handtuch so um den Kopf geschlungen, daß Ohren und Haar bedeckt werden. Man beginnt mit einem Regen, der bis zum Gesäß reicht, und läßt dann den etwas abgeschwächten Wasserstrahl auf den Fußrücken des rechten Fußes auffallen, steigt an der Wade und dem Oberschenkel mit vollem Wasserstrahl hinauf, umkreist dreimal das Gesäß und geht am rechten Bein wieder abwärts. Links steigt man wieder mit dem Wasserstrahl bis zum Gesäß hinauf, das man dreimal umkreist, läßt dann den Wasserstrahl so fallen, daß der Patient Wasser mit der linken Hand auffangen und sich Herz- und Brustgegend waschen kann, erst dann geht man mit dem Strahl an der Innenseite der Rückfläche des linken Beines abwärts. Man wechselt mit dem Wasserstrahl nach rechts hinüber und steigt am rechten Arm, der herunterhängt, mit dem Strahl hinauf bis zum Schulterblatt, welches man dreimal umkreist. Darauf geht man am Arm abwärts, wechselt unterhalb des Gesäßes zum linken Arm und geht an diesem genauso aufwärts wie rechts, dann umkreist man das linke Schulterblatt, geht am linken Arm wieder abwärts und fährt mit abgeschwächtem Strahl auf der rechten Seite der Wirbelsäule hinauf bis zum Hals und geht neben der Wirbelsäule wieder abwärts. Dann wechselt man unterhalb des Gesäßes und geht links neben der Wirbelsäule entsprechend wie rechts aufwärts und abwärts. Es folgt das Peitschen der Rückseite,

und zwar kommt zuerst das rechte Bein, dann das linke, der rechte Arm, der linke Arm an die Reihe, und zum Schluß wird in Zickzackform mit abgeschwächtem Strahl die ganze Rückseite (einschließlich des Rückens) in horizontalen Strichen abgepeitscht. Der Patient dreht sich um und kehrt jetzt sein Gesicht dem Gießer zu. Vorn werden zuerst beide Beine entsprechend wie beim Schenkelblitz behandelt. Dann fährt man mit dem Wasserstrahl an der Außenseite des rechten Armes hinauf bis zur Brust, die man mit abgeschwächtem Strahl zwei- bis dreimal umkreist. Man läßt niemals den vollen Strahl auf die Brust auftreffen. Darauf geht man mit dem Wasserstrahl wieder am rechten Arm abwärts und wechselt unterhalb der Schamgegend zum linken Arm über, steigt an diesem hinauf bis zur Brust, umkreist diese genauso wie rechts und geht am linken Arm wieder zurück. Man schwächt den Strahl sehr stark ab und umkreist mit diesem abgeschwächten Wasserstrahl den Leib, indem man rechts in der Blinddarmgegend beginnt, im Verlauf des Dickdarmes weitergeht nach links hinüber und nach zwei- bis dreimaliger Wiederholung am linken Bein abgeht. Gepeitscht wird vorn nicht. Der Patient dreht sich wieder so, daß er seine rechte Seite dem Gießer zukehrt. Hierbei hält er den rechten Arm horizontal vom Körper ab nach vorn und beugt den Kopf etwas nach hinten. Mit vollem Strahl wird vom Fußrücken bis zur Bekkenschaufel hinaufgegangen, mit abgeschwächtem Strahl die rechte Seite bis zur Achselhöhle und wieder mit vollem Strahl der Arm behandelt. Dieser muß aber so gehalten werden, daß mit dem Wasserstrahl nicht der Hals und insbesondere nicht das Ohr getroffen wird. In gleicher Weise geht man vom Arm über die Seite und über das Bein abwärts. Mit abgeschwächtem Strahl geht der Gießer dann an der Innenseite des zugekehrtes linken Beines hinauf bis etwas über den halben Oberschenkel und entsprechend wieder abwärts. Das Peitschen der zugekehrten rechten Seite beendet die Begießung dieser Seite, doch wird zwischen Beckenschaufel und Achselhöhle nur mit abgeschwächtem Strahl gepeitscht.
Nach Drehung wie bei den anderen Blitzgüssen folgt nun das Abspritzen der beiden Fußsohlen und ein Regen, der den ganzen Körper erfaßt.

Das Segment- oder Blitzgußmassagebad
Dieses ist die Kombination eines warmen Kräuterbades (zur allgemeinen Entspannung) mit einem heißen Teilblitz. Dieser Teilblitz wird auf bestimmte Hautabschnitte (Segmente) gerichtet, die zu bestimmten inneren Organen eine reflektorische Beziehung haben (ähnlich wie bei

der Bindegewebsmassage). Diese Hautabschnitte werden bei der ärztlichen Verordnung genau angegeben. Bei allen Weichteilen wird der heiße Strahl nur abgeschwächt angewandt.

Schema des Blitzgußmassagebades:

1. 5 Minuten Kräuterdreiviertelbad (Herzgegend ragt aus dem Wasser, Rücken liegt im Wasser) 36–38° C.
2. Heißer Blitz (ca. 41–45° C) auf das vorgeschriebene Segment.
3. 5 Minuten Kräuterdreiviertelbad wie 1. (evtl. heißes Wasser zugeben).
4. Heißer Blitz auf das Segment wie 2. Kalt nur bei nervöser Fehlreaktion.
5. Mindestens 1½ bis 2 Stunden Bettruhe.

Das Blitzgußmassagebad darf nur auf Anordnung des Arztes verabreicht werden.

Das Barfußgehen, Taulaufen und Wassertreten

Das Barfußgehen

Ein wichtiges Abhärtungsmittel und zugleich auch ein Heilmittel ist das Barfußgehen. Es ist bei vernünftiger Anwendung fast überall und von jedem durchführbar. Empfindliche und wenig abgehärtete Menschen fangen mit dem Barfußgehen am besten im Zimmer an, indem sie im Anfang nur wenige Minuten ohne Schuhe und Strümpfe im Zimmer umhergehen, am besten in Verbindung mit der Morgengymnastik. Dann wird das Barfußgehen in der Zeitdauer allmählich mehr und mehr gesteigert und schließlich auch außerhalb des Zimmers durchgeführt. Draußen geht man meistens, da bei vielen Menschen der natürliche Schutz durch die Hornhaut der Fußsohlen zu gering entwickelt ist, in den für diese Zwecke geschaffenen Sandalen. Es kommen aber ausschließlich solche in Frage, bei denen nur die Fußsohle bedeckt ist und nur ein oder zwei Querriemen über den Fußrücken gehen. Am besten sind die sogenannten Kneippsandalen.

Das Taulaufen

ist in gewissem Sinne eine stärkere Form des Barfußgehens und besteht darin, daß man im taufrischen Grün barfuß herumläuft. Es kann daher nur frühmorgens, wenn die Wiesen betaut sind, ausgeführt werden. Zuerst soll man nur mit einer Dauer von etwa 1 bis 2 Minuten anfangen und kann dann allmählich die Zeit bis auf 5 Minuten steigern. Während des Taulaufens und nachher muß man durch genügend Bewegung für Erwärmung sorgen, ähnlich wie bei Kaltwasseranwendungen, mit denen das Taulaufen in seiner physiologischen Wirkung vieles gemeinsam hat. Man kann es zweckmäßig mit der Morgengymnastik im Freien verbinden.

Das Wassertreten

ist sowohl im Hause wie auch im Freien durchführbar und besteht darin, daß man kurze Zeit durch Wasser schreitet, das bis an die Waden oder darüber reichen soll.

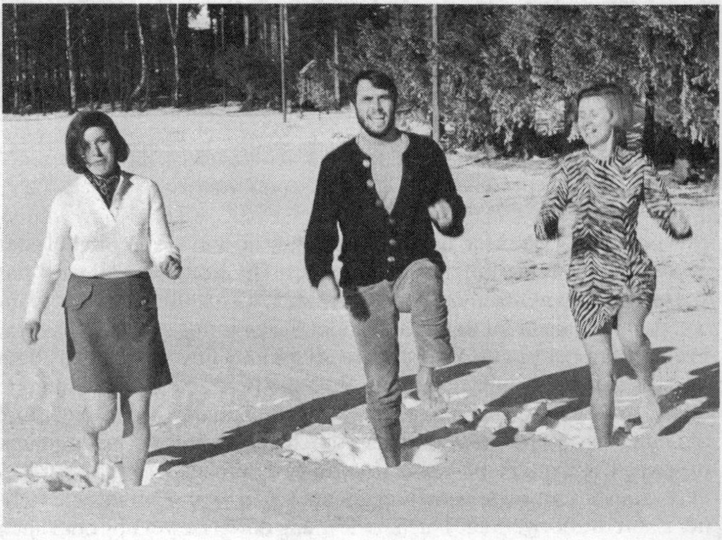

Schneetreten

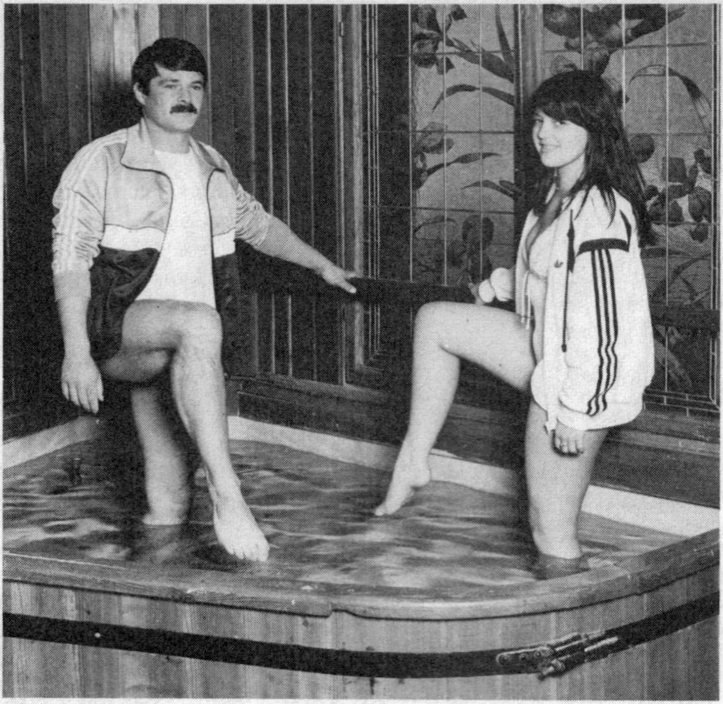

Wassertreten

Im Haus eignet sich hierzu jede Badewanne oder ein Waschkübel oder im Notfall auch ein einfacher Putzeimer. Im letzteren Fall wird das Wassertreten im Sitzen durchgeführt. Im Freien kommt für diese Anwendung ein nicht zu tiefer Bach oder Teich mit frischem Wasser in Frage. Man hebt beim Wassertreten die Füße abwechselnd aus dem Wasser. Auch hier gilt wieder, je kälter und frischer das Wasser und je kürzer die Anwendung, um so besser. Vorbedingung ist allerdings, daß die Füße warm sind. Evtl. muß dies durch ein warmes Fußbad erreicht werden. Die Dauer des Wassertretens wird durch den Eintritt der Reaktion bestimmt. Im allgemeinen rechnet man 1/4 bis 2 Minuten. Nachher ist für die notwendige Nacherwärmung durch Bewegung oder auch durch Bettwärme zu sorgen.

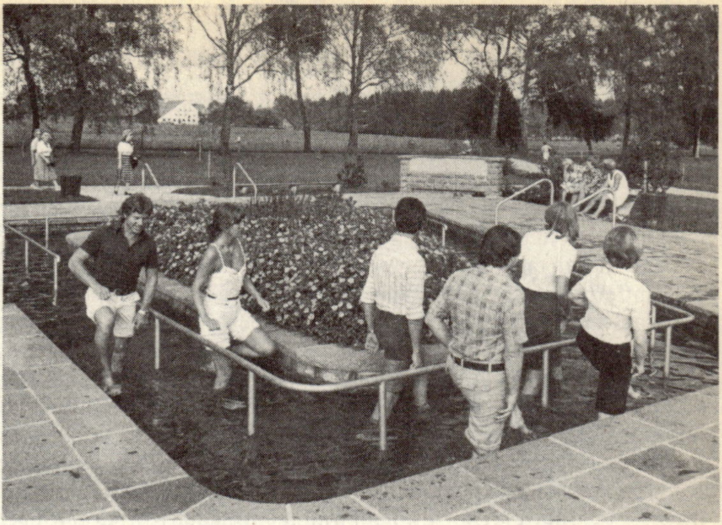

Wassertreten

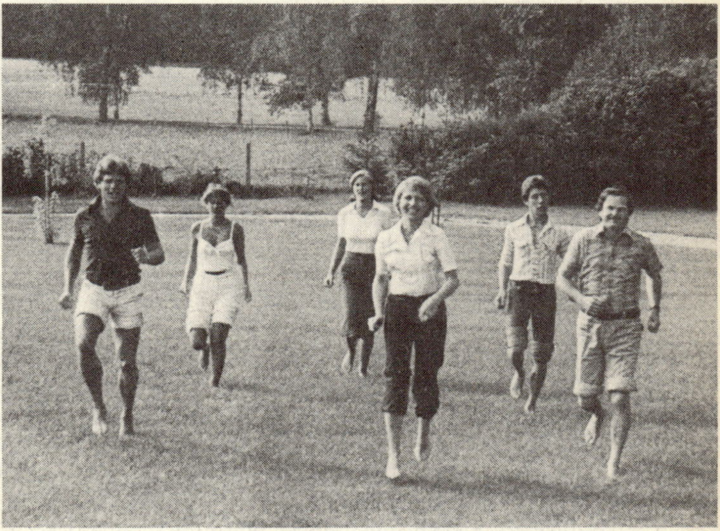

Aufwärmen nach dem Wassertreten

Über die Aufgabe der Wickel sagt *Kneipp* in seinem Buch »Meine Wasserkur«: »Wie jeder Wickel seinen eigenen Namen trägt, so hat er auch seine eigene Wirkung, und wie die Wickel ganz verschieden voneinander sind, so sind auch ihre Wirkungen verschieden. Doch darin stimmen alle überein, daß sie auflösen, die kranken Stoffe selber aufnehmen, ausleiten und so die Natur verbessern. Wie die Wickel kranke Stoffe auflösen und aufsaugen, so nehmen sie auch die Hitze in sich auf und entfernen das Übermaß derselben, oder geben auch umgekehrt der Natur eine künstliche Wärme, wie es eben ihr Zustand erfordert. Sie leiten Fieberhitze ab und geben dem Frostigen auch Wärme.«
Die Hauptwirkung der Wickel ist in der Anregung der Hauttätigkeit zu suchen. Damit wirken sie auf den Wärmehaushalt, den Blutumlauf und das Nervensystem. Weiterhin können wir mit den Wickeln im Krankheitsfall eine erhöhte Ausscheidung von Krankheitsstoffen erreichen. Wir sind also mit den Wickeln in der Lage, die Temperatur (z. B. Fieber) und die Blutzirkulation in einem für den Körper günstigen Sinne zu beeinflussen und eine Einwirkung auf das Nervensystem zu erzielen.
Wegen der zahlreichen Beziehungen, die zwischen der Haut und dem Gesamtorganismus bestehen, bleibt die Wirkung eines Wickels nicht eine lokale, sondern es wird eine Reihe von Arbeitsleistungen des gesamten Organismus beeinflußt. Wenn der Wickel richtig angelegt und am Platz war, muß er die gesamten Kräfte der Abwehr und Selbstheilung wecken und fördern. Der Vollständigkeit halber sei auch die schmerzlindernde Wirkung eines Wickels erwähnt. Die Wirkung hängt im einzelnen ab von der

Dauer eines Wickels.

Diese ist verschieden, je nach dem Zweck, den man mit ihm erreichen will. Ein kalter Wickel soll entweder dem Körper Wärme entziehen oder Wärme in ihm erzeugen oder einen Schweißausbruch herbeiführen; somit müssen wir unterscheiden:

den wärmeentziehenden kalten Wickel: Er wird in der Regel nur dann angelegt, wenn lokal oder allgemein zuviel Wärme vorhanden ist, z. B. bei starken Entzündungen oder hohem Fieber. Er bleibt so lange liegen, bis er warm wird, was meist nach 20–30 Minuten der Fall ist. Dann wird er abgenommen und nötigenfalls noch einmal oder öfter erneuert. Das nasse Tuch wird verhältnismäßig feucht-naß angelegt.

den Wärme stauenden oder Wärme erzeugenden kalten Wickel: Er bleibt so lange liegen, bis er zur Erwärmung und Blutstauung in dem gewickelten Abschnitt geführt hat, wobei aber noch kein Schweißausbruch auftreten darf. Die Dauer dieses Wickels beträgt im allgemeinen 3/4–1 1/4 Stunden. Das nasse Tuch ist sehr gut ausgewrungen.

den schweißtreibenden kalten Wickel: Dieser bleibt bis zum starken Schweißausbruch liegen, der gewöhnlich nach 1 1/4–2 Stunden eintritt und häufig durch Trinken von heißem Tee in seiner Wirkung noch unterstützt wird. Man läßt nach Eintritt des Schwitzens den Wickel meist noch 1/2 Stunde liegen.
Da vom Arzt bei der Verordnung von Wickeln oft nicht die Zeitdauer angegeben wird, sollen einige praktische Beispiele erläutern, wie lange ein Wickel liegenbleiben soll.

Beispiele für die Dauer eines kalten Wickels
Wenn irgendwo im Organismus eine heftige Entzündung vorhanden ist, dann verwendet man meistens den Wärme entziehenden Wickel. So wird man bei einer sehr heftigen Mandelentzündung den Halswickel anlegen, ihn aber immer wieder abnehmen, sobald er warm wird, und ihn öfter erneuern. Das gleiche gilt u. a. bei sehr heftigen Entzündungen in den Gelenken. In allen diesen Fällen wird man die über das Maß der Abwehr hinausgehende Entzündung eindämmen, das Feuer erträglich gestalten. Sinngemäß gilt das für alle sehr heftigen Entzündungen und überhaupt da, wo man dem Körper Wärme entziehen will, zum Beispiel bei hohem Fieber.
Den Wärme stauenden oder Wärme erzeugenden Wickel wird man überall da anwenden, wo man eine erhöhte Blutmenge an einer bestimmten Stelle festhalten will, damit diese erhöhte Blutmenge auch mehr Abwehrstoffe an die kranke Stelle bringen kann. Darum kommt er vorwiegend bei chronischen Krankheitszuständen in Anwendung, wo der Abwehrkampf gering ist. Wenn z. B. jemand einen chronischen Rachenkatarrh hat, dann kann dieser nur dadurch geheilt werden, daß ein neuer Abwehrkampf von seiten des Organismus einsetzt. Das geschieht durch vielerlei Maßnahmen, besonders aber dadurch, daß man den Wärme stauenden Wickel anlegt, der also etwa 3/4–1 1/4 Stunden liegenbleibt und erst nach größeren Pausen wieder angelegt wird. Da-

durch kommt es zu einer verstärkten Blutfülle in dem erkrankten Gebiet, was mit Entzündungssteigerung und erhöhter Abwehr gleichzusetzen ist. Dasselbe gilt bei allen chronischen Entzündungen. So wird man auch bei chronischen Gelenkentzündungen mit mangelnder Wärmebildung diesen Wärme stauenden Wickel verwenden. Wenn man weiterhin z. B. die Verdauungsvorgänge regulieren will, dann greift man ebenfalls zum Wärme stauenden Wickel (z. B. Lendenwickel); denn bessere Durchblutung bedeutet auch bessere Leistung.
Den schweißtreibenden Wickel wenden wir in der Hauptsache an, wenn wir die Ausscheidungen durch den Schweiß fördern wollen, so u. a. bei den Infektionskrankheiten (z. B. Grippe und Erkältungszustände), bei den Zuständen der Selbst- und Fremdvergiftung (z. B. bei der Harnvergiftung oder Nahrungsmittelvergiftungen u. a.) – oder bei der Fettsucht.
Es ist immer zweckmäßig, seinen Arzt von vornherein nach der Zeitdauer des anzulegenden Wickels zu fragen. Bei den am meisten verwendeten Wickeln, den Brust-, Lenden- und Wadenwickeln, beträgt die Zeitdauer meistens 3/4–1 1/4 Stunden, wenn nicht der Arzt etwas anderes verordnet; denn selbstverständlich können diese Wickel als Wärme entziehende sowie als Wärme stauende und seltener als Schweiß treibende verordnet werden.

Temperierte Wickel

werden nur dann angelegt, wenn die Hauttemperatur des Kranken deutlich erhöht ist, z. B. bei hohem Fieber oder nach heißen Bädern. Sonst sind sie nicht, wie irrtümlich oft angenommen, schonend, sondern ein zu geringer Reiz, um eine sinnvolle Reaktion auszulösen.

Warme Wickel werden ebenfalls seltener angelegt, weil sie beim Anlegen zu viel und zu rasch Wärme abgeben.

Heiße Wickel dagegen werden gerne verwendet, weil man damit eine gute Wärmezufuhr treiben kann. Da sie beim Anlegen rasch abkühlen, sind sie in der Endwirkung die eigentlichen warmen Wickel.

Die Einteilung der Wickel

Wir unterscheiden also kalte, temperierte, warme und heiße Wickel und solche, die in reines Wasser, oder solche, die in Wasser mit Zusätzen getaucht werden. Der Größe nach unterscheiden wir kleine, mittelgroße und große Wickel. Zu den kleinen, die fast immer ohne irgendeine Gefährdung durchgeführt werden können, zählen wir den Handwickel, den Armwickel, den Fußwickel, den Wadenwickel, den Fußwadenwickel, den Beinwickel, den Halswickel, den Kopfwickel und die kleineren Auflagen.
Zu den mittleren zählen wir den Brust-, Lenden-, Kurzwickel und den Schal, den Unteraufschläger und den Oberaufschläger. Diese Gruppe enthält solche, die im allgemeinen schon nicht mehr ohne ärztliche Verordnung im Krankheitsfall genommen werden sollen.
Zu den größeren Wickeln rechnet man den Unterwickel oder die Dreiviertelpackung, den Ganzwickel, den Spanischen Mantel, das nasse Hemd, das Lehm-, Salz- und Heublumenhemd. Alle diese Wickel stellen größere Eingriffe für den Organismus dar und sollen nie ohne ärztliche Verordnung genommen werden.

Allgemeine Vorbereitungen

Alle Wickel, kalte, temperierte, warme und heiße, darf man nur im gut durchwärmten Bett und am besten auch im gut durchwärmten Zimmer machen. Das Anlegen von Wickeln auf dem Ruhebett ist ein Notbehelf. Um Wärmeverluste zu vermeiden, ist besonders gut einzupacken. Das Herumspazieren mit einem Wickel ist immer falsch.
Auf einen kalten Körper darf kein kalter Wickel angelegt werden. Man muß bei jeder Kaltwasseranwendung für vorhergehende Erwärmung sorgen. Diese Vorerwärmung kann erreicht werden durch ein warmes Bett, in das man nötigenfalls Wärmflaschen gebracht hat, oder durch ein warmes Bad oder seltener durch Massage oder Wärmebestrahlung. Auch warme Getränke aus einheimischen Heilkräutern oder heiße Fruchtsäfte können zur Vorerwärmung mit herangezogen werden. Bei jedem Wickel müssen die Füße warm sein (Wärmflaschen).
Bei allen ernsteren Erkrankungen, insbesondere bei Schwächezuständen des Herzens, des Gefäß- und Nervensystems, sollen Wickel nie ohne ärztliche Verordnung angelegt werden. Dasselbe gilt immer bei allen großen Wickeln und Packungen. Vor jedem Wickel soll die Blase und nach Möglichkeit auch der Darm entleert werden.

Wenn es nicht vom Arzt aus bestimmten Gründen angeordnet ist, soll man auch die Wickel wenigstens nicht in ein und derselben Form Tag für Tag anlegen. Immer wieder muß eine Unterbrechung oder ein Wechsel des Reizes eintreten, soll nicht eine Überreizung die Folge sein.

Die allgemeine Technik der Wickel

Zu einem kunstgerechten und erfolgreichen Wickel gehören drei Tücher:

1. ein grobes Leinentuch, das als sogenanntes nasses Tuch angelegt wird; das eigentliche Wickeltuch.
2. ein einfaches poröses Leinentuch als sogenanntes Zwischentuch, das das nasse Tuch bedeckt und auch das äußere Wolltuch um 2–3 cm überragt;
3. ein Wolltuch oder Flanelltuch als sogenanntes Abschlußtuch.

Das Zwischentuch soll nicht durch einen undurchlässigen Stoff ersetzt werden, also nicht durch Gummi, Guttapercha oder einen ähnlichen wasserundurchlässigen Stoff. Nach Möglichkeit soll aber immer ein Zwischentuch mit verwendet werden und nicht das nasse Tuch gleich von der Woll- oder Flanelldecke bedeckt sein. Das Zwischentuch hat nämlich die Aufgabe, das Abdunsten langsam und gleichmäßig zu bewerkstelligen, und läßt sich leichter reinigen als eine Woll- oder Flanelldecke, die ja bei Fehlen des Zwischentuches den Schweiß und die Ausscheidungsstoffe in sich aufnehmen würde. Außerdem soll das Zwischentuch das äußere Woll- oder Flanelltuch überragen, um die für viele Patienten unangenehme Berührung der Wolldecke mit der Haut zu verhindern. Auch läßt sich das Zwischentuch nachträglich besser waschen als das Wolltuch, so daß der Wickel als Ganzes so hygienischer ist als früher.

Die Maße der einzelnen Wickel richten sich nach ihrer Anwendung. Durchschnittsmaße sind folgende[1]:

	breit × lang	
Halswickel	10 cm × 60 cm	(Leinen liegt doppelt)
Handwickel	65 cm × 65 cm	(quadratisch)
Armwickel	70 cm × 90 cm	(bis 110 cm lang)
Fußwickel	80 cm × 80 cm	

1 Nach: Dr. med. *Christian Fey* u. Dr. med. *Jos. H. Kaiser:* Kneippkur richtig durchgeführt – Ehrenwirth Verlag 1971

Fußwadenwickel	80 cm×100 cm
Wadenwickel	80 cm× 80 cm
Beinwickel (kurz)	80 cm×100 cm
Beinwickel (lang)	80 cm×130 cm
Kopfwickel	80 cm× 80 cm
Auflagen	80 cm×110 cm
Ober- oder Unteraufschläger	80 cm×130–180 cm
Lendenwickel-Brustwickel	80 cm×150 cm/190 cm lang
Schal (Dreieck)	160 cm×160 cm
Kurzwickel	80 cm×190 cm
Unterwickel ($^{3}/_{4}$-Packung) V-Form	180 cm breit (oben); 150 cm breit (unten)
Nasses Hemd	180 cm–190 cm lang
Ganzpackung	190 cm×230 cm
Flanell für Dampfkompressen	80 cm×100 cm
Badehöschen-Badespangen	20 cm× 75 cm/85 cm
Waschungstücher	50 cm× 80 cm (zur Waschung 4fach gelegt)
Waschungshandschuh	20 cm× 25 cm (doppelt)
Herzkompressen	50 cm× 50 cm
Spanischer Mantel (Hemd)	250 cm lang

mit einem 5 cm breiten Halsbündchen, gesamter Umfang 200 cm, Armlänge über den Rücken gemessen gesamt 85 cm lang. Armumfang 44 cm.

Nasses Hemd 180 bis 200 cm lang

gesamter Umfang 180 cm, Armlänge über den Rücken gemessen gesamt 55 cm. Armumfang 44 cm. Die Größe der Heublumensäcke richtet sich nach den zu behandelnden Stellen, z. B. 25 × 35 cm, 30 × 40 cm, 35 × 45 cm, 40 × 60 cm.

Die Öffnung kann entweder durch Druckknöpfe oder durch eine Umschlagklappe geschlossen werden. Druckknöpfe dürfen aber nicht auf die Haut kommen.

Anstelle des Nassen Hemdes oder Spanischen Mantels kann der Ganzwickel, als Ersatz für Fuß- oder Wadenwickel können die nassen Socken verwendet werden. Die Wollsocken müssen über die Leinensocken hinausragen.

Die genannten Maße gelten nur für das Leinen.

Es werden zusammengelegt:

einfach: Arm-, Bein-, Unter- und Ganzwickel;

doppelt: Hals-, Fuß-, Hand-, Waden-, Kopf-, Lenden-, Brust-, Kreuz-, Kurzwickel und beide Schals;
vierfach: Ober- und Unteraufschläger;
acht- bis zehnfach: Heiße Auflagen und Kompressen.

Vor jedem Wickel lege man sich alles zurecht, was man braucht. Bei den mittleren und größeren Wickeln breitet man Wolldecke und Zwischentuch wickelfertig im Bett aus und legt den Patienten darauf. Man läßt den Kranken einige Zeit diese Tücher etwas aufwärmen. Bei den kleineren Wickeln kann man nach Einhaltung der für alle Wickel geltenden Vorschriften, vor allem nach der Vorerwärmung des zu wikkelnden Körperteiles, gleich mit dem Wickeln beginnen.
Wenn nicht anders verordnet, sollen die kalten Wickel mit frischem kaltem Wasser gemacht werden und die heißen so heiß wie möglich, weil sie sehr rasch abkühlen. Dadurch werden sie in ihrer Wirkung zu warmen Wickeln. Die so gut wie nie angewendeten warmen Wickel sollen in Wasser getaucht werden, das eine Temperatur von etwa 37° hat, die temperierten in Wasser von 20–25° C.
Praktisch können die Wickel zu jeder Zeit angelegt werden, jedoch sind größere Wickel, wenn es nicht vom Arzt aus besonderen Gründen anders verordnet wurde, nicht unmittelbar (1–2 Stunden) vor und nach dem Essen angebracht. Auch kleinere Wickel sollten bei Korpulenten nicht unmittelbar nach dem Essen angelegt werden, wohl bei mageren Menschen und solchen mit Verdauungsschwäche.
Erst nachdem alle Vorkehrungen getroffen sind, taucht man das nasse Tuch ins Wasser, wringt es gut aus, daß es nicht mehr tropft, und legt es so um den zu wickelnden Körperteil, daß es fest anliegt. Auf keinen Fall dürfen zwischen Körper und nassem Tuch größere Luftblasen oder unbedeckte Stellen sein. Man beginnt mit dem Wickeln gewöhnlich von der Gegenseite aus. Nach Anlegen des nassen Tuches wickelt man das Zwischentuch so fest anliegend wie möglich; doch darf es dabei nicht zur Abschnürung von Gefäßen kommen oder zur Behinderung der Atmung. Das Zwischentuch muß mit seinen Rändern das nasse Tuch weit überragen. Das Wolltuch oder die Flanelldecke wird als Abschlußtuch genauso angelegt und wird vom darunterliegenden Zwischentuch um 2–3 cm überragt. Den überragenden Teil des Zwischentuches schlägt man nach außen um und bildet dadurch eine weiche, hygienisch einwandfreie Kante, die die Haut nicht scheuert und den Schweiß aufsaugt. Sind bei einem Wickel Umschlagfalten notwendig, dann werden diese immer nach außen umgeschlagen.
Das Anlegen der Wickel soll rasch, jedoch ohne Hast geschehen, damit

bei kalten Wickeln keine Erkältung oder bei den warmen und heißen keine zu starke Abkühlung der Wickel eintritt. Bei den warmen und heißen Wickeln geht man am besten so vor, daß man zuerst das Zwischentuch und die Wolldecke so unter den zu wickelnden Körperteil legt, daß das Wickeln dieser Tücher rasch vonstatten gehen kann. Das nasse Tuch, das sogenannte eigentliche Wickeltuch, taucht man nach Möglichkeit erst am Bett in die warme oder heiße Flüssigkeit, und zwar so, daß man es von beiden Seiten einrollt bis zur Mitte, mit einem darum gelegten Handtuch auswringt und dann rasch anlegt. Bei den heißen Flüssigkeiten hüte man sich aber vor Verbrennungen. Man kann die warmen und heißen Wickel im Notfall schon ausgewrungen und in eine Wolldecke eingerollt ans Bett bringen, wenn die Vorbereitungen in einem anderen Raum erfolgen müssen.
Ist der Patient vorschriftsmäßig eingewickelt, dann deckt man ihn gut zu, am besten mit einer Wolldecke und Oberbett. Bei allen Wickeln sollen die Zipfel der Decke unter die Schultern gesteckt werden, und die Arme des Patienten müssen unter der Bedeckung liegen. Bei Schwerkranken muß eine Hilfsperson zur Verfügung sein, die den Kranken beim Anlegen des Wickels stützen kann.

Das Verhalten in und nach dem Wickel

Während des Wickels soll sich der Eingewickelte ruhig und entspannt und doch ganz eingestellt auf die Behandlung verhalten. Die größte Ruhe ist immer notwendig; Lesen oder sonstige anstrengende geistige Tätigkeit ist verboten. Bei den Wickeln, bei denen die Arme mit eingepackt sind, muß der Pfleger beim Patienten bleiben oder wenigstens ab und zu nach ihm schauen oder durch Rufen zu erreichen sein.
Wird der Patient in einem kalten Wickel nach einer halben Stunde nicht warm, so versuche man die Erwärmung künstlich herbeizuführen; man legt Wärmflaschen an oder läßt den Kranken heiße Getränke trinken. Gelingt die Erwärmung trotzdem nicht, dann muß der Wickel abgenommen werden. Das gilt auch dann, wenn in einem heißen Wikkel nach einer kurzen Abkühlung desselben der Patient nicht wieder warm werden kann. Treten während des Wickels irgendwelche Schwächezustände auf, dann muß man ihn ebenfalls abnehmen und darf bis zum Eintreffen des Arztes einige belebende Mittel versuchen. In einem solchen Falle dürfen wir entweder einige Hoffmannstropfen oder die Kneippschen Herztropfen, ja selbst eine Tasse starken Bohnenkaffee geben. Für das Weitere muß der Arzt Sorge tragen.

Schläft der Patient bei einem Wickel ein, dann soll man ihn im allgemeinen weiterschlafen und den Wickel liegenlassen. Aber in allen Fällen, wo der Patient geschwächt ist oder wo mit dem Wickel eine bestimmte Wirkung erzielt werden soll, muß er trotz des Schlafes abgenommen werden. Während der Dauer eines Wickels muß für gute Luft im Raum gesorgt werden; es darf bei geeigneter Witterung sogar das Fenster offengehalten werden, aber selbstverständlich nicht beim Anlegen und Abnehmen des Wickels. Jeden Wickel soll man möglichst rasch abnehmen. Bei Schwerkranken muß auch bei der Abnahme des Wickels eine Hilfsperson den Kranken so halten, daß der Wickel rasch ohne Störung entfernt werden kann. Nach jedem Wickel bleibt der Patient noch mindestens eine halbe Stunde im Bett, um nachzudünsten. Ein starkes Nachschwitzen ist in den meisten Fällen nicht notwendig und auch nicht richtig. Nach dieser halben Stunde trocknet man den Patienten ab und läßt ihn gegebenenfalls aufstehen. Eine Abwaschung oder sonstige Kaltwasseranwendung folgt in der Regel nicht, jedenfalls nicht unmittelbar nach dem Wickel. Dagegen wird eine temperierte Abwaschung nach dem Nachdünsten und der mindestens halbstündigen Bettruhe von manchen als sehr angenehm empfunden und ist daher auch gestattet.

Die gebräuchlichsten Zusätze zu den Wickeln

Um die Gesamtwirkung der Wickel zu verstärken oder um bestimmte lokale Heilwirkungen zu erzielen, verwendet man Zusätze meist pflanzlicher Herkunft oder Essig, Salz, Senf oder Lehm. So werden im allgemeinen verwendet: entsprechende Extrakte oder Zusätze aus Kräuterabkochungen.

Zusätze aus Kräuterabkochungen

Heublumen: 1–3 Handvoll von den Ablagerungen des Heues werden mit etwa 4–5 Liter Wasser eine halbe Stunde gekocht und durchgesiebt oder von vornherein in ein Säckchen gebracht und mit diesem ausgekocht. In den heißen oder – bei Verwendung eines kalten Wickels – in den abgekühlten Absud wird das Wickeltuch zusammengerollt eingetaucht, ausgewrungen und entsprechend der Verordnung angelegt. Heublumenwickel werden meist heiß angelegt.

Haferstroh: Menge und Zubereitung sind dieselben wie bei den Heublumen, mit denen auch Haferstroh bei den Wickeln oft gemischt wird. Haferstrohwickel werden meist heiß angelegt.

Kamille: 2–3 Handvoll Kamille werden etwa 1/4 Stunde lang im geschlossenen Topf gekocht, im übrigen verfährt man wie bei den anderen Kräuterzusätzen. Kamillenwickel werden häufig heiß angelegt.
Zinnkraut: 3–4 Handvoll Zinnkraut werden mindestens 1/2 Stunde gekocht; im übrigen ist die Zubereitung eines Zinnkrautwickels die gleiche wie bei den anderen Kräuterwickeln. Zinnkrautwickel werden kalt oder heiß angelegt.
Eichenrinde: Sie wird fast nur für kleinere Wickel verwendet. Die Menge beträgt daher nur etwa eine Handvoll. Eichenrinde wird 1/2 Stunde gekocht, und dann taucht man das Wickeltuch ein. In der Wäsche hinterläßt sie schlecht entfernbare Flecken. Eichenrindewickel werden oft kalt angelegt.
Alle übrigen Kräuterzusätze werden im allgemeinen in ähnlicher Weise wie die beschriebenen verwendet.
Anstelle der Kräuterabkochungen können auch fertige Extrakte verwendet werden.

Die nicht aus Kräuterabkochungen bestehenden Zusätze
Essig: Etwa 6–10 Eßlöffel Weinessig kommen auf 1 Liter Wasser oder etwa 1/3 Essig auf 2/3 Wasser. Die Essigwickel sind meist kalt.
Salz: Es werden etwa 1–2 gehäufte Eßlöffel voll auf 1 Liter Wasser genommen. Auch die Salzwickel sind meist kalt.
Senfmehl: Je nach der Größe des Wickels werden etwa 2–4 gehäufte Eßlöffel oder 1–1 1/2 Eßlöffel voll Senfmehl pro Liter Wasser mit kaltem Wasser angerührt, 10 Minuten darin stehengelassen und dann unter Umrühren mit heißem Wasser aufgefüllt, das die Temperatur zwischen 45 und 50° C haben soll. Bei gutem Senfmehl und richtiger Temperatur entstehen dann Dämpfe, die besonders auf die Schleimhäute des Auges und der Nase reizend wirken. Die Senfwickel sind immer heiß oder warm. Nach einem solchen Wickel, dessen Dauer gewöhnlich 10–20 Minuten (bis zum Auftreten eines starken Brennens und starker Hautröte) beträgt, werden die etwa haftengebliebenen Senfkörnchen durch eine warme Waschung entfernt. Brustwarzen und Achselhöhlen werden mit einem Mulläppchen abgedeckt.
Lehm: Es werden so viele Handvoll trockenen pulverisierten Lehms auf 2–4 Liter Wasser genommen, daß eine dünnflüssige Brühe entsteht. Anstelle des Wassers kann man auch eine Kräuterabkochung zur Verstärkung der Lehmwirkung verwenden. Die Lehmwickel sind fast immer kalt.
Die Zusätze zu den Packungen, Auflagen und Dämpfen werden bei diesen besprochen.

Die kleineren Wickel

Man vergleiche das über die kleineren Wickel Gesagte unter *Einteilung der Wickel!*

Der Handwickel

Der Handwickel umfaßt als Anwendungsgebiet die Hand bis über das Handgelenk. Außer bei lokalen Erkrankungen der Hand wird er selten angelegt. Beim Handwickel faltet man das viereckige Wickeltuch so zusammen, daß ein Dreieck entsteht. Zwischentuch und Wolldecke werden in der gleichen Weise gefaltet, aber das Zwischentuch überragt mit seiner Umschlagfalte wiederum das Wolltuch.

Man legt die Hand so auf das nasse Tuch, daß die Fingerspitzen zu den mittleren Zipfeln schauen und von der Spitze so weit entfernt sind, daß bei dem Zurückschlagen des mittleren Zipfels dieser den Handrücken nahezu vollständig bedeckt. Dann wird der Seitenzipfel von der Gegenseite aus durch Falten so gelegt, daß er den mittleren Zipfel überdeckt, straff den Handrücken überzieht und das Handgelenk fest abschließt. Das Ende des Zipfels wird unter der Hand eingesteckt. Nun wickelt man von der anderen Seite her den Zipfel in der gleichen Weise. Das Zwischentuch und die Wolldecke werden ebenso gewikkelt. Man achte aber darauf, daß der Wickel überall fest anliegt, ohne einzuschnüren. Besonders am Handgelenk muß ein guter Abschluß vorhanden sein.

Der Armwickel

Beim Armwickel werden die Hand und der ganze Arm bis zur Schulter eingepackt. Auch dieser Wickel wird vorwiegend zur Erzielung lokaler Wirkungen angelegt. In einem solchen Fall wird nur der erkrankte Arm eingepackt. Sollen jedoch allgemeine Wirkungen erzielt werden, dann werden beide Arme gewickelt.

Bei diesem Wickel wird das Wickeltuch nicht zum Dreieck gefaltet, sondern als Viereck hingelegt und dabei das obere dem Körper nahe Ende so schräg nach außen umgeschlagen, daß gewissermaßen eine längere und kürzere Seite des Wickeltuches entsteht. Die längere Seite des Wickeltuches liegt beim Anlegen des Armwickels an der Außenseite des Armes, die kürzere Wickelseite an der Innenseite. Durch Faltenlegung, ähnlich wie beim Handwickel, wird zuerst die Hand, dann der Arm eingepackt. Es kommt dabei darauf an, daß jedes Tuch, ohne einzuschnüren, der Hand und dem Arm fest aufliegt und daß insbesondere an der Schulter ein guter Abschluß vorhanden ist.

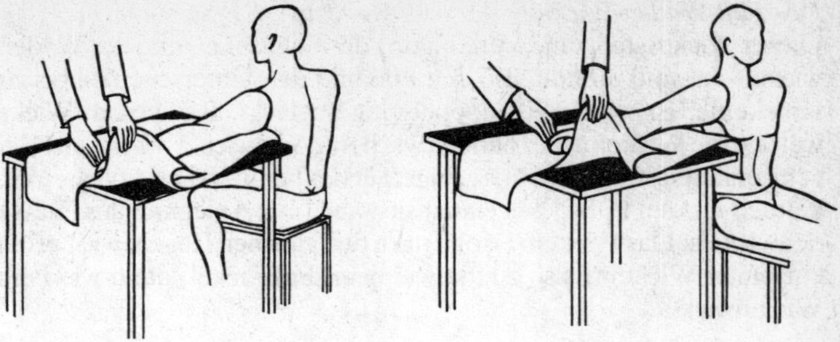

Der Armwickel

Der Fußwickel

Der Fußwickel umfaßt den Fuß bis über die Knöchel. Es werden fast regelmäßig beide Füße eingewickelt. Das Anlegen dieses Wickels erfolgt in gleicher Weise wie das des Handwickels (vgl. diesen).

Eine Abart des Fußwickels stellen die nassen Socken dar. Man verwendet hierzu entweder die hierfür hergestellten Leinensocken oder im Notfall eine Baumwollsocke (aber keine Wollsocke). Die nassen Socken werden so angelegt wie der Wickel, d. h. an Stelle des nassen Tuches tritt eine gut ausgewrungene nasse Socke, das Zwischentuch bleibt oder wird durch eine trockene Socke ersetzt, dasselbe gilt von dem Wolltuch, das durch einen wollenen Strumpf ersetzt werden kann. Es muß aber in jedem Fall darauf geachtet werden, daß eine Socke die andere überragt und daß nicht die nasse Socke nach außen hervorschaut.

Der Wadenwickel

Dieser Wickel reicht von den Fußknöcheln bis zur Kniekehle. Es werden wegen der meist gewollten Allgemeinwirkung fast immer beide Waden eingepackt.

Die Technik eines Wadenwickels ist sehr einfach, und man kann ihn auch sich selbst ohne fremde Hilfe anlegen. Sie ergibt sich aus der allgemeinen Wickeltechnik. Alle Tücher müssen straff anliegen. Als solche eignen sich im Notfall Handtücher. Ferner kann bei Bedarf das Abschlußtuch beide Beine gemeinsam umgeben, und *Kneipp* selbst gibt in seinem »Testament« an, daß er auch als nasses Tuch und als Zwischentuch ein und dasselbe große Handtuch benutzen lasse, indem er nur die erste Hälfte naß mache und die zweite als Zwischentuch verwende.

Der Fuß-Waden-Wickel

Dieser Wickel stellt eine Vereinigung des Fußwickels und des Wadenwickels dar und umfaßt also den Fuß und den Unterschenkel bis zur Kniekehle. Er wird meist doppelseitig angelegt. Bei diesem Wickel werden die Wickeltücher ähnlich wie beim Armwickel nicht zum Dreieck gefaltet, sondern als viereckige Tücher benutzt. Das übliche Wikkeltuch für den Fußwickel eignet sich auch zur Anlegung des Fußwadenwickels. Das Wickeln erfolgt nach den gleichen Regeln wie bei den einzelnen Wickeln, also zuerst wie beim Fußwickel, dann wie beim Wadenwickel.

Der Beinwickel (sog. verlängerter Beinwickel)

Beim Beinwickel wird das gesamte Bein eingewickelt. Er wird meist doppelseitig angelegt.

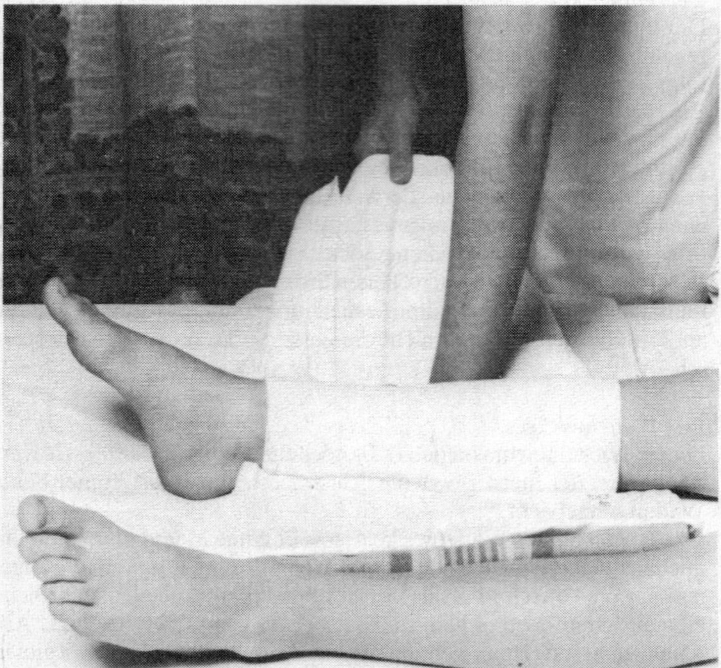

Wadenwickel

Das Anlegen dieses Wickels erfolgt ähnlich wie das des Armwickels. Das viereckige Tuch wird durch Umschlagen des oberen körpernahen Endes so abgeschrägt, daß eine längere und eine kürzere Seite entsteht. Die längere Seite kommt an die Außenfläche des Beines, die kürzere an die Innenseite. Zuerst werden der Fuß und die Wade gewickelt wie beim Fußwadenwickel, dann der Oberschenkel. Die Tücher müssen alle glatt anliegen und dürfen insbesondere in der Leistenbeuge keinen Druck ausüben.

Der Halswickel
Dieser Wickel umschließt den Hals. Die hierbei verwendeten Tücher sollen möglichst zweimal um den Hals herumgehen. Geeignet als nasses Tuch ist ein Handtuch, das man unter Umständen zugleich als Zwischentuch verwenden kann, wenn man nur die Hälfte naß macht. Das Zwischentuch überragt beide anderen Tücher. Es eignet sich ferner ein genügend großes Taschentuch oder das fertige Wickeltuch. Als Abschluß kann auch ein Wollstrumpf verwendet werden. Über die Dauer dieses Wickels wie auch der übrigen befrage man jedesmal den Arzt.

Der Kopfwickel
Dieser Wickel wird nur selten angelegt und umfaßt den ganzen Schädel mit Ausnahme des Gesichts. Als nasses Tuch oder Wickeltuch eignet sich ein großes Handtuch oder ein entsprechendes Leinentuch oder die fertige Kopfhaube. Die Tücher werden dreieckig gefaltet. Die Basis des Dreiecks zieht man über die Stirn und Schläfen nach hinten, wo sich die Enden des Tuches überschneiden und eingesteckt werden. Die

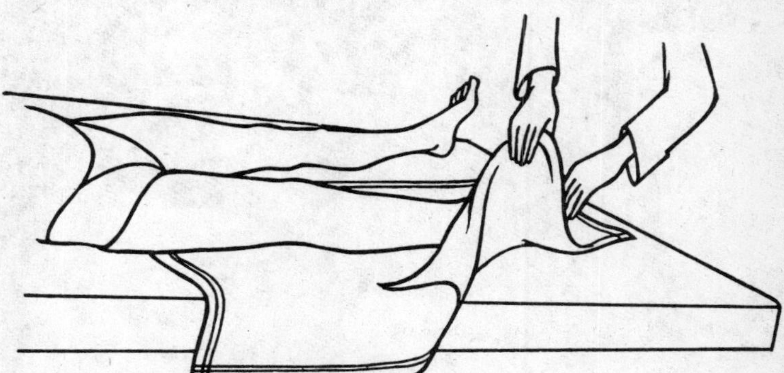

Der verlängerte Beinwickel

Spitze des Dreiecks liegt nach hinten. Das Zwischentuch und die Wolldecke werden entweder entsprechend angelegt oder wie bei einem Kopfverband. Bei langem Haar kann dieses um den Kopf gelegt und naß gemacht werden. Es darf aber nicht tropfen. Es ersetzt das nasse Tuch. Über den ganzen Wickel legt man noch ein Wolltuch oder ein Kissen. Nach dem Wickel muß der Kopf gut getrocknet werden.

Die mittelgroßen Wickel

In bezug auf diese Art der Anwendung verweisen wir auf das unter »Einteilung der Wickel« hierüber Gesagte. Sie stellen mittelstarke Anwendungen dar und sollen bei Kranken nicht ohne genaue ärztliche Verordnung gemacht werden.

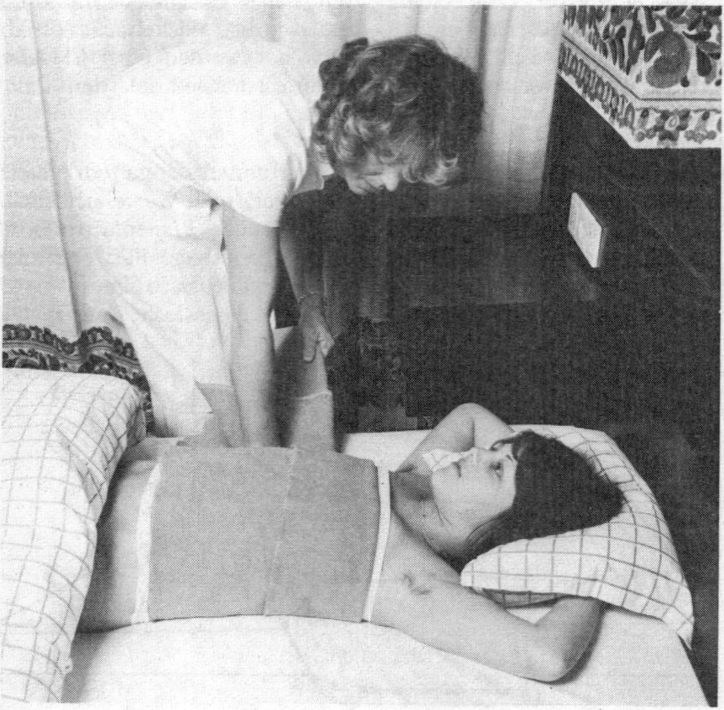

Brustwickel

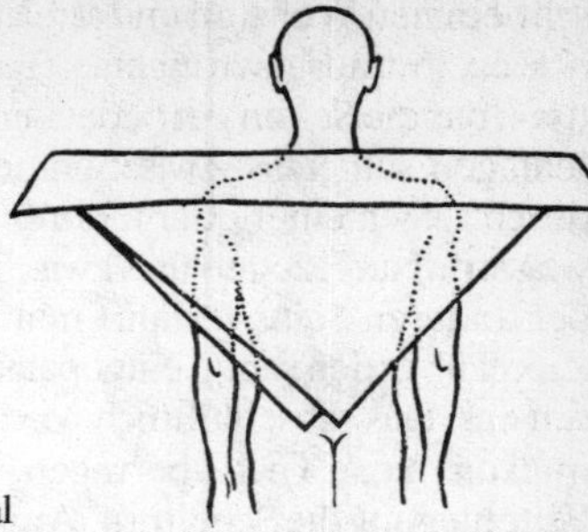

Der Schal

Der Brustwickel

Dieser Wickel reicht von den Achselhöhlen bis zum unteren Rand des Brustkorbs. Er ist das typische Beispiel für einen Wickel. Man steht beim Anlegen dieses Wickels an der Seite des Kranken und wickelt von der Gegenseite her, an der auch der größte Teil des Wickeltuches überhängt. Alle Tücher müssen glatt anliegen, dürfen aber die Atmung nicht beeinträchtigen. Deshalb läßt man den Patienten ruhig aus- und einatmen und zieht die Tücher bei mittlerer Atemstellung – also nicht bei tiefstem Ein- und Ausatmen – fest an. Zweckmäßigerweise legt man Wolldecke und Zwischentuch schon vorher passend unter und schiebt dann das nasse Tuch in Form einer Rolle unter, die man rasch abrollt und entsprechend wickelt. Oder man legt alle drei Tücher wikkelfertig hin und läßt den Patienten sich darauf legen.

Der Schal (Dreieckschal)

Dieser weicht etwas von der üblichen Form der Wickel ab und ist ziemlich schwierig anzulegen. Es ist daher ratsam, in allen Fällen, wo die Technik des Schals nicht gründlich gelernt wurde, an Stelle dieses Wikkels lieber den einfachen Brustwickel zu machen; denn ein unsachgemäß angelegter Schal kann erheblichen Schaden anrichten.

Beim Schal wird das quadratische Wickeltuch zum Dreieck gefaltet. Die längste Seite dieses Dreiecks kommt an die Schulter zu liegen, so daß je ein Zipfel an jedem Schultergelenk liegt und der dritte Zipfel am Rücken herunterhängt.

Vor Anlegen des nassen Tuches legt man im Bett eine große Wolldecke und ein Zwischentuch zurecht, deren obere Ränder je eine 3–4 Querfinger breite Umschlagfalte nach außen haben und bis zur Mitte des Hinterkopfes reichen. Wenn diese Wickeltücher fertig liegen, richtet man den Patienten auf und legt ihm das nasse Tuch in der vorher beschriebenen Weise an und streicht es glatt. Über die Brust legt man ein nasses, gut ausgewrungenes Tuch, gegebenenfalls ein langes Handtuch, das die Seiten gut bedecken und auch noch die Oberarme mit einschlagen soll. Das Zwischentuch wird jetzt von der Gegenseite her durch Legen einer oder mehrerer Falten über den Arm und die Brust weg straff angezogen und zwischen Arm und Rumpf eingesteckt. Auf der anderen Seite verfährt man in ähnlicher Weise, schlägt aber den Zipfel über den schon eingepackten Arm weg und steckt ihn unter diesen ein. Das Abschlußtuch wird ebenfalls entsprechend gewickelt. Es muß das nasse Tuch überragen. Es umhüllt auch durch entsprechende Faltenlegung die Schultern. Am Hals kann man noch ein kleines Handtuch rundherum einstecken, um so einen guten Abschluß zu haben und um das Kratzen der Wolldecke zu verhüten. Mit dem Deckbett wird, wie bei allen Wickeln, sorgfältig zugedeckt. Die Zipfel des Deckbettes stecken unter den Schultern.

Der Lendenwickel
Dieser erstreckt sich vom Nabel bis zum halben Oberschenkel. Das Anlegen des Lendenwickels ist denkbar einfach, wenn man die Grundsätze der »Allgemeinen Wickeltechnik« beachtet. Durch entsprechende Faltenlegung ist unbedingt dafür zu sorgen, daß alle Tücher glatt anliegen und daß nicht durch verschiedene Breite des Körperteiles, z. B. der Hüfte, größere Lufträume unter dem nassen Tuch entstehen. Den Lendenwickel kann man sich auch wieder selbst anlegen. Wegen seines wohltätigen Einflusses auf die gesamten Verdauungsvorgänge wird der Lendenwickel besonders bei sehr mageren Menschen gerne nach den Mahlzeiten verordnet, zu einer Zeit also, wo im allgemeinen größere und mittelgroße Wickel unterbleiben sollen.

Der Kurzwickel
Auch dieser ist zu den mittelstarken Wickeln zu rechnen. Er reicht von den Achselhöhlen bis zum halben Oberschenkel und stellt eine Vereinigung von Brust- und Lendenwickel dar. Die Arme werden also nicht mit eingepackt, was für viele Patienten eine Wohltat bedeutet.
Als Tücher kommen außer den fertigen Wickeltüchern in Frage: als nasses Tuch und Zwischentuch ein doppelt gefaltetes leinenes Bettuch und als Abschlußtuch eine Wolldecke. Die Technik dieses Wickels ergibt sich wieder aus der allgemeinen Wickeltechnik.

Die größeren Wickel

Zu den größeren Wickeln rechnet man den Unterwickel oder die Dreiviertelpackung, den Ganzwickel, den Spanischen Mantel, das nasse Hemd, besonders das Salz-, Lehm- und Heublumenhemd.
Bei der Anlegung dieser Wickel ist besondere Sorgfalt notwendig, wenn sie nicht schaden sollen. Das nasse Tuch muß in allen Fällen gut ausgewrungen sein und darf nicht mehr tropfen; denn sonst kann keine oder nur eine langsame, geringe Erwärmung eintreten. Ob und wann ein solcher Wickel angelegt werden darf, hat der Arzt zu bestimmen.
Bei allen größeren Wickeln muß eine Pflegeperson beim Patienten bleiben oder wenigstens durch Rufen erreichbar sein und ab und zu nachschauen. Treten Schwächezustände auf, so ist der Wickel sofort zu entfernen und in ernsteren Fällen der Arzt sogleich zu benachrichtigen. Wird der Patient im Wickel nach etwa 1/2 Stunde nicht warm oder kühlt er im warmen Wickel zu stark aus, obwohl man Wärmflaschen neben den Patienten und an seine Füße gelegt und ihm heiße Getränke gegeben hat, dann muß der Wickel entfernt werden. Nähere Einzelheiten siehe unter »Allgemeine Technik der Wickel«!

Der Unterwickel oder die Dreiviertelpackung
Dieser Wickel erstreckt sich von den Achselhöhlen bis über die Zehen. Die Arme werden nicht mit eingepackt. Man benötigt die gleichen Tücher wie beim Kurzwickel. Es ist aber zweckmäßig, zum Abschluß zwei Wolldecken zu verwenden, von denen die zur Wickelung des Oberkör-

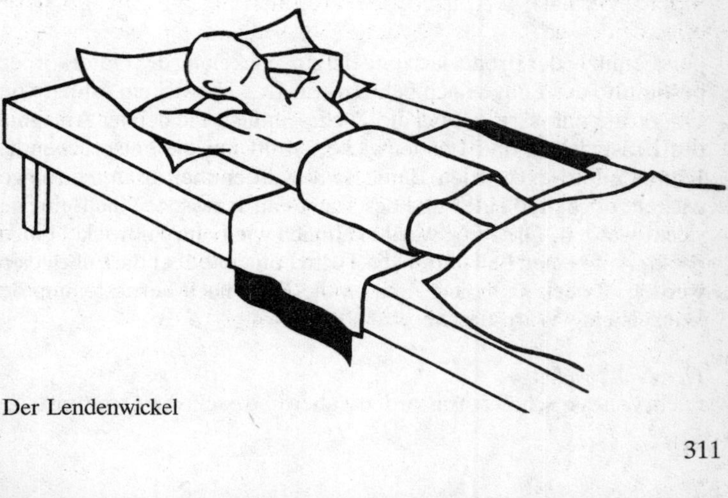

Der Lendenwickel

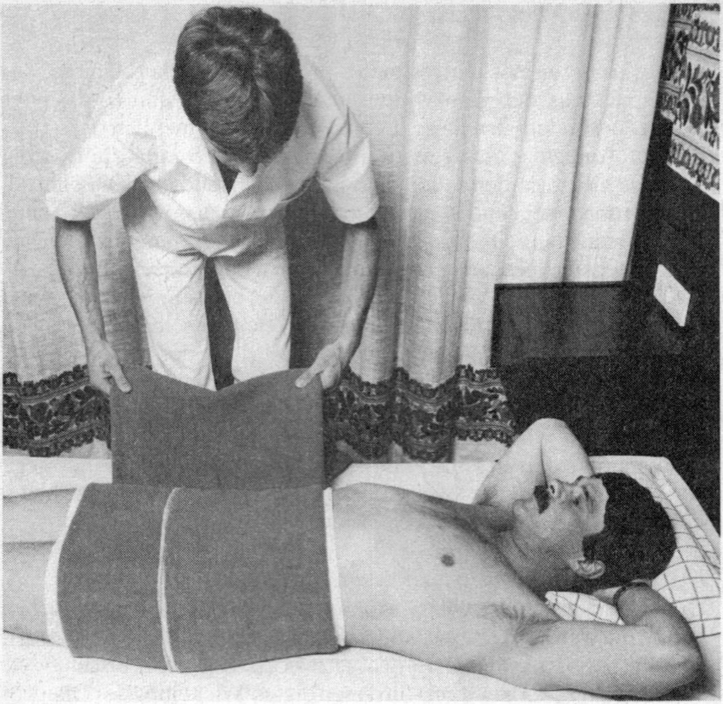

Lendenwickel

pers benutzte der Breite nach und die zur Wickelung des Unterkörpers bestimmte der Länge nach gelegt wird. Das Einwickeln erfolgt vom Oberkörper abwärts, wobei die Tücher ähnlich wie bei der Anlegung des Brustwickels und Lendenwickels straff um die entsprechenden Körperteile gelegt werden. Beide Beine werden aber zusammen eingewickelt; doch muß eine Falte des Tuches auch zwischen die Beine gesteckt werden. Die Füße werden ähnlich wie beim Fußwickel eingepackt. Auf keinen Fall dürfen die Tücher nur lose über die Füße gelegt werden. Zweckmäßig legt man an die Füße nach Fertigstellung des Wickels eine Wärmflasche.

Der Ganzwickel
reicht von den Schultern bis zu den Zehen und packt die Arme mit ein.

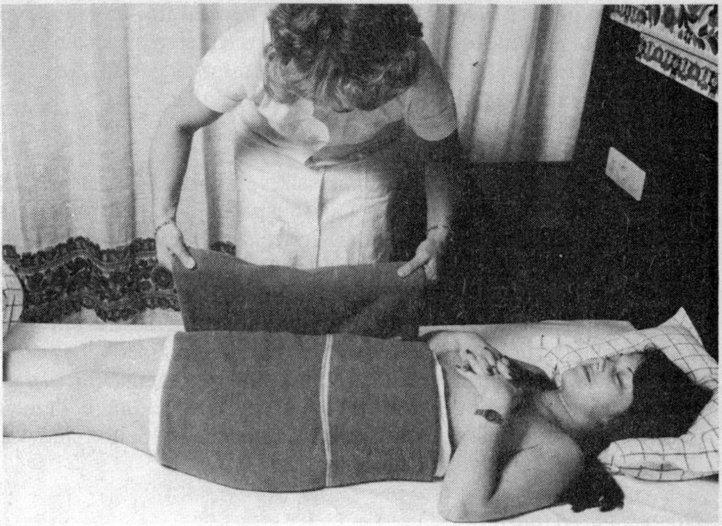

Kurzwickel

Das Anlegen des Ganzwickels erfolgt ähnlich wie das des Kurzwickels, nur müssen die Tücher bis etwa zur Mitte des Hinterkopfes heraufreichen und zum besseren Abschluß eine nach außen geschlagene Falte besitzen. Alle Tücher werden im Bett wickelfertig hingelegt, während der Patient in einem anderen angewärmten Bett liegt oder gegebenenfalls noch angekleidet bis zur Vollendung der Vorbereitungen wartet. Sind diese getroffen, dann legt sich der Patient auf das nasse Tuch und bekommt ein weiteres nasses Tuch, am besten ein Handtuch, auf die Brust gelegt. Dieses Tuch muß aber die Seitenflächen des Brustkorbes mit bedecken. Das Wickeln erfolgt ähnlich wie beim Unterwickel. Man beginnt am Hals, sorgt durch entsprechende Faltenlegung für einen guten Abschluß am Hals und zieht dann den oberen Zipfel der Gegenseite herüber und steckt ihn unter die Schulter der Standseite. Dann nimmt man den oberen Zipfel auf der Standseite, zieht ihn über die gegenüberliegende Schulter und steckt ihn ein. Brustkorb, Unterkörper und Beine werden wie beim Unterwickel bzw. bei der Dreiviertelpakkung eingepackt. Eine Falte des nassen Tuches kommt auch hierbei zwischen die beiden Beine, die im übrigen zusammen eingepackt werden. Die Füße müssen auch gut und straff gewickelt sein. Zwischentuch und Wolldecke werden entsprechend gewickelt. Am Hals kann man wieder ein Handtuch einstecken, um das Kratzen durch die Wolldecke zu verhüten und um einen guten Abschluß zu geben. Ans Fußende und an die Seiten kommen wieder Wärmflaschen.

Der Spanische Mantel

Der Spanische Mantel ist eine Ganzpackung, bei der das nasse Tuch durch ein weites mantelartiges Gewand aus grobem Leinenstoff ersetzt wird, das über die Finger- und Fußspitzen reicht. Der Hals wird mit eingeschlossen. Dieses Gewand wird in die Flüssigkeit getaucht, meist klares Wasser oder Salzwasser, gut ausgewrungen und dann dem stehenden Patienten angezogen. Dieser legt sich hierauf in die schon vorher zurechtgelegten übrigen Tücher, die wie bei der Ganzpackung geordnet sind. Das nasse Tuch wird fest an den Körper gelegt und mit den anderen Tüchern gut eingewickelt, ähnlich der Einpackung bei einem Ganzwickel. Wärmflaschen an den Füßen und an den Seiten sind wiederum notwendig.

Die nassen Hemden

Diese sind eine Abart des Spanischen Mantels und bestehen in einem langen, hinten offenen, hemdähnlichen Wickeltuch, das nicht so lang wie der Spanische Mantel ist. Hände und Füße werden nicht vom nassen Tuch bedeckt. Im übrigen ist die Technik dieses Wickels so wie beim Spanischen Mantel.

Das hemdartige nasse Tuch wird in Wasser getaucht, dem meist Salz, Lehm oder Heublumen zugesetzt sind.

Das Salzhemd wird häufig kalt angelegt, heiß aber auch dann, wenn das persönliche Wärmebedürfnis es erfordert. Man gibt auf 5 Liter Wasser etwa 1/4 kg Kochsalz, bei geringerer Menge entsprechend weniger. Das Lehmhemd wird fast nur kalt angelegt. Man taucht hierbei das nasse Wickeltuch in eine dünnflüssige Lehmbrühe, die man dadurch bereitet, daß man etwa 2–3 Doppelhandvoll pulverisierten Lehm oder Heilerde auf einige Liter Wasser verrührt.

Das Heublumenhemd wird meist heiß angelegt. Man taucht das hemdartige Wickeltuch in einen heißen Heublumensud, den man durch Kochen von 2–3 Doppelhandvoll Heublumen mit 5 Liter Wasser erzeugt. Das Anlegen des gut ausgewrungenen Tuches muß wegen der raschen Abkühlung möglichst schnell geschehen.

Die Auflagen

Die Auflagen sind wickelartige Anwendungen, deren unterscheidendes Kennzeichen gegenüber den Wickeln darin besteht, daß das nasse Wickeltuch nicht den ganzen Körperteil von allen Seiten erfaßt, sondern gewöhnlich mehrfach gefaltet nur einen Teil des Körpers bedeckt. Die Auflagen haben darum eine mehr lokalisierte Wirkung als die eigentlichen Wickel; aber auch ihre Allgemeinwirkung ist nicht gering einzuschätzen.
Außer den verschiedenen kleineren Auflagen, die sich fast überall anlegen lassen, kennen wir hauptsächlich zwei größere Formen der Auflage, den Oberaufschläger und den Unteraufschläger. Für alle Auflagen gilt im wesentlichen dasselbe wie für die Wickel.

Die größeren Auflagen

Der Oberaufschläger
Beim Oberaufschläger ist das nasse Tuch ein mehrfach zusammengefaltetes Leinentuch, das die Vorderseite des Körpers von der Höhe der Achselhöhlen bis zum halben Oberschenkel bedeckt. Die Seiten sind nur wenig vom nassen Tuch bedeckt, der Rücken ist frei. Zwischentuch und Wolldecke werden um den ganzen Körper gewickelt wie beim Kurzwickel. Der Oberaufschläger wird meist kalt angelegt mit oder

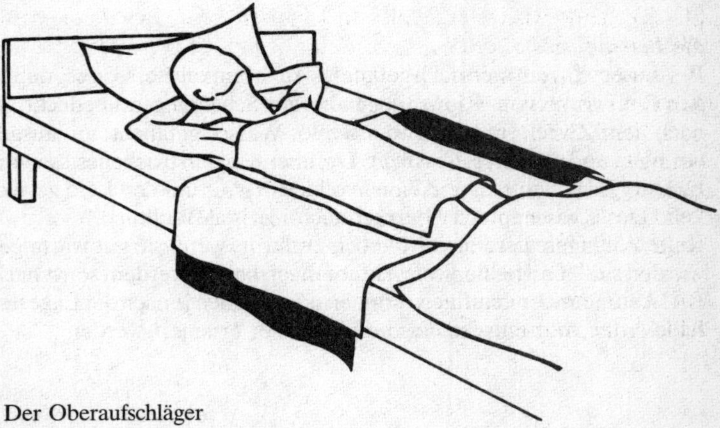

Der Oberaufschläger

ohne Zusätze (die gleichen wie bei den Wickeln). Seltener wird er heiß angelegt. Der Stärke des Eingriffes nach entspricht der Oberaufschläger den mittleren Wickeln.

Der Unteraufschläger

Beim Unteraufschläger kommt das nasse Tuch auf den Rücken zu liegen und reicht von der Schulter bis zum halben Oberschenkel. Seitenfläche und Vorderfläche bleiben vom nassen Tuch frei. Zwischentuch und Wolldecke umfassen den ganzen Körperteil und werden wie beim Kurzwickel angelegt. Auch der Unteraufschläger wird meist kalt, seltener heiß gebraucht und kann mit den bei den Wickeln üblichen Zusätzen versehen werden. Der Stärke seiner Wirkung nach entspricht er den mittleren Wickeln.

Die kleineren Auflagen

Kleinere Auflagen werden verabfolgt als Herzauflagen, Leib- oder Stirnauflagen. Außerdem unterscheidet man je nach dem Ort des Anlegens verschiedene andere Auflagen. Auch für die Auflagen gilt das Grundsätzliche, was über die Wickel gesagt wurde. Sie entsprechen der Stärke des Eingriffs nach den kleinen Wickeln. Nach Möglichkeit werden über das nasse, gut ausgewrungene Tuch der Auflage ein Zwischentuch und eine Wolldecke ganz um den betreffenden Körperteil herumgewickelt.

Das typische Beispiel ist

die Leibauflage.

Bei dieser wird ein mehrfach gefaltetes Tuch von solcher Größe, daß es den Leib vorne vom Rippenbogen bis zur Schamgegend bedeckt, je nach dem Zweck, in kaltes oder heißes Wasser getaucht, gut ausgewrungen und auf den Leib gelegt. Darüber wird ein trockenes Leinentuch als Zwischentuch und eine Wolldecke ganz um den Leib gewikkelt. Das Zwischentuch überragt auch hier das Wolltuch.

Kalte Auflagen werden gewöhnlich entfernt, wenn sie gut warm geworden sind, und heiße, wenn sie anfangen kalt zu werden, sonst nach 1–1 1/4 Stunden. Leibauflagen können oder müssen je nach der Lage des Falles (der Arzt entscheidet darüber) öfter erneuert werden.

Diese sind eine besondere Form von heißen Auflagen, die im Hausgebrauch durchaus beliebt sind. Sie sind wie die schon beschriebenen Auflagen hauptsächlich für die lokale Behandlung bestimmt und eignen sich insbesondere zur Lösung von Krampfzuständen und zur Schmerzlinderung.
Sie können an fast allen Stellen des Körpers angelegt werden. Außer den bei der Auflage üblichen drei Tüchern benötigt man zur Dampfkompresse noch ein 4. Woll- oder Flanelltuch, um das nasse heiße Tuch einzuschlagen.
Technik: Man faltet ein Leinentuch von solcher Größe, daß es nach dem Falten der zu behandelnden Stelle entspricht (etwa 4- oder 8fach), taucht es in heißes Wasser und läßt es einige Minuten darin. Dann nimmt man es rasch aus dem heißen Wasser, unter Umständen mit einer Klammer oder einem ähnlichen Gegenstand, legt es auf ein bereitliegendes Handtuch und wringt es in diesem gut aus. Je besser ausgewrungen das heiße Tuch ist, um so länger hält es warm. Man legt es darauf in das Woll- oder Flanelltuch, so daß es auf der unteren Seite nur von einer Lage des Woll- oder Flanelltuches umgeben ist, im übrigen aber ganz von der Woll- oder Flanelldecke umhüllt wird. Diese Packung legt man auf die zu behandelnde Stelle, so daß die einfache Lage der Wolldecke oder des Flanelltuches auf der Haut zu liegen kommt. Über das Ganze wird dann ein Zwischentuch und eine Wolldecke wie bei dem vollständigen Wickel angelegt. Die Dampfkompressen wer-

Leibauflage

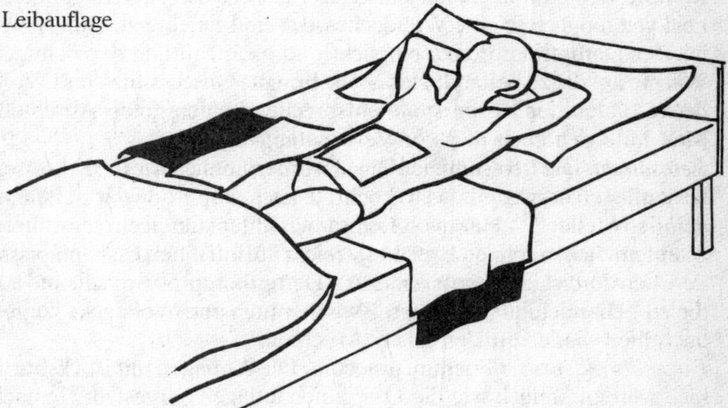

den gewöhnlich so heiß auf den Körper gebracht, wie sie der Kranke verträgt. Bei Erkalten werden sie abgenommen und gegebenenfalls durch eine neue ersetzt. Es folgt im allgemeinen Bettruhe von 1/2–1 Stunde, aber keine Kaltanwendung.

Die Breiauflagen

Diese stellen eine Abart der Dampfkompressen dar. Bei den Breiauflagen werden Breie aus bestimmten Stoffen, die die Wärme lang halten, heiß in ein Säckchen oder Tuch eingeschlagen und ähnlich wie die Dampfkompressen auf die zu behandelnde Stelle gelegt. Um Verbrennungen zu vermeiden, prüft man den Wärmegrad der Packung am besten so, daß man diese an die eigene Wange hält oder mit dem Handrücken abtastet. Da diese beiden Körperstellen besonders empfindlich gegen zu hohe Temperaturen sind, wird man auf diese Weise einen praktischen Wärmemesser haben, um feststellen zu können, ob die Auflage die richtige, d. h. die dem Kranken zuträgliche Wärme hat. Die Breiauflagen läßt man gewöhnlich bis zum Erkalten liegen. Eine Kaltanwendung wird nach Breiauflagen im allgemeinen nicht mehr vorgenommen.
Am meisten verwendet man folgende Substanzen für die Breiauflagen:
Kartoffeln. Die Kartoffelbreiauflagen werden so hergestellt, daß man Kartoffeln mit der Schale kocht und zu einem feuchten, heißen Brei stampft, den man in ein Säckchen oder in ein Tuch einschlägt und so heiß wie möglich in eine Wolldecke oder ein Flanelltuch, ähnlich wie bei der Dampfkompresse, einpackt und nach Prüfung der richtigen Wärme auf die zu behandelnde Stelle bringt. Zwischentuch und Wolldecke bilden der Körperstelle entsprechend einen guten Abschluß. Man hüte sich auch hier vor Verbrennungen.
Leinsamen. Die Leinsamenauflagen werden ähnlich wie die Kartoffelbreiauflagen hergestellt. Man kocht, je nach der Größe der zu behandelnden Stelle, 2–4 Handvoll Leinsamen unter ständigem Umrühren zu einem dicken, öligen Brei und streicht ihn auf einen Leinenlappen, den man durch Umfalten zu einer Art Dampfkompresse macht und auf die zu behandelnde Stelle legt. Zwischentuch und Wolldecke sorgen auch hier wieder für den guten Abschluß.
Bockshornklee oder Foenum graecum. Die Auflagen mit Bockshornklee werden ähnlich wie die Leinsamenauflagen hergestellt. Je nach der Größe der Auflage werden 2–3 Handvoll pulverisierten Bocks-

hornklees mit kaltem Wasser angesetzt und dann langsam unter ständigem Umrühren zum Kochen gebracht. Den dickflüssigen Brei bringt man auf einen Leinenlappen und schlägt diesen, ähnlich wie bei der Dampfkompresse, in ein Woll- oder Flanelltuch ein und legt die Packung auf die zu behandelnde Stelle. Auch hier bilden Zwischentuch und Wolldecke, der erkrankten Stelle entsprechend angelegt, den Abschluß.

Grütze. Die seltener verwendeten Grützeauflagen werden genauso hergestellt wie die vorhergehenden Breiauflagen.

Von den anderen hier und da verwendeten Breiauflagen gilt im Grunde dasselbe.

Die Packungen

Mit den Breiauflagen verwandt ist eine Form Kneippscher Anwendungen, die im Hausgebrauch öfter benötigt wird. Die drei hauptsächlichsten dieser Art von Anwendungen sind der heiße Heublumensack, die kalte oder heiße Lehmpackung und die Topfen- oder Quarkauflage, die noch gesondert besprochen werden sollen.

Die Heublumenpackung oder der Heusack

Diese in der Kneippkur recht gerne und häufig verwendete Packung hat eine große Tiefenwirkung, d. h. sie ruft noch in den tieferen Stellen des Organismus Wirkungen hervor, wo entsprechende andere Auflagen keine oder nur mehr geringe Wirkung entfalten. Sie ist viel stärker als entsprechende trockene Packungen. Sie wird vorwiegend zur Erzielung lokaler Wirkungen verwendet, hat daneben aber Einfluß auf den gesamten Organismus.

Heusäcke können an fast allen Stellen des Körpers angelegt werden. Ihre Größe ist demnach verschieden und richtet sich nach der Größe der zu behandelnden Körperstelle. Es können auch mehrere Heusäcke zugleich angelegt werden.

Technik: Man fertigt von Fall zu Fall einen der Körperstelle entsprechenden Sack aus grobporigem, wasserdurchlässigem Leinen an. In diesen Sack füllt man so viel Heublumen, daß diese etwa die Höhe von vier bis fünf Querfingern erreichen. Den Sack näht oder knöpft man zu – aber keine Metallknöpfe –, bringt ihn in einen Topf, übergießt ihn mit kochendem Wasser und deckt den Topf zu. Der Heusack bleibt in dem heißen Wasser etwa 10–15 Minuten. Dann nimmt man den Sack aus der Flüssigkeit und preßt ihn sehr gut aus. Im Hausgebrauch nimmt

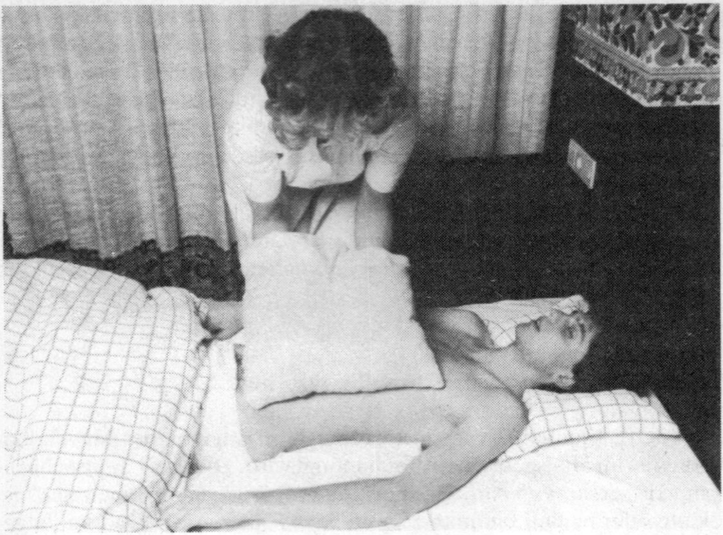

Heublumensack

man am besten zum Auspressen zwei große Hackbretter oder etwas Ähnliches, zwischen die man den Heusack legt, und preßt ihn durch Stehen oder Treten auf dem oberen Brett aus. Man muß den Heusack aber mehrmals umwenden, damit er auch wirklich genügend ausgepreßt wird. Nach dem Auspressen packt man ihn in eine Wolldecke oder in ein Gummituch ein und bringt ihn schnell an das Bett des Patienten, damit er nicht zu sehr abkühlt. Eine andere Zubereitung ist die in strömendem Wasserdampf (evtl. im Einmachkessel mit Einsatz).
Der Heusack muß beim Anlegen die richtige Temperatur haben. Er darf nicht ausgesprochen heiß, sondern nur gut warm und nicht zu naß sein. Man nimmt zur Prüfung der geeigneten Wärme die eigene Wange oder den Handrücken, die beide gegenüber hohen Temperaturen empfindlicher sind als andere Stellen des Körpers.
Zwischentuch und Wolldecke liegen bereits wickelfertig im Bett. Man bringt nun den Heusack recht vorsichtig an den Körper des Patienten und legt ihn zunächst nur locker an. Erst wenn er die dem Patienten angenehme Temperatur hat, werden der Stelle des Körpers entsprechend Zwischentuch und Wolldecke wie bei einem Wickel straff angelegt und der Patient insgesamt gut eingepackt.

Wenn die ärztliche Vorschrift nicht eine kürzere oder längere Dauer vorschreibt, bleibt der Heusack etwa 3/4 bis 1 1/4 Stunden liegen, wenn er nicht eher auskühlt. Nach dem Heusack folgt noch eine mindestens halbstündige Bettruhe, um die Wirkung ausklingen zu lassen. Erst nach dieser Bettruhe darf eine temperierte Anwendung folgen, meistens eine Ganzwaschung.

Die Lehmpackung oder das Lehmpflaster

Diese Art der Packung gehört zu den kalten, kann aber auch gelegentlich, insbesondere bei chronischen Gelenkentzündungen, heiß benützt werden und wird fast nur zur lokalen Behandlung verwendet. Sie ist nicht zu verwechseln mit dem Lehmwickel. Zum Lehmpflaster stellt man sich einen ziemlich dicken salbenartigen Lehmbrei her, den man auf einen Leinenlappen aufstreicht, oder man legt den Lehm unmittelbar auf die zu behandelnde Stelle. Als Lehm verwendet man entweder den käuflichen sterilisierten (keimfreien) Lehm, der gleich gebrauchsfertig ist, oder man holt sich von einer Lehmgrube aus möglichst großer Tiefe so viel Lehm, wie man benötigt, und macht ihn selbst keimfrei, indem man ihn auf einer heißen Herdplatte in kleinsten Stückchen etwa eine Stunde oder noch länger erhitzt und dann pulverisiert. Über das eigentliche Lehmpflaster werden Zwischentuch und Wolldecke wie bei einem Wickel angelegt. Bei offenen Wunden darf nur keimfreier Lehm verwendet werden. Zum Anrühren des Lehmbreies kann man außer klarem Wasser auch Essigwasser oder einen Kräuterabsud verwenden.

Die Lehmpackung bleibt gewöhnlich bis zum Trockenwerden des Lehmes liegen, und der etwa haftengebliebene Lehm wird mit warmem Wasser entfernt. Um eine Entfettung der Haut bei häufigerem Anlegen der Lehmpflaster zu verhindern, ölt man die zu behandelnde Stelle mit etwas Olivenöl ein oder fettet sie mit einer guten Creme.

Die Topfen- oder Quarkauflage

Auch diese Auflage zählt zu den kalten, häufig verwendeten Packungen. Der Topfen oder Quark oder Klatschkäse wird mit etwas Milch, der man zur Verstärkung der Wirkung noch einige Tropfen Essig zusetzt, angerührt und wie eine dicke Salbe gut fingerdick auf ein Leinentuch aufgestrichen. Dieses legt man auf oder um die zu behandelnde Stelle und schließt es mit einem Zwischentuch und einer Wolldecke der Körperstelle entsprechend ab. Diese Auflage bleibt gewöhnlich bis zum Krümelig- und Trockenwerden des Käses liegen.

Die trockenen heißen Packungen

bestehen darin, daß man ein Leinensäckchen von einer der zu behandelnden Stelle entsprechenden Größe mit Kräutern oder anderen Substanzen füllt, unter öfterem Umwenden auf der heißen Herdplatte erwärmt und dann auf die kranke Stelle auflegt. Um ein rasches Abkühlen zu vermeiden, bedeckt man das Säckchen mit einem vorerwärmten Wolltuch. Ist das Säckchen kalt geworden, dann wird es durch ein anderes, das inzwischen auf der Herdplatte erwärmt wurde, ersetzt. Die trockenen heißen Packungen werden seltener als die feuchten heißen verwendet.

Die Dämpfe

Die Dämpfe sind Anwendungen, bei denen Wasserdampf auf einzelne Körperteile oder den ganzen Körper einwirkt. Sie stellen Heißanwendungen dar, und zwar solche mit vorwiegend schweißtreibender Wirkung. Sie haben die Auflösung von Stoffwechselschlacken und Krankheitsgiften sowie deren Ausscheidung zum Ziel. Daneben bewirken sie eine allgemeine Anregung der Hauttätigkeit und haben dadurch einen Einfluß auf den gesamten Organismus, da die Haut ja zu allen Organen und Leistungen des Organismus Beziehung hat. Außerdem besteht die in der Praxis häufig gewollte Wirkung der Dämpfe in der Lösung von Krampfzuständen und der Stillung von Schmerz. Bei vernünftiger und zweckmäßiger Anwendung sind die Dämpfe geeignete Mittel, um die immer wiederkehrende Kneippsche Forderung des Auflösens, Ausleitens und des Ausscheidens zu verwirklichen; sie bringen aber bei zu häufigem Gebrauch die Gefahr der Verweichlichung mit sich.

Vorbedingungen für die Dämpfe

Die Dämpfe dürfen nur in einem warmen Raum verabfolgt werden und sind im allgemeinen nur auf ärztliche Verordnung hin gestattet, da sie meist eingreifende Maßnahmen darstellen. Besondere Vorsicht ist notwendig bei Menschen mit Herz- und Gefäßstörungen, sowie bei sehr nervösen und geschwächten Personen. Vor jedem Dampf sollen nach Möglichkeit Blase und Darm entleert werden. Was die Zeit für die Anwendung der Dämpfe betrifft, so gilt hierbei, wie für alle größeren Anwendungen, daß sie nicht unmittelbar vor und nicht früher als zwei Stunden nach den Hauptmahlzeiten genommen werden sollen. Die geeignetste Zeit ist die, wo der Körper schon natürlicherweise seine höchste Temperatur hat, d. i. am Nachmittag zwischen 15 und 18 Uhr. Man beginne keinen Dampf, ehe nicht alle Vorbereitungen getroffen sind.

Vorbereitungen und allgemeine Technik

Zu den Dämpfen braucht man ein Gefäß, meistens einen Kochtopf, mit einer heißen, Dampf entwickelnden Flüssigkeit, der gewöhnlich Zusätze beigegeben sind. Ferner müssen grundsätzlich alle übrigen Maßnahmen darauf eingestellt sein, die Dampfentwicklung zu erhalten und den Dampf auf den zu behandelnden Körperteil sinngemäß einwirken zu lassen. Zur Erhaltung der Dampfentwicklung gießt man aus einem bereitgehaltenen Gefäß kochendes Wasser vorsichtig nach. Moderne Apparaturen haben in den Anstalten dieses Verfahren abgelöst. Im Haushalt kann man mit der unbedingt notwendigen Vorsicht auch den Tauchsieder oder die elektrische Platte benutzen.
Um den Dampf auf bestimmte Körperteile oder den ganzen Körper richtig einzustellen, braucht man gewöhnlich bei den größeren Dämpfen einen oder zwei Stühle oder einen Hocker für das Gefäß und einen Stuhl für den Patienten und so viel Handtücher und Decken, als nötig sind, um einen Raum herzustellen, der den Dampf festhält. (Vgl. die Technik bei den einzelnen Dämpfen!) Es genügen meist Wolltücher, doch werden Leinentücher als Zwischentücher zweckmäßigerweise mitverwendet. Ferner benötigt man in vielen Fällen einen Lattenrost, den man über den Topf oder das Gefäß legt, das die Dampf entwickelnde Flüssigkeit enthält. Erst wenn alle Vorbedingungen erfüllt und alle Vorbereitungen getroffen sind, darf der Dampf beginnen.
Der Dampf soll nicht gleich mit seiner ganzen Stärke auf den betreffenden Körperteil einwirken. Man nehme den Gefäßdeckel daher zuerst nur teilweise und erst nach Gewöhnung an die Hitze des Dampfes ganz weg. Größte Vorsicht ist immer notwendig, um Verbrennungen zu vermeiden. Der Körper darf nicht zu nahe an der Dampfquelle sein. Bei allen Dämpfen soll eine zweite Person zur Hilfestellung vorhanden sein. Bei Ohnmachten und Schwächezuständen wird der Dampf sofort unterbrochen und der Kranke ruhig gelagert. Gegebenenfalls gibt man kalte Kompressen auf die Stirn und auf das Herz.

Nach einem Dampf läßt man den Patienten zum Nachdünsten meist ins Bett gehen. Jedenfalls ist es falsch und unter Umständen sogar gefährlich, gleich nach dem Dampf ins Freie zu gehen oder sich sonst einer starken Abkühlung auszusetzen. Nach Beendigung des Nachdünstens darf eine temperierte Anwendung folgen, die gewöhnlich in Form einer Waschung verabfolgt wird.
Die wichtigsten im Kneippschen System verwendeten Dämpfe sind der Kopfdampf, der Gesichtsdampf, der Ohrendampf, der Fußdampf, der Unterleibs- oder Leibstuhldampf und der Volldampf. Die bei diesen Dämpfen verwendeten Zusätze werden bei den einzelnen Formen der Dämpfe angeführt.

Der Kopfdampf

Für diesen Dampf gelten alle Vorbedingungen, die schon oben angegeben wurden. Er ist im allgemeinen verboten bei Blutandrang zum Kopf und starker Arterienverkalkung. Bei allen ernsteren Erkrankungen soll er nie ohne ärztliche Verordnung genommen werden, und es muß eine Hilfsperson ständig zugegen sein.
Technik: Man stellt das gut zugedeckte Gefäß, z. B. den Kochtopf mit dem heißen Dampf entwickelnden Wasser, auf einen Schemel oder Stuhl und läßt den Patienten sich diesem Gefäß gegenüber auf einen Stuhl setzen und mit den Händen auch auf das gegenüberstehende, den Topf tragende Möbelstück stützen. Der Oberkörper des Patienten ist vollkommen entblößt, und um den Hosenrand wird ein Handtuch eingesteckt, damit der Unterkörper nicht naß wird. Über den Patienten und den Topf werden nun zwei Tücher, am besten ein großes Leinentuch und eine oder zwei große Wolldecken, so gelegt, daß der aus dem Topf weichende Dampf nicht nach außen abziehen kann, sondern den Kopf des Kranken umdampfen muß. Man achte vor allem auf einen guten Abschluß an den Seiten! Erst wenn diese Vorkehrungen getroffen sind, hebt man die Tücher etwas hoch und nimmt langsam und sehr vorsichtig den Deckel vom Gefäß und legt an seine Stelle einen Lattenrost, damit bei etwa auftretenden Schwächezuständen der Patient nicht mit dem Kopf in das heiße Wasser fällt.
Dauer: Etwa 15–20 Minuten. Gegebenenfalls gibt man äußerst vorsichtig heißes Wasser zu (s. auch Vorbereitungen und allgemeine Technik), entfernt dabei aber immer den Kopf weit genug vom Topf.
Zusätze: Kamille, Eukalyptusöl, Fichtenöl und andere. 2–3 Handvoll Kräuterzusätze werden von vornherein im geschlossenen Topf ge-

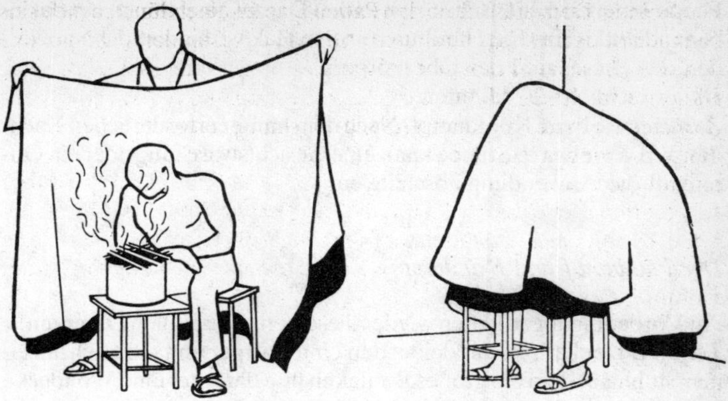

Der Kopfdampf

kocht, das Eukalyptusöl wird in einer Menge von etwa 15 bis 30 Tropfen kurz vor der Abnahme des Deckels zugegeben, ähnlich verhält es sich mit dem Fichtenöl, von dem man etwa die gleiche Menge zugibt. Nach dem Kopfdampf geht man am besten ins Bett und läßt eine gute halbe Stunde nachdünsten, dann erst kann man gegebenenfalls eine Oberkörperwaschung und Gesichtswaschung oder einen Oberguß und einen Gesichtsguß folgen lassen.

Der Gesichtsdampf

Dieser wird ähnlich wie der Kopfdampf durchgeführt, nur wird der Kopf selbst durch ein darumgeschlungenes Handtuch vor der Einwirkung des Dampfes geschützt.

Der Ohrendampf

An Vorbedingungen gelten die gleichen wie bei allen Dämpfen. Diesen Dampf mache man nie ohne ärztliche Verordnung. Es ist ein häufiger Fehler, bei Entzündungen des Mittel- und Innenohres wahl- und planlos den Ohrendampf zu verwenden.
Technik: Man läßt aus einem Kessel oder ähnlichen Gefäß mit trichterförmiger Öffnung (den Trichter kann man sich aus Metall oder aus

Pappe gegebenenfalls selbst herstellen) Dampf ausströmen auf das zu behandelnde Ohr. Ein Handtuch um den Hals verhindert das Naßwerden des Halses und des Oberkörpers.
Dauer: etwa 10–20 Minuten.
Zusätze: wie beim Kopfdampf. Nach dem immer erforderlichen Nachdünsten von etwa 1/2 Stunde kann eine Gesichtswaschung oder ein Ohrenguß die Anwendung abschließen.

Der Fußdampf und Beindampf

An Vorbedingungen gelten wieder dieselben wie bei allen Dämpfen.
Technik: Der Kranke entkleidet den Unterkörper und setzt sich auf einen Stuhl, auf dem ein großes Bettlaken und darunter eine Wolldecke so ausgebreitet liegen, daß sie um den Unterkörper des Kranken und den Topf mit dem dampfenden Wasser gelegt werden können und einen guten Abschluß bilden. Der Topf steht so vor dem Kranken, daß er seine Füße bequem darauf setzen kann. Ist der Topf oder das Gefäß zu niedrig, dann muß man ein Fußbänkchen, eine kleine Kiste oder etwas Ähnliches unterstellen. Wenn alle Vorbereitungen getroffen sind, insbesondere wenn die Tücher überall einen guten Abschluß bilden, so daß kein Dampf entweichen kann, hebt man vorsichtig den Deckel des Topfes ab, legt einen Lattenrost oder ein paar Latten über den Topf und läßt den Patienten die Füße auf diese Latten stellen.
Dauer: 15–20 Minuten.
Zusätze: Vorwiegend Zinnkraut, Kamille und Heublumen, aber auch andere. Diese werden in einer Menge von etwa 2 Handvoll in dem geschlossenen Gefäß mitgekocht, oder man verwendet die entsprechende Menge Extrakt oder Öle.
Wenn das Nachdünsten im Bett vorüber ist, kann ein Knieguß oder ein kaltes Fußbad oder eine Abwaschung die Anwendung beenden, doch dürfen keine Kaltanwendungen gemacht werden, wenn der Kranke zu Gefäßkrämpfen neigt.

Der Unterleib- oder Leibstuhldampf

Es gelten auch hier die gleichen Vorbedingungen wie bei allen Dämpfen. Dieser Dampf soll im allgemeinen nicht ohne ärztliche Verordnung genommen werden.
Technik: Man benötigt einen Stuhl mit durchlöchertem Sitz (z. B. ei-

nen Rohrstuhl oder einen Nachtgeschirrstuhl), gegebenenfalls unter Verwendung eines Gummiringes. Auf diesen setzt sich der Kranke. Unter den Stuhl kommt das Gefäß mit der den Dampf entwickelnden Flüssigkeit. Wenn der Abstand zwischen dem Gefäß und dem Körper zu groß ist, setzt man das Gefäß auf ein Fußbänkchen oder auf eine kleine Kiste. Der Kranke hat den Unterkörper vollständig entkleidet. Um den Patienten und um den Stuhl werden die Tücher so geschlagen, daß sie überall einen guten Abschluß bilden und keinen Dampf entweichen lassen. Erst wenn alle Vorbereitungen in dieser Weise getroffen wurden, deckt man das Gefäß vorsichtig auf.
Dauer: 15–20 Minuten.
Zusätze: Zinnkraut, Fichtenextrakt, Heublumen, Kamille und andere. Über deren Zubereitung gilt dasselbe, was unter »Kopfdampf« ausgeführt wurde.
Wenn das Nachdünsten und die Bettruhe vorüber sind, kann ein kaltes Halbbad, ein Schenkelguß oder Unterguß oder eine Abwaschung die Anwendung beschließen, aber bei allen Krampfzuständen (z. B. Blasenkrampf, Nierensteinkoliken, Leibkrämpfen und Gebärmutterkrämpfen) folgt keine kalte Anwendung.

Der Volldampf

Hier gelten die gleichen Vorbedingungen wie bei allen Dämpfen. Er soll nie ohne ärztliche Verordnung gemacht werden.
Technik: Wo Dampfkästen zur Verfügung stehen, ergibt sich die Technik ohne weiteres. Für den Hausgebrauch geht man ähnlich wie beim Leibstuhldampf vor, doch muß sich der Patient ganz entkleiden und wird mit zwei Zwischentüchern und zwei Wolldecken bis zum Hals eingepackt. Außer dem Gefäß unter dem Stuhl, auf welchem der Kranke sitzt, stellt man noch eins unter die Füße, ähnlich wie bei dem Fußdampf, doch umhüllen die Decken beide Gefäße zusammen.
Dauer: 15–20 Minuten (s. Tafel).
Zusätze: wie beim Leibstuhldampf.
Wenn das mindestens halbstündige Nachdünsten bei Bettruhe vorüber ist, kann eine Begießung des ganzen Körpers oder eine Abwaschung folgen, doch dürfen diese Anwendungen nicht durchgeführt werden, wenn Krampfzustände, auch lokaler Art, vorhanden sind.

Der Dampfstrahl

Dieser wird in eigens dafür hergestellten Apparaten erzeugt und kann auf alle Stellen des Körpers angewendet werden. Für ihn gilt dasselbe wie für alle Dämpfe. Man hüte sich aber, ihn immer nur auf ein und dieselbe Stelle einwirken zu lassen, da dann Verbrennungen unvermeidlich sind. Ehe man den Dampfstrahl auf den Patienten richtet, muß das Kondenswasser abgelassen werden.

Die anderen kleineren Dämpfe

Andere kleine Dämpfe (Hand-, Arm-, Waden-, Gesäßdampf u. a.) ergeben sich in ihrer Technik von selbst. Für sie gilt im übrigen alles, was bei den anderen Dämpfen gesagt wurde.

Die Sauna

In den nordischen Ländern, vor allem in Skandinavien, aber auch als Banja in Rußland, ist die Sauna seit vielen Jahrhunderten in Gebrauch, ja, man kann sagen in hoher Kultur. Seit der Olympiade 1936 in Berlin, besonders aber seit dem Krieg, in dem die Soldaten näher mit der Sauna bekannt wurden, hat sich die Sauna auch in Deutschland und darüber hinaus in Europa eingebürgert. In der Nachkriegszeit, als noch die großen Badeanstalten, Badebetriebe und Heilbäder darniederlagen, verbreitete sich der Saunagedanke überall. So findet sich die Sauna auch heute in vielen Städten, ja sogar in vielen Kurorten. Wenn die Sauna vernünftig, d. h. ohne Anspruch auf Absolutheit, in die Vorsorge, d. h. in die aktive Gesundheitspflege, in das Naturheilverfahren und die medizinische Rehabilitation, eingebaut wird, ist sie von hohem Wert. Sie dient der Kräftigung und Leistungssteigerung des Kreislaufs und damit der Gesundung des Gesamtorganismus.
Was ist beim Saunabad zu beachten? Man muß trocken und mit warmen Füßen in die Sauna gehen. Wenn daher eine vorhergehende Reinigung des Körpers notwendig ist, dann nach dieser vollständig trokkenreiben und wenn notwendig durch warmes Fußbad die Füße erwärmen.
In der Sauna muß Ruhe und Besinnlichkeit herrschen, keine aufregen-

den Gespräche oder Auseinandersetzungen. Zuerst nur 10–15 Minuten auf der untersten der drei übereinander treppenartig aufsteigenden Stufenbänke ruhig sitzen und durch die Nase ein- und ausatmen. Man setzt sich aus Gründen der Sauberkeit auf ein Handtuch, das den Schweiß aufsaugen soll. Das Sitzen soll mit vornübergebeugtem Oberkörper erfolgen, wobei dieser auf die Arme gestützt sein soll, die mit den Unterarmen auf den angezogenen Knien ruhen.
Der Anfänger und der Mensch mit Blutandrang zum Kopf sitzt lieber, während ihn das Liegen belastet; der Blaßgesichtige empfindet das Liegen angenehmer. Starke körperliche Bewegungen sowie Massage sind im Saunaraum unangebracht. Es ist überhaupt fraglich, ob man die Sauna zweckmäßig mit der Massage verbinden kann. Wohl kann man die Saunawirkung durch Schlagen der Haut mit Birkenreisern verstärken. Nach Ablauf der Saunabadezeit (10–15 Minuten), wobei nicht immer ein ausgiebiger Schweißausbruch aufgetreten sein muß, folgt die Abkühlung, die von unschätzbarem Wert ist. Auch in die modernen Kneippkurbetriebe paßt sie als Ergänzung gut hinein.
Wenn es sich um kreislaufgesunde Menschen handelt, wird der schroffe Gegensatz zwischen der heißen Luft und dem kalten Wasser – Eintauchen in ein Gewässer (See oder Fluß) oder Tauchbecken oder kalter Vollguß u. a. – als wohltuend empfunden. Es sollte aber immer der ganze Kopf mit abgekühlt werden oder wenigstens die Warzenfortsätze hinter dem Ohr kalt begossen werden. Bei kreislauflabilen Menschen muß die Abkühlung feiner gestuft durchgeführt werden, evtl. sogar von warmer Brause allmählich zu kalter übergehend. Nicht vergessen darf man, daß auch die Atemwege abgekühlt werden müssen. Daher tiefes Einatmen frischer Luft nach der Wasserabkühlung oder letztere im Freien. Ein starres Schema läßt sich auch bei der Sauna nicht anwenden. Vor dem Wiedereintreten in den Saunaraum trockne man sich gut ab und sorge für warme Füße.
Der zweite Saunagang verläuft ähnlich wie der erste. Man hüte sich vor zu langem Aufenthalt in der Sauna. Nach der Sauna empfiehlt sich eine halbe Stunde bis eine Stunde Ruhe.
Was ist nun das Wesen der Sauna? Sie ist ein Heißluftbad mit Dampfstößen im Wechsel mit kaltem Wasser. Sie ist kein Dampfschwitzbad, auch keine Art Schwitzkasten (manche sagen Heimsauna), aus dem der Kopf herausragt, sondern ein Heißluftbad mit geringem Feuchtigkeitsgehalt der Luft, worin der ganze nackte Mensch einbezogen ist. Der Feuchtigkeitsgehalt der Luft soll bei einer Temperatur von 70 bis 100° C nicht über 15 % hinausgehen. Durch die Wasseraufgüsse erhöht sich der Feuchtigkeitsgehalt kurzfristig auf 50–60 %, die Hitze muß

aber so groß sein, daß die vermehrte Feuchtigkeit innerhalb kürzester Zeit von den Holzwänden – Kacheln sind Unsinn – aufgesogen wird und der Feuchtigkeitsgehalt wieder zum Ausgangswert zurückkehrt.
Welche Aufgabe hat die Sauna? Sie stellt einen starken Reizwechsel zwischen heißer Luft und kaltem Wasser dar. Damit wird sie ein energisches und hochwirksames Mittel zur Anregung des Kreislaufs und Stoffwechsels. Sie kommt also überall dort in Frage, wo diese Anregung vom Organismus sinnvoll verarbeitet werden kann. Weiterhin kann sie bei Erkrankungen des Bewegungsapparates, besonders bei Erkrankungen der Wirbelsäule, und bei einigen funktionellen Nierenstörungen zweckmäßig sein. Sie ist darüber hinaus eine wirksame Form der Abhärtung. Wann die Sauna von dem Nichtgesunden gebraucht werden darf und wann nicht, muß der Arzt entscheiden. Sie ist grundsätzlich verboten bei Menschen, die nicht schwitzen können, bei schweren Herz- und Kreislaufstörungen, bei Schilddrüsenerkrankungen, bei manchen Krankheiten der Leber und bei den Infektionskrankheiten.

Aktive und passive Bewegung

Zur Zeit *Kneipps* spielte das Problem einer ausreichenden Bewegung nicht die Rolle wie heute. Damals war der Bewegungsmangel bei weitem nicht so ausgeprägt. Die Motorisierung stand, gemessen an der heutigen Situation, erst am Anfang der Entwicklung. Die erste deutsche Eisenbahn war zwar schon 1835 zwischen Nürnberg und Fürth gefahren, das Schienennetz hatte aber nur einen geringen Umfang, und ein großer Teil der Bevölkerung war noch nicht einmal mit einem Zug gefahren. Auch das Auto (1833) war für die meisten Menschen damals ein Wunderding. Der erste Motorflug der *Gebrüder Wright* erfolgte erst 1903, also nach *Kneipps* Tod. Trotzdem war der Bewegungsmangel nicht unbekannt. Wohl ist es verständlich, daß der systematische Bewegungsreiz als Gesundheits- und Heilfaktor in seiner Bedeutung nur von wenigen erkannt wurde. Turnvater *Friedrich Ludwig Jahn* (1778–1852), der Vorkämpfer einer nationalen Erziehung, hatte zwar das Turnen belebt, fand aber nicht den Anklang, der notwendig gewesen wäre.

Auch *Sebastian Kneipp* unterschätzte trotz der völlig anderen Lebenssituation keineswegs die Bedeutung des Bewegungsreizes für die Gesunderhaltung.

So sagt er über die Gymnastik: »Gymnastische Übungen machten schon unsere Vorahnen frühester Zeit; und wir lesen, daß die alten Germanen und die Römer derartige Übungen zur Kräftigung der Muskeln anstellten. Schon die Kinder wurden zu solchen Übungen angehalten und erreichten darin eine ziemliche Fertigkeit und Gewandtheit. In der Tat stärkt die Arbeit die Muskeln; und wir können täglich die Wahrnehmung machen, daß diejenigen Menschen, welche niemals schwere Arbeiten verrichten, keine große Muskelkraft besitzen. Für Beamte, auch Handwerker, Büromenschen, Privatiers und solche, welche niemals Gelegenheit bekommen, ihre Muskeln zu kräftigen und ihre Gelenke biegsam zu erhalten, erachte ich die Gymnastik für ein gutes Mittel, wiewohl ich niemals für schwere gymnastische Übungen bin; besonders aber rate ich Herzkranken entschieden davor ab. Für sie ist eine leichte Atemgymnastik (Zwerchfellatmungsübungen) wichtig.

Es hat alles seine Licht- und Schattenseiten, so auch die Gymnastik. Manche Menschen übertreiben alles, was sie beginnen; davon habe ich mich oft überzeugt. Viele glauben, je mehr sie tun, desto besser sei es,

das ist aber falsch. Nur dann wird man Ersprießliches leisten, wenn man nicht auf einmal erreichen will, was man voraussichtlich erst nach längerer Zeit und mit Geduld erreichen kann.
So wie die Gymnastik für Gesunde dienlich ist, so kann sie auch für Kranke in der angemessenen Form als Heilgymnastik gebraucht werden. Das Knochengerüst ist die Grundlage des menschlichen Körpers und dient den Weichteilen als Stütze und auch als Schutz der inneren Organe, so z. B. der Brustkorb und der Schädel.
An die Knochen sind die Muskeln angewachsen und üben die ihnen zukommende Tätigkeit aus, das heißt, sie üben an den Knochen, welche gleichsam als Hebel betrachtet werden können, einen Zug aus und bringen so die Bewegung hervor. Je kräftiger nun die Muskeln, je biegsamer die Gelenke, desto leichter ist die Bewegung. Es kommt sehr häufig vor, daß so manche Gliedmaßen nicht gebraucht werden können, weil entweder infolge von Steifheit des Gelenkes oder durch irgendeine Beeinträchtigung desselben die Gelenkfähigkeit fehlt. Für solche Fälle ist nun die Gymnastik besonders ersprießlich, es sei denn, daß das Gelenk durch Verknorpelung und Verwachsungen unbrauchbar geworden ist.« Soweit *Sebastian Kneipp*.
Seit Kneipps Tode ist der Bewegungsmangel in zunehmendem Maß für den modernen Menschen zu einer akuten Bedrohung seiner Gesundheit geworden. Besonders seit und nach den beiden Weltkriegen und seit der ungeheuren Zunahme des Herzinfarktes sind aktive und passive Bewegung in der Vorbeugung, in der Behandlung und in der Rehabilitation von außerordentlicher Bedeutung.
Das Schlagwort: »Fit durch aktive Bewegung« und die Aktion »Sport für alle«, die Sportmedizin, die Fülle von Anleitungen zur vernünftigen Körperbewegung weisen auf die hohe Bedeutung dieses Problems hin.
Was müssen wir heute unter aktiver und passiver Bewegung verstehen?
Unter aktiver Bewegung verstehen wir die von innen heraus gesteuerte selbsttätige Bewegung, die ein Kennzeichen des Lebens ist. Hierzu zählen die Leibesübungen, besonders das Wandern und Radfahren, Schwimmen, Gymnastik, Turnen und Sport.
Unter passiver Bewegung verstehen wir die durch einen anderen Menschen (z. B. Masseur oder Krankengymnast) oder durch Apparate ausgelöste Bewegung. Es handelt sich im wesentlichen um die Krankengymnastik und alle Arten der Massage.
Übergänge und Kombinationen zwischen aktiver und passiver Bewegung sind zahlreich.

als Mittel zur Erhaltung der Gesundheit und Leistungsfähigkeit sind alle Arten der körperlichen Betätigung, die der Vervollkommnung und Beherrschung des Körpers dienen. Hierunter fallen das Turnen, alle Sportarten und die Gymnastik im engeren Sinne.

Turnen und Sport

Beide sind nicht scharf voneinander zu trennen und zeigen untereinander fließende Übergänge und Verbindung zur Gymnastik. Sie sind Formen der Leibesübungen.
Das Turnen, das von *Friedrich Ludwig Jahn* (1778–1852) als besondere Form der Leibesübungen neu begründet wurde, erstrebt allseitige körperliche Ertüchtigung und charakterliche Erziehung. Es umfaßt alle natürlichen Übungen wie Laufen, Werfen, Springen, Klettern, Ringen, Schwimmen, Fechten und Kampfspiele. Der Sport will systematisch die körperlichen Fähigkeiten pflegen und im Leistungs- und Wettkampf erproben und steigern. Diesem Ziel sollen die verschiedenen Sportarten dienen. Nicht alle Turn- und Sportarten kommen für jeden Menschen in Frage. Der persönliche Gesundheitszustand, die augenblickliche Disposition und das Lebensalter, sowie die verschiedenen Notwendigkeiten des Ausgleiches sind entscheidend. In Zweifelsfällen sollte man immer ärztlichen Rat einholen.
Genau wie ein Zuwenig an Leibesübungen die Gesundheit schädigt, so auch ein Zuviel.
Bei allen Arten der aktiven Bewegung gilt es zu unterscheiden zwischen Üben und Trainieren, obwohl beide Begriffe häufig gleichgesetzt werden.

Üben

ist das gleichmäßige Wiederholen einer Handlung bzw. Bewegung und erstrebt das gute Beherrschen einer gleichbleibenden Leistung. Eine eigentliche Leistungssteigerung, ein Leistungszuwachs, tritt in der Regel nicht ein. Üben ist dort notwendig, wo ohne Üben eine Leistungsminderung eintreten würde – wer rastet, der rostet – oder wo ein Leistungszuwachs nicht oder nicht mehr möglich ist, z. B. im höheren Alter. So können in der Regel im Alter über 65 Jahre Bewegungsreize die bis dahin erreichte Muskelleistung noch erhalten, aber nicht mehr steigern.

Trainieren

dagegen heißt systematisch gesteigertes Herausfordern von körpereigenen Reaktionen, das sind die Antworten des Organismus auf Reize. Allmähliche Steigerung der Reizstärke bedeutet auch Steigerung der Reaktionen. Dadurch werden die Leistungen (Funktionen) nicht nur gekräftigt, sondern die Leistungsfähigkeit maximal gesteigert, die Belastbarkeit größer und die Anpassung besser. Training zielt auf maximalen Leistungszuwachs. Das gilt nicht nur für die Muskulatur, sondern auch für fast alle Organe oder Organsysteme. So bedeutet eine gut durchtrainierte Skelettmuskulatur in der Regel eine gute Herzmuskulatur, da zwischen der Skelettmuskulatur und der Herzmuskulatur ein Parallelismus besteht.
Trainieren darf aber niemals überfordern heißen, sonst gilt die Regel: Auf jede Überreizung folgt die Erschöpfung, und je häufiger und schwerer diese, um so irreparabler ist sie.
In diesem Buch wird daher der reine Leistungssport mit dem Ziel der Höchstleistungen nicht beschrieben werden. Es geht vielmehr darum, geeignete Ausgleichsmaßnahmen gegen die Bewegungsarmut des modernen Menschen zu nennen und die individuelle maximale bzw. optimale Leistungsfähigkeit anzustreben.
Im Rahmen dieses Buches sollen nur die bekanntesten und leicht möglichen Ausgleichsmaßnahmen gegen die Bewegungsarmut des modernen Menschen genannt werden. Es sind:

Das Wandern

Das vernünftig betriebene Wandern ist heute fast völlig aus der Mode gekommen, obwohl es ein geradezu unbezahlbares Mittel zur Erhaltung und Förderung der Gesundheit ist. Viele Krankheiten ließen sich vermeiden, besonders der Herzinfarkt, wenn mehr systematisch gewandert würde. Es gilt in Abwandlung auch heute noch der Satz von *Johann Gottfried Seume* (1763–1810): Es würde viel besser gehen, wenn mehr gegangen würde. Wandern muß aber mehr sein als Spazierengehen und darf andererseits nicht zur Kilometerfresserei werden.

Eine gewisse stramme Haltung, ein energischer Schritt und bescheidene Schnelligkeit, die langsam gesteigert werden kann, sind wesentlich beim Wandern. Das Atmen soll gerade beim Wandern gleichmäßig, ruhig geschehen, wobei vor allen Dingen auf das Ausatmen Wert gelegt werden soll. Selbst in den Wintermonaten ist bei einigermaßen geeigneter, bewegungsfreier Winterkleidung, die weder eine Überhitzung noch ein Frieren aufkommen läßt, das Wandern eine Sportart, die zur Festigung der Gesundheit wesentlich beiträgt und besonders für das Alter geeignet ist.
Auch das Radfahren kann geeignete Körperbewegung sein. Für viele, die motorisiert sind, kann das mitgenommene Klappfahrrad eine gute Möglichkeit sein, der Stadt bald zu entfliehen und in guter Luft die Atmung richtig zu üben. Selbst das heute in den Sportgeschäften erhältliche Zimmerfahrrad kann sehr viel zum Training der Skelettmuskulatur und damit auch der Herzmuskulatur beitragen. Es wird besonders gerne in der Nachbehandlung des Herzinfarktes eingesetzt. Es gibt dabei Zimmerfahrräder, die eigene Meßapparate zur Leistungsmessung besitzen.
Der Arzt gibt in solchen Fällen die Dosis der Leistungssteigerung an. Hingewiesen werden muß aber darauf, daß in jedem Falle die Atmung entsprechend richtig geübt wird, und Radfahren, sowohl im Zimmer wie auch im Freien, mit offenem Mund ist eine Unsitte, die die Gesundheit nur schädigt.

Das Schwimmen

Das Schwimmen ist wohl der gesündeste Sport, den wir uns denken können. Bei ihm ist die Bewegung des Körpers gleichmäßig und allseitig, und Körperkraft und Gesundheit werden gesteigert, abgesehen von dem Vorteil, den das Schwimmen mit seiner wunderbar ausgleichenden, entlastenden Wirkung hat. Darum aber nicht einseitig diesen Sport betreiben! Bei nicht zu langem Schwimmen wird zugleich eine vernünftige Abhärtung betrieben, die nicht nur gegen die Einflüsse der Temperatur stark macht, sondern auch seelische Abhärtung, ein seelisches Hartmachen bedeutet; denn auch Willenskraft, Mut, Ausdauer und Geistesgegenwart werden in einem günstigen Maße entwickelt. Wichtig ist nur, daß man nicht zu lange im kalten Wasser bleibt und mit vorsichtigem Training beginnt. Ebensowenig soll man mit erhitztem Körper ins Wasser springen, sondern langsam und gleichmäßig in das Wasser hineingehen. Mit vollem Magen soll man nicht schwimmen.

Ebenfalls selbstverständlich ist es, daß man das Schwimmen möglichst unter guter Anleitung erlernt.
In den letzten Jahren hat die Zahl der Schwimmbäder, insbesondere der kleinen Hallenschwimmbäder und Bewegungsbäder in den Kneippsanatorien und Kurheimen, erheblich zugenommen. Damit ist aber die große Gefahr verbunden, daß die individuell abgestuften Teilreize der Kneippschen Wasserkur durch planloses Schwimmen oder planlose Bewegungsbäder nicht mehr oder nicht genügend wirksam werden und somit der Kurerfolg in Frage gestellt wird. Schwimm- und Bewegungsbäder müssen vom Arzt sinnvoll in den gesamten Behandlungsplan eingebaut werden. Sonst zerstören sie den Erfolg der Kneippkur. Im allgemeinen soll zwischen dem Schwimmen und der vorausgegangenen oder folgenden Anwendung ein Mindestabstand von zwei Stunden bestehen.

Der Wintersport

Der Wintersport, der in den letzten Jahrzehnten in fast jeder Form an Bedeutung gewonnen hat, ist ebenfalls für den modernen Menschen sehr vorteilhaft, wenn er vernünftig betrieben wird und alle übermäßige Anstrengung vermieden wird. Eine Erholung im Winter in frischer Luft und geeigneter Höhenlage kann für manchen eine doppelt so gute Erholung bedeuten wie im Sommer. Man erlebt als Arzt nicht selten, daß gerade Berufstätige in 14 Tagen Wintersport sich besser erholt haben als in 4 Wochen Sommerurlaub.
Das Schlittschuhlaufen stellt an das Gleichgewicht ziemliche Anforderungen, ist aber besonders für die Frau eine wertvolle Ergänzung zur allgemeinen Gymnastik. Achten muß man nur darauf, daß eine Erkältung durch Herumstehen vermieden wird.
Der Skisport ist ebenfalls in den letzten Jahren stark in Schwung gekommen und ergänzt glücklich die körperliche Durcharbeitung. Er macht den einzelnen zäh und elastisch und hat zudem den Vorteil, daß er in der frischen klaren Winterluft stattfindet. Auch hier ist eine gute Ausbildung die Voraussetzung dafür, daß der Sport wirklich die Gesundheit fördert.

Das Wort Gymnastik kommt von dem griechischen Wort »gymnos«, das soviel wie »nackt« besagt. Im alten Griechenland, dem Ursprungsland der Gymnastik, wurden Turn- und Leibesübungen nackt ausgeführt. Wir dürfen daran erinnern, daß die Leibes- und Geistespflege im klassischen Griechenland eine seltene Höhe erreicht hatte. Das Ideal der Griechen, kaloskagathos, schön und tapfer zu sein, wollte angemessene Geschmeidigkeit und Kraft vereinigen; es ging dabei von der Annahme aus, daß ein gesunder Leib und eine wirklich gesunde Seele sich gegenseitig bedingen, d. h. daß das eine ohne das andere nicht möglich sei. Deshalb war im alten Griechenland Gymnastik eine Selbstverständlichkeit. Die antike Gymnastik stand in Verbindung mit der allgemeinen Bildung und Kunst. Diese Gymnastik war im alten Griechenland nicht etwa einseitig: sie erfaßte nicht nur bestimmte Leibesübungen, sondern rechnete hierzu auch die gesamte zweck- und sinngemäße Pflege des Körpers vor und nach denselben und legte Wert auf eine Ernährungsweise, die für eine höchste körperliche und seelische Leistungsfähigkeit Gewähr bot. Unter den Leibesübungen im alten Griechenland trat besonders der Fünfkampf hervor: Laufen, Hoch-, Tief- oder Weitsprung, Diskus- und Speerwerfen. Neben diesen wurden noch Bogenschießen, Ballspiele, Faustkampf, Ringen und Schwimmen gepflegt.

Auch die alten Germanen betrieben mannigfache Formen der Leibesübungen, um die jungen Menschen wehrhaft zu machen (siehe Tacitus und das Nibelungenlied). Im deutschen Mittelalter trat ein Verfall der Leibesübungen, insbesondere der Gymnastik ein. Es wurden nur noch Fechten, Ballspiel und Kugelspiele gepflegt. Mit der Verbreitung der Feuerwaffen ließ der Gymnastikbetrieb weiter gewaltig nach, und erst mit dem Auftreten des Turnvaters *Jahn, Guts Muths* u. a. kamen die Leibesübungen wieder zu Ehren.

Die moderne Gymnastik wird in der Regel von den übrigen Bewegungs- und Leibesübungen wie Turnen und Sport unterschieden, obwohl auch hier fließende Übergänge existieren. In der Regel beinhaltet die Gymnastik Leibesübungen ohne Gerät. Sie erstrebt nach besonderen Systemen eine allgemeine harmonische Durchbildung des Körpers, ja sie kann sogar bis ins Tänzerische überleiten (*Laban* und *M. Wigman*-Schule u. ä.).

Heute ist die tänzerische Gymnastik weitgehend in die Körperschulung durch aktive Bewegung eingegangen. In vielen Turn- und Sportvereinen, Kurorten und Sanatorien wird der Tanz als »Bewegungstherapie

auf dem Parkett« gepflegt. Ja, es gibt sogar ernsthafte Bestrebungen in eigenen Tanzkurhotels und Tanzkurorten, diese Form der Körperbewegung gezielt kultivieren zu wollen.
Alle Gymnastiksysteme mögen in gewissen Grenzen ihre Berechtigung haben, insofern sie den verschiedenen Menschen, besonders den Frauen, unterschiedliche persönliche Betätigung erlauben; denn es sei oberster Grundsatz: ein für jeden geeignetes und für jedes Lebensalter passendes Schema in der Gymnastik kann es nicht geben. Es gibt Gymnastiksysteme, bei denen die rhythmischen Bewegungsübungen bis ins Tänzerische übergehend im Vordergrund stehen. Wieder andere Systeme gehen aus von Körperbau und Körperfunktion und erstreben betont eine Verbesserung des Haltungsaufbaues. Hierzu zählen besonders die Schulen, die von *Mensendieck* und *Loheland* ausgingen oder mit ihnen korrespondierten. Die Schule *Bode* erstrebt vorwiegend Bewegung, Schwung und Rhythmus. Eine eigene Art hat die *Medau*-Schule, die kleine Geräte und den Ball benutzt. Die Schule *Suren*, die nach dem 1. Weltkrieg besonders hochkam, arbeitet mit verschiedenen Geräten, wie z. B. Eisenkugeln, Hanteln usw. Wieder andere Systeme pflegen die Ausdrucksgymnastik, indem sie bestimmte Bewegungen und Körperstellungen, die symbolisch seelische Vorstellungen und Begriffe erläutern sollen, betonen. Zu den Hauptvertretern dieser Gymnastik zählt auch die Eurhythmie von *Rudolf Steiner*. Eine Auswahl aus verschiedenen Schulen mit bestimmten Formen des deutschen Turnens stellt die Musterschule von *Loges* (Hannover) dar. Die Schule *Neumann-Neurode* schuf besonders ein System der Säuglingsgymnastik und versucht, Haltungsfehler und Haltungsschwächen von frühester Jugend an zu verhüten.
Anstelle der alten turnerischen Freiübungen hat die Gymnastik ohne Gerät sich auch in das deutsche Turnen eingebürgert. Sie soll als Ausgleich für das Geräteturnen dienen oder auch als Frei- oder Bodenübungen. Aus allen diesen Möglichkeiten der aktiven Bewegung heben sich heute drei Richtungen hervor, die aber wiederum untereinander fließende Übergänge darstellen:

Der Freizeitsport, die Trimm-dich-Bewegung und die Fitnessbewegung.

Der Freizeitsport ist nicht identisch mit dem Leistungssport. Er ist offen für die Entwicklung neuer Sport- und Spielarten, die dem Sporttreibenden in einfacher, praktischer Art Freude an vernünftiger körperli-

cher Bewegung bringen sollen. Er soll vor allem in kleinen Gruppen der Familie, des Freundes- und Kollegenkreises durchgeführt werden und ohne Rücksicht auf Alter und Geschlecht zu natürlichen Bewegungs- und Spielformen führen.
Dieser Sport ist überall möglich.

Die *»Trimm-dich-Aktion«* will den Bürger überzeugen, daß man zum Sporttreiben im Grunde nicht viel mehr braucht als den Entschluß, sich mehr zu bewegen. Die Einfachheit des Sportes wird hervorgehoben, die Gelegenheiten im Alltag werden sichtbar gemacht: Übung vor dem Fernseher, in der Wohnung, im Garten, im Park, am Strand, unterwegs. Die Werbung verzichtet auf große Versprechungen, sie stellt Wohlbefinden, Jugendlichkeit und die Chance mitmenschlicher Kontakte heraus. (»Trimm dich durch Sport« von *Jürgen Palm*, Frankfurt/Main, in: Sport und Gesundheit.)

Der aus dem angelsächsischen Sprachbereich stammende Begriff *Fitness* bedeutet: Tauglichkeit, Leistungsfähigkeit, Lebenskraft. Er will aussagen: »In Ordnung sein« – »Sich in bester Form befinden«. Fitness erstrebt somit optimale Gesundheit und Leistungsfähigkeit (nach *Jürgen Palm*, Frankfurt/Main).
Da die Möglichkeiten der Körperschulung durch aktive Bewegung, wie wir sie heute zusammenfassend bezeichnen wollen, individuell abgestuft sein müssen, ist es grundsätzlich nicht möglich, ein Schema aufzustellen. Es wird vielmehr auf die entsprechenden guten Bücher, auf das Fernsehprogramm, auf die Veranstaltungen der einzelnen Turn- und Sportvereine, der Gymnastikkurse u. a. hingewiesen. Man sollte aber nicht vergessen, daß die Körperschulung durch aktive Bewegung zu einem unabdingbaren Bestandteil der täglichen Körperpflege gehören muß, ohne die es keine echte Gesundheit und Leistungsfähigkeit gibt.

Die Krankengymnastik

gehört zur aktiven Bewegungsbehandlung und zum großen Gebiet der physikalischen Therapie bzw. zur Physiotherapie. Die frühere Bezeichnung »Heilgymnastik« wurde durch den Namen »Krankengymnastik« ersetzt, um herauszustellen, daß es sich um eine Behandlungsart, um eine aktive Bewegungstherapie am kranken Menschen handelt, die auch am kranken Menschen erlernt werden soll. Die Kranken-

gymnastik geht über die eigentliche Gymnastik weit hinaus und wird meist in Verbindung mit anderen physikalischen Maßnahmen (Massage, Wärme- und Lichtbehandlung, medizinische Bäder u. a.) in der Verhütung, Beseitigung oder Besserung krankhafter Zustände des Menschen eingesetzt. Sie erstreckt sich auf fast alle Gebiete der Heilkunde: Innere Medizin, Chirurgie, Frauen- und Kinderheilkunde, Neurologie, Psychiatrie, Orthopädie und besonders auch auf die Unfallheilkunde. Auch zur Verhütung und Vorsorge von Krankheiten wird sie eingesetzt, z. B. in der Schwangerschaftsgymnastik, zur Verhütung von Venenentzündungen oder zur Verhütung von schweren Haltungsschäden bei Jugendlichen. In der Rehabilitation, in der Wiedereingliederung Versehrter hat sie ebenfalls eine wichtige Aufgabe zu erfüllen. Das Ziel der Krankengymnastik ist die Erfassung des ganzen Menschen. Darum ist sie mit der Massage aus der Bewegungsbehandlung nicht mehr wegzudenken (nach Prof. Dr. med. *H. Lindemann*, Heidelberg).
In der Bundesrepublik und in einigen anderen Ländern Europas ist die Ausbildung durch Gesetz geregelt. Sie erfolgt an Schulen, die in der Regel den Universitätsinstituten angeschlossen sind. In der BRD besteht z. Z. noch eine zweigleisige Ausbildung und Praxis in Krankengymnastik und Massage. In anderen Ländern, z. B. in der DDR, Schweiz u. a., sind beide Sparten im Berufsbild des Physiotherapeuten erfaßt.

Passive Bewegungen

Die Massage

Kneipp selbst wollte von Massage nicht viel wissen. Das lag daran, daß damals die Massage noch nicht die hochentwickelte Kunst war, die sie heute ist.
Das große Heer der Kriegs- und Unfallverletzten sowie viele Kranke mit inneren Leiden fordern die Massage als einen unabdingbar notwendigen Bestandteil der Behandlung. Darum ist sie auch heute aus der Kneippkur nicht mehr wegzudenken.
Das Wort »Massage« stammt aus dem Griechischen (massein) und heißt soviel wie kneten. Daher spielte das Kneten des Gewebes in der Massage eine große Rolle. Heute beinhaltet der Begriff Massage we-

sentlich mehr. Wir verstehen heute unter Massage eine lokale Einwirkung auf Haut, Muskulatur, Bindegewebe, Gefäße und Nerven mit gleichzeitiger Rückwirkung auf fast alle Organe und Organsysteme. Insbesondere wirkt die Massage über eine normale Spannung der Gewebe und über lokale verbesserte Blut- und Lymphzirkulation hinaus auf den gesamten Kreislauf des Blutes und der Säfte. Sie wirkt damit auf den gesamten Organismus und auf das seelische Wohlbefinden.
Die in der Massage angewandten Grundbegriffe, die aber nicht aus dem Buch gelernt werden können, sind:

1. *Das Streichen* (Effleurage), das in der Regel zum Herzen hin durchgeführt wird. Es soll den Rückfluß des venösen Blutes zum Herzen und den Abfluß der Gewebssäfte fördern.
2. *Das Kneten oder Walken* (Petrissage). Es ist der wichtigste und wirksamste Massagegriff. Die Wirkung bezieht sich besonders auf den Muskel. Verhärtungen sollen beseitigt und die Zirkulation verbessert werden. Sowohl Schlaffheit wie auch Verspannungen sollen überwunden werden.
3. *Das Reiben* (Friktion) oder die Zirkelung wird mit Handballen, Handkante oder mit den Fingerkuppen einzelner Finger ausgeführt und will durch kreisförmige, in der Stärke gestufte Bewegungen festes Gewebe lockern, Muskelhärten und Stoffwechselschlacken beseitigen und Schmerzen lindern.
4. *Das Klopfen, Klatschen und Hacken* (Tapôtement) wird mit leicht gebeugten und gespreizten Fingern, mit der Handkante oder der geschlossenen Faust durchgeführt. Diese Griffe dienen zur Reizung der erschlafften Haut und zur besseren Durchblutung und Spannungserhöhung der Muskulatur. Bei erhöhter Muskelspannung ist das Tapôtement falsch, weil es ja diese nur erhöhen würde.
5. *Das Erschüttern* (Vibration). Mit diesen Handgriffen werden kleinere oder größere Teile oder Flächen des Körpers rhythmisch erschüttert. Die dadurch erzeugte Bewegung pflanzt sich weit ins Innere des Körpers fort. Die Vibration wirkt hauptsächlich als Reiz auf die Nerven. Es ist der einzige Massagegriff, der in etwa durch elektrische Apparate ersetzt werden kann.

Wenn alle Handgriffe in bester Form durchgeführt werden, dann wird die Massage zur hohen Kunst, die viel Leiden lindern helfen kann. Aber auch die Massage hat ihre Grenzen.

Es gibt

Gegenanzeigen der Massage

Nicht massiert werden darf bei:
allen Hautkrankheiten,
allen akuten Entzündungen, einschließlich Gelenkentzündungen und Gelenktuberkulose,
allen akuten Infektionskrankheiten,
allen ernsten Herz- und Gefäßerkrankungen.
In allen zweifelhaften Fällen ist der Arzt zu befragen.

Die Sportmassage

Sie ist ein besonderer Zweig der Massage und gilt als ein Hilfsmittel, die sportlichen Leistungen zu steigern. Sie wird besonders als vorbereitende Massage beim Training und im Wettkampf eingesetzt. Bei längeren Wettkämpfen wird sie auch zwischen den einzelnen Kämpfen eingeschoben und auch am Ende eines Kampfes zur Entmüdung durchgeführt. Es gilt die Regel, daß nach einer Leistung eine Massage rascher wieder frisch macht als eine längere Ruhepause.

Die Bindegewebsmassage

Sie ist keine eigentliche Massage im Sinne passiver Bewegungsbehandlung. Sie ist eher eine Behandlung, die über Bindegewebe und Nervenbahnen auf bestimmte innere Organe oder Organsysteme einwirken soll. Sie wurde zwar als besondere Massagetechnik von Frau *Elisabeth Dicke* in Zusammenarbeit mit Frau Dr. med. *H. Teirich-Leube* entwikkelt, ist aber heute wesentlich mehr als eine besondere Massagetechnik. Sie geht davon aus, daß innere Erkrankungen sich in Spannungsänderungen der Haut, insbesondere der Unterhaut, speziell in Veränderungen des Zell- bzw. Bindegewebes zeigen und daß man über eine Bearbeitung dieser »Zonen« rückwirkend innere Erkrankungen positiv beeinflussen kann. In der Hand des wirklich kundigen, ausreichend speziell ausgebildeten Masseurs oder der Masseuse vermag diese Massage Außerordentliches zu leisten. Wenn sie aber nicht recht gekonnt wird, wird sie leicht Schaden anrichten.

Die Periostmassage

Bei dieser von Prof. *Vogler* und Prof. *Krauss* entwickelten Massage handelt es sich um »eine punktförmige, rhythmisch ausgeführte Druckbehandlung, die auf der Knochenhaut geeigneter Knochenflächen ausgeführt wird. Sie wirkt unmittelbar am Ort ihrer Anwendung als nutritiver (nährender) Reiz und kann zur unmittelbaren Beeinflussung von Erkrankungen an der Knochenhaut, an Knochen und Gelenken benutzt werden. Sie übt darüber hinaus auf dem Weg nutritiver Reflexe und über andere reflektorische Mechanismen einen tiefgreifenden Einfluß auf die nahe Umgebung (bis etwa 8 cm) und auf das physiologische und krankhafte Geschehen anderer Organe, insbesondere der Eingeweide in den großen Körperhöhlen, aus« (Prof. *Vogler*: Physiotherapie).
Auf andere z. T. umstrittene Massagearten wie z. B. auf

die Lymphgefäßdrainage

nach dem Nichtarzt Dr. *Vodder* kann hier nicht eingegangen werden. Über ihre Anwendung sollte nur der fachkundige Arzt entscheiden.

Ruhe und Schlaf als Lebensreiz und Heilfaktor

Körperliche und seelische Ruhe sind aus einer gesunden Lebensführung nicht wegzudenken und gehören auch mit zu den wertvollsten Heilmitteln einer jeden Behandlung. Das körperliche Ausruhen, das Entspannen im Liegen führt zur Beruhigung des Herzschlags, damit zur Verbesserung des Kreislaufs und der gesamten Durchblutung des Körpers, womit schon eine der wichtigsten Voraussetzungen für die Hebung des gesamten Wohlbefindens gegeben ist. Aber es wäre falsch, nur die herz- und kreislaufverbessernde Seite der Ruhe zu beachten; denn alle Organe, auch Lunge, Magen, Darm und die übrigen Eingeweide arbeiten ruhiger und gleichmäßiger, werden dadurch gekräftigt und leistungsfähiger. Auch der Schlaf zur rechten Zeit und von der rechten Dauer und Tiefe gehört mit zu dieser Ruhe. Deshalb wollen wir auf diesen geheimnisvollen Vorgang der Natur kurz eingehen.

Der Schlaf soll dem Menschen nach anstrengender Tätigkeit in erster Linie Ruhe und Erholung geben. Er ist die beste Erholungsmöglichkeit, die wir kennen. In ihm ruht das Nervensystem. Die geistigen Tätigkeiten fallen nahezu vollkommen weg, insbesondere wenn der Schlaf frei von schweren Träumen ist. Der Mensch soll aus ihm Kraft schöpfen für den kommenden Tag. Deshalb ist der Schlaf für alle Menschen eine Notwendigkeit. Wenn wir gelegentlich von Menschen hören, die angeblich keinen oder nur ungewöhnlich kurzen Schlaf haben, dann sind das Ausnahmen, die gegen die Regel nichts aussagen. Bei Erwachsenen ist eine Schlafdauer von 6–8 Stunden unbedingt erforderlich. Natürlich wird diese Dauer von den verschiedensten Umständen, die man vielleicht nicht immer bestimmen kann, abhängig sein. Aber mit gutem Willen wird sich oft noch etwas erreichen lassen. Ein Mensch, der stark körperlich tätig war oder ausgedehnte geistige Arbeit verrichtete, bedarf eines längeren Schlafes als einer nach weniger anstrengenden Tätigkeiten. Wichtig ist auch die Zeit des Schlafes. Die alte Regel, daß einige Stunden vor Mitternacht mehr bedeuten als nach Mitternacht, hat zweifellos ihre Berechtigung. Das Spätschlafengehen, das bei vielen Menschen zu einer schlechten Gewohnheit geworden ist, ist oft die Ursache der Schlaflosigkeit. Einen dauernden Verstoß gegen den natürlichen Rhythmus des Schlafes läßt sich die Natur nicht gefallen. Deshalb: Frühzeitig ins Bett und beizeiten wieder heraus, das erhält guten Schlaf und gesund und frisch. Insbesondere nicht spätes und erregendes Fernsehen!

Die Schlaflosigkeit, über die man so viel klagen hört, kann ihre Wurzel im Körperlichen oder im Seelischen haben. Sie kann bedingt sein durch einen Krankheitszustand, oder sie ist Ausdruck nervöser und seelischer Störungen. Im ersteren Fall wird die Schlaflosigkeit sich mit dem zugrunde liegenden Krankheitszustand verschlechtern oder verbessern, und selbst Schlafmittel können hierbei vorübergehend nach gewissenhafter Prüfung in Anwendung kommen. Bei den vorwiegend nervös bedingten Schlaflosigkeitszuständen kommt es sehr auf die seelische Einstellung an. Wer auf seinen Schlaf dauernd achtet und ihn zu genau beobachtet, wird schon deshalb nicht schlafen, weil jede unbewußt arbeitende Leistung des Organismus, zu der auch der Schlaf zählt, durch Einschalten bewußter Kontrolle gestört wird. Man muß sich deshalb dem Schlaf gegenüber eine Gleichmütigkeit und Gleichgültigkeit aneignen. Dadurch kann die für den Schlaf so notwendige Entspannung leichter eintreten, als wenn man ängstlich auf den Schlaf aufpaßt. In manchen Fällen wird unter Umständen sogar direkte seelische Behandlung durch einen Nervenarzt notwendig werden, wenn man Erfolg haben will.

Zur Unterstützung und Schlafförderung eignen sich der abendliche Spaziergang, warme Kräuter- oder Wechselfußbäder, Wadenwickel, Leibauflagen, warme Sitzbäder mit Baldrian und gegebenenfalls auch Kräuter-Dreiviertelbäder. Jedoch darf die Temperatur dieser Bäder 34–36° C nicht überschreiten; denn kurze kalte und heiße Bäder erregen und machen munter. Man muß mit den Maßnahmen öfter wechseln und die für sich passenden selbst ausprobieren. Zur Unterstützung eignet sich auch abends ein Tee aus Melisse oder Baldrian und Hopfenblüte (s. Heilpflanzen) oder ein Glas warmer Milch mit einem Teelöffel Honig.

Über den Mittagsschlaf sei kurz folgendes gesagt: Wenn ein Mensch sehr gehetzt und gejagt ist, soll er nach Möglichkeit sich ruhig einen Mittagsschlaf gönnen; denn dieser ist für viele Menschen nicht so schlecht, wie er oft hingestellt wird. Für unruhige Menschen und solche, die zur Fettleibigkeit neigen, ist ein Hinlegen vor Tisch besser als nach Tisch. Selbst wenn man nur 1/4 bis 1/2 Stunde ruht, kann die dadurch gewonnene Entspannung unbezahlbar sein, und das Essen wird seelisch und körperlich besser verarbeitet. Auch der richtige Mittagsschlaf kann in vielen Fällen ein Plus an Nervenkraft bedeuten, das man nicht unterschätzen darf. Im Zweifelsfalle soll man seinen Arzt befragen.

Unsere Besprechung der Ruhe wäre unvollkommen, wenn wir nicht noch auf die seelische Seite der Ruhe eingingen. Wir dürfen die seelische Ruhe als Heilmittel nämlich nicht geringer schätzen als die körperliche, die oft eine gewisse Voraussetzung für die seelische bildet. Mit der seelischen Ruhe meinen wir nicht die Trägheit und Stumpfheit, sondern jenes Entspanntsein, jenes Freisein von quälender Hast, das *Klatt* so trefflich als die »schöpferische Pause« bezeichnet hat. Und gerade diese Ruhe haben wir Menschen von heute so notwendig. Wir hasten und jagen ja so viel und lassen uns seelisch von so manchen Dingen des Alltags treiben und zermürben, darum auch die vielen seelischen und damit verbundenen körperlichen Zusammenbrüche. Man sage nicht, es gehe nicht anders! Es geht wohl anders, aber leider für viele Menschen erst dann, wenn der Zusammenbruch schon da ist, wenn es wirklich nicht mehr weitergeht. Doch es geht auch schon eher anders, wenn man nur die rechte Einsicht und den rechten Willen hat. Man mache sich nur wirklich frei, wenn es geht, einige Tage oder Wochen im Jahr oder einen Tag in der Woche oder wenigstens einige Minuten am Tag, wo man sich einmal selber gehört, wo man über sich und das Leben besinnlich, nicht quälerisch grübelnd nachdenkt, wo man Einkehr hält bei sich selbst und wo man seinem eigenen Leben wieder einen Sinn gibt. Des Sonn- und Feiertags so oft wie nur möglich hinaus in die herrliche Gottesnatur und frische Kraft für die ganze Woche geholt! Zweifelhaftem Vergnügen nicht nachjagen, aber echte Geselligkeit nicht verachten, das sind die Dinge, auf die es ankommt. Seelische Ruhe und Entspannung müssen zugleich seelische Haltung sein, und diese ist immer notwendig, wenn Luft, Licht, Wasser, Ernährung, Bewegung und Ruhe in und an einem Menschen gesundbringende Faktoren sein sollen. Eine solche körperliche und seelische Ruhe bedeutet Steigerung der Lebenskraft und der Kraftempfindung und heißt Gewinn und Freude am Dasein haben.

Einige praktische Wohnungsfragen

Im Rahmen dieses Buches kann natürlich nicht auf Einzelheiten über das Wohnen eingegangen werden, sondern es soll versucht werden, einmal die für ein gesundes Wohnen notwendigen Gesichtspunkte zusammenzufassen, selbst auf die Gefahr hin, daß manches Selbstverständliche zur Sprache kommt.

Ob eine Wohnung gesund oder ungesund ist, hängt von zwei Instanzen ab: einerseits vom Baumeister und den entsprechenden Bauaufsichts-

behörden, andererseits vom Wohnungsinhaber selbst. Uns interessiert die letztere.
Bei der Einrichtung der Wohnung wird sehr oft die Frage auftauchen, wovon die Temperatur der Zimmerluft abhängt und welches Zimmer der Lage nach als das wärmste anzusprechen ist. Da die Lufttemperatur des Zimmers von der Wandtemperatur abhängig ist, ist die Frage berechtigt, welche Hauswand am wärmsten ist. Die Antwort lautet: die Westwand; etwas kühler ist die Ostwand, dann die Südwand, das oberste Stockwerk ist unter dem bestrahlten Dach wärmer als die unteren, auch dadurch, daß sich die Wirkungen der inneren Wärmequellen (z. B. Kamine) summieren. Die Temperaturen betragen z. B. in den oberen Räumen im Hochsommer nachts oft 25–30° C und mehr. Das hat natürlich nachteilige Folgen für die Gesundheit. Denn in einer solchen Temperatur ist die Wärmeabgabe des Körpers behindert. Es tritt dadurch Erschlaffung, Appetitlosigkeit und oft sogar regelrechte Blutarmut ein. Kleine Kinder leiden unter Wärmestörungen und Hitzschlag. Ferner tritt eine rasche Zersetzung der Nahrungsmittel ein. Verhüten oder mildern kann man diese Überwärmung durch fleißiges Lüften und fortdauernde Zufuhr frischer Luft, sowie besondere Bauart der Häuser. Außer an der Überwärmung leiden Dachkammern auch oft an zu starker Abkühlung im Winter; Verschalungen und Isolierungen können hier schützen.
Die Luft des Zimmers soll eine gewisse Feuchtigkeit besitzen, ganz besonders die Luft der beheizten Räume. Diese Feuchtigkeit wird durch Wasserzerstäubungs- und Wasserverdunstungsapparate oder durch Verdampfenlassen von Wasser erreicht. Umgekehrt ist die Feuchtigkeit der Wohnung eine besonders häufige Ursache gesundheitlicher Schädigungen. Feuchte Wände sind immer wesentlich kälter als trokkene. Deshalb fühlt man sich in feuchten Räumen unbehaglich. Erkältungen und rheumatische Erkrankungen treten häufiger auf, weil alle Gegenstände, insbesondere Kleider und Betten, die Feuchtigkeit aufsaugen und dem Körper die Eigenwärme rauben. Tuberkulöse Menschen sind in feuchten Räumen besonders gefährdet. Auch die Kinder nehmen leicht Schaden; Appetitlosigkeit, Abmagerung und Blässe sind häufig zu finden. Daß die Wohnung selbst durch die Feuchtigkeit leidet, ist bekannt. Tapeten, Bezugsstoffe und Möbel erhalten Stockflecke und modern. Schimmelpilze und Hausschwamm führen sogar unter Umständen zu Zerstörungen des Gebälks. Feuchte Wohnungen behalten oft trotz allen Lüftens ihren muffigen Geruch. Sind bauliche Fehler die Ursache der Feuchtigkeit, dann müssen diese baldigst behoben werden. Man muß deshalb immer einen Fachmann zu Rate zie-

hen. Aber auch der Wohnungsinhaber kann an der Feuchtigkeit seiner Wohnung selbst schuld sein. Zu weniges Lüften beim Kochen, Waschen und Wäschetrocknen oder bei Vorhandensein zahlreicher Menschen macht, daß sich der Wasserdampf an den Wänden kondensiert, besonders an den kälteren Außenwänden. Je kleiner die Wohnung und je zahlreicher die Menschen in ihr, um so mehr wird sich die Feuchtigkeit halten, zumal wenn in denselben Räumen die Mahlzeiten gekocht, Wäsche gewaschen und der Ofen zum Wäschetrocknen benutzt wird. Fleißiges Lüften wird manchen Schaden verhüten.
Die Hälfte unseres Lebens verbringen wir im Schlafzimmer. *Robert Koch* hat einmal gesagt: »Die Tuberkulose ist eine Krankheit der Wohnung oder eigentlich des Schlafzimmers.« Deshalb müssen wir diesem Raum besondere Aufmerksamkeit widmen. Die beste Lage des Schlafzimmers ist die nach Osten. Es muß gut zu lüften sein. Die Lüftung muß möglichst so erfolgen, daß der Luftzug den Schlafenden nicht unmittelbar trifft. Der jeweils größte und hellste Raum ist als Schlafzimmer am geeignetsten. Sauberkeit und Übersichtlichkeit sind die erste Regel. Die Fenster müssen verdunkelt werden können. Auch die Farben der Wände sind zu beachten. Helle Tönungen sind vorzuziehen: Hellblau, Grün oder Violett haben beruhigende Wirkung, erregende haben gelbe und rote. Sie sind deshalb ungeeignet. Die abends abgelegte Kleidung soll nicht im Schlafraum selbst belassen werden.
Noch kurz einige Worte über unsere nächtliche Lagerstatt, das Bett, in dem der Mensch 1/3–2/5 seines Lebens verbringt. Wohl die meisten Menschen, besonders auf dem Lande, schlafen zu warm und zu schwer zugedeckt. Als Bedeckung werden am besten wollene Decken gewählt. Federdeckbetten werden viel verwendet, sie verlangen eine gute, sachverständige Pflege: keine direkte Besonnung, da die Federn brüchig werden. Das gesunde Deckbett soll leicht und luftdurchlässig sein. Die Matratze aus Roßhaar ist am besten und haltbarsten. Sie läßt sich auch am ehesten reinigen. Einfache Drahtgeflechte sind fester und sicherer als Sprungmatratzen. Junge Menschen beiderlei Geschlechts sollen ein kühles und hartes Lager haben. Federzeug soll man bei ihnen meiden. Auch das Kopfkissen soll aus Roßhaar bestehen. Bei Neigung zu kalten Füßen kann man außer den zum Zudecken am besten geeigneten Wolldecken ein Federbett auf die Füße legen. Auch gegen mit Wolle oder Daunen gefüllte Steppdecken ist nichts einzuwenden. Im allgemeinen soll man flach liegen, da dann der Körper am ehesten ausruht und keine Stauungen entstehen können. Fleißiges Lüften des Bettes sollte eine Selbstverständlichkeit sein.
Staub kommt in die geschlossenen Räume von der Straße her durch die

feinsten Ritzen, mit Schuhwerk und mit Kleidern. In Räumen mit starkem Verkehr und gewerblichen Betrieben kann er sich in großen Mengen ansammeln. Die Entfernung des Staubes durch Ausklopfen der Möbel und das übliche Staubwischen in den Wohnungen mit trockenen Tüchern, selbst bei gleichzeitiger Lüftung, ist vollkommen unzweckmäßig, da auf diese Weise der Staub nur hochgewirbelt wird und sich an anderer Stelle niederläßt. Ungepflegte Polstermöbel, Teppiche, geschnitzte Möbel, Gardinen usw. enthalten ungeheure Mengen von Staub. Teppiche, Vorhänge, Sofakissen u. dgl. sollen in einer Reformwohnung nur wenig zu finden sein. Eine Wohnung läßt sich auch ohne diese Dinge gemütlich machen. Am besten ist das Aufsaugen des Staubes mit dem Staubsauger oder bei glatten Flächen die Entfernung durch Aufwischen mit feuchten Lappen.

Eine weitere Frage bei der Einrichtung der Wohnung lautet: Welches ist die zweckmäßigste Beleuchtung? Denn richtiges Licht, besonders das richtige Tageslicht, wirkt auf das Wohlbefinden des Menschen unleugbar stark ein und ist die Vorbedingung alles gesunden Wohnens. Das Licht, vor allem das Sonnenlicht, ist eines der kräftigsten Desinfektionsmittel. Es fördert auch den Stoffwechsel des Menschen. Ein Übermaß an Licht aber bewirkt Schädigungen der Sehkraft. Längere Einwirkung glänzender Flächen macht z. B. schneeblind. Die natürliche Beleuchtung ist am besten in den oberen Stockwerken, am schlechtesten im Keller und in Hofwohnungen. Nach Norden liegende Zimmer sind erheblich dunkler als die an der Südseite desselben Hauses. Künstliches Licht soll neben möglichst gleichmäßiger Helligkeit möglichst geringe Wärme geben. Die Art des Lichtes soll dem Auge zusagen, und die Lichtquellen sollen keine gesundheitsschädlichen Verunreinigungen in die Wohnungsluft bringen.

Auch eine ärmliche Wohnung läßt sich durch richtigen hausfraulichen Sinn recht behaglich, sauber und geschmackvoll gestalten, und die luxuriöse Wohnung kann kalt wirken, wenn dieser fehlt.

Ein schönes, gesundes und gemütliches Heim ist heute noch für den Bestand und das Glück der Ehe und Familie die sicherste Voraussetzung.

Zeitgemäße Ernährung

Sebastian Kneipp und die Forderung nach gesunder Ernährung

Die Ernährung ist für die Erhaltung der Gesundheit und Leistungskraft von außerordentlicher Bedeutung. *Sebastian Kneipp* hatte diese Tatsache gekannt. In seiner Gesundheitslehre spielen zwar Wasseranwendungen die größte Rolle, doch in vielen seiner Schriften wird auch eine einfache und natürliche Ernährung gefordert. *Sebastian Kneipp* hatte besonders vor übermäßiger Ernährung gewarnt und sich auch frühzeitig dagegen gewandt, daß die Nahrung durch zuviel industrielle Bearbeitung ihrer natürlichen Werte beraubt wird. Aus gutem Gefühl für die Abhängigkeit des menschlichen Organismus von den natürlichen Kräften der Nahrung hatte er Ernährungsempfehlungen gegeben, wie sie heute von der modernen Ernährungswissenschaft nur bestätigt werden. *Sebastian Kneipp* war daher nicht nur Vorkämpfer für Gesundheitsvorsorge und Erziehung des Volkes zu aktiver und selbstverantwortlicher Gesundheitspflege, sondern auch ein seiner Zeit weit vorauseilender Wegweiser in Fragen gesunder Ernährung.
Als *Sebastian Kneipp* lebte, kannte die Ernährungswissenschaft noch keine Vitamine oder die lebenswichtigen (= essentiellen) Nährstoffe. Der Wert einer Nahrung wurde zunächst ausschließlich nach dem Gehalt an Kalorien, Kohlehydraten, Fett und Eiweiß bemessen. Ernährungswissenschaft und Medizin sahen im menschlichen Organismus eine Maschine, die die Nährstoffe der Nahrung verbrannte und mit möglichst viel Eiweiß versorgt werden mußte. Zeitgeist und Wissenschaft waren darauf ausgerichtet, auch lebendige Organismen auf der Grundlage materialistischen Denkens zu betrachten.
Sebastian Kneipp jedoch hatte verstanden, biologisch zu denken und den Menschen in seiner Verknüpfung mit der Natur zu sehen. Seine Ansicht war, daß Gesundheit und Lebenskraft am sichersten zu erhalten sind, wenn sich der Mensch mit den von Natur vorgesehenen Lebensbedingungen in möglichst große Harmonie zu bringen versteht. Einige Zeit vor *Sebastian Kneipp* hatte der preußische Arzt *Christoph Wilhelm Hufeland* in seiner Lehre von der Makrobiotik ähnliche Gedanken entwickelt. In der klassischen medizinischen Schule des Hippokrates wiederum hatte dieses biologische Denken seinen Ursprung.

Die vielseitigen Beziehungen zwischen der Ernährung und den Funktionen des menschlichen Organismus bilden heute den Gegenstand lebhaftesten Interesses der modernen Medizin. Nachdem Ernährungswissenschaft und Diätetik jahrzehntelang von den Ärzten nur am Rande behandelt worden waren, stehen diese Fachdisziplinen heute im Zentrum ihrer Aufmerksamkeit. *Sebastian Kneipp,* lebte er in unseren Tagen, würde von den Ergebnissen der Ernährungsforschung und von den neuesten Erkenntnissen über die Möglichkeit der Ernährungstherapie bei den verschiedensten Krankheiten so stark beeindruckt sein, daß er der Ernährung in seiner Gesundheitslehre noch mehr Bedeutung beimäße. Zu seinen Lebzeiten war das Problem der Gesundheitsgefährdung durch eine zu reichliche und naturentfremdete Nahrung gerade erst aufgetaucht, und nichts war vorhanden, um auf exakt wissenschaftlicher Grundlage irgendeine Aussage zu machen. Erst längere Zeit nach dem Tode *Sebastian Kneipps* wurden hierfür Voraussetzungen geschaffen.
Die Ernährungswissenschaft hatte in der Zwischenzeit eine Vielzahl bisher unbekannter, hochaktiver organischer Wirkstoffe entdeckt, von deren absoluter Notwendigkeit für die Erhaltung der menschlichen Gesundheit man objektive und eindrucksvolle Beweise erhalten hatte. Immer größere Einsichten in das Stoffwechselgeschehen des menschlichen Organismus waren gewonnen worden, immer tiefer gelang es, in die Geheimnisse des Zellstoffwechsels einzudringen, und immer mehr erkannte man, wie sehr die verschiedensten Wirkstoffe der Nahrung an diesem Geschehen Anteil nehmen. Nach und nach hatte man gelernt, die Nahrung des Menschen nicht nur nach ihrem Gehalt an Kalorien und Nährstoffen, sondern auch nach ihrem biologischen Wert und ihrem Gehalt an Wirkstoffen zu beurteilen. Heute hat sich eine qualitativ-biologische Betrachtungsweise in der Ernährungswissenschaft in erheblichem Maße bereits durchgesetzt. Heute wissen wir, daß die Ernährung in den hochindustrialisierten Ländern der Welt zwar in der Quantität gesichert ist, daß aber der biologische Wert dieser Ernährung häufig nicht ausreicht, um die volle Gesundheit der Menschen zu garantieren. Kurzum: Auch wenn die meisten Menschen in den hochindustrialisierten Ländern der Welt jeden Tag satt werden und länger leben, kann die durchschnittliche Ernährung nicht als optimal angesehen werden.
Für einen zu geringen biologischen Wert unserer heutigen Ernährung ist vielfach die industrielle Entwertung wichtiger Grundnahrungsmittel anzuschuldigen. *Sebastian Kneipp* hatte noch keine Zahlen zur Hand, aus denen hervorging, daß im weißen, hochausgemahlenen Feinmehl

und in Backwaren aus diesem Mehl von einzelnen Vitaminen der Getreidekörner 60 und bis zu 100 % nicht mehr vorhanden sind. Es war ihm auch nicht möglich zu beweisen, daß der immer mehr anwachsende Konsum des Zuckers einen erhöhten Verbrauch des lebenswichtigen Vitamins B_1 bewirkte. Aber obwohl er dies alles nicht wußte, fühlte er mit sicherem Instinkt, daß nur Vollkornnahrung die Gesundheit der Menschen erhalten konnte und übermäßiger Verzehr von Zucker und anderer entwerteter Kohlehydratnahrungen Schädigungen herbeiführen mußte.

Der Ernährungswissenschaft ist heute bekannt, daß Mangel an Vitamin B_1 und Vitaminen der B-Gruppe durch Bevorzugung des Feinmehls, des Weißbrotes, des Feingebäckes, der Teigwaren, des Zuckers und der Zuckerwaren einen verbreiteten Fehler unserer Ernährung darstellt. Untersuchungen aus neuerer Zeit erwiesen, daß beispielsweise die Bevölkerung in Westdeutschland vielfach nur zwei Drittel des notwendigen Tagesbedarfes an Vitamin B_1 mit der Nahrung aufnimmt. Prominente Kliniker haben in diesem Zusammenhang darauf hingewiesen, daß es durch Mangel an B-Vitaminen in der Ernährung zu Störungen der Herz- und Kreislauffunktionen, der Verdauungsorgane, der Regulationen des vegetativen Nervensystems und auch zu einer Herabsetzung der Infektabwehr kommen kann. Selbst die Entstehung chronischer Darmträgheit, entzündlicher Schleimhautveränderungen des Magen-Darm-Kanals oder der Magen- und Darmgeschwüre sind mit einem Vitamindefizit der Ernährung in Zusammenhang gebracht. Derartige Erkenntnisse und Aussagen der klinischen Medizin machen besonders deutlich, wie groß die Beziehungen zwischen einer wirkstoffarmen Ernährung und der Entstehung von Zivilisationserkrankungen sein können. Solche Mitteilungen, die man heute in der medizinischen Fachliteratur immer wieder lesen kann, sind eine glänzende Bestätigung für die Forderung *Sebastian Kneipps, Bircher-Benners* oder *Werner Kollaths* nach naturnaher und vollwertiger Ernährung. Schließlich sind diese Aussagen auch ein erfreuliches Zeichen dafür, daß wir uns mehr und mehr über die Maßstäbe, nach denen eine gesündere Ernährung auszurichten ist, in Übereinstimmung bringen.

Welcher Arzt, der sich heute ernsthaft mit Fragen der Ernährung oder Diättherapie befaßt, vermag noch zu bezweifeln, daß eine gesündere Ernährung oder eine sinnvolle Diät aus Vollkornnahrung, weniger Weizenmehlerzeugnissen, weniger Zucker und Süßwaren, mehr pflanzlicher Frischkost, mehr Gemüse, weniger Fett, mehr naturbelassenen pflanzlichen Ölen, mehr Milch und Quark und einer insgesamt verringerten Nahrungsmenge bestehen muß. In der Praxis sind wir

ziemlich einig darüber, daß eine in ihrer biologischen Qualität unzureichende Ernährung oder eine Nahrungswahl, die unseren derzeitigen Lebensbedingungen nicht mehr entspricht, die Gesundheit zerstört und daß für die Erhaltung oder Wiederherstellung der Gesundheit Vollwerternährung oder Vollwertdiät notwendig sind. Mag es auch in der Grundlagenforschung hier und da zwischen Ernährungswissenschaftlern und Ärzten noch Meinungsverschiedenheiten geben, so ist doch erfreulicherweise die Praxis mit ihren Empfehlungen für eine gesündere Ernährung über solche Differenzen längst hinausgewachsen.
Wir stehen heute vor einer großen Zukunftsaufgabe: Wir müssen den Menschen unserer Zeit möglichst schnell zeigen, wie gesundheitsschädigende Ernährungsfehler abgestellt werden können und wie eine gesündere Ernährung beschaffen sein muß. Wir müssen dafür sorgen, daß die Ernährung in Gemeinschaftsverpflegungen und vor allem in Krankenhäusern rasch verbessert wird, und wir müssen zuwege bringen, daß in der ärztlichen Praxis weit mehr ernährungstherapeutische Verordnungen gegeben werden, als dies bisher der Fall gewesen ist.
Heute kennen wir die segensreichen Auswirkungen ernährungstherapeutischer Maßnahmen auf den Verlauf vieler Krankheiten, die mit Medikamenten nur schwierig anzugehen sind. Auch heute im Zeitalter medizinischer Erfolge, die mit modernen Medikamenten errungen werden, müssen wir einsehen, daß die Erkrankungen des Magens, des Darmes, der Leber, die arteriosklerotischen Gefäßerkrankungen, der Diabetes oder die Erkrankungen der Nieren mit keiner anderen Behandlungsmethode so günstig beeinflußt werden können wie mit einer sinnvoll zusammengestellten Vollwertdiät. Einige prominente Kliniker, die an den Lehrstühlen medizinischer Fakultäten tätig sind, haben diese Tatsache in jüngster Zeit mit Nachdruck hervorgehoben. So schreibt beispielsweise *F. Heepe* in der Einleitung zu einer Veröffentlichung über das Thema »Die Vitamine in der Diät und Küchenpraxis«: »Der Entstehung zahlreicher Krankheiten und Krankheitskomplikationen wird durch unzureichende Ernährung Vorschub geleistet. Viele krankhafte Störungen lassen sich andererseits allein durch Richtigstellung der Ernährung beseitigen.«
Wenn es nun heute trotzdem noch Ärzte geben sollte, die ihren Patienten und der Öffentlichkeit gegenüber verlauten lassen, es sei mehr oder weniger gleichgültig, was man als Nahrung zu sich nähme, und alle Fragen der Ernährung oder der Diät seien künstlich hochgespielt, so muß hierzu ganz entschieden gesagt werden: Diese Einstellung entspricht nicht verantwortungsbewußtem ärztlichem Handeln. Schutz der menschlichen Gesundheit durch vollwertige Ordnungsnahrung und

Behandlung der Krankheiten mit einer vollwertigen Diät gehören heute zum gesicherten Wissen der Medizin – und dies in einem Sinne, wie es bereits *Sebastian Kneipp* gegenwärtig gewesen ist.

Stoffwechselgeschehen und Abhängigkeit des Organismus von der Ernährung

In seinem stofflichen Sein steht der menschliche Organismus in Abhängigkeit von der Ernährung. Jeder Fehler in der Zufuhr von Stoffen, die für den Aufbau des Organismus und die Aufrechterhaltung seiner normalen Funktionen notwendig sind, kann zur Verminderung der körperlichen und geistigen Leistungskraft, zu erhöhter Krankheitsanfälligkeit und schließlich zu regelrechten Krankheiten führen.
Der menschliche Organismus besteht aus Zellen, Geweben und Organen. Die Stoffe, die uns mit der Nahrung zugeleitet werden, bestimmen Wachstum, Erhaltung und Betrieb dieser Zellen und Zellverbände. Die Moleküle, aus denen die Zellen, Gewebe und Organe sich aufbauen, bleiben jedoch nicht immer die gleichen – sie werden im Gegenteil ständig ausgewechselt. Nicht in allen Zellgeweben und Organen des menschlichen Organismus ist die Geschwindigkeit des Stoffaustausches gleich groß. So gibt es Zellgewebe, die einen regen, und andere, die einen trägen Stoffaustausch aufweisen. Manche Organe, wie beispielsweise die Leber, wechseln schon innerhalb von 14 Tagen die Hälfte ihres Bestandes an Eiweißmolekülen. Der ganze menschliche Organismus dürfte wahrscheinlich innerhalb von 7 Jahren seine gesamte stoffliche Struktur verändert haben.
Das Stoffwechselgeschehen in unserem Organismus ist eine ununterbrochene Folge von chemischen Vorgängen, bei denen die verschiedensten Substanzen aufgebaut, abgebaut oder umgewandelt werden. Der Stoffwechselvorgang stellt die Summe aller dieser Reaktionen dar. Für jeden Vorgang, bei dem der Organismus einen Stoff zerlegt oder eine Synthese vollzieht, stehen spezielle Wirkstoffe bereit, die dafür sorgen, daß diese Reaktionen eingeleitet und mit bestimmten Zielen zu Ende geführt werden. Diese Wirkstoffe, die zu den geheimnisvollsten Substanzen im lebendigen Organismus zählen, nennen wir Enzyme oder Fermente.
Unser Organismus kann nur jene stofflichen Verwandlungen durchführen, für die er spezifisch wirkende Enzyme oder Enzymsysteme be-

sitzt. So müssen wir uns vorstellen, daß in einem Menschen Hunderte verschieden aufgebauter Enzyme tätig sind, die die differenziertesten Wirkeigenschaften besitzen. Die Bausteine dieser Enzyme sind meist hochmolekulare Eiweißkörper, die mit Vitaminen, Mineralien oder Spurenelementen verbunden sind. Da die Natur verschiedenste Eiweißkörper aufbauen kann und es auch viele Vitamine und Mineralstoffe gibt, bestehen vielseitige Möglichkeiten, die Struktur der Enzyme zu variieren und ihre Wirkeigenschaften dadurch zu spezialisieren.

Zweifellos ist es eine wichtige Aufgabe der Vollwerternährung, dafür zu sorgen, daß die Enzyme oder Enzymsysteme des Organismus zu jeder Zeit die für sie notwendigen Bausteine zugeführt erhalten, so daß die für den geordneten Ablauf des Stoffwechselgeschehens verantwortlichen Leitstoffe komplett vorhanden sind. Auf diesem Wege wird von der Ernährung her das Stoffwechselgeschehen erhalten und stabilisiert. Jeder Mangel in der Zufuhr von hochwertigen Eiweißstoffen, Vitaminen, Mineralsalzen oder mineralischen Spurenelementen muß die Leistungen der Enzyme oder Enzymsysteme stören und zu einer Behinderung der Stoffwechselvorgänge führen. Nun ist aber der reguläre Ablauf des Stoffwechsels eine lebenswichtige Grundleistung des Gesamtorganismus, die, wenn sie aus der Ordnung gerät, jeder Zelle des Organismus Schaden zufügt, den Boden für irgendwelche Krankheiten vorbereitet oder bereits vorhandene Krankheiten vertiefen kann. Jene engen Beziehungen, die zwischen der Ernährung und den Funktionen des Organismus bestehen, gehen aus diesem Zusammenhang besonders eindrucksvoll hervor.

Wer über das in unserem Körper ablaufende Stoffwechselgeschehen etwas genauer Bescheid zu wissen wünscht, sollte vor seinen Augen einen kurzen Film ablaufen lassen. Wir können das Stoffwechselgeschehen in fünf Phasen unterteilen:

1. Phase: Verdauung der Nahrung im Magen-Darm-Kanal
2. Phase: Aufnahme der Nahrungsbestandteile in Blut und Lymphe (= Resorption)
3. Phase: Aufnahme der Nahrungsbestandteile in Zellen, Zellgewebe und Organe. Aufbau körpereigener Substanzen.
4. Phase: Energieliefernde Verbrennungsprozesse (= Oxydationen) in den Zellen.
5. Phase: Ausscheidung der Stoffwechselendprodukte.

Nach der Aufnahme von Nahrung in den Mund beginnen die Verdauungsenzyme tätig zu werden. Sie sind in den Verdauungssäften der

Munddrüsen, der Magenschleimhaut, der Bauchspeicheldrüse und der Dünndarmschleimhaut enthalten. Die Verdauungsenzyme sind befähigt, die Nährstoffe der Nahrung aufzuspalten und in kleinste Bausteine zu zerlegen. Drei Hauptnährstoffe unserer Nahrung sind bekanntlich Kohlehydrate, Eiweiß und Fett. Die Moleküle dieser Nährstoffe sind so groß, daß sie in ursprünglicher Beschaffenheit nicht durch die Darmschleimhäute in Blut oder Lymphe gelangen können. Daher ist der Organismus gezwungen, die Moleküle dieser Nährstoffe aufzuschließen und sie in kleinste Bausteine zu zerlegen. Es ist nicht so wichtig, jede Stufe des Abbaus der Eiweiß-, Fett- und Kohlehydratstoffe innerhalb des Magen-Darm-Kanals genau zu kennen, viel wesentlicher ist das Verständnis des Prinzips, nach dem hier gearbeitet wird: Alles zielt darauf ab, die mit der Nahrung aufgenommenen Nährstoffe in ein neutralisiertes Gemisch so kleiner Teilchen zu zerlegen, daß diese durch die Grenzmembran der Darmschleimhäute in die Blut- oder Lymphbahnen des Organismus aufgesogen (= resorbiert) werden können.

Die zweite Phase des Stoffwechselgeschehens umfaßt nur einen kurzen und rasch ablaufenden Vorgang. Kleinste Nahrungsbestandteile werden aus dem Darminhalt durch die Grenzmembran der Schleimhäute und die sich dahinter befindlichen Lymph- und Blutgefäße in den Organismus aufgenommen. Die Schleimhäute des Dünndarmes sind für dieses Aufsaugen (Resorbieren) in besonderer Weise geschaffen und vorbereitet. Sie besitzen durch starke Fältelung und feinen Zottenbesatz eine große Oberfläche, die mit dem Inhalt des Dünndarmes in ausgedehnte Berührung treten kann. Die Grenzmembran der Darmschleimhaut kann man sich als feinmaschiges Siebnetz vorstellen, durch das lediglich kleinste, aber keine großen Moleküle passieren können.

Am Resorptionsvorgang sind die Zellen der Darmschleimhäute aktiv beteiligt. Dieser Vorgang wird nicht nur vom Druckgefälle beiderseits der Grenzmembram bestimmt. Die Schleimhautzellen können differenzierte Saugarbeit leisten. Daher kann eine vollständige Aufsaugung der Nahrung aus dem Darm auch nur von einer unversehrten und gesunden Darmschleimhaut vorgenommen werden, und man begreift, daß diese besondere Aufgabe des Darmes gestört sein kann, wenn die Darmschleimhäute aus irgendeinem Grund beschädigt sind.

Erst nach der Resorption können die Bestandteile der Nahrung auf dem Wege der Blut- und Lymphbahnen zu jeder Zelle des Organismus geleitet werden. Als erstes Organ wird hierbei die Leber angesteuert – ein Stoffwechselzentrum von größter Bedeutung. Jede Leberzelle ist mit einer kompletten Garnitur von Enzymen ausgestattet, so daß im Inneren der Zellen zahlreiche chemische Reaktionen durchgeführt werden können. In den Leberzellen besteht vor allem die Möglichkeit, die aus dem Darm herangeführten Nahrungsbausteine wiederum zu Eiweiß-, Fett- und Kohlehydratmolekülen aufzubauen und diese Synthesen so zu vollziehen, wie sie für den menschlichen Organismus nötig sind. Hiermit ist jedoch längst nicht alles beschrieben, was in den Leberzellen vor sich geht. Praktisch können in der Leber fast alle Substanzen, die der Organismus braucht, hergestellt werden. Auch ein großer Teil der Enzyme, mit denen der Organismus arbeitet, werden in der Leber produziert. Geradezu unentbehrlich ist die Leber für die Entgiftung von Toxinen (Gärungs- und Fäulnisstoffe), die immer in gewissen Mengen aus dem Darm in das Blut gelangen. In populär-medizinischen Schriften wird häufig gesagt, die Leber sei die große chemische Fabrik in unserem Körper. Dieser Vergleich ist durchaus richtig. Man wird sich auch vorstellen können, daß dieses Zentrum, wenn es auf irgendeine Weise versagt, das gesamte Stoffwechselgeschehen in Unordnung bringt.

Vorgänge, die sich innerhalb der Leber abspielen, gehören schon zur dritten Phase des Stoffwechselgeschehens. Viele in der Leber synthetisierte Stoffe werden zu den Zellgeweben anderer Organe weitergeleitet, um dort als Bau-, Betriebs- oder Funktionsstoffe zu dienen. Aufbau, Abbau und Umbau von Stoffen, die sich ständig in den Zellen des Organismus vollziehen, ist in der dritten Phase des Stoffwechselgeschehens schier unübersehbar. Am wichtigsten ist dabei für die Zellen der Aufbau von Eiweiß, denn jede Zelle ist in der Hauptsache aus Eiweiß aufgebaut, und ständig muß dieses Baumaterial erneuert werden.

Jeder von uns weiß, daß eine Maschine nur funktioniert, wenn sie einen energiereichen Betriebsstoff erhält, den sie in Kraft umsetzen kann. Betriebsstoffe erhält unser Organismus durch die Nahrung, und alles ist so eingerichtet, daß die energiereichen Bestandteile der Nahrung auf alle Zellen des Körpers verteilt werden können. Um den Organismus am Leben zu halten, muß das in den Zellen angesammelte energiereiche Material mit Hilfe des Sauerstoffes und eines gesteuerten Verbrennungsvorganges (= Oxydation) in Kraft verwandelt werden. Jede Zelle ist an die Blutbahn angeschlossen. Von hier aus kann sie nicht nur mit den Bestandteilen der Nahrung, sondern auch mit Sauerstoff beliefert werden. Es ist viel Mühe darauf verwendet worden, jene Stoffwechselprozesse aufzuklären, die bei der Energieentwicklung in den Zellen ablaufen. Die entscheidenden Aufgaben übernehmen hierbei, wie bei allen anderen Stoffwechselvorgängen, spezialisierte Enzyme, die dem System der Atmungsfermente angehören und ganz darauf ausgerichtet sind, die Oxydationen zu ermöglichen. Einige Bestandteile unserer Nahrung, wie beispielsweise das Vitamin B_2, die essentielle Linolsäure und das Eisen, sind für die Ausrüstung der Atmungsenzyme notwendig. Jedenfalls kann die Aktivität der Atmungsenzyme gestört sein, wenn in der Ernährung derartige Bausteine fehlen oder auch Substanzen vorhanden sind, von denen die Atmungsenzyme beeinträchtigt werden können (z. B. bestimmte chemische Fremdstoffe).

Nach den Oxydationen fallen in den Zellen Stoffwechselendprodukte an – zu einem Teil Wasser und Kohlensäure und zu einem anderen Teil stickstoffhaltige Rückstände –, die schwer lösliche Säuren darstellen und nur mit gewissen Schwierigkeiten auf dem Weg über die Nieren auszuscheiden sind. Bei vernünftiger Ernährung und in einem stoffwechselgesunden Körper werden Stoffwechselrückstände Zug um Zug ausgeschieden, so daß es nicht zu einer Anhäufung kommt. Aber unter bestimmten Bedingungen gerät der Organismus mit der Ausscheidung von Stoffwechselrückständen in Verzug. Man hat früher nie so recht gewußt, wie sich derartige Rückstände dann ablagern. Neuerlich jedoch haben wir erfahren, daß der Ort für diese Ablagerungen das faserige Bindegewebe ist. Überall ist dieses zwischen Blutgefäßen und Zellgeweben ausgebreitet. Auf dem Weg von den Zellen zum Blut müssen auch die stickstoffhaltigen Stoffwechselendprodukte diese Zonen faserigen Bindegewebes passieren und können hier an säureaffinen Fasern festgehalten werden, wenn der Organismus mit der Ausscheidung von Stoffwechselendprodukten nicht mehr nachgekommen ist.

Größere Ablagerungen an den Fasern des Bindegewebes zwischen der Blutbahn und den Zellgeweben führen zu einer Mesenchymblockade und Behinderung des Stoffaustausches zwischen Blut und Zellen. Dieser Zustand ist gleichbedeutend mit einem Hindernis für das Stoffwechselgeschehen und hat eine verminderte Vitalität und Leistung der Zellgewebe zur Folge. Auch die kleinsten Blutgefäße (Kapillaren) werden von solchen Ablagerungen an den Faserstrukturen des Bindegewebes, da sich dieses in ihrer direkten Nachbarschaft befindet, ungünstig beeinflußt. Veränderungen, wie sie *Ottfried Müller* in kapillarmikroskopischen Studien beschrieben hat, sind hierfür ein Beweis.

Mit Recht hat jedenfalls die Volksmedizin immer so viel Wert darauf gelegt, bei der Behandlung irgendwelcher Krankheiten auch eine Entschlackung des Organismus einzuleiten und durchzuführen. Am leichtesten ist dieses Ziel durch Anregung der Grundleistungen des Orga-

nismus zu erreichen (z. B. Hydrotherapie, Atemtherapie, Bewegungstherapie, Hautpflege) und durch eine Nahrung, die so zusammengesetzt ist, daß die im Organismus ablaufenden Stoffwechselvorgänge möglichst optimal beeinflußt werden.
Blickt man noch einmal auf die geschilderten Phasen des Stoffwechselgeschehens zurück, so erkennt man deutlich, wie sehr die Ernährung diese Vorgänge beeinflussen kann und welche Möglichkeiten gegeben sind, ein gestörtes Stoffwechselgeschehen durch geordnete Ernährung wiederaufzurichten.

Einfluß der Ernährung auf die Grundleistungen des Organismus

Die Funktionen der Atmung, des Stoffwechsels, des Kreislaufs und der Infektabwehr werden auch als unspezifische Grundleistungen des Organismus bezeichnet, womit man zum Ausdruck bringen will, daß es sich hierbei um Leistungen handelt, die für das Leben des Organismus von grundlegender Bedeutung sind. Die Vitalität des Organismus ist von der Unversehrtheit dieser unspezifischen Grundleistungen abhängig. Störungen in den unspezifischen Grundleistungen gehen Krankheiten oft lange Zeit voraus und charakterisieren das Stadium der trächtigen Gesundheit oder der Dämmerzone der Krankheit. Der Pathologe *Siegmund* und der Arzt *Lothar Diekmeier* haben gestörte Grundleistungen des Organismus »Tore zur Pathologie des Menschen« genannt. Wiederholt und mit Recht ist auch als unmittelbares Ziel der naturheilkundlichen Medizin herausgestellt worden, durch Regelung der Atmung, Verbesserung des Stoffwechsels, Training des Kreislaufes und Stärkung der Infektabwehr in ganzheitlichem Sinne auf die unspezifischen Grundleistungen einzuwirken. Es ist erfreulich, daß solche Vorstellungen auch in der klinischen Medizin allmählich stärker werden, damit wir uns nicht in allzu spezialisiertem Denken und Handeln verfangen und darüber den Organismus in seiner Ganzheit vergessen.
Vollwertige Ernährung oder Diät haben in erster Linie die Aufgabe, die unspezifischen Grundleistungen des Organismus zu beeinflussen. Am wichtigsten ist die Beeinflussung des Stoffwechselgeschehens. So erwarten wir von einer vollwertigen Ernährung, daß sie einen geordneten Ablauf der Stoffwechselvorgänge begünstigt und insbesondere auch die für die verschiedenen Enzyme notwendigen Bausteine durch

die Zufuhr von hochwertigem Eiweiß, Vitaminen oder mineralischen Elementen liefert. Eine Ernährung, die die Stoffwechselgrundleistung erhalten oder wieder leistungsfähig machen soll, muß selbstverständlich eine vitamin- und mineralreiche Vollwertkost darstellen. In der Krankenernährung können Schondiäten, die lebensnotwendige (essentielle) Nährstoffe mangelhaft enthalten, das Stoffwechselgeschehen durch ungenügende Zufuhr von Bausteinen für Enzyme oder Enzymsysteme behindern, so daß schon vorhandene Stoffwechselstörungen oder Krankheiten nur noch verschlimmert werden.
Auch der Kreislauf kann von der Ernährung her berührt werden. Kapillarmikroskopische Studien von *Ottfried Müller* haben eindrucksvoll gezeigt, wie beispielsweise mit einseitiger Fleischernährung die kleinsten Blutgefäße (Kapillaren) geschädigt werden. In kapillarmikroskopischen Fotografien erscheinen die Kapillargefäße von Versuchspersonen nach einseitiger Fleischernährung korkenzieherförmig aufgeschlängelt und strukturell verändert. Natürlich ist in derartig geschädigten Kapillargefäßen auch der Strom des Blutes gehemmt. Solche Veränderungen des kapillaren Stromnetzes wirken sich nachteilig auf den Gesamtorganismus und das Stoffwechselgeschehen aus, denn die kapillaren Blutgefäße, die sich in einer Ausdehnung von annähernd 100000 km durch den Organismus erstrecken, sind das vielverzweigte Straßennetz, über das Zellen und Zellgewebe des Organismus mit Nährstoffen und Sauerstoff versorgt werden. Mit pflanzlicher Rohkost konnte dagegen ein ausgesprochen günstiger Einfluß auf die kapillaren Blutgefäße erzielt werden. Die kleinsten Blutgefäße verliefen in langgezogenen Haarnadelkurven und zeigten eine gesunde Wandstruktur. Ungehindert strömt das Blut durch die kapillare Strombahn, und selbstverständlich hat dies günstige Auswirkungen auf Kreislauf und Stoffwechselgeschehen. Aus den experimentellen Arbeiten *Ottfried Müllers* ist jedenfalls zu entnehmen, was mit pflanzlicher Rohkost diätetisch zu erreichen ist.
Bestimmte Funktionen des Bindegewebes sind ebenfalls eine unspezifische Grundleistung des Organismus. Bindegewebsregionen, die sich überall im Organismus befinden, werden dazu benutzt, Stoffwechselendprodukte zeitweilig abzulagern. Das Bindegewebe ist aber nicht nur eine Art Schuttabladeplatz, sondern einzelne seiner Elemente produzieren für den Organismus auch Wirkstoffe, die bestimmte Lebensvorgänge regulieren (= humorale Regulation) oder bei der Abwehr bakterieller Infektionen mitwirken. Das gesamte im Körper vorhandene Bindegewebe setzt sich aus dem in der Nachbarschaft der Blutgefäße befindlichen Fasergewebe, aus lymphatischem Gewebe und dem

Gewebekomplex des RES = retikulo-endotheliales System (= spezifische Körperzellen) zusammen. Die Gesamtheit dieses Gewebekomplexes ist das Mesenchym. Ganzheitliche Behandlung eines gesundheitlich gestörten oder kranken Menschen wird auch die Leistungen dieses Mesenchyms zu aktivieren versuchen. Dies läßt sich durch Bindegewebsmassage oder Medikation bestimmter, das Bindegewebe anregender Stoffe erreichen. Es ist aber auch über die Ernährung, was hier besonders interessiert, Aktivierung des Mesenchyms oder günstiger Einfluß auf seine Beschaffenheit zu erreichen. Die Nahrung kann Substanzen zuführen, die Struktur und Funktionen des Mesenchyms beeinflussen.

Letzthin ist auch die Infektabwehr eine unspezifische Grundleistung des Organismus. Allen möglichen Infektionen wären wir wehrlos ausgeliefert, wenn unser Organismus nicht die Fähigkeit besäße, spezielle Abwehrstoffe zu produzieren, von denen krankheitserregende Bakterien geschädigt oder vernichtet werden. Einen Teil dieser Leistung übernimmt, wie schon angedeutet, das Mesenchym. Aber auch physiologische Darmbakterien müssen in diesem Zusammenhang genannt werden, denn wahrscheinlich liefern diese Mikroorganismen spezielle Immunstoffe, die in der Infektabwehr zum Einsatz gebracht werden. Die Ernährung kann die Infektabwehr außerordentlich beeinflussen. Neben Eiweißstoffen sind vor allem Vitamine für die Aufrechterhaltung der Infektabwehr von ausschlaggebender Bedeutung. Die wichtigsten in der Infektabwehr tätigen Vitamine sind Vitamin A, Vitamin C, Vitamin B_1, Vitamin B_2, Vitamin B_6, Niacin, Pantothensäure und Folsäure. Nach *F. Heepe* kann fast jeder Vitaminmangel zu einer Infektabwehrstörung führen – und dieser Effekt dürfte zu den folgenschwersten Auswirkungen einer Vitaminmangelernährung gehören.

Zusammenfassend ist also die Erkenntnis wichtig, daß die Ernährung den Organismus vor allem in unspezifischem Sinne beeinflußt. Nur wenn man dies sieht, gewinnt man auch die Einsicht, daß mit einer Diät weniger eine Lebererkrankung, ein Diabetes, ein Tumor, ein Herzleiden, eine Fettleber oder ein Gallenstein zu behandeln sind als vielmehr die allgemeinen Grundleistungen des Organismus. Hier setzt die Ernährung in besonderer Weise an, und da die Grundleistungen bei Krankheiten meist aus dem Gleichgewicht geraten sind, stellt sich diätetisch die Aufgabe, sie durch geordnete Ernährung wieder einzuregulieren und hierdurch eine Voraussetzung zur Heilung von Krankheiten zu schaffen.

Die Hauptnährstoffe der Nahrung sind Eiweiß, Fett und Kohlehydrate. Diese Nährstoffe versorgen den Organismus auch mit energieliefernden Kalorien. Dabei liefern Kohlehydrate und Fett vorzüglich jene Kalorien, mit denen der Organismus arbeitet und seine Leistungen aufrechterhält. Eiweiß dient dagegen hauptsächlich als lebenswichtiges Baumaterial.

Eiweiß

Eiweiß ist für den Organismus als Nährstoff unentbehrlich, da es zu Wachstum und Erhaltung der Zellen und zum Aufbau der Enzyme und Hormone benötigt wird. Ohne Eiweiß ist Leben nicht denkbar. Eiweißstoffe sind organische Verbindungen mit großen Molekülen, die aus einzelnen Eiweißbausteinen (= Aminosäuren) zusammengesetzt sind.

Es gibt Nahrungsmittel mit pflanzlichem und tierischem Eiweiß. Die wichtigsten Nahrungsmittel mit tierischem Eiweiß sind Milch, Quark, Käse, Eier, Fleisch und Fisch. Pflanzliches Eiweiß befindet sich vor allem in Getreideprodukten, Nüssen, Nahrungsmitteln aus Soja, Gemüse und Kartoffeln.

Nicht alle Eiweißstoffe in pflanzlichen oder tierischen Nahrungsmitteln sind biologisch gleichwertig. Die Ursache hierfür ist in ihrer unterschiedlichen Aminosäuremischung begründet. Sogenannte essentielle (= lebenswichtige) Aminosäuren spielen eine besondere Rolle. Letzthin ist jedoch maßgeblich, wie in einem Nahrungseiweiß sämtliche Eiweißbausteine (essentielle + nicht essentielle Aminosäuren) gemischt sind. Jedes Abweichen von einer für die Verwertung im menschlichen Organismus optimal geeigneten Proportion ergibt eine Minderung der biologischen Wertigkeit.

In Eiweiß-Bilanzversuchen hat *E. Kofrányi* (Max-Planck-Institut für Ernährungsphysiologie – Dortmund) erstmals an Menschen die biologische Wertigkeit der Nahrungseiweißstoffe getestet. Zuvor ist dies nur in Rattenversuchen gemacht worden. Es wurden aber Zahlen benötigt, die für den Menschen gültig sind. Die Versuche *Kofrányis* brachten nunmehr Kenntnisse darüber, wie klein zugeführte Mengen eines bestimmten Nahrungseiweißes oder eines Gemisches von Eiweißstoffen sein können, um den Organismus im Stickstoff- oder Eiweißgleich-

gewicht zu halten. Eine neue Definition der biologischen Wertigkeit der Eiweißstoffe ist daraus hervorgegangen: jenes Eiweiß hat die höchste biologische Wertigkeit, mit dem in kleinster Menge der Eiweißbestand des Körpers aufrechtzuerhalten ist.
Allerdings nutzt die Kenntnis der biologischen Wertigkeit einzelner Eiweißstoffe wenig. Die Ernährung des Menschen enthält nicht nur einzelne, sondern stets eine Mischung mehrerer Eiweißstoffe, und gleichzeitig verzehrte Eiweißstoffe beeinflussen die biologische Wertigkeit der gesamten Eiweißzufuhr. Immer werten sich die Eiweißstoffe gegenseitig auf, so daß kombinierte Zufuhr mehrerer Eiweißstoffe eine jeweils höhere biologische Wertigkeit erreicht. Gegenseitige Aufwertung wird in allen Fällen vorgefunden. Überraschend ergab sich dabei, daß auch pflanzliche Eiweißstoffe, wenn sie in bestimmter Weise miteinander gemischt werden, höchste biologische Wertigkeiten aufweisen. So haben weder Bohnen- noch Maiseiweiß für sich alleine eine hohe biologische Wertigkeit. Bei günstigster Mischung beider pflanzlicher Eiweiße ergibt sich jedoch eine Wertigkeit, die der des tierischen Ei-Eiweißes gleichkommt.
So haben *E. Kofrányis* Arbeiten unsere Kenntnisse über die Wertigkeit der Nahrungsproteine sehr erweitert. Auch haben sie für die Diätetik bei bestimmten Nieren- und Lebererkrankungen neue Möglichkeiten geliefert. Muß man beispielsweise Patienten mit fortgeschrittenen Nierenerkrankungen (Nierenversagen) sehr eiweißarm ernähren, so kann dies heute mit einer Diät, die aus Kartoffeln und Ei insgesamt nicht mehr als 20–25 g Eiweiß pro Tag enthält, geschehen. In dieser kleinen Menge aus Kartoffel- und Eiprotein ist die Aminosäuremischung so optimal, daß der Organismus hiermit auch langfristig ohne Verluste seines Eiweißbestandes ernährt werden kann.
Unsere Ernährung muß täglich ausreichend hochwertiges Eiweiß enthalten. Dies ist leicht zu erreichen, wenn wir eine Nahrung zu uns nehmen, in der Milch, Quark, Käse, Eier, Fleisch, Fisch, Vollkornbrot, Gemüse und Kartoffeln enthalten sind. Auch die sogenannte laktovegetabile Ernährungsweise, bei der Eiweiß nur aus Milch, Quark, Käse, Eiern und Vegetabilien und nicht aus Fleisch oder Fisch aufgenommen wird, ergibt eine komplette Eiweißversorgung. Diese Form der Ernährung kann sogar wegen ihrer besonderen Zuträglichkeit bei bestimmten Krankheiten (z. B. schwere Lebererkrankungen) empfohlen werden.
In der Nahrung eines erwachsenen Menschen sollte täglich ungefähr 1 g Eiweiß pro kg Körpergewicht enthalten sein. Man sollte in der Lage sein, grob zu berechnen, ob diese wünschenswerte Eiweißversorgung

in den verschiedenen Kostformen jeweils sichergestellt ist. Für solche Überschlagsberechnungen geben die Daten der folgenden Tabelle Anhaltspunkte.

Nahrungsmittel – Eiweißgehalte (je 100 g)	
Brot	10 g
Mehl	10 g
Haferflocken	15 g
Weizenflocken	10 g
Reis	10 g
Sojamehl vollfett	40 g
Sojamehl fettarm	50 g
Sojaflocken	40 g
Kartoffeln	2 g
Gemüse	2–5 g
Obst	1–2 g
Nüsse	15–20 g
Milch	4 g
Trockenmagermilch	35 g
Magerquark	20 g
Speisequark 40% F.i.Tr.	15 g
Magerkäse unter 10% F.i.Tr.	35 g
Weichkäse 30–45% F.i.Tr.	20 g
Hartkäse 30–45% F.i.Tr.	30 g
Doppelrahmkäse 60% F.i.Tr.	15 g
1 Hühnerei ca. 50 g	5 g
Fische	15–20 g
Fleisch	15–20 g
Magerer Schinken	25 g
Wurst mittelfett	15 g
Geflügel – Wild	20 g
Hefeflocken	50 g
Weizenkeime	30 g
Öle und Fett	0 g
Zucker, Honig, Konfitüren, Süßigkeiten	0 g

(Zur besseren Übersicht sind alle Werte abgerundet.)

Für eine zeitgemäße Ernährung, die heutigen Lebensbedingungen entspricht, ist relativ reichliche Eiweißversorgung wichtig. Es ist jedoch sinnlos, die Aufnahme von Eiweiß auf Mengen von über 100 g pro Tag zu steigern, denn auf diese Weise läßt sich der Eiweißansatz nicht verbessern, und man erreicht eigentlich nur eine höhere Belastung jener Stoffwechselfunktionen, die für die Ausscheidung stickstoffhaltiger Stoffwechselendprodukte verantwortlich sind.

Fett

Fett ist ein sehr energiereicher Nährstoff. In reiner oder fast reiner Form befindet er sich in den verschiedenen pflanzlichen und tierischen Nahrungsfetten. Fett ist aber auch in Milch, Käse, Fleisch, Wurst, Eiern, Nüssen und anderen fetthaltigen Nahrungsmitteln enthalten. Der Fettverzehr ist in der BRD in den letzten Jahrzehnten ständig an-

gestiegen und liegt nach DGE-Ernährungsbericht heute bei durchschnittlich 135 g pro Tag und Kopf der Bevölkerung. In dieser Größenordnung ist der Fettverzehr, berücksichtigt man den heute weit verbreiteten Bewegungsmangel, ein Faktor, der die Entstehung von Stoffwechselstörungen, Übergewicht, Fettleber, Gallensteinen, Diabetes und arteriosklerotischen Gefäßerkrankungen (insbesondere Koronarerkrankung) begünstigt. Nach DGE-Empfehlungen (= Deutsche Gesellschaft für Ernährung) sollte der Fettverzehr so gedrosselt werden, daß nicht mehr als 30–35 % der Gesamtkalorien als Fett aufgenommen werden. Bei erwachsenen Personen mit durchschnittlichem Bedarf von 2500 Kalorien pro Tag entspräche dies einer täglichen Gesamtfettmenge von etwa 80 g. Bei zeitgemäßer Ernährung muß mit Fett gespart und hierbei auch auf das in vielen Nahrungsmitteln verborgene Fett geachtet werden.
Ernährungsphysiologisch und diätetisch sind die Nahrungsfette unterschiedlich zu bewerten. Dies beruht vor allem darauf, daß jedes Nahrungsfett eine andere Fettsäuremischung aufzuweisen hat. Die Moleküle der Nahrungsfette sind aus Glyzerin und Fettsäuren aufgebaut, wobei in einem Molekül jeweils ein Teil Glyzerin mit drei Fettsäuren gekoppelt ist. Da es verschiedene Fettsäuren gibt, können die Fettmoleküle immer andersartig zusammengesetzt sein, und je nach Anteil der verschiedenen Fettsäuren besitzen die Nahrungsfette dann ihre besonderen Eigenschaften.
Die in den Nahrungsfetten vorhandenen Fettsäuren sind gesättigten, einfach-ungesättigten und mehrfach-ungesättigten Fettsäuren zuzuordnen. In Nahrungsfetten mit gesättigtem Charakter überwiegt der Anteil der gesättigten Fettsäuren, und in Nahrungsfetten mit ungesättigtem Charakter sind in den Fettmolekülen vorwiegend einfach-ungesättigte und mehrfach-ungesättigte Fettsäuren vorhanden. Besonderen diätetischen Wert besitzen jene Nahrungsfette, die innerhalb ihrer Gesamtfettsäuren einen hohen Anteil an mehrfach-ungesättigten Fettsäuren (Polyensäuren) enthalten. Mit solchen Nahrungsfetten kann man Fettstoffwechselstörungen, z. B. einen erhöhten Cholesterinspiegel des Blutes, beeinflussen. Sie sind auch dazu geeignet, Fettstoffwechselstörungen, die in der Bevölkerung heute weit verbreitet sind, verhüten zu helfen.

Fettsäuregehalte der wichtigsten Pflanzenöle und Nahrungsfette
(Prozentuale Anteile der Gesamtfettsäuren)

Öle	*Gesättigte Fettsäuren*	*Ungesättigte Fettsäuren*	*Polyensäuren**
Olivenöl	20	70	8–10
Erdnußöl	20	50	30
Baumwollsaatöl	25	25	50
Leinöl	10	20	70
Sonnenblumenöl	10	20–30	60–65
Maiskeimöl	15–20	30	50–60
Safloröl (Distelöl)	10	10–20	70–75
Fette	*Gesättigte Fettsäuren*	*Ungesättigte Fettsäuren*	*Polyensäuren*
Milchfett Butter	60–64	30–40	2–5
Kokosfett	90	6–8	2–3
Schweinefett	40–45	45–50	8–10
Rinderfett	50–60	30–40	3–5
Tafelmargarine	je nach Sorte wechselnd		5–10
Delikateßmargarine	je nach Sorte wechselnd		15–20
Reformhausmargarine (Spitzenqualität)	30–35	20–25	38–45

* Polyensäuren = mehrfach-ungesättigte Fettsäuren

In der Ernährung gesunder Personen, die keine Stoffwechsel- oder Verdauungsstörungen aufweisen, ist bei eingehaltenem Limit einer individuell angemessenen Kalorien- und Fettmenge nicht unmittelbar wichtig, welche Nahrungsfette verzehrt werden. Es gibt unter normalen Bedingungen keinen ernährungsphysiologischen Grund, bestimmte Fette ganz auszuschalten bzw. den Fettverzehr fast ausschließlich auf spezielle Fette umzustellen – abgesehen davon, daß es volkswirtschaftliche Gründe gibt, die solche Forderungen nicht ohne weiteres zulassen. Gleichwohl sollte man in der normalen Ernährung darauf achten, daß unter den verzehrten Fetten eine bestimmte Menge polyensäurereicher Nahrungsfette vorhanden ist. Dies sollte geschehen, um gegenüber der Zufuhr gesättigter Fettsäuren, die aus verzehrten

tierischen Fetten und dem unsichtbaren Fett der Nahrung erfolgt, Ausgleich zu schaffen. Eine gewisse Vorsorge vom Fettverzehr abhängiger Fettstoffwechselstörungen und arteriosklerotischer Gefäßerkrankungen dürfte hierdurch ebenfalls zu erreichen sein. Auch in normaler Ernährung kann jedoch die Auswahl der Nahrungsfette Bedeutung haben. Zu berücksichtigen ist nämlich, daß zahlreiche vermeintlich noch gesunde Personen schon Stoffwechselstörungen aufweisen. Vorsorgeuntersuchungen werden derartige Befunde vermehrt aufdecken. Bei Personen, die solche Befunde haben, ist dann anzunehmen, daß sie auf der Grundlage einer bereits nachweisbaren Stoffwechselentgleisung disponiert sind, in irgendeiner Weise krank zu werden. (Koronarerkrankung, Diabetes etc.) Auch dann ist es wichtig, den Fettverzehr durch Auswahl der Nahrungsfette so auszurichten, daß eine gewisse Verschiebung in der Fettsäurezufuhr zugunsten der Polyensäuren und zuungunsten der gesättigten Fettsäuren zustande kommt. Bestimmte Pflanzenöle und bestimmte Margarinesorten mit hohen Anteilen an Polyensäuren geben hierzu die Möglichkeit.
Der folgenden Tabelle sind die Fettmengen der wichtigsten Nahrungsmittel zu entnehmen. Die Gehalte an Fett in Wurst, fettem Fleisch und fettem Käse, aber auch Kuchen, Torten sind dabei besonders zu beachten.

Nahrungsmittel – Fettgehalte
(je 100 g)

Brot	1 g
Mehl	1 g
Haferflocken	5 g
Weizenflocken	1 g
Reis	1 g
Sojamehl vollfett	20 g
Sojamehl fettarm	5 g
Sojaflocken	20 g
Kartoffeln	0 g
Gemüse	0 g
Obst	0 g
Nüsse	50–60 g
Magermilch	0 g
Trockenmagermilch	1 g
Buttermilch	1 g
Vollmilch	3–4 g
Schlagsahne 28% F.i.Tr.	30 g
Kaffeerahm 10% F.i.Tr.	10 g
Magerquark	0 g
Speisequark 40% F.i.Tr.	10 g
Magerkäse unter 10% F.i.Tr.	3 g
Weichkäse 30–45% F.i.Tr.	15–20 g
Hartkäse 30–45% F.i.Tr.	15–25 g
Doppelrahmkäse 60% F.i.Tr.	30 g
1 Hühnerei ca. 50 g	5 g
Forelle, Goldbarsch, Hecht, Heilbutt, Hummer, Karpfen, Krabben, Schellfisch, Scholle, Seezunge, Renken	2–5 g

Aal	25 g
Bückling geräuchert	15 g
Hering	20 g
Ölsardinen	15 g
Thunfisch	15 g
Schweinefleisch mager	10 g
Schweinefleisch mittelfett	20 g
Schweinefleisch fett	40 g
Schweinefleisch sehr fett	45 g
Rindfleisch sehr mager	2 g
Rindfleisch mager	10 g
Rindfleisch mittelfett	20 g
Rindfleisch fett	25 g
Hackfleisch halb und halb	15 g
Kalbfleisch mager–mittelfett	10 g
Hammelfleisch mittelfett	20 g
Leber	5 g
Lunge	2 g
Nieren	5 g
Hirn	5 g
Herz	5 g
Zunge	10 g
Lachsschinken sehr mager	5 g
Schinken mager, durchschnittlich	10 g
Schinken fett, durchschnittlich	40 g
Speck fett	80 g
Speck durchwachsen, Frühstücksspeck	60 g
Bündener Fleisch	10 g

Wurstwaren mittelfett, durchschnittlich	30 g
Leberkäse	20 g
Würstchen, Frankfurter, Wiener	20 g
Corned beef (deutsch)	5 g
Bratwurst	30 g
Weißwurst	20 g
Bockwurst	25 g
Huhn, Brathuhn	5 g
Suppenhuhn	20 g
Ente	20 g
Gans	30 g
Hase	5 g
Reh	1 g
Truthahn	20 g
Butter	80 g
Schweineschmalz	100 g
Margarine	80 g
Pflanzenöle	100 g
Wasserfreie Pflanzenfette	100 g
Mayonnaise	80 g
Zucker, Honig, Konfitüre	0 g
Vollmilchschokolade	30 g
Kakaopulver schwach entölt	25 g
Marzipan	20 g
Nougat	35 g
Gebäck, Kuchen, Torten	20–40 g
Haferflocken	1 g
Weizenkeime	10 g

(Zur besseren Übersicht sind alle Werte abgerundet.)

Kohlenhydrate

Für den menschlichen Organismus sind Kohlenhydrate der wichtigste Betriebsstoff. Als Kohlenhydrate bezeichnet man bestimmte Verbindungen aus Kohlenstoff, Wasserstoff und Sauerstoff, die entweder einfache Zucker darstellen oder aus einfachen Zuckern zusammengesetzt sind. Die einfachen Zucker sind Traubenzucker (= Dextrose oder Glukose), Fruchtzucker (Fruktose oder Laevulose) und Schleimzukker (= Galaktose). Küchenzucker, Malzzucker und Milchzucker sind Kohlenhydrate, deren Moleküle aus jeweils zwei einfachen Zuckern aufgebaut sind (Küchenzucker = Glukose + Fruktose, Malzzucker = Glukose + Glukose, Galaktose). Kohlenhydrate mit großen Molekülen, die sich aus einer Vielzahl einfacher Zucker zusammensetzen, sind pflanzliche und tierische Stärke. Diese Reservekohlenhydrate finden sich in unserer Nahrung vor allen Dingen in Nahrungsmitteln aus Getreide, Kartoffeln und Gemüse.
Der Organismus kann Kohlenhydrate rasch verheizen und zu Kohlensäure und Wasser oxydieren. Auch kann er Kohlenhydrate in Form von tierischer Stärke (= Glykogen) in Leber- und Muskelzellen speichern, um einen Reservestoff zu stapeln, aus dem bei Bedarf einfache Zuckerstoffe zu mobilisieren sind.
In der heutigen Ernährung stellen einen erheblichen Teil der Kohlenhydrate die Zuckerstoffe. Sie sind auch in zuckerreichen Nahrungsmitteln (z. B. Konfitüren, Limonaden etc.) enthalten. Ein weiterer größerer Teil der Kohlenhydratzufuhr stammt aus Feinmehlprodukten. Diese Kohlenhydratnahrung mindert jedoch den biologischen Wert unserer Ernährung, da sie nur oder vorwiegend »leere« Kohlenhydratkalorien zuführt und durch Armut an Vitaminen und Mineralstoffen die Versorgung mit essentiellen Nährstoffen verringert. Klassische Beispiele von Nahrungsmitteln, die nur Kalorien und keine essentiellen Nährstoffe (Vitamine, Mineralien) enthalten, sind reiner Küchen-, Trauben-, Frucht- und Milchzucker. Durch übliche Bevorzugung von Feinmehlerzeugnissen und durch übergroße Aufnahme von Zucker und zuckerhaltigen Nahrungsmitteln werden nachweislich gesundheitliche Schäden angerichtet. Praktisch ist daher notwendig, vollwertige Kohlenhydratnahrung von geringwertiger unterscheiden zu können. Die folgenden Tabellen geben hierüber eine Übersicht.

Vollwertige kohlenhydrathaltige Nahrungsmittel	*Nahrungsmittel mit vorwiegend »leeren« Kohlenhydratkalorien*
Vollkornschrot	Feinmehl
Vollkornknäckebrot	Backwaren aus Feinmehl
Vollkornzwieback	Teigwaren aus Feinmehl
Vollkornbrote	Geschälter und polierter Reis
Gebäcke aus Vollkornmehl oder -schrot	Küchenzucker
Vollkornmehl	Nahrungsmittel mit Zuckerzusatz
Naturreis	Süßigkeiten
Gemüse	Traubenzucker
Kartoffeln	Fruchtzucker
Obst	
Trockenobst	

Kalorien

Die Nährstoffe Eiweiß, Fett und Kohlenhydrate besitzen Brennwerte, die in Kalorien angegeben werden.

1 g Kohlenhydrate	=	4,1 Kalorien
1 g Eiweiß	=	4,1 Kalorien
1 g Fett	=	9,3 Kalorien

Das heutige Leben in der technisierten Welt ist mit Bewegungsmangel verbunden, 80 % der westdeutschen Bevölkerung zählen zur Gruppe der sogenannten »Leichtarbeiter«, die täglich nicht mehr als etwa 2500 Kalorien verbrauchen. Viele ältere Menschen verbrauchen sogar nur 1700–2000 Kalorien pro Tag. Werden mehr Kalorien aufgenommen, als verbraucht werden, kommt es bei entsprechender Anlage rasch zum Fettansatz. Etwa 30 % der BRD-Bevölkerung sind heute übergewichtig und hierdurch mit einem großen medizinischen Risikofaktor belastet. Zeitgemäße Ernährung erfordert daher auf jeden Fall eine Beachtung des Kaloriengehaltes der Nahrungsmittel. Die wichtigsten Nahrungsmittel und ihre Kaloriengehalte sind in der folgenden Tabelle zusammengestellt.

Kaloriengehalte der Nahrungsmittel (je 100 g)

1 Kilokalorie = 4,1 Kilo-Joule (bei Umrechnung auf Joule Kalorienwerte mit 4,1 multiplizieren).

Brot	250
Mehl	350
Haferflocken	400
Weizenflocken	350
Reis	350
Sojamehl vollfett	450
Sojamehl fettarm	300
Sojaflocken	450
Kartoffeln	80
Gemüse	20–50
Obst	50–80
Nüsse	600–700
Magermilch	35
Buttermilch	35
Trockenmagermilch	350
Vollmilch	60
Schlagsahne 28% F. i. Tr.	300
Kaffeesahne 10% F. i. Tr.	120
Magerquark	80
Speisequark 40% F. i. Tr.	150
Magerkäse unter 10% F. i. Tr.	200
Weichkäse 30–45% F. i. Tr.	250–300
Hartkäse 30–45% F. i. Tr.	300–350
Doppelrahmkäse 60% F. i. Tr.	350
1 Hühnerei ca. 50 g	80
Forelle, Goldbarsch, Hecht, Heilbutt, Hummer, Karpfen, Krabben, Schellfisch, Scholle, Seezunge, Renken	80–100
Aal	300
Bückling geräuchert	250
Hering	250
Ölsardinen	250
Thunfisch	250
Schweinefleisch mager	150
Schweinefleisch mittelfett	250
Schweinefleisch fett	400
Schweinefleisch sehr fett	450
Rindfleisch sehr mager	100
Rindfleisch mittelfett	250
Rindfleisch mager	150
Rindfleisch fett	300
Hackfleisch halb und halb	200
Kalbfleisch mager – mittelfett	150
Hammelfleisch mittelfett	250
Leber	140
Lunge	80
Nieren	100
Hirn	100
Herz	100
Zunge	150
Lachsschinken sehr mager	150
Schinken mager, durchschnittlich	200
Schinken fett, durchschnittlich	450
Speck fett	800
Speck durchwachsen, Frühstücksspeck	650
Bündner Fleisch	250
Wurstwaren mittelfett, normale Sorten, durchschn.	300
Wurstwaren fett, normale Sorten, durchschnittlich	500
Leberkäse	300
Würstchen, Frankfurter, Wiener	250
Corned beef (deutsch)	150
Bratwurst	350
Weißwurst	250
Bockwurst	300

Huhn (Brathuhn)	150	Marzipan	450
Suppenhuhn	250	Nougat	450
Ente	250	Gebäck, Kuchen,	
Gans	350	Torten	400–500
Hase	100	Hefeflocken	350
Reh	100	Weizenkeime	400
Truthahn	300	Cola-Getränke	50
Butter	750	Traubensaft	70
Schweineschmalz	950	Apfelsaft	50
Margarine	730	Orangensaft	50
Pflanzenöle	930	Süßmoste	70
Wasserfreie Pflanzenfette	930	Wein	70
Mayonnaise	750	Sekt	70
Zucker	400	Süßweine	100–150
Honig	300	Liköre	200–400
Konfitüren	250	Weinbrand	250
Vollmilchschokolade	550	Whisky	250
Kakaopulver schwach		Vollbier	50
entölt	450	Nährbier	50

(Zur besseren Übersicht sind alle Werte abgerundet.)

Um den persönlichen Kalorienbedarf annähernd zu ermitteln, können die Daten der folgenden Tabelle Anhaltspunkte liefern.

Kalorienbedarf bei geringer körperlicher Tätigkeit / Tag			
Männer 18 Jahre	*Männer 45 Jahre*	*Frauen 18 Jahre*	*Frauen 45 Jahre*
2800 Kalorien	2300 Kalorien	2400 Kalorien	2100 Kalorien
Männer 25 Jahre	*Männer 65 Jahre*	*Frauen 25 Jahre*	*Frauen 65 Jahre*
2400 Kalorien	2100 Kalorien	2200 Kalorien	2000 Kalorien

Zuschlag für mittelschwere körperliche Arbeit (Mehrbedarf je Arbeitsstunde) 50–100 Kalorien

Zuschlag für schwere körperliche Arbeit (Mehrbedarf je Arbeitsstunde) 150–200 Kalorien

Zuschläge für Freizeitbeschäftigungen (Mehrbedarf je Stunde)
Spazierengehen ca. 100 Kalorien

Schnelles Gehen	ca. 200 Kalorien
Schwimmen, Radfahren, Tennis, Skilaufen	ca. 400 Kalorien
Gymnastik	ca. 400 Kalorien
Gartenarbeit	ca. 200–300 Kalorien

Vitamine

Vitamine sind Substanzen, die wir nur in kleinen Mengen benötigen. Sie ergänzen die Nährstoffe und machen es erst möglich, diese im Organismus zu verwerten. Manche Vitamine sind nur in Bruchteilen eines Milligramms notwendig, um wichtige Lebensfunktionen unseres Organismus aufrechtzuerhalten.

Vitamine sind hochaktive organische Substanzen, die bei kaum einem Vorgang im Stoffwechselgeschehen nicht in irgendeiner Form beteiligt sind. Diese Wirkstoffe kann der menschliche Organismus nicht selbst aufbauen und ist daher auf ihre Zufuhr mit der Nahrung angewiesen. Nur die physiologischen Darmbakterien in einem gesunden Darm können bestimmte Vitamine bilden und sie dem Organismus zur Verfügung stellen. Dies ist auch einer der Gründe, weshalb eine physiologische Darmbakterienflora erhalten bleiben muß.

Etwa seit Beginn dieses Jahrhunderts wurde ein Vitamin nach dem anderen entdeckt. Berühmte Forscher, die die Suche nach Vitaminen betrieben, sind *W. Stepp, Sir Frederik G. Hopkins, Casimir Funk, A. Windaus, McCollum* und *Szent-Györgyi.* Die wichtigsten heute bekannten Vitamine und ihr täglicher Bedarf für den erwachsenen Menschen sind aus der folgenden Tabelle zu entnehmen:

Vitamine	*Täglicher Mindestbedarf*	*Vitamine*	*Täglicher Mindestbedarf*
Vitamin A	5000 IE = 1,5 mg	Niacin (PP-Fakt.)	10–20 mg
Vitamin B_1	1,5–2,0 mg	Vitamin C	75 mg
Vitamin B_2	2,0 mg	Vitamin D	400 IE = 0,01
Vitamin B_a	1–2 mg	Vitamin K	4 mg
Vitamin B_{12}	1–2 gamma	Vitamin E	15 mg
Pantothensäure	10 mg	Vitamin P-Fakt.	400 IE

Bei absolutem Mangel irgendeines Vitamines in der Nahrung kommt es zu ausgeprägten Vitaminmangelkrankheiten (= Avitaminosen). Beispiele solcher Avitaminosen sind Beri-Beri (B_1-Avitaminose), Skorbut (C-Avitaminose), Pellagra (Niacin-Avitaminose) oder Rachitis (D-Avitaminose). In den zivilisierten Ländern der Welt sind jedoch ausgeprägte Avitaminosen kaum noch anzutreffen. Aber es wäre ein Irrtum zu glauben, Vitaminmangelzustände spielten in unserer Ernährung keine Rolle mehr. Wir müssen im Gegenteil damit rechnen, daß verborgene Vitaminmangelzustände innerhalb der Bevölkerung von Industrieländern weit verbreitet sind.
Bei verborgenen Vitaminmangelzuständen sind meist mehrere Vitamine in der Nahrung nicht ausreichend vorhanden. Bei einigen Vitaminen ist die Größe der Versorgungslücke genauer bestimmt. So liegt eine Reihe wissenschaftlicher Untersuchungen aus den letzten Jahren vor, die beweisen, daß der Vitamin-C-Tagesbedarf bei einem größeren Teil unserer Bevölkerung nicht erreicht wird und daß die Versorgung mit dem besonders lebenswichtigen Vitamin B_1 vielfach nicht gedeckt ist. Unzureichende Versorgung liegt auch bei einzelnen Vitaminen der B-Gruppe und vielleicht auch bei Vitamin E vor. Die Symptome, die durch relativen Mangel mehrerer Vitamine erzeugt werden, ergeben nicht das typische Krankheitsbild der Avitaminosen, sondern sie führen zu recht vielseitigen, unspezifischen und kaum charakteristischen Erscheinungen. Die wichtigsten Symptome, die sich hierbei zeigen können, sind: Abnorme Ermüdbarkeit, Nachlassen der Arbeitsfreude und Initiative, Reizbarkeit, Nervosität, Schlafstörungen, Kopfschmerzen, Anfälligkeit für Infektionserkrankungen und bestimmte vegetative Störungen des Herzens, des Kreislaufes und der Verdauungsorgane.
Der deutsche Hygieniker *Werner Kollath* zeigte bei seinen Fütterungsversuchen an Ratten, wie sich Vitaminmangelzustände auf den tierischen Organismus auswirken. *Kollath* gab seinen Versuchstieren ein Futter, in dem zwar genügend Fett, Eiweiß und Kohlenhydrate vorhanden waren, die meisten Vitamine jedoch fehlten. *Kollath* stellte fest, daß mit dieser unterwertigen Kost das Leben der Ratten zwar zu erhalten war, daß die Tiere aber sehr bald krank wurden und allgemein einen körperlichen Verfall zeigten, den *Kollath* als Mesotrophie (= Zustand der Halbernährung) beschrieb. Untersuchte man Mesotrophie-Ratten am Ende ihres Lebens, so stellte man in den verschiedensten Zellgeweben und Organen degenerative Veränderungen fest. Auffälligste Veränderungen fanden sich an Zähnen, Knochen, Blutgefäßen, dem gesamten Bindegewebe und der Leber. Wieweit es nun

möglich ist, die Experimente *Werner Kollaths* an Ratten auf den Menschen zu übertragen, soll dahingestellt bleiben. Tatsache ist jedoch, daß seine Arbeiten einen Hinweis dafür geben, wie sich im tierischen Organismus durch unterwertige Ernährung Gewebe- und Organschäden entwickelten, die zwar nicht das Leben behindern, aber einen Zustand der Halbgesundheit herstellen.
Aus den Ergebnissen seiner Arbeiten leitete *Kollath* die Forderung ab: Laßt eure Nahrung so einfach und so natürlich wie möglich, denn nur in einer natürlichen Ernährung ist die Vielzahl der vom Menschen benötigten Nähr- und Wirkstoffe enthalten. Nur eine natürliche und vollwertige Nahrung erhält die Vollgesundheit.
Jedes Vitamin hat nicht nur eine, sondern vielseitige Wirkungen, und die physiologischen Leistungen der einzelnen Vitamine überschneiden sich. Auch können bestimmte Wirkungen eines Vitamins nur zustande kommen, wenn ein zweiter oder gar ein dritter Wirkstoff mit im Spiele ist. Alle Vitamine benötigen sich gegenseitig. Auch muß berücksichtigt werden, daß es noch Wirkstoffe geben kann, die bisher nicht identifiziert sind. Wer sich gesund ernähren will, muß daher nicht so sehr einzelne Wirkstoffe kennen, sondern vielmehr genauer darüber Bescheid wissen, in welchen Lebensmitteln die von der Natur für den Menschen vorgesehenen essentiellen Wirkstoffe möglichst vollzählig vorhanden sind. Nicht die Kenntnis einzelner Wirkstoffe, sondern die Kenntnis vollwertiger Nahrungsmittel führt bei der Auswahl der Nahrungsmittel zu vollwertiger Ernährung.

1. Nahrungsmittel mit besonders hohen Vitamingehalten

Weizenkeime (Vitamin E, B-Vitamine)	Hagebuttensaft (Vitamin C, P-Faktor)
Trockenhefe (B-Vitamine)	Schwarzer Johannisbeersaft (Vitamin C, P-Faktor)
Hefeextrakt (B-Vitamine)	Weizenkeimöl (Vitamin E)
Sanddornsaft (Vitamin C, P-Faktor)	

2. Vollwertige Nahrungsmittel mit von Natur aus vollständigen Vitamingehalten

Obst	Milch und Sauermilch
Gemüse	Quark
Frucht- oder Gemüsesäfte	Käse
Kartoffeln	Eier

Vollkornmehl	Fleisch
Vollkornschrot	Fisch
Vollkornflocken	Geflügel
Naturreis	Soja und Sojaerzeugnisse
Hirse	Naturbelassene Pflanzenöle
Hirseflocken	Pflanzliche Fette mit Zusatz
Buchweizen	v. naturbelassenen Pflanzenölen
Vollkornzwieback	Sahne
Knäckebrot	Butter u. a. tierische Fette
Vollkornbrote	Nüsse und andere Samen
Gebäcke aus Vollkornmehl	(z. B. Sonnenblumenkerne,
oder Vollkornschrot	Leinsaat)

3. Teilentwertete Nahrungsmittel mit verminderten Vitamingehalten

Niedrig ausgemahlene Fein-	Fruchtzucker
mehle oder aus diesen	Milchzucker
Mehlen hergestellte Back-	Nahrungsmittel mit zugesetztem
oder Teigwaren	Zucker (Konfitüren,
Geschälter und polierter Reis	Gelees, Süßigkeiten)
Küchenzucker	Sterilisierte Milch
Traubenzucker	

Beim Studium der vorstehenden Tabellen ist zu erkennen, daß die in der Ernährung unserer Bevölkerung vorhandenen Vitaminmangelzustände durch verbreitete Bevorzugung entwerteter und vitaminarmer Nahrungsmittel verursacht wird. Diese Erkenntnisse hatte schon *Sebastian Kneipp*. Viele Naturheilärzte haben dies ebenfalls hervorgehoben. Endlich ist es soweit, daß heute auch prominente Kliniker an medizinischen Fakultäten auf diese Tatsache hinweisen. So äußert beispielsweise *F. Heepe:* »In vielen Ländern Mittel- und Westeuropas ist die durchschnittliche Haushaltskost unterwertig hinsichtlich ihres Gehaltes an Vitaminen. Die Ursache liegt vor allem in dem hohen Anteil ›leerer‹ Kalorien, d. h. vitaminarmer Brennwertträger wie Feinmehl, Weißbrot, Feingebäck, feine Teigwaren, Zucker und Zuckerwaren in unserer Nahrung.«
Gleichzeitig weist dieser Kliniker darauf hin, daß ein Vitaminmangel in der Ernährung nicht mit Tabletten aus synthetischen Vitaminen vollständig wettgemacht werden könne. In diesem Zusammenhang schreibt *F. Heepe* wörtlich: »Jedes Nahrungsmittel stellt eine biologische Einheit dar, in der nicht nur einzelne Bestandteile, sondern die

Gesamtheit der Inhaltsstoffe in ihren natürlichen Reaktionen einen wesentlichen Teil des Ernährungswertes ausmachen. Im Gegensatz zum künstlich hergestellten Gemisch synthetischer Vitaminsubstanzen liegen die Vitamine im natürlichen Verband in ihrem ursprünglichen Verteilungsverhältnis vor, stabilisiert durch verschiedenartige Schutzstoffe, begleitet von Mineralien, Eiweiß, Lipiden, Kohlenhydraten und vielen anderen Wirk- und Bausteinen der Pflanzenzelle, mit denen sie in vielfältiger Wechselbeziehung stehen. Viele Befunde sprechen dafür, daß beim Erhaltenbleiben der natürlichen Relationen der Nähr- und Wirkstoffe ihre intermediäre Verwertbarkeit für den Körper eine bessere ist als bei der isolierten Zufuhr nur eines Teiles davon, der durch technische Eingriffe aus dem ursprünglichen Gesamtkomplex herausgelöst wurde. Es kann deshalb nicht überraschen, daß in manchen Fällen die Vitamine im natürlichen Verband des vegetabilen oder animalischen Trägers wirksamer gefunden wurden als die entsprechenden isolierten Wirkstoffe in chemisch reiner Form oder aus ihnen hergestellte Vitamingemische.«
Auch der Altmeister der Vitaminforschung *W. Stepp* hatte schon dargestellt, daß es Krankheitszustände gäbe, bei denen alle Vitaminpräparate versagten, eine einfache Hefezulage dagegen zum Erfolg führte.
Arzt oder Diätassistentin, wenn sie den Vitaminbedarf berechnen, arbeiten mit den Begriffen des minimalen und des optimalen Vitaminbedarfes. Der minimale Vitaminbedarf ist die tägliche Menge, die von einem bestimmten Vitamin zugeführt werden muß, um sichtbare Mangelsymptome zu vermeiden. Der optimale Vitaminbedarf jedoch entspricht derjenigen Menge, die zur Erzielung besonderer Leistungen bei Wachstum, Fortpflanzung, Infektabwehr oder speziellen physischen und psychischen Belastungen erforderlich ist. Optimaler Bedarf liegt bei mehreren Vitaminen um ein Vielfaches höher als minimaler Bedarf. Im ganzen muß das Ziel sein, die Vitaminversorgung jeweils so hoch zu stellen, daß die Gewebe und Säfte des Organismus mit jedem Vitamin jederzeit gesättigt sind und physiologische Bedarfssteigerungen auftreten können, ohne daß der Organismus auf seine Vitaminreserven zurückgreifen müßte.

Mineralstoffe und mineralische Spurenelemente

Mineralsalze sind für den Organismus wichtige Bausteine. In den verschiedenen Geweben sind die mineralischen Elemente wohlgeordnet verteilt, und innerhalb der Zellen beteiligen sie sich an wesentlichen

Lebensvorgängen. Einige mineralische Elemente werden vom Organismus nur in Spuren benötigt. Zu den sogenannten mineralischen Spurenelementen gehören Eisen, Jod, Kobalt, Kupfer, Mangan, Zink, Molybdän und sehr wahrscheinlich auch Fluor, Silizium und Selen. Gleich wie die Vitamine stellen mineralische Spurenelemente häufig wirkaktive Bausteine der Enzyme. So erklärt sich, daß mineralische Spurenstoffe, ähnlich wie Vitamine, an verschiedenen Vorgängen am Stoffwechselgeschehen beteiligt sind. Ihre regelmäßige und ausreichende Zufuhr mit der Nahrung ist notwendig, um die Ordnung im Stoffwechselgeschehen aufrechtzuerhalten.

Bei Tieren und Pflanzen macht sich Mangel an Spurenelementen meist durch schwere Ausfallsymptome bemerkbar. Ob auch in der menschlichen Ernährung die Gefahr einer mangelhaften Versorgung mit mineralischen Spurenelementen besteht, ist eine Frage, über die sich Ärzte und Wissenschaftler zur Zeit noch nicht völlig einig sind. Einige vertreten die Ansicht, es könne bei einigermaßen normaler Ernährung die Gefahr einer Unterversorgung mit den meisten Spurenelementen nicht gegeben sein. Andere wiederum weisen darauf hin, daß die Böden, auf denen unsere Pflanzen wachsen, häufig nicht mehr jenen Gehalt an mineralischen Spurenelementen aufweisen wie in früherer Zeit, so daß nicht selten Bedingungen für zu geringe Gehalte an bestimmten Spurenstoffen in unserer Nahrung gegeben seien.

Allgemein sind Mineralstoffe für den Organismus lebenswichtig, bzw. unentbehrliche Bestandteile der lebenden Substanz. Zu ihren Aufgaben gehört, in Körperflüssigkeiten und Körperzellen bestimmte osmotische Drücke herzustellen, Puffersysteme zur Einstellung bestimmter pH-Werte (z. B. auch im Blut) zu bilden, den physiologischen Zustand der Gewebe zu unterhalten, die Ansprechbarkeit der Muskeln auf nervöse Reize sicherzustellen, Stoffwechselprozesse zu steuern oder auch Gewebe und Strukturen aufzubauen. Nur in wäßrigen Lösungen, die Mineralstoffe enthalten, können Körperzellen leben. Sie sterben ab, wenn sie in eine mineralstofffreie Flüssigkeit gebracht werden.

Für die Organzellen des Körpers ist Kalium von besonderer Bedeutung. Kalium ist gegenüber anderen Mineralstoffen in gesunden und funktionstüchtigen Zellen im Übergewicht vorhanden (= Zellmineral). Natrium befindet sich dagegen nur in kleinen Mengen in den Zellen. Seine Anwesenheit im Organismus beschränkt sich vornehmlich auf den extrazellulären Raum, die Gewebeflüssigkeiten und das Blut.

Mit den Organzellen stehen der extrazelluläre Raum und die Gewebeflüssigkeit im Austausch von Wasser und Mineralstoffen. Dieser Prozeß vollzieht sich in rhythmischen Phasen. Bei Arbeit, Belastung und tagsüber nehmen die Organzellen aus dem extrazellulären Raum Natrium auf und geben Kalium ab. Kaliumabgabe bzw. Natriumaufnahme ist mit Aufschwemmung der Zellen, Leistungsabfall und zunehmender Müdigkeit verbunden. In Ruhe- und Schlafzeiten vollzieht sich der Austausch in umgekehrter Richtung, so daß sich die Zellen in dieser Phase mit Kalium anreichern und das vorübergehend aufgenommene Natrium wieder abgeben.

Allgemein kann festgestellt werden, daß Kalium bzw. Kaliumionen für die Organzellen ein funktionsfördernder Bestandteil sind. Die Aktivität zahlreicher Zellenzyme ist offenbar von einem bestimmten Gehalt an Kaliumionen abhängig.

Bei krankhaften Vorgängen und m. E. bereits in Vorstadien bestimmter Krankheiten ergibt sich zwischen Organzellen und extrazellulärem Raum eine Mineralstoffverschiebung (= Transmineralisation). Gestörte oder geschädigte Organzellen zeigen zunehmend die Tendenz, Kalium abzugeben und vermehrt Natrium in das Zellplasma hineinzunehmen. Allgemein dürften die Zellen des Organismus bei zahlreichen krankhaften Störungen kaliumärmer und natriumreicher werden.

Erhebliche Bedeutung hat die Kalium- und Natriumzufuhr auch für den Raum des Gefäßbindegewebes. Dieser Raum befindet sich in unmittelbarer Nachbarschaft der Blutgefäße und Kapillare, die die Organgewebe versorgen. Ausgefüllt ist dieser Raum mit extrazellulärer Flüssigkeit, Bindegewebsfasern und Bindegewebszellen. Physiologisch ist im extrazellulären Raum ein bestimmter Bestand an Natriumionen vorhanden. Diese Natriumbestände vermehren sich jedoch über die Norm, wenn mit der Nahrung reichlich Natrium (z. B. aus Kochsalz) zugeführt wird. Für den Organismus ist Natriumanreicherung im extrazellulären Raum mit nachträglichen Folgen verbunden, insbesondere ergibt sich Beeinträchtigung der Struktur und Funktion benachbarter Blutgefäßwände. Unter dem Einfluß ansteigender Natriumkonzentration im Gefäßbindegewebsraum werden die Kapillargefäße durchlässiger, entzündungsbereiter und durch erhöhte Wandspannung enger gestellt. Strömungsbehinderung des Blutes in dem Kapillargefäßnetz oder Blutdruckerhöhung sind Folgezustände der Natriumanreicherung im Gefäßbindegewebsraum. Auch werden hierdurch Krankheiten, die mit entzündlichen Reaktionen am Gefäßbindegewebe verbunden sind, z. B. rheumatische Krankheiten, allergische Krankheiten, entzündliche Hauterkrankungen, Gicht, chronische Leberentzündungen etc. ungünstig beeinflußt, da Natriumanreicherung die Entzündungsbereitschaft steigert.

Aus dieser Darstellung geht hervor, daß es oft nützlich ist, die Ernährung kaliumreich und natriumarm zu gestalten. Gesteigerte Kaliumzufuhr ist vor allem durch Obst, Gemüse, Kartoffeln und Reis zu erreichen, Verringerung der Natriumzufuhr dagegen durch sparsamen Gebrauch von Kochsalz, Meersalz und anderen natriumhaltigen Würzmitteln. Auch Einschränkung des Verzehrs an Wurst, Käse und Räucherwaren trägt zur Beschränkung der Natriumzufuhr bei.

Nahrungsmittel-Kalium-Natriumgehalte

Nahrungsmittel	*Natrium*	*Kalium*	*Nahrungsmittel*	*Natrium*	*Kalium*
Brot	350 mg	200 mg	Fleisch (ungesalzen)	80–100 mg	300–350 mg
Haferflocken	2 mg	350 mg			
Mehl	2 mg	300 mg	Schinken	250 mg	250 mg
Milch	75 mg	140 mg	Wurst	1000–1200 mg	300 mg
Käse (gesalzen)	1000 mg	100 mg	Reis	10 mg	150 mg
			Kartoffeln	3 mg	400 mg
Magerquark	35 mg	100 mg	Obst	1 mg	100 mg

Andere anorganische Elemente, die der Organismus dringend braucht, sind Kalzium, Magnesium, Schwefel, Phosphor und Chlor. Besonders groß ist der Bedarf an Kalzium (etwa 1 g pro Tag). Nicht immer ist die Kalziumversorgung gewährleistet. Versorgungsschwierigkeiten ergeben sich vor allem im Wachstumsalter und während Schwangerschaft und Stillzeit. Am leichtesten und besten wird eine Ernährung mit Kalzium durch Milch, Quark und Käse angereichert, denn Kalzium liegt hier in besonders gut resorbierbarer Verbindung mit Eiweiß und Phosphorsäure vor.

Farbstoffe

Auch bestimmte Farbstoffe (z. B. Anthozyane, Flavone, Karotinoide) haben für den Organismus physiologische Bedeutung. Es sind reaktionskräftige Substanzen, und elektrochemische Messungen haben erwiesen, daß z. B. der Zusatz von Anthozyan-Farbstoffen zu Zellgewebskulturen deren Atmungsaktivität steigert.
Jene Farbstoffe, die in Weintrauben, schwarzen Johannisbeeren, Hei-

delbeeren oder roten Beten enthalten sind, gehören zu den Anthozyan-Farbstoffen. Man nimmt an, daß sie Einfluß auf die zellgebundenen Atmungsenzyme an den Mitochondrien der Zellen besitzen. Möglicherweise ist in den Farbstoffen ein allgemeines Zellstimulans (= ein den Zellstoffwechsel der Zelle aktivierender Faktor) zu sehen.
Teilweise enthalten Farbstoffe auch entzündungswidrige und bakterienhemmende Wirkungen. Dies trifft ausgesprochen auf den blauen Myrtillin-Farbstoff der Heidelbeeren zu, so daß entzündlich gereizte Schleimhäute des Verdauungstraktes mit Heidelbeeren, Heidelbeerkonzentraten oder Heidelbeersaft beeinflußt werden können.
Rutin und Quercitin, die in vielen Früchten vorhanden sind, gehören in die Farbstoffklasse der Flavone oder Flavonole. Wie Experimente an Hunden zeigten, steigern Rutin und Quercitin die Resistenz gegen Röntgen- oder Radiumbestrahlungen. Möglicherweise geschieht auch dies über ein Prinzip, das allgemein günstig auf die Zellen und deren Enzympotential wirkt.

Nahrungsmittelqualität

Um die Ernährung richtig zu gestalten, sind nicht nur Zieldaten für den Kalorien-, Eiweiß-, Fett- und Kohlenhydratbedarf, sondern auch Richtwerte für die Auswahl der Nahrungsmittel nach ihrem Gesundheitswert notwendig.
Befragungen ergaben, daß nur etwa 5 % der Konsumenten bei Einkauf und Kostzusammenstellung auf Nährstoffgehalte oder Gesundheitswert achten. Meist werden nur Preis, Abwechslung und Genußwert berücksichtigt. Aber 75 % der befragten Personen sind wißbegierig und wünschen sich mehr Information über Nährstoffgehalte und Gesundheitswert. Man spürt also, wie wichtig die Ernährung geworden ist, um sich dem Leben in der technisierten Welt besser anpassen und ernährungsabhängigen Krankheiten widerstehen zu können.
Was sind die wichtigsten Kriterien und Maßstäbe zur Beurteilung der Nahrungsmittelqualität? Nahrungsmittelqualität ist ein komplexer Begriff, der auf mehrere Bezugsgrößen ausgerichtet werden kann. Oft wird er nur nach jeweiligen Interessen ausgelegt oder in der Werbung verbogen und verdreht. Bezugsgrößen zur Beurteilung der Nahrungsmittelqualität können sein:
Äußere Beschaffenheit
Größe (z. B. bei Obst und Gemüse)
Genußwert (Geschmack, Geruch)

Haltbarkeit
Transportfähigkeit
Lagerfähigkeit
Gebrauchswert (z. B. für die hauswirtschaftliche Verarbeitung)

Alle diese Bezugsgrößen schließen noch nicht ein, was heute bei Nahrungsmittelauswahl durch die Konsumenten eine immer größere Bedeutung besitzt: *die Beurteilung des Gesundheitswertes, der sich im Gehalt an ernährungsphysiologisch bedeutsamen Inhaltsstoffen ausdrückt.*

Unter positiv wirkenden Inhaltsstoffen sind dabei vorzüglich die essentiellen Nährstoffe zu verstehen, d. h. jene Substanzen der Nahrung, die der menschliche Organismus nicht selbst herstellen kann, die lebenswichtig sind und die mit der Nahrung regelmäßig zugeführt werden müssen. Die Ernährungswissenschaft weiß heute, daß winzige Mengen bestimmter Elemente oder molekularer Nährstoffe über positive oder negative Auswirkungen der Ernährung entscheiden – je nachdem, ob diese Substanzen ausreichend oder ungenügend in der täglichen Kost enthalten sind. Immer wichtiger sind daher unsere Kenntnisse über die Feinstzusammensetzung der Nahrungsmittel geworden.

Der Gesundheitswert der Nahrungsmittel kann durch ihren Gehalt an essentiellen Nährstoffen objektiviert werden. Zweifellos ist ein ungeschmälertes Potential essentieller Nährstoffe in erster Linie in natürlichen Nahrungsmitteln vorzufinden. Dagegen haben Nahrungsmittel, die einer tiefgreifenden Bearbeitung unterworfen wurden, Verluste an lebenswichtigen Nährstoffen aufzuweisen.

Zwar können nicht alle Nahrungsmittel in völlig naturbelassenem Zustand gegessen werden, weil sie in dieser Form oft nicht verdaulich sind oder auch toxisch wirken können. Es muß jedoch anerkannt werden, daß die natürliche Beschaffenheit der Nahrungsmittel, sofern sie erhalten werden kann, den besten Gesundheitswert garantiert, auch sicherstellt, daß bisher noch unbekannte oder nicht identifizierte essentielle Nährstoffe der Nahrung zugeführt werden. Erst kürzlich haben die Ernährungswissenschaftler *J. Kühnau* und *J. Bernásek* (Physiologisch-chemisches Institut Universität Hamburg) bisher noch nicht identifizierte essentielle Nährstoffe in Randschichten und Keimen des Getreidekornes tierexperimentell dargestellt.

So ist der Grundsatz »Laßt eure Nahrung so natürlich wie möglich« *(W. Kollath)* m. E. sicher ein vernünftiges Prinzip, das Nahrungsmittelauswahl und Kostzubereitung zugrunde gelegt werden sollte. Es besagt nicht, daß alle Nahrungsmittel oder Speisen in absolut naturbelassener

Form genossen werden können, sondern drückt nur aus, daß ratsam und vernünftig ist, so zu verfahren, wenn es ermöglicht werden kann. Mit dieser Einschränkung sollten bei Bewertung des Gesundheitswertes der Nahrungsmittel auch die Begriffe »natürlich« oder »naturbelassen« verwendet werden.

Große Besorgnis haben Öffentlichkeit und auch immer mehr Wissenschaftler über die zunehmende Kontamination unserer Nahrungsmittel mit Pflanzenschutzmittelrückständen, Umweltschadstoffen, Arzneimitteln oder sonstigen Fremdstoffen. Wie wirkt sich langfristig die Summation dieser Schadstoffe auf den menschlichen Organismus aus? Ist das Wissen zu dieser Frage nicht noch so begrenzt, daß wir Grund haben, mit äußerster Vorsicht über die Behaftung unserer Nahrungsmittel mit toxischen Fremdstoffen noch mehr als bisher zu wachen? Ein ursprünglich vorhandener biologischer Nahrungswert wird durch den Grad einer vorhandenen Fremdstoffbehaftung sekundär verringert. Diese Fremd- oder Schadstoffe können physiologische Systeme stören und auf verschiedenste Weise zu chronisch-toxischen Schäden des Organismus führen. In dem Maße, wie wir vermehrte Kenntnisse über schädliche Auswirkungen der mit den Nahrungsmitteln zugeführten Fremdstoffe gewinnen, wird sich immer mehr Anlaß bieten, möglichst fremdstofffreie Nahrungsmittel zu produzieren und die Fremdstoffbelastung durch konsequent angewandte lebensmittelchemische Untersuchungen zu kontrollieren. Ein Teil der Nahrungsmittelindustrie nimmt sich dieser Probleme ernsthaft an. Reformwarenwirtschaft und Reformhäuser haben diesbezüglich Pionierarbeit geleistet. Sie können stolz darauf verweisen, daß sie das Ernährungsbewußtsein der Öffentlichkeit gestärkt und viel dazu beigetragen haben, Lebensmittelqualität und auch Lebensmittelgesetzgebung zu verbessern. Auf dem Reformhaustag in Stuttgart (1970) ist das von dem Ernährungsphysiologen *J. Kühnau* auch offiziell gewürdigt worden.

Vielleicht sollten auch die Vorstellungen Bircher-Benners von der ökonomischen Wirkung der Nahrungsmittel auf den Energiestoffwechsel wieder mehr Beachtung finden. Es gibt Anhaltspunkte dafür, daß der Organismus von Nahrungsmitteln, die eine hohe biologische Qualität aufweisen, weniger benötigt und auf diese Weise auch mit kleineren Nahrungsmengen ausreichend zu ernähren ist. Angesichts einer uns in den nächsten Jahrzehnten wahrscheinlich bevorstehenden Verknappung der Nahrungsmittelreserven dürfte auch dies von nicht geringem Interesse sein.

Empfehlungen für eine zeitgemäße Ernährung

Die Frage nach einer zeitgemäßen richtigen Ernährung verlangt eine Antwort, die Ernährungswissenschaft und Medizin auch dann geben müssen, wenn zur Beantwortung letzte wissenschaftliche Sicherheit fehlt. Praktische Gründe verlangen, daß eindeutige Ernährungsempfehlungen erteilt werden. Angesichts ständiger Zunahme gesundheitlicher Schäden und ernährungsabhängiger Krankheiten ist diesbezüglich keine Zeit zu verlieren.

Zur Aufstellung von Grundsätzen für eine zeitgemäße und gesundheitsschützende »Idealkost« ist vom objektiven Nahrungsbedarf, von fortgeschrittenen biochemischen Kenntnissen, von Ergebnissen langfristiger Ernährungsversuche, von Erfahrungen klinischer Diätetik, von statistischen Untersuchungen und von den Ernährungsansprüchen der Menschen auszugehen. Eine Formel ist nur dann aufzustellen, wenn vielerlei berücksichtigt und abgewogen wird. Keine Rolle dürfen persönliche Meinungen, philosophische Überzeugungen, irrationale Vorstellungen, religiöse Glaubensinhalte oder besondere Interessen spielen.

Allgemein ist die Ausrichtung der Ernährung ein quantitatives und qualitatives Problem. Befassen wir uns zunächst mit quantitativen Fragen.

Die Mehrzahl der in den reichen Industriestaaten lebenden Menschen nimmt heute eine Nahrungsmenge zu sich, die den Kalorienbedarf übersteigt. Daher ist eine dem wirklichen Energiebedarf angepaßte, verringerte Nahrungsmenge in erster Linie notwendig. Für die Mehrzahl der Menschen, die nur eine geringe körperliche Tätigkeit ausüben, liegen die Quoten des Kalorienbedarfs zwischen 1800 und 2500 Kalorien pro Tag.

Von großer Bedeutung ist schließlich, in welchen Mengen die Nahrung mit den drei Grundnährstoffen Kohlenhydrate, Fett und Eiweiß zu versehen ist. Was ihren kalorischen Wert betrifft, können sich diese drei Grundnährstoffe gegenseitig vertreten. Demgemäß sind sie generell austauschbar. Aber Kohlenhydrate, Fett und Eiweiß haben auch spezielle Aufgaben zu erfüllen, und die biochemischen Stoffwechselabläufe werden durch die Mengenrelation ihres Angebotes beeinflußt. Der Stoffwechsel der Grundnährstoffe ist miteinander verknüpft, und die Mengenrelation der Nährstoffe bestimmt, in welche Richtungen die Stoffwechselreaktionen laufen.

Die Ernährungswissenschaft gibt deshalb Empfehlungen, die den prozentualen Anteil der Kohlenhydrat-, Fett- und Eiweißkalorien an der Gesamtkalorienmenge betreffen. Hierfür gibt es brauchbare Anhaltspunkte und Erfahrungskenntnisse, jedoch keinen absolut gültigen Maßstab. Gewisse Fragen nach der geeigneten Nährstoffrelation bleiben offen.

Für die Ernährung des in der technisierten Welt lebenden Menschen dürfte die Empfehlung, vorwiegend Kohlenhydrate, ausreichend Eiweiß und wenig Fett zu essen, jedoch zweckmäßig sein. Die meisten Empfehlungen sind auf 50–55% Kohlenhydratkalorien, 15–20% Eiweißkalorien und 25–30% Fettkalorien ausgerichtet. Angaben der Deutschen Gesellschaft für Ernährung (DGE) und des US Food and Nutrition Board stimmen diesbezüglich ziemlich überein.

Man ist weitgehend einige, daß ein Anteil von 42% Fettkalorien bzw. ein täglicher Fettverzehr von 130–135 g pro Kopf, der heute in der BRD registriert wird, ungünstige Auswirkungen hat.

Sicher ist richtig, daß die Nahrung nicht zu viele Kohlenhydrate enthalten sollte. Neuere Stoffwechseluntersuchungen haben die unterschiedlichen Reaktionen auf Mahlzeiten mit verschiedenen Mengen an Kohlenhydraten, Fett und Eiweiß verdeutlicht. Nach relativ kohlenhydratarmen, aber eiweißreichen Mahlzeiten ergeben sich geringe Anstiege des Blutzuckers, entsprechend mäßige Insulinausschüttungen und ein Anstieg des Glukagonblutspiegels. Im Effekt kommt hierdurch eine fettabbauende Stoffwechsellage und über die Glukagonwirkung eine Appetithemmung zustande. Nach kohlenhydratreichen Mahlzeiten, insbesondere wenn sie reichlich isolierte und konzentrierte Zuckerstoffe enthalten, ist es umgekehrt. Höhere Blutzuckergipfel ergeben dann starke Insulinausschüttungen, die über die Aktivität des Insulinhormons zur Umwandlung von Zucker in Fett und hiermit zum Fettansatz führen können. Für den in der technisierten Welt lebenden Menschen, der ohnehin zum Fettansatz neigt, ist diese Erkenntnis von großer Bedeutung. So dürfte auch eine vernünftig begrenzte Kohlenhydratzufuhr richtig sein, und vielleicht ist zu überlegen, inwieweit man bisherige Empfehlungen zur Nährstoffrelation noch etwas in Richtung auf einen weiter verringerten Kohlenhydrat-Kalorienanteil korrigieren sollte. Ein ausgewogenes Mengenverhältnis der Grundnährstoffe muß jedoch erhalten bleiben, und man darf nicht zur Empfehlung von Kostformen kommen, die sehr kohlenhydratarm sind. Denn nur ausreichende Kohlenhydratzufuhr sichert störungsfreie Stoffwechselabläufe und die Möglichkeit, so gesunde und schutzstoffliefernde Nahrungsmittel wie Obst, Gemüse, Kartoffeln und Vollkornprodukte (= Kohlenhydratträger) ausreichend in der Kost zu haben.

Es gibt kaum Zweifel, daß die Eiweißzufuhr etwa 15% des Kalorienanteiles betragen sollte und der bisherige Anteil von etwa 11% Eiweißkalorien auf die angegebene Marke angehoben werden sollte. Hochwertige Eiweißstoffe sind nicht nur ein protektiver, sondern auch ein leistungserhaltender Faktor unserer Ernährung. Während der Anteil der Eiweißkalorien in der Zeitspanne zwischen 1880 und 1970 von 17% auf 11% abgesunken ist, stieg der Anteil der Fettkalorien von 15% auf 42% an. Dies vor allem ist korrekturbedürftig, und eine Revision würde dazu beitragen, verbreitetes Übergewicht und verbreitete Fettstoffwechselstörungen einzudämmen.
Bezüglich des Fettverzehrs wäre hervorzuheben, daß mit Beginn der zweiten Lebenshälfte eine gewisse Veränderung des Fettverzehrs, d. h. eine gewisse Vermehrung der Zufuhr von Polyensäuren zuungunsten der gesättigten Fettsäuren erfolgen sollte. Aufgrund vorliegender Erkenntnisse könnte diese Maßnahme zur Prävention oder Beeinflussung verbreiteter Fettstoffwechselstörungen und hiermit auch zur Vorsorge gegenüber Koronarerkrankungen und Herzinfarkt beitragen. In zahlreichen internationalen Ernährungsstudien konnte diese Möglichkeit erkannt werden. Dabei macht eine in dem angegebenen Sinn durchzuführende Veränderung des Fettverzehrs bevorzugte Verwendung polyensäurereicher Nahrungsfette erforderlich. Doch diese Empfehlung darf nicht im Sinn einer Disqualifikation anderer Nahrungsfette verstanden werden. In der Nahrungsfettauswahl sind gewisse Ausrichtungen nur angezeigt, wenn es Alter, Stoffwechsellage, bestimmte Stoffwechselbefunde (z. B. Fettstoffwechselstörungen) oder vorhandene Krankheiten erfordern.
Betrachten wir die qualitative Seite des Ernährungsproblems. Neue und progressive Ernährungswissenschaft läßt sich immer mehr von qualitativen Gesichtspunkten leiten. Die Bedeutung essentieller Nährstoffe, die dem Organismus mit der Nahrung zugeführt werden müssen, weil er ihre Synthese nicht beherrscht, ist erkannt. Erkannt ist auch die Tatsache, daß vollwertige Ernährung nur zustande kommt, wenn die Zufuhr von Kalorien und die Zufuhr essentieller Nährstoffe in angemessenem Verhältnis erfolgen. Essentielle Nährstoffe sind als Schutzstoffe anzusehen, und Nahrungsmittel, die sie in größerer Menge enthalten, verdienen durchaus den schon von *McCollum* vor der Jahrhundertwende aufgebrachten Titel »Schutznahrungsmittel«.
Zu den essentiellen Nährstoffen zählen Vitamine, Mineralstoffe, Spurenelemente, bestimmte Eiweißbausteine, spezielle Fettsäuren und Wirkstoffe anderer Art. Diese Substanzen haben Einfluß auf Wachstum, Entwicklungsprozesse, biochemische Reaktionsabläufe, Struktu-

ren, Fortpflanzungsfähigkeit und Abwehrfunktionen. Ein Teil der essentiellen Nährstoffe ist physiologischen Funktionssystemen zugeordnet. Vielfach sind es Bestandteile von Enzymen oder anderen körpereigenen Wirkstoffen.

Besonders wichtig sind jene essentiellen Nährstoffe, die sich am Aufbau der energieliefernden Prozesse lenkenden Enzyme beteiligen. Ein so lebensentscheidender Vorgang wie die Zellatmung wird mit ihrer Hilfe gesteuert. Vielleicht gehören auch bakterizide, viruzide und antibiotisch wirkende Wirkstoffe zu den essentiellen Nährstoffen. Ebenso müssen bisher noch nicht identifizierte Wirkstoffe für eine Aufnahme in den Kreis bislang bekannter essentieller Nährstoffe vorbehalten bleiben.

Die Qualität der Ernährung ist deshalb von der Versorgung mit essentiellen Nährstoffen abhängig. Daraus folgt, daß die Qualität der Ernährung schlechter wird, wenn zwischen der Zufuhr von Kalorien und der Zufuhr essentieller Nährstoffe ein Mißverhältnis entsteht. Dies kann sich ergeben, wenn die Nahrung einen größeren Anteil von Nahrungsmitteln enthält, die bei ihrer industriellen Herstellung einen mehr oder weniger großen Teil des im Ursprungsrohstoff vorhandenen Potentials essentieller Nährstoffe eingebüßt haben. In diesem Zusammenhang existiert eine unmißverständliche Erklärung der Eidgenössischen Ernährungskommission (Schweiz): natürliche Nahrungsmittel sind stark raffinierten vorzuziehen.

Biologische Nahrungsmittelqualität ist notwendige Ergänzung zu schon vorhandenen Qualitätsbegriffen. Während sich diese auf äußere Beschaffenheit, Größe, Gewicht, Haltbarkeit und Gebrauchswerte beziehen, ist biologische Qualität durch den gesundheitlichen oder lebensschützenden Wert eines Nahrungsmittels und durch die Addition aller von Natur aus in einem Nahrungsmittel enthaltenen essentiellen Nährstoffe oder anderer biologisch aktiver Substanzen zu objektivieren. Noch unbekannte Wirkstoffe müssen dabei berücksichtigt werden und dies mit der Voraussetzung, daß eine Versorgung mit noch nicht identifizierten Nahrungsfaktoren am ehesten durch naturbelassene Nahrungsmittel zu garantieren ist.

In den natürlichen Nahrungsmitteln hat die Natur einander zugeordnete essentielle Nährstoffe erzeugt, und der Verzehr solcher Nahrungsmittel garantiert am besten, daß der Organismus vor Krankheit oder Degeneration geschützt wird.

Unter Berücksichtigung der dargestellten Fakten könnte folgende Formel für eine Ernährung, die den heutigen Lebensbedingungen entspricht, aufgestellt werden.:

1. Empfehlung
Kalorienzufuhr ist dem individuellen Bedarf anzupassen und darf ihn nicht übersteigen. Bei geringer körperlicher Tätigkeit ist der Kaloriengehalt der täglichen Kost durchschnittlich auf 2000–2500 Kalorien zu begrenzen. Jedes Mißverhältnis zwischen dem Nahrungsangebot und dem tatsächlichen Energiebedarf des Organismus führt auf die Dauer zu Störungen im Stoffwechselgeschehen, kann Übergewicht herbeiführen und Krankheiten vorbereiten. Besonders in der zweiten Lebenshälfte ist eine möglichst knappe Nahrung wichtig. Im Alter werden die Funktionen des Stoffwechsels allmählich schwächer, und bei verringerter Stoffwechselfähigkeit zeigen verschiedene Körpergewebe mehr und mehr die Neigung, nicht verarbeitete Zwischenprodukte des Stoffwechsels abzulagern.

2. Empfehlung
Von den Grundnährstoffen sind vorwiegend (jedoch nicht zu viele) Kohlenhydrate, optimal hochwertiges Eiweiß und relativ wenig Fett aufzunehmen. Bei durchschnittlichem Kalorienbedarf (s. oben) sollten täglich 250–300 g Kohlenhydrate, 80–100 g Eiweiß und etwa 80 g Fett aufgenommen werden.

3. Empfehlung
Die Zufuhr der Kohlenhydrate sollte vorwiegend aus Nahrungsmitteln erfolgen, die die Kohlenhydrate in Form komplexer Stärkemoleküle enthalten und zusätzlich möglichst viel essentielle Nährstoffe besitzen. Dies trifft für Vollkornbrot, Vollkornerzeugnisse, Vollreis, Kartoffeln, Gemüse und Obst zu.

4. Empfehlung
Reine konzentrierte Zuckerstoffe (Küchenzucker, Traubenzucker, Fruchtzucker, Nahrungsmittel mit Zusatz dieser Zuckerstoffe, Süßigkeiten) sind weitgehend einzuschränken. Zum Süßen von Speisen und Getränken ist mit einer täglichen Menge von 20–30 g Zucker gut auszukommen. Besonders einzuschränken ist der Verzehr von Konfitüre und Marmelade, Gelees, Kompotten, Schokoladen, Süßigkeiten, Kuchen, Gebäck, gezuckerten Konserven etc.

5. Empfehlung
Täglich sollte die Kost ausreichend Rohobst, Rohsalate, Rohgemüse, Vollkornprodukte und Frischmilch enthalten (= Schutznahrungsmittel).

6. Empfehlung

Bei durchschnittlichem Kalorienbedarf sollte die tägliche Gesamtfettmenge 90 g am Tage nicht überschreiten. Diese Gesamtfettmenge schließt in sich ein Aufstrichfett, Kochfett und das in Nahrungsmitteln verborgene Fett. Besondere Aufmerksamkeit verdient der Fettgehalt in Wurstwaren, fettem Fleisch, Kuchen, Torten, Keksen, Gebäck, Süßigkeiten, Mayonnaisen, Marinaden, Cremes, Schokolade, fetthaltigem Käse und Nüssen.

7. Empfehlung

Bestimmte naturbelassene Pflanzenöle und Margarinesorten mit hohem Gehalt an hoch ungesättigten Fettsäuren (Polyensäuren) sind im täglichen Fettverzehr zu berücksichtigen. Natürlich können auch Butter und andere tierische Fette verwendet werden. Die Menge dieser Fette muß jedoch beschränkt bleiben, wenn das Lebensalter fortgeschritten ist, Fettstoffwechselstörungen nachgewiesen sind oder Anzeichen für das Vorhandensein arteriosklerotischer Gefäßerkrankungen vorliegen.

8. Empfehlung

Die Versorgung mit hochwertigem Eiweiß muß optimal sein. Auf je 1 kg Körpergewicht soll etwa 1 Gramm Eiweiß zugeführt werden. Wird Eiweiß täglich aus Milch, Milchprodukten, Eiern, Fleisch, Fisch, Soja und Vegetabilien aufgenommen, ergibt sich automatisch eine ausreichende biologische Wertigkeit des gesamten aufgenommenen Eiweißgemisches.

9. Empfehlung

Der Zusatz von Kochsalz oder natriumhaltiger Würzmittel bei der Zubereitung der Speisen und bei Tisch ist auf ein Mindestmaß zu begrenzen. Achtet man auf diese Empfehlung, dann wird sich der Kochsalzgehalt der Ernährung auf etwa 5–6 g pro Tag einstellen. Gegenüber einem Kochsalzgehalt von 15–20 g in der durchschnittlichen bürgerlichen Küche und vor allem in der Gasthauskost ist das ein großer Vorzug. Um bei geringem Verbrauch von Kochsalz in der Küche wohlschmeckende Speisen und Gerichte zuzubereiten, sind frische Kräuter, natürliche Gewürze und natürliche Würzhilfsmittel heranzuziehen, z. B. Zitronensaft, Schnittlauch, Petersilie, Dill, Kerbel, Meerrettich, Knoblauch, Melisse, Estragon, Wacholderbeeren, Majoran, Muskatblüte, Basilikum, Kümmel, Hefeflocken, Hefeextrakt, Hefewürzen, Tomatenmark, Paprikamark, etc.

10. Empfehlung
Um eine optimale Ernährung mit bestimmten wichtigen Vitaminen herzustellen, kann die tägliche Kost mit natürlichen Vitaminkonzentraten aufgewertet werden. Hierfür eignen sich insbesondere Weizenkeime, Weizenkeimextrakte (Kapseln), Hefeflocken, Hefeextrakt, Hefesuspensionen und Sanddorn- oder Hagebuttenkonzentrate.

11. Empfehlung
Bei Aufnahme von Genußmitteln – Kaffee, Tee oder alkoholischen Getränken – kommt es in erster Linie auf Dosis und Maßhalten an.

12. Empfehlung
Die tägliche Nahrungsmenge ist auf mehrere kleine Mahlzeiten aufzuteilen (wobei stoffwechselregulierende Mechanismen, z. B. Regulierung des Blutgehaltes an Zucker, Fett oder Cholesterin, entlastet werden).

13. Empfehlung
Bei Auswahl der Nahrungsmittel sind jene zu bevorzugen, die sich in möglichst natürlicher Beschaffenheit befinden und aufgrund eines hohen Gehaltes essentieller Nährstoffe einen hohen Gesundheitswert besitzen. Stärker raffinierte Nahrungsmittel sind im Verzehr weitgehend einzuschränken.

14. Empfehlung
Die tägliche Nahrungsmenge kann um so knapper gehalten werden, je mehr Nahrungsmittel mit hohem Gesundheitswert in einer Kost enthalten sind.

15. Empfehlung
Beim Zubereiten der Speisen in der Küche ist auf wertschonende Verarbeitung zu achten. Besonders wichtig ist die Erhaltung der wasserlöslichen Vitamine und Mineralstoffe. Bei Zubereitung von Kartoffeln und Gemüse ist auf folgendes zu achten: 1. Möglichst schnelle und schonende Verarbeitung. 2. Erst kurz vor der Zubereitung reinigen und nur kurz in unzerkleinertem Zustand wässern. 3. Zerkleinerte Gemüse oder Kartoffeln nicht längere Zeit stehenlassen. 4. Schnelles Ankochen. 5. Nicht über den Punkt des Garens hinaus erhitzen. 6. Nicht in Töpfen ohne Deckel garen. 7. Wassermenge halten, am besten dämpfen oder dünsten. 8. Gegarte Gemüse nicht abschrecken oder wässern, nicht längere Zeit warm halten oder nochmals aufwärmen.

Einstellung des Bekömmlichkeitsgrades

Rohobst, Rohsalate, Rohgemüse, gedünstete Gemüse, Kartoffeln, Vollkornbrot und Vollkornerzeugnisse sind wichtige Bestandteile in vollwertiger Ernährung. Man wird aber mit Recht darauf verweisen, daß gerade Vollkornnahrung, Rohkost und auch Gemüse zu Verdauungsbeschwerden mit Völlegefühl, aufgeblähtem Leib und Reizungen des Darmes führen können. Auch muß berücksichtigt werden, daß Beschaffenheit und Leistungskraft der Verdauungsorgane heute vielfach zu wünschen übrig lassen.
Besondere Rücksichtnahmen, die in der Ernährung jedes einzelnen Menschen zu erfüllen sind, ergeben sich meist durch ganz besondere Verhältnisse und Leistungsfähigkeiten des Verdauungsapparates. Um sich bei Nahrungsauswahl richtig und zweckmäßig zu verhalten, sind Tabellen nützlich, aus denen der Bekömmlichkeitsgrad verschiedener Formen von Vollkornnahrung, pflanzlicher Frischkost oder gekochter Pflanzenkost entnommen werden kann. In diesen Tabellen findet man in den oberen Bereichen jene Nahrungsformen, die besonders leicht verdaulich sind, und in den unteren Bereichen diejenigen, die größere Anforderungen an die Leistungskraft der Verdauungsorgane stellen.
Bei besonderer Empfindlichkeit und sehr herabgesetzter Toleranz der Verdauungsorgane besteht die Möglichkeit, Vollkornnahrung nur in Form von Vollkornschleimen, Vollkornknäckebrot oder leichtem Vollkornbrot, pflanzliche Frischkost nur in Form von Säften oder leichten Salaten und Gemüse nur in Form der faserreichen, leicht bekömmlichen Gemüsesorten zuzuführen.

Bekömmlichkeitstabelle

Vollkornnahrung	leicht	Zarte Haferflocken	leicht
Weizenkeime	leicht	Brei aus Haferflocken, Hirse oder Vollreis	leicht
Weizenkeim-Fertigmüsli	leicht	Flachbrote aus Vollkornmehl	leicht
(Keimdiät-Bircher-Müsli)	leicht	Vollkornzwieback oder Vollkornkeks	leicht
Schleime aus Haferflokken, Hirseflocken oder Vollreis	leicht	*Knäckebrot*	leicht
Dextrinierte Vollkornflocken (Weizen, Mais, Reis)	leicht	Feinkrumige Vollkornbrote	leicht
		Gröbere Vollkornflokken	leicht

Fertigmüsli aus Getreideflocken	leicht
Breie oder Aufläufe aus Weizenschrot	leicht
Grobe Vollkornbrote	leicht
Frischkornschrotbrei aus Weizenschrot	schwerer
Pflanzliche Frischkost	leicht
Obst- oder Gemüsesäfte mit Schleimen verdünnt (Haferschleim, Leinsaatschleim)	leicht
Unverdünnte Obst- oder Gemüsesäfte (evtl. mit Milch oder Quark verarbeitet)	leicht
Feingeriebene Äpfel oder Karotten oder Möhren	leicht
Zerdrückte, evtl. geschlagene Bananen	leicht
Rohsalate von zarten Blättern (Kopfsalat, Endivie, Feldsalat, Chicorée)	leicht
Rohsalate von Tomaten (evtl. enthäutet) und Gurken	leicht
Reifes Obst (evtl. geschält u. zerkleinert)	leicht
Rohsalate aus fein zerkleinerten Wurzel- u. Knollengemüsen	leicht
Rohsalate aus gröber zerkleinertem Wurzel- und Knollengemüse	leicht
Sauerkraut-Rohkost	leicht
Rohkost von Kohlgemüsen (Weißkohl, Rotkohl etc.)	schwerer

Gekochte Pflanzenkost	leicht
Gemüsebrühe	leicht
Gemüsesuppem (evtl. passiert)	leicht
Kartoffelsuppe	leicht
Fruchtsuppen, Obstkompott	leicht
Kartoffelbrei	leicht
Gedämpfte Kartoffeln	leicht
Pellkartoffeln	leicht
Backkartoffeln	leicht
Gedämpfte oder gedünstete faserarme Gemüse: Karotten, Möhren, junge Kohlrabi, zarte Schnittbohnen, Spinat, Sellerie, Tomaten, Gurken, Spargel, Chicorée, rote Bete, Fenchel, Schwarzwurzeln, Paprikaschoten, Buttererbsen, Porree	leicht
Pilze	schwerer
Gedämpfte oder gedünstete gröbere Gemüse: Blumenkohl, Rosenkohl, Weißkohl, Rotkohl, Wirsing, Sauerkraut, grüne Erbsen	schwerer
Hülsenfrüchte (weiße Bohnen, gelbe Erbsen, Linsen, Sojabohnen)	schwerer
Evtl. auf Unverträglichkeit von Porree, Paprika und Zwiebel achten	schwerer

Heilpflanzen

Einleitung

Heilpflanzen spielen in der Kneippschen Heilweise eine große Rolle. Es sind in der Hauptsache heimische Arzneipflanzen, die in großer Zahl verwandt werden; aber auch einige fremdländische. Damit beschäftigte sich schon immer ein eigener Abschnitt dieses Buches. Auch er bedurfte einer gründlichen Überarbeitung, da sich seit der Zeit *Kneipps* unsere Kenntnisse von den Heilpflanzen doch recht erheblich erweitert haben. Dies wurde bei der Neubearbeitung berücksichtigt. Sie ist ganz auf den gegenwärtigen Stand unseres Wissens gebracht. Die Angaben zu den einzelnen Heilpflanzen entsprechen denen in meinem »Lehrbuch der Phytotherapie« (3. Auflage 1974, Hippokrates-Verlag, Stuttgart), das allerdings nur für Ärzte und Apotheker bestimmt ist. Bei der Auswahl der zu besprechenden Heilpflanzen habe ich mich genau an diejenigen gehalten, die *Kneipp* selbst angegeben hat. Darüber hinaus erschien es unerläßlich, die originalen Stellen aus der Feder *Kneipps* zu erhalten. Gerade hier zeigt sich, auch in der ganzen Kraft des Ausdruckes, so recht die Persönlichkeit *Kneipps,* und alles atmet seine eigene große Erfahrung. Daher sind diese Stellen dem Text mit eingefügt und durch Anführungsstriche gekennzeichnet. Wir erhalten so ein nach Möglichkeit geschlossenes Bild von der Kneippschen Heilpflanzenlehre und ihren großen therapeutischen Möglichkeiten. Es ist erstaunlich, was *Kneipp* bereits von den Heilpflanzen wußte, vieles, was sich erst später in Forschung und Praxis bestätigte. Weiteres haben wir seitdem hinzugelernt, und auch das durfte nicht fehlen.

Kneipp hatte zu seiner Zeit noch Wert darauf gelegt, sich seine pflanzlichen Arzneimittel selbst zu bereiten. Daher führte dieser Abschnitt des Buches ursprünglich die Bezeichnung »Apotheke«. Das dürfte heute zu einem großen Teil überholt sein, trotzdem aber sind seine Anweisungen für das Sammeln von Heilkräutern und zur Selbstbereitung eines Tees noch immer zeitgemäß. Man sollte auf diese Möglichkeit niemals verzichten. Es liegt ja darin nicht nur ein Zeichen von Sparsamkeit; es ist vielmehr die Freude der Betätigung in der Natur und das Bewußtsein, sich für seinen eigenen Körper das geeignete Mittel in wahrhaft naturgemäßer Weise hergestellt zu haben. Auch einen Kräuterwein kann man sich selber bereiten, ebenso ein Mus oder einen Frischsaft aus den Pflanzen. Aber sonst ist es doch besser, die Hilfe des Apothekers bzw. des Herstellers naturreiner Arzneimittel in Anspruch zu nehmen und Extrakte, Tinkturen, Pillen und alle sonstigen Zubereitungen aus den Heilpflanzen in gebrauchsfertigen Packungen zu besorgen. Gerade auf diesem Gebiet hat heute die pharmazeutische Industrie ganz besondere Fortschritte gemacht. Es ist ihr gelungen, die Zubereitungen aus den Heilpflanzen in sehr haltbarer und ständig gleichbleibender Zusammensetzung herzustellen. Man spricht in der Fachwissenschaft von der *Stabilisierung* und *Standardisierung* der Heilmittel. Auf diese Weise ist man sicher, immer ein wirklich gutes, haltbares und in der Zusammensetzung gleiches Produkt zu bekommen. Selbst bei den Frischsäften aus den Heilpflanzen ist es heute möglich, eine derartige Stabilisierung zu garantieren. Das gilt freilich nur, solange die Flasche noch nicht geöffnet ist. Wenn sie angebrochen wurde, können Luftkeime eindringen und zur Zersetzung führen. Daher gilt die Regel, Pflanzenfrischsäfte stets innerhalb weniger Tage zu verbrauchen. Dagegen sind Tinkturen und Extrakte weit besser haltbar. Aber hier kann es durch Verdunstung des Alkohols im Laufe der Zeit zu einer gewissen Eindickung kommen, wobei dann die richtige Dosierung nicht mehr gewährleistet ist. Daher sollte man auch derartige Arzneiformen nicht länger als etwa 2 bis 3 Jahre aufbewahren.

Gleiches gilt übrigens auch für die getrockneten Heilpflanzen, also für *Drogen*. Auch diese verlieren bei längerem Lagern vielfach einen Teil ihrer Wirkstoffe, besonders wenn es sich um solche mit ätherischen, also »flüchtigen« Ölen handelt. Man sollte daher auch Tees, Teegemische und Drogen nicht länger als etwa 2 Jahre aufbewahren. Am besten ist es, stets für *frisches* Pflanzenmaterial zu sorgen. Manche Pflanzen haben im frischen Zustand überhaupt erst die richtige Wirkung, und viele Verschiedenheiten in der Beurteilung von Heilwirkungen erklären sich allein daraus, daß der eine Untersucher frisches, möglichst selbstgesammeltes Pflanzenmaterial verwandte und der andere eine Droge von vielleicht zweifelhafter Herkunft, die zudem schon länger gelagert hatte. Natürlich gibt es auch hiervon Ausnahmen. So ist es bei der Faulbaumrinde eine Notwendigkeit, daß sie zunächst ein Jahr lagert, denn erst dabei entsteht durch eine Art Fermentierungsvorgang die wirksame abführende Substanz. Im frischen Zustand wirkt die Faulbaumrinde sogar brechreizerregend.

Die von *Kneipp* angegebenen und von ihm am meisten gebrauchten Heilmittel werden auch heute noch genau nach seinen Richtlinien hergestellt. Er hat seinem langjährigen Freund und Apotheker *Leonhard*

Oberhäuser das alleinige Herstellungsrecht für seine Arzneimittel hinterlassen. Es ist daraus das Kneipp-Heilmittelwerk in Würzburg/Bad geworden, in welchem nun schon die dritte Apothekergeneration über eine wohl einzigartige Erfahrung in der Herstellung der Kneipp-Naturarzneien verfügt und diese mit neuzeitlichen Apparaturen herstellt. Es hält sich mit großer Pietät und nicht nur aus rechtlichen Gründen exakt an die ursprünglichen Angaben *Kneipps* und bringt diese mit den modernen Forschungsergebnissen in Einklang.

Durch seine intensive Beschäftigung mit den Heilpflanzen ist *Kneipp* zu einem Wegbereiter der Heilpflanzenkunde oder, wie der wissenschaftliche Ausdruck heißt, *Phytotherapie* geworden. Er hat keine neuen Heilpflanzen in die Therapie eingeführt, wohl aber eine Reihe behutsamer und praktischer Zubereitungsformen angegeben, wie die Pflanzensäfte, den Rosmarinwein und den Honigmet, die Badezusätze und noch mannigfache andere. In der Hauptsache aber liegt sein Verdienst darin, zur Kenntnis und zur Verbreitung der Anwendung der Heilpflanzen ganz wesentlich beigetragen zu haben. *So war und ist auch heute noch die Heilpflanzenkunde eine der Säulen, auf welchen die Kneippsche Heilweise beruht.*

Unter *Phytotherapie* im wissenschaftlichen Sinne versteht man ganz allein die Anwendung von Heilpflanzen am kranken Menschen, ähnlich wie man von Hydrotherapie bei Wasseranwendungen, von Chemotherapie bei chemischen Heilmitteln, von Elektrotherapie bei elektrischen Verfahren usw. spricht. Die Phytotherapie umfaßt demgemäß alles, von den einfachen Heilpflanzen wie der Kamille oder Pfefferminze bis zu den stark wirksamen und der ärztlichen Verordnung vorbehaltenen wie der Digitalis oder dem Opium aus dem Schlafmohn. Es ist daher nicht richtig, wie man es oftmals hört und liest, unter Phytotherapeutika nur die milden und daher weitgehend oder völlig unschädlichen Heilpflanzen zu verstehen. Man muß dann ausdrücklich hinzufügen: *milde* (»mite«) Phytotherapeutika, im Gegensatz zu den *starken* (»forte«) Phytotherapeutika. Verständlicherweise sind die Übergänge zahlreich und fließend.

Phytotherapie oder Heilpflanzenkunde ist auch *keine Homöopathie*, mit der sie oft in einem Atem genannt wird. Wohl verwendet auch die Homöopathie zahlreiche Heilpflanzen, aber genauso auch viele tierische und chemische Substanzen. Dies geschieht jedoch bei der Homöopathie nach den ihr eigenen Regeln, die ihr Begründer *Hahnemann* gegeben hat und die unverändert bis heute gelten. Es ist vor allem die Simile-Regel, der Ähnlichkeitsgrundsatz, der die Auswahl der homöopathischen Mittel bestimmt und der die Darreichung in sogenannten Potenzen erfordert. Dagegen verwendet die Phytotherapie die Pflanzen so, wie sie sind, als Droge oder als Zubereitungsformen aus der frischen Pflanze, und ihr höchstes Ziel ist es, die Reinsubstanz, den *Naturstoff,* aus jeder Heilpflanze herauszuarbeiten und allein zu verwenden. Freilich ist das nur bei einer Minderzahl von Heilpflanzen bisher gelungen und überhaupt möglich, da der *Gesamtkomplex* der vielfach recht verschiedenen Inhaltsstoffe sich nicht immer aufteilen läßt und erst allein die volle Wirkung ergibt.

Neben den Heilpflanzen hat *Kneipp* auch einige *mineralische* Arzneimittel verwandt. Es sind nur wenige. Sie wurden in dieser Neubearbeitung gleichfalls mit berücksichtigt.

Allgemeines über die Heilpflanzen nach *Kneipps* eigenen Worten:

»Zu den Dingen, welche ich verabscheue und hasse, zählt als ein gründlich und grundsätzlich Gehaßtes das Geheimmittelwesen, die Krämerei mit Heilmitteln, welche als Geheimnis des Erfinders gelten. Diesen Vorwurf soll mir niemand machen können. Darum öffne ich in diesem zweiten Teil die Läden meiner Apotheke und lasse einen jeden hineinschauen und hineinschmecken bis ins letzte Teeschächtelchen und ins kleinste Ölfläschchen.

In jeder Apotheke steckt teures Geld; in der meinigen ist nicht viel Rares. Ich gestehe dieses sehr gerne zu und betrachte diesen leicht möglichen Vorwurf als einen großen Vorzug meiner Apotheke.

Fast sämtliche meiner Tees und Extrakte, Öle, Pulver rühren von früher geachteten spottbilligen Heilkräutern her, welche der liebe Herrgott im eigenen Garten, auf freiem Felde, manche ums Haus herum, an abgelegenen und unbesuchten Stellen wachsen läßt, Heilkräutern, die meistens keinen Pfennig kosten.

Es ist eine reiche Menge von Mitteln vorhanden, welche als Unterstützungsmittel der Wasserkur in Gebrauch kommen können; man muß nur die richtige Zusammenstellung wissen, und man kommt damit zurecht.

Lange Jahre habe ich sondiert und geprüft, getrocknet und zerschnitten, gesotten und gekostet; kein Kräutlein, kein Pulver, das ich nicht selbst versucht und als bewährt befunden habe.

Ich habe viele Jahre hindurch zum größten Teil mit Kräutern und weniger mit Wasser kuriert und dabei die schönsten Erfolge erzielt. Und so kann ich sagen, daß ich in der Reihe von Jahren vielen Tausenden diese natürlichen Mittel geraten habe, und mußte oft staunen ob der herrlichen Wirkung.«

Aloe

Aloe ist der eingedickte Saft von zwei verschiedenen Aloe-Arten, und zwar *Aloe ferox* in Südafrika und *Aloe vulgaris* in Nordafrika und Südeuropa. Dieser eingedickte Saft ist eine braune Masse, die nun erst weiter verarbeitet wird. Man stellt daraus die Aloe-Tinktur her, auch Aloe-Pillen, aber heute kaum noch einen Aloe-Tee. *Kneipp* hatte die Aloe in seiner schwäbischen Heimat kennengelernt, wo sie die Bauern – wie auch heute noch – gern als Topfpflanze an die Fenster stellen und sie im Krankheitsfalle zu benutzen wissen.

»Man muß zu einem Mittel seine Zuflucht nehmen, von welchem eine Kleinigkeit wirkt; in dieser Beziehung habe ich allerbeste Mittel gefunden in der Aloe.«

Die Wirkung der Aloe ist eine zweifache. In stärkerer Verdünnung, wie in den Aloe-Tropfen, ist es ein **Bittermittel** mit einer anregenden und stärkenden Wirkung auf den Magen. Auch ein Aloe-Wein wird in dieser Form und für diesen Zweck gebraucht. In stärkerer Konzentration dagegen wirkt die Aloe **abführend.** Sie hat sich hierfür als ein gutes, dabei gleichzeitig recht mildes und zuverlässiges Mittel erwiesen. Die abführende Wirkung tritt erst nach 8–10 Stunden ein. Man kann also die Aloe, genau wie 1–2 Kneipp-Pillen, **am Abend** nehmen, um am Morgen oder sogar erst in den Vormittagsstunden den gewünschten breiförmigen, nicht zu dünnen Stuhl zu bekommen.

Gibt man die Aloe in noch größeren Mengen, so kann sie auch **schädlich** wirken. Sie führt dann zu einer Blutüberfüllung in den Organen des Unterleibes, die über den Darm selbst hinausgreift. **Man sollte daher niemals Aloe als Abführmittel schwangeren Frauen geben.**

Auch eine anregende Wirkung auf die **Gallensekretion** kommt der Aloe zu. *Kneipp* kannte die Aloe sehr genau und beschreibt ihre Wirkung anschaulich in folgender Weise:

»Aloe wirkt besonders auf die Verstopfung des Dickdarms. Jedoch wirkt sie nur bei der Anwesenheit der Galle und ist daher bei Verschluß der Gallenwege ohne Erfolg. Bemerkenswert ist die blutanreichernde Wirkung in den Unterleibsorganen, die bei unterdrückter oder verringerter Periode in einzelnen Fällen genutzt werden kann. Hingegen sind wegen derselben Eigenschaft größere Gaben bei Neigung zu vermehrter Blutung aus der Gebärmutter, bei Hämorrhoiden und bei Schwangerschaft gefährlich.

Auch soll Aloe nicht längere Zeit genommen werden.

Wird Aloe mit anderen Kräutern und als Tee bereitet, so ist obige Wirkung noch nachhaltiger. Die

Mischung hat gewöhnlich folgende Zusammensetzung: eine Messerspitze Aloe, Holunderblüten für 2 Tassen Tee, ein paar Messerspitzen Foenum graecum, einen Kaffeelöffel Fenchel. Die zwei Tassen Tee sind innerhalb zweier Tage zu nehmen. Die Wirkung, die nicht in heftigem Abführen, sondern in reichlichem Stuhlgang besteht, tritt erst nach 12–30 Stunden ein.«

Als Abführmittel hat *Kneipp* in späteren Jahren die Aloe am liebsten in Form der **Pillen** verwendet. Sie enthalten außer der Aloe noch Kalmus-Wurzel, Wacholderbeeren und Rhabarber, sowie die von *Kneipp* sehr zu Recht als wirkungsfördernd erkannte Ochsengalle (Fel Tauri), also eine körpereigene Substanz, die ganz analog wirkt wie die von der Leber produzierte und in den Zwölffingerdarm abgesonderte Galle unseres eigenen Körpers.

Sie werden auch heute noch nach seinen Angaben hergestellt und haben unter dem Namen **Kneipp-Pillen** eine weltweite Verbreitung erlangt. Man kann ohne Übertreibung sagen, daß sie für viele Menschen nach wie vor eines der besten Abführmittel darstellen, das sehr mild wirkt und kaum Gewöhnung erzeugt. Es genügen in der Regel 1–2 Pillen abends. Die Verbindung der abführenden Drogen mit dem magenstärkenden Kalmus und der harnfördernden und stoffwechselanregenden Eigenschaft des Wacholders scheint das Geheimnis der zuverlässigen Wirkung zu sein. Wie sehr *Kneipp* selbst von der Wirkung und dem Wert dieser Pillen überzeugt war, geht aus seinem Ausspruch hervor: »Diese Pillen tragen mit Recht meinen Namen.«

Kneipp gibt auch noch die **äußerliche** Anwendung der Aloe an, vor allem in Form eines **Aloe-Wassers.** Eine reichliche Messerspitze Aloe-Pulver wird mit der Menge eines Wasserglases heißem Wasser übergossen. Man kann dieses Aloe-Wasser dann sofort gebrauchen als vorzügliches Augenwasser bei Entzündungen der Augenbindehaut oder als Wundwasser bei schlecht heilenden Geschwüren. »Es werde zu dem Zwecke ein Lappen in Aloe-Wasser getaucht und auf die leidende Stelle gelegt. Wunden, frische wie alte, heilt Aloe sehr schnell zu. Bei alledem kann das reinliche und reinigende Heilmittel, wohin es immer komme (in das Auge oder in die Wunde), niemals schaden.«

Angelika oder Engelwurz
(Angelica silvestris)

Unter dem Namen Engelwurz oder Angelica werden meist 2 verschiedene, wenn auch nahe verwandte Pflanzen verstanden, die *Kneipp* bereits gut unterschieden hat. Die **echte** Engelwurz, Angelica archangelica, oder nach der früheren botanischen Bezeichnung Archangelica officinalis, also richtiger Erzengelwurz zu nennen, ist eine Pflanze der Gebirgswälder. Sie hat eine große, kräftige Wurzel, wird 1–2 m hoch und besitzt große, vielfach zerteilte, geradezu ornamental aussehende Blätter. Die Blüte ist eine große Doldenblüte mit mehlig-weichhaarigen Blütendolden und zahlreichen kleinen, grünlichen Blüten. Heute wird die echte Engelwurz angebaut, und die Droge, Radix Angelicae, stammt fast ausschließlich aus diesen Kulturen. Sie enthält reichlich Bitterstoffe und ein ätherisches Öl, außerdem Harze, Gerbstoffe und die sog. Angelica-Säure. Der Geschmack ist würzig und bitter. Daher wird die Angelica seit alters her gern zu Magenlikören verwandt. Sie ist im Benediktiner und im Chantreux enthalten.

Wesentlich häufiger als die echte Angelica ist bei uns die wilde oder **Wald-Engelwurz,** Angelica silvestris. Wir finden sie überall in lichten Laubwäldern und vor allem auf Waldwiesen. Sie ist gleichfalls ein großes, recht imponierendes Gewächs, aber gegenüber der echten Engelwurz doch geringer und kleiner. Medizinisch wird sie kaum verwandt; sie hat jedoch den Vorteil, daß man sie selbst sammeln kann. Kneipp sagt darüber, er ziehe sie vor, »weil man sie ohne Mühe haben kann«; in ihrer Wirkungsstärke stehe sie allerdings hinter der echten Engelwurz zurück.

Die Engelwurz ist ein **aromatisches Bittermittel.** So nennen wir diejenigen Bitterstoffpflanzen, die gleichzeitig noch ein ätherisches Öl besitzen und dadurch im Geruch und Geschmack gleichsam aromatisiert sind. Die Wirkung ist eine anregende für den Magen, sowohl auf die Sekretion des Magensaftes als auch für eine bessere Motilität des Magens. Der Magen wird, wie man es allgemein auszudrücken pflegt, dadurch »gestärkt«. Er kann die Speisen besser vertragen. Vor allem wird der Appetit angeregt. Darum ist Angelica ein beliebter Bestandteil in vielen Magentees.

Je nachdem, was man in erster Linie erstrebt, ist die Darreichung verschieden. Als **appetitförderndes** Mittel gibt man die Engelwurz etwa 1/4 Stunde vor dem Essen, also auf den leeren Magen. Soll sie dagegen bei einem empfindlichen Magen die Verdauung der Speisen erleichtern, so läßt man sie **nach** dem Essen einnehmen.

»Wie oft kommt es vor, daß im Magen eine unbehagliche Kälte herrscht! Eine Tasse Tee von solchen Wurzeln bringt dem Magen wieder mehr Wärme. Am besten ist es, wenn man eine solche

Tasse Tee in 3 Portionen teilt und die erste am Morgen, die zweite am Mittag, die dritte am Abend nimmt.
Man kann mit Recht die Angelica als ein vorzügliches Hausmittel empfehlen, und die Landleute sollten fleißig auf ihren Wiesen und in ihren Wäldern eine ziemliche Portion für das ganze Jahr sammeln, an der Luft trocknen und an einem trockenen Ort aufbewahren!
Den Pflanzenunkundigen gebe ich notgedrungen den guten Rat, nicht Angelica zu sammeln; er möchte sonst aus der Wiese Rostkümmel oder aus dem Wald gar Schierling zu seinem Verderben nach Hause tragen. Ich setze diese Worte her, weil beides sich ereignet hat.«
Als Droge gilt von der Angelica hauptsächlich die **Wurzel, Radix Angelicae;** sie wird zu dem **Tee** gebraucht, 1/2 Teelöffel auf eine Tasse Wasser, kurz aufkochen und dann einige Minuten ziehen lassen. Längere Zeit kochen darf die Wurzel nicht, weil sich sonst das ätherische Öl verflüchtigt. Es gibt auch eine **Angelica-Tinktur,** die man tropfenweise mit Wasser verdünnt einnimmt.
Für die äußerliche Anwendung steht der **Angelica-Spiritus** zur Verfügung. Er gilt als ein gutes Einreibemittel bei Rheuma- und Nervenschmerzen. Noch stärker wirkt das **Angelica-Öl** in Form derartiger Einreibungen, vor allem bei umschriebenen Muskelschmerzen und beim Hexenschuß.

Anis (Pimpinella anisum)

Anis ist ein Doldengewächs aus dem Orient. Er wird bei uns feldmäßig gebaut. Die Blätter sind im unteren Teil der Pflanze ungeteilt, herzförmig-rundlich, im oberen zart geteilt, meist dreispaltig, mit linealischen Fiedern. Die Blüten sind recht unscheinbar, weißlich, und stehen in Doppeldolden beieinander.
Verwandt werden vom Anis die **Früchte.** Sie enthalten ein stark duftendes ätherisches Öl, das Anis-Öl (Oleum anisi). Die Wirkung des Anis ist eine **zweifache.** Einmal wirkt er ähnlich wie Kümmel und Fenchel **gastreibend** und beruhigend auf den Darm. Er wird zu diesem Zweck gern als Tee bei Koliken und Gasauftreibungen des Leibes (Flatulenz, Meteorismus) gegeben. Die zweite Wirkung erstreckt sich auf die **Bronchien.** Bei der innerlichen Verabfolgung wird der Anis vom Körper aufgesogen und zu einem Teil über die Bronchialschleimhaut ausgeschieden, also nicht wie die meisten sonstigen Pflanzenstoffe allein über den Darm. Hier in den Bronchien wirkt nun das ätherische Öl lösend auf den Bronchialschleim und gleichzeitig auch auf Krampf-

zustände der feinen Muskulatur in den kleinsten Bronchien. Auf diese Weise wird das Abhusten erleichtert und das Sputum flüssiger. Da Anis auch einen recht guten Geschmack hat, wird er gern als **Hustenmittel bei Kindern** gegeben, zumal wenn der Husten recht krampfhaft ist.

Man kann die Anis-Früchte als **Tee** verwenden, einen Teelöffel auf eine Tasse, nur heiß überbrühen und dann 10–15 Minuten ziehen lassen, aber wegen des flüchtigen ätherischen Öls nicht kochen! Der Tee wird am besten zwischen den Mahlzeiten und noch einmal abends vor dem Schlafengehen recht gut warm und schluckweise getrunken. Zweckmäßig ist es, ihn mit einem Teelöffel Honig zu süßen.

Sehr einfach ist auch die Anwendung von **Anistropfen,** von denen man mehrfach täglich, je nach dem Alter des Kindes, 5–10 in einem Glas heißem Zucker- oder Honigwasser gibt. Als ungefähre Regel gilt, so viel Tropfen, wie das Kind Jahre zählt.

Arnika (Arnica montana)

»Arnika besitzt in der ganzen Welt den Ruf einer vorzüglichen Heilpflanze. Weshalb gerade viele von denen, die solches wissen könnten und sollten, dieses bestreiten, begreife ich wenigstens nicht.«

Die Arnika wächst bei uns wild auf Gebirgswiesen, stellenweise in großen Mengen. Sie steht unter Naturschutz und darf nicht ausgegraben werden, denn sonst würde man sie bald völlig vernichten. Es ist eine schöne, stattliche Pflanze. Die Blüten haben eine ganz eigene Orangenfarbe, die sie von vielen ähnlichen Korbblütlern unterscheidet. Die Blätter stehen im unteren Teil des Stengels gehäuft, bilden aber keine eigentliche Blattrosette. Sie besitzen eine Reihe stark ausgeprägter Längsadern. An diesen beiden Merkmalen ist die Arnika leicht zu erkennen, vor allem wiederzuerkennen, wenn man sie einmal mit Bewußtsein gesehen hat. Verwandt werden von der Arnika die **Blüten.**

Die Inhaltsstoffe sind erst in neuerer Zeit genauer bekannt geworden. Es sind in erster Linie Flavonglukoside, die eine Gefäßerweiterung herbeiführen, sowohl an den Kranzgefäßen des Herzens als auch in der Peripherie des Körpers. Dadurch kommt es zu einer besseren Durchblutung, die sich am Herzen wohltuend bemerkbar macht und nicht minder bei Gefäßstörungen an den Beinen, etwa bei Krampfadern. Auch Blutergüsse werden schneller resorbiert.

Durch diese neuen Erkenntnisse ist jetzt die **innerliche** Anwendung der Arnika wieder aktuell geworden, die längere Zeit hindurch ziemlich in Vergessenheit gekommen war. Die Arnika ist ein gutes Beispiel dafür, wie sich die Wertschätzung eines pflanzlichen Heilmittels wieder belebt, wenn die weitergehende Forschung zu neuen Einsichten führt oder – wie bei der Arnika – alte Erfahrungen bestätigt und nun auch experimentell belegt.

Die **innerliche** Gabe der Arnika war früher weit häufiger. Man gab einen Arnika-Tee als schnellwirkendes Anregungsmittel bei Kreislaufstörungen. So wird uns berichtet, daß der alte Goethe bei seinen Anfällen von krampfhaftem Herzschmerz – wahrscheinlich auf der Grundlage einer Verkalkung der Herzkranzgefäße – sich immer eine Tasse Arnika-Tee bereiten ließ. Wir wissen jetzt, daß dies eine durchaus richtige und wirksame Anwendung war. Man bereitet einen solchen Tee aus 1–2 Teelöffeln der Arnika-Blüten auf eine Tasse siedenden Wassers und läßt 5–10 Minuten ziehen. Dann wird der Tee gut warm und langsam, schluckweise getrunken.

In den *Arnika-Kneipp-Kapseln* des Kneipp-Heilmittelwerkes in Bad Wörishofen liegt eine Zubereitung aus Arnika-Öl mit Roßkastanienextrakt und verschiedenen Vitaminen vor, die hauptsächlich zur inneren Behandlung beim Krampfaderleiden dient, morgens und abends 1 Kapsel mit etwas Flüssigkeit.

Weitaus gebräuchlicher ist noch immer die **äußerliche** Anwendung der Arnika, vorzugsweise in Form der **Arnika-Tinktur.** Sie hat die Verwendung von anderen ähnlichen Mitteln, wie etwa der essigsauren Tonerde, weitgehend verdrängt. *Kneipp* sagt darüber: »Die Arnika-Tinktur ist so allgemein in Übung, daß es mir nicht notwendig erscheint, darüber auch nur ein Wort zu verlieren. Bei Quetschungen, Kontusionen ist die Wirkung oft zauberhaft. Oberflächlich und tiefer gelegene Entzündungen, Schwellungen, Blutergüsse bilden sich bei Auflagen mit verdünnter Arnika-Tinktur (1 Eßlöffel auf 1/4 Ltr. Wasser) rascher zurück.«

Diese Anzeigen für die Arnika gelten auch heute noch. Sie ist unser bevorzugtes Mittel bei **Blutergüssen** und bei **Entzündungszuständen** aller Art. Auch geschwollene und heiße **rheumatische** Gelenke, etwa die so häufig nach Überanstrengung verschlimmerten Kniegelenke, bilden sich unter Arnika-Umschlägen rasch zurück. Bei Quetschungen und Verstauchungen hält die Arnika den Vergleich mit jedem anderen Mittel aus. Nur müssen die Umschläge **richtig** angelegt werden. Man tränkt ein Leinentuch oder eine dicke Mullkompresse mit der verdünnten Arnika-Tinktur, drückt mäßig aus und legt diese Kompresse **locker** auf den erkrankten Körperteil. Darüber kommt nur noch zum Schutz ein trockenes Tuch. Ganz falsch ist es jedoch, einen **wasserundurchlässigen** Stoff überzubinden, wie man es leider immer wieder sieht. Dadurch wird das notwendige Abdunsten der Flüssigkeit verhindert, und es entsteht statt des kühlenden Verbandes eine feuchte Kammer, in welcher sich das Gewebe erhitzt und derart die Entzündung verstärkt. Solche luftdicht verschlossenen feuchten Verbände kommen nur da in Frage, wo man eine Heilentzündung herbeiführen will, etwa dann, wenn ein Furunkel zur Reifung kommen soll. Aber niemals sind sie da angebracht, wo wir eine Entzündung abklingen lassen wollen, wie dies meistens der Fall ist; vor allem bei den Entzündungen nach Verletzungen, bei Blutergüssen oder bei einem entzündeten Gelenk. Darauf ist also immer sehr zu achten und die richtige Anweisung zu geben! Den wasserdichten Stoff kann man bei den feuchten Arnika-Verbänden nötigenfalls **unterlegen,** um ein Kissen oder das Bett vor der Feuchtigkeit zu schützen, die aus dem Verband noch nach unten hindurchsickert. Aber niemals darf sie den entzündeten Körperteil überdecken, und niemals soll man auch die Kompresse fest anwickeln. Daher ist es immer am besten, feuchte Arnika-Verbände am **liegenden** Kranken vorzunehmen.

Vorzüglich wirken die Arnika-Verbände auch bei schlecht heilenden **Wunden.** Man wird immer wieder erstaunt sein, wie schnell sich unter einigen feuchten Verbänden mit Arnika die schmierig belegte Wunde reinigt, wieder frisch aussieht und nun schneller zu heilen beginnt. In diesem Zustand kann man dann wieder einen einfachen Salbenverband anlegen. Solange aber die Wunde noch reichlich Eiter absondert und eine schlechte Heilungstendenz zeigt, sind die feuchten Arnika-Verbände jeder Wundsalbe und jedem Wundpulver vorzuziehen. Zu stark darf die Lösung für die äußere Anwendung nicht sein. Die angegebene Dosierung von 1 Eßlöffel auf $1/4$ Ltr. Wasser überschreite man nicht. Meistens genügt bereits 1 Teelöffel auf $1/4$ Ltr. bzw. ein Eßlöffel auf einen halben Liter Wasser. Man nehme das Wasser immer stubenwarm. »Nach den Erfahrungen, die ich mit Arnika gemacht habe, muß ich sagen, daß diese Pflanze zur Heilung von Wunden obenan steht!«
Eine weitere sehr zweckmäßige Anwendung der Arnika-Tinktur soll noch erwähnt sein, weil man damit gut und schnell bei einem qualvollen Zustand helfen kann. Es sind entzündete und nach außen vorgefallene **Hämorrhoidalknoten.** Hier kommt es darauf an, erst einmal die heftige und hochgradig schmerzhafte Ent-

zündung zu bekämpfen und gleichzeitig auf die Durchblutungsstörung einzuwirken. Das gelingt mit locker aufgelegten und häufig gewechselten **kühlen Arnika-Umschlägen.** Wie bei den Wunden, wird man erst dann zu Salben übergehen, wenn die Entzündung weitgehend abgeklungen ist. Bis dahin scheue man die Mühe der feuchten Umschläge nicht. Sie wird durch den Erfolg belohnt.

Die **Arnika-Kneipp-Salbe** besteht aus Arnika-Öl mit Kamillenöl und Heparin. Sie ist ein Tonikum für die Venen und die kleinen Arterien bei Krampfadern und bei Durchblutungsstörungen der Beine. Nicht minder gut wirkt sie bei Blutergüssen nach Sturz oder Fall, bei Prellungen und Quetschungen, zumal bei Sportverletzungen. Auch zu Massagen kann man sie verwenden. Sie läßt sich leicht mit Wasser abwaschen. Gern wird man sie mit der gleichzeitigen innerlichen Gabe der **Arnika-Kapseln** kombinieren.

Anserine oder Gänsefingerkraut
(Potentilla anserina)

»Das Gänsefingerkraut wächst, wie sein Name besagt, da am besten, wo Gänse sich am liebsten aufhalten. Man trifft es besonders zahlreich in der Nähe der Häuser, ferner auf Triften, an Weg- und Grabenrändern. Viele Leute haben ihm nach seiner Wirkungsweise den Namen Krampfkraut gegeben. Keine Familienmutter soll es unterlassen, einen hinlänglichen Vorrat solchen Krautes zu sammeln und zu trocknen. Sie weiß selbst zu beurteilen, wie schmerzhaft solche häufig vorkommenden Krampfanfälle sind und wie es noch größeren Schmerz bereitet, Angehörige leiden zu sehen, ohne helfen zu können.«

In der Tat ist die Anserine bei uns überall häufig. Sie wächst vielfach in großen Mengen und ist daher leicht zu sammeln. Man kann sie ohne Schwierigkeit an der besonderen Form der Blätter erkennen. Die Blätter scheinen direkt aus der Wurzel zu kommen und sind einfach gefiedert. Dabei steht aber ganz regelmäßig zwischen einem Paar größerer Fiederblätter ein Paar ganz kleiner, unscheinbarer Fiederblätter.

Wenn man einmal darauf geachtet und es erkannt hat, wird man es nie mehr vergessen. Außerdem sind die Blattfiedern auf der Unterseite deutlich bläulich behaart. Das ergibt ein schönes seidig-glänzendes Aussehen. Auch die Blüten kommen unmittelbar aus der Wurzel, mit einem langen Stiel. Sie sind gelb, mit fünf Blumenkronenblättern.

Am besten gibt man die Anserine als Tee aus dem **Kraut,** Herba anserinae, ein Teelöffel auf 1 Tasse Wasser, heiß überbrühen und 10

Min. ziehen lassen. Auch kurzes Kochen ist erlaubt. *Kneipp* gibt an, daß man das Anserina-Kraut statt mit Wasser auch mit heißer Milch bereiten solle, so warm, wie sie der Kranke ertragen kann.
Der Hauptwirkstoff der Anserine ist **Gerbstoff.** Dazu kommt eine noch nicht näher bekannte Substanz, die einen **krampflösenden** (spasmolytischen) Einfluß auszuüben vermag. Er ist jedoch bei weitem nicht so stark, wie man anfangs nach einigen experimentellen Untersuchungen anzunehmen geneigt war.
Die Wirkung bei Entzündungen der Magen- und der Darmschleimhaut ist ganz überwiegend eine derartig gerbende, zusammenziehende (adstringierende). Die Anwendung der Anserine bei der schmerzhaften Regel der jungen Frauen (Dysmenorrhöe) konnte sich nicht behaupten. Die Erfolgen ließen sich nicht bestätigen.
So hat sich der Anwendungsbereich der Anserine heute recht eingeengt. Kaum allein, höchstens als zusätzliches Mittel bei Magen - Darm - Erkrankungen, vor allem bei Durchfällen, kommt sie noch in Betracht, dagegen nicht als ein Krampfmittel. Auch derartige vorzugsweise negative Erkenntnisse müssen wir beachten und hinnehmen, so sehr uns auch die Pflanze selbst sympathisch sein mag.

Attich oder Zwergholunder
(Sambucus ebulus)

»Am Rande der Wälder, besonders abgetriebener (ausgehauener), sieht man Stauden einen Meter und darüber hoch, die im Juli weiße große Doldenblüten, im Herbst prächtige, schwere, glänzende Doldentrauben tragen, das ist Attich oder Zwergholunder. Im Spätherbst sammelt man die Wurzel, trocknet sie gut an der Luft, bewahrt die gedörrten Wurzeln oder das aus den zerstoßenen Wurzeln gewonnene Pulver in der Hausapotheke auf.«
Die Attich-Wurzel ist heute weitgehend außer Gebrauch gekom-

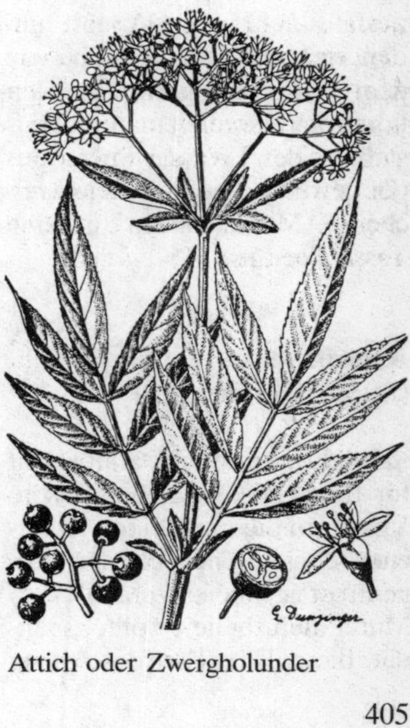

Attich oder Zwergholunder

men. Sie gilt als ein Mittel zur Anregung der Nierentätigkeit und damit zu vermehrter Flüssigkeitsausscheidung. Aber diese Wirkung ist doch nicht sehr stark. Man wird nur in solchen Fällen davon Gebrauch machen, wo eine solche Flüssigkeitsausscheidung zusätzlich erwünscht ist, etwa bei aufgeschwemmten Fettsüchtigen. Man gibt dann einen Tee aus 1–2 Teelöffeln der Wurzel auf 1 Glas Wasser, 10 Minuten bei kleinem Feuer gekocht. Ist die Flüssigkeit dadurch zu stark eingedickt, so füllt man wieder auf 1 Glas voll Wasser auf. Diese Menge wird am besten morgens früh genommen, noch nüchtern; nötigenfalls noch ein zweites Glas nach dem Mittagessen, aber keinesfalls mehr in den Abendstunden, da sonst die Nachtruhe von dem Harndrang gestört werden könnte. Verwendet man zur Herstellung des Tees das Pulver aus der getrockneten Wurzel, so reichen 2 Messerspitzen für eine Tasse Tee aus.

Augentrost
(Euphrasia officinalis)

»Zum Lohn und aus Dankbarkeit für treue Dienste haben unsere Voreltern diesem kleinen Kräutchen den schönen Namen Augentrost gegeben. Wenn oft kein Mittel mehr helfen wollte, spendete dieses Blümchen den Augen den letzten Trost. Ich habe es daher schon recht häufig angeraten und mit guten Erfolgen. Wenn die Öhmd- (Grummet-)Ernte zur Hälfte reif ist, im August etwa, findest du dieses Heilkräutlein fast auf jeder Wiese. Oft wächst es so zahlreich, das eigentliche Futter verdrängend, daß die Bauersleute ihm gram werden.«
Der Augentrost hat kleine, bläulich violette Blüten. Sie sind mit schönen, mit dunkleren Adern durchzogen. Man findet kleinste Pflänzchen, die nur eine einzige Blüte tragen und nur wenige Zentimeter hoch sind, bis zu wesentlich größeren, die viele Blüten

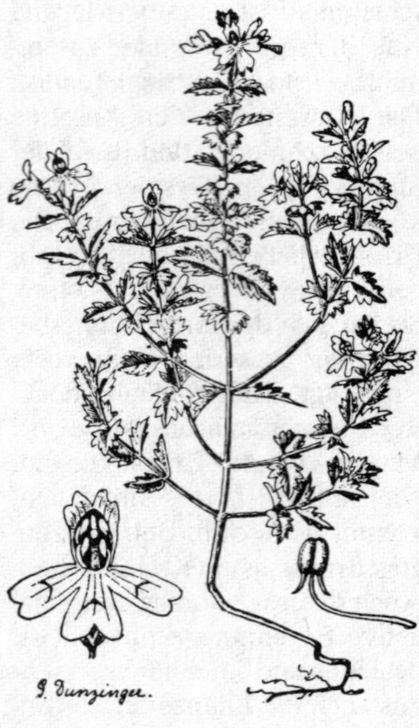

Augentrost

zeigen und mehr als 1/4 m erreichen. Es gibt von dem Augentrost viele Formen und Unterarten, deren Unterscheidung den Botanikern große Schwierigkeiten bereitet. Aber für den Sammler ist das weitgehend gleichgültig, denn in der Wirkung unterscheiden sie sich nicht voneinander.

Seit jeher gilt der Augentrost als eine Heilpflanze bei **Augenleiden.** Worauf diese Wirkung beruhen soll, wissen wir jedoch auch heute noch nicht. Besondere Inhaltsstoffe wurden im Augentrost nicht gefunden. Es sind hauptsächlich Gerbstoffe, Bitterstoffe, ein Glykosid Aucupin und ein ätherisches Öl, dazu ein blauer Farbstoff. Aber die Praxis besagt doch mit erstaunlicher Sicherheit und Gleichartigkeit, daß günstige Heilwirkungen zu erwarten sind. Man braucht also nicht zu warten, bis die wissenschaftliche Erforschung hier nachkommt, sondern soll ruhig von dem Augentrost weiter Gebrauch machen. Allerdings muß dies mit Vorsicht geschehen. Es wäre ein großer Fehler und nicht zu verantworten, in der Hoffnung auf den Augentrost auch solche Augenleiden zu behandeln, die akut gefährlich werden können. Dies gilt besonders von dem **grünen Star** (Glaukom), der akute heftige Augenentzündungen machen kann, die ohne sofortige augenärztliche Hilfe, meist eine Operation, in kurzer Zeit zur unkorrigierbaren Erblindung des Auges führen. Ebenso kann der Augentrost nicht genügend sein bei akuten Entzündungen der Regenbogen- oder der Aderhaut (Iritis und Keratitis).

In Betracht kommen für die Augenumschläge mit Augentrost ganz vorzugsweise die **chronischen Entzündungen der Augenlider.** Das sind Erkrankungen des **äußeren** Auges, die kaum gefährlich für die Sehkraft werden können, die aber den Kranken recht sehr belästigen. Und gerade bei diesem Augenleiden besteht vielfach eine ausgesprochene Neigung zu einem chronischen Zustand und zu zeitweisen Verschlimmerungen bei reizenden äußeren Einwirkungen, so daß die Kranken doch erheblich darunter leiden. Man sollte also niemals eine Behandlung mit Augentrost beginnen, ehe der Augenarzt nicht die exakte Diagnose gestellt hat. Aber gerade die Kranken mit den chronischen Lidrandentzündungen, die hier gemeint sind, haben meist schon viele augenärztliche Behandlungen hinter sich, ohne daß ihnen ausreichend geholfen worden wäre. Sie kennen also die Art ihres Augenleidens meist schon recht genau selbst. Das Chronischwerden des Zustandes zeigt ihnen an, daß hier eine innere Veranlagung oder eine Überempfindlichkeit (Allergie) besteht, gegen die wir noch weitgehend machtlos sind. Solche Kranke werden doch mit manchem Erfolg vom Augentrost Gebrauch machen, und dies scheinen auch die Fälle zu sein, auf die sich die günstigen Heilberichte beziehen, zumal es sich dabei um eines der häufigsten Augenleiden handelt. Auch ermüdete Augen bei Schwachsichtigkeit oder nach zu anstrengender Arbeit können durch den Augentrost gekräftigt werden.

Man verwendet den Augentrost äußerlich in Form von **Augenaufschlägen.** Wie diese Bezeichnung besagt, wird der feuchte Umschlag nur **locker** auf das Auge aufgelegt, wobei der Kranke liegen muß. Man tränkt ein Leinenstück, etwa ein Taschentuch oder eine Mullkompresse, mit einem Tee aus einem Teelöffel des getrockneten Krautes, Herba euphrasiae, auf eine Tasse Wasser, heiß überbrüht, 10–15 Minuten ziehen und dann abkühlen lassen.

Falsch ist es, feuchte Augenverbände zu machen, indem die Kompresse mit einer **Binde** befestigt wird. Das führt leicht zu einer Stauung im Auge und damit zur Verschlimmerung. Wir wollen eine **kühlende,** abdunstende Wirkung erzielen, und das kann man nur durch solche **Auflagen** auf die Augen, die mehrfach erneuert werden, sobald die aufgelegte Kompresse trocken wird. Man muß die Durchfeuchtung also oft schon nach 5, längstens 10 Minuten wiederholen und setzt dies 2–3mal hintereinander fort. Im ganzen dauert dann die Anwendung jeweils 1 Stunde. Das wird 2–3mal am Tage gemacht.

Bei diesen chronischen Lidrandentzündungen kann die äußere Behandlung auch durch die gleichzeitige innere Verabfolgung des **Tees** unterstützt werden. *Kneipp* gibt hierfür täglich 1 Messerspitze des Kräuterpulvers in 1 Löffel Suppe oder Wasser an.

Nur bei Beachtung dieser Regeln und Vorsichtsmaßnahmen wird man vom Augentrost nicht enttäuscht sein. Die Hauptsache ist, die **richtige Art** des Augenleidens auszuwählen, und nicht minder wichtig ist die **richtige Anwendung** in Form der lockeren Augenaufschläge. Aber keinesfalls darf der Augentrost als ein Mittel für Augenleiden aller Art angesehen werden.

Baldrian (Valeriana officinalis)

Der Baldrian ist das bevorzugte pflanzliche Mittel zur **Beruhigung der Nerven.** Zu Unrecht ist er zeitweise außer Gebrauch gekommen. Manche nehmen auch Anstoß an dem eigenartigen Geruch und Geschmack. **Der hauptsächlichste Fehler ist jedoch der, daß vom Baldrian vielfach zu geringe Mengen genommen wer-**

den. Man kann und muß ihn **reichlich** zu sich nehmen, wenn die gewünschte beruhigende Wirkung auf das Nervensystem auch wirklich eintreten soll. Einige wenige Tropfen haben kaum einen Zweck. Man braucht mindestens einen halben bis einen ganzen Teelöffel voll von der Baldrian-Tinktur. Dann aber kann man gewiß sein, daß sich der beruhigende Einfluß bald zeigen wird. Man nimmt diese Mengen am besten derart, daß man in einen Teelöffel mit den Baldriantropfen ein Stückchen Zucker legt, so daß dieses sich mit den Tropfen vollsaugt. Man kann natürlich auch die Tropfen in Wasser verdünnt nehmen.

Gleiches gilt vom **Baldriantee.** Er wird aus der Baldrianwurzel hergestellt, die man in kleinen geschnittenen Stückchen als Droge erhält. Wir brauchen davon einen gut gehäuften Teelöffel für eine Tasse. Es schadet aber auch nicht, wenn 2 Teelöffel pro Tasse genommen werden. Da es sich um eine **Wurzel** handelt, die sich schwer ausziehen läßt, kommt es ausschlaggebend darauf an, wie ein solcher Baldriantee bereitet wird. Es geschieht anders als bei den gewöhnlichen Kräutertees. Am besten ist es, die angegebene Menge der Baldrianwurzel mit heißem Wasser zu übergießen und dann zugedeckt einige Stunden oder noch länger **stehenzulassen.** Will man den Tee am Abend als schlafförderndes Mittel trinken, so wird man den Tee-Aufguß bereits **morgens** bereiten und ihn bis zum Abend bedeckt stehenlassen. Dann wird er vor dem Schlafengehen in der bekannten Art langsam, schluckweise getrunken. Will man dagegen den Baldrian gegen allgemeine Unruhe am Tage verabfolgen, so bereitet man die ganze Tagesmenge des Tees in der gleichen Weise abends und läßt ihn über Nacht ziehen.

Man bezeichnet das Ausziehen einer Droge mit heißem Wasser als Infus, das stundenlange Ausziehen mit kaltem Wasser als Mazerat. Es heißt dann also in der Fachsprache, daß man die Droge einige Stunden **mazerieren** läßt. Das genügt beim Baldrian auch schon allein. Noch besser aber ist es, in der geschilderten Art ein Infus-Mazerat herzustellen, also zunächst mit dem heißen Wasser zu infundieren und anschließend mit dem kalten Wasser mazerieren zu lassen.

Eine Mischung des Baldrians mit Drogen, die ätherische Öle enthalten, also etwa mit der gleichfalls beruhigend wirkenden Melisse, ist unzweckmäßig, denn diese sollen in der Hauptsache als Heißwasseraufguß (Infus) verwandt werden. Ein Ausziehen mit kaltem Wasser genügt bei ihnen nicht. Wohl aber läßt sich manchmal ein beruhigender Tee, etwa aus Kamillen mit Fenchel und Kümmel, durch das Hinzufügen von 20–30 Baldriantropfen noch weiterhin verstärken.

Ganz **anders** als die gewöhnlichen **Baldriantropfen** (Tinctura valerianae) sind die **ätherischen** Baldriantropfen (Tinctura valerianae aetherea). Diese enthalten, wie schon der Name sagt, als Lösungsmittel außer Spiritus noch **Äther.** Der Äther ist nun aber gerade eine **belebende,** anregend wirkende Substanz, also das Gegenteil vom Baldrian. Es überwiegt in den ätherischen Baldriantropfen diese Ätherwirkung. Man verwendet sie daher als ein Mittel zur schnellen Wiederbelebung bei Ohnmachtszuständen. Aber als Beruhigungsmittel kommen sie **nicht** in Betracht.

Der Baldrian ist eine Pflanze unserer Wälder. An feuchten Stellen, an lichten Waldrändern, auch an Waldwegen wächst er gar nicht selten. Er wird bis über 1 Meter hoch und ist leicht zu erkennen an dem eigenartig steifen, kaum verzweigten Stengel mit den gegenständigen, gefiederten Blättern und dem weißlichen bis rötlichen, doldenähnlichen Blütenstand. Der medizinisch verwandte Baldrian kommt ausschließlich aus der Kultur. Hier wird die Wurzel größer. Sie enthält eine Reihe von Inhaltsstoffen, die alle die beruhigenden Eigenschaften auf das Zentralnervensystem aufweisen.

Trotz der vielen neuen Beruhigungsmittel, welche inzwischen die Chemie entwickelt hat, kommt dem Baldrian unentwegt eine erhebliche Bedeutung zu. Er ist nun einmal eines der besten und dabei unschädlichen Beruhigungsmittel, die uns das Pflanzenreich bietet. **Drei Anwendungsgebiete** sind dabei vorzugsweise zu nennen: **allgemeine Unruhe** und Nervosität, die sich bis zu Erregungs- und Angstzuständen steigern kann; **Schlaflosigkeit auf nervöser Grundlage,** besonders Störungen des Einschlafens; und **nervöse Herzbeschwerden** mit Herzklopfen und unangenehmen und ängstlichen Gefühlen in der Herzgegend. Man wird bei allen diesen Zuständen den Baldrian **kurmäßig** einige Wochen hintereinander gebrauchen. Er nützt gleicherweise bei **akuten** Beschwerden, wobei man dann die Form der Tinktur bevorzugt.

In Weiterentwicklung der altbewährten Kneipp-Kräuter-Tees stellt das Kneipp-Heilmittelwerk die neuzeitlichen, schnellöslichen **Pressane** her. Das sind Kräuter-Extrakt-Pulver, die man nur mit heißem Wasser zu übergießen braucht, um sogleich einen gebrauchsfertigen Tee zu erhalten. Das bedeutet für den Menschen in der heutigen hastigen Zeit eine große Erleichterung und Vereinfachung. Auf diese Weise kann eine Kräuter-Tee-Kur auch während der Arbeit, auf der Reise und im Urlaub durchgeführt werden, und im akuten Zustand hat man ebenfalls schnell und bequem den Tee zubereitet. Entsprechend der Bedeutung des Baldrians als Nervenberuhigungsmittel enthält der **Kneipp-Nervopressan-Tee** den Auszug aus dem Baldrian in sofort löslicher Form, noch ergänzt durch Melisse. Man nimmt davon einen gestrichenen Teelöffel in einem Glas heißem Wasser. Außerdem gibt es den **Kneipp-Baldriansaft,** von dem man 2–3mal täglich einen Eßlöffel nach den Mahlzeiten verabfolgt, je nach Verträglichkeit rein oder verdünnt. Eine sehr zweckmäßige Kombination von Baldrian und Hopfen sind die **Seda-Kneipp-Dragees,** 3mal täglich 1–2, zum Einschlafen abends 2–3 auf einmal, unzerkaut mit etwas Flüssigkeit.

Bitter- oder Sumpfklee
(Menyanthes trifoliata)

Der Bitterklee wächst auf moorigen Wiesen, auch im Moor selbst zwischen Torfmoos. Seinen Namen hat er daher, daß die Blätter dreizählig sind wie beim Klee. Aber sie sind sehr viel größer und auch sonst anders geformt. Im übrigen hat der Bitterklee mit den Kleegewächsen nichts zu tun; er gehört zur Familie der Enziangewächse. Vom Enzian wissen wir, daß er ein Bittermittel ist, und so verwundert es bei dieser botanischen Verwandtschaft nicht, daß auch der Bitterklee reichlich Bitterstoffe enthält. Das hat ihm den ersten Teil seines Namens eingetragen.

Der Bitterklee, ist ein **reines Bitterstoff-Mittel,** d. h. er enthält außer dem Bitterstoff keine sonstigen arzneilich wirkenden Substanzen. Bitterstoffe sind in der Pflanzenwelt weit verbreitet, und schon immer wurden solche Bitterstoffe gerne medizinisch verwandt. Sie wirken anregend, tonisierend. Die Anregung er-

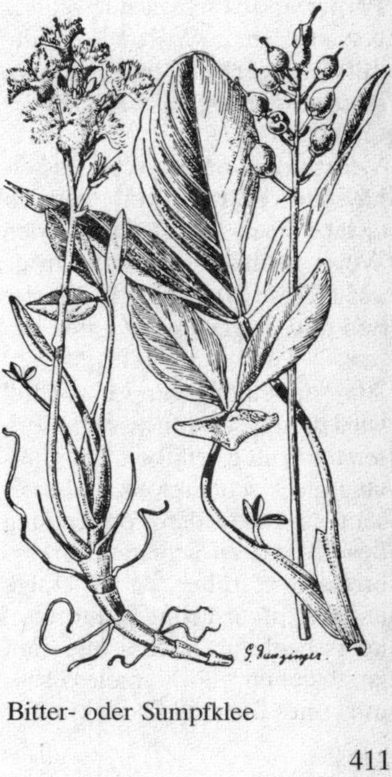

Bitter- oder Sumpfklee

streckt sich zunächst auf den Magen, indem reichlicher Magensaft und Magensäure produziert werden und der Magen sich besser zusammenzieht, dadurch die Speisen schneller entleert. Über den Magen hinaus erstreckt sich diese Wirkung auch auf den ganzen Körper, insbesondere auf die Muskulatur.
Es handelt sich also um ein echtes **Tonikum,** zunächst für den Magen, im weiteren Sinne auch allgemein.
Daraus ergibt sich das Anwendungsgebiet. Es ist hauptsächlich der sog. **schwache Magen** mit wenig Säure und geringem Appetit. Ferner sind es Schwächezustände verschiedener Art, auch solche mit ständiger Müdigkeit, nach anstrengenden Krankheiten oder Operationen.
Verwandt werden vom Bitterklee die **Blätter.** Man bereitet daraus einen Tee in der üblichen Weise. Einen Teelöffel Droge auf 1 Tasse Wasser heiß übergießen und längere Zeit ziehen lassen.
Als appetitanregendes Mittel wird dieser Tee **vor** den Mahlzeiten und **kalt** getrunken, ebenfalls langsam, schluckweise. Insgesamt ist heute die Verwendung des Bitterklees nicht mehr so verbreitet wie früher, da wir einige andere pflanzliche Bittermittel kennengelernt haben, die ihm vorzuziehen sind, vor allem Kalmus und Tausendgüldenkraut.

Blutwurz (Potentilla tormentilla)

Die Blutwurz oder Tormentillwurz hat ihren Namen daher, daß der Wurzelstock rot anläuft, wenn man ihn durchschneidet. Das beruht auf einem **roten Farbstoff.** Aber er ist nicht der Hauptträger der Wirkung. Das sind vielmehr **Gerbstoffe.** Wir haben in der Blutwurz eines unserer besten und stärksten pflanzlichen Gerbstoffmittel kennengelernt. Früher verwandte man als Gerbstoffträger vorzugsweise einige ausländische Drogen wie die Ratanhia. Schon während des ersten Weltkrieges, als wir Ratanhia nicht mehr einführen konnten, suchte man nach heimischen Gerbstoffpflanzen und fand in der Blutwurz hierfür das überragende Mittel. Ihr Gerbstoffgehalt erwies sich als so groß, daß er demjenigen der ausländischen Drogen nicht nur gleichkam, sondern sogar noch übertraf. Daher war die Blutwurz für diese Zwecke kein »Ersatz«, sondern wir hatten eine alte heimische Pflanze gleichsam neu entdeckt, besser gesagt eine neue Verwendungsmöglichkeit für sie gefunden. Während man sie früher mehr als »blutreinigendes Mittel« angesehen hatte, wurde sie nunmehr eine unserer besten Arzneien bei **Durchfallserkrankungen.** Auch *Kneipp* kannte die Blutwurz, die er sehr schätzte und gern gab, allerdings noch haupt-

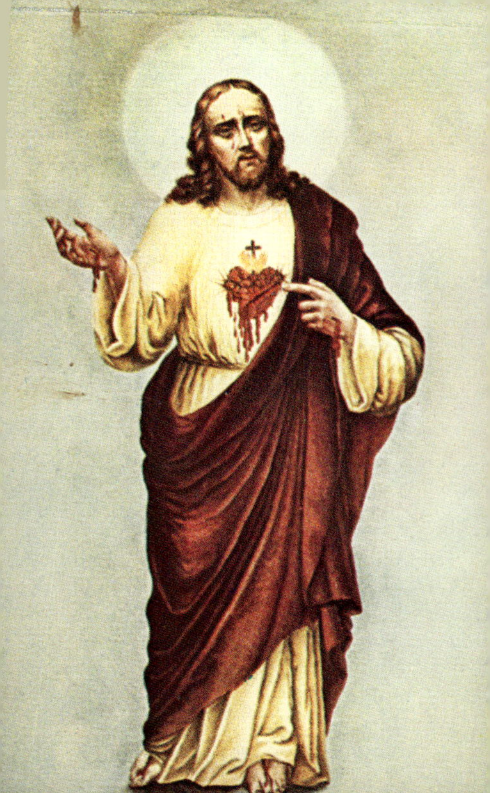

„Ich komme nicht, um den Schrecken unter euch zu bringen, sondern Ich bin der Gott der Liebe, der Gott, der verzeiht und euch alle retten will."

„Allen Sündern, die sich ohne Reue vor dem Bilde Meines Gebrochenen Herzens niederknien, wird meine Gnade mit solcher Macht zuteil werden, daß sie sich bekehrt wiedererheben werden."

„Jenen, die mit einer wahren Liebe das Bild Meines Gebrochenen Herzens küssen werden, werde Ich selbst vor der Absolution die Verzeihung ihrer Sünden gewähren".

„Bei den Gleichgültigen wird schon allein Mein Blick ihr Herz rühren und sie mit einer Glut entflammen, daß sie das Gute üben".

„Ein einziger Liebesakt mit der Bitte um Verzeihung gegenüber diesem Bilde wird Mir genügen, um der Seele, die in der letzten Stunde vor Mir erscheinen soll, den Himmel zu öffnen."

„Wenn einige es ablehnen, die Wahrheiten der Religion zu glauben, so schiebe man ihnen ohne ihr Wissen das Bild meines Gebrochenen Herzens in ihr Zimmer (ihre Wohnung). Es wird Wunder der Gnade mit plötzlichen und ganz übernatürlichen Bekehrungen wirken."

Versprechen unseres barmherzigsten Heilandes an Sr. Claire Ferchaud, Frankreich

Dieses Bildchen ist gratis zu beziehen bei: Robert Mäder-Sekretariat, CH-8965 Berikon

sächlich als ein Mittel, welches »das Blut regelt und in Ordnung hält«. Aber er scheint doch schon von ihrer stopfenden Wirkung gewußt zu haben, denn er schreibt darüber: »Tormentill als Tee oder als Pulver ist recht wirksam bei starkem Abweichen.«
Man gibt die Blutwurz heute für derartige Zwecke sehr gern. Wenn man aus der Wurzel einen **Tee** bereitet, muß man sie einige Zeit kochen. Noch besser ist es, die Wurzel fein zu zerkleinern und sie als **Pulver** teelöffelweise zu nehmen. Noch mehr verwendet man heute die **Tormentill-Tinktur.** Ihre gerbende, oder, wie der wissenschaftliche Ausdruck dafür lautet, adstringierende Wirkung zeigt sich nicht nur an der Darmschleimhaut, sondern ebenfalls in deutlicher und starker Weise an der Schleimhaut des Mundes und vor allem des **Zahnfleisches.** Man gibt davon 5 Tropfen auf ein Glas Wasser zum Gurgeln bei Halsentzündungen oder bei Reizungen der Mundschleimhaut. Man kann die **Tinktur** auch unverdünnt zu **Pinselungen des Zahnfleisches** verwenden. Das hat sich besonders bei den Zahnfleischblutungen der Parodontose als nützlich erwiesen.
Die Blutwurz ist eine Pflanze unserer trockenen Kiefernwälder. Auch auf Hochmooren kommt sie vor. Die Blüten sind klein, gelb, mit 4 Blütenblättern. Die Pflanze ist niedrig und ein unscheinbares Kraut am Waldboden. Die goldgelben Blüten sehen wie Sterne daraus hervor. Der **Wurzelstock** (Rhizoma tormentillae) ist im Verhältnis zu den kleinen Stengeln recht groß. Er ist der Träger der heilenden Wirkstoffe.
Im medizinischen Bereich hat sich der alte Name Potentilla tormentilla erhalten. Die neue botanische Nomenklatur hat ihn dagegen durch **Potentilla erecta** (silvestris) ersetzt. Die Droge führt aber immer noch den Namen Rhizoma tormentillae.

Bockshornklee
(Trigonella foenum graecum)

Der lateinische Name des Bockshornklees bedeutet »griechisches Heu«. Das weist schon darauf hin, daß es sich um eine Pflanze aus den Mittelmeerländern handelt, die bereits in alten Zeiten gern verwandt wurde. Sie gehört zu der gleichen Familie der Schmetterlingsblütler wie der Klee. Die Blätter sind dementsprechend gleichfalls dreiteilig. Aber die ganze Pflanze ist doch viel größer als die meisten unserer Kleearten.
Verwandt werden die **Samen** äußerlich in ähnlicher Weise wie die Leinsamen. Man bereitet aus den Samen durch Kochen mit wenig Wasser einen öligen **Brei,** den man in kleine Leinenbeutel füllt

und heiß auflegt. Diese **heißen Kompressen** sind hauptsächlich angebracht, um Furunkel und Abszesse zur Reifung zu bringen. Auch bei anderen Erkrankungen, etwa bei chronischem Rheuma, kann man sich dieser heißen Aufschläge bedienen, also überall dort, wo eine energische Hitzeanwendung auf einen enger begrenzten Körperteil erstrebt wird.

Kneipp hat den Bockshornklee sehr geschätzt. »Was die äußere Anwendung betrifft, so ist Foenum graecum das beste von allen mir bekannten Mitteln zum Auflösen von Geschwülsten und Geschwüren.« Selbstverständlich

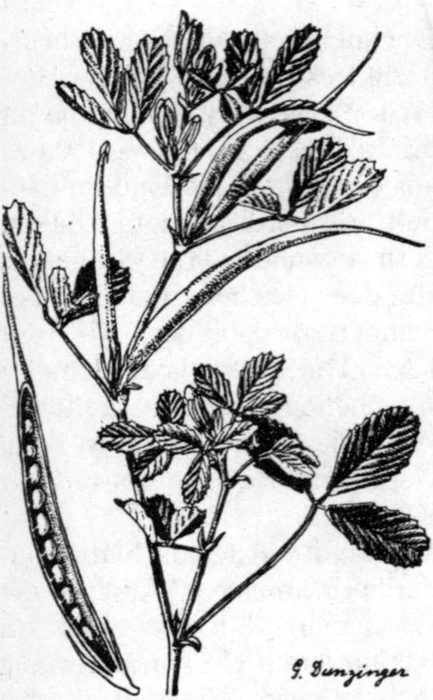

Bockshornklee

versteht er dabei unter »Geschwulst« keine bösartige Neubildung, sondern die entzündliche Verhärtung eines noch nicht zur Reifung gekommenen Furunkels oder Abszesses.

Die innerliche Anwendung ist heute weitgehend außer Gebrauch gekommen. Ein Aufguß wird von *Kneipp* als ein gutes Gurgelwasser bei Halsleiden gerühmt.

Brennessel (Urtica dioeca)

Zwei Brennesseln wachsen bei uns überall wild, die **große** und die **kleine** Brennessel. Die große Brennessel ist, wie schon der Name sagt, ein recht hohes Gewächs mit breiten, länglichen Blättern und ganz kleinen, unscheinbar grünlichen Blüten, die in langen hängenden Blütentrauben zusammenstehen. Die kleine Brennessel hat mehr rundliche Blätter und kürzere Blütentrauben. Sie wächst vorzugsweise als Unkraut auf Äckern. Die große Brennessel bevorzugt dagegen die Gartenzäune und wüste Stellen in der Nähe der menschlichen Wohnungen, also Stellen, an die vielfach Abwässer geraten und die daher recht nährstoffreich sind. Auch in Mooren kommt die große Brennessel oftmals in großen Mengen vor, so daß stellenweise alles von ihr bedeckt ist.

Arzneilich verwandt wird von der

Brennessel das **ganze Kraut,** also Blätter mit Stengel und Blüten. Sie gilt als ein Mittel zur **Anregung des Stoffwechsels** (Antidyscraticum); in geringerem Maße wird auch die **Nierentätigkeit** gefördert (Diureticum). Es ist experimentell nachgewiesen, daß ein Tee aus der Brennessel die Ausscheidung der Harnsäure verstärkt.

Man gibt daher bei **Stoffwechselleiden,** auch bei chronisch **rheumatischen Zuständen,** gern einen Brennesseltee. Da es sich um sehr chronische Krankheitszustände handelt, muß man ihn längere Zeit hindurch, also als richtige Kur trinken. Man nimmt einen gehäuften Teelöffel auf 1 Tasse Wasser, überbrüht heiß und läßt gut 15 Min. ziehen. Am besten wird der Tee zwischen den Mahlzeiten genommen, die erste Tasse morgens früh nüchtern, die zweite zwischen Frühstück und Mittagessen und die dritte in den Nachmittagsstunden. Nicht zu spät, um durch reichlichere Harnausscheidung die Nachtruhe nicht zu beeinträchtigen. Sehr zweckmäßig sind auch noch die **Brennessel-Frischsäfte,** die heute ohne jeden Zusatz von Fremd- oder Konservierungsstoffen im Handel sind. Sie werden eßlöffelweise zu den gleichen Tageszeiten genommen, jeweils mit etwa 1/2 Glas Wasser verdünnt **(Kneipp-Brennesselsaft).**

Bei der innerlichen Heilwirkung der Brennessel spielen die **Brennhaare** mit ihren eigenartigen Reizstoffen **nicht** die wesentliche Rolle. Es sind noch andere Substanzen, die das ganze Kraut enthält.

Wohl aber macht man sich die Reizwirkung der Brennhaare durch eine **äußerliche** Anwendung der Brennessel zunutze. Das ist ein uraltes Verfahren. Es besteht darin, daß der kranke Körperteil mit den abgeschnittenen rutenförmigen Stengeln tüchtig **geschlagen** wird. Natürlich wird man sich selbst bei dieser Prozedur Handschuhe anziehen. Der derart behandelte Körperteil wird intensiv rot. Es ist also ein Vorgehen zur Steigerung der Durchblutung. Es tritt bald ein erhebliches Wärmegefühl auf, das gar nicht als schmerzhaft, sondern als angenehm empfunden wird. Man verwendet die Brennnessel in dieser Art etwa beim Hexenschuß (Lumbago) oder anderen rheumatischen Zuständen, auch bei Ischias und zur Ableitung bei Hinterkopfschmerzen, wobei dann das Gebiet Brust und Rücken derart behandelt wird.

Noch eine ganz andere Verwendung hat die Brennessel: sie ist eigenartigerweise ein recht guter **Frühlingssalat.** Die ersten jungen Blätter im Frühjahr haben noch keine Brennhaare und schmekken angenehm würzig. Man sollte sie in die Frühlingssalate zusammen mit Löwenzahn, Kresse

usw. mit einbeziehen. Auch der Saft wird als Frühlingskur im Sinne der alten Kräutersäfte gern gebraucht.
Im März oder April sollte man 2–3mal am Tage kurmäßig einen Eßlöffel des Frischsaftes nehmen.
Kneipp hat die Brennessel sehr geschätzt, er sagt darüber: »Die Brennessel ist die verachtetste unter den Pflanzen. Manche zartbenervte Seele sticht und brennt es schon, wenn sie nur diesen Namen hört. Ob wohl mit Recht? Die Brennessel hat in der Tat für Kenner den besten Wert. Wer unreines Blut hat, soll zur Sommerszeit recht oft Brennesseln wie Spinat gekocht essen. Man liebt besonders in Italien die Kräutersuppen. Kräuterknödel aus Brennessel sind nicht bloß ein Nähr-, sondern auch ein Gesundheitsmittel. Wer an Rheumatismus leidet und kein Mittel mehr findet, ihn auszutreiben, bestreiche oder schlage die schmerzenden Stellen täglich ein paar Minuten lang mit frischen Brennesseln! Die Furcht vor der ungewohnten Rute wird sehr bald der Freude über deren vorzügliche Heilwirksamkeit weichen.«
In den **Kneipp-Wörisetten,** die zur Blut- und Säftereinigung, zur Stoffwechselanregung und zur Förderung einer gesunden Gewichtsabnahme dienen, ist als Wirkstoff auch die Brennessel enthalten.

Brunnenkresse
(Nasturtium officinale)

Die Brunnenkresse ist eine alte Heilpflanze. Sie wächst bei uns überall wild, wie schon der Name »Brunnen« andeutet, vorzugsweise an feuchten Stellen in den Wäldern, an Quellen und in Gräben. Sie hat einen zunächst niederliegenden, dann aufsteigenden Stengel und gefiederte Blätter. Die Blüten sind weißlich-violett. Sie ist nicht sehr häufig, wird aber schon seit alten Zeiten gern in den Gärten angepflanzt. Sie war ein regelmäßiger Bestandteil der **Frühlingskräuter,** die man zu den sog. »Frühlingskuren« ver-

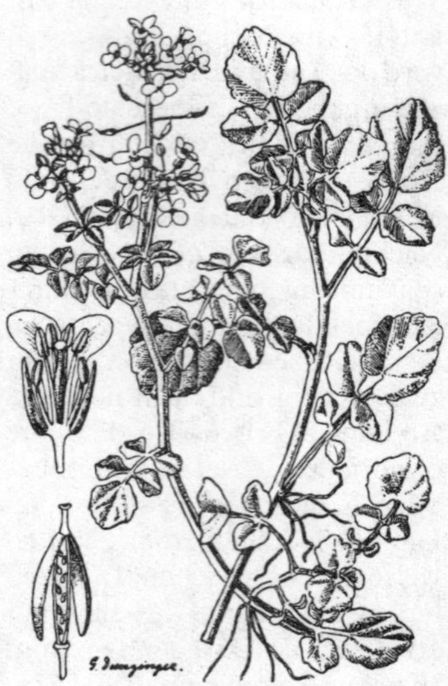

Brunnenkresse

wandte. Diese sollen der Frühjahrsmüdigkeit vorbeugen und nach den Wintermonaten wieder neue Kraft geben. Man sprach früher in diesem Sinne von einer »Blutreinigung«. Auch *Kneipp* sagt von der Brunnenkresse: »Der frisch ausgepreßte Saft wirkt blutreinigend.« Er verwandte sie gern und viel. Heute wissen wir, daß diese Wirkung hauptsächlich auf dem Gehalt an Vitaminen sowie an Fermenten und Enzymen beruht. Die Brunnenkresse ist reich an **Vitamin C.** Außerdem enthält sie Bitterstoffe und ein antibiotisch wirkendes Senfölglykosid. An ihrer guten Heilkraft ist daher nicht zu zweifeln. Sie wirkt allgemein **anregend,** tonisierend. Zumal bei blassen Kindern und jungen Mädchen ist sie zu empfehlen, aber auch bei Rekonvaleszenten nach schweren Operationen, nach Grippe oder Lungenentzündung und dgl. Das Kneipp-Heilmittel-Werk stellt nach den ursprünglichen Angaben von *Kneipp* einen solchen **Brunnenkressen-Frischsaft** her, von dem man morgens, mittags und abends einen Eßlöffel voll nimmt.

Wer die Brunnenkresse selbst in der Natur sammeln möchte, darf sie nicht mit dem ähnlich aussehenden **Wiesenschaumkraut** verwechseln. Es ist viel größer, steif aufrecht und wächst auf feuchten Wiesen in großen Mengen. Noch ähnlicher ist ihr das **bittere Schaumkraut** (Cardamine amara). Es bevorzugt ganz ähnliche Stellen wie die Brunnenkresse, sieht aber größer und kräftiger aus. Die Blüten sind gleichfalls weiß, aber die Staubbeutel violett. Dadurch unterscheidet es sich am leichtesten von der Brunnenkresse.

Dornschlehe, Schlehe oder Schwarzdorn (Prunus spinosa)

Die Dornschlehe führt ihren Namen zu Recht. Sie ist ein arg dorniger Strauch, der uns aber im ersten Frühjahr mit seinen zahlreichen weißen Blüten immer wieder erfreut. Im Herbst kommen dann die harten, bläulichen, pflaumenähnlichen Früchte.

Verwandt werden teils die Blüten, teils diese Früchte.

»Dornschlehblüten sind das schuldloseste Abführmittel und sollten in jeder Hausapotheke in vorderster, leicht zugänglicher Reihe zu finden sein. Wie oft fühlt man im Magen oder im Unterleib, im ganzen Befinden, daß eine schnelle Reinigung gut, ja notwendig wäre! Man sucht ein leichtes Mittel und könnte es so leicht bei der Hand haben!

Nimm solche Dornschlehblüten, 3 Teelöffel auf eine Tasse Wasser, siede sie eine Minute lang und trinke 3–4 Tage lang solchen Tee, täglich eine Tasse! Der Tee wirkt leicht ohne alle Unannehmlichkeiten und Beschwerden, dazu dennoch gründlich. Viel gebräuchlich und in der Wirkung sich gegenseitig unterstützend ist die Mischung von Faulbaumrinde (40 g), Rhabarberwurzel (30 g), Dornschlehblüte (30 g). Hiervon 1 Eßlöffel auf eine Tasse Wasser.«

Heute werden die Dornschlehblüten nicht mehr viel gebraucht, da ihre Abführwirkung doch nur recht mild ist. Allein werden sie nicht immer genügen. Aber die von *Kneipp* angegebene Mischung mit Faulbaumrinde ist sicher recht zweckmäßig und wesentlich stärker. Diese Bestandteile sind im **Kneipp-Laxapressan-Tee** enthalten.

Die Schlehenfrüchte wirken ganz anders. Man bereitet aus ihnen einen Sirup, ähnlich dem Wacholdersirup, und verwendet ihn als Mittel zur **Anregung aller Stoffwechselfunktionen.** Vor allem soll er gegen **Rheuma und Ischias** wirken, also ebenfalls wie der Wacholder, aber doch schwächer, allerdings auch ohne die Begrenzung auf eine Verabfolgung von höchsten 4–6 Wochen, die wir beim Wacholdersirup beachten müssen. Der Sirup wird aus den Schlehenfrüchten bereitet, wenn diese den ersten Frost bekommen haben. Es gibt ihn auch gebrauchsfertig in den Apotheken (Sirupus pruni spinosi), heute allerdings nur noch selten.

Eibisch (Althaea officinalis)

»Eibischtee wird sehr viel gebraucht bei Erkältungen, Husten und Heiserkeit. Ich bin für denselben nicht besonders eingenommen, da er meinen Erwartungen zu wenig oder nicht entsprochen hat.«

Diese Bemerkung *Kneipps* ist sicherlich richtig und zeugt von der Zuverlässigkeit seiner Beobachtungen. Der Eibisch ist ein schleimhaltiges Mittel. Außer dem **Schleim** besitzt er keine sonstigen Wirkstoffe. Man verspricht sich von ihm, daß er durch den Schleim einen schützenden Überzug auf den Schleimhäuten bildet, die bei einem Katarrh von ihrem eigenen Schleim entblößt sind und rot und geschwollen daliegen. Aber das kann sich beim Trinken eines Eibischtees doch nur auf die Schleimhäute des Rachens erstrecken. In die Bronchien selbst gelangt er nicht hinein. Daher ist eine Wirkung auch nur dann zu erwarten, wenn eine ganz akut beginnende Entzündung der obersten Luftwege vorliegt, aber nicht mehr bei einem bereits ausgesprochen tieferen Katarrh der Luftröhre und der Bronchien.

Allein gebraucht man daher heute den Eibischtee kaum noch. Er ist meistens nur noch ein **Zusatz** zu den Hustentees, deren übrige Wirkung er durch einen einhüllenden Schleimgehalt unterstützt. Mehr kann man von ihm nicht erwarten. Eher hat er noch eine beruhigende Wirkung bei akuten Entzündungen der Magenschleimhaut, wobei man dann gern mit Kamille mischt, und ferner bei **chronischen Katarrhen** des Rachens, bei denen die trokkene Schleimhaut zu einem häufigen Räuspern zwingt. Gut hilft er bei dem so hartnäckigen chronischen Raucherkatarrh.

Verwandt wird von dem Eibisch die dicke **Wurzel.** Wild kommt der Eibisch bei uns nur ganz vereinzelt vor, vorzugsweise an salzhaltigen Stellen, daher gern an der Meeresküste und im Binnenland nur sehr verstreut an Orten, wo salzhaltiges Wasser aus der Tiefe nach oben steigt. Er gehört zu den Malvengewächsen und erreicht eine stattliche Höhe. Demgemäß wird die Wurzel auch recht groß und kräftig.

Am besten ist es, einen Eibisch-Tee **kalt** zu bereiten, also ein Mazerat herzustellen. Man läßt zu diesem Zweck die geschnittene Wurzel einige Stunden lang mit kaltem Wasser stehen und seiht ab. Beim Kochen bildet sich durch Gerinnung eine feste Masse, und es entsteht ein widerlicher Geschmack.

Eichenrinde (Cortex quercus)

»Heißt er uns sogar die Eichenrinde als Medizin gebrauchen! Ja freilich, sie mag frisch vom Baum weg oder getrocknet sein.«

Die Rinde unserer heimischen Eichen ist in der Tat ein altes und gutes Heilmittel. Sie enthält reichlich **Gerbstoff** (Tannin). Der Gerbstoff wirkt auf entzündete Haut und Schleimhäute **zusammenziehend,** gerbend (adstringierend). Aus diesem Grunde verwendet man ihn mit bestem Erfolg bei solchen chronischen Hautentzündungen, die **akut nässen.** Das ist immer ein ganz **frisches,** entzündliches Stadium, und für dieses gilt der alte Satz: **»auf Feuchtes feucht!«** Damit soll gesagt sein, daß auf eine akute, nässende Hautstelle weder Puder noch Salben oder Pasten aufgebracht werden dürfen, sondern daß es allein richtig ist, **feuchte Umschläge** zu machen. Diese werden fortgesetzt, bis das Nässen aufgehört und die akute Entzündung sich beruhigt hat. Erst wenn dieser Zustand erreicht ist, kann man vorsichtig auf Pasten und noch später auf Salben übergehen.

Für derartige feuchte Umschläge ist die Eichenrinde hervorragend geeignet. **Sie bringt das Nässen überraschend schnell zum Stillstand,** meist schon in 2–3 Tagen. Aber die Umschläge müssen **richtig** gemacht werden, wie wir es schon von der Arnika und von dem Augentrost kennenlernten. Ebenso wie bei diesen kommt es darauf an, daß die feuchten Umschläge ganz **locker** aufgelegt und **häufiger gewechselt** werden, sobald sie anfangen, trocken zu sein. **Falsch ist es, den feuchten Umschlag mit einem wasserdichten Stoff zu bedecken.** Es würde dann eine feuchte Kammer entstehen, die statt kühlend erhitzend wirkt und die Entzündung verstärkt. Wohl aber ist es oft zweckmäßig, einen wasserundurchlässigen Stoff darunterzulegen zum Schutz des Kissens oder des Bettuches.

Man nimmt für die Umschläge oder besser Aufschläge einen Eßlöffel der billigen Eichenrinde und kocht mit 1/2 Ltr. Wasser. Dieses Kochen muß mindestens 10 Minuten lang geschehen. Man erhält dann eine dicke braune Brühe, die man evtl. noch verdünnt, wenn sie zu stark eingekocht war. In diese Abkochung werden Tücher getaucht, leicht ausgedrückt und noch gut feucht, aber nicht mehr abtropfend, aufgelegt. Man kann die gleiche Flüssigkeit den Tag über gebrauchen.

Für den nächsten Tag muß aber die Abkochung neu bereitet werden. Die Umschläge erfolgen kühl, etwa zimmerwarm. Man muß also die Abkochung genügend abkühlen lassen.

Der Inhaltsstoff, die Gerbsäure, wird durch das Kochen nicht verändert. Notwendig ist es jedoch, zu **kochen** und nicht nur heiß zu überbrühen, weil sich sonst der Wirkstoff aus den festen Zellen der Rinde nicht genügend löst.

Die Anwendungsgebiete der Eichenrindeabkochungen sind mannigfach. An erster Stelle steht das akut nässende Ekzem, etwa an Händen und Füßen, auch an anderen Körperstellen, sogar im Gesicht. Vorzüglich ist die Wirkung vielfach bei großen nässenden Entzündungen der Haut um **chronische Unterschenkelgeschwüre** herum. Hat man bei diesen durch die feuchten Umschläge den nässenden Zustand beseitigt, so kann man wieder zu festen Wickelverbänden übergehen. Bei schlecht heilenden **Wunden** wird man ebenfalls gern einige Tage hintereinander Eichenrindenumschläge machen. Erfahrungsgemäß wird die Wundheilung am besten angeregt, wenn man häufiger das Mittel wechselt.

Heftig nässende **Entzündungen am After** und akut geschwollene **Hämorrhoiden** reagieren ebenfalls bemerkenswert gut und schnell. Gerade bei dem sog. Hämorrhoidal-Anfall, bei dem die Knoten aus dem After herausgetreten sind und durch ihre entzündliche Rötung und Schwellung sich nicht mehr hineindrükken lassen, kommt man rasch zum Ziel, wenn man für 1–2 Tage stundenweise die kühlen Eichenrinden-Umschläge macht, zweckmäßig im Wechsel mit Arnika.

Auch in Form von **Bädern** läßt

sich die Eichenrinde bei solchen Zuständen verwenden, z. B. als Sitzbäder bei **nässendem Ekzem am After** oder als Handbäder bei **feuchter Hautentzündung an Händen** und Unterarmen, wie sie nicht selten nach akuten Reizungen durch Terpentin, Bohnerwachs, Reinigungsmittel und dgl. als sog. Kontaktekzem entsteht. Sind die Hautveränderungen über größere Körperteile ausgebreitet, wird man Ganzbäder mit Eichenrinde geben. Über solche **Kräuterbäder** sagt *Kneipp:* »Was die Kräuter in den Bädern bewirken, kann ich nur loben.« Geeignet sind hierfür die im Handel erhältlichen gebrauchsfertigen **Eichenrinden-Badeextrakte.**

Ein weiteres gutes Anwendungsgebiet sind akute Entzündungen der **Augenbindehäute.** Auch hier helfen in dem ersten akuten Zustand die feuchten Umschläge besser als Augentropfen und -salben.

Enzian, gelber (Gentiana lutea)

Der gelbe Enzian wächst im hohen Gebirge auf Wiesen, vornehmlich in den Zentralalpen. Er sieht ganz anders aus als der schöne blaue Enzian, den wir als Gebirgsblume alle kennen. Er ist sehr viel größer, 1 m hoch und mehr mit breiten, kräftig gerippten Blättern. Die Blüten sind gelblich, stehen in den Achseln der oberen Blätter und sind im Verhältnis zu den blauen großen Enzianblüten recht unscheinbar.

Medizinisch verwandt wird die **Wurzel.** Es ist eine große, kräftige Pfahlwurzel, die weit in den Boden hineinreicht. Sie schmeckt außerordentlich bitter. Nimmt man ein kleines Stückchen der frischen Wurzel in den Mund, so wird man den bitteren Geschmack stundenlang nicht los. Diese Enzian-Wurzel ist die Droge, die man in kleingeschnittenen Stückchen erhält. Sie stammt allerdings heute ausschließlich aus der Kultur.

Der Enzian enthält **Bitterstoffe,** und zwar mehrere, die aber alle in der gleichen Richtung wirken. Wie bitter er ist, ersieht man daraus, daß der bittere Geschmack noch in einer Verdünnung 1:20000 deutlich hervortritt. Man hat sogar heute einen Bitterstoff aus dem Enzian isolieren können, bei dem der bittere Geschmack noch in einer Verdünnung 1:50000 besteht.

Dieser Bitterstoff erzeugt die arzneiliche Wirkung. Er ist auch die Grundlage für die Verwendung des Enzians als Likör und »Magenbitter«. Der Bitterstoff regt den Magen an. Die Säure wird reichlicher abgesondert, und die Speisen werden schneller aus dem Magen entleert. Vor allem verwendet man Bitterstoffe, wie diejenigen des Enzians, gern zur

Anregung des Appetits. *Kneipp* sagt dazu: »Für Magendrücken, aufgetriebenen Magen, Aufstoßen, Sodbrennen, soweit sie mit mangelhafter Magendrüsentätigkeit im Zusammenhang stehen, ist Enzian, auch als Tee, ebenfalls sehr gut. Auf größeren Reisen, wenn man tagelang oft schlecht ißt, noch schlechter trinkt und todmüde und halbkrank am Ziel ankommt, leistet ein winziges Fläschchen Enzian-Tinktur – tropfenweise auf Zucker zu Rate gezogen – treffliche, unbezahlbare Dienste.«

Man gibt entweder einen **Tee** aus der Enzianwurzel oder die gebrauchsfertige **Enzian-Tinktur** tropfenweise. Der Tee muß gekocht werden, weil sich sonst die Inhaltsstoffe aus der derben Wurzel nicht lösen. Man nimmt einen Teelöffel auf 2 Tassen Wasser und läßt 10 Minuten sieden. Dann muß der Tee abkühlen und wird **vor** dem Essen **kalt**, schluckweise getrunken, vor jeder Mahlzeit eine Tasse. Von den Tropfen nimmt man nicht mehr als 10 auf ein halbes Glas Wasser, ebenfalls vor dem Essen, schluckweise.

Anwendungsgebiete des Enzians sind die ausgesprochen **chronischen** Magenerkrankungen mit **Magenerschlaffung** und **Magensenkung.** Sie gehen meist einher mit allgemeiner Müdigkeit und Kraftlosigkeit. Ferner sind es die Zustände von Appetitmangel und nach erschöpfenden Krankheiten und Operationen. Man muß in allen diesen Fällen den Enzian längere Zeit hindurch, etwa 3–4 Wochen, **kurmäßig** gebrauchen, erst dann zeigt sich der günstige Einfluß in seinem vollen Ausmaß. Als Arznei des Kneipp-Heilmittelschatzes findet sich Enzian im **Kneipp-Magentrost,** einem beliebten aromatischen Bittermittel, von dem 1 Likörglas voll 1/2 Stunde vor den Mahlzeiten genommen wird.

Nicht angebracht ist der Enzian dagegen bei den akut entzündlichen Zuständen des Magens, zumal bei Magengeschwüren mit Neigung zu Blutungen.

Erdbeere (Fragaria vesca)

»Welche Freude, wenn Kinder das erste Erdbeersträußchen den Eltern, dem Lehrer, dem Pfarrer bringen! Welcher Genuß, wenn als Nachspeise der erste Teller kühlender Erdbeeren auf den Tisch gebracht wird!

Nicht allein die Früchte dieses kleinen, so überaus fruchtbaren Pflänzchens sind gerne gesehen; auch die Blätter sammelt und trocknet manche für ihre schwachen Kleinen besorgte, von schwerer Arbeit heimkehrende Mutter; denn Erdbeerblätter, das weiß sie, sind ein gutes, gesundes und ein so überaus billiges Nährmittel.

Wie bereitet sie diesen Tee? Sie

nimmt Erdbeerblätter, soviel sie mit 3–4 Fingern fassen kann, schüttet ungefähr 1/4 Ltr. siedendes Wasser daran und deckt beides gut zu. Nach 15 Minuten gießt sie den Tee ab, und sie hat einen reinen Erdbeerblättertee. Dann mischt sie daran heiße Milch, etwas Zucker, und das Tränklein ist fertig. Dieser Tee ist von vorzüglicher Wirkung in bezug auf unsere Gesundheit.«

»Die Erdbeeren selbst sind als Gesundheitsmittel gar nicht zu unterschätzen. Man gebe dieselben besonders Rekonvaleszenten, die große Schwäche und Entkräftigung nach schwerer Krankheit spüren. Man gebe sie verbunden mit anderen Nahrungsmitteln! Wer im Sommer längere Zeit hindurch gleichsam zum Kurgebrauch alltäglich einen Schoppen Milch mit 1/2 Schoppen Erdbeeren vermischt (wie man dieses in Süddeutschland vielfach tut) oder täglich 2mal ein Stück guten Roggenbrotes mit je 1/4 Schoppen Erdbeeren genießt, wird bald die überaus wohltuende Wirkung verspüren. Werden die Erdbeeren eingekocht wie Kirschen, dann kann obige Kur mit bestem Erfolg selbst im Winter vorgenommen werden.

Es ist merkwürdig, wie gerade diese Frucht von der Erde den Menschen so reichlich gereicht wird. Daß unser Verständnis und unsere Dankbarkeit der liebevollen Freigebigkeit ihres und unseres Schöpfers jederzeit entsprechen möchte!«

Gemeint ist hier, wie aus dem, was *Kneipp* in so anschaulicher Weise sagt, deutlich hervorgeht, die **wilde Walderdbeere.** Sie hat durch einen besonders reichen Gehalt an **Fruchtsäuren** noch andere und bessere Wirkungen als die Gartenerdbeere. Die Walderdbeere ist zwar meist herber, schmeckt aber dafür um so erfrischender. Die Wirkung beruht vorzugsweise auf diesem Gehalt an Fruchtsäuren. Manche Menschen vertragen die Erdbeere nicht und bekommen davon einen **Nesselausschlag** (Urticaria); andere können sie seitens des Magens oder des Darmes schlecht vertragen und greifen dann besser zu anderen Obstsorten.

Fenchel (Foeniculum officinale)

Der Fenchel stammt aus den Mittelmeerländern. Dort wird er feldmäßig angebaut. Er gehört zu den Doldenblütlern, besitzt unscheinbare grünliche Blüten und zarte, mehrfach fein zerteilte Blätter. Medizinisch verwandt werden die **Früchte.** Sie sehen unserem Kümmel ähnlich, haben aber einen ganz anderen Geruch und Geschmack. Beide Pflanzen sind botanisch eng verwandt, und als dritte gehört zu ihnen Anis, als weitere, jedoch bei uns seltener gebrauchte, der Koriander.

Die Fenchelfrüchte enthalten ein ätherisches Öl (Oleum foeniculi). Es besitzt den intensiven Fenchelgeruch in besonders starkem Maß und ist Träger der Heilwirkung.

Fenchel ist ein **blähungswidriges Mittel.** Er vertreibt Darmgase und beruhigt Darmkoliken. »Die Wirkung ist meist sehr gut und sehr schnell, die rasch sich verbreitende Wärme stillt die Krämpfe, die Kolik läßt nach und verschwindet.«

Dadurch hat der Fenchel ein breites Anwendungsgebiet und erfreut sich mit Recht großer Beliebtheit, auch heute noch. Man gibt ihn als Fencheltee, 1 Teelöffel der Droge auf 1 Tasse Wasser, nur heiß überbrühen, nicht kochen, da es sich um ein flüchtiges ätherisches Öl handelt. Dann läßt man den Tee noch 10–15 Minuten ziehen und trinkt ihn heiß, schluckweise. Das kann mehrfach täglich geschehen, vor allem dann, wenn sich die Beschwerden wiederholen.

Beliebt ist der Fencheltee seit alters her bei Koliken der **Säuglinge.** Man macht bei akuten Durchfallstörungen oder Dyspepsie der Säuglinge immer zunächst eine Teepause, d. h. man gibt 1/2 bis höchstens 1 Tag nichts als Tee. Für diesen Zweck ist der Fencheltee aus zwei Gründen gut geeignet: er wirkt krampfstillend gegen die Kolik, und er wird wegen seines guten Geschmackes von den Kindern gern genommen. Man kann ihn auch noch etwas süßen, was jedoch bei Durchfallneigung nicht immer zweckmäßig ist, höchstens mit künstlichem Süßstoff.

Nicht minder aber machen Erwachsene mit **Gaskoliken** von dem warmen bis heißen Fencheltee gern Gebrauch. Hier braucht man mit dem Zusatz von Zucker oder noch besser von Honig nicht so zurückhaltend zu sein. Und ganz besonders gern nehmen alte Leute den Fencheltee, wenn sie infolge einer schlechten Durchblutung der Leiborgane einen Gasbauch mit Völlegefühl und unangenehmen Beschwerden bekommen, ein Zustand, der gar nicht so selten ist und oft mit Verstopfung einhergeht.

»Fenchelpulver, wie Gewürz auf Speisen gestreut, vertreibt die Gase aus dem Magen und den unteren Regionen. Das Pulver wird gewonnen, indem man Fenchelkörner im Ofenrohr röstet und in einer gewöhnlichen Kaffeemühle mahlt.

Mischt man Fenchel-, Anis- und Kümmelpulver und gibt hierzu noch Kohlepulver und Heilerde, alles zu gleichen Teilen, so hat man ein gutes Mischpulver gegen Blähungsbeschwerden. Auch könnte man der Mischung noch einen Teil Rhabarberwurzel-Pulver zufügen, um die gleichzeitig stuhlgangfördernde Wirkung zu betonen. Von diesem Pulver

nimmt man 1 Teelöffel mit Wasser oder Milch nach dem Essen.«
Diese Zusammensetzung hat sich vorzüglich bewährt und ist ein fester Bestandteil der Kneipp-Heilkräuter-Therapie geworden. Sie ist als **Kneipp-Flatuol-forte** gebrauchsfertig zu haben. Man nimmt davon bei Blähungsbeschwerden aller Art, auch solchen, die durch sitzende Lebensweise oder durch eine schwerverträgliche Kost hervorgerufen werden, nach jeder Mahlzeit 1–2 Dragees mit etwas Flüssigkeit, jedoch nicht mehr als 6 Dragees täglich.
Außerdem gibt es vom Kneipp-Heilmittelwerk einen **Fenchel-Saft,** von dem bei Blähungen nach jeder Mahlzeit 1–2 Eßlöffel verabfolgt werden, rein oder verdünnt.
Der Fenchel hat noch ein anderes Anwendungsgebiet, nämlich als **Augenwasser.** Man macht mit dem Fencheltee, der in gleicher Weise bereitet wird, aber abgekühlt sein muß, feuchte Augenkompressen, die in ähnlicher Weise aufgelegt werden, wie wir es beim Augentrost und bei der Eichenrinde gelesen haben. Man kann statt der Umschläge auch Augenwaschungen mit dem Fencheltee vornehmen, dreimal am Tag. »Reinigender und noch stärker wirken die Augendämpfe. Da ich bei jedem Kopfdampf stets einen, zumindest einen halben Löffel Fenchelpulver verwende, so ist eigentlich mit jedem Kopfdampf ein solcher Augendampf verbunden.«

Hafer (Avena sativa)

»Ein tüchtiges Sieden entzieht den Haferkörnern – auf gleiche Weise kann Gerste behandelt und gebraucht werden – die innewohnende Kraft. Solches Getränk, nahrhaft, leicht verdaulich, kühlend bei vorhandenen inneren Hitzen, ist für Rekonvaleszenten, die zum Beispiel durch die Blattern, durch den Typhus und andere ähnliche Krankheiten übermäßig entkräftet und geschwächt wurden, ein vorzügliches Nährmittel, ein wahres Labsal. Wie oft bedaure ich es, daß man derlei armseligen Kreaturen, die doch vor allem neues gesundes Blut brauchen, alle möglichen, nur nicht solche Getränke bereitet und bietet!
Die Bereitung ist einfach, 1 Liter Hafer wird 6- bis 8mal mit frischem Wasser gewaschen, dann in 2 Liter so lange abgekocht, bis dieses zur Hälfte eingesotten ist. In den abgegossenen Absud rührt man 2 Eßlöffel Honig und läßt die Mischung noch einige Minuten kochen.«
Ein solches Getränk aus den Haferfrüchten ist in der Hauptsache wohl ein gutes Kräftigungsmittel, dessen Wirkung auf dem Gehalt

an **Kieselsäure** beruht, der eine allgemeine Anregung des Stoffwechsels und des Bindegewebes zukommt, also ein tonisierender Effekt. Indessen enthält der Hafer noch mehr. Man hat ein Indol-Alkaloid, das **Gramin,** darin gefunden, das **beruhigend** (sedativ) und fördernd auf das **Einschlafen** wirkt. Diese sedativen Eigenschaften des Hafers, zumal eines Auszuges aus den Blüten und aus der ganzen frischen Pflanze, waren zwar schon lange bekannt, wurden aber vielfach bezweifelt. Erst neuerdings liegen uns nun sehr interessante Berichte von englischen Forschern vor, die bei einem Besuch in Indien mit der alten Ajurveda-Medizin bekannt wurden. Dort erfuhren sie, daß indische Ärzte auch heute noch Abkochungen der gewöhnlichen Haferfrüchte (Oats) für Opium-Entziehungskuren gebrauchen. Das brachte sie auf den Gedanken, den Hafer in der gleichen Weise auch zur **Raucher-Entwöhnung** einzusetzen. In der Tat zeigte es sich, daß dies möglich ist. Die Zahl der verbrauchten Zigaretten ging erheblich zurück, wenn die Raucher den Haferextrakt nahmen, und dieser Entwöhnungseffekt hielt noch zwei Monate nach dem Absetzen des Hafers deutlich an. Man soll derartige Berichte gewiß nicht überschätzen; aber andererseits sollte man an solchen alten und neuen Erfahrungen auch nicht achtlos vorbeigehen. Jedenfalls haben wir hier einen deutlichen Hinweis, daß dem Hafer ein günstiger, beruhigender Einfluß und vor allem eine **Förderung des Einschlafens** wohl nicht abzusprechen ist, wenn er auch bei weitem nicht an die modernen Schlafmittel herankommt. Aber gerade mit diesen sollte man doch vorsichtig sein und sparsam mit ihnen umgehen. Vielleicht wird vielen Schlaflosen ein so harmloses Mittel wie der Hafer bereits genügen. Es sind immerhin Alkaloide darin enthalten, deren Wirkung durchaus ernst zu nehmen ist.

Äußerlich werden nicht die Haferkörner, sondern das **Haferstroh** gebraucht, hauptsächlich wegen der Kieselsäure. Man nimmt es als Badezusatz für Vollbäder oder Teilbäder bei Gelenkleiden und Rheuma. Die Wirkung ist ähnlich, aber doch schwächer als diejenige des Zinnkrautes (Schachtelhalm). Dafür hat Haferstroh den Vorzug, sehr billig zu sein. In Form von Sitzbädern wird es auch bei Unterleibsleiden der Frau gegeben.

Kneipp hat sich mit dem Haferstroh viel beschäftigt. Er sagt hierzu: »Das Haferstroh hat für die menschliche Natur eine großartige Wirkung. Das Haferstrohsitzbad ist ein vorzügliches Mittel bei allen gichtigen Leiden. Bei Nieren- und Steinleiden wende ich Dämpfe an von Haferstroh.

Bei allen Warmwasseranwendungen benütze ich nie oder höchst selten Wasser allein, ich mische stets Absud von verschiedenen Heilkräutern bei.«

Hagebutten

Die Hagebutten sind die reifen roten Früchte der **Hundsrose** oder Heckenrose, Rosa canina. Schneidet man eine Hagebutte durch, so erkennt man im Innern die Hagebuttensamen und dazwischen feine Härchen. Beide Teile der Hagebutten, sowohl die rote fleischige Hülle als auch die Samen, werden medizinisch verwandt. Der fleischige Anteil liefert das **Hagebutten-Mus,** das heute ein beliebter und geschätzter Lieferant von Vitamin C geworden ist. Das Hagebutten-Mus oder die Hagebutten-Marmelade sind daher nicht nur wohlschmekkende Nahrungsmittel, sondern haben durch den **Vitamingehalt** auch noch einen beträchtlichen Heilwert. Für die Herstellung gibt es verschiedene Anweisungen. Man kann die ausgekernten Hagebutten auch trocknen und dann daraus einen Tee bereiten, zwei Teelöffel auf eine Tasse mit heißem Wasser überbrühen, einige Stunden stehenlassen und dann durchseihen. Aber längere Zeit kochen, wie man das in älteren Rezepten liest, darf man einen solchen Tee nicht, da dann der Gehalt an Vitamin C leidet.

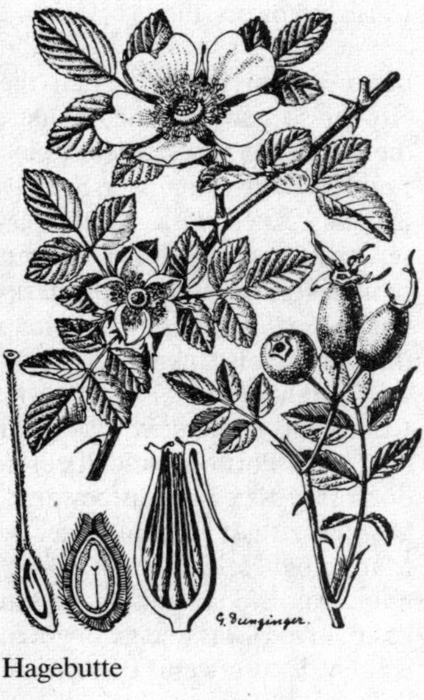

Hagebutte

Wir sind auf die Hagebutte als Vitaminspender erst durch die Not der Kriege gekommen. Als wir keine Zitronen und Orangen mehr bekamen, die uns bis dahin als die reichsten Vitamin C enthaltenden Früchte bekannt waren, durchforschte man die heimische Flora und fand in drei Früchten so reichliche Mengen an Vitamin C, daß sie uns die südländischen Früchte in dieser Beziehung durchaus ersetzen können. Es sind dies außer den Hagebutten noch der Sanddorn und die schwarze Johannisbeere. Die **Hagebuttenkerne,** die den **Samen** der Frucht darstellen, finden medizinische Verwendung als ein gutes **harntreibendes** Mittel bei Nierensteinen und wassersüchtigen Schwellungen. *Kneipp* schildert das aus eigener Erfahrung sehr anschaulich: »Ich kenne einen hochbejahrten Greis, welcher in jüngeren Jahren viel an Grieß und Stein gelitten hat und sich oftmals nicht zu raten und zu helfen wußte. Man riet ihm diesen Tee, und er gewöhnte sich mit solcher Vorliebe daran, daß abends beim Schlafengehen die seit Jahren übliche Tasse nie fehlen darf; sie ist ihm lieber als ein Glas des besten Weines.«

Auch die kleinen Härchen, welche im Inneren der Hagebutte zwischen den Samen sitzen, finden eine Verwendung, allerdings keine medizinische; sie liefern das Juckpulver, das man in der Fastnachtszeit gern seinen Nachbarn anbläst.

Man kann die Hagebutten im Wald sammeln. Auch die Gartenhagebutten von verschiedenen Rosen, die den Wildrosen botanisch nahestehen, sind geeignet.

Die Hagebutten für die gebrauchsfertigen Marmeladen kommen jedoch meistens aus dem Ausland, heute vorwiegend vom Balkan. Man gibt die Hagebuttenmarmelade besonders gern den Kindern, zumal im Frühjahr als Teil einer Frühjahrskur. Erwachsene nehmen sie nicht minder gern. Sie ist vor allem zweckmäßig bei Erschöpfungszuständen, bei Blutarmut und in der Rekonvaleszenz. Das Vitamin C steigert die allgemeine Abwehr gegen Infektionskrankheiten. Daher wird man sich zumal in Grippezeiten gerne der Hagebutten bedienen, um den Körper im bestmöglichen Abwehrzustand zu erhalten. Auch der Saft der schwarzen Johannisbeere und der Sanddornsaft tun hierfür in gleicher Art gute Dienste. Gebrauchsfertig und mit Honig angereichert steht der **Kneipp - Sanddorn - Vollfrucht - Saft** zur Verfügung. Auch **Hagebutten-Marmelade** gibt es im Handel.

Heidelbeere

(Vaccinium myrtillus)

»Um Jakobi herum gehen die Kinder so gerne in die Wälder, die Heidelbeeren sind reif, eine Leibspeise für die jungen Springinsfelde. Auch ältere Kinder lassen sich diese Beeren recht gut schmecken. Auf den Obstmärkten in den Großstädten sieht man die schwarzen Bekannten korbweise stehen.

Kein Haus sollte sein, das nicht eine gute Portion Heidelbeeren dörrt und fürs Jahr aufbewahrt. Sie sind zu gar vielem nütze.

Man bringt Heidelbeeren, so viel man mit 2–3 Handvoll fassen kann, in ein Glas und gießt guten echten Branntwein darauf. Je längere Zeit, selbst Jahre lang, die angesetzten Beeren stehen, d. h. je besser sie ausgezogen werden, um so schärfer wird und wirkt die Medizin solchen Beerengeistes.«

»Wer an leichten Diarrhöen mit Schleimbeimengungen leidet, nehme von Zeit zu Zeit einige getrocknete rohe Heidelbeeren zu sich, zerkaue und schlucke sie! Sehr oft genügt dieses leichteste Mittelchen. Ich sah Badegäste in großen Badestätten, die, um unangenehmen Überraschungen auf dem Spaziergang vorzubeugen, von der erfahrenen und umsichtigen Hausfrau derlei Diarrhöe-Stillpillchen mit auf den Weg bekamen.«

Die Heidelbeeren sind auch heute noch ein geschätztes **Stopfmittel bei Durchfällen.** Die Wirkung beruht auf einem reichlichen Gehalt an **Gerbstoff** (Tannin), aber auch der **schwarze Farbstoff** wirkt dabei mit, denn er besitzt die Fähigkeit, die schädlichen Bakterien im Darm in ihrem Wachstum zu hemmen. Man gebraucht als Stopfmittel die getrockneten Heidelbeeren, Fructus myrtilli. Zwei Eßlöffel werden mit 1/2 Ltr. Wasser 10–15 Min. lang gekocht, dann durchgeseiht und der Tee über den Tag verteilt getrunken. Sehr zweckmäßig ist es auch, ihn als Tunke für Quark zu benutzen. Der Quark wirkt ebenfalls gut stopfend, und man verbindet so die heilende Wirkung dieser beiden Mittel. Nur muß es der gewöhnliche **Magerquark** (Topfen, Weißkäse) sein, da der Speisequark meistens noch Sahne oder anderes Fett enthält, das nicht immer gut vertragen wird. Man gibt eine solche Quarkspeise mit Heidelbeertee morgens und abends. Statt des selbstbereiteten Heidelbeertees kann man auch den gebrauchsfertig erhältlichen Heidelbeermuttersaft nehmen. Dagegen ist es nicht erlaubt, die Heidelbeeren oder deren Saft zu verwenden, welchen die Hausfrau selbst eingekocht hat. Denn diese enthalten reichlich Zucker, der den Durchfall eher fördert als hemmt.

Auch zu **Mundspülungen** bei Entzündungen der Mundschleimhaut kann der Heidelbeertee benutzt werden. An der blauen Färbung der Schleimhaut sieht man, wie eng er mit der Schleimhaut in Berührung gekommen ist und wie lange er daran haften bleibt. Daher ist auch die heilende Wirkung eine so nachhaltige.

Eine weitere Verwendung des Heidelbeertees oder des Heidelbeeermuttersaftes sind **Durchfälle der Kinder,** auch schon der Säuglinge. 1–2 Heidelbeertage wirken genausogut wie ein Apfeltag oder dgl. Andere stopfende Mittel braucht man dann überhaupt nicht. Sobald die Stühle der Säuglinge sich reichlich blau färben, pflegt die Wirkung voll eingetreten zu sein. Dabei haben die Heidelbeeren noch den Vorteil, daß sich die gerbende Wirkung gleichzeitig am After bemerkbar macht und dort das so lästige Wundsein der Kinder behebt.

Zu beachten ist jedoch, daß für alle diese Zwecke nur die **getrockneten** Heidelbeeren verwandt werden dürfen. Die **frischen** Heidelbeeren wirken ganz **anders** und gerade **entgegengesetzt**. Man kann nach einer tüchtigen Portion frischer Heidelbeeren, in der beliebten Weise mit Milch und Zucker angerichtet, einen reichlichen **Durchfall** bekommen. Diese Wirkung beruht teils auf den Fruchtsäuren, die beim Trocknen der Heidelbeeren verlorengehen; noch mehr aber wird sie dadurch hervorgerufen, daß man hierbei die ganzen Früchte mitsamt den harten Schalen und den Kernen zu sich nimmt. Die grobe Zellulose der Beerenhüllen verstärkt die Gärungsvorgänge im Darm, und die kleinen Kerne wirken noch dazu rein mechanisch reizend und anregend auf die Darmschleimhaut. Man braucht sich also nicht zu wundern, daß man nunmehr Durchfälle bekommt, wobei dann die stopfende Wirkung der anderen Bestandteile der Heidelbeeren nicht ausreicht, um die Abführwirkung zu kompensieren.

Medizinisch gebraucht werden auch die getrockneten **Heidelbeerblätter** (Folia myrtilli). Sie sind ein Bestandteil mancher Teemischungen gegen die Zuckerkrankheit. Aber wir sind jetzt doch von ihrem Gebrauch abgekommen, weil die Wirkung zu gering ist, vor allem aber weil sich bei längerdauernder Einnahme eines solchen Tees Vergiftungserscheinungen an der Leber herausgestellt haben. Wir müssen also vor der Verwendung eines solchen Tees warnen, zumal wir heute bessere Mittel gegen den Diabetes besitzen.

Heublumen (Flores graminis)

Die Heublumen sind eine der bekanntesten Heilpflanzen der Kneipp-Heilweise. Obwohl auch früher schon gern verwandt, sind sie erst durch *Kneipp* so recht volkstümlich geworden. Das ist kein Wunder, denn gerade im Allgäu, wo *Kneipp* wirkte, gibt es die großen Wiesen und Weiden und das beste Gras. Auch heute noch gelten die Heublumen aus dem Allgäu als eine besonders gute Droge.

Der Name Heu»blumen« ist reichlich übertrieben. Es handelt sich um die Blüten und auch noch die unreifen Früchte der verschiedenen Gräser. Aber »Blumen« im eigentlichen Sinne sind das doch nicht! Wenn man ihnen diesen Namen gab, so geschah es doch zu einem großen Teil, um damit anzudeuten, daß sie in der Wirkung ihrer Heilkraft hinter mancher stattlichen Blumenpflanze nicht zurückstehen. Wenn das Heu auf den Heuboden gestapelt wird, fallen diese Blüten häufig aus den Gräsern heraus, weil sie schwerer sind und sich leicht ablösen. Sie sammeln sich am Boden der Tenne und können leicht zusammengefegt werden, wenn das Heu aufgebraucht ist.

Wird das Gras auf der Wiese gemäht, so entsteht bekanntlich der schöne Heugeruch erst bei längerem Lagern, also erst dann, wenn das Gras trocken und somit **Heu** wurde. Aber nicht alle Gräser in diesem Heu entwickeln den Geruch. Es ist in der Hauptsache **ein** Gras, das aus diesem Grunde den Namen **Ruchgras** (Anthoxanthum odoratum) führt. Der wohlriechende Stoff ist **Kumarin.** Er ist der gleiche, den wir auch vom Waldmeister und vom Honigklee kennen. Er gibt der beliebten Waldmeisterbowle den charakteristischen Geruch und Geschmack. Dieses Kumarin entwickelt sich auch in diesen beiden anderen Pflanzen erst dann, wenn sie verwelken.

An der Wirkung der Heublumen sind das Kumarin und auch **Schleimstoffe** nicht unwesentlich beteiligt. Das Kumarin dringt durch die Haut in den Körper ein und wirkt dort anregend auf das Bindegewebe und auf die Nerven. Die Schleimstoffe andererseits schützen die Haut vor einem Verbrennen durch die intensive Wärme des Heusackes.

Kneipp verwandte die Heublumen hauptsächlich in Form von **Bädern,** teils Vollbädern, aber auch Teilbädern. Der **Heublumensack** als besonders intensive Form der Wärmeanwendung ist erst später aufgekommen. Für die Heublumenbäder kann man einen gebrauchsfertigen **Heublumen-Extrakt** oder das **Kneipp-Heublumen-Aquasan-Bad** nehmen. Noch einfacher zuzubereiten ist das **Kneipp-Heublumen-Ölbad.** Für die Heublumensäcke haben wir den gebrauchsfertigen **Kneipp-Heupack.**

Das hauptsächlichste Anwendungsgebiet für diese Heublumenbäder sind **rheumatische** und Stoffwechselerkrankungen. Die Teilbäder gibt man gern bei lokalen Stoffwechselstörungen und bei schlechter Blutzirkulation, z. B. bei **Senkfußbeschwerden** und dicken Beinen auf der Grundlage von Krampfadern oder Fettsucht. Ein besonderes Anwendungsgebiet für Heublumen-Sitzbäder sind die chronischen Unterleibserkrankungen der Frauen.

Der **Heublumen-Sack** ist die bevorzugte Form der intensiven lokalen Wärmeanwendung, und zwar der **feuchten Wärme,** von der wir wissen, daß sie besser in die Tiefe eindringt als trockene und eine bemerkenswert intensivere Heilwirkung entfaltet. Man gibt sie ebenfalls sehr gerne bei allen Formen des Gelenk- und des Muskelrheuma, so bei der Arthrosis deformans der Kniegelenke, bei chronischem Schulterrheuma, beim Hexenschuß (Lumbago). Gar nicht zu verachten sind solche Heublumenanwendungen bei der heutigen Modekrankheit, den sog. **Bandscheibenschäden,** bei denen immer eine starke rheumatische Komponente mitspielt. Intensive Wärme in Form der Heublumensäcke mit nachfolgender kräftiger Muskelmassage sind hierfür oftmals das Beste, was zur Schmerzfreiheit und baldigen Wiederherstellung der Beweglichkeit führt. Diese uralten Maßnahmen in dem neuen Gewande der Kneippschen Heublumen-Anwendungen sind mit Recht heute wieder zu Ehren gekommen.

Holunder (Sambucus nigra)

»Dem Hause am nächsten stand in der guten alten Zeit der Holunderbusch; jetzt ist er vielfach verdrängt und ausgerottet. Es sollte kein Wohnhaus geben, wo er nicht gleichsam als Hausgenosse in der Nähe wäre, oder wieder in die Nähe gezogen würde; denn am Holunderbaum sind wirksam die Blätter, die Blüten, die Früchte, die Rinde und die Wurzel. Wer durch eine Frühlingskur Säfte und Blut reinigen will, der nehme 6–8 Blätter des Holunderbaumes, schneide sie klein, wie man Tabak schneidet, und lasse den Tee etwa 10 Min. lang sieden. Dann nehme er in der ganzen Kurzeit täglich morgens nüchtern 1 Tasse solchen Tees, eine Stunde später sein Frühstück.
Wie im Frühling, so kann diese Kur auch zu jeder anderen Jahreszeit vorgenommen werden. Selbst die gedörrten Blätter liefern guten Tee zur Auflösung und Reinigung.
Wer hat nicht schon von Holunderblüten zubereitete Kuchen (die schwäbischen sog. Küchlein) gegessen? Viele Leute backen sie gerade zu der Zeit, in welcher der Baum in weißem Frühlingsschmuck prangt, und sagen, diese Blütenkuchen schützen vor Fieber.«
Medizinisch werden in erster Linie diese **Holunderblüten,** Flores sambuci, verwandt. Sie sind in der Droge nicht mehr so rein weiß wie die frischen Blüten. Sie gelten von alters her als ein gutes **schweißtreibendes Mittel.** Aber sie wirken weit darüber hinaus **anregend auf die Abwehrkräfte** des Körpers. Man nimmt daher einen Tee aus Holunderblüten gleich im ersten Beginn einer Erkältung oder einer **Grippe,** einen gehäuften Teelöffel auf eine Tasse Wasser, heiß überbrüht,

10 Min. ziehen lassen und dann recht warm, schluckweise getrunken. Trinkt man eine größere Menge, etwa 2 Tassen voll hintereinander, so kann man damit eine regelrechte Schwitzkur machen, wenn man sich anschließend im Bett recht warm einpackt. Derart läßt sich so manche Erkältung im ersten Beginn kupieren. Man kann auch gleiche Mengen von Holunder- und Lindenblüten nehmen, und man gibt bei gleichzeitigen Leibbeschwerden und Gasauftreibung auch noch etwas Kamille hinzu. Der Tee kann mit Honig gesüßt werden und wird dann noch schmackhafter, wobei ein ganzer Teelöffel Honig noch dazu eine eigene heilungsfördernde Wirkung besitzt.

Anders als die Holunderblüten wirken die schwarzen **Beeren.** Ihrer Farbe verdankt der Holunder den Namen **»schwarzer« Holunder.** Sie gelten als ein Mittel zur Anregung des Stoffwechsels, ähnlich, wenn auch schwächer, wie die Wacholderbeeren. Man verwendet sie wie diese in Form von Mus oder dickem Saft. Vor allem bei **rheumatischen** Zuständen und bei Neuralgien kann eine solche Kur mit Holundermus gut wirksam sein. Auch bei hartnäckigem **Ischias** hat sie schon gute Dienste geleistet. *Kneipp* schildert das recht anschaulich: »Meine selige Mutter hat alle Jahre 14 Tage bis 3 Wochen lang eine solche Holunderkur vorgenommen. Dieses war der Hauptgrund, weshalb unsere Altvordern noch vor 50–60 Jahren mindestens ein paar Holunderbäume vors Haus pflanzten. Wie die hohen Herrschaften heutzutage zu der teuren Traubenkur wandern, oft nach fernen Ländern, so gingen unsere Eltern und Großeltern zum Holunderbusch, der sie in nächster Nähe so billig und oft viel besser bediente. – Vor mehreren Jahren kam ich in ein österreichisches Alpenland. Da sah ich zu meiner großen Freude auch den Holunderbaum noch in Ehren. Ja, daran lassen wir keine Beere zugrunde gehen, sagte mir ein alter Bauer. Wie einfach, wie rationell! Die Vögel selbst suchen, ehe sie ihre Herbstwanderung antreten, noch überall den Holunderbaum auf, um ihr Blut zu reinigen und ihre Natur für die weite Wanderung zu stärken. Wie schade, daß der Mensch alle diese Naturtriebe, den gesunden Sinn vor lauter Kunst und Gekünsteltem nicht mehr fühlt und achtet.«

Ein **Mus** aus den Holunderbeeren wird hergestellt, indem man diese mit Zucker oder besser mit Honig einkocht. Ein Löffel davon, in ein Glas Wasser gerührt, gibt einen herrlichen und gleichzeitig heilenden Trunk, der besonders den Stoffwechselkranken und Rheumatikern in den Wintermonaten anzuraten ist.

Die Wurzel des Holunders hat

eine leicht wassertreibende Wirkung. Verwandt wird sie heute kaum noch.
»Weil man sich an die überaus guten Dienste des Holunderbaumes, dieses treuen und früher so geachteten Hausfreundes, nicht mehr erinnerte, deshalb hat man ihn vielfach verworfen. Möchte doch der alte Freund wieder zu neuem Ansehen kommen.«

Huflattich (Tussilago farfara)

»Der Schöpfer hat so manches Kraut und manche Pflanze wachsen lassen, die man wenig achtet oder gar verachtet, so daß man eine Freude hat, einer solchen Pflanze einen Fußtritt geben zu können. Dieses Schicksal trifft auch den Huflattich, weil er gewöhnlich als das reinste Unkraut gilt. Wer aber diese Pflanze kennt, wird sie hochschätzen und als vorzügliches Hausmittel behandeln.«
Der Huflattich blüht im allerersten Frühjahr. Schon im März erscheinen seine goldgelben Blüten. An den Rändern der Landstraßen, an Wegen und an Bahndämmen findet man ihn reichlich. Sind die Blüten abgeblüht, so senkt sich das Blütenköpfchen. Im Sommer erscheinen dann die großen, eckigen, grobgezähnten Blätter. Sie sind auf der Unterseite weißlich filzig. Die Blätter werden manchmal sehr groß. Nur von der ähnlichen Pestwurz, die mehr an feuchten Stellen und Bächen vorkommt, werden sie in ihrer Größe noch übertroffen.
Verwandt werden vom Huflattich sowohl die **Blüten,** Flores farfarae, als auch die **Blätter,** Folia farfarae. Sie enthalten Schleim und einen Bitterstoff. Schon der Name Tussilago, der von dem lateinischen Wort »tussis« = Husten herkommt, weist auf die Verwendung der Pflanze hin. Blätter und Blüten sind ein altbewährtes Hustenmittel. »Der Huflattich ist ein rechtes Fegefeuer für die Brust im Innern«, sagt *Kneipp* von ihnen. Sie lösen den Schleim und lindern den Hustenreiz. Dazu kommt noch eine anregende Wirkung, die auf dem Bitterstoff beruht. Dadurch ist der Huflattich das bevorzugte Mittel für den **chronischen** Huster. Er leidet unter häufigen Bronchialkatarrhen, meistens bei einer **Lungenerweiterung** (Emphysem), die sich über viele Jahre hinzuziehen pflegen und gewöhnlich mit Beginn der kalten Jahreszeit stärker auftreten. Auch manche **Asthmatiker** empfinden die lindernde Wirkung eines Huflattichtees als sehr angenehm. Besonders geeignet ist eine Tasse des warmen Huflattichtees bei solchen Kranken **am frühen Morgen,** gleich beim Aufstehen, um das Abhusten des in der Nacht angesammelten Sekretes zu erleichtern. Um den Tee gleich früh

gebrauchsfertig und warm zur Hand zu haben, hat es sich bewährt, ihn schon am Abend zu bereiten und in eine Thermosflasche zu füllen, die man sich auf den Nachttisch stellt.

Der Tee wird hergestellt aus einem gehäuften Eßlöffel gleicher Mengen von Blüten und Blättern des Huflattichs, heiß überbrüht, 10 Min. ziehen gelassen und mit Honig oder Kandiszucker gesüßt. Das ist gerade bei einem Hustentee wichtig und verstärkt die heilende Wirkung. Dann wird der Tee in der bekannten Weise warm und schluckweise getrunken. Außer frühmorgens lasse man mittags und vor allem abends vor dem Schlafengehen noch je 1 Tasse voll nehmen.

Der Huflattich ist eine von den Hustenpflanzen, die man am besten für sich **allein** nimmt. Man kann die angegebene Menge von 1 Teelöffel in hartnäckigen Fällen auch noch verdoppeln. Eine Mischung des Huflattichs mit anderen hustenstillenden Pflanzen ist weniger zweckmäßig.

Der **Kneipp-Huflattichsaft** dient vorzugsweise für eine längere Kur bei solchen chronischen Hustern, 3mal täglich 1 Eßlöffel. Man kann ihn aber auch bei **akuten** Zuständen sehr gut verwenden, dann am besten jeweils 1 Eßlöffel in einer Tasse heißem Honigwasser, ganz einfach hergestellt aus 1 Tee- bis Eßlöffel voll Honig mit heißem Wasser. Damit sich der Honig vollständiger und schneller löst, füge man zunächst nur wenig Wasser hinzu und rühre gut um. Dann erst wird voll aufgefüllt und 1 Eßlöffel Huflattichsaft hinzugetan.

In früheren Zeiten wurden die Blätter des Huflattichs auch bei äußeren Erkrankungen gebraucht, vor allem bei schlecht heilenden **Wunden** und bei entzündeten Hautausschlägen. Man legte sie in frischem Zustand auf oder band sie mit einer Binde auf den erkrankten Stellen fest, also in ganz ähnlicher Weise, wie auch die Blätter des Breitwegerichs verwandt werden. Heute ist man von diesem primitiven Verfahren abgekommen und wird es höchstens noch in Notfällen, wenn gar nichts anderes zur Verfügung steht, heranziehen. Gar nicht schlecht ist es jedoch noch immer, wenn man unterwegs bei einer Wanderung von Mücken- oder gar Wespenstichen geplagt wird.

Johanniskraut
(Hypericum perforatum)

Das Johanniskraut ist eine sehr alte Heilpflanze, die aber erst im letzten Jahrzehnt wieder mehr zur Verwendung kam, seitdem man ihre besonderen Wirkungen auf das Nervensystem erkannt hat. In früherer Zeit wurde vorwiegend das **Johanniskrautöl** verwandt, und zwar **äußerlich** als ein Mittel gegen Wunden. Bereits im Mittelalter war es üblich, die Wunden mit Ölverbänden zu versorgen, und man nahm dazu mit Vorliebe Johanniskrautöl. Erst in neuerer Zeit hat es sich eingeführt, statt Öl Verbände mit Salben auf Wunden zu legen. Aber man kann nicht einmal sagen, daß dies hinsichtlich der Heilwirkung immer ein Fortschritt ist. Zwar kann die Salbe leichter und besser auf Wundkompressen aufgebracht werden, und in dieser technischen Beziehung hat sie einen Vorteil vor dem Öl. Aber in der heilenden Wirkung steht das Öl den Salben vielfach in keiner Weise nach. Man kann sich daher auch heute noch gut derartiger **Ölverbände** bedienen. Das gilt vor allem für größere und schlecht heilende Wunden. Als ein besonderes Anwendungsgebiet für das Johanniskrautöl gelten seit jeher ältere, schlecht heilende Brandwunden. Von zahnärztlicher Seite wurde angegeben, daß die Heilung von Wunden nach **Zahnextraktionen** beschleunigt wird, wenn man einen Mullstreifen einführt, der mit Johanniskrautöl getränkt wurde. Also nicht die frische Wunde nach Verletzungen und dgl. ist das Anwendungsgebiet für Johanniskrautöl; hier wird heute ein steriler Mullverband bevorzugt. Aber bei alten Wunden und Geschwüren sollte man sich doch des Johanniskrautöls erinnern, zumal es sich herausgestellt hat, daß die Heilung in solchen Fällen beschleunigt wird, wenn man häufiger mit dem aufgebrachten Mittel wechselt. Man gebe also immer einmal einige Tage hindurch einen Ölverband mit dem Johanniskrautöl. Auch als **Einreibung** bei rheumatischen Zuständen, Neuralgien, sowie bei Blutergüssen nach Verletzungen ist das Johanniskrautöl sehr geeignet. *Kneipp* sagt dazu: »Das Johanniskrautöl ist ein herrlicher Balsam, der besonders gut bei Anschwellungen, Hexenschuß, Gicht, Verrenkungen ist. In tausend Fällen hilft es rasch und ist das beste Mittel zur Verhütung des Aufliegens bei Kindern, Kranken und bei bettlägerigen alten Leuten.«

Das **Kneipp-Johanniskrautöl** hat eine rötliche Farbe. Es wird hergestellt aus den frischen Blüten. Sie werden mit reinem Olivenöl übergossen und in einer verschlossenen Flasche für etwa 14 Tage dem Sonnenlicht ausgesetzt. Das ist wichtig, denn erst unter der Einwirkung des Lichtes entsteht die heilsame Substanz in dem Öl.

Fast noch wichtiger ist heute die **innerliche** Anwendung des Johanniskrautes geworden. Auch hierzu verwendet man das ganze Kraut einschließlich der Blüten und bereitet daraus einen Tee oder einen Frischsaft. Die Erfahrung hat ergeben, daß eine wirklich ausreichende Heilwirkung nur durch verhältnismäßig **große** Mengen des Johanniskrautes zu erzielen ist. Man nimmt daher für eine Tasse Tee 2 Teelöffel der Droge, Herba hyperici, in gewöhnlicher Weise bereitet, dreimal tägl. 1 Tasse, die letzte am besten abends vor dem Schlafengehen. Die Verabfolgung muß **kurmäßig** erfolgen, mindestens 4–6 Wochen hindurch, oft 2 Monate und mehr. Dabei ist wichtig zu wissen, daß sich die Wirkung des Johanniskrautes überhaupt erst nach etwa 10–14 Tagen einstellt. Eine Sofortwirkung, wie etwa beim Baldrian, ist vom Johanniskraut nicht zu erwarten. Darauf mache man ausdrücklich aufmerksam, damit der Kranke einen ausbleibenden Erfolg in den ersten 8 Tagen nicht einer Wirkungslosigkeit der Pflanze zuschreibt und mit dem Gebrauch aufhört.

Man hatte bisher nicht recht unterscheiden können, bei welchen Formen der Nervenstörungen das Johanniskraut seine hauptsächlichste Wirkung entfaltet. Man gab sehr vieles an, das sich nicht als zutreffend herausgestellt hat. Allmählich schälte sich immer mehr ein bestimmtes Anwendungsgebiet heraus, das uns heute als das eigentliche des Johanniskrautes gilt: **nervöse Depressionszustände,** zumal bei Frauen in den Wechseljahren, aber auch solche anderer Art, bei denen man nicht immer einen ausreichenden Grund in den äußeren Verhältnissen, etwa in Schicksalsschlägen oder Konfliktsituationen und dgl., findet. Es sind dies Zustände einer traurigen Verstimmung, einer Mißmutigkeit und seelischen Gehemmtheit, ohne einen organisch krankhaften Befund. Wir wissen heute, daß sie einer besonderen Veranlagung der Kranken entspringen und daß sie die Neigung haben, in Schüben oder Perioden aufzutreten. Der einzelne Schub kann manchmal recht lange dauern, sogar viele Monate. Aber er klingt dann doch ab. Die Kranken werden wieder völlig normal und können sich nachher gar nicht mehr vorstellen, was eigentlich in der depressiven Phase mit ihnen los war. Wir sprechen in solchen Fällen von einer **endogenen** Depression.

Derartige Zustände können durch die kurmäßige Verabfolgung von Johanniskraut in ausreichend großen Dosen gebessert und abgekürzt werden. Weniger sicher ist der Erfolg bei anderen nervösen Leiden. Für diese haben wir bessere pflanzliche Mittel, wobei in erster Linie an Baldrian, Hopfen und Melisse zu denken ist. Ein besonderes, aber doch auch unsicheres Anwendungsgebiet des Johanniskrautes ist das **Bettnässen** der Kinder. Auch dies ist eine sehr schwer be-

einflußbare Störung, weil starke psychische Belange mitsprechen. Daher geht es allen sonstigen Behandlungsmethoden, einschließlich der medikamentösen, nicht anders als dem Johanniskraut: es kommt auf einen Versuch an, und wir wissen von vornherein niemals, ob der jeweilige Kranke günstig reagieren wird.
Sehr wichtig ist es in jedem Fall, wenn wir Johanniskraut innerlich nehmen lassen, eindringlich darauf aufmerksam zu machen, daß sich der Kranke während dieser Zeit **nicht zu sehr dem Sonnenlicht aussetzen** darf. Es könnte sonst zu Hautentzündungen kommen. In dem Johanniskraut ist nämlich eine Substanz enthalten, welche den Körper für das Sonnenlicht besonders empfindsam macht; man spricht von einer Sensibilisierung gegenüber den Sonnenstrahlen und nennt es demgemäß **photosensibel.** Diese Substanz ist das Hypericin. Es ist wahrscheinlich auch der Träger der besonderen antidepressiven Wirkung. Man ist auf diese Photosensibilisierung durch Beobachtung an Kühen aufmerksam geworden. Fressen diese auf der Weide reichlich Johanniskraut und legen sie sich dann zur Verdauung längere Zeit in die Sonne, so treten bei den Kühen ausgedehnte Hautentzündungen auf, also gleichsam ein Sonnenbrand in verstärkter Form.
Das Johanniskraut hat seinen Namen davon, daß es um Johanni blüht, zur Zeit der Sommersonnenwende. Es ist eine schöne, stattliche Pflanze mit goldgelben Blüten. An zwei Merkmalen ist es leicht zu erkennen. Hält man die ovalen Blätter, von denen sich immer zwei gegenüberstehen, gegen das Licht, so sieht man zahlreiche **durchscheinende Punkte.** Sie enthalten das Öl, und ihnen verdankt die Pflanze den lateinischen Artnamen »perforatum«, da die Blätter gleichsam wie »perforiert«, also durchlöchert aussehen. Und weiterhin achte man darauf, daß der Stengel des Johanniskrautes **zwei**kantig ist. Das ist in der Pflanzenwelt etwas Seltenes, denn die meisten Stengel sind entweder rund oder vierkantig. Durch diesen zweikantigen Stengel unterscheidet sich die medizinisch gebrauchte Art des Johanniskrautes, also Hypericum perforatum, gleichzeitig von allen anderen heimischen Johanniskrautarten. Einige davon haben einen vierkantigen, andere haben einen runden Stengel. Sie werden sämtlich nicht medizinisch verwandt.
Das Johanniskraut ist bei uns eine sehr häufige Pflanze. Sie wächst an sonnigen, ziemlich trockenen Stellen, vorzugsweise an Hängen, an Waldrändern oder in trockenen Kiefernwäldern. Sie ist daher leicht zu sammeln.
Sehr zweckmäßig ist auch ein **Frischsaft** des Johanniskrautes,

den man gebrauchsfertig erhält (Kneipp-Johanniskraut-Saft). Auch davon ist bei depressiven Verstimmungszuständen eine größere Menge notwendig, mindestens 3mal tägl. 2 Eßlöffel 3–6 Wochen hindurch. Man achte bei derartigen Frischsäften darauf, daß die Flasche verbraucht werden muß, sobald sie angebrochen ist. Nur in geschlossenem Zustand ist sie längere Zeit haltbar. Übrigens gibt es auch noch eine innerliche Anwendung des Johanniskrautöles. Wegen seiner heilenden Wirkung auf Wunden läßt man es bei **Magengeschwüren** trinken, tägl. morgens auf nüchternen Magen einen Eßlöffel voll. Es ist für diesen Zweck sicher noch besser als das manchmal hierfür verwandte Olivenöl.

Kamille (Matricaria chamomilla)

Die echte Kamille steht hinsichtlich der jährlich davon gebrauchten Mengen an der Spitze aller heimischen Arzneipflanzen. Das allein dürfte schon zeigen, wie wertvoll und heilsam sie ist. Dabei gehört die echte Kamille zu unseren **heimischen** Pflanzen, die überall wild vorkommen. Man kann sie leicht sammeln und sich selbst einen kleinen Vorrat für den Winter anlegen. Nur muß man sie auch kennen und von anderen, ähnlichen Kamillenarten zu unterscheiden wissen. Das ist gar nicht so schwer.

Die Kamille gehört zur Familie der Korbblütler. Wie der Name besagt, stehen bei diesen die einzelnen kleinen Blütchen zu einem Blütenkorb zusammen. Was wir also die Blüte nennen, ist eigentlich ein Blütenstand aus sehr vielen kleinen Einzelblüten. Dabei sind die Randblüten besonders stark entwickelt, mit einer langen, weißen, zungenförmigen Blütenkrone. Das sind die Strahlenblüten dieses Blütenkopfes, und sie geben ihm erst das eigentliche blütenmäßige Aussehen. Bei der echten Kamille stehen die kleinen Einzelblüten auf einem

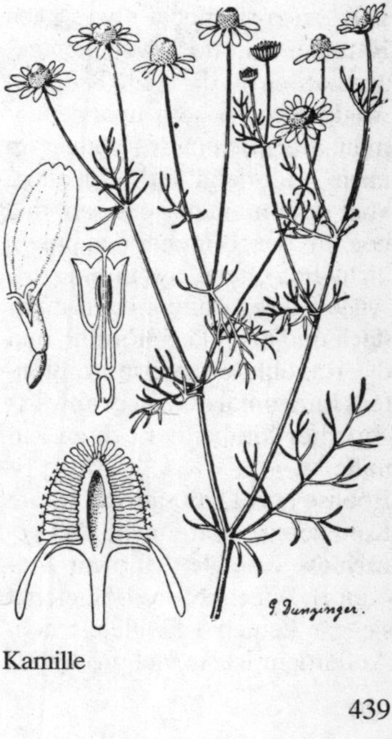

Kamille

kegelförmig erhabenen Blütenboden, und die **Randblüten** sind bei der vollaufgeblühten Pflanze in eigenartiger Weise **nach unten** geschlagen. Schneidet man den kegelförmigen Blütenboden mit einem Messer oder einer Schere durch, so erkennt man deutlich, daß er **innen hohl** ist. An diesem Merkmal allein ist schon die echte Kamille zu erkennen. Stellen wir dann noch den schönen **aromatischen Kamillengeruch** der Blüte fest, so kann es keinem Zweifel unterliegen, daß wir die **echte** Kamille vor uns haben.

Mit zwei nahen Verwandten wird die echte Kamille gern verwechselt, in erster Linie mit der **Hundskamille** (Anthemis arvensis). Auch sie riecht etwas nach Kamille, aber doch weit weniger aromatisch als die echte Kamille, sondern mit einem unangenehmen Beigeschmack, gleichsam nach »Hundehütte«. Vor allem aber erkennt man sie daran, daß bei ihr der Blütenboden innen nicht hohl, sondern **markig** ist. Auch ist der Blütenboden mehr **flach** und nicht kegelförmig, und die Randblüten stehen größtenteils **horizontal** und nicht abwärts gerichtet wie bei der echten Kamille.

Ebenso leicht läßt sich die zweite Kamillenart abtrennen, die **geruchlose Kamille** (Marticaria inodora). Wie ihr Name besagt, hat sie gar keinen Kamillengeruch. Außerdem ist sie viel größer als die echte Kamille und auch als die Hundskamille, hat auch viel größere, meist mehr intensiv grüne Blätter und recht große Blüten mit horizontal abstehenden Blütenblättern und mit einem flachen Blütenboden, ebenso wie die Hundskamille. Sie ist insgesamt eine viel stattlichere Pflanze. Während die Hundskamille mehr auf Äckern wächst, ist die geruchlose Kamille ein häufiges Gartenunkraut.

Auch unsere echte Kamille wächst viel häufiger in den Gärten als Unkraut, als man glaubt, und daher ist es wichtig, die beiden zu unterscheiden. Selbst auf Schuttplätzen in den Städten ist die echte Kamille gar nicht selten. Man sollte also meinen, daß sie auch eine recht **billige** Droge sein müsse. Das ist sie aber leider **nicht.** Der Grund hierfür ist einleuchtend. Es lohnt sich heute bei uns nicht mehr, die Kamille in der Natur zu sammeln. Sie wird in großen Mengen eingeführt aus Ländern, wo die Arbeitslöhne geringer sind und wo auch schon die Kinder zum Sammeln eingesetzt werden. So kommt sie heute vorzugsweise aus dem Balkan und aus Marokko; sogar aus Argentinien wird sie eingeführt, zumal für industrielle Zwecke.

Dabei ist unsere heimische Kamille durchaus **hochwertig.** Ihr Gehalt an ätherischem Öl steht denjenigen aus südlichen Ländern nicht nach. Als Droge werden von der Kamille die **Blüten** verwandt (Flores chamomillae). Werden diese gelben Blüten mit heißem Wasser destilliert, so erhält man überraschenderweise ein intensiv **blaues** Öl. Man nennt es daher **Kamillenblauöl.** Es enthält die hauptsächlichen Wirkstoffe der Kamille. Fast zur Hälfte besteht es aus dem ebenso schön blauen **Azulen,** nach der azurfarbenen Himmelsbläue genannt. Aber das Azulen ist nicht der einzige wirksame Stoff in dem Kamillenblauöl. Es sind noch andere Substanzen in diesem enthalten und weitere noch in den übrigen Teilen der Kamillenblüten. Sie sind sämtlich an der Gesamtwirkung wesentlich mitbeteiligt. Es hat sich gerade bei der Kamille gezeigt, daß es nicht möglich ist, einen einzelnen Stoff wie das Azulen an die Stelle der Gesamtdroge zu setzen. Die Pflanze in ihrer Gesamtheit, so wie die Natur sie uns bietet, enthält eben doch eine Fülle von Wirkstoffen, die überdies so aufeinander abgestimmt sind, daß erst diese naturgegebene Mischung die volle Heilwirkung besitzt. Das ist eine Erfahrung, die wir bei den Heilpflanzen in sehr vielen Fällen machen und die sich aus der Praxis heraus immer wieder bestätigt.

Drei Heilwirkungen sind es, die der Kamille zukommen: sie wirkt **entzündungshemmend, krampflösend** und **wundheilungsfördernd.** Am wichtigsten dürfte die entzündungshemmende Eigenschaft sein. Sie wurde in dem pharmakologischen Institut der Universität Berlin von dem Altmeister unserer Pharmakologie, Prof. *Heubner,* gefunden und experimentell festgestellt. Wird nämlich in das Kaninchenauge etwas Senföl eingeträufelt, so entsteht eine heftige Entzündung. Gibt man aber gleichzeitig einen Kamillenextrakt, so bleibt diese Entzündung aus. Auch die Förderung der Wundheilung hat sich in Experimenten zeigen und bestätigen lassen. Die krampfstillende Wirkung der Kamille wirkt sich nicht nur am Magen, sondern auch am Darm aus. Dadurch werden Koliken und schmerzhafte Gasansammlungen beseitigt.

Diese drei Heilwirkungen machen unsere Kamille zu einem wirklich wesentlichen und bedeutsamen **Heilmittel.** Es hat sich gerade am Beispiel der Kamille ergeben, wie eine altbekannte Pflanze, die man gar nicht mehr missen möchte, doch weit mehr ist als ein gutes »Hausmittel«, von dem man früher wohl sagte, es schade zwar nichts, wenn man es gebe, aber allzuviel dürfte es auch kaum helfen. Wir sehen an der Kamille, wie eine einfache Heilpflanze zu einem **echten Medikament** wird, wenn sich die wissenschaftliche Forschung erst einmal damit ausführlicher beschäftigt.

So ist heute die Kamille in der Medizin wieder zu Ehren gekommen, und selbst in Krankenhäusern wird sie verordnet und verwandt.

Ganz besonders angebracht ist die Kamille wegen ihrer drei gut aufeinander abgestimmten Heilwirkungen bei **Magengeschwüren** und beim **Magenschleimhautkatarrh** (Gastritis). In der Tat leistet sie hierbei so ziemlich alles, was wir überhaupt von einem Heilmittel erwarten können. Sie wirkt der Entzündung der Schleimhaut entgegen, sie fördert die Heilung des Geschwüres selbst, und sie behebt durch die Lösung von Krampfzuständen die Schmerzen. Aber man muß sie für diesen Zweck auch längere Zeit, also kurmäßig geben. Sehr eingeführt hat sich ihr Gebrauch bei Magengeschwüren und bei der Gastritis als **Rollkur** oder »Wälzkur«. Man nimmt einen Kamillentee von doppelter Stärke, also 2 gehäufte Teelöffel auf eine Tasse, überbrüht mit heißem Wasser, läßt 5 Minuten ziehen und trinkt den warmen Tee schluckweise. Dies muß morgens früh nüchtern noch im Bett geschehen. Danach bleibt der Kranke 10 Min. auf dem Rücken liegen; dann legt er sich 10 Min. auf die rechte Seite, danach 10 Min. auf die linke Seite, und zum Schluß rollt oder wälzt er sich auf den Bauch und bleibt weitere 10 Min. in dieser Stellung liegen. Auf diese Weise ist gewährleistet, daß die heilsamen Stoffe der Kamille wirklich mit allen Teilen der Magenwand rundherum ausreichend in Berührung kommen. Nach dieser Rollkur erhält der Kranke einen warmen Leibumschlag und bleibt noch eine halbe Stunde liegen, dann erst nimmt er das Frühstück. Er trinkt außerdem je eine Tasse Kamillentee von gewöhnlicher Stärke nach dem Mittag- und nach dem Abendessen. Diese Rollkur wird 14 Tage hintereinander fortgesetzt. Dann genügt es, für weitere 2–3 Wochen morgens, mittags und abends je eine Tasse Kamillentee zu trinken, morgens, am besten weiterhin nüchtern, gleich nach dem Aufstehen und abends kurz vor dem Schlafengehen.

Der Kamillentee hat aber auch eine **Sofortwirkung.** Dabei macht sich vor allem der krampfstillende und blähungswidrige Effekt heilsam geltend. Man trinkt demgemäß eine Tasse starken und gut warmen Kamillentee bei akuten Magenschmerzen oder bei Darmkoliken. Bei chronischen Darmleiden wird der Kamillentee ebenso wie beim Magen längere Zeit kurmäßig gegeben.

Auch **äußerlich** kann der Kamillentee gebraucht werden, vor allem bei schlecht heilenden Wunden als feuchter Verband. Ein Zusatz von Kamillen hat sich wegen des krampflösenden und entzündungshemmenden Einflusses bei Darmeinläufen bewährt, die man gern zur Überwindung einer akuten Stuhlverstopfung gibt. Kleine Mengen eines konzentrierten Kamillentees werden in Form von sog. Bleibeklistieren über Nacht bei Entzündungen des Enddarmes verabfolgt.

Auch **Kamillensäckchen** sind eine recht beliebte Form der äußeren Kamillenanwendung. Man füllt zu diesem Zweck die Kamillenblüten in ein Leinwandsäckchen, jedoch wegen der Quellung im Wasser nur zur Hälfte. Dann wird das Säckchen in heißem Wasser auf recht hohe Temperatur gebracht, das Säckchen ausgedrückt, auf die entzündete Stelle aufgelegt und mit einem trockenen Tuch bedeckt. Die Anwendung ist also ganz ähnlich wie ein Leinsamen- oder Heublumensäckchen und bewährt sich insbesondere bei einem beginnenden Furunkel.

Nicht minder beliebt ist der Kamillentee als **Spülflüssigkeit** bei den verschiedensten Organen, z. B. bei der Entzündung der Mundschleimhaut, bei Halsentzündungen oder auch für Spülungen der Unterleibsorgane bei Frauen.

Bei der **schmerzhaften Regel** (Dysmenorrhöe) der Frauen hat man seit alters her mehrfach am Tage eine Tasse heißen Kamillentee trinken lassen. Hierauf beruht auch der wissenschaftliche Name der Kamille: Matricaria. Er kommt her von dem lateinischen Wort »mater«, d. h. Mutter, und darunter wurde bei den alten Ärzten die **Gebärmutter** (Uterus) verstanden.

Es ist also wirklich über eine Fülle von Anwendungsmöglichkeiten der Kamille zu berichten. Im Vordergrund stehen heute die Erkrankungen von Magen und Darm. Die moderne wissenschaftliche Forschung hat damit die Kamille gleichsam wieder **aufgewertet.** Sie ist mit Recht nach wie vor und heute vielleicht eher noch mehr als früher eine unserer beliebtesten und wertvollsten Heilpflanzen. Kamillen sind enthalten in dem neuzeitlichen **Kneipp-Gastropressan-Tee.** Für die äußerliche Anwendung gibt es gebrauchsfertige **Kamillenextrakte.**

Kampfer (Camphora)

Kampfer ist das ätherische Öl, das durch Destillation des Holzes des Kampferbaumes gewonnen wird. Dies ist ein hoher Baum, der aus Ostasien stammt. Das Hauptanbaugebiet ist die Insel Formosa. Der Kampfer ist ein uraltes chinesisches Heilmittel, das von den Arabern nach Europa gebracht wurde und sich dort bald einführte. Er hat eine anregende Wirkung auf den Kreislauf und auf das Nervensystem. *Kneipp* verwandte ihn gern äußerlich in Form von Kampferspiritus und Kampferöl. Das hat auch heute noch seine Berechtigung. Die meisten Einreibemittel gegen Rheuma und Neuralgien enthalten Kampfer. Morgens und abends, vor allem auch nach Massagen, werden die schmerzenden Stellen kräftig mit Kampferspiritus oder auch mit reinem Kampferöl eingerieben.

Kümmel (Carum carvi)

Der Kümmel ist nicht nur ein beliebtes Gewürz, sondern auch ein geschätztes Heilmittel. Verwandt werden vom Kümmel die **Früchte** (Fructus carvi). Sie enthalten ein durchdringend riechendes ätherisches Öl. Dieser Gehalt an Kümmelöl macht den Kümmeltee zu einem wirkungsvollen Mittel bei Gasauftreibungen des Leibes und fördert den Abgang von Blähungen. Man gibt auf 1 Teelöffel Kümmelfrüchte die Menge von 1 Tasse heißen Wassers, läßt 10 Min. ziehen und den Tee heiß, schluckweise trinken. Kochen darf der Tee nicht, da sonst das flüchtige ätherische Öl entweicht. »Kümmel ist ein vorzügliches magenstärkendes Mittel, reinigt und treibt die Gase aus«, sagt *Kneipp* von ihm.

Sehr zweckmäßig ist es, bei allen diesen Zuständen von **Gasauftreibung** und **Blähungen** dem Kamillentee etwas Kümmel zuzusetzen, etwa 1/2 Teelöffel Kümmel auf 1 Teelöffel Kamillenblüten. Ganz besonders wirksam ist dieser Kamillen-Kümmel-Tee bei **akuten Gaskoliken,** die oft so schmerzhaft sind, daß die Kranken eine Blinddarmentzündung oder eine andere schwere Darmerkrankung vermuten. Und doch ergibt eine Tasse dieses Tees, evtl. gleichzeitig mit einer raschen Darmentleerung durch einen Kamilleneinlauf, eine schnelle Besserung, so daß schon nach kurzer Zeit das Wohlbefinden wiederhergestellt und die Angst beseitigt ist. Es ist sicher kein Zufall, daß man den Kümmel besonders gern als Gewürz beim Kohl verwendet. Er wirkt hier den blähenden Eigenschaften des Kohles entgegen. Wegen seiner vorzüglichen blähungstreibenden Wirkung ist er ein wesentlicher Bestandteil der bekannten und auch bewährten »Kneipp-Flatuol-Tabletten«.

Der Kümmel wird feldmäßig angepflanzt. Besonders Holland hat sich in letzter Zeit auf den Kümmelanbau spezialisiert. Wenig bekannt ist es, daß der Kümmel bei uns auch wild vorkommt, gar nicht selten auf Wiesen. Dieser **Wiesenkümmel** ist kleiner als der angebaute, schmeckt aber auch gut und läßt sich ebenfalls verwenden. Nur lohnt das Sammeln kaum. Zu erkennen ist der Wiesenkümmel leicht an dem sog.

Kümmelkreuz. Die unteren Blätter stehen am Stengel in vier Teilen, also in Form eines Kreuzes beieinander. Hat man das einmal aufmerksam gesehen, so wird man es nicht mehr vergessen und den Kümmel auch dann leicht erkennen, wenn er noch keine Früchte trägt.

Lavendel (Lavandula officinalis)

Lavendel ist eine Pflanze der Mittelmeerländer. Kleine blaue Blüten und schmale längliche Blätter lassen sie äußerlich unscheinbarer aussehen als manche der schönen anderen Pflanzen, mit denen sie auf den trockenen Hängen am Mittelmeer zusammen vorkommt, wie der Salbei, der Melisse oder dem Thymian. Sie hat einen durchdringenden Geruch, der von einem wertvollen **ätherischen Öl** herkommt. Mit Recht spielt daher das Lavendelöl in der Parfümerie eine so große Rolle. Aber auch medizinisch wird es verwandt. Nach dem älteren, heute verlassenen botanischen Namen Lavandula spica wird es auch **Spik-Öl** genannt. Unter diesem Namen kannte es *Kneipp* und verwandte es gern bei Verdauungsstörungen. »Wer an Blähungen leidet, an Kopfweh infolge von aufsteigenden Gasen, an Übelkeit, der nehme Spiköl.« Es kommt ihm eine **gallefördernde** Wirkung zu. Aber sehr stark ist dieselbe nicht, und daher wird Lavendel zu diesem Zweck heute nur noch wenig gebraucht. Es wirkt auch etwas **blähungstreibend,** aber ebenfalls nicht so stark wie etwa die Kamille oder die Pfefferminze.

Warme Bäder mit dem **Kneipp-Lavendel-Ölbad** sind durch ihren Gehalt an dem reinen ätherischen Lavendelöl hautpflegsame, herrlich aromatische und erfrischende Bäder. Sie sollen eine besonders gute Wirkung bei der **vegetativen Dystonie** und bei Beschwerden in den **Wechseljahren** haben.

Leinsamen (Semen lini)

Der **Lein** (Linum usitatissimum) ist eine wirklich wertvolle Pflanze. Er liefert uns in den langen Stengeln den **Faserlein,** aus dem das Leinen gewirkt wird. Medizinisch verwandt werden die **Leinsamen** (Semen lini). Sie enthalten das fette **Leinöl** und außerdem reichlich **Schleim.** Das Leinöl wird aus den Samen abgepreßt. Was dann zurückbleibt, ist der sog. **Leinkuchen.** In ihm sind außer Resten des Öles vor allem noch die Schleimstoffe enthalten. Man gebraucht ihn äußerlich zu Umschlägen und Kataplasmen. Er ist billiger als die Leinsamen. Aber besser ist es doch, auch für diese äußere Anwendung die ganzen Leinsamen zu nehmen.

Der reichlichere Gehalt an Öl schützt dabei die Haut vor der intensiven Wärmewirkung der aufgelegten **Leinsamensäcke.** Wir füllen ein solches Leinensäckchen nur zur Hälfte mit den Leinsamen, weil der Inhalt mit dem heißen Wasser stark quillt. Die Größe des Leinsamensäckchens wählt man nach dem Krankheitsort. Man erreicht mit dem Leinsamen auf eng umschriebenen Bezirken besonders hohe Wärmeeffekte. Daher wird man Leinsamensäckchen bevorzugt dann geben, wenn etwa ein Furunkel oder Karbunkel zum Erweichen kommen soll. Auch bei Zahnabszessen sind Leinensamensäckchen, außen auf den Kiefer aufgelegt, eine wertvolle Hilfe zur baldigen Reifung. Dagegen wird man bei ausgedehnten Bezirken die Heublumensäcke vorziehen – etwa bei entzündeten Gelenken.

Ein außerordentlich wertvolles Heilmittel sind die Leinsamen bei **innerlichem** Gebrauch. Wir haben sie als eines unserer besten und dabei schadlosesten Mittel für die **chronische Stuhlverstopfung** kennen- und schätzengelernt. Bekanntlich erzeugen ja alle chemischen Abführmittel auf die Dauer eine Gewöhnung und durch die dadurch erforderliche Erhöhung der Dosis schließlich eine Darmreizung bis zur richtigen Entzündung und Darmkolik. Daher soll man nach aller Möglichkeit bei einer chronischen Stuhlverstopfung ohne solche Abführmittel auszukommen suchen. Das Mittel der Wahl für derartige Zustände sind die Leinsamen. Sie wirken nicht durch Reizung der Darmschleimhaut, sondern in völlig schadloser und geradezu biologischer Weise rein **mechanisch.** Der Schleim der Leinsamen macht den Stuhl voluminöser, und das Öl fördert das schmerzlose Entlanggleiten der Kotmassen auf der Darmschleimhaut und durch den After hindurch. So ergänzen sich die beiden Bestandteile der Leinsamen in ausgezeichneter Weise.

Nur muß man bei der Verwendung der Leinsamen **zwei Besonderheiten** beachten. Zunächst ist darauf hinzuweisen, daß man von den Leinsamen **nicht eine Sofortwirkung** erwarten darf, wie von einem der üblichen Abführmittel. Es dauert 2–3 Tage, ehe der Leinsamen seine Wirkung entfaltet. Das muß man in Ruhe abwarten und kann evtl. an diesen Tagen durch einen Kamilleneinlauf den Darm entleeren. Nötig ist es aber in den meisten Fällen nicht.

Ist nun die Wirkung des Leinsamens eingetreten, so darf man andererseits auch nicht mit der Einnahme aufhören, wie man es von sonstigen Abführmitteln gewohnt war, sondern nun kann und muß gerade der Leinsamen ununterbrochen weiter verabfolgt werden. Höchstens kann man die Menge etwas verringern. Aber es ist absolut falsch, nun für 1 oder 2 Tage ganz damit aufzuhören. Da der Leinsamen völlig schadlos ist und den Darm nie reizt, sondern gerade beruhigt, ist er das ideale Mittel für die **Dauerverabfolgung** über viele Wochen und Monate. Wir dürfen bei einer chronischen Stuhlverstopfung, wo sich durch den Mißbrauch von Abführmitteln eine Darmreizung eingestellt hat, auch nicht gleich auf eine Grobkost mit viel Schwarzbrot umstellen; sondern wir müssen zur Beruhigung des Darmes doch erst noch einige Zeit eine schonende Kost verabfolgen. Um trotzdem eine genügende Füllung des Darmes herbeizuführen und ausreichende Stuhlentleerungen zu erzeugen, nimmt man für diese ganze erste Zeit den Leinsamen, bis dann ein Übergang auf eine gröbere, stuhlfördernde Kost möglich ist, die nunmehr die Mithilfe des Leinsamens entbehrlich macht.

Der **zweite** Punkt, der bei der Einnahme von Leinsamen Beachtung verdient, ist die **Dosierung:** man darf **nicht zu wenig** geben! Für den Anfang sind **mindestens 1–2 Eßlöffel Leinsamen** morgens und abends notwendig. Manche Kranke nehmen den Leinsamen gern so, wie er ist, also die trockenen Leinsamen, mit etwas Wasser, Milch oder Tee. Besser ist es jedoch, den **geschroteten** Leinsamen zu verwenden. Hiervon sind gleichfalls 1–2 Eßlöffel morgens und abends notwendig; dann kann man vermindern, bis auf 1 Eßlöffel täglich morgens. Man nimmt ihn am besten in einem Brei, z. B. in einem Quark-Haferflocken-Brei mit einem geschabten rohen Apfel und einem Löffel Honig, mit warmer Milch zu einem Brei verrührt, oder man verrührt eine Flasche Joghurt mit einem Eßlöffel Sanddornsaft und 1–2 Eßlöffeln geschroteten Leinsamen auf einen Suppenteller und nimmt dies zum Frühstück. Am einfachsten und auch schon ausreichend ist es, den Eßlöffel Leinsamen in Apfelmus oder mit einem rohen geriebenen Apfel zu verrühren und zum Frühstück zu nehmen.

Zu beachten ist ferner, daß sich der geschrotete Leinsamen nicht lange hält. Er muß innerhalb von 8–14 Tagen verbraucht werden, da das darin enthaltene Öl sonst anfängt, ranzig zu werden.

In letzter Zeit wurde darauf hingewiesen, daß die Leinsamen auch gefährlich werden könnten, weil in ihnen **Blausäure** enthalten ist. Wie viele andere Samen, z. B. die bitteren Mandeln, die Kirschen oder die Zwetschgen, enthalten auch die Leinsamen in der Tat kleine Mengen von Blausäure. Aber diese befindet sich in den Samen in einer chemischen Bindung, welche keine freie Blausäure abspaltet. In der Praxis braucht man sich dadurch nicht irremachen zu lassen. Es müssen schon sehr große Mengen der Leinsamen genommen werden, die über die medizinisch gebrauchten ganz wesentlich hinausgehen, um möglicherweise eine giftige Wirkung zu entfalten. Ganz geringe Mengen Blausäure, wie sie ja auch in dem bekannten Kirschwasser enthalten sind, schaden überdies nichts, sondern wirken sogar allgemein anregend. Trotz der chemischen und experimentellen Befunde ist in der Praxis noch niemals eine Blausäurevergiftung durch Leinsamen beobachtet oder beschrieben worden.

Lindenblüten (Flores tiliae)

»Fast nur noch ältere Leute der alten Schule sammeln die einst so beliebten Lindenblüten. Sie haben ganz recht und mögen nur treu und konservativ dabei bleiben. Der Lindenblütentee ist neben dem Holunderblütentee der bekannteste Schwitztee. Über das Schwitzen, wie es in der Regel getrieben, vielmehr der mißhandelte Körper ausgepreßt wird, habe ich meine für dasselbe nicht günstigen Sonderansichten. Dagegen verwende ich die Blüten sehr gern für die den Schweiß erzeugenden und das Schwitzen ersetzenden Dämpfe.«

Zwei Linden sind bei uns heimisch, die Sommer- und die Winterlinde. Von beiden werden die Blüten medizinisch verwandt. Sie enthalten ein **ätherisches Öl.** Der Geschmack eines aus den frisch gesammelten Lindenblüten hergestellten Tees ist herrlich aromatisch und sollte zu der Zeit der Lindenblüte auch als Hausgetränk dienen. Nicht umsonst erfreut sich ja auch der Lindenblütenhonig wegen seines schönen Aromas solcher Beliebtheit. Es ist zweckmäßig, dem Lindenblütentee einen Teelöffel Honig zuzusetzen.

Die Lindenblüten gelten von jeher als ein **schweißtreibendes Mittel.** Darin aber erschöpft sich ihre Wirkung nicht, ebenso wie beim Holunder. **Sie stärken die Abwehrkräfte des Körpers,** vor allem gegen **Erkältungsinfekte** und gegen **Grippe**. Man tut daher gut, bei einer beginnenden Erkältung sofort einige Tassen heißen Lindenblütentee mit **Honig** zu nehmen. Nicht, um damit einen Schweißausbruch auszulösen, sondern um die Resistenz des Körpers auf die bestmögliche Höhe zu bringen.

Vorzüglich eignet sich der Lindenblütentee für die gleichen Zwecke bei **Kindern.** Wir wissen heute, daß es ganz und gar nicht zweckmäßig ist, bei jeder Erkältung und jedem Katarrh der Kinder gleich ein Antibiotikum wie Penicillin oder ein anderes starkes Mittel zu geben. **Der einfache Lindenblütentee genügt voll-**

kommen, und wenn nach zwei oder drei Tagen irgendeine Komplikation auftritt, so ist es immer noch Zeit, auf ein Antibiotikum oder ein anderes geeignetes stärkeres Mittel überzugehen. Es wird neuerdings auch im ärztlichen Schrifttum ganz besonders betont, daß ein solches vorsichtiges Verhalten besser ist und den Eintritt von Komplikationen weit **sicherer** verhütet, als wenn vor lauter Ängstlichkeit sofort die intensivsten Mittel angewandt werden. Lindenblüten sind in den meisten der üblichen schweißtreibenden Teegemische (Species diaphoreticae) enthalten. Man kann sich einen solchen Tee auch leicht selbst herstellen, indem man Lindenblüten, Holunderblüten und Kamillenblüten zu gleichen Teilen mischt.

Zur Einleitung von Schwitzkuren trinkt man 2–3 Tassen möglichst rasch hintereinander, um dem Organismus den Beginn des Schwitzens zu erleichtern. Man wird dann die Kneipp-Worte bestätigt finden: »Die Kräutertees sind eine Treibjagd nach innen; sie wirken auflösend, reinigend, unterstützend.«

Löwenzahn
(Taraxacum officinale)

»Der Löwenzahn ist ein vorzügliches Kraut, daß es jedermann kennen und lernen sollte, wie nützlich es zu verwerten ist. Für Leberkranke ist diese Pflanze sehr zu empfehlen.«

Schon immer verwendete man den Löwenzahn als ein vortreffliches Heilmittel, auch als einen guten **Frühlingssalat.** Die **frischen Blätter** des Löwenzahnes schmecken angenehm würzig-bitterlich und geben zerkleinert, allein oder gemischt mit Kerbel, Kresse oder anderen Frühlingskräutern, einen erfrischenden, anregenden Brotaufstrich. Nicht minder zweckmäßig ist es, sie den Salaten zuzusetzen. Auch für Rohkostspeisen und für ein Müsli lassen sie sich gut verwenden.

Überall wächst der Löwenzahn auf unseren Feldern und auch als Unkraut in unseren Gärten. Die Blätter sind grob gesägt und bilden eine grundständige Blattrosette. Die gelben Blüten entwikkeln später die Früchte, von denen jede einzelne einen kleinen Haarkranz trägt und sich damit wie mit einem Fallschirm durch den Wind forttreiben läßt. Die Kinder haben ihre Freude daran und nehmen den abgeblühten Löwenzahn als »Pusteblume«.

Die **Wurzel** des Löwenzahns dringt tief in den Boden ein. Sie ist eine typische Pfahlwurzel. Deshalb ist auch der Löwenzahn in den Gärten so schwer auszurotten. Ein Stückchen Wurzel bleibt oft noch unten stecken, wenn man ihn oben abhackt, und schlägt dann wieder aus.

Medizinisch wird vor allem diese **dicke Wurzel** verwandt, meistens zusammen mit dem getrockneten Kraut (Radix taraxaci cum herba). Sie enthält reichlich den Bitterstoff **Taraxacin,** dazu in kleineren Mengen noch eine ganze Reihe anderer Bestandteile, so Carotinoide, Inosit und enzymatische Substanzen.

Der Löwenzahn regt vor allem die Tätigkeit der großen Drüsen an, also der **Leber** und der **Nieren.** Es kommt zu einem reichlicheren Gallenfluß und ebenso auch zu einer vermehrten Produktion von Harn. Bei allen Leber-Gallen-Erkrankungen wirkt sich dies förderlich aus. Daher bevorzugen wir den Löwenzahn bei einem **Gallensteinleiden,** um ein Größerwerden der Steine oder auch eine Neubildung zu verhindern. Gleiches gilt von Nieren- und Harnsteinen. Auch hierbei soll eine Kur mit Löwenzahn den Abgang der Steine fördern, vor allem den zeitigen Abgang von kleinsten steinartigen Bildungen, die noch als Harnsand oder Harngrieß bezeichnet werden können.

So wird der Neubildung von Steinen in den **Nieren** vorgebeugt. Dazu ist es notwendig, daß man gleichzeitig größere Flüssigkeitsmengen zu sich nimmt. 2–3 Teelöffel oder auch ein gestrichener Eßlöffel der Droge wird mit 1/2 Ltr. Wasser heiß überbrüht, 10–15 Min. stehengelassen und dann morgens früh getrunken. Man nennt dies einen **Wasserstoß,** der durch die Droge mit ihrer harntreibenden Wirkung noch verstärkt ist. Es genügt, morgens einmal eine solche größere Menge Löwenzahntee zu sich zu nehmen. In den Abendstunden sollte man ihn keinesfalls geben, damit die Nachtruhe nicht durch Harndrang gestört wird. Bei Gallenleiden genügen kleinere Flüssigkeitsmengen, morgens und mittags eine Tasse aus je einem Teelöffel der Droge. Gut und noch einfacher ist der **Kneipp - Löwenzahn - Pflanzen - saft.** Hiervon beträgt die Menge bei den Gallenleiden morgens und mittags ein Eßlöffel, bei den Nierenleiden morgens zwei Eßlöffel auf einmal mit einer größeren Menge Flüssigkeit.

Lungenkraut
(Pulmonaria officinalis)

Das Lungenkraut gehört zu den schönen Frühlingsblühern unserer Laubwälder. Man erkennt es leicht daran, daß die Blüten zuerst rötlich sind und bei weiterem Aufblühen bläulich werden, so daß rötliche und bläuliche Blüten sich am gleichen Stengel zusammenfinden. Im Sommer, wenn die Blüten längst vergangen sind, entwickeln sich die grundständigen Blätter. Sie sind kräftig und durch unregelmäßige weißliche

Flecke auf ihrer Oberseite gekennzeichnet.
Das Lungenkraut ist ein altbekanntes **Hustenmittel.** Schon der Name Pulmonaria weist darauf hin, denn pulmo heißt Lunge. Verwandt wird das Kraut der ganzen Pflanze, Herba pulmonariae. Es enthält **Kieselsäure, Schleimstoffe** und etwas **Saponin.** Man gebraucht es als Teeaufguß, mit Honig gesüßt, jedoch selten allein. Wohl aber ist es auch heute noch ein beliebter Bestandteil von fertigen Lungentees, so auch des **Kneipp-Bronchi-Pressan-Pulvertees,** der eine moderne Form der Teezubereitung darstellt. Man braucht nur einen Teelöffel des leicht löslichen Pulvers mit einer Tasse heißen Wassers zu übergießen und hat sofort den trinkfertigen Tee.

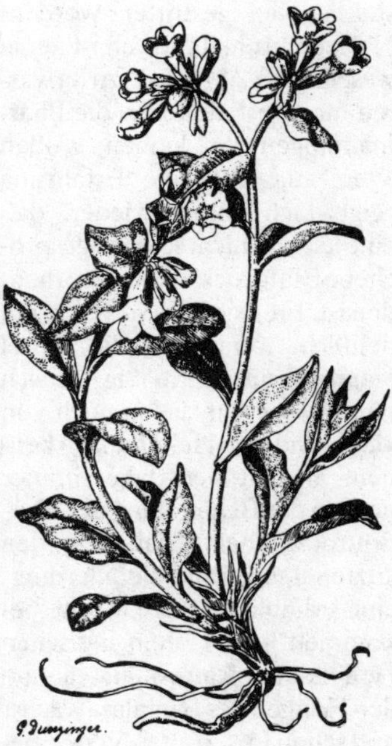
Lungenkraut

Mistel (Viscum album)

Die Mistel ist eine höchst eigenartige Pflanze. Sie wächst hoch auf den Bäumen, auf Eichen, Birken, Kiefern und anderen. Dort oben bildet sie auffallend runde Büschel, die aussehen wie ein Hexenbesen. Die Mistel ist ein **Halbschmarotzer;** das bedeutet, daß sie nicht wie ein richtiger Schmarotzer alle ihre Nährstoffe aus dem anderen Gewächs herausholt, sondern nur zum Teil. Sie besitzt nämlich in den Blättern das **Blattgrün** (Chlorophyll), das ihr dazu dient, mit Hilfe des Sonnenlichtes organische Substanz zu bereiten. Sie braucht von dem Baum nur die Flüssigkeit, also das Wasser mit den gelösten Nährstoffen. Recht eigenartig sieht sie aus. Die Stengel verzweigen sich immer gabelig, wie man es sonst nur bei niederen Pflanzen findet. Die ovalen, ziemlich derben Blätter stehen sich zu zweien gegenüber. In den Achseln dieser gabelförmigen Verzweigung erkennt man die kleinen, grünlichen, unscheinbaren Blüten, aus denen später weiße Beeren wer-

den. Diese Beeren enthalten einen gummiartigen und zähen Schleim, mit dessen Hilfe sie sich auf anderen Zweigen festsetzen, wenn sie von Vögeln dorthin getragen werden. Die **Beeren** gelten als giftig, wie die ganze Pflanze. Wenn Kinder 8–10 dieser Beeren naschen, schadet es ihnen nichts. Mehr werden sie sicher nicht zu sich nehmen, denn die Beeren schmecken nicht gut.
Medizinisch gebraucht wird von der Mistel das ganze Kraut. Wir haben hier den seltenen Fall, daß die Droge ebenso heißt wie die Pflanze, nämlich Viscum album. Sie enthält die Stengel, die Blätter und evtl. auch die Blüten.

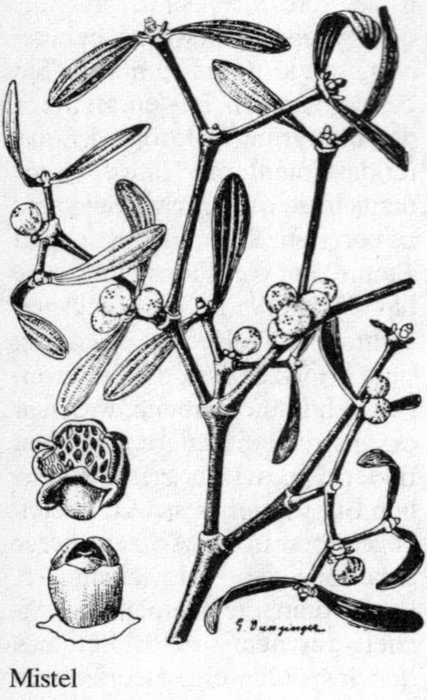

Mistel

Mit der Wertschätzung der Mistel als Heilmittel ist es eigenartig gegangen. Früher stand sie sehr hoch im Kurs, heute weit weniger. Sie ist in erster Linie ein **blutdrucksenkendes** Mittel. Auch Herzwirkungen werden ihr zugeschrieben. Das trifft aber nicht zu, wenn eine Zubereitung aus der Mistel innerlich genommen wird. Nur wenn man einen Extrakt aus ihr herstellt und diesen einspritzt, sind gewisse Kreislaufwirkungen vorhanden, die sich aber arzneilich nicht richtig auswerten lassen. Um die blutdrucksenkenden Eigenschaften der Mistel ist viel gestritten worden. Nach den Inhaltsstoffen ist keine wesentliche Wirkung zu erwarten, und deshalb teilen die Pharmakologen ihr keinen großen Wert zu. Aber die Erfahrung zeigt doch immer wieder, daß eine leichte, nicht sehr ausgesprochene Blutdrucksenkung vorhanden ist. Freilich wird sie erst dann deutlich, wenn man die Mistel **langdauernd,** kurmäßig zu sich nimmt, wie wir das ja auch von vielen anderen Heilpflanzen kennen. Sie hat sich daher immer noch in der Behandlung der Blutdruckkrankheit gehalten. In den letzten Jahren hat sie allerdings eine erhebliche Konkurrenz bekommen in der alten indischen Heilpflanze **Rauwolfia,** die an den Hängen des Himalaja wächst und schon in den alten Veden beschrieben wurde. Benannt ist sie nach einem alten Augsburger Arzt *Rauwolf,* der eine botanische Expedition nach Indien unternommen hatte und darüber in einem damals sehr berühmten Werk berichtete. Aber die Rauwolfia gehört zu den starkwirkenden Pflanzen, denn die Wirkstoffe sind Alkaloide. Sie ist daher der ärztlichen Verschreibung vorbehalten und muß vorsichtig dosiert werden, da höhere Dosen auch schaden können. Aber in vorsichtiger Weise verwandt, ist die Rauwolfia heute das bevorzugte Mittel zur Senkung des erhöhten Blutdrucks. Ganz hat sie aber die Mistel nicht zu verdrängen vermocht. Es gibt noch genügend leichtere Fälle, bei denen wir nicht gleich zur Rauwolfia oder zu noch stärkeren Mitteln zu greifen brauchen.

Genommen wird die Mistel als **Tee,** 1 Teelöffel auf 1 Tasse Wasser, in der üblichen Weise überbrüht und ziehen gelassen. Zweckmäßig ist es auch, den Aufguß ähnlich wie beim Baldrian längere Zeit stehenzulassen, so daß er noch stärker ausgezogen wird. Man wird also die Tagesmenge von 3 Tassen gleich auf einmal morgens bereiten, 3 Teelöffel voll auf so viel Wasser, wie etwa 3 Tassen entspricht. Davon wird die erste Tasse morgens getrunken, die zweite nach dem Mittagessen und die dritte abends vor dem Schlafengehen, diese beiden letzteren dann kalt. Noch einfacher ist es, den fertigen **Kneipp-Mistelsaft** zu nehmen, 2–3 mal täglich 1 Eßlöffel voll rein oder verdünnt. Gern wird die Mistel auch zu gleichen Teilen mit Weißdorn und Melisse gemischt und dann in gleicher Weise verwandt. Der Weißdorn wirkt dabei auf die Kranzgefäße des Herzens und die Melisse in milder Weise beruhigend, ebenfalls vorwiegend auf das Herz. Diese einfache Mischung ist unser bevorzugter Blutdrucktee. Auch hierbei lassen sich die Frischsäfte kombinieren, etwa derart, daß man morgens und mittags je einen Eßlöffel Mistel- und Weißdornsaft und abends vor dem Schlafengehen 1–2 Eßlöffel Melissensaft nimmt.

Ganz anders ist die Wirkung der Mistel, wenn man einen wäßrigen Extrakt einspritzt. Bewährt hat es sich, einen solchen Mistelextrakt in kleinen Quaddeln um ein arthrotisches Kniegelenk herum zu injizieren. Bemerkenswert sind neue Mitteilungen über günstige bessernde Wirkungen von Mistelinjektionen bei Krebsleiden. Hier ist die Forschung noch im Fluß. Bei der innerlichen Anwendung der Mistel steht die Blutdruckkrankheit nach wie vor ganz im Vordergrund. Damit haben sich, wenn auch in etwas gewandelter Art, die Worte von *Kneipp* bestätigt: »Auch bei anderen Störungen im Blutkreislauf kann diese Pflanze zu Rate gezogen werden. Die Heilwirkungen der Mistel erstrecken sich in erster Linie auf das Blut und auf Störungen des Blutumlaufs.«

Pfefferminze (Mentha piperita)

Die Pfefferminze ist eine altbekannte Heilpflanze. Sie stammt aus Ostasien und ist bei uns nur in der Kultur zu züchten. Botanisch gesehen ist sie ein Bastard aus mehreren Minzenarten, wahrscheinlich solchen, die nur in Innerasien wild vorkommen. Sie wird bei uns niemals reif und vermehrt sich nur durch die Wurzelstöcke. Sie braucht einen humosen, etwas feuchten Boden. Da man sie feldmäßig anbauen und leicht ernten kann, ist sie auch recht billig, sehr im Unterschied zur Kamille.
Die Droge sind die **Pfefferminzblätter** (Folia Menthae piperitae). Sie enthalten ein ätherisches Öl, das **Pfefferminzöl.** Dieses wieder besteht aus einer ganzen Reihe verschiedener Substanzen, von denen das bekannteste das **Menthol** ist. Aber ähnlich, wie beim Azulen der Kamille ausgeführt wurde, läßt sich auch das Menthol nicht an die Stelle des Pfefferminzöles oder gar der ganzen Pfefferminze setzen. Es besitzt nur noch einen bescheidenen kleinen Teil der Gesamtwirkung der ganzen Pflanze. Auch bei der Pfefferminze sind es drei Wirkungen, welche die Heilkraft bedingen, aber doch ganz andere als diejenigen der Kamille.
Die Pfefferminze wirkt in erster Linie beruhigend auf den Darm und **blähungswidrig,** nächstdem anregend auf Bildung und Abfluß der **Galle.** Als drittes kommt der Pfefferminze eine leichte **anästhesierende**, also schmerzaufhebende Wirkung auf die Magenschleimhaut zu. Hierauf beruht es hauptsächlich, daß sich die Pfefferminze so gut gegen Übelkeit, Brechreiz und Erbrechen bewährt. Vor allem wegen ihrer galletreibenden (cholagogen) Wirkung ist die Pfefferminze in dem **Kneipp-Cholapressan-Tee** enthalten.
Die Pfefferminze ist ähnlich wie die Kamille eines unserer bedeutsamsten Magen-Darm-Mittel. Da aber die Wirkungsweise und die Inhaltsstoffe ganz andere sind, gelten auch andere Anwendungsgebiete. Wir geben den Pfefferminztee bei den **Magenbeschwerden der Gallenkranken** und bei Darmleiden mit Völlegefühl, Übelkeit und Aufstoßen sowie mit Neigung zu vermehrten **Gasauftreibungen** und Blähungen. Bei allen diesen Zuständen trinkt man den Pfefferminztee längere Zeit kurmäßig. Auch eine Sofortwirkung kommt der Pfefferminze zu, ebenfalls vor allem bei akuten Magenbeschwerden und dyspeptischen Zuständen.

Die Dosierung des Pfefferminztees ist die übliche, 1 Teelöffel der Droge auf 1 Tasse Wasser, heiß überbrühen, nicht kochen, 10 Min. ziehen lassen und gut warm trinken. Vielfach ist es zweckmäßig, den Pfefferminztee mit Honig oder Zucker zu süßen. Nur Magenkranke mit Neigung zur Übersäuerung vertragen dies nicht.
Pfefferminzöl kann auch **äußerlich** angewandt werden. Man nimmt es gern zum Bestreichen der Schläfen und der Stirn bei migräneartigen Kopfschmerzen. Dabei muß man die Augen schützen. Das reine Menthol wird äußerlich angewandt in Form von Menthol-Spiritus zu Einreibungen bei Juckreiz. Auch als Haarwasser ist es gebräuchlich und wird, weil es durch die Betäubung der Hautnerven eine Art Kältegefühl auf der Kopfhaut erzeugt, als Eiswasser bezeichnet.
Die **Krauseminze** (Mentha crispa) ist eine krausblättrige Abart der echten Pfefferminze. Sie wird ebenso gebraucht wie diese und hat sonst keinen Vorteil.
Unsere heimische **Wasserminze** (Mentha aquatica) wird heute nur noch selten verwandt. Sie ist in ihren Inhaltsstoffen und in ihrer Anwendung der Pfefferminze ähnlich, aber doch wesentlich schwächer. Vor allem ist sie weit weniger aromatisch, so daß sie neben der Pfefferminze kaum noch eine Berechtigung hat.

Raute (Ruta graveolens)

»Diese edle, heilkräftige Pflanze ist leider noch allzuwenig bekannt, das heißt, in ihren vorzüglichen Wirkungen anerkannt. Die Pflanzen reden zu uns durch ihren Geruch. Wie klar und durchdringend meldet die Raute ihren guten Willen, uns Menschen, für die sie geschaffen, zu helfen, verschiedenes Leid zu lindern, als wenn jedes der kleinen Blättchen gleichsam ein Zünglein wäre. Daß wir dieses Sprechen stets verkünden! Die Raute wirkt, wie und wo immer sie angewendet wird, stärkend und kräftigend. Wer nur ein Blättchen kaut, kann diese Wirkung alsbald auf der Zunge verspüren. Dazu erquickt der Geschmack die ganze Mundhöhle; er tut wohl und hält an wie Weihrauchduft, der ein Haus erfüllt.«
Die Raute ist eine sehr alte Heilpflanze. Sie stammt aus den Mittelmeerländern. Bei uns wird sie in den Gärten angepflanzt und wächst bald sehr reichlich. Daher stammt auch ihr Name Gartenraute, und von ihrem guten Geschmack der andere Name Weinraute. Es sind dies aber nur andere Bezeichnungen für die gleiche Pflanze.
Die Inhaltsstoffe dieser Raute sind in erster Linie ein **ätherisches Öl,** von dem der gute Geruch ausgeht, und ein Flavon **Rutin.** Durch das ätherische Öl wirkt die

Raute auf der Haut lokal stark reizend. Auch innerlich kann sie richtige giftige Wirkungen erzeugen, sogar zum Abort führen. Sie ist daher heute weitgehend außer Gebrauch gekommen. Besondere Wirkungen auf die inneren Organe hat man nicht feststellen können. Man nimmt sie am ehesten noch als ein allgemeines Kräftigungsmittel, wie es schon *Kneipp* angab, und bei Stauungen im venösen Gefäßsystem, also etwa bei Krampfadern. Sie ist für diesen Zweck heute durch die noch wirksamere und dabei unschädliche Roßkastanie und neuerdings auch noch durch den **Honigklee** (Melilotus officinalis) verdrängt worden. Dagegen hat sie immer noch ihre Bedeutung als beliebtes Küchengewürz.

Rettich (Raphanus savitus)

»Rettich ist ein gutes Reinigungsmittel für die Leber.« Dieser Ausspruch *Kneipps* ist durch neue Untersuchungen bestätigt worden. Der Rettichsaft fördert den Gallenfluß und kann dadurch bei **chronischen Leber-Gallen-Leiden,** vor allem bei chronischer Gallenblasenentzündung und bei Gallensteinen mit Vorteil verwandt werden. Er ist sogar ein recht **starkes** Mittel für diesen Zweck und wird daher mehr für kräftige Leute angebracht sein, während solche mit einem schwachen Magen ihn nicht immer gut vertragen.

Es gibt den schwarzen und den weißen Rettich. Beide werden in vielen Abarten in den Gärten gezogen. Ihre Wirkung ist gleich. Medizinisch wird vorzugsweise der **Schwarz-Rettich** verwandt, jedoch scheint er dem weißen Rettich keinesfalls überlegen zu sein. Der Wirkstoff ist hauptsächlich ein **Senfölglykosid,** von dem wir wissen, daß ihm auch antibiotische Wirkungen zukommen. Außerdem haben wir im Rettich noch andere Bestandteile kennengelernt, sogar Vitamin C. Zu beachten ist jedoch, daß die Wirkung des Rettichs bei längerem Lagern nachläßt. Am stärksten wirkt der Saft aus dem **frischen** Rettich. Wir lassen davon 3mal täglich 1 Eßlöffel nach den Mahlzeiten nehmen. Um die Verträglichkeit zu bessern, gibt man etwas warme Milch hinterher. Eine gebrauchsfertige Form ist der **Kneipp-Rettichsaft,** der ebenfalls eßlöffelweise kurmäßig genommen wird.

Ringelblume
(Calendula officinalis)

»Die Ringelblume ist eine Heilpflanze ersten Ranges. Für Geschwüre und auch bei Flechten ist die Calendula ausgezeichnet. Man macht eine Calendula-Salbe und streicht sie auf die kranke

Stelle.« Diese Angaben *Kneipps* weisen bereits die Richtung, in welcher die Ringelblume gern verwandt wird.

Die **Calendula-Salbe** ist eine Heilsalbe für hartnäckige Geschwüre und schlecht heilende Wunden. Auch Unterschenkelgeschwüre, die bekanntlich immer eine wenig gute Heilungsneigung aufweisen, reagieren sehr gut auf die Calendula-Salbe.

Die Ringelblume wird in den Gärten gern angepflanzt, vor allem als Zierpflanze. Sie hat schöne, orangengelbe Blütenköpfe, die bei den Gartenformen meist gefüllt sind. Aus diesen Blüten wird die Salbe bereitet. In den Blüten ist eine erhebliche Zahl von Wirkstoffen enthalten, die sich gegenseitig in vorzüglicher Weise ergänzen und unterstützen. In der Hauptsache sind es **gelbe Farbstoffe,** die dem Carotin nahestehen, also dem gleichen Wirkstoff, wie er auch in den Karotten und vielen anderen Pflanzen enthalten ist. Er wirkt anregend auf die Tätigkeit der Zellen. Die Aufnahme von Sauerstoff, also die Oxydation in der Zelle, wird gefördert. Ergänzt wird die Wirkung dieses gelben Farbstoffes in den Ringelblumen noch durch ein ätherisches Öl, Bitterstoffe, Saponine und harzartige Substanzen.

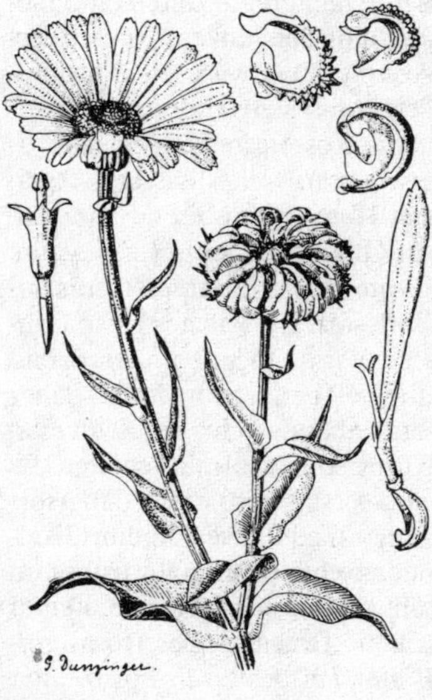

Ringelblume

Die **wundheilungsfördernde Wirkung** der Calendula-Salbe macht sich meistens schon recht rasch bemerkbar. Der **gelbe Farbstoff** gibt der Salbe die typische Färbung. Ein großer Vorteil ist ihre Reizlosigkeit. Man streicht die Salbe etwa messerrückendick auf einen Leinenlappen, legt diesen auf die Wunde oder auf das Geschwür, gibt etwas Watte darüber und befestigt das Ganze mit einer Binde oder an kleineren Stellen auch mit Heftpflaster.

Rosmarin
(Rosmarinus officinalis)

»Ein Sträußchen von Rosmarin darf am Hochzeitstage keinem Gaste, bei solennen Festlichkeiten keinem rechten Teilnehmer fehlen. Eine Schande aber wäre es nicht minder, wenn dem Sammler für die Hausapotheke dieses würzige Kraut entginge.«

Auch der Rosmarin stammt aus den Mittelmeerländern. Er ist ein Halbstrauch, also nur im unteren Teil strauchig, im oberen Teil krautig, mit schmalen Blättern, die am Rande nach unten gerollt sind und auf der Unterseite einen blauen Streifen tragen. Die Blüten sind verhältnismäßig klein und bläulich-violett. Die ganze Pflanze duftet stark aromatisch.

Wir verwenden vom Rosmarin die **Blätter.** Der stark riechende Stoff ist **Rosmarin-Kampfer.** Er

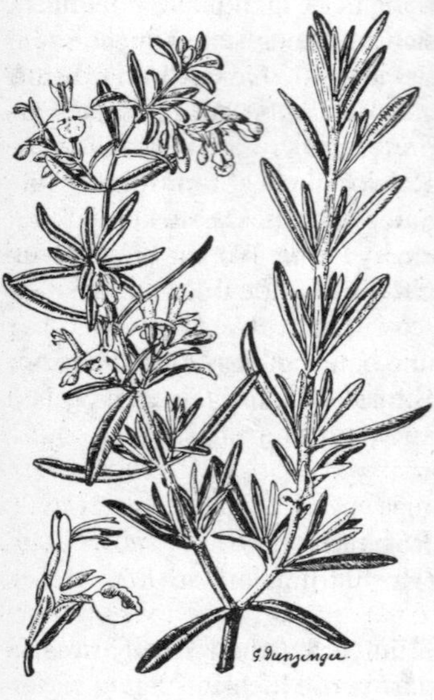

Rosmarin

ist chemisch dem echten Kampfer aus dem Kampferbaum ganz ähnlich. Wie dieser echte Kampfer, wirkt auch der Rosmarin-Kampfer **anregend auf den Kreislauf und auf das Nervensystem.** Er ist ein gutes Tonikum. Auch eine gallefördernde Wirkung ist vorhanden. Aber in der Hauptsache wird der Rosmarin bei Kreislauf- und Nervenschwäche verwandt, heute vorwiegend **äußerlich** in Form von Einreibungen und Rosmarin-Bädern. Der Rosmarin-Spiritus dient zu Einreibungen bei rheumatischen Erkrankungen und Neuralgien. **Rosmarinsalbe** ist gut für schlecht heilende Wunden und Geschwüre.

Die **Rosmarin-Bäder** werden heute nicht mehr durch eine Abkochung des ganzen Krautes hergestellt. Das wäre zu umständlich. Man verwendet hierfür einen Rosmarin-Badeextrakt – etwa in Form des **Kneipp-Aquasan-Herzbades** oder des **Rosmarin-Ölbades.** Eine sehr elegante Form ist das **Kneipp-Rosmarin-Badesalz.** Ein solches Rosmarin-Bad wirkt angenehm anregend und belebend. Man darf es daher nicht abends nehmen, denn man würde sonst schlecht schlafen. Es ist das richtige Bad für den **Morgen,** unbedingt verbunden mit einer **anschließenden Bettruhe** von mindestens einer Stunde. Daher sollen Berufstätige Rosmarin-Bäder am besten in Form einer **Wochenendkur** nehmen, also am

Sonnabend und Sonntag früh je ein derartiges Bad mit entsprechender Nachruhe. Das ist für schwächliche Menschen mit niedrigem Blutdruck und Kreislaufstörungen, aber auch für Rekonvaleszenten nach erschöpfenden Krankheiten oder Operationen ein sehr gutes und bewährtes Tonikum.

Für kräftige kühle Abreibungen wird gern der **Rosmarin-Essig** genommen, 1–2 Eßlöffel auf eine Schüssel voll Wasser. Auch der **Rosmarin-Spiritus** ist hierfür geeignet. Zu Einreibungen nimmt man ihn unverdünnt, gern im Anschluß an eine kräftige Muskelmassage.

Zwei Anwendungsformen des Rosmarins verdienen noch besondere Beachtung. Bei Herzbeschwerden haben sich Einreibungen mit der Kneippschen **Herzsalbe** (Unguentum Cardiacum Kneipp) ausgezeichnet bewährt. Man verreibt davon ein kleines Stück mit kreisenden Bewegungen in der ganzen linken Brustgegend über dem Herzen, morgens und abends. Die zweite und besonders beliebte Anwendungsform ist der **Rosmarin-Wein.** Seine Zubereitung wurde bereits von *Kneipp* angegeben, und er wird auch noch heute nach genau dem gleichen Rezept mit besonderer Sorgfalt hergestellt. *Kneipp* hat ihn in besonderem Maße geschätzt. Man nimmt davon ein kleines Gläschen nach dem Mittag- und Abendessen. Er ist ebenfalls ein **Tonikum für kreislaufschwache Menschen,** auch nach anstrengenden Krankheiten wie einer Grippe oder Lungenentzündung oder nach Operationen. Vor allem aber ist der Rosmarin-Wein ein **anregendes Mittel für die alten Leute.** Es ist so recht das Stärkungsmittel für den alternden Menschen und vermag ihn frisch zu halten, soweit es noch geht. Dabei tut er sicherlich die gleichen Dienste wie so manches andere, teuere und mit großartiger Reklame angepriesene Mittel. Wir wissen ja zur Genüge, daß es eine echte Verjüngung nicht gibt und nicht geben kann. Aber trotzdem kann man doch den alten Menschen helfen, indem man ihren Kreislauf in milder Weise tonisiert und auch die Magensekretion anregt. Dafür schätzen wir den Rosmarin-Wein ganz besonders. Wer den Alkohol vermeiden will, nehme den **Kneipp-Rosmarin-Saft,** 2- bis 3mal täglich 1 Eßlöffel.

Eine neuartige innerliche Anwendung des Rosmarinkampfers in Form von Tropfen liegt im **Cardalept** vor, das außerdem noch einige andere Heilpflanzen enthält. Es ist das Anregungsmittel oder, wie der Fachausdruck lautet, Analeptikum für die vielen Menschen der heutigen Zeit mit niedrigem Blutdruck, Kreislaufstörungen und allgemeiner Erschöpfung, aber auch für ältere Leute mit beginnenden Aufbrauchserscheinungen bis zur schon stärker ausgebildeten Arteriosklerose, zumal den arteriosklerotischen Veränderungen an den Kranzgefäßen des Herzens. Man nimmt davon bei akuten Zuständen 30 Tropfen in etwas Wasser, für die kurmäßige Daueranwendung regelmäßig morgens und abends 20 Tropfen über 6–8 Wochen.

Um Mißverständnissen vorzubeugen, sei noch einmal darauf hingewiesen, daß der Rosmarin anregend auf den **Kreislauf,** also auf die gesamten Blutgefäße im Körper, zumal in den Gliedern wirkt. Aber ein **Herzmittel** im eigentlichen Sinne ist er **nicht,** wie man es in den älteren Büchern lesen kann. Die anregende Wirkung erstreckt sich ebenso auf das **Nervensystem.** Und gerade dieser **Doppeleffekt** auf Kreislauf und Nerven macht den Rosmarin zu einem so vorzüglichen und mit Recht viel gebrauchten Heilmittel. Es seien daher noch einige Aussprüche *Kneipps* über den Rosmarin angefügt, die alle zeigen, wie hoch er ihn bewertete:

»Ich stelle Rosmarin unter die ersten Pflanzen, welche uns durch ihre Heilwirkung bekannt sind. Der Rosmarin ist vor allem ein gutes Magenmittel und gut für die Verdauung.« – »Es tritt nach dem Genuß des Rosmarinweins sehr bald guter Appetit ein.«

»Die Wirkung des Rosmarinweins auch bei schwachen Naturen ist vorzüglich.«

»Als Heilkraut ist der Rosmarin unbezahlbar, und es gibt wohl wenige Kräuter, die ihm gleichkommen.«

Salbei (Salvia officinalis)

»Wer ein Gärtchen beim Hause hat, wird, wenn er es neu anlegt, den Salbeistock nicht vergessen; er ist eine hübsche Zierpflanze.«

Aber auch als Heilpflanze ist die Salbei uralt und bewährt. Die Blüten sind bläulich, verhältnismäßig klein, jedenfalls weit unscheinbarer als bei unserer schön und groß blaublühenden Wiesensalbei. Dafür aber entströmt der Gartensalbei ein durchdringender Geruch, der auf einem **ätherischen Öl** beruht. Es ist in den **Blättern** enthalten, welche die Droge (Folia Salviae) darstellen.

Außer dem ätherischen Öl besitzt die Salbei noch Gerbstoffe und andere Substanzen. Sie unterstützen die Wirkung der Salbei in der gleichen Weise, wie wir es schon bei so vielen Heilpflanzen kennengelernt haben, daß erst die Fülle der Wirkstoffe die eigentliche Heilkraft ausmacht.

Der Salbei kommt eine ganz eigene Wirkung zu, die sie vor allen anderen Heilpflanzen auszeichnet: sie wirkt ausgesprochen **schweißhemmend.** Zu diesem

Zweck wurde sie früher sehr viel bei den Nachtschweißen der Lungentuberkulösen verwandt.
Heute haben wir das glücklicherweise nicht mehr nötig, da wir jetzt bessere Heilmittel für die Tuberkulose besitzen, welche uns in ungeahnter Weise eine wirksame Bekämpfung dieser schlimmen Krankheit erlauben. Aber es gibt noch genügend andere, glücklicherweise weitaus harmlosere Zustände von lästigen Schweißausbrüchen, bei denen die Salbei gut helfen kann. Das sind vor allem die Schweiße bei den Frauen in den Wechseljahren, die vielfach so quälend auftreten. Und es ist ferner ein übermäßiges Schwitzen, zumal in der Nacht, bei Menschen mit einem übererregten vegetativen Nervensystem. Sie brauchen nicht, wie früher, Angst zu haben, daß eine Tuberkulose dahinterstecke. Nach dieser Richtung hin können wir sie meistens vollkommen beruhigen. Aber lästig sind diese Schweiße doch, und man kann sie ebenfalls mit der Salbei gut bekämpfen.
Dabei ist zu beachten, daß diese schweißhemmende Wirkung meistens erst bei verhältnismäßig **größeren Mengen** der Droge auftritt. Wir müssen mindestens 2 gehäufte Teelöffel pro Tasse nehmen und lassen zur Verhütung von nächtlichem Schwitzen je eine Tasse nach dem Abendessen und vor dem Schlafengehen trinken, in üblicher Weise bereitet, aber abgekühlt, damit nicht schon der heiße Tee zu einem Schweißausbruch führt. Man kann den Tee mit Honig süßen. Ferner ist wichtig zu wissen, daß die Salbei ihre gute schweißhemmende Wirkung nur entfaltet, wenn man sie **längere Zeit kurmäßig** nimmt, mindestens 3–4 Wochen. Die Wirkung tritt überhaupt erst nach einigen Tagen ein. Man muß sich also zunächst gedulden, manchmal sogar eine ganze Woche.
Gern wird die Salbei innerlich auch bei akuten Erkältungskrankheiten gebraucht. Noch beliebter ist ihre Verwendung zu **Mundspülungen** und zu **Gurgelungen** bei der Mandelentzündung (Angina). Dazu nimmt man ebenfalls einen gut warmen Salbeitee. Oder man tut 10–20 Tropfen der Salbei-Tinktur oder des noch stärkeren **Fluid-Extraktes** (Extractum Salviae fluidum) in ein Glas warmes Wasser. Bei dieser örtlichen Anwendung wirkt die Salbei beruhigend und entzündungshemmend auf die Schleimhäute und nach neuen Untersuchungen noch außerdem keimhemmend (antibakteriell).

Sauerkraut

»Auch dieses bekannte Heilmittel möge hier seine wohlverdiente Stelle finden!«

Die heilende Wirkung des Sauerkrautes beruht in der Hauptsache auf dem reichen Gehalt an **Milchsäure.**
Dadurch können abnorme Gärungen mit Völlegefühl, Aufstoßen und schlechtem Stuhlgang gebessert werden. Sauerkrautkuren haben sich besonders bewährt zur Behebung einer chronischen Stuhlverstopfung, die mit derartigen dyspeptischen Erscheinungen einhergeht. Man muß aber zu diesem Zweck das **rohe** Sauerkraut verwenden, da in ihm die Milchsäure noch unverändert enthalten ist. In dem gekochten Sauerkraut geht sie größtenteils verloren, und daher wirkt dieses durch seinen reichlichen Gehalt an grober Zellulose gerade im Gegenteil gasbildend und sogar kolikerzeugend. Das ist beim rohen Sauerkraut kaum zu befürchten, zumal wenn wir den darmempfindlichen Menschen den Rat geben, es noch mit Messer und Gabel auf dem Teller fein zu zerkleinern. Es wird dann von dem Darm besser bewältigt.
Noch einfacher ist es, nur den **rohen Sauerkrautsaft** zu trinken, richtig kurmäßig, jeden Morgen 1 Glas voll und noch ein zweites Glas zwischen Mittag- und Abendessen.
Ein solcher Saft steht gebrauchsfertig und auf seinen Milchsäuregehalt standardisiert im **Kneipp-Sauerkrautsaft** zur Verfügung.

Schafgarbe
(Achillea millefolium)

Die Schafgarbe wächst bei uns überall wild, an den Rändern der Wege und Landstraßen, auf trokkenen Wiesen und in Kiefernwäldern. Sie ist wie die Kamille ein Korbblütler. Die Blüten sind recht klein und stehen in doldenähnlichen Blütenständen beisammen. Sieht man sich aber die einzelne kleine Blüte genauer an, so erkennt man doch die Verwandtschaft mit der Kamille. Der wissenschaftliche Name Achillea kommt her von dem griechischen Halbgott Achilles und soll andeuten, daß sie so stark machen könne, wie dieser war. Und der Artname »millefolium« heißt tausendblättrig. Das ganze Blatt ist nämlich fein zerteilt, so daß die einzelnen Blatteilchen aussehen, als wären es sehr, sehr viele Einzelblätter.
Verwandt wird von der Schafgarbe das ganze Kraut (Herba millefolii). Es enthält ähnlich wie die Kamille ein **blaues ätherisches Öl** und außerdem noch einen **Bitterstoff.** Der Anteil an ätherischem Öl ist nicht so groß wie derjenige in den Kamillenblüten. Die Kombination dieses ätherischen Öls mit dem Bitterstoff gibt der Schafgarbe jedoch eine eigene Note.
Innerlich verwendet man die Schafgarbe als Tee bei **chronischen Magenleiden.** Für die aku-

ten Zustände ist sie nicht so wirksam wie die Kamille. Bei den chronischen dagegen kommt der gleichzeitige allgemein anregende (tonisierende) Effekt des Bitterstoffes noch in erwünschter Weise hinzu.
Außerdem gilt die Schafgarbe seit alters her als ein Mittel bei **Frauenkrankheiten.** Man hatte wissenschaftlich damit nicht allzuviel anzufangen gewußt, weil man keine wesentlichen Inhaltsstoffe fand, und die Frauenärzte haben sich daher wenig um die Schafgarbe gekümmert. Aber die Kranken hielten doch an ihr fest, und nach wie vor ist der Verbrauch der Schafgarbe gerade für diesen Zweck ein recht erheblicher. Es hat sich nun neuerdings herausgestellt, daß er wohl eine Berechtigung hat. Nur muß man zu unterscheiden wissen, bei **welchen** Frauenleiden die Schafgarbe in Frage kommt. Keinesfalls darf man sie bei Blutungen oder Ausfluß nehmen, denn da könnte immer eine ernstere Erkrankung dahinterstecken. In einem jeden solchen Fall muß erst frauenärztlich genau untersucht werden, um vor allen Dingen eine bösartige Neubildung auszuschließen. Aber es gibt viele andere Frauenleiden, bei denen es sich in der Hauptsache um Verkrampfungen und Verspannungen in der Muskulatur und im Bindegewebe des ganzen Unterleibes handelt. Starke **nervöse** Einflüsse spielen da mit hinein, zumal solche seitens des vegetativen Nervensystems. Wir haben dieses Frauenleiden, das zu den häufigsten überhaupt zählt, erst in neuerer Zeit kennengelernt. Es sind keine Entzündungen, sondern weit mehr **Verkrampfungen,** die sich bis zur richtigen Kolik oder noch häufiger zu einem Dauerschmerz steigern können. Man spricht heute dabei von einer **vegetativen Dystonie des kleinen Beckens** (Pelipathia vegetativa). Hierbei kann eine Kur mit der Schafgarbe gute Dienste leisten, zumal wenn sie mit Wärmeanwendungen, Moorbädern oder 2–3mal wöchentlich mit ei-

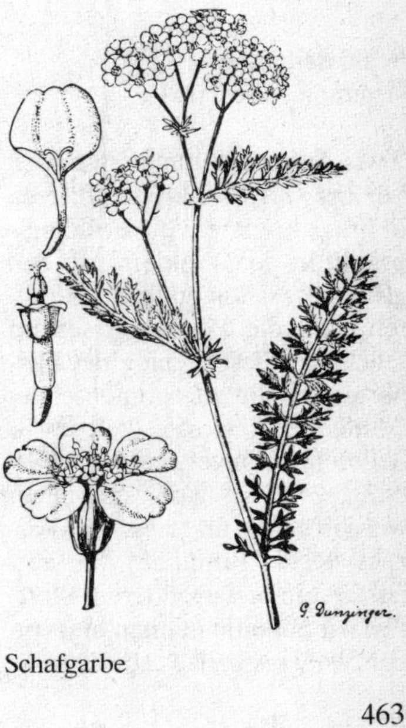

Schafgarbe

nem **Lavendel-Bad** oder einem **Melisse-Bad** (Melisse-Ölbad und Melisse-Badesalz) verbunden wird, das man auch zu Hause nehmen kann. Es fördert gleichzeitig die allgemeine nervöse Beruhigung und Entspannung, die gerade bei diesen Zuständen so wesentlich ist. Man läßt morgens, mittags und abends je eine Tasse warmen Schafgarbentee nehmen, den man aus einem Teelöffel pro Tasse bereitet. Er wird warm getrunken und kann noch mit Honig gesüßt werden. Auch der gebrauchsfertige **Kneipp-Schafgarbesaft** ist für solche Kuren geeignet, 3mal täglich 1 Eßlöffel, ebenfalls gern in einer Tasse heißem Honigwasser.

Schlüsselblume
(Primula officinalis)

Zwei Schlüsselblumen wachsen bei uns wild, die als Heilpflanzen in Frage kommen: die **Frühlingsprimel** in den Wäldern mit den größeren, schön goldgelben Blüten; und die **Wiesenprimel** auf feuchten Wiesen, mit einer kleineren, mehr zusammenschließenden Blütenkrone von etwas hellerer, schwefelgelber Färbung. Medizinisch gebraucht werden beide, und zwar die **Wurzeln** (Radix Primulae). Sie enthalten einen besonderen Stoff, den wir **Saponin** nennen und von dem wir wissen, daß er bei innerlicher Gabe reflektorisch über den Magen das Sekret in den Lungen verflüssigt. Es kann leichter ausgehustet werden. Der Auswurf wird auf diese Weise **gelöst,** und der Husten ist dann weit weniger quälend. So ist uns heute die Primel ein wertvolles **Hustenmittel** geworden, das in keinem der gebrauchsfertigen Hustentees fehlt. Man kann sie auch allein nehmen, indem man einen Eßlöffel der Wurzel mit 1/2 Liter Wasser 15–20 Minuten lang kocht, durchseiht und diese Menge über den Tag verteilt trinkt. Zweckmäßiger ist es meistens, die Schlüsselblume mit anderen pflanzlichen Hustenmitteln zu mischen, die einen etwas anderen Angriffspunkt haben, so daß sich die Wirkungen ergänzen. Königskerze, Spitzwegerich und vor allem Huflattich kommen hier in erster Linie in Betracht. Eine solche bewährte Kombination ist der **Kneipp-Hustentee** (Species Pectorales Kneipp).

Kneipp brauchte die Primel auch bei **rheumatischen** Erkrankungen und berichtet hierüber folgendermaßen: »Die gelbe Schlüsselblume ist als reinigender und ausleitender Tee vorzüglich. Wer Anlage zur Gliedersucht, zur Gliederkrankheit hat, trinke längere Zeit hindurch täglich eine Tasse Schlüsselblumen-Tee. Die heftigen Schmerzen werden sich lösen und allmählich ganz verschwinden.«

Spitzwegerich
(Plantago lanceolata)

»Wenn die Landleute sich bei ihren Arbeiten verwunden, so suchen sie rasch Blätter vom Spitzwegerich und ruhen nicht mit Drücken und Kneten, bis das etwas störrige Blatt sich einige Tropfen auszwingen läßt. Diese bringen sie entweder direkt in die frische Wunde, oder sie befeuchten damit ein Läppchen, das sie an den wunden Teil bringen. Verweigert das Blatt seinen Heilsaft, läßt es sich bloß mürbe und etwas feucht reiben, so legen die Leute die mürben Blätter selbst auf. Ist dabei die Gefahr der Blutvergiftung? Das kennt der Spitzwegerich nicht. Ein solcher Verband ist der erste, aber manchmal der beste Notverband; denn die Heilung solcher Wunden geht rasch vor sich. Wie mit Goldfäden näht der Wegerichsaft den klaffenden Riß zu; und wie an Gold sich nie Rost ansetzt, so flieht den Spitzwegerich jede Fäulnis und faules Fleisch. Die Wirkung dieser Pflanze nach innen ist nicht minder vorteilhaft. Daß doch Hunderte Menschen im Frühjahr oder Sommer diese Heilblätter sammelten, zerquetschten, die Säfte auspreßten und tränken! Zahllose innere Gebrechen, die aus dem unreinen Blut und den unreinen Säften wie Giftpilze hervorschießen, würden nicht eintreten. Das sind Wunden, die freilich nicht bluten, aber vielfach noch gefährlicher sind.«
Mit diesen Worten schildert *Kneipp* selbst die alte Anwendung des Spitzwegerichs. Schon immer war den Apothekern aufgefallen, daß ein **Spitzwegerichsaft so gut haltbar** war, auch **ohne** Zusatz irgendeines Konservierungsmittels. Heute wissen wir, worauf dies beruht. Man hat im Spitzwegerich **Antibiotika** gefunden. Das sind Wirkstoffe, welche – wie der Name bereits besagt – das Wachstum und damit das Leben von Mikroorganismen hemmen. Sie töten diese nicht immer ab, aber sie entziehen ihnen einen lebenswichtigen Bestandteil, so daß ihre Lebenskraft derart geschädigt wird, daß nun die eigenen Abwehrkräfte des Körpers wieder genügen, um die Bakterien restlos zu beseitigen. Man fand zuerst ein derartiges Antibiotikum in dem gewöhnlichen Schimmelpilz (Penicillium) und nannte es daher **Penicillin.** Es hat sich als ein außerordentlich wirksames Mittel erwiesen, ohne das die Heilkunde heute gar nicht mehr auszukommen vermag. Inzwischen sind noch viele andere Antibiotika entdeckt worden, wie das Streptomycin, das unser großes Tuberkulose-Heilmittel geworden ist. Erst in neuerer Zeit hat sich herausgestellt, daß auch viele höhere Pflanzen derartige Antibiotika enthalten. Sie sind nicht so stark wirksam wie dieje-

nigen der Pilze, aber doch ausreichend, um eine hemmende Wirkung auf das Bakterienwachstum auszuüben. Wir haben damit ein ganz neues Prinzip in vielen Heilpflanzen kennengelernt und verstehen manche Wirkung nun weit besser.

Beim Spitzwegerich ist es in der Tat so, wie es bereits *Kneipp* beschreibt: obwohl die Blätter so verwandt werden, wie man sie auf der Wiese pflückt, also durchaus nicht gereinigt, nicht einmal wenigstens abgewaschen, kommt es bei diesem einfachen Verfahren niemals zu einer Blutvergiftung. Das ist die Wirkung der antibiotischen Substanz in den Spitzwegerichblättern!

Außerdem enthält der Spitzwegerich noch **Schleim** und **Kieselsäure.** Er gilt daher als ein **gutes Hustenmittel.** Der Spitzwegerichsaft wird vor allem von den **Kindern** gern genommen, da er mit Zucker oder Honig recht wohlschmeckend ist. »Mit diesem Spitzwegerichsaft habe ich wirklich schon großartige Erfolge erzielt.« Ebenso bereitet man einen **Spitzwegerichtee** aus den Blättern. Man kann dazu schon die frisch auf der Wiese gepflückten Blätter nehmen, die man nur in grober Weise zerkleinert und dann mit heißem Wasser überbrüht. Oder man verwendet die Droge (Herba Plantaginis lanceolatae). Auch hier ist die Bereitung die übliche, ebenso wie das Hinzugeben von Honig. Der Tee wird gut **warm** getrunken, am besten gleich morgens eine Tasse vor dem Frühstück, dann nochmals 1–2 Tassen am Tage und eine letzte abends vor dem Schlafengehen, um eine ruhige Nacht zu erzielen. Zu anderen Zwecken wird der Spitzwegerich heute kaum noch gebraucht. Man kann ihn auch zu Spülungen der Mundhöhle nehmen, aber die Salbei ist für diese Zwecke besser.

Will man sich einen guten Hustentee selbst zusammenstellen, so verwendet man gleiche Teile Spitzwegerich, Lungenkraut und Huflattich. Die gleiche Zusammensetzung hat der tassenfertige Pulvertee **Bronchipressan.** Sitzt der Husten noch fest und soll er sich besser lösen, so füge man auch noch die Primelwurzel hinzu. Es gibt auch einen reinen **Kneipp-Spitzwegerich-Saft,** von dem man 2–3mal täglich einen Eßlöffel voll nimmt, zweckmäßig in heißem Honigwasser.

Stockrose (Althaea rosea)

Die Stockrose gehört zu den Malvengewächsen. Sie ist eine schöne hohe Pflanze. Der Stengel steht steif aufrecht wie ein Stock; daher der Name. An ihm entwickeln sich die großen, roten Malvenblüten. Diese Blüten sind es auch, die medizinisch als **Hustenmittel** verwandt werden. Sie enthalten

in der Hauptsache Schleim und wirken dadurch bei Katarrhen der oberen Luftwege reizmildernd.
Man gebraucht heute die Stockrose nur noch selten allein als Tee, meist als Bestandteil fertiger Teemischungen. Hierfür ist sie besonders beliebt, weil die großen, dunklen Blüten auch im getrockneten Zustand noch recht ansehnlich wirken und dadurch dem Teegemisch eine besondere Note geben.
Auch unsere gewöhnliche **wildwachsende Malve** (Malva silvestris) wird in gleicher Weise verwandt, sowohl die Blüten als auch die Blätter. Die kleine Malve mit den rundlichen Blättern und den kleinen Blüten, die an Gartenzäunen wild vorkommt und **Käsepappel** genannt wird (Malva neglecta), kommt mehr äußerlich zu Umschlägen bei Hauterkrankungen in Betracht. Auch diese beiden Malven enthalten als Wirkstoff hauptsächlich Schleim.
Ganz anders zu werten ist der **Malva-Tee,** der sich heute als Hausgetränk eingeführt hat. Er stammt von einem malvenähnlichen Gewächs (Hibiscus), das in Abessinien wild vorkommt und daher auch den Namen **Nubia-Blüten** führt. Hier sind es nicht die Blüten, sondern der fleischig gewordene Kelch, der für den Tee wesentlich ist. Er enthält **Fruchtsäure** mit einem angenehmen, etwas säuerlichen Geschmack und dazu noch einen roten Farbstoff. Durch die Fruchtsäuren kann er die Verdauung leicht fördern; sonst kommt ihm keine medizinische Wirkung zu.

Tanne und Fichte
(Abies alba und Picea excelsa)

»Da sagen wir nun, daß in den Tannen eine ungemein große Heilkraft verborgen liegt. Es ist dies keine leere Behauptung. Nein, ich habe dieses Mittel an den vielen Leidenden erprobt, die Jahr für Jahr nach Wörishofen kommen. Darum, lieber Leser, kann ich euch den Wert der Tannenzapfen nicht genug ans Herz legen und euch empfehlen, auch diesen ein Plätzchen in der Hausapotheke einzuräumen.« Es ist wirklich noch viel zuwenig bekannt, daß Tanne und Fichte auch wesentliche Heilmittel bei **innerlicher** Verabfolgung sind. Man kennt meist nur den Fichtennadelspiritus und die Fichtennadelbäder, die allerdings ihren Platz unentwegt behauptet haben als anregende Mittel bei Nervenschwäche und Erschöpfungszuständen.
Tanne und Fichte und auch die Kiefer enthalten ein ätherisches Öl, das **Terpentinöl.** Es ist je nach der Ausgangspflanze in der Zusammensetzung und damit auch in der Stärke der Wirkung etwas verschieden. Aber grundsätzlich

ist doch die Wirkung immer gleich. Sie besteht in einer Anregung bei katarrhalischen Zuständen der oberen Luftwege, also bei Bronchitis und anderen Katarrhen, so daß sich der Husten leichter löst und schneller abklingt. An der Haut kommt es zu einer Anregung bis Reizung der Nerven, die sich auch auf die inneren Organe überträgt. *Kneipp* suchte sich alle diese Wirkungen zunutze zu machen. Für den innerlichen Gebrauch stellte er sich einen **Tannensaft** her, der neben dem ätherischen Tannenöl noch eine Reihe von Heilkräutern wie Salbei, Huflattich, Spitzwegerich und Zinnkraut enthielt und den er sowohl Erwachsenen als auch Kindern gab. Außerdem ließ er auf Brust und Rücken einen Tannen-Balsam auftragen. Er ist heute als **Tannolbalsam** im Handel und besteht aus Tannen- und Latschenkieferöl, Rosmarinöl, Thymianöl, Eukalyptusöl und Perubalsam. Man reibt damit die Brust vorn und hinten sowie Hals und Nacken morgens und abends kräftig ein und legt ein Stück Flanell oder dunkle Watte darüber. Für eine derartige **trockene Brustpackung** eignet sich ein solcher Brustbalsam vorzüglich. Sie ist besser als ein Prießnitzscher Umschlag, zumal für Kinder und ältere Leute, denn man kann sich in einer solchen trockenen Brustpackung nicht erkälten. Der Prießnitz aber wirkt nur dann richtig, wenn er ganz sachverständig angelegt wird. Andernfalls wird der Kranke darin kühl statt warm, und die Folge ist eher eine Verstärkung der Erkältung. Das alles hat man mit dem Brustbalsam und einer Trockenpackung darüber nicht zu befürchten. Auch die Kinder mit Keuchhusten reagieren darauf ausgezeichnet. Die Brustbalsampackung bleibt die ganze Nacht über ruhig liegen, wobei dann die ätherischen Öle in die Haut eindringen. Sie werden zum größten Teil über die Lungen ausgeschieden und wirken auf diese Weise gleichsam von **innen** her schleimlösend und desinfizierend auf die Schleimhäute der oberen Luftwege. Dazu kommt, daß ein Teil des verdunstenden ätherischen Öles auch eingeatmet wird, ähnlich wie beim Thymian, so daß die Erkrankung in den Bronchien wahrhaftig von zwei Seiten zugleich angegangen wird.

Bäder aus Fichtennadeln gibt es in Form des **Fichtennadel-Aquasan-Bades,** des **Kneipp-Fichtennadel - Latschenkiefer - Ölbades** und des **Fichtennadel-Badesalzes.** Alle diese Formen haben ihre speziellen Liebhaber. Auch bei ihnen kommt das ätherische Öl der Fichtennadeln durch die Haut in den Körper hinein. Außerdem aber bewirkt der hautreizende Effekt eine **Anregung der Abwehrkräfte** des Körpers und eine **Stärkung der Nerven.** Man muß nur stets bedenken, daß am Abschluß eines jeden derartigen Bades eine **kurze kühle Waschung** erfolgen muß und daß dann unbedingt noch 1 bis 2 Stunden Bettruhe einzuhalten sind. Erst dadurch wird der Reiz des Bades in der richtigen Weise vom Körper verarbeitet.

Tausendguldenkraut
(Erythraea centaurium)

»Welch merkwürdige Namen unsere Voreltern manchem Kräutchen beilegten, sie kannten eben doch ihren Wert! Unser Kraut muß bei ihnen in hoher Geltung und Schätzung gestanden sein. Seine Verwendung kündigt schon der sehr bittere Geschmack an, der es begleitet. Der Name lautet auf eine hohe Summe; die Hilfe spendet das Kräutchen einem jeden umsonst.«

Der Name Tausendguldenkraut stammt daher, daß man einen Sack der gesammelten Pflanze mit tausen Gulden aufwog. So sehr schätzte man dieses Kraut. Es ist eine kleine Pflanze mit unscheinbaren rötlichen Blüten, die auf den Mooren vorkommt. Selbst an feuchten Stellen der Wälder findet man sie, aber doch immer nur vereinzelt. Daher ist das Sammeln recht mühsam. Die Droge kommt heute auch fast ausschließlich aus dem Ausland, neuerdings besonders aus Marokko, wo das Tausendguldenkraut in den Mooren des Atlasgebirges reichlich vorkommt.

Das Tausendguldenkraut ist ein gutes **Bittermittel.** Der Gehalt an Bitterstoff ist nicht so groß wie beim Gelben Enzian. Aber dafür hat er einen angenehmeren Geschmack. Man zieht daher das Tausendguldenkraut als Tee

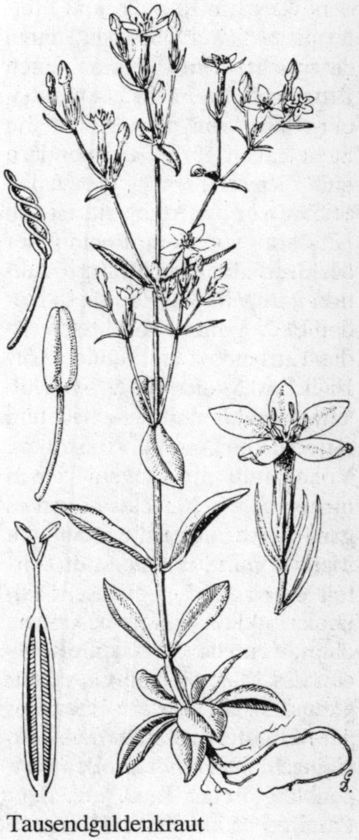

Tausendguldenkraut

doch meistens dem Enzian vor. Die Bittermittel wirken anregend auf die Sekretion des Magensaftes und auf die gesamte Tätigkeit des Magens. Sie **fördern den Appetit** und stärken darüber hinaus noch den ganzen Körper. Es ist also ein rechtes **Tonikum.**

Solche Anregungsmittel für den Magen muß man anders nehmen als die sonstigen, mehr beruhigend und ausgleichend wirkenden Tees wie Kamille und Pfefferminze. Zwei Dinge sind dabei zu beachten: man nimmt einen Bitterstoff-Tee nicht warm, sondern **kalt,** und man nimmt ihn nicht nach dem Essen, sondern eine Viertel- bis eine halbe Stunde **vor** der Mahlzeit. Er soll ja schon vor dem Beginn der Mahlzeit die Magensaftproduktion anregen. Werden diese beiden Bedingungen beachtet, so ist das Tausendguldenkraut ein vorzügliches Magenmittel. Vor allem Menschen mit schlechtem Appetit, mit Unruhe, Aufstoßen, Völlegefühl im Magen, denen nichts mehr schmeckt, denen es ganz gleichgültig ist, was auf den Tisch kommt, nehmen mit Vorteil einen solchen Tausendguldenkraut-Tee. Ganz besonders dann, wenn der Arzt beim Röntgen des Magens kein Geschwür gefunden hat, sondern einen langen, schlaffen, gesenkten Magen, vielleicht mit einer großen Magenblase, ist das Tausendguldenkraut recht am Platz. Derartige Zustände sind viel häufiger, als man glauben sollte. Auch viele schwächliche und alte Leute leiden daran. Nicht minder gut reagieren Kranke, die eine schwere Krankheit überstanden haben und sich von ihr nicht recht erholen wollen. So hat sich der Anwendungsbereich des Tausendguldenkrautes gegenüber früher, wo man es gegen alle möglichen Krankheiten gab, wohl eingeschränkt, aber auch schärfer präzisiert und wird dann um so besseren Nutzen leisten. Im »Kneipp-Magentrost«, dem bewährten aromatischen Bittermittel (Amarum aromaticum), ist es enthalten. *Kneipp* sagte von ihm: »Im Laufe der Jahre habe ich es bei mir und bei anderen als ein ausgezeichnetes Magenmittel kennengelernt.«

Thymian (Thymus vulgaris)

»Der Thymian ist ebenfalls ein vorzügliches Kräutlein«, sagt *Kneipp* von dieser alten Heilpflanze. Der **echte Thymian** stammt aus den Mittelmeerländern und wächst dort an den Küsten des Meeres in großen Mengen, wie bei uns das Heidekraut. Man pflanzt ihn bei uns auch in den Gärten als Würzkraut an. Dann aber ist er viel kleiner und weniger aromatisch, reicht aber für den Küchengebrauch aus! Auch einen wildwachsenden

Thymian gibt es bei uns, den **Feld-Thymian** oder Quendel (Thymus serpyllum). Er bildet in trockenen Kiefernwäldern ganze Bestände, ist jedoch ein niedriges Kraut, das den moosigen Boden bedeckt, mit rosa-violetten Blüten und einem aromatischen Geruch.

Der hauptsächlichste Inhaltsstoff des Thymians ist ein **ätherisches Öl.** Einer der Hauptbestandteile desselben ist das **Thymol.** Dieses ätherische Thymianöl ist in dem echten Thymian aus den Mittelmeergebieten viel reichlicher enthalten als in unserem Feld-Thymian. Aber die Wirkung ist die gleiche. Der Thymian ist ein ausgesprochen **krampfstillendes Mittel bei schwerem Husten.** Gern gibt man daher einen Thymian-Sirup beim **Keuchhusten** der Kinder. Aber auch die Erwachsenen machen von dem Thymian gern Gebrauch, vor allem dann, wenn der Husten anfängt trocken und sehr quälend zu werden.

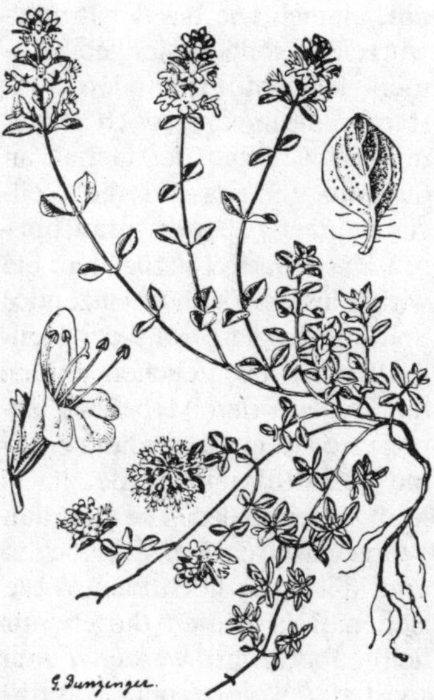

Thymian oder Quendel

Selbst Asthmatiker mit häufigen Bronchialkatarrhen und Kranke mit chronischer Lungenerweiterung (Emphysem) nehmen den Thymian gern. Er ist deshalb ein beliebter Bestandteil von Hustentees, Hustensäften und Hustentropfen.

Will man den Thymian allein verabfolgen, so nimmt man den **Thymian-Sirup** oder den **Kneipp-Thymian-Saft,** 2–3mal täglich einen Eßlöffel voll, Kinder 1 Teelöffel.

Eine besondere Anwendung hat das **Thymian-Bad.** Es gehört zu den wirksamsten Kräuterbädern bei allen Erkältungskrankheiten mit Katarrhen der oberen Luftwege, bei chronischer Bronchitis und bei dem chronischen Husten der Emphysem-Kranken. Es ist experimentell festgestellt, daß das ätherische Thymianöl die Haut durchdringt und so in den Körper eintritt. Es wird dann zum größten Teil wieder über die Lungen ausgeschieden, so daß es dort gleichsam von der innersten Seite der Lungen her mit allen Verzweigungen des Bronchialbaumes in innigste Berührung kommt. Gleichzeitig wird in dem Bad auch ein Teil des verdampfenden ätherischen Öles **eingeatmet.** Dieses hat dann eine Wirkung gleichsam von **außen** her, so daß sich hier diese beiden Wirkungsweisen treffen. Man verwendet als Badezusatz das Kneipp-Thymian-Badeöl oder -Badesalz.

Zweckmäßig ist es, eine derartige Kur mit Thymianbädern regelmäßig einige Zeit fortzusetzen, etwa jeden zweiten Tag morgens ein solches Bad, nachfolgend mindestens 1–2 Stunden Bettruhe.

Eine beliebte und altbewährte Anwendung des Thymians ist diejenige als **Brust-Balsam.** Zu diesem Zweck ist er zusammen mit Latschenkieferöl, Eukalyptusöl und Perubalsam in dem **Tannol-Balsam** enthalten. Auch hierbei wird das in der Wärme einer Balsam-Brustpackung langsam verdunstende ätherische Öl eingeatmet und so die gleiche Doppelwirkung wie beim Thymianbad erzielt.

Thymian innerlich und gleichzeitig äußerlich als **Balsam-Brustpackung,** das ist auch heute noch die Standardbehandlung beim Keuchhusten der Kinder, und nicht minder nützlich ist sie bei der gefährlichen Lungenentzündung der alten Leute und bei akuten Verschlimmerungen der Emphysematiker.

Veilchen (Viola odorata)

»Erfreue dich an dem Wohlduft und dem herrlichen Blau manches schönen Veilchensträußchens! Verwahre aber auch einen kleineren Vorrat des Heilkräutchens in deiner Hausapotheke, daß es dem Kranken dufte noch zu einer Zeit, in der das Frühlingsblümchen längst verblüht ist!«

Odorata heißt wohlriechend; es handelt sich also wirklich um unser schönes, wohlriechendes Frühlingsveilchen, das schon im März in den Hecken blüht. Man verwendet davon in der Hauptsache die **Wurzel,** seltener die Blüten. Der Wirkstoff ist ein **Saponin,** ähnlich wie bei der Primelwurzel. In kleinen Mengen kommen vielleicht noch andere Substanzen darin vor; jedoch ist dies umstritten. Aber der Gehalt an Saponin genügt, um die Veilchenwurzel zu einem brauchbaren **Hustenmittel** zu machen. Sie wirkt lösend auf festsitzendes Sputum. In der Stärke der Heilkraft steht das Veilchen jedoch hinter der Primel erheblich zurück, von der es heute zum größten Teil verdrängt wurde.

Man bereitet den Tee aus den Wurzeln durch kurzes Kochen und läßt dann noch eine Weile ziehen. Die Blüten dürfen nur heiß überbrüht werden, weil sonst der wohlriechende Wirkstoff sich verflüchtigt.

Vogelknöterich
(Polygonum aviculare)

»Es wächst ein Kräutlein ganz unbeachtet, gewöhnlich um die Häuser herum, besonders in den Bauerngehöften, auch am Rande der Gassen, das den Namen Wegtritt trägt. Auch Knöterich wird es genannt, weil an jedem Glied ein kleiner Knoten sich befindet. Man heißt dieses Kräutlein Wegtritt, weil man gewöhnlich darübergeht.«
Der Botaniker nennt derartige Gewächse **Trampelpflanzen,** weil man auf ihnen herumtrampeln kann, ohne daß es ihnen schadet. Der Vogelknöterich ist ein typischer Vertreter derselben. Der Inhaltsstoff ist in der Hauptsache **Kieselsäure.** Bekannt wurde der Vogelknöterich, als vor längerer Zeit der Greifswalder Pharmakologe Prof. *Kobert* seinen Lungentee bekanntgab, der aus Zinnkraut, Hohlzahn und Vogelknöterich bestand. Es sind dies drei kieselsäurereiche Pflanzen, welche zur Behandlung der Lungentuberkulose dienen sollten. Die Vorstellungen, die *Kobert* damals damit verknüpfte, haben sich inzwischen als nicht zutreffend herausgestellt. Auch ist die Verwendung von Kieselsäure bei Lungentuberkulose heute durch weit

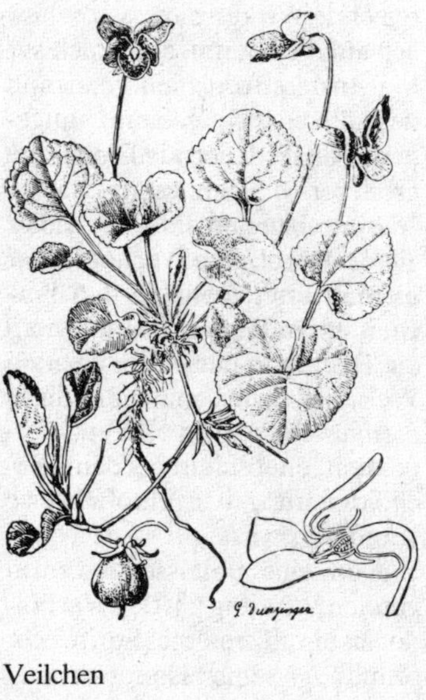

Veilchen

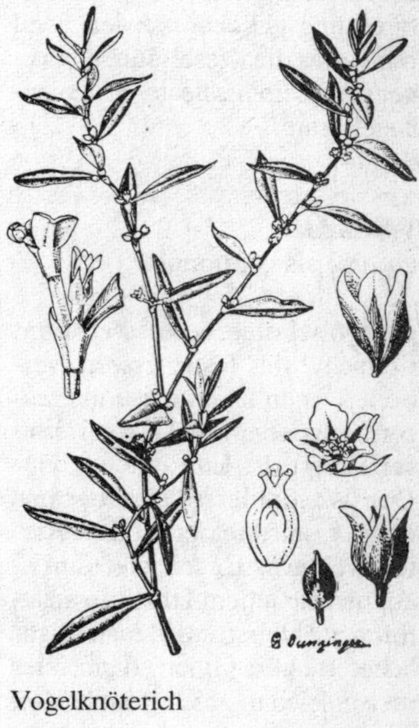

Vogelknöterich

bessere Arzneimittel in den Hintergrund getreten. Wir verwenden die Kieselsäure jedoch noch viel als allgemein **anregendes** Mittel bei Stoffwechselleiden, bei Steinleiden und manchen Schwächezuständen im Gefäßsystem. Zu diesem Zweck kann auch der Vogelknöterich dienen. – Er wurde jedoch heute größtenteils durch das Zinnkraut verdrängt, weil dessen Gehalt an Kieselsäure ein weit größerer ist.

Verwandt wird der Vogelknöterich in der üblichen Weise als **Tee,** 1 Eßlöffel mit 3 Tassen Wasser 10–15 Minuten kochen und diese Menge über den Tag verteilt trinken. Die kieselsäurereichen Pflanzen müssen bei der Zubereitung **gekocht** werden, weil man sonst die Kieselsäure nicht in genügendem Maße aus ihnen befreien kann.

Wacholder
(Juniperus communis)

»Die Wacholderbeere, wer kennt sie nicht? Als Räucherwerk verbreitet sie in Zimmern und Gängen angenehmen Geruch und verbessert die Luft.«

Der Wacholder wächst bei uns überall, auf Heiden und in Kiefernwäldern. Er fruchtet durchaus nicht in jedem Jahr. Nur an älteren Sträuchern wird man reichlicher Beeren finden, dann aber meist gleich in großer Zahl. Man kann diese **frischen Beeren kauen,** ebenso die **getrockneten,** welche die eigentliche Droge, Fructus Juniperi, bilden. *Kneipp* gibt dafür folgende Vorschrift an: den ersten Tag beginne man mit 4 Beeren, den 2. Tag nehme man 5 Beeren, am 3. Tag 6, am 4. Tag 7 usw., bis nach 12 Tagen 15 Beeren erreicht sind; dann gehe man ebenso wieder zurück, indem man jeden Tag eine Beere ausläßt. Einfacher und sicherer ist es, diese Wacholderkur mit dem **Kneipp-Wacholder-Saft** durchzuführen, von 1/2 Eßlöffel pro Tag steigend bis zu 3 Eßlöffeln täglich und ebenso wieder zurück, insgesamt 4 Wochen hindurch.

Die Wacholderbeeren enthalten ein **ätherisches Öl.** Es übt eine reizende Wirkung aus, vornehmlich auf die Nieren, aber auch auf Magen und Bronchien. Man muß deshalb vorsichtig damit umgehen. Längerdauernde Einnahme größerer Mengen kann sogar zu **Nierenreizungen** führen. **Daher gilt die Regel, eine Wacholderkur niemals über mehr als 4–6 Wochen auszudehnen.** Nimmt man die Beeren in der beschriebenen Weise, so wird man allerdings niemals diese giftige Grenze erreichen, eher schon bei dem Wacholdersirup, der eßlöffelweise verabfolgt wird.

Wegen seiner umfassenden anregenden Wirkung gilt der Wacholder als ein allgemeines Stoffwechselmittel. Seine Hauptwirkung entfaltet er bei **chronischen rheumatischen Zuständen.** Es ist eine alte gute Gewohnheit in manchen Gegenden Süddeutschlands, daß die Rheumatiker im Herbst eine derartige Wacholderkur durchführen. Sie fühlen sich immer wieder dadurch erleichtert, können sich besser bewegen. Der Herbst ist dazu besonders geeignet, weil man dadurch den Verschlechterungen zu Beginn der Wintermonate vorbeugt. Im Frühjahr machen dann die Rheumatiker zur Auffrischung des gesamten Stoffwechsels eine Frühlingskur, zweckmäßig mit dem Löwenzahn **(Kneipp-Löwenzahn-Saft).** Verwendet man den Wacholdersaft, so beträgt die Einzelgabe 1 Eßlöffel. Magenschwache Menschen müssen vorsichtig sein. Er kann bei ihnen Magendruck und Sodbrennen hervorrufen. Sie sollen daher den Wacholderextrakt zusammen mit einer Tasse heißer Milch einnehmen; aber nicht so, daß man ihn in der Milch löst, sondern es wird zunächst der Eßlöffel Wacholdersaft für sich eingenommen und die heiße Milch nachgetrunken. In dieser Art wird der Wacholder vom Magen am besten vertragen.

Früher gab man den Wacholder auch bei Wassersucht, da er die Ausscheidung von Flüssigkeit anregt. Auch bei hartnäckiger Bronchitis wurde er verwandt. Beide Anzeigen sind heute ganz in den Hintergrund getreten. Aber die allgemeine Stoffwechselwirkung des Wacholders schätzen wir nach wie vor. Daher hat sich das Schwergewicht der Anwendung auf diese chronischen Rheumatiker verlegt. Wacholder bei Nierenkranken mit Eiweißausscheidung im Harn muß strikt vermieden werden.

Wegwarte
(Cichorium intybus)

»Der Wegwart wartet auf den, der ihn in seiner Hausapotheke einheimsen will, auf jedem Weg.

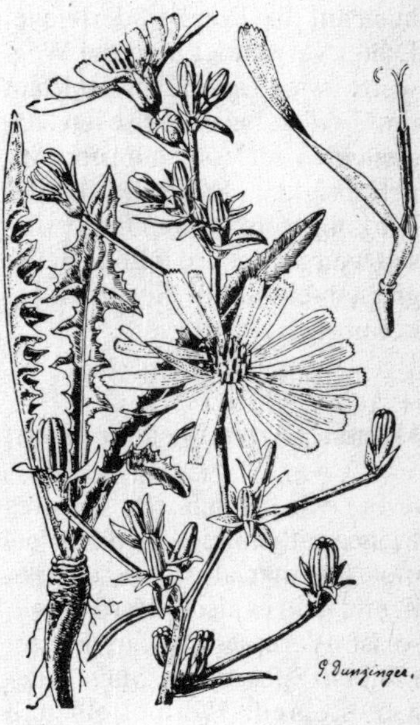

Wegwarte

Er heißt auch Sonnenwirbel, da seine Blätter sich stets der Sonne zukehren. Wenn man ihn ansieht, den guten Wegwart mit seinem verkümmerten Stengel und den zerzausten Blättchen, so kommt er einem vor wie ein Struwwelpeter unter den Pflanzen. Nur die blaue Blüte, etwas heller als die Kornblume, bringt ihn wieder etwas in Kredit und Achtung. Das Aussehen täuscht gar oft; auch beim Wegwart ist es so, denn sein Inneres ist golden.«

Die Wegwarte enthält einen **Bitterstoff.** Dieser wirkt in der bekannten Weise anregend auf den Magen und in geringerem Maße auch auf die Tätigkeit der Galle. Daher verwendet man die Wegwarte wie Tausendguldenkraut und Enzian bei **chronischen Magenleiden** mit Völlgefühl und Appetitlosigkeit. In der Stärke der Wirkung steht sie aber hinter diesen weit zurück, so daß sie heute größtenteils außer Gebrauch gekommen ist.

Wermut (Artemisia absinthium)

»Man wird kaum ein besseres Magenmittel finden als den Wermut. Hat man also keinen Appetit und fehlt es an der Verdauung, so ist Wermut sehr am Platze. Bleiben Speisen im Magen liegen, so greift Wermut ein und hilft verarbeiten. Besonders ist er bei Appetitlosigkeit zu empfehlen. Er leitet die Magenwinde aus, verbessert und unterstützt die Magensäfte, mag er als Tee oder als Pulver genommen werden.«

Überall an Wegrändern und in der Nähe der menschlichen Wohnungen wächst der Wertmut wild. Ursprünglich stammt er aus den Mittelmeerländern, hat sich jedoch als Flüchtling aus den Gärten bei uns schon richtig heimisch gemacht. Er ist ein hohes Kraut, mit schmalen, bläulich bereiften Blättern und unscheinbaren kleinen, gelblichen Blüten. Man erkennt ihn leicht, wenn man die Blätter etwas reibt und daran riecht. Es entströmt ihnen ein intensiver bitter-aromatischer Duft. Und ebenso bitter schmekken die Blätter. Man verwendet das ganze **Kraut,** Herba Absinthii. Es kommt heute ausschließlich aus der Kultur.

Der Wermut ist eine unserer meistgebrauchten Heilpflanzen und daher sowohl im »Kneipp-Magentrost-Tonikum« als auch in den **Flatuol-Tabletten** enthalten. Mit Recht, denn er entfaltet eine ausgezeichnete Wirkung auf Magen und Galle. Wir nennen ihn ein **aromatisches Bittermittel,** weil er außer dem Bitterstoff noch ein ätherisches Öl enthält, welches das besondere Aroma abgibt. Gerade die Kombination dieser beiden Wirkstoffe macht den Wermut so wertvoll. Er geht im Umfang und in der Stärke seiner Wirkungen noch über die reinen Bitterstoffpflanzen wie Tausendguldenkraut und Enzian hinaus.

Das Hauptanwendungsgebiet des Wermuts sind **chronische Magenschleimhautkatarrhe** und **Magen-Darm-Beschwerden bei Gallenleiden,** auch bei **Gallensteinen.** Diese Menschen haben vielfach außerhalb der Koliken unangenehme und meist ganz unbestimmte Magenbeschwerden mit Völlegefühl, Aufstoßen, Magendruck und schlechter Verträglichkeit aller möglichen Speisen, besonders wenn diese viel Fett enthalten. Da das ätherische Öl überwiegt, wird der Wermuttee ebenfalls wie der Kamillen- und Pfefferminztee **warm,** sogar gut warm genommen, und zwar **nach** den Mahlzeiten. Der bittere Geschmack läßt sich durch Zucker oder Honig nicht verbessern. Man muß den Wermuttee so nehmen, wie er nun einmal ist. Manche Menschen können das nicht über sich bringen; aber viele andere tun es gern und gewöhnen sich leicht daran. Länger als etwa 4–6 Wochen lasse man ihn aber doch nicht trinken, da dann vielfach ein Widerwille nicht zu vermeiden ist. Inzwischen hat der Wermut aber seine wohltätige Wirkung genugsam entfaltet. Die Kranken berichten immer wieder, wie sehr sie sich danach besser fühlen. Vor allem können sie nun auch die Speisen weit besser vertragen. Die Gallenblase hat sich wieder beruhigt, ebenso auch die Steine. Und das ist ja eigentlich das, was wir erreichen wollen. Gegen das sog. Abtreiben der Gallensteine haben wir manche Hemmungen. Es kommt nur in recht seltenen Fällen und nur unter ärztlicher Aufsicht in Frage, da sich dabei ein Stein in den Gallenwegen einklemmen kann und dann einen gefährlichen Zustand erzeugt. In weitaus den meisten Fällen erstreben wir, die erregten und entzündeten Gallenwege wieder zu beruhigen. Dabei hilft uns der Wermut!

Auch eine **Sofortwirkung** kann der Wermut entfalten. Haben solche Gallenkranke doch einmal gesündigt und eine zu große oder zu fettreiche Mahlzeit zu sich genommen, so spüren sie nach einigen Stunden erhebliche Beschwerden, und es droht vielleicht ein Anfall. Nehmen sie dann gleich 1 oder 2 Tassen warmen Wermuttee, so läßt sich das Unglück oftmals noch verhüten.

Auch die **Wermuttropfen** sind geeignet, vor allem für den Sofortgebrauch. Man nimmt davon 20–30 Tropfen, muß sie aber mit etwas reichlicher Wasser verdünnen, weil sonst der Geschmack zu bitter und unangenehm wird. Daher ist jedem Gallenkranken zu raten, auf der Reise ein Fläschchen mit Wermuttropfen mit sich zu führen, damit er sich bei einem drohenden Anfall gleich selbst zu helfen weiß. Gleich gute Dienste leistet der »Wermut-Pflanzensaft Kneipp«, der eßlöffelweise genommen wird.

Eine große Bedeutung hat heute der **Wertmutwein** erlangt. Ein guter Wermutwein ist ein rechtes Heilmittel und wird von den Magenkranken und vor allem auch von den Gallenleidenden sehr gut vertragen. Aber es muß ein wirklich **guter** Wermutwein sein, dessen Grundlage bester Südwein ist und der über Wermutkraut destilliert wurde. Zu warnen ist dagegen vor den vielen billigen Wermutweinen, die ausgesprochen schlecht vertragen werden und so den Wermutwein in Verruf zu bringen drohen. Die schlechte Verträglichkeit ist kein Wunder, denn bei ihnen wird meistens ein recht wenig guter Weißwein als Grundlage genommen und auch nicht mit dem Wermutkraut destilliert, sondern einfach etwas Wermuttinktur oder Wermutöl hinzugesetzt. Damit kann man direkt schaden. Am schlechtesten vertragen solchen minderwertigen Wermutwein Magenkranke, die bereits wegen eines Magengeschwürs operiert wurden. Es sind bereits viele Fälle beschrieben worden, wo es hierbei zu Schädigungen und zu einem richtigen Alkoholismus kam. Das ist leicht zu verstehen, denn bei ihnen tritt der Wermutwein besonders rasch in den Darm über und wird sehr schnell aufgesogen, so daß schon kleine Mengen rauschartige Zustände herbeizuführen vermögen.

Der Wermuttee wirkt auch **wurmtreibend,** besonders bei den kleinen Madenwürmern der Kinder. Nicht verwechselt werden darf unser Wermuttee als wertvolles Heilmittel mit dem Absinth. Dieser wird zwar auch aus Wermut bereitet, aber in Form eines starken Schnapses, der entweder rein oder mit einem Tee zusammen genommen wird. Er ist ein reines Rauschmittel und nur in den Mittelmeergegenden verbreitet, in Frankreich aber schon lange durch ein eigenes Absinthgesetz verboten.

Wollkraut

(Verbascum thapsiforme)

»Die Blüten des Wollkrautes oder der Wollblume werden von den Landleuten fleißig gesammelt. Sie wissen gut, daß diese zur Winterszeit wirksames Gurgelwasser und noch wirksameren Tee abgeben gegen Halsgebrechen, Husten, Katarrhe, Verschleimung der Brust, Atemnot. Ein solcher Tee sei recht warm empfohlen. Ich mische unter die Blüten des Wollkrautes noch die der schwarzen Malve, halb und halb; solcher Tee wirkt auf die Schleimauflösung noch nachhaltiger und kräftiger.«

Das Wollkraut heißt auch **Königskerze,** denn wahrhaft königlich sieht die Pflanze aus. Auf einem großen Stengel, der bis zu 2 m und höher werden kann, entfaltet sie an der Spitze eine große Zahl leuchtend gelber Blüten. Die Blätter sind graugrün und wollig-filzig, besonders auf der Unterseite.
Verwendet werden nur die **Blüten,** besser gesagt nur die Blumenkronen, die man einzeln aus den Blüten herauszupft. Sie sind ein altbewährtes und auch heute noch gern gebrauchtes **Hustenmittel.** In keinem der üblichen Hustentees fehlen sie. Die Inhaltsstoffe sind **Schleim** und **Saponin.**
Dadurch wird der Katarrh erheblich gelindert und der Auswurf verflüssigt. Das Abhusten gelingt leichter.
Man nimmt 1–2 Teelöffel der Droge auf eine Tasse Wasser, läßt kurz aufkochen und einige Zeit ziehen. Dann wird der Tee noch mit Honig oder Kandis gesüßt. Man trinkt mehrmals am Tage eine Tasse davon, recht **warm,** wie es schon *Kneipp* selbst angegeben hat. Zweckmäßig ist die Kombination mit anderen Hustenmitteln, wie dem Huflattich, dem Spitzwegerich, der Primelwurzel oder der von Kneipp genannten Schwarzen Malve oder Stockrose (Althaea rosea), die vor allem Schleimstoff enthalten.

Zinnkraut oder Ackerschachtelhalm (Equisetum arvense)

»Die vielseitige und vorzügliche Wirkung dieses Heilkrautes kann nicht genug hervorgehoben werden. Es reinigt nicht nur die Geschirre, weshalb es bei allen Hausfrauen als treffliches Putzmittel gilt, es heilt auch innere und äußere Gebrechen des menschlichen Körpers.«
Zinnkraut heißt es, weil es früher zum Putzen des Zinngeschirrs verwendet wurde. Der Name **Schachtelhalm** will besagen, daß die einzelnen Teile des Stengels so wie übereinandergeschichte-

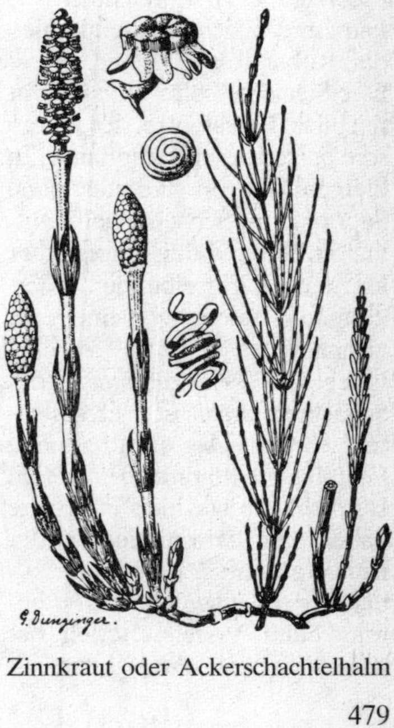

Zinnkraut oder Ackerschachtelhalm

te Schachteln zusammengesetzt sind. Man kann diese Glieder leicht auseinanderzupfen.
Im ersten Frühjahr erscheinen bereits die blassen Fruchtsprossen des Schachtelhalms. Sie enthalten die Sporen. Blüten besitzt der Schachtelhalm nicht, denn er gehört zu den sogenannten blütenlosen, niederen Pflanzen, die den Farngewächsen nahestehen. Dafür blickt er auf ein außergewöhnlich hohes Alter zurück. Heute sind unsere Schachtelhalmarten klein und unscheinbar. Aber in früheren Erdperioden waren es große Bäume, die zusammen mit anderen blütenlosen Pflanzen in Sümpfen und an Meeresrändern so reichlich vorkamen, daß sich die Steinkohlen daraus bildeten.
Der Schachtelhalm enthält sehr reichlich **Kieselsäure.** Er ist unsere beste Kieselsäurepflanze. In kleinen Mengen sind auch noch Saponine im Schachtelhalm enthalten. Sie sind der Träger einer leichten harntreibenden Wirkung, die zudem noch eine recht unsichere ist.
Über die Wirkungsweise des Schachtelhalmes ist viel gestritten worden. Als harntreibende Heilpflanze kommt er nicht in Betracht, da wir hierfür bessere haben. Die Anwendung bei der Lungentuberkulose in dem Kobertschen Lungentee wurde bereits beim Vogelknöterich beschrieben. Wir nehmen heute an, daß die Wirkung des Schachtelhalmes auf Grund der Kieselsäure in der Hauptsache eine **allgemein den Stoffwechsel und noch mehr das Bindegewebe anregende ist.** So erklären sich auch am ungezwungensten die vielfachen Verwendungen. Überall da, wo eine **Bindegewebsschwäche** vorliegt, ist der Schachtelhalm angebracht. So hat sich das Anwendungsgebiet des Zinnkrautes ganz wesentlich gewandelt. Bei der Lungentuberkulose kommt er kaum noch in Betracht, denn für diese haben wir heute ganz große und überaus wirksame Mittel im Streptomyzin und einigen chemischen Stoffen. Höchstens bei alten, noch nicht völlig ausgeheilten Tuberkulosen können wir manchmal durch langdauernden Gebrauch von Zinnkraut die Heilungsvorgänge in den Lungen zu fördern suchen. Aber das sind seltene Fälle.
Das Schwergewicht der Anwendung sind heute die verschiedensten Zustände von Bindegewebsschwäche und schlechter Durchblutung, auch bei Stoffwechselleiden. Als Tee oder Saft innerlich gibt man ihn nur noch selten. Um so mehr wird die **äußerliche** Anwendung gepflegt, als **Teilbäder** oder als **Vollbäder** aus gebrauchsfertigen **Badeextrakten.** Sehr beliebt sind **Fußbäder** mit Zinnkraut bei Schwächeerscheinungen im Bindegewebe der Füße und Unterschenkel, vor-

zugsweise bei **Senkfußbeschwerden,** Neigung zu Krampfadern und darauf beruhenden Unterschenkelgeschwüren. Für viele Menschen, die durch stehenden Beruf oder durch schlechtes Schuhwerk verdorbene Füße haben und so sehr darunter leiden, sind abendliche Fußbäder mit Zinnkraut ein wahres Labsal und machen sie überhaupt erst wieder arbeitsfähig. Sehr anzuraten ist, diese Fußbäder mit Bewegungsübungen der Füße zu verbinden, schon im Bad selbst durch Heben und Senken sowie Kreisen der Füße, dann auch danach durch Gang auf den Zehenspitzen oder mittels einer Fußrolle.

Bei Unterschenkelgeschwüren, Venenentzündungen oder entzündeten Hämorrhoiden mache man **Umschläge** mit einer Zinnkrautabkochung. Bei den Unterleibsleiden der Frau sind Zinnkraut-Sitzbäder nützlich. Sie lassen sich mit dem gebrauchsfertigen Badezusatz leicht machen.

Ein Zinnkrauttee für **innerlichen** Gebrauch muß längere Zeit kochen. Anders läßt sich Kieselsäure nicht aus der Droge herauslösen. Daher bereite man die ganze Tagesmenge auf einmal, 1 Eßlöffel auf 3 Tassen Wasser, 15 Minuten kochen, davon je zur Hälfte morgens und abends. Oder man nimmt den gebrauchsfertigen »Zinnkraut-Pflanzensaft Kneipp«, 2–3mal täglich 1 Eßlöffel, rein oder verdünnt.

Honig

»Der Wert des Honigs liegt in seinem Charakter als Arzneimittel.« Dieser Ausspruch *Kneipps* zeigt bereits, in welcher Richtung er den Honig im Rahmen seiner Behandlung gebrauchte. Er war ihm nicht nur ein gutes Nahrungsmittel, sondern weit mehr noch ein **Heilmittel** für die verschiedensten Krankheitszustände.

Auch die heutige Medizin schätzt den Honig sehr, ja man kann sagen, sie hat ihn erst wieder so recht zu würdigen gelernt. Eine Zeitlang schien es, als ob er durch den Traubenzucker für die Kranken zurückgedrängt wurde. Inzwischen hat sich aber herausgestellt, daß der Traubenzucker durchaus nicht das beste und physiologischste Mittel für den kranken Organismus ist. Es gibt außer dem Traubenzucker (Dextrose) in der Natur noch eine zweite Zuckerart, den **Fruchtzucker** oder die Laevulose. Diesem Fruchtzucker kommt nun für manche Krankheitszustände eine noch größere Bedeutung zu als dem Traubenzucker. Vor allem verabfolgen wir heute bei Leberkrankheiten lieber den Fruchtzucker als den Traubenzucker, da sich gezeigt hat, daß der Fruchtzucker von der Leber noch besser verwertet wird. Neue Forschungen haben ergeben, daß die Mischung dieser beiden natürlichen Zuckerarten jeder einzelnen der beiden überlegen ist. Die Natur bietet uns ein derartiges Gemisch der beiden Zuckerarten in der fast vollkommensten Weise im Honig. Daher dürfte es kaum übertrieben sein, wenn man sagt, daß der Honig die beste, von der Natur selbst dargebotene Zukkermischung ist, die man sich denken kann. So bestätigen unsere neuen wissenschaftlichen Anschauungen die uralte Erfahrung, die dem Honig eine besondere Stellung unter den Naturschätzen zuweist.

Honig ist aber nicht nur ein Zukkergemisch. Er enthält noch mannigfache **andere Stoffe,** teilweise in recht kleinen Mengen, aber dafür anscheinend von um so größerer Wirksamkeit. Wir kennen sie bei weitem noch nicht alle. Es sind etwa 1% Eiweißkörper, unter denen sich wiederum recht verschiedene organische Substanzen verbergen. Dazu kommen noch Wachs, Phosphate und mineralische Bestandteile. Auch **Blütenpollen** ist in geringen Mengen darin enthalten. Hier ist noch viel Neuland für weitere Untersuchungen. Es scheint, daß manche dieser besonderen Inhaltsstoffe eine allgemein anregende Wirkung auf den Körper haben; aber im einzelnen ist darüber doch noch wenig Sicheres bekannt. So ist auch der Streit um das sog. **Gelée royale,** der Bienenköniginnensaft oder Weiselsaft, noch längst nicht entschieden. Auch ihm wird eine allgemein kräftigende, den Körper anregende (roborierende) Wirkung zugeschrieben. Ob er darüber hinaus auch noch spezielle Einwirkungen auf die großen Drüsen des Körpers besitzt, wie von manchen Seiten behauptet wird, ist noch nicht geklärt. Wegen dieser allgemein **leistungssteigernden** Wirkungen wird ihm auch ein guter Einfluß auf Altersbeschwerden zugeschrieben. Kleine, wahrscheinlich sogar sehr kleine Mengen dieses Bienenköniginnensaftes sind auch im gewöhnlichen Honig enthalten. Ob sie groß genug sind, um überhaupt eine Wirkung zu entfalten, steht noch dahin. Gleiches gilt von dem Blütenpollen, der beim Sammeln des Honigs in kleinen Mengen in diesen mit hineinkommt. Ihm werden gleichfalls wundersame Wirkungen zugeschrieben. – Am wahrscheinlichsten ist es, daß es sich in beiden Fällen um gewisse **enzymatische** Substanzen handelt, wie wir sie auch von manchen Heilpflanzen kennen.

Wertvoll ist der Honig besonders für **Leberkranke.** Er stellt für die Leber ein Schutz- und Aufbaumittel dar. Vor allem braucht ihn die **kranke** Leber. Gerade hierbei hat sich die Mischung der beiden Zuckerarten als besser erwiesen als der Traubenzucker allein, den wir früher den Leberkranken so reichlich gegeben hatten. Die entgiftenden Funktionen der Leber und die Tätigkeit der Leberzellen werden durch den Honig gekräftigt.

Ausgezeichnet eignet sich der Honig zum Süßen der verschiedensten Kräutertees. Er ist hierfür dem gewöhnlichen Zucker weit vorzuziehen. Dabei bessert er nicht nur den Geschmack vieler Heiltees, sondern wirkt auch von sich aus noch zusätzlich in günstiger Weise auf den Krankheitszustand ein, also als ein richtiges Heilmittel, wie es schon *Kneipp* sagte. Nur eines ist dabei zu bedenken: Kranke mit vermehrter Säure im Magen vertragen den Honig schlecht, wie auch alle sonstigen Süßigkeiten. Zukker fördert die Magensaftsekretion, und auch der Honig macht dabei keine Ausnahme. Man darf ihn in solchen Fällen nicht in reinem Zustand geben, sondern muß ihn stärker **verdünnen.** Ganz vorzüglich geeignet ist ein Honigzusatz für alle Hustentees und für Tees bei Leber-Galle-Leiden. Auch die schlaffördernde Wirkung einer Tasse Melissentee wird durch Zusatz von einem Teelöffel Honig verstärkt. Bei Grippe und Erkältungskrankheiten ist heißer Lindenblütentee mit Honig ausgezeichnet. Bei allen Katarrhen denke man an das alte Hausmittel heiße Milch mit Honig.

Kneipp schätzte noch eine andere Darreichungsform des Honigs: den **Honigwein.** Er war in früherer Zeit weit beliebter als heute und ist eigentlich erst durch *Kneipp* wieder so recht bekannt geworden. Er sagt darüber: »Der Honigwein ist ein sehr gesundes Getränk, wirkt vortrefflichst aufs Blut ein, kühlt und beruhigt. Vor dem Schlafengehen getrunken, verschafft er einen guten Schlaf. Er macht auch Appetit; ich kann darum sagen: der Honigwein reinigt und stärkt den Magen. Ganz besonders günstig beeinflußt er die Nieren, er wirkt da ebenfalls ausleitend und reinigt. Ich habe diese meine Erfahrungen mitgeteilt, und andere haben dieselben guten Resultate erzielt. Der Honigwein ist ein wahres Labsal für Gesunde und Kranke. Ich kann ihn nicht genug empfehlen.«

Der Honigwein oder **Honigmet** besteht aus vergorenem reinem Blütenhonig mit 7–9 % Alkohol. Er wird vom Kneipp-Heilmittel-Werk nach den ursprünglichen Vorschriften *Kneipps* hergestellt. Man kann ihn als ein Roborans zur allgemeinen Kräftigung bezeichnen, auch der Nerven und des Herzens. Man trinkt davon 3–4mal tägl. 1 kleines Likörgläschen voll, am besten zu oder nach den Mahlzeiten. Um den Schlaf zu fördern, wird abends ein ganzes Weingläschen voll getrunken. Bei fieberhaften Zuständen hat es sich bewährt, etwas Honigwein zusammen mit Mineralwasser oder mit einem Tee zu geben, der die Abwehrkräfte steigert. Lindenblütentee wurde dafür schon genannt. Holunderblütentee ist gleichfalls gut. Als ein ergänzendes und förderndes Mittel spielt der Honigwein seitdem in der Kneipp-Therapie eine nicht zu unterschätzende Rolle. An anderer Stelle sagt *Kneipp* darüber: »Honigwein wirkt lösend, reinigend, anregend und stärkend. Der Honigwein ist eigentlich ein altes Getränk und für viele doch etwas sehr Neues. Auch ich bin im Laufe der Zeiten auf die großen Vorzüge desselben aufmerksam gemacht worden. Ich wüßte für Kranke kein besseres Getränk zu nennen als gerade den Honigwein. Besonders den Fieberkranken ist er ein wahres Labsal. Nicht weniger bildet er für Gesunde ein ganz vorzügliches Getränk.«

Mineralische Arzneistoffe

Kneipp stellte in der Anfangszeit seines Wirkens seine Arzneimittel größtenteils selbst her. Nur die Rohstoffe bezog er aus der Apotheke. Ganz überwiegend verwandte er hierzu pflanzliche Mittel. Aber es finden sich auch Angaben über einige mineralische Arzneistoffe. Es ist vor allem das **Knochenmehl,** das er sich damals selbst aus Knochen bereitete. Der Knochen wurde zu Kohle verbrannt und ergab so ein schwarzes Pulver, das **schwarze Knochenmehl.** Wird der Knochen noch weiter geglüht, so erhält man ein **weißes Pulver,** das fast nur noch aus Knochenkalk besteht. Eine Mischung von beiden ergab dann das **graue** Knochenpulver. Auf diese Weise wurde schon damals eine reichhaltige **Kalk-Therapie** getrieben. Der Kalk ist uns auch heute noch ein wertvolles Heilmittel bei den verschiedensten Erkrankungen, vor allem bei Schwächezuständen und Ernährungsstörungen. Aber man wird heute dazu doch eines der gebrauchsfertig erhältlichen Kalkpräparate nehmen, entweder als Pulver oder als Tabletten bzw. Dragees (Calcium Kneipp Dragees mit Vitamin A, C und D).

Auch **Kohle** bereitete sich *Kneipp* selbst. Das wird man heute ebenfalls nicht mehr tun. Es gibt gute fertige Kohlepräparate, ebenfalls teils in Pulverform oder in Tabletten. Besonders bei Darmerkrankungen mit viel Blähungen und schlechtem Abgang der Gase hat die Kohle nach wie vor ihre Berechtigung. Dagegen wird man sie bei Durchfallserkrankungen weniger geben, da wir hierfür inzwischen bessere Mittel erhielten, vor allem für die echte Ruhr.

Das von *Kneipp* ebenfalls verwandte **Kreidemehl** ist ebenso wie das Knochenmehl ein Kalkpräparat und hat die gleichen Anwendungsgebiete.

Lehm

»Der Lehm ist ein ausgezeichnetes Heilmittel. Lehm zieht aus den kranken Stellen alle feuchten, flüssigen Stoffe aus.« Unter dem Namen **Bolus** oder **Heilerde** werden Lehm und Ton in gereinigter Form gebraucht. Innerlich verwendet man nur feinen, gereinigten Bolus. Bei der äußerlichen Anwendung braucht man nicht so vorsichtig zu sein. Hier kann man notfalls Lehm oder Ton nehmen, wie ihn die Natur selbst darbietet. »Der Lehm wird mit Wasser angerührt, daß er wie die feinste Salbe aussieht, ein wenig Essig zugefügt, je reiner der Essig, desto besser. Dann wird der Lehm auf dünne Leinwand aufgestrichen, wo er dann trocken wird und aus den kranken Stellen alle feuchten, flüssigen Stoffe aufsaugt.« Diese Anwendungsform, wie sie *Kneipp* beschreibt, gilt auch heute noch. Man verwendet derartige Lehmaufschläge besonders bei Entzündungen, seien es kranke Gelenke oder beginnende Furunkel, auch bei Blutergüssen und Schwellungen nach Verletzungen. Die Lehmpakkung bleibt einige Zeit liegen, bis sie warm geworden ist. Der Lehm kann dann nicht mehr gebraucht und muß nötigenfalls durch neuen ersetzt werden.

Vierter Teil

KRANKHEITEN UND LEIDEN

Allgemeine Vorbemerkungen

Erkennen und Behandlung von Krankheiten und Leiden sind in der Regel eine Angelegenheit des sachkundigen Arztes. Wenn dennoch in diesem Abschnitt über Krankheiten und Leiden geschrieben wird, dann bedeutet das keine Aufforderung zur kritiklosen Selbstbehandlung, sondern eine Anleitung zur Verhütung von Krankheiten und zum richtigen Verhalten im Krankheitsfalle.
Darum werden auch nicht alle Erkrankungsformen besprochen, sondern nur solche, mit denen sich auch der Nichtarzt auseinandersetzen kann, bzw. über die er sich verständlicherweise informieren möchte.
Da dies ein Handbuch der naturgemäßen Lebens- und Heilweise ist, wird diese den Grundton auch dieses Abschnittes bilden. Darum sind Wiederholungen und Überschneidungen unvermeidbar.

Krankheit und Leiden

Krankheit ist nach der Auffassung der Naturheilkunde eine Schwächung der »Natur« durch krankmachende Reize. Diese führen zu Störungen der normalen Funktion und der inneren und äußeren Struktur des Organismus und lösen Abwehrmaßnahmen aus, um das gestörte Gleichgewicht und Gleichmaß wiederherzustellen.
Während Gesundheit Harmonie aller körperlich-geistigen Funktionen und Gleichmaß in der Struktur ist, ist Krankheit Disharmonie und gestörtes Gleichmaß der inneren und äußeren Körperform.
Krankheitszeichen, Symptome, weisen auf die Krankheit hin. Diese können sinnvolle Abwehrmaßnahmen oder deren Versagen darstellen. Die Abwehrreaktion kann mehr Schaden anrichten als das, wogegen sie gerichtet ist. (Siehe Abschnitt: Von der originalen Kneippkur zur modernen Physiotherapie nach *Kneipp*.)
Wir unterscheiden subjektive und objektive Zeichen. Subjektiv ist das, was der Kranke empfindet: Mattigkeit, Hinfälligkeit, Übelkeit, Schmerzen u. a. Objektive Zeichen sind solche, die vom Arzt mit entsprechenden Untersuchungsmethoden festgestellt werden.
Subjektive Empfindungen und objektive Feststellungen klaffen oft weit auseinander. Die Schwere der Krankheit äußert sich nicht immer subjektiv. Hierbei spielt das Geistig-Seelische, das sich mit naturwissenschaftlichen Methoden nicht erfassen läßt, eine Rolle.

können innere und äußere sein. Sie sind oft komplexer Natur und oft nur teilweise erforscht.
Innere Ursachen liegen in der durch die Erbanlage bedingten Konstitution. Von schweren Erbkrankheiten abgesehen, bedeutet eine erbmäßige Krankheitsbereitschaft nicht schicksalhafter Zwang zur Erkrankung.
Das Erkranken hängt oft wesentlich vom Verhalten des Trägers der Erbanlage ab. Das gilt besonders von manchen Herz- und Gefäßkrankheiten (z. B. Arterienverkalkung), Stoffwechselerkrankungen (z. B. Zuckerkrankheit, Fettsucht und Gicht) u. a.
Daher ergibt sich die Notwendigkeit, durch eine geeignete naturgemäße Lebensweise einen positiven Einfluß auf die Erbanlage auszuüben.
Äußere Ursachen sind: Gewalteinwirkungen wie zu starker Druck und Stoß, zu hohe Dosis von Strahlen (Sonnenstrahlen, Röntgen- und Radiumstrahlen u. a.), zu große Hitze und Kälte, Witterungseinflüsse, Fehlernährung, Gifte, die oft lebenswichtige Funktionen lahmlegen, wie Atem-, Kreislauf-, Stoffwechselgifte u. a., und nicht zuletzt auch die Krankheitserreger.
Die Krankheiten können wir nach ihrer Dauer und nach ihren Abwehrmaßnahmen unterteilen in

akute und chronische Krankheiten.

Akute Krankheiten dauern in der Regel einige Wochen, höchstens ein bis zwei Monate, zeigen stürmische Abwehrzeichen und heilen aus oder gehen über in chronische Krankheiten. Diese ziehen sich in der Regel monate- oder sogar jahrelang hin und zeigen weniger stürmische Abwehrmaßnahmen. Sie sind aber grundsätzlich heilbar. Sie zeigen lediglich an, daß es dem Organismus nicht gelang, mit seinen Abwehrmaßnahmen zu einem positiven Erfolg zu kommen, oder daß seine Abwehrmaßnahmen von vornherein nicht ausreichten.
Chronische Krankheiten werden besonders in der Naturheilkunde durch systematische Rückführung in einen akuten Abwehrzustand oft geheilt.
Gelingt das nicht oder entstehen von vornherein Narben oder Defektzustände, dann sprechen wir von

Leiden.

Zu den Leiden gehören durch Unfall erzeugte Verkrüppelungen, z. B. Amputationsfolgen, Verletzungen anderer Art, aber auch Narben im Herzmuskel oder an den Herzklappen, Narben nach Hirnblutung oder aber auch Defekte an inneren Organen, z. B. am Inselzellapparat der Bauchspeicheldrüse (Zuckerkrankheit) u. a.
Bei manchen Leiden gelingt es durch Rehabilitationsmaßnahmen (s. dort), noch einen leidlichen Leistungs- und lebenswerten Zustand zu erreichen.

Die Behandlungsmöglichkeiten

der Krankheiten und Leiden sind folgende:

a) Die Arzneibehandlung, die in den letzten Jahrzehnten eine außerordentliche Entwicklung genommen hat. Diese Arzneitherapie weist unbestreitbare Erfolge überall auf, wo von vornherein gezielt ein Organ oder Organsystem beeinflußt werden soll. So u. a. bei der Bekämpfung vieler Infektionskrankheiten, bei der Behandlung mancher akuter Erkrankungen, insbesondere des Herzens und des Kreislaufes; bei der Behandlung mancher Stoffwechselerkrankungen, insbesondere der Zuckerkrankheit, bei vielen Mangelzuständen (z. B. fehlende Hormone, Enzyme und Vitamine) u. a. Erkrankungen. Die Arzneibehandlung beeinflußt auch durch bestimmte Psychopharmaka (das sind auf das geistig-seelische Leben wirkende Medikamente) zahlreiche seelische Störungen, die ohne diese Mittel oft zu Katastrophen führen würden.
   Auf allen diesen und manch anderen Gebieten hat die Arzneitherapie den Vorrang.
b) Die operative Behandlung, die ebenfalls eine faszinierende Entwicklung genommen hat. Denken wir an die Organverpflanzungen, besonders die Herztransplantationen, und viele andere operative Methoden, die wesentliche Erleichterungen für kranke Menschen gebracht haben, z. B. auch die Endoprothesen, d. h. das Einsetzen künstlicher Gelenke, und andere operative Maßnahmen. Auch in der operativen Behandlung ist man auf die Naturheilkunde, wie wir später sehen werden, angewiesen, wenigstens häufig in der Nachbehandlung.
c) Die Psychotherapie, d. h. die Behandlung mit seelischen Methoden, kann in vielen Fällen, bei denen die reine Wortbeeinflussung

nicht ausreicht, durch Maßnahmen der physikalisch-diätetischen Therapie ergänzt werden. Das gilt besonders, wenn im körperlichen und seelischen Bereich die notwendige natürliche Lebensordnung wiederhergestellt werden muß.

d) Die Physiotherapie bildet die Grundlage unserer Behandlung von Krankheiten und Leiden (s. Physiotherapie nach *Kneipp)*.

Auf andere Behandlungsformen wird an Ort und Stelle noch hingewiesen.

Infektionskrankheiten

sind akut oder chronisch verlaufende Krankheiten, die durch Mikroorganismen hervorgerufen werden. Diese führen zu komplexen Vorgängen mit subjektivem Krankheitsgefühl und objektiven Veränderungen. Nicht alle Mikroorganismen sind Krankheitserreger. Es gibt viele, die für den Organismus sogar nützlich und notwendig sind, z. B. manche im Darm lebende Keime (Symbionten), ohne die manche Verdauungsvorgänge nicht möglich sind. Hierhin gehören auch die Fäulnisbakterien, ohne die keine Verwesung zustande käme und die Welt ein Leichenhaufen wäre. Andererseits verwenden wir manche Fäulnisbakterien in der Verarbeitung der sogenannten »reifen« Käsesorten (Limburger Käse).
Die Anwesenheit von Krankheitserregern bedeutet noch nicht Krankheit. Das Erkranken ist abhängig von der Menge und Giftigkeit (Virulenz) der Erreger und von der natürlichen Widerstandskraft (Resistenz) des befallenen Organismus.

Zunächst zu den Krankheitserregern:

Wir unterteilen sie in Bakterien und Viren. Die Bakterien wiederum nach ihrer Form oder nach ihrer Färbbarkeit mit bestimmten Farbstoffen oder auch nach dem Nährboden, auf dem sie sich besonders gut entwickeln. Nach ihrer Form unterscheiden wir:

a) kugelförmige: Kokken,
   diese können in Trauben aneinandergefügt sein (Staphylokokken) oder in Kettenform (Streptokokken),
b) stäbchenförmige: Bazillen,
c) schraubenförmige: Spirillen,
d) Pilze (Myzeten und Fungi): Fadenpilze, Hefen, Schimmelpilze u. a.

Die Viren sind kleinste Erreger, die nur mit dem Elektronenmikroskop erkennbar sind und sich nur in lebenden Wirtszellen vermehren können.
Jede der vielen Infektionskrankheiten hat nur ihren ganz spezifischen Erreger, d. h., z. B. das Tuberkelbakterium verursacht nur die Tuberkulose, das Poliovirus nur die spinale Kinderlähmung, der Scharlacherreger nur den Scharlach und nicht die Masern, usw.
Gelegentlich trifft man bei einer Infektionskrankheit mehrere Erreger

an. Dann spricht man von Mischinfektionen. Ebenso kann eine Bakterienart einen günstigen Boden für eine zweite Infektion schaffen (Sekundärinfektion). Diese bedeutet dann meist eine Verschlimmerung der ersten Infektionskrankheit.

Auf welchen Wegen gelangen die Krankheitskeime in den Körper?

1. Über die verletzte oder geschädigte Haut. Eine absolut gesunde unverletzte Haut läßt keine Krankheitserreger eindringen.
2. Über die Schleimhäute:
   a) der Atemwege – von der Nase bis in die Luftbläschen der Lunge,
   b) der Verdauungswege – von der Mundhöhle zum After,
   c) der Harn- und Geschlechtswege – von der Harnröhre bis zur Niere, von der Scheide bis zu den Eierstöcken der Frau, von der Harnröhre des Mannes bis zur Vorsteherdrüse und Hoden mit Nebenhoden,
   d) der Bindehaut des Auges, die eine Sonderstellung einnimmt.

Die Art der Übertragung

ist verschieden. Sie kann direkt von Mensch zu Mensch erfolgen – Kontaktinfektion; oder sie erfolgt über die Ausscheidung eines Kranken. Hierbei kann auch noch lange nach Überstehen der Krankheit ein noch oder schon Gesunder solche Erreger in seinem Körper beherbergen und z. B. im Stuhl oder Urin ausscheiden. Solche »Dauerausscheider« bedeuten eine große Gefahr, da von ihnen Infektionen weiterverbreitet werden können.
Auch gibt es Zwischenträger, die die Krankheit übertragen, wie z. B. Insekten (die Malaria durch eine Mücke), Ratten (über einen Floh die Pest) u. a. Ebenso können die Erreger über Gegenstände, z. B. Gläser, Spielsachen, Handtücher u. a., übertragen werden.
Die Zeit vom Eindringen der Krankheitserreger bis zum Ausbruch der Krankheit nennt man Inkubationszeit. Die Zeitspanne ist verschieden lang: Stunden – Tage – Wochen – und ist charakteristisch für die entsprechende Infektion.
Deshalb werden in Seuchenzeiten Menschen, die mit Kranken in Berührung gekommen sind oder von denen man annehmen muß, daß sie infiziert wurden, so lange isoliert, d. h. in Quarantäne genommen, bis die Inkubationszeit der betreffenden Krankheit verstrichen ist. Als:

Endemie bezeichnet man eine Infektionskrankheit, die lange Zeit immer wieder an einem Ort besteht,
Epidemie, wenn sie gehäuft in begrenzter Zeit und an begrenztem Ort besteht,
Pandemie, wenn sie ganze Länder oder Erdteile mit großer Geschwindigkeit erfaßt.

Die Krankheitserscheinungen (Symptome)

treten nach der Inkubationszeit in wechselnder Stärke auf. Es können Allgemeinerscheinungen oder örtliche Erscheinungen sein.
Im Vordergrund der Allgemeinerscheinungen steht das Fieber, das bei einer Reihe von Infektionskrankheiten einen typischen Verlauf nimmt, so daß man aus der Fieberkurve u. U. schon die Diagnose vermuten kann. Mit der Temperaturerhöhung verbunden ist auch ein gesteigerter Stoffwechsel, eine gesteigerte Verbrennung von Eiweiß, Fett und Kohlenhydraten (Zuckerstoffen). Die Verdauungsorgane werden gestört. Es zeigen sich oft Appetitlosigkeit, Erbrechen und Durchfall. Die meist vorhandenen Kreislaufstörungen machen sich in Pulsveränderungen, in der Regel in Beschleunigungen und in den Zeichen der Herzmuskelschwäche bemerkbar. Im Blut findet sich eine Veränderung der weißen Blutkörperchen, meist eine Vermehrung, die Blutsenkung ist in der Regel erhöht, bei starker Giftwirkung vermindert sich der Blutgehalt. Manchmal findet sich eine Schwellung der Milz und eine leichte Schädigung der Nieren. Von seiten des Nervensystems zeigen sich nicht selten Kopfschmerzen, Schwindelgefühl und Benommenheit.
Die örtlichen Erscheinungen äußern sich gerne als Hautausschläge oder Schleimhautveränderungen, die meist typisch für die betreffende Infektion sind, oder als örtliche Entzündungen, Eiterungen, Brand (Nekrose) oder Geschwüre an der Eintrittstelle des Erregers (z. B. Syphilis, Tbc u. a.).
Die im Blut vorhandenen Krankheitserreger oder deren Gifte wirken als Antigene, das sind Stoffe, die im Blut die Bildung von Gegenkörpern (Antikörpern) oder von Gegengiften (Antitoxinen) hervorrufen.
Immunität nennen wir eine Unempfindlichkeit des Organismus gegen Krankheitserreger oder gegen deren Gifte. Das bedeutet, daß trotz des Eindringens von Krankheitserregern oder Krankheitsgiften in das Blut der Organismus nicht erkrankt.

Es gibt eine angeborene Immunität, die unspezifisch, d. h. sich nicht gegen bestimmte Krankheitserreger wendet. Sie bedeutet eine allgemeine Resistenz (Widerstandskraft). Außer der angeborenen Immunität gibt es aber auch die erworbene Immunität. Die erworbene Immunität kann aktiv oder passiv sein.
Die aktive Immunität kann auf natürlichem Wege nach Überstehen einer Infektionskrankheit dadurch entstehen, daß der Organismus die Schutzstoffe selbst bildet oder daß deren Bildung durch eine Schutzimpfung angeregt wurde. Bei der Schutzimpfung werden dem Körper abgeschwächte Krankheitserreger oder deren Gifte als Antigene zugeführt, die dann im Blut zur Bildung der spezifischen Antikörper oder Antitoxine führen. Die auf diese Weise erzeugte Immunität besteht meist nur für einen bestimmten Zeitraum, selten für das ganze Leben. Die aktive Immunisierung wird durchgeführt, wenn die Krankheit noch nicht ausgebrochen ist, besonders in gefährdeten Zeiten. Das typische Beispiel für diese aktive Immunisierung ist die Pockenimpfung und die Polioschutzimpfung.
Bei der passiven Immunisierung werden dem Körper Schutzstoffe zugeführt, die vom Tier gegen bestimmte Erreger oder deren Gifte gebildet und aus seinem Blut gewonnen sind. Die passive Immunisierung wird durchgeführt bei Verdacht auf Infektion oder bei bereits ausgebrochener Infektionskrankheit. Die Wirkung der passiven Immunisierung endet meist nach kurzer Zeit, wenn die fremden Schutzstoffe vom Körper wieder ausgeschieden sind.
Aktive und passive Immunisierung sind gelegentlich durch unerwünschte Nebenwirkungen belastet. So kann z. B. die aktive Immunisierung gegen Pocken durch eine Ausbreitung des Impfstoffes auf dem Blutweg zu Impfpusteln über den ganzen Körper führen. Dann tritt ein hochfieberhaftes schweres Krankheitsbild ein, oder es entsteht die Impfhirnentzündung (8–12 Tage nach der Impfung), die in vielen Fällen zum Tod oder zu dauernden Hirnschäden führt. Ebenso entsteht nicht selten eine Allergie.
Unter *Allergie* verstehen wir eine veränderte Reaktionslage nach vorausgegangener Sensibilisierung (Empfindlichmachung) durch Eindringen oder Zufuhr körperfremder Antigene. Diese Überempfindlichkeit kann durch Einatmen von körperfremden Stoffen (Pollenstaub, Staub von Tierhaaren u. a.), durch Nahrungsmittel, Arzneimittel, hautreizende Substanzen u. a. auftreten. Sie kann auch durch das artfremde Serum, das zu einer Immunisierung benutzt wurde, ausgelöst werden. Deshalb wird bei Verdacht auf Allergie gegen ein bestimmtes Serum (Pferd oder Schwein oder Hammel) immer ein Test

durchgeführt, ehe man das verdächtige Serum einspritzt. Gegebenenfalls muß dann mit dem Serum gewechselt werden. Bei schweren Allergien treten ausgedehnte Schwellungen der Gewebe (Ödeme), Nesselsucht (Urticaria), Temperatur- und Blutdruckstürze, asthmatische Zustände, Verschluß der Stimmritze (Glotisödem) und schwere Kreislaufkollapse ein, die zum Tod führen können.

Die gesetzlichen Bestimmungen – Meldepflicht

sind nach einzelnen Ländern verschieden, aber im wesentlichen gleichen Inhaltes. Sie dienen der Seuchenbekämpfung. Sie erfassen besonders Fragen der Meldung, der Isolierung, der Desinfektion, der Schutzimpfung und anderer Schutzmaßnahmen.
In der Bundesrepublik werden diese Fragen geregelt durch das Bundesseuchengesetz vom 18. 7. 1961, das am 1. 1. 1962 in Kraft trat. Nach diesem Gesetz sind anzeigepflichtig:

a) Verdachtsfall, Erkrankung und Todesfall bei:
Aussatz, Cholera, Pest, Pocken, Fleckfieber, Tollwut, ansteckender Gehirnentzündung, spinaler Kinderlähmung u. a.
b) Erkrankung und Todesfall bei:
Diphtherie, übertragbarer Hirnhautentzündung, ansteckender Gelbsucht (Hepatitis epidemica), Scharlach, Wundstarrkrampf u. a.
c) Todesfall bei:
Virusgrippe, Keuchhusten, Masern u. a.
d) Dauerausscheider bei:
Typhus, Paratyphus A und B, bakterieller Ruhr und Salmonellose.

Meldepflichtig der Reihe nach ist der behandelnde oder zugezogene Arzt, jede Person, die berufsmäßig mit der Behandlung oder Pflege beauftragt ist, und in besonderen Fällen auch der Haushaltsvorstand oder der Leiter von Pflegeanstalten, Internaten, und der Leichenbeschauer.
Die Geschlechtskrankheiten unterliegen einer besonderen Meldepflicht (siehe dort).

Die Diagnose

d. h. die Feststellung, um welche Infektionskrankheit es sich handelt, ist Sache des Arztes.

Die spezifische Behandlung

stützt sich auf die aktive oder passive Immunisierung oder auf Mittel, die unmittelbar auf den Krankheitserreger einwirken. Es handelt sich bei den letzteren um chemische Stoffe verschiedener Zusammensetzung, wie Abkömmlinge aus dem Chinin (Plasmochinin, Atebrin) oder Resochin bei Malaria oder Sulfonamide, die besonders bei manchen bakteriellen Infektionen eingesetzt werden.
In den letzten Jahrzehnten wurden besonders die Antibiotika entwikkelt und vervollkommnet. Diese sind organische Stoffe, d. h. Stoffwechselprodukte verschiedener Mikroorganismen (z. B. Pilzarten), wie Penicillin, Streptomycin, Aureomycin und viele andere. Bei richtigem und notwendigem Einsatz erzielt man mit diesen Antibiotika beachtliche Erfolge. Manchmal sind sie lebensrettend. Bei Fehleinsatz, besonders wenn sie bei jeder banalen Infektion verwendet werden, bedeuten sie aber Gefahr. Nicht nur, daß dann allmählich die Eigenabwehr verkümmert, sondern weil sie auch Nebenwirkungen entfalten. Diese sind u. a. Zerstörung der lebensnotwendigen Darmflora oder Auftreten von schweren Allergien (siehe dort) sowie Züchtung von widerstandsfähigen Bakterienstämmen.
Darum sollten alle spezifischen Mittel nur vom Arzt nach sehr sorgfältiger Indikationsstellung in der richtigen Art und Dosis eingesetzt werden. Manche Antibiotika lassen sich auch durch Heilkräuter ersetzen. Im Vordergrund dieses Buches aber steht

die unspezifische Allgemeinbehandlung.

Ihr Ziel ist die Weckung und planvolle Lenkung der Abwehrmechanismen des Organismus und die Erhöhung der unspezifischen Widerstandskraft (Resistenz) mit allen natürlichen Lebens- und Heilreizen. Dazu sind besonders eine gezielte Einwirkung auf die Haut, den Kreislauf, die Atmung, den Stoffwechsel und eine positive seelische Beeinflussung notwendig.
Die naturgemäße Pflege der Haut steht bei der unspezifischen Allgemeinbehandlung im Vordergrund. Je nach der individuellen Ausgangslage wird man Wärme oder Kälte, als deren Träger das Wasser sich besonders gut eignet, und (bei akuten Infektionen weniger) Licht und Sonne einsetzen. Waschungen, Wickel und Packungen, Bäder, besonders als ansteigende Teilbäder und Kräuter-Halb- bis -Dreiviertelbäder, Dämpfe, Güsse weniger, sind auch heute noch vorzügliche,

auch im Hausgebrauch durchführbare Mittel zur unterstützenden Behandlung vieler Infektionskrankheiten. Bei manchen akuten Infektionskrankheiten ist das Schwitzen nicht nur eine Maßnahme zur Senkung des Fiebers (über die Verdunstungskälte), sondern auch zur Erfüllung der alten, nicht unberechtigten Forderung *Kneipps* vom Auflösen, Ausleiten und Ausscheiden.
Da Herz und Kreislauf für die gesamte Leistungsfähigkeit des Organismus, somit auch für seine Abwehr entscheidend sind, darf bei keiner Infektionskrankheit die Regulierung des Kreislaufes vernachlässigt werden. Die bei vielen Infektionskrankheiten notwendige Wärmeregulation nimmt den Kreislauf als Mittler in Anspruch. Diesen können wir aber hervorragend mit Wasseranwendungen beeinflussen. Atmung und Kreislauf stehen in einem engen Wechselverhältnis. Darum muß bei jeder Infektionskrankheit auch auf das Atmen in sauberer Luft größter Wert gelegt werden. Von der richtigen Lüftung des Krankenzimmers hängt viel für den guten Verlauf mancher Infektionskrankheit ab.
Der Stoffwechsel, der Ab- und Aufbau im Organismus, spielt ebenfalls bei jeder Infektionskrankheit eine entscheidende Rolle. Bei vielen akuten Infektionskrankheiten steht die Entlastung des Stoffwechsels im Vordergrund. Es darf dem Organismus nichts zugeführt werden, was ihn belastet. Eher ist Nahrungseinschränkung oder Nahrungsenthaltung notwendig. Schon Hippokrates lehrte: »Je mehr ihr einen Kranken ernährt, desto mehr schadet ihr ihm.«
Bei akuten Infektionskrankheiten ist

das Fasten

eine sehr zweckmäßige Maßnahme. Man hat das Fasten eine innere Operation ohne Messer genannt. Es wird als Tee- oder Saftfasten so lange durchgeführt, bis sich der Appetit wieder einstellt. Zum Fasten gehört auch das Abführen. »Wer gut reinigt, heilt gut«, sagt ein altes Sprichwort. Darum ist eine Maßnahme beim Fasten die gründliche Darmentleerung durch einen Abführtee (siehe Heilkräuter) oder ein salzliches Abführmittel wie Karlsbader- oder Glaubersalz.
Nach dem Fasten geht man zur Obstnahrung oder milden Rohkost über. Dann erst baut man wieder die volle naturgerechte Nahrung auf (siehe *Anemueller:* Ernährung und Diät).
Gute Mundpflege gehört ebenfalls zur naturgemäßen Allgemeinbehandlung. Kamillen- oder Salbeitee, Zitronensaft oder milde Mund-

wasser sind notwendige Mittel, ebenso hochwertige Zahnpasten, von denen in manchen Fällen, wenn keine Jodempfindlichkeit vorliegt, eine jodhaltige Zahnpaste durchaus empfehlenswert ist.
Ein alter, erfahrener Sanitätsrat sagte einmal über die beste Behandlung akuter Infektionskrankheiten, es sei das Schaf. Auf die erstaunte Frage, was er damit meine, sagte er: zerlegen Sie das Wort in:
Sch = schwitzen
a = abführen
f = fasten
Diese Behandlung dürfte auch heute noch ein Grundbestandteil der unspezifischen Therapie akuter Infektionen sein.
Bei chronischen Infektionskrankheiten ist die Grundbehandlung der individuell angepaßte systematische Einsatz aller natürlichen Lebens- und Heilreize.

Akute Infektionskrankheiten mit vorwiegender Hautbeteiligung

Furunkel

der oder das, ist eine umschriebene, akut eitrige, in die Tiefe gehende Entzündung einer Haarbalgdrüse.
Sitz: meist behaarte Körperbezirke.
Hervorgerufen durch Reibung, Druck, Feuchtigkeit u. a.
Erreger: meist Staphylokokken (das sind traubenförmige Eiterkeime)
Disposition: Zuckerkrankheit, Ekzeme, chronische Infekte, Nierenentzündung.
Besondere Gefahren: beim Oberlippen- und Nasenfalten-Furunkel kann es durch Übergreifen der Infektion auf eine Vene zu einer schweren eitrigen Gehirnhautentzündung kommen. Weiterhin kann es auf dem Blutweg zu eitrigen Abszessen der Nierenkapsel und des Nierengewebes, zu Knochenmarksentzündung, ja sogar über eine Lymphgefäßentzündung, die sich als roter Streifen in der Haut zeigt, bis zur allgemeinen Blutvergiftung (Sepsis, siehe dort) kommen.

Furunkulose

die, ist das Auftreten mehrerer Furunkel an verschiedenen Stellen. Oft handelt es sich um eine Schmutzansteckung von einer zur anderen Stelle. Manchmal zieht sich die Furunkulose über Jahre hin.

Karbunkel

der oder das, ist eine eitrige Entzündung mehrerer Haarbalgdrüsen an umschriebener Stelle. Er ist wesentlich größer als ein Furunkel. Anstelle eines einzigen Pfropfens finden sich mehrere. Ein Karbunkel ist schwerer und gefährlicher als ein Furunkel.

Behandlung:

1. *spezifische:* nur durch den Arzt mit antibakteriellen Mitteln, häufig ausgewählte Antibiotika und antibakterielle Salben.
2. *unspezifische:*
   a) allgemeine: naturgerechte Haut- und Körperpflege. Umstimmende naturgemäße Gesamtbehandlung besonders bei hartnäckiger Furunkulose und bei Karbunkel. Eventuell Fasten- oder Rohkostkuren, Fruchtsäfte, Hefekuren.
   b) lokale: Ruhigstellung, nicht ausdrücken, bei Oberlippen - Nasen - Furunkel auch Sprechverbot. Andampfen, heiße Breiauflagen (Kartoffelbrei, Foenum graecum), Kamillensäckchen oder auch feucht-kühle Umschläge – Vorsicht mit Ichthyol- und Abszeßsalben, eher antibiotische Salben. Eventuell Bestrahlung mit Rotlicht. Notfalls chirurgische Maßnahmen.

Wundrose

die, (das Erysipel) ist eine Infektion der Haut und Unterhaut durch bestimmte Streptokokken (kettenförmige Eitererreger) aus einer Wunde oder Verletzung her stammend.

Inkubation: wenige Stunden bis zu drei Tagen.

Krankheitsbild: sie zeigt sich als ein umschriebener, heiß-roter Hautbezirk mit Schwellung, mit oder ohne Bläschen oder Blasenbildung.

Gleichzeitig finden sich Schmerzen, Krankheitsgefühl, Frösteln und Fieber.

Sitz: besonders häufig an den Wangen, aber auch an anderen Körperstellen.

Besondere Gefahren: große Ausdehnung und giftige Rückwirkung auf innere Organe.

Manchmal Lebensgefahr bei jungen und alten Menschen, wenn nicht mit einer sofortigen antibiotischen Behandlung eingesetzt wird.

Neigung zu Rückfällen.

Behandlung:

a) allgemeine: unspezifische naturgemäße Gesamtbehandlung, Bettruhe

b) lokal: feucht-warme Kamillenaufschläge, Dampfkompressen und Andampfungen, Borsalbenverbände
medikamentös: Hier ist Penicillin oder Sulfonamide notwendig.

Rotlauf (Erysipeloid)

ist eine der Wundrose ähnliche Erkrankung, die aber im allgemeinen gutartig verläuft und sich besonders bei Fleischern und Fischern findet.
Behandlung: wie bei der Wundrose.

Zellgewebsentzündung (Phlegmone)

ist eine sich flächenhaft ausbreitende eitrige Hautinfektion, die tiefere Gewebsschichten befällt. Sie wird durch verschiedene kugelförmige Erreger (meist kettenförmige) hervorgerufen und tritt oft nach kleinen Hautverletzungen auf. Die befallene Haut ist heiß und gerötet. Die Rötung ist aber nicht so scharf begrenzt wie bei der Wundrose.
Behandlung:
a) *allgemeine:* Behandlung nach den Grundsätzen der Naturheilkunde
b) *spezifische:* mit Antibiotika oder Sulfonamiden.

Oft chirurgische Maßnahmen.

Hautmilzbrand (Antrax cutis)

ist eine bei Schafen, Rindern, Pferden, Ziegen und Mauleseln vorkommende Infektionskrankheit, die auf den Menschen über die verletzte Haut oder über die Schleimhäute übertragen wird. Sie findet sich am häufigsten bei Landwirten, Tierärzten, Gerbereiarbeitern und bei Menschen, die Wolle oder Borsten verarbeiten.
Inkubationszeit: zwei bis drei Tage.
Krankheitsbild: An der Haut tritt nach der Inkubation ein Fleck oder eine Pustel mit schwärzlichem und hartem Zentrum auf, die eine trübe, blutige Flüssigkeit absondert. Aus der Pustel entwickelt sich eine karbunkelartige, pralle Gewebsschwellung mit großem Entzündungshof. Von diesem nun gehen entzündete Lymphbahnen (rote Striemen) und schmerzhafte Lymphdrüsenschwellungen aus. In dieser Zeit besteht mehr oder weniger hohes Fieber, verbunden mit schwerem Krankheitsgefühl, Glieder- und Kopfschmerzen, Erbrechen und Blutstühlen. In unbehandelten Fällen führt ein Kreislaufversagen nicht selten (in 10 bis 20 Prozent) zum Tode.
Der gleiche Erreger ruft auch den Lungenmilzbrand (sog. Hadernkrankheit) hervor, der unter den Zeichen einer Lungenentzündung mit starkem Krankheitsgefühl, Husten und Fieber verläuft.
Die *Behandlung* ist eine ergänzende unspezifische Allgemeinbehandlung nach den Grundsätzen der Naturheilkunde. Die spezifische Behandlung erfordert

hohe Dosen von Penicillin und lokalen Antibiotikasalben oder Sulfonamid-Gel.

Gasbrand (Gasgangrän)

ist eine Infektionskrankheit, bei der die Erreger durch Verschmutzung einer Wunde mit Erde oder Kot in das Gewebe gelangen, vor allem dort, wo das Gewebe zerstört ist und wo dieses schlecht mit Sauerstoff versorgt wird.
Inkubationszeit: ein bis fünf Tage.
Krankheitsbild: heftige Schmerzen im Wundbereich, hohes Fieber und Schwellungen. Das Gewebe zerfällt (Nekrose), es bildet sich unter der Haut oder in den Wundtaschen Gas.
Je stärker es sich bildet, desto bösartiger ist der Verlauf, und in wenigen Stunden kann sich eine sogenannte Gasphlegmone und Gasgangrän bilden, die zu einem oft tödlichen Kreislaufversagen führt.
Behandlung: die allgemeinen naturgemäßen Heilmaßnahmen können nur zur Ergänzung der spezifischen Therapie dienen. Die spezifische Therapie besteht in chirurgischen Maßnahmen und hohen Dosen von Antitoxin und von Penicillinen.

Infektionskrankheiten mit vorherrschendem allgemeinem Hautausschlag

Masern (Morbilli)

durch ein Virus hervorgerufene Infektionskrankheit. Jeder Mensch kann vom 5. Lebensmonat bis ins hohe Alter befallen werden. Am stärksten gefährdet sind Kleinkinder. Die Erkrankung hinterläßt in der Regel lebenslängliche Immunität. Die Übertragung erfolgt meist durch Tröpfcheninfektion aus Nase und Rachenraum des Kranken, nur selten durch Gegenstände.
Ansteckungsgefahr besteht nur im Vorstadium (9 bis 11 Tage) und während des Ausschlages.
Inkubationszeit: bis zum Vorstadium 9 bis 11 Tage, bis zum Ausbruch des Ausschlages 14 Tage.
Krankheitsbild:
a) *Vorstadium:* mit Fieber, Schnupfen, Husten, Bindehautentzündung mit Lichtscheue, Kopliksche Flecken (kleine weiße Stippchen in der seitlichen Wangenschleimhaut).
b) *Hauptstadium:* oft nach Fieberabfall erneut hohes Fieber

(40 bis 40,6° C), allgemeines Krankheitsgefühl und wie im Vorstadium.

Ab 14. Tag Ausbruch des Ausschlages aus vielen größeren und kleineren, zackigen und unregelmäßigen ziegelroten Flecken, meist hinter dem Ohr beginnend, über Kopf, Hals, Brust und Gliedmaßen fortschreitend, aber einzelne Hautstellen freilassend. Allmähliches Abblassen unter Hinterlassen nichtinfektiöser Hautschuppen. Am 5. Tage nach Ausbruch des Ausschlages meist plötzliche Entfieberung.

Komplikationen: bei Tiefergehen der Katarrhe entstehen Läppchen-Lungenentzündungen oder eitrige Mittelohrentzündungen, die meist nach Trommelfelldurchbruch (eventuell künstlich herbeigeführt) abheilen.

Seltener: das Masernvirus ruft eine Hirnentzündung hervor (Enzephalitis), andere Infektionskrankheiten flakkern auf, z. B. Tuberkulose.

Behandlung: Isolierung bei Einsetzen des Ausschlages für eine Woche. Bettruhe, jedoch ist Verdunklung der Fenster unnötig. Für reine Luft muß gesorgt werden.

Naturgemäße Allgemeintherapie wie immer, besonders aber zu achten ist auf Fruchtsäfte, eventuell Abführen, Mundpflege mit Salbei- oder Kamillentee, mit Zitronenwasser gurgeln.

Anwendungen: Serienwaschungen mit Essigwasser, Heublumen-Kurzwickel oder Heublumen - Dreiviertelpak - kungen warm oder die gleichen Packungen kalt mit Salzwasser. Später, nach Entfieberung auch Heublumen-, Lavendel- oder Fichten-Dreiviertelbäder.

Vorbeugung: nur bei besonderer Gefährdung (kranke, schwache Kinder) Impfung mit Vaccine aus abgeschwächten lebenden Viren im 1. und 2. Lebensjahr (insges. vier Impfungen) oder bei vermuteter Ansteckung und wenn bisher Masern nicht vorausgegangen sind: Gammaglobuline oder Rekonvaleszentenserum.

Schutzwirkung nur 3 bis 6 Wochen.

Röteln (Rubeolen)

sind eine generalisierte Viruskrankheit, die durch Tröpfcheninfektion übertragen wird. Besonders befallen sind Kinder vom 2. bis 10. Lebensjahr. Junge Frauen werden zehnmal häufiger als Männer von Röteln befallen. Rötelinfektionen bei Frauen in den ersten drei Monaten einer Schwangerschaft führen, auch wenn die Frau selbst nicht augenfällig erkrankt, in 20 bis 25 % zu Fruchtschädigungen mit Totgeburt oder Mißbildungen (Herzfehler, Wolfsrachen, Taubheit u. a.). Werden die Frauen am Ende der Schwangerschaft mit Röteln infiziert (krank), so wird der Krankheitserreger auf das Kind übertragen. Es finden sich dann beim Kind häufig Wachstumsstörungen bzw. Entwicklungsstörungen einzelner Organe.

Inkubationszeit: 12 bis 21 Tage.

Zur Verhütung dieser Schäden werden Impfungen durchgeführt, über die der kundige Arzt entscheidet.

Krankheitsbild: geringes Fieber, schmerzhafte Lymphdrüsenschwellungen am Hinterhaupt, geringer Schnupfen, bei Erwachsenen gelegentlich Gelenkschmerzen. Diese Symptome verschwinden in wenigen Tagen.

In Gaumen und Rachen oft flekkiger Ausschlag.

Innerhalb von 2 bis 3 Tagen erscheint ein feinfleckiger, rosaroter, leicht erhabener Ausschlag im Gesicht, am Rumpf und an den Gliedmaßen, der rasch wieder verblaßt.

Dauer der Erkrankung 3 bis 4 Tage.

Behandlung: außer bei Schwangeren nur Allgemeinbehandlung wie bei allen Infektionskrankheiten.

Scharlach (Skarlatina)

ist eine durch kettenförmige Krankheitserreger (Streptokokken) hervorgerufene Infektionskrankheit.

Inkubationszeit: 1 bis 3 Tage.

Infektionsweg: wie bei Masern durch Tröpfcheninfektion und Kontakt mit Erkrankten, aber auch indirekt durch Gegenstände (Kleider, Spielzeug, Nahrungsmittel usw.).

Krankheitsbild: meist plötzliches Einsetzen von Fieber mit Schüttelfrösten und schwer gestörtem Allgemeinbefinden, im Kindesalter sogar gelegentlich mit Krämpfen. Weiterhin Hals- und Gliederschmerzen. Übelkeit bis zum Erbrechen und manchmal auch Durchfälle. Die Gaumenmandeln sind mäßig geschwollen und zeigen eine flammende Rötung, die bis auf Zäpfchen und weichen Gaumen übergreift. Zunge zuerst leicht belegt, dann himbeerartiges Aussehen. Schon am Ende des ersten, spätestens am zweiten Tag der typische Scharlachausschlag, zuerst an den Innenseiten der Oberschenkel. Der Ausschlag besteht aus stecknadelkopfgroßen, roten, dicht nebeneinanderstehenden Stippchen, so daß die Haut einheitlich gerötet, wie »von einem Scharlachmantel übergossen« scheint. Mund und Kinngegend bleiben frei. Diese Gegend erscheint als blasses Dreieck (»Milchbart«).

Das Fieber fällt bereits am 3. Krankheitstag treppenförmig ab. Nach einer Woche ist die Temperatur in der Regel wieder normal. Auch der Ausschlag bildet sich langsam zurück, die Haut schuppt ab. Der Ausschlag hinterläßt in der 2. bis 4. Krankheitswoche eine grob lamellöse, nicht infektiöse Hautschuppung.
Komplikationen: eine diphtherieartige Mandelentzündung, später eitrig verjauchend, Nebenhöhlenentzündung, Mittelohrentzündung, Vereiterung der Halslymphdrüsen, Lungenentzündung. Ein rheumatisches Fieber kann nach der 2. Woche, oft verbunden mit einer Endocarditis, einer Herzinnenhautentzündung, auftreten. Es kann auch eine Nierenentzündung bis etwa 4 Wochen später entstehen. Deshalb sind regelmäßige Urinuntersuchungen zur Kontrolle immer wieder notwendig.
Behandlung: Allgemeinbehandlung wie bei jeder Infektionskrankheit, Bettruhe bis zur Fieberfreiheit, naturärztliche Maßnahmen: siehe wie bei Masern, Fruchtsäfte, Honigwein, Gurgeln mit Salbeitee oder heißem Salzwasser (1/2 Teelöffel auf 1/2 l Wasser).
Spezifische Behandlung: nur Sache des behandelnden Arztes: hohe Dosen von Antibiotika. Sie verkürzt die Infektiosität des Scharlachs auf eine Woche. Bei schwerem Scharlach zusätzlich weitere medikamentöse Behandlung.
Vorbeugung: außer der naturgemäßen Lebensweise wird ebenfalls mit Penicillin und Sulfonamiden in bestimmten Fällen vom Arzt durchgeführt. Die aktive Immunisierung mit abgeschwächtem Scharlachtoxin ist nicht absolut sicher und hinterläßt 6 bis 8 Wochen nach der Impfung einen Infektionsschutz von 2 Jahren.

Fleckfieber
(Thyphus exanthematicus)

ist eine schwere Infektionskrankheit, die vor allem in kühleren Klimazonen und in der kalten Jahreszeit auftritt. Sie wird durch die Kleiderlaus übertragen.
Inkubationszeit: meist 8 bis 12 bis 15 Tage. Verdachtsfall, Erkrankung und Todesfall sind meldepflichtig (gemeingefährliche Infektionskrankheit).
Krankheitsbild: grippeähnliches plötzlich auftretendes Frösteln, Fieber, Gliederschmerzen, Kopfschmerzen, starke Schlaflosigkeit, Ausschlag am 4. bis 6. Tag am ganzen Körper, dichtstehende, stecknadelkopf- bis linsengroße, blaßrote bis düstere Flecken, später schmutzig-braun werdend mit flohstichartigen Blutungen.
Unbehandelt größte Lebensgefahr.

Behandlung: nur durch den Arzt.
Nachbehandlung: systematisch aufgebaute natürliche Lebens- und Heilweise.

Windpocken (Varicellen)

sind eine Viruskrankheit, die meist direkt durch Tröpfchen oder durch abgefallene Krusten oder durch die Luft (daher der Name Windpocken) übertragen wird.
Bei Kindern verläuft sie meist leicht, bei Erwachsenen ist sie ernster zu bewerten.
Inkubationszeit: 10 bis 20 Tage.
Sie hinterläßt eine dauernde Immunität.
Krankheitsbild: leichte Allgemeinerscheinungen wie Fieber und Übelkeit, Ausschlag auch in der behaarten Kopfhaut; im Gesicht und am Rumpf (seltener an den Gliedmaßen) und im Bereich der Schamlippen auftretende kleine rote, z. T. juckende Flekken, die rasch in Bläschen übergehen, eintrocknen und als Krusten abfallen.
Flecken und Bläschen und Krusten können nebeneinander bestehen.
Behandlung: nur naturgerechte Allgemeinbehandlung, Bettruhe, Isolierung bis zur Entfieberung, bis Krusten abfallen, danach häufige Kräuter-Dreiviertelbäder.

Pocken (Variola Vera)

Die Pocken zählen zu den gemeingefährlichen, höchstansteckenden Infektionskrankheiten. Die Schwere der Erkrankung hängt von der Virulenz des Virusstammes ab. Man unterscheidet eine Variola minor mit durchschnittlich 1% Todesopfer von einer Variola major mit durchschnittlich 20% Todesopfer. Für diese Krankheit besteht Meldepflicht für Verdachtsfall, Erkrankung und Todesfall.
Infektionsweg: Kontakt mit pokkenkranker Haut und Gegenständen, die mit Pockenkranken in Berührung kamen (Wäsche, Geschirr u. a.). Auch durch Tröpfcheninfektion und sogar durch Fliegen kann eine Ansteckung erfolgen.
Inkubationszeit: 10 bis 14 Tage.
Krankheitsbild: es setzt ein akut mit Schüttelfrost, hohem Fieber, starken Kreuzschmerzen, Kopfschmerzen; insgesamt ein schweres Krankheitsbild.
Am 2. oder 3. Krankheitstag oft flüchtiger masern- oder scharlachartiger Ausschlag. Nach dessen Abklingen rötliche Flecken, die schnell zu Knötchen werden und sich in 3 Tagen zu schmerzhaften Bläschen entwickeln. Am 7. bis 8. Tag werden hieraus Blasen mit charakteristischer zentraler Delle (Pockennabel). Überall am Körper findet sich dasselbe Entwicklungsstadium. Fieber

während des Bläschenausschlages leicht absinkend – in schweren Fällen hochbleibend – dann oft Tod. Vom 12. Tag an allmähliches Eintrocknen mit Borkenbildung. Diese sind virushaltig. Die Abheilung erfolgt mit entstellenden Narben.

Behandlung: nur in Isolierstationen – Sache des Arztes.

Vorbeugung: aktive Immunisierung und allgemeine Hygiene.

Akute Infektionskrankheiten mit vorwiegender Lokalisation im Mund und im Rachenraum

Diphtherie

ist eine akut ansteckende, durch den Diphtherie-Bazillus hervorgerufene Erkrankung, die vorwiegend die oberen Luftwege befällt. Aber auch andere Schleimhäute und Wunden können befallen werden. Die Diphtheriebakterien sind echte Giftbildner.

Inkubationszeit: 2 bis 7 Tage.

Infektionsweg: Tröpfcheninfektion oder infizierte Gegenstände, die monatelang Diphtherie-Bakterien beherbergen können.

Krankheitsbild: Die ersten Anzeichen sind geringe Halsschmerzen, Fieber und Krankheitsgefühl, dann die Vergiftungserscheinungen, die sich in allgemeinen Schwächezuständen zeigen. Charakteristisch ist eine gleichmäßig graue und zähe Haut (Membran), die sich in der Regel von den Gaumenmandeln aus schnell über die Gaumenbögen zur Rachenwand ausbreitet und eigentümlich riecht.

Komplikationen: Absteigen der membranösen Entzündung in den Kehlkopf, in die Luftröhre und in die Bronchien. Dadurch oft plötzlicher Atemstillstand. Dieser macht den Luftröhrenschnitt, das Absaugen der Kehlkopfhäute oder Einführung eines Rohres oder Schlauches von Mund oder Nase aus in den Kehlkopf oder in die Luftröhre (Intubation) notwendig. Bei Kindern kann durch die Nasendiphtherie eine völlige Verlegung der Nasenatmung eintreten. Durch das Gift des Diphtherie-Bakteriums kann es zu Lähmungen besonders der Hirnnerven kommen. Diese Lähmungen sind verschiedenartig. Sie zeigen sich u. a. in einer nasalen Sprache, besonders auch in Gaumensegellähmung, wobei Flüssigkeit aus der Mundhöhle durch die Nase herausläuft. Dann müssen z. B. Kleinstkinder mit Brei, nicht mit Flüssigkeit ernährt werden. Oder es kommt zur Lähmung der inneren Augenmuskeln mit Doppeltsehen und Schielen, gelegentlich auch zur teilweisen Lähmung des Kehlkopfes. In schweren Fällen kann es zu allgemeinen nervlichen Entzündungen (Polyneuritis) kommen.

Eine gefürchtete Komplikation sind die Herzmuskelschäden mit Störungen im Reizleitungssystem und eine Schädigung des Vasomotorenzentrums, d. h. des Gefäßnervenzentrums im Gehirn. Diese Schäden sind die häufige Ursache für den Tod. Zeichen für die Gefahr sind rasches Absinken des Blutdruckes, schneller und unregelmäßiger Puls, allgemeine Unruhe.

Behandlung: Allgemeinbehandlung wie bei jeder Infektionskrankheit, absolute Bettruhe für mindestens 3 Wochen, flüssige, breiige, vitaminreiche Kost und Gurgeln mit Salbei.

Hautreize: Serienwaschungen mit Essigwasser, Lenden- und Kurzwickel mit Heublumen oder Salz, Halswickel mit Heublumen oder Essigwasser.

Spezifische Behandlung: passive Immunisierung durch antitoxinhaltiges Serum vom Pferd oder Hammel oder Rind (siehe Immunisierung). Diese passive Immunisierung wird oft ergänzt durch Penicillinbehandlung.

Eine spezielle Vorbeugung: die Schutzimpfung durch aktive Immunisierung kann schon in den ersten Lebensjahren erfolgen. Nach dem 12. bis 14. Lebensjahr in der Regel nicht mehr, da meist schon die Menschen durch epidemische Situationen immunisiert worden sind.

Die Entzündung der Mandeln (Angina oder Tonsillitis)

zeigt sich in verschiedenen Formen. Sie ist fast immer eine durch kettenförmige (Streptokokken) oder durch traubenförmige (Staphylokokken) hervorgerufene ansteckende Krankheit. Die Übertragung erfolgt durch die Luft oder Speisen. Sie kann in jedem Alter auftreten, am häufigsten aber im Kindesalter. Auslösende Ursachen sind: chronisch kalte Füße, Durchnässungen, Erkältungen und allgemein herabgesetzte Widerstandskraft.

Angina catarrhalis

ist die einfache, oberflächliche Form der Mandelentzündung.

Krankheitsbild: Fieber, Kopfschmerz, Schluckschmerz, starke

Absonderung von Schleim und Speichel. Die Gaumenmandeln, der weiche Gaumen und die hintere Rachenwand sind fleckig oder flächenhaft gerötet und geschwollen.

Bei der akuten

Angina lacunaris oder akuten Tonsillitis

finden sie die oben beschriebenen Krankheitszeichen in verstärktem Maße.
Die Gaumenmandeln sind stärker geschwollen, hochrot, und in den Taschen der Mandeln findet sich eine eitrige Absonderung bzw. eitrige Pfropfen. Auch ist die Rachenschleimhaut entzündlich gerötet. Die Halslymphdrüsen sind meist schmerzhaft geschwollen.

Wiederum eine andere Form der Mandelentzündung stellt der

Mandelabszeß

dar. Dieser befällt in der Regel nur eine, gelegentlich aber auch beide Mandeln. Bei diesem ist das Fieber hoch, die Schmerzen sehr stark, das Allgemeinbefinden erheblich gestört. Sobald sich der Eiter in die Mundhöhle entleert, tritt Erleichterung ein. Wenn sich der Abszeß nicht durch heißes Gurgeln mit Kamillen- oder Salbeitee von selbst entleert, muß er chirurgisch gespalten werden. Das gilt fast immer, wenn es sich um einen sogenannten

peritonsillaren Abszeß

handelt, d. h. wenn der Eiter in der Tiefe und in der Umgebung der Mandel verhalten wird. Es kommt dann leicht zur Kieferklemme und Verengung der Rachen- und Mundhöhle.
Die Mitbeteiligung der Halsvene (Entzündung mit Pfropfbildung) ist eine sehr ernste Komplikation.

Wieder eine andere Form der Mandelentzündung ist die

Angina Plaut-Vincent

Sie ist eine meist einseitige, mit Gewebszerfall (Nekrose) einhergehende Erkrankung der Gaumenmandel mit schmutziggrauem, blutendem, bisweilen auf die Mundschleimhaut übergehendem Belag. Die Allgemeinerscheinungen bei dieser Erkrankung sind gering. Die Behandlung besteht außer in der naturgemäßen Heilbehandlung in der spezifischen Behandlung in Zufuhr von kleinen Dosen Neosalvarsan oder peroral (durch den Mund) gegebenes Penicillin. Außerdem sollte Vitamin B_2 gegeben werden.

Die Mundbodenphlegmone oder Angina Ludovici

ist eine schwere eitrige Infektion des Unterzungengrundes und des Unterkieferbodens. Das Krankheitsbild beginnt damit, daß die Zunge gegen den Gaumen gedrückt wird, starke Schmerzen beim Kauen entstehen und die Zunge kaum beweglich ist. Oft tritt Luftnot ein, so daß der Luftröhrenschnitt durchgeführt werden muß. Diese schwere Erkrankung erfordert sofortige ärztliche, meist medikamentöse und in den meisten Fällen chirurgische Behandlung.

Die Monozyten-Angina

wird von einem noch unbekannten Virus hervorgerufen. Sie beginnt mit Hals-, Nacken- und Gliederschmerzen, steilem Fieberanstieg und vielfachen Drüsenschwellungen, wobei die Hals- und Nackendrüsen zuerst erkranken, die Achsel- und Leistendrüsen unter neuen Fieberschüben erst nach einigen Tagen (Pfeiffersches Drüsenfieber).
Danach schwellen und entzünden sich die Gaumenmandeln und das umgebende Gewebe. Es treten weißlich-gelblich-bräunliche Beläge auf der dunkelroten Mandelschleimhaut auf. Auch ein diphtherieähnlicher Belag kann sich zeigen, jedoch greift dieser nicht auf den weichen Gaumen über.
Hier gilt, daß neben der naturärztlichen Allgemeinbehandlung eine spezielle ärztliche Behandlung durchgeführt werden muß.
Komplikationen bei verschiedenen Anginen: Gelenkrheumatismus, Herzklappenentzündung, Nierenentzündung (deswegen öftere spätere Urinkontrollen), Lungenentzündung, Mittelohrentzündung und u. U. Sepsis (siehe dort).
Die Behandlung aller Formen der Mandelentzündung erfolgt neben speziellen Maßnahmen immer nach naturgemäßen Grundsätzen. Zunächst strenge Bettruhe, dabei Saftfasten und Darmreinigung. An Anwendungen kommen vor allem in Frage: Serienwaschungen mit Essigwasser, direkt fiebersenkende Wickel wie Lendenwickel mit Essigwasser, Kurzwickel mit Salz, beiderseitige Wadenwickel u. a. Wenn die Wickel direkt wärmeentziehend sein sollen, bleiben sie 20 bis 30 Minuten liegen und werden nach Abnahme erneuert. Oder es kommen in Frage schweißtreibende Wickel der gleichen Art, auch als Dreiviertelpackung oder Ganzpackung, eventuell als warme Heublumenwickel oder warme Kräuterwickel. Diese bleiben bis zum Schweißausbruch liegen, der in der Regel nach 1½ bis 2 Stunden eintritt.

Lokal:
Halswickel

a) bei heftiger Entzündung 1/2-stündlich gewechselt mit Essigwasser
b) bei weniger heftigen Entzündungen warme Wickel mit Heublumen, 3/4 bis 1 1/4 Stunde liegenbleibend, Gurgeln mit Salbei- oder Kamillentee, mit heißem Zitronensaft, Salzwasser (1 Teelöffel auf 1/2 l Wasser).

Die chronische Mandelentzündung (Tonsillitis chronica)

entsteht meist aus einer sich wiederholenden, nicht beachteten oder ungenügend behandelten akuten Erkrankung.
Krankheitsbild: Leichte Rötung und Schwellung der Mandeln, aus den Taschen auf Druck eitrige Absonderung, übler Mundgeruch, Fremdkörpergefühl im Hals, vergrößerte Lymphdrüsen.
Behandlung: Wenn auf allgemeine naturgemäße Maßnahmen und Rödersches Absaugeverfahren sowie homöopathische Mittel keine Besserung eintritt, muß u. U. bei ständiger Wiederkehr die operative Mandelentfernung (Tonsillektomie) durchgeführt werden.
Wann dies unbedingt notwendig ist, entscheidet der sachkundige Arzt.

Mundentzündungen mit Bläschenbildung

tritt auf als:

a) **Herpes labialis** = Bläschenausschlag an den Lippen und Mundwinkeln, der sehr schmerzhaft ist, aber in der Regel in wenigen Tagen mit Borken abheilt.
Ursache: Viruserkrankung, meist als Vorläufer oder Begleiterscheinung anderer Infektionskrankheiten, Magen- und Darmstörungen oder in Zusammenhang mit der Monatsregel der Frau.
Gelegentlich gleichzeitig an der Übergangsstelle der Haut zur Schleimhaut im Bereich anderer Körperöffnungen, z. B. After, Schamlippen, Vorhaut, Nasenflügeln u. a. auftretend.
Behandlung: naturärztliche Allgemeinbehandlung.
Lokal: Borsalbe, lokale Bepinselungen mit Myrrhentinktur, Kamillosan, Eichenrindenabsud, Johanniskrautöl.

b) **aphthöse Mundentzündung** (Stomatitis aphthosa)
mit kleinen grauweißen oder gelblichen, auf entzündlich geröteter Schleimhaut auftretenden Bläschen. Sie finden sich im Bereich der Zunge, der Lippen, der Wangen-

schleimhaut, des weichen Gaumens und der Gaumenbögen sowie des Zahnfleisches und sind sehr schmerzhaft. Werden sie beim Kauen oft aufgerissen, dann entstehen kleine Geschwüre, Speichelfluß, schmerzhafte Anschwellung der Kieferdrüsen, gelegentlich Fieber und gestörtes Allgemeinbefinden. Bei stärkerer Ausprägung besteht Verdacht auf Übertragung einer tierischen Maul- und Klauenseuche durch Kontaktinfektion oder infizierte rohe Milch, Butter oder Käse.
Behandlung: naturgemäße Allgemeinbehandlung.
Lokal: Mundspülungen mit warmem Salbei- oder Kamillentee, verdünnter Myrrhentinktur (20 Tropfen auf ein Glas warmes Wasser).

Mundentzündung durch Soorpilz
(Candidiasis)

Der Soorpilz siedelt sich im Mund, im Rachen und sogar gelegentlich in der Speiseröhre an. Er findet sich besonders bei kleinen elenden Kindern oder bei schwer erkrankten Erwachsenen (z. B. bei Typhus, Krebs, Lungentuberkulose) und auch bei schwerer Zuckerkrankheit. Ferner nach langer Behandlung mit antibiotischen Mitteln. Auf einer gering entzündlichen Schleimhaut finden sich milchweiße Beläge, in denen sich Pilze nachweisen lassen.
Behandlung: zunächst Beseitigung der Grundkrankheit, naturgemäße Allgemeinbehandlung.
Lokal: Mundspülungen mit Salbei- oder Kamillentee oder medikamentöse Behandlung nach Angabe des Arztes.

Mumps oder Ziegenpeter
(Parotitis epidemica)

entsteht durch ein Virus, das sich in der Mundschleimhaut vermehrt und auf dem Blutweg zu den Ohrspeicheldrüsen gelangt. Die Ohrspeicheldrüse reagiert hierauf besonders mit einer ausgebreiteten serösen Entzündung. Sie befällt vor allem Kinder, besonders häufig Knaben. Bei geschlechtsreifen Männern ist gelegentlich eine einseitige, seltener eine doppelseitige Hodenentzündung die Folge. Diese geht oft in einen Hodenschwund über und führt dann zur Unfruchtbarkeit.
Inkubationszeit: 18 bis 22 Tage.
Das Krankheitsbild: Gelegentlich auch als Begleiterscheinung schwerer Erkrankungen, Schwellung einer, bald auch der anderen Ohrspeicheldrüse mit Entstellung des Gesichtes, mit abstehenden Ohrläppchen, mäßigem Fieber und Krankheitsgefühl. Die Kaubewegung und das Schlucken

sind gehemmt. Dauer etwa eine Woche.
Behandlung: naturgemäße Allgemeinbehandlung, besonders aber vitaminreiche Fruchtsäfte, Darmpflege und auch Einläufe.
Lokal: Ölläppchen warm, Leinsamen- oder Kamillensäckchen. Mundpflege mit Salbei- oder Kamillentee.

Allgemeine Infektionskrankheiten ohne typische Lokalisation

Sepsis (Blutvergiftung)

Mit Sepsis bezeichnet man eine bakterielle Allgemeininfektion. Sie ist ein Sammelbegriff für zahlreiche Krankheitsbilder, die dadurch entstehen, daß von einem lokal begrenzten Infektionsherd Krankheitskeime ins Blut kommen und über dieses in anderen Organen Eiterherde erzeugen, die ihrerseits wiederum Keime in die Blutbahn abgeben. Voraussetzung für die Entstehung der Sepsis sind mangelnde Abwehrkraft des Organismus oder hochwirksame (virulente) Krankheitserreger.
Bei der akuten Sepsis findet sich ein fast typischer Fieberverlauf mit Schüttelfrost und Schweißausbrüchen. Puls und Atmung sind beschleunigt. Das Allgemeinbefinden ist sehr stark gestört. Weiterhin finden sich Veränderungen des Blutes, Milzvergrößerung und oft starke Durchfälle. Sehr schwere Formen der Sepsis verlaufen meist in wenigen Tagen tödlich. Weniger stürmisch oder schleichend verlaufende Formen der Sepsis führen leicht zur Herzinnenhautentzündung (Endocarditis lenta) und hinterlassen Klappenfehler.
Behandlung: nach Möglichkeit Ausschaltung des Herdes durch chirurgische Maßnahmen und hohe Dosen von Antibiotika, oft unterstützt durch andere Medikamente.
Auch alle im Einzelfall möglichen naturgerechten Allgemeinmaßnahmen sollten nicht vergessen werden.

Malaria (Wechselfieber)

Diese Erkrankung kommt in drei Formen vor, die aber an dieser Stelle nicht differenziert beschrieben werden sollen, da die naturgemäße Allgemeinbehandlung diese Unterschiede nicht zu berücksichtigen braucht.
Die Malaria wird auf den Menschen durch den Stich einer

Mücke (Anopheles) übertragen.
Die *Inkubationszeit* beträgt etwa 7 bis 21 Tage.
Das *Krankheitsbild* ist gekennzeichnet durch charakteristische Fieberanfälle mit Schüttelfrost, die nach 6 bis 8 Stunden abklingen und sich je nach der Form der Malaria (quartana = 4tägiges, tertiana = 3tägiges und tropica = unregelmäßiges Fieber) wiederholen.
Die Krankheit erlischt oft erst nach Jahren.
Behandlung: spezifische Mittel, früher Chinin, heute besonders Resochin, Plasmochin oder Daraprim.
Immer zur Unterstützung: alle im Einzelfalle naturgemäßen Allgemeinmaßnahmen.

Geschlechtskrankheiten

sind infektiöse Erkrankungen, die in der Regel durch den Geschlechtsverkehr erworben werden. Nach dem Bundesgesetz zur Bekämpfung der Geschlechtskrankheiten gelten als solche: der Tripper (Gonorrhoe), der harte Schanker (Syphilis oder Lues), der weiche Schanker (Ulcus molle) und die Vierte Geschlechtskrankheit (Lympho granuloma inguinalis). Nach diesem Gesetz ist jeder Geschlechtskranke verpflichtet, sich durch einen in Deutschland approbierten Arzt untersuchen und bis zur Beseitigung der Ansteckungsgefahr behandeln zu lassen. »Wer an einer Geschlechtskrankheit leidet oder den Umständen nach annehmen muß, daß er daran leidet, und die Geschlechtskrankheit weiter verbreitet, wird bestraft.« Der Arzt hat dem zuständigen Gesundheitsamt nur die Zahl der Erkrankungsfälle zu melden. Namentliche Meldung erfolgt nur, wenn sich der Erkrankte der Behandlung entzieht, unter 18 Jahre ist oder wenn der Verdacht der gewerblichen Unzucht und der ernsten Gefahr der Krankheitsübertragung besteht.

Der Tripper (Gonorrhoe)

ist eine Schleimhauterkrankung, die durch den Gonococcus, einen semmelförmigen Doppeltkokkus, fast ausschließlich durch den Geschlechtsverkehr übertragen wird.
Selten wird bei Kindern, besonders bei kleinen Mädchen in der Vorpubertät, durch Kontakt mit infiziertem Material, z. B.

Waschlappen, Badewasser u. a., die Ansteckung ausgelöst. Beim Säugling kommt es auch zur Infektion durch Kontakt der Bindehaut des Auges mit den Krankheitserregern beim Passieren der infizierten mütterlichen Geburtswege.

Inkubationszeit: 2 bis 5 Tage (selten bis zu 10 Tagen).

Kennzeichen der Erkrankung: Eitriger Ausfluß aus der Harnröhre, schmerzhaftes Wasserlassen.

Später werden befallen: Vorsteherdrüse des Mannes, Hoden und Nebenhoden, die Bartholinischen Drüsen der Frau, die Scheide, die Gebärmutter und die Eileiter. Diese Infektionen führen bei ungenügender Behandlung oft zu Unfruchtbarkeit. Seltener kommt es zur Aussaat ins Blut mit Entzündungen meist eines Gelenkes, was dann sehr schmerzhaft und mit hohem Fieber verbunden ist. Ja, sogar Rippenfellentzündung, Muskelentzündung, Hirnhautentzündung und Herzinnenhautentzündung sind möglich. Die *Behandlung* ist ausschließlich Sache des approbierten Arztes.

Die Syphilis
(Lues oder der harte Schanker)

ist eine Geschlechtskrankheit, die durch einen korkenzieherartigen Erreger, eine Spirochäte, übertragen wird (Treponema pallidum). Sie kann akut oder chronisch verlaufen und jedes Körpergewebe oder Organ befallen. Die Infektion wird gewöhnlich beim Geschlechtsverkehr über kleine Hautverletzungen oder Verletzungen der Schleimhaut übertragen. Das Kind im Mutterleib kann aber auch durch das Blut der Mutter infiziert werden. Auch außerhalb der Geschlechtsorgane, z. B. an der Mund- oder Lippenschleimhaut, am After, an den Fingern, sind Infektionen möglich. Weniger häufig kommt die Ansteckung durch mittelbaren Kontakt zustande, z. B. durch Trinkgläser, Eßgeschirre, Abort u. a.

Die *Inkubationszeit:* 2 bis 7 Wochen.

Das *Krankheitsbild* verläuft in drei Stadien:

1. *Stadium* (Primärstadium): an der Stelle des Eintritts des Erregers (meistens, aber nicht nur an den Geschlechtsorganen) tritt nach der Inkubationszeit der Primäraffekt (harte Schanker) auf. Seine Kennzeichen sind: rundes, speckig, belegtes Geschwür, mit hartem, derbem Rand und harten, geschwollenen Lymphdrüsen der Nachbarschaft. Schmerzlosigkeit. Das Geschwür tritt nur an einer Stelle der Haut auf, nur gelegentlich spiegelbildlich, z. B. Oberlippe und Unterlippe,

sonst ist die Haut gegen jede weitere syphilitische Infektion völlig immun geworden.

2. *Stadium* (Sekundärstadium): Etwa 8 Wochen nach der Infektion dringen die Erreger – das Lymphfilter wird durchbrochen – in das Blut ein und führen zu einer allgemeinen Infektion. Das zeigt sich u. a. im Auftreten eines typischen, nicht juckenden Hautausschlages, dem zumeist eine allgemeine Lymphknotenschwellung vorausgeht. Diese Lymphknotenschwellungen finden sich besonders in der Leisten-, Achsel- und Nakkengegend. Diese Periode kann unbehandelt in mehreren Schüben verlaufen, und so brauchen in der Zwischenzeit keine äußeren Zeichen der Krankheit festzustellen sein. Wohl sind bei laborischen Untersuchungen bestimmte Reaktionen positiv.
3. *Stadium* (Tertiärstadium): Der Erreger verursacht oft nach vielen Jahren in den inneren Organen typische Veränderungen. Diese können als knotige Granulationsgeschwülste (Gumma) mit Zerfallsneigung an der Haut, am Schädeldach, am harten und weichen Gaumen auftreten und führen dann zur Sattelnase, zur Lochbildung im Gaumen und anderen Veränderungen. Ebenso können sie sich in der Muskulatur, in der Leber und an anderen Stellen zeigen. Oder es kommt zu Erkrankungen des Gehirns in Form der Paralyse, der Gehirnerweichung, mit völliger Zerstörung der Persönlichkeit oder zur Erkrankung des Rückenmarkes, der Tabes oder Rückenmarksschwindsucht oder zur Kombination beider Erkrankungen.

Diese schweren Schäden und die früher furchtbaren Veränderungen an den im Mutterleib infizierten Kindern lassen sich heute durch sachgerechte Behandlung weitestgehend verhüten. Die *Behandlung* ist Sache des Arztes.

Der weiche Schanker
(Ulcus molle)

hat eine *Inkubationszeit* von nur 1 bis 2 Tagen. Im Gegensatz zur Lues tritt das Geschwür in der Regel in der Mehrzahl auf, ist weich, die Leistendrüsenschwellungen vereitern oft unter hohem Fieber. Die Geschwüre bestehen mehrere Wochen, bleiben aber lokalisiert und machen keine allgemeinen Organkrankheiten.

Die Vierte Geschlechtskrankheit
(Lympho granuloma inguinale)

wird durch ein Virus hervorgerufen, das nach einer *Inkubations-*

zeit von 7 Tagen bis drei Wochen zu einem kleinen, rasch heilenden Geschwürchen führt. Nach 10 bis 30 Tagen treten große, knollige, mit der Haut verbakkene Lymphknoten in der Leistengegend auf. Auch diese können in monatelangem Verlauf eitern und zu Fisteln werden. Diese Erkrankung kommt besonders in Ostasien und Ostafrika und bei uns in Hafenstädten vor.
Behandlung ist wiederum nur Sache des fachkundigen Arztes.

Die Tuberkulose

Obwohl in der Bekämpfung der Tuberkulose in den letzten Jahrzehnten wesentliche Fortschritte gemacht wurden, ist sie auch heute noch in vielen Ländern der Erde eine weitverbreitete Infektionskrankheit. Sie wird hervorgerufen durch das 1884 von Robert Koch entdeckte Tuberkelbakterium, das gegen hohe Temperaturen und Austrocknen sehr widerstandsfähig ist. Direktes Sonnenlicht dagegen tötet das Bakterium in wenigen Minuten.
Es gibt mehrere Arten von Tuberkelbakterien, solche, die sich nur beim Menschen finden, andere, die die Tuberkulose der Rinder, des Geflügels oder der Kaltblüter verursachen.
Die Tuberkulose verläuft in mannigfachen Formen und kann alle Gewebe und alle Organe mit Ausnahme der Muskulatur befallen.
Das Erkranken des Menschen hängt wesentlich von der Reaktionslage des Organismus ab. Diese wiederum wird von inneren und äußeren Faktoren bestimmt. Die inneren liegen in einer angeborenen Widerstandsschwäche des Organismus. Diese Schwäche jedoch ist nicht unbedingt an die flache Form des Brustkorbes, des sog. asthenischen Typs, gebunden, wie man früher glaubte. Wichtiger sind die äußeren Faktoren: Hunger, Unterernährung, dauernder Aufenthalt in dunklen, feuchten und schlecht gelüfteten Räumen, Alkoholismus, schlechte Erholung nach anderen Infektionskrankheiten oder nach Schwangerschaft und Wochenbett, große körperliche und seelische Belastungen u. a.
Inkubationszeit: ca. 50 Tage.
Der Infektionsweg: Die wichtigste Eintrittspforte für das Tuberkelbakterium sind die Schleimhäute der Atem- und Verdauungswege, seltener die verletzte Haut. Die Ansteckung über die Luftwege erfolgt unmittelbar von

Mensch zu Mensch (Tröpfcheninfektion) durch Anhusten, Anniesen und Anatmen oder mittelbar durch tuberkelbakterienhaltigen Staub. Über die Verdauungswege, meist nur bei Kleinkindern, erfolgt sie durch Genuß von Milch und Milchprodukten tuberkulöser Kühe oder durch Schmierinfektion, wenn Kinder tuberkelbakterienhaltigen Staub mit dem Finger direkt in die Mundhöhle bringen.

Die vielfältigen Formen der Tuberkulose sollen hier nur in großen Zügen geschildert werden.

Bei der Ausbreitung im Körper werden drei Stadien unterschieden, wenn auch neuerdings diese Einteilung nach Ranke nicht mehr unbestritten ist.

Erstes Stadium. Treten zum ersten Mal Tuberkelbazillen in den Körper ein, so entwickelt sich an der Haftstelle – in der Mehrzahl der Fälle ist das befallene Organ die Lunge – eine tuberkulöse Entzündung. Man spricht von Primäraffekt oder Erstherd. Von diesem Erstherd werden die Tuberkelbakterien über die zugehörigen Lymphbahnen in die nahegelegenen Lymphknoten verschleppt. Diese wiederum entzünden sich stark und schwellen an. Erstherd und geschwollene Lymphdrüsen bilden den Primärkomplex. Dieser meist ohne auffällige Krankheitserscheinungen verlaufende Vorgang kann durch eine Verkalkung der Lymphdrüsen abheilen. Dieses Stadium macht fast jeder Mensch, oft unbemerkt, durch. Der Primärkomplex kann nach seiner Abheilung noch viele Jahre lang lebende Bakterien enthalten, die jederzeit eine fortschreitende Tuberkulose verursachen können.

Andererseits erwirbt der Organismus mit der Ausbildung des Primärkomplexes – bis zum Endstadium dauert es ca. 1/2 Jahr – eine andersartige Reaktionslage gegen Tuberkelbakterien und deren Produkte. Der Organismus kann eine besondere (allergische) Abwehrkraft erwerben, allerdings auch durch überschießende (hyperergische) Reaktionen in schwere Krankheitsabläufe geraten. Auf der Tatsache der andersartigen – allergischen oder hyperergischen – Reaktion gründen sich die Tuberkulinreaktionen. Eine positive Tuberkulinreaktion sagt aus, daß der Organismus mit Tuberkulose infiziert wurde.

Das zweite Stadium tritt ein, wenn der Primärkomplex nicht ausheilt. Es beginnt damit, daß die Tuberkelbakterien den Schutzwall der Lymphknoten durchbrechen, sich weiter ausbreiten und in die Blutbahn kommen. Diese Ausbreitung kann stürmisch oder langsam verlaufen.

Bei dem stürmischen Verlauf kann es in der Lunge zur käsigen Lungenentzündung oder auch zur Verkäsung der an der Lungenwurzel (Hilus) gelegenen Lymphdrüsen kommen (Hilusdrüsentuberkulose). – Ebenso können die Halslymphdrüsen schwer erkranken. Es kommt zur Skrofulose(Drüsentuberkulose). Bei starker Streuung auf dem Blutweg kommt es zur Miliartuberkulose, d. h. zur Bildung von zahlreichen hirsekorn-(Milium)-großen Herden im ganzen Körper, besonders aber in der Lunge. Diese Krankheit endete früher fast immer tödlich. Heute kann sie durch die antituberkulösen Mittel (Tuberkulostatika) ausgeheilt werden.

Nach Abklingen des stürmischen Verlaufes, oder auch bei weniger stürmischem Verlauf, kommt es zu den oft sehr langwierigen Organtuberkulosen. Außer der Lunge erkranken häufig:

die Nieren (Nierentuberkulose) – oft 3 bis 10 Jahre nach der Erstinfektion

die Nebennieren (Nebennierentuberkulose)

das Gehirn (Hirntuberkulose, die geschwulstartige Herde besonders im Kleinhirn verursacht),

die Hirnhaut (Hirnhauttuberkulose, die häufig das Kindesalter befällt und früher fast immer tödlich endete. Sie ist heute mit Streptomycin heilbar),

die Knochen und Gelenke (Knochen- und Gelenktuberkulose),

die Harn- und Geschlechtsorgane (z. B. Hoden- und Nebenhodentuberkulose, Eileiter- und Blasentuberkulose u. a.) die Hauttuberkulose, u.a.

Das dritte Stadium geht selten aus dem zweiten Stadium hervor. Vielmehr ist es das Stadium der Wiederansteckung nach Abheilung des Primärkomplexes. Wenn die darin erworbene Abwehrkraft nachläßt, kommt es bei Neuinfektionen wiederum zur tuberkulösen Erkrankung.

Diese kann in zwei Formen verlaufen:

als produktive, d. h. mit entzündlicher Neubildung von Gewebe, oder als exsudative, d. h. mit Ausschwitzungen einhergehende Form.

Bei der produktiven Form der Tuberkulose, die nur langsam fortschreitet, steht die Gewebsneubildung im Vordergrund. Es bildet sich ein charakteristisches Heilgewebe. Das ist ein Knötchen, der Tuberkel, der der ganzen Erkrankung den Namen gegeben hat. Das Lungengewebe z. B. reagiert bei guter Abwehrlage des Organismus in dieser Form der produktiven Tuberkulose. Zunächst in einer Lungenspitze mit Bildung von knotigen Herden in den kleinen Lungenläppchen. Dieser Tuberkel ist gefäßlos. Dadurch wird das Zentrum schlecht ernährt und stirbt bald ab. Dabei bildet sich eine trockene, gelbe, bröcklige Masse, die Käse genannt wird. Später kommt es durch Einlagerung von Kalksalzen und Bindegewebe zur

Abkapselung und Verkalkung. Dann tritt praktisch ein Stillstand ein (inaktive produktive Tuberkulose).
Bei der exsudativen Form der Tuberkulose, die meist ungünstiger ist als die produktive, kommt es zu entzündlichen Ausschwitzungen, die sich rasch ausbreiten und verkäsen können (aktive exsudative Tuberkulose).
Die produktive und exsudative Form kommen oft nebeneinander zur gleichen Zeit vor. Mal besteht mehr Neigung zur Abheilung, mal mehr zum Fortschreiten.
Dadurch ist das Krankheitsbild der Tuberkulose außerordentlich vielgestaltig. Von kleinen produktiven, in Monaten oder in Jahren narbig abheilenden Herden bis zu großen exsudativen Herden mit Ausbildung von kleineren oder größeren Höhlen (Kavernen) gibt es alle Übergänge. Letztere schreiten oft schnell fort und führen rasch zum Tod.
Infolge dieser Vielgestaltigkeit sind auch die *Krankheitszeichen* sehr unterschiedlich.
Die Anfangszeichen sind uncharakteristisch: Müdigkeit, Abgeschlagenheit, Krankheitsgefühl, Appetitlosigkeit, Gewichtsabnahme, abendliche geringe Temperaturerhöhungen und Nachtschweiß.
Husten kann vorhanden sein, kann aber auch fehlen.
Auswurf kann selbst bei schweren Formen fehlen. Wenn vorhanden, ist er im Anfang rein schleimig ohne Farbe und Geruch, später schleimig-eitrig und durch Fäulnisbakterien oft übelriechend.
Tuberkelbakterien können im Auswurf vorhanden sein, müssen es aber nicht. Sind keine vorhanden, dann spricht man von »geschlossener Tuberkulose«. Kommen Tuberkelbakterien aus irgendeinem tuberkulösen Herd: Lunge, Gelenke, Fisteln u. a., an die Außenwelt, dann handelt es sich um eine »offene Tuberkulose«, d. h., es besteht Ansteckungsgefahr.
Eine offene Tuberkulose sagt nichts über den Schweregrad einer Tuberkulose aus.
Blutungen treten dann auf, wenn Gefäße durch den tuberkulösen Prozeß eröffnet werden.
Schmerzen finden sich nur, wenn gleichzeitig das Lungen- oder Rippenfell beteiligt ist, oder in verschiedenem Maße bei manchen isolierten Organtuberkulosen.
Die Diagnose wird vom fachkundigen Arzt aus dem Krankheitsablauf, entsprechenden Röntgen- und Labor- und anderen Untersuchungen gestellt.
Die Behandlung gehört ebenfalls in die Hand des fachkundigen Arztes. Er wird heute mit Recht auf Medikamente nicht verzichten wollen. Im Vordergrund die-

ser medikamentösen Behandlung stehen die Tuberkulostatika. Diese chemischen Mittel töten die Bakterien nicht ab, schwächen aber deren Virulenz (Giftigkeit) und deren Vermehrungsfähigkeit ab, so daß sie für den Organismus keine Gefahr mehr bedeuten. Durch diese Medikamente hat die Tuberkulose insgesamt eine erhebliche Wandlung erfahren. Die früher üblichen langen Sanatoriumsaufenthalte und manche chirurgische operative Eingriffe z. B. sind vielfach überflüssig geworden.
Wenn zu der medikamentösen Behandlung noch die unerläßliche naturgemäße Behandlung hinzukommt, wird der Organismus leichter mit der Tuberkulose fertig. Deshalb gehört zur Verhütung und Heilung der Tuberkulose unabdingbar der systematische, individuell angepaßte Einsatz aller naturgemäßen Lebens- und Heilreize. Nach wie vor gehören auch hierzu bei akuten Fällen die Bettruhe, Freiluft- und Klimakuren. Diese dürfen bei der Lungentuberkulose aber nicht mit allgemeiner Besonnung verbunden werden. Auch leichte Wasseranwendungen gehören zur naturgemäßen Behandlung der Tuberkulose. Es kommen in Frage morgens die Ober- oder Ganzkörperwaschung mit Essigwasser, Brustwickel, gelegentlich Lendenwickel und Wadenwickel, Leibauflagen mit Essigwasser oder Heublumen besonders nach dem Essen, u. U. kleinere Güsse und eventuell auch kleinere Teilwechselbäder. Daß eine naturgemäße Basiskost (siehe *Anemueller:* Ernährung und Diät) und nicht zuletzt entsprechende Heilkräuter (siehe *Weiß:* Heilpflanzen) ebenfalls in diese Behandlung eingebaut werden müssen, ist verständlich.

In diese Gruppe von *Infektionskrankheiten ohne typische Lokalisation* gehören auch folgende Erkrankungen: Toxoplasmose, Leptospirosen (Weilsche Krankheit = Ikterus infektiosus, das Fleckfieber u. a.), Brucellosen (Bangsche Krankheit), Rückfallfieber, das Wolynische Fieber (Fünftagefieber), Tularämie u. a. Diese können aber im Rahmen dieses Buches nicht einzeln besprochen werden. Ihre Feststellung und Behandlung ist Sache des fachkundigen Arztes. Soweit möglich, wird diese Behandlung mit individuell abgestuften naturgemäßen Lebens- und Heilreizen unterstützt werden müssen (siehe Allgemeinbehandlung bei Infektionskrankheiten).
Andere in diesem Abschnitt nicht aufgeführte Infektionskrankheiten mit vorwiegender Lokalisation in den Atmungs- oder in den Verdauungsorganen und solche mit vorwiegender Lokalisation im Zentralnervensystem werden dort besprochen.

Herz- und Kreislauferkrankungen

Dieser Abschnitt befaßt sich mit einem außerordentlich wichtigen Krankheitsgebiet; denn Herz und Kreislauf spielen für Gesundheit und Krankheit wohl die größte Rolle.

Die Gesamtleistungsfähigkeit eines Menschen hängt im wesentlichen von der Leistungsfähigkeit seines Herzens und seines Kreislaufes ab. Auch besteht die Behauptung, daß der Mensch so alt und so leistungsfähig sei wie sein Herz und seine Blutgefäße, durchaus zu Recht. Zum Verständnis der Zusammenhänge zwischen den Herz- und Kreislauferkrankungen müssen wir zuvor betonen, daß Herz und Gefäßsystem eine untrennbare Einheit bilden. Beide sind in ihrer Tätigkeit stark und unmittelbar voneinander abhängig, und ein geordneter Blutumlauf hängt vom harmonischen Zusammenspiel beider ab.

Wenn das Blut seine Aufgabe erfüllen soll, den Sauerstoff, die Nährstoffe, Nährsalze, Vitamine und das Wasser den einzelnen Zellen zuzutragen und von diesen die Kohlensäure und die Schlackenstoffe an die Ausscheidungsorgane zu bringen, dann muß es den Geweben und Zellen zufließen und auch von ihnen wieder abfließen. Diese Bewegung des Blutes findet innerhalb des vollständig in sich geschlossenen Gefäßsystems statt. Das Blut kommt mit den Geweben und Zellen nur durch die dünne Gefäßwand, also nur mittelbar, in Berührung. Der Blutumlauf wird dadurch bewirkt, daß innerhalb dieses Gefäßsystems das Herz als der zentrale Motor, als ein Pumpwerk, eingeschaltet ist.

Weitere Einzelheiten siehe unter: das Herz (Seite 169), die Gefäße (Seite 145), der Blutkreislauf (Seite 168), der Blutdruck (Seite 170).

Wie alle Krankheitsschilderungen in diesem Buch soll und kann dieses aktuelle Kapitel nicht zur Selbstbehandlung anleiten. Es soll nur Krankheiten verhüten helfen und zu richtigem Verhalten im Krankheitsfall anleiten. Selbstverständlich können nur die wichtigsten und verbreitetsten Krankheiten aus dem Gebiet der Herz- und Kreislauferkrankungen kurz besprochen werden.

Die naturgemäße Lebens- und Heilweise vermag gerade bei diesen Erkrankungen in der Verhütung, Behandlung und Rehabilitation wertvolle Hilfe zu leisten.

Sebastian Kneipp sagt über die Behandlung der Herz- und Kreislauferkrankungen in seinem Buch *»Mein Testament«* etwas Grundsätzliches, das auch heute noch beachtenswert ist: »Solche Kranke werden leider von nichts mehr abgeschreckt als vom Wasser, und die schlimmsten

Folgen, welche die Wasserbehandlung mit sich bringen soll, werden ihnen vor Augen gestellt. Ich dagegen behaupte, daß gerade solche Fälle mit Wasser am besten zu heilen sind.
Das erste bei der Heilung von Herzleidenden ist, das Blut im ganzen Körper gleichmäßig zu verteilen; hierdurch erreiche ich auch den Vorteil, daß der Körper gleichmäßig genährt wird und sich dadurch kräftigt. Kräftigt sich aber der ganze Körper, dann kräftigt sich auch das Herz, und dadurch wird die Gesundheit, soweit möglich, erreicht. Es verschwinden oft alle die erwähnten Zeichen, und es tritt in einzelnen Fällen die volle Gesundheit wieder ein.
Habe ich das Blut gleichmäßig im Körper verteilt, so kann ich auch darauf rechnen, daß der Kranke zu seiner Ruhe kommt und der Schlaf sich wieder einstellt. Die Furcht und Angst läßt nach, was doch gewiß auch zur Erholung beiträgt. Die Blutbildung wird eine bessere, weil der ganze Organismus wieder tätig ist; es fehlt gewöhnlich nicht an Appetit, ein Zeichen, daß keine Störung in der Verdauung mehr vorhanden ist. Alle Anwendungen müssen also darauf hinwirken, daß ein regelmäßiger Blutumlauf eintritt und erhalten bleibt. Nur muß man gelinde anfangen; sobald der Körper an Kraft zunimmt, müssen die Anwendungen verstärkt werden.«
Es muß von vornherein darauf hingewiesen werden, daß nicht nur das Wasser als Träger von Wärme und Kälte sowie chemischen und elektrischen Reizen zur Behandlung gehört, sondern auch alle übrigen naturgemäßen Heilreize. Diese müssen individuell abgestuft und der einzelnen Situation angepaßt eingesetzt werden.
Die Erkrankungen des Herzens und der Blutgefäße können wir in funktionelle und organische einteilen. Unter funktionellen Störungen verstehen wir Störungen in der Leistung eines Organs oder Organsystems, ohne daß sich hierbei faßbare anatomische Strukturveränderungen feststellen lassen. Bei den organischen Störungen dagegen ist die Struktur des Organs verändert und gleichzeitig die Leistung. Die funktionellen oder nervösen Störungen sind heute in der Regel weit verbreiteter als die organischen. Hierzu gehören auch die zahlreichen Zivilisationsschäden unserer Zeit, die sich am Herzen oder am Gefäßsystem niederschlagen.

Das nervöse Herz oder die Herzneurose

Diese ist meistens Ausdruck für eine nervöse Erkrankung des Gesamtorganismus. Anatomische Veränderungen lassen sich zunächst nicht feststellen. Das Krankheitsbild ist gekennzeichnet durch eine Reihe von subjektiven Beschwerden und Leistungsminderung. Gerade die subjektiven Beschwerden sind sehr mannigfaltig: Herzunruhe, Angst, Beklemmung, Hitze, Spannung in der Brust, Herzklopfen, gelegentlich verlangsamter Puls und das Gefühl, das Herz bleibe stehen. Mitunter auch Herzstolpern, Aussetzen des Herzschlages oder Stechen in der Brust und Krämpfe in der Herzgegend. Schließlich nicht selten schwere Herzangst und Atemnot. Begleiterscheinungen: kalte Füße und Hände sowie Blutandrang zum Kopf.

Diese Zeichen könnten sich auch bei ernsthaften organischen Störungen finden. Es muß deshalb Sache des Arztes sein, zu überprüfen, ob eine funktionelle (»nervöse«) Störung vorliegt oder eine organische.

Die Ursachen für diese nervösen oder funktionellen Herzstörungen sind die der allgemeinen Nervosität, insbesondere Störungen, die über das vegetative Nervensystem gehen. Außerdem finden sich diese Störungen bei schwächlichen asthenischen Menschen, die ein für ihren Körper zu kleines Herz haben, oder bei Menschen mit einem Herzen, das zu lange geschont wurde und zu einem »Faulenzerherz« geworden ist.

Die Behandlung: Ausschaltung aller ursächlichen Schädigungen soweit wie möglich. Eine vernünftige naturgemäße Lebens- und Ernährungsweise. Funktionelles Kreislauftraining, hierzu u. a. morgendliche Ganzwaschung oder Luftbad, eventuell mit Einölen, tägliches Armbad, Wechselbäder als Wechselfuß-, Wechselarm-, Wechselsitzbad. Gegebenenfalls Wassertreten und Taulaufen, kleinere Wickel, ein- bis zweimal in der Woche ein Kräuter-3/4-Bad mit Fichtenextrakt oder mit Rosmarin- oder Hopfenöl oder Eukalyptusöl und Quendel. Vernünftige Gymnastik, bei älteren Menschen Spazierengehen in guter Luft, aber auch viel Ruhen, entspanntes Liegen über Tag und zeitiges Schlafengehen abends. Eine an Obst, Salaten und Gemüse reiche Kost ohne viel Fleisch und Gewürze. Einseitiger Kostfanatismus und Engherzigkeit sind jedoch zu vermeiden, sowie blähende Speisen, da oft der »Blähbauch« durch seinen Zwerchfellhochstand nervöse Beschwerden auslösen kann. Heilkräuter (siehe Heilpflanzen): hauptsächlich Tee aus Pfefferminz und Melisse oder aus Hopfen, Melisse und Baldrian zu gleichen Teilen, oder der Kneippsche Herztrost und das Seda-Kneipp.

Die funktionellen Blutgefäßstörungen – Gefäßneurosen

Diese spielen sich hauptsächlich an den Arterien ab und können sich in recht verschiedener Weise äußern. Sie finden sich meist bei insgesamt nervösen Menschen.
Die Zeichen: Auftreten von leichten bis starken Gefäßverkrampfungen, plötzliches Erblassen und Erröten ohne Grund, flüchtige lokale Gewebsschwellungen, meist in der Haut der Gliedmaßen, namentlich in Nähe der Gelenke, leichtes Spannungsgefühl, häufig geringer Schmerz, der rasch wieder verschwindet.
Auch zeitweilig auftretendes Hinken, das sich namentlich bei älteren Männern findet. Diese Störung äußert sich nur beim Gehen und besteht in Gefühlsstörungen, insbesondere in einem Taubheitsgefühl, manchmal aber auch in lebhaften Schmerzen in einem Unterschenkel und Fuß, die nach kurzem Gehen zu einer Ruhepause zwingen, während der die Beschwerden aufhören. Bei erneutem Gehen treten die Schmerzen wieder auf. Der Fuß ist kühl und blaß oder leicht bläulich verfärbt.
Ursachen: häufig durch Gefäßkrampf bei allgemeiner Nervenerschöpfung, Nikotinmißbrauch und anderen unnatürlichen Lebensformen ausgelöst. Auch bei organischen Gefäßerkrankungen möglich.
Behandlung: Sache des Arztes. Wichtig aber, auch für den Nichtarzt: Kälte wirkt in solchen Fällen oft verschlechternd, daher Anwendungen häufig zunächst nur warm, wie warme Fußbäder mit Kräuterzusätzen, warme Wickel und dergleichen. Allmählich vorsichtige wechselwarme Anwendungen und am Ende mit kalten Anwendungen fortfahren. Sonst allgemeine Behandlung wie bei jeder Gefäßerkrankung.

Die Raynaudsche Krankheit

gehört zu den nervös-funktionellen Gefäßerkrankungen und zeigt sich in verschiedener Art, insbesondere in Störungen der Blutversorgung, mehr im Bereich der Hände als im Bereich der Füße. Sie ist keine selbständige Krankheit, sondern ein Symptomenkomplex, der durch verschiedene Ursachen (z. B. Kälte, Nikotin, Infektionen u. a.) ausgelöst werden kann und nicht selten Teilerscheinung von organischen

Nervenleiden ist. Eine Veranlagung scheint bei dieser Gefäßerkrankung eine Rolle zu spielen. Die *Behandlung* ist Sache des Arztes. Außer den ärztlichen Verordnungen gilt für die Verhütung und Bekämpfung dasselbe, was bereits über die funktionellen Störungen des Herzens und der Gefäße gesagt wurde.

Die organischen Herz- und Gefäßerkrankungen

Organische Erkrankungen des Herzens können sich finden an den Herzklappen, am Herzbeutel oder an den Muskeln des Herzens. Trotz großer Mannigfaltigkeit der Krankheitsbilder sollen als Beispiele nur einzelne typische Erkrankungen angeführt werden, da es nicht so sehr auf Einzelheiten ankommt, sondern auf das allgemeine Verständnis für das Wesen der Herz- und Kreislaufstörungen. Bei den organischen Herz- und Gefäßerkrankungen ist, wie schon an anderer Stelle betont wurde, eine sichtbare Veränderung am Herzen oder an den Gefäßen eingetreten. Damit verbunden sind immer auch Störungen in der Leistung. Diese Erkrankungen sind im allgemeinen ernster zu bewerten als die nervösen oder funktionellen Zustände, zumal manche dieser Veränderungen Dauerzustände sind. Doch können sich das Herz und die Blutgefäße bei diesen Leiden oft den veränderten Verhältnissen so gut anpassen, daß nahezu eine vollständige Leistungsfähigkeit erhalten bleibt, wenn man nur entsprechend sich verhält und lebt.

Erkrankungen der Herzklappen Herzklappenfehler

können angeboren oder erworben sein. Die erworbenen waren früher die häufigsten Herzerkrankungen überhaupt, heute sind sie dank der Fortschritte in der Medizin seltener geworden.
Ursachen: Eine Entzündung an den Herzklappen, die einer Angina, einem Gelenkrheumatismus oder einer anderen eitrigen Erkrankung oft folgt. Ursachen für Veränderungen an den Aortenklappen sind u. a. Arterienverkalkung und Syphilis. Infolge der Entzündungen sowie der sklerotischen oder luetischen Veränderungen kommt es zu Narbenbildungen an den Klappen. Die Klappen sind Ventile, die die Aufgabe haben, das Blut nur in einer Richtung, entweder vom Herzen fort oder zum Her-

zen hin, zu leiten. Bei Veränderungen der Klappen kommt es zu Störungen in der Fortbewegung des Blutes. So entstehen erschwerte Arbeitsbedingungen, denen sich das Herz anzupassen versucht. Es kommt nach einer anfänglichen Überdehnung der Herzmuskeln, insbesondere der Muskeln der Kammer, wohin das Blut wieder zurückfloß, zu einer Muskelvermehrung und Muskelstraffung. Dies bedeutet eine Abwehrmaßnahme des Organismus gegen das drohende Versagen des Herzens. Mit Hilfe der vermehrten Muskelmasse versucht das Herz, die größere Blutmenge durch den Kreislauf zu treiben. Gelingt dies dem Herzen, dann braucht ein Herzklappenfehler zunächst nicht in Erscheinung zu treten. Wir sprechen von einem kompensierten Herzklappenfehler. Gelingt es aber dem Herzen nicht oder treten infolge Überanstrengung oder sonstiger Schädigungen, z. B. Infektionskrankheiten, Alkohol u. a., Schwächezustände des Herzmuskels auf, dann äußert sich ein Herzfehler in Störungen des Blutumlaufes (dekompensierter Herzklappenfehler).

Krankheitsbild: abhängig davon, ob das Versagen plötzlich einsetzt oder sich allmählich einstellt.

Die Klagen: Schmerzen in der Herzgegend, Atemnot, rasche Ermüdbarkeit, häufig bläuliche Verfärbung der Lippen, der Wangen und der Fingernägel. Nächtliches verstärktes Wasserlassen, in schweren Fällen Atemnot, so stark, daß die Kranken nicht mehr liegen können, sondern im Bett sitzend nach Luft ringen und daß sie einen schwer leidenden Eindruck machen. Auch andere Stauungserscheinungen, z. B. Schwellung der Leber, die wegen Anspannung ihrer Kapsel Druckgefühl in der Magengrube und in der rechten oberen Bauchseite hervorruft. In den Bindehäuten des Auges oft eine Spur Gelbfärbung, ja sogar die Haut ist mitunter gelb gefärbt. Schon oft sehr frühzeitig Wasseransammlungen infolge Behinderung des venösen Blutabflusses. Bei Herzstörungen findet sich die Wasseransammlung hauptsächlich in den abhängigen Körperteilen, d. h. beim herumgehenden Kranken an den Knöcheln und bei den bettlägerigen in der Kreuzgegend (bei Nierenerkrankungen zunächst an anderer Stelle, Augensäcke). Bei den stärksten Graden der Herzschwäche ist die ganze Haut wäßrig geschwollen, die Körperhöhlen, Bauchhöhle, Brusthöhle, enthalten wäßrige Flüssigkeit.

Die Behandlung: ist Sache des Arztes. Für den Kranken gilt folgendes: unbedingtes Meiden aller Schädigungen, die zu einer Schwächung des Herzmuskels führen könnten. Hierzu gehören alle Überanstrengungen körper-

licher und geistig-seelischer Art, alle Genußgifte und jede unnatürliche Lebensweise. Insbesondere muß der Herzkranke Aufregungen vermeiden.
Weiterhin: systematische Kräftigung des Herzens durch alle natürlichen Lebensreize. Bei plötzlichem Versagen muß Bettruhe und Arzneitherapie im Vordergrund stehen. Jedoch darf das Ziel der Übung des Kreislaufes nicht vergessen werden. Wichtig die naturgemäße Ernährung: Obst- und Rohkosttage, Apfel-Reis-Tage, Obst-, Buttermilch- und Pellkartoffeltage. Diese führen zu einer guten Ausschwemmung und zu einer guten Darmtätigkeit. Jede Kostform muß salzarm oder sogar salzlos sein. Die Flüssigkeitszufuhr muß wesentlich eingeschränkt werden. Sie soll in der Regel am Tage nicht über 600 bis 800 ccm betragen. Die Flüssigkeitsmenge von Obst und Gemüse wird hierbei wenig zu berücksichtigen sein, da sie leicht ausgeschieden wird. Ob und welche Medikamente in Frage kommen, ist Sache des Arztes.
Nach Stützung des Herzens oder bei geringerer Herzerkrankung von vornherein macht man unterstützend die kleinen hydrotherapeutischen Teilanwendungen. Ihr Grundsatz: Je einfacher und unschuldiger die Maßnahme, um so besser. Es kommen nur Maßnahmen in Frage, die ganz vorsichtig eine geringe Belastung und Übung für den Kreislauf bedeuten. Hierzu gehören das tägliche Handbad, das dann später gesteigert wird zum Armbad oder Armguß, gegebenenfalls als Wechselanwendung, weiterhin die kleineren Teilwaschungen, z. B. Oberkörperwaschung oder Unterkörperwaschung, und bei besserem Kräftezustand auch Ganzwaschung. Je nach dem Kräftezustand auch später ein kleiner Guß oder ein Wechselbad, sei es ein Wechselknieguß, Wechselfußbad oder ansteigende Teilbäder, wenn der Arzt sie zuläßt.

Erkrankungen des Herzbeutels

Der Herzbeutel und das Innere des Herzens sowie die Herzklappen sind mit einer serösen Schleimhaut überzogen, ebenso wie auch das Rippenfell und Bauchfell, deshalb verhalten sich die Krankheiten dieser Schleimhäute alle ähnlich.

Die Herzbeutelentzündung
(Pericarditis)

Diese kann in zwei Arten auftreten, in Form der trockenen oder in Form der nassen Herzbeutelentzündung. Bei der trockenen Form bilden sich faserartige Ablagerungen auf den beiden Herzbeutelblättern. Bei der nassen Herzbeutelentzündung kommt es zu einem Flüssigkeitserguß zwischen den beiden Blättern, der gewöhnlich dünnflüssig ist, in seltenen Fällen aber auch dickflüssig-eitrig sein kann. In der Regel ist die Herzbeutelentzündung nur Begleiterscheinung einer anderen Krankheit, am häufigsten des Gelenkrheumatismus und der Tuberkulose. Ferner findet sie sich bei der Blutvergiftung (Sepsis) und anderen Infektionskrankheiten, oft auch neben einer Lungen- und Rippenfellentzündung. Bei der trockenen Herzbeutelentzündung hört man meistens über dem Herzen ein reibendes Geräusch, das mitunter auch der Nichtarzt wahrnehmen kann. Bei der nassen Herzbeutelentzündung findet der Arzt u.a. eine Vergrößerung der Herzdämpfung beim Abklopfen der Brustwand.

Die Klagen brauchen bei diesen Zuständen nicht allzu groß zu sein. Häufig ein Druckgefühl in der Herzgegend, manchmal schmerzhafte Empfindungen, gelegentlich auch krampfartige Schmerzzustände in der Herzgegend, allgemeine Kreislaufschwäche, weil das Herz zuviel Arbeit leisten muß.

Die *Behandlung* erfordert zunächst strengste Bettruhe, unterstützend zu den Arzneiverordnungen Senfmehlauflagen auf die Herzgegend, gegebenenfalls auch kalte Herzkompressen, je nach der besseren Verträglichkeit. Im übrigen, wie immer, die auch bei den Herzklappenfehlern ausgeführte naturgerechte Allgemeinbehandlung.

Von den Erkrankungen des Herzmuskels ist am wichtigsten die

Herzmuskelschwäche

Ursache der Herzmuskelschwäche: plötzliche oder dauernde schwere körperliche Überanstrengungen, Entzündungen des Herzmuskels wie nach Infektionskrankheiten, z. B. nach Gelenkrheumatismus, Typhus oder Diphtherie oder anderen Infektionen, unmäßiger Alkoholgenuß, auch Folge von Herzklappenfehlern und übermäßiger Anstrengung des Herzens, erhöhte Arbeitsleistung nach Fetteinlagerung in den Herzmuskel bei fettleibigen Menschen.

Die Zeichen der Herzmuskelschwäche sind ähnlich denen anderer organischer Krankheiten und Veränderungen des Herzens und Kreislaufs. Im akuten Falle eine auffallend blasse Gesichtsfarbe und unregelmäßiger, beschleunigter Pulsschlag. Bestimmte Geräusche über dem Herzen sind hörbar, im chronischen Fall oft nichts Auffälliges, dann ähnliche Zustände wie beim Versagen des Kreislaufes infolge von Herzklappenfehlern.

Die *Behandlung* der Herzmuskelschwäche gehört ebenfalls in die Hand des Arztes. Die Physiotherapie vermag als echte Ganzheitsbehandlung unterstützend sehr gute Wirkungen zu erzielen. Die Wasseranwendungen, speziell die individuell abgestuften der Kneippkur, sind gute Trainingsmittel für den Herzmuskel.

Als Training des Herzmuskels spielt besonders die Bewegung eine große Rolle. (Siehe auch Parallelismus zwischen Körperskelettmuskulatur und Herzmuskulatur.) Eine systematische Durcharbeitung der Skelettmuskulatur, jedoch muß man sich vor Überreizungen und Überbelastungen hüten. Sonst wie bei den Herzklappenfehlern.

Der Herzinfarkt

Dieser hat in den letzten Jahrzehnten stark zugenommen und nimmt weiter zu. Genaue Zahlen für das Auftreten des Herzinfarktes liegen nicht vor. Jedoch sollen im Jahr 1972 in der Bundesrepublik ca. 250000 Menschen an Herzinfarkt erkrankt sein, unter diesen ca. 80000 Todesfälle. Wenn auch die Zunahme des Herzinfarktes in der ganzen zivilisierten Welt unbestreitbar ist, ist die Zahl der tödlichen Herzinfarkte relativ zurückgegangen. In der Regel befällt der Herzinfarkt Menschen zwischen dem 30. und 59. Lebensjahr. Früher lag dieses Alter wesentlich höher. Männer erkranken bei weitem häufiger als Frauen.

Was ist der Herzinfarkt? Der Tod von Herzmuskelzellen. Das Herz besteht, wie bereits dargelegt, aus einer Muskelmasse, aus sog. glatten Muskeln, deren Bewegung unserem Willen nicht unterworfen ist. Diese Herzmuskeln müssen, um ihre Arbeitsleistung zu vollbringen, ständig mit Sauerstoff versorgt werden. Deshalb hat das Herz eine eigene Versorgung mit Blutgefäßen, die sog. Kranzgefäße, die dafür sorgen, daß jede Zelle des Herzmuskels genügend mit Sauerstoff versorgt wird. Diese Kranzgefäße gehen unmittelbar von der großen Körperschlagader (der Aorta) ab und durchziehen und umgeben den Herzmuskel wie ein Kranz; daher der Name. Läßt eines von diesen Gefäßen nicht mehr genügend sauerstoffreiches Blut durch, dann sterben die durch dieses Gefäß ernährten Herzmuskelzellen. Ist dieser Bezirk groß, so bleibt das Herz stehen. Wir haben den tödlichen Herzinfarkt – früher sprach man vielleicht vom Herzschlag. Ist aber der Bezirk kleiner und günstiger gelegen, kann der Kranke am Leben bleiben.

Wenn sich auch nicht wieder neue Herzmuskelzellen bilden können, so können sich doch neue Blutgefäße (neue Kranzgefäße) bilden. Oberhalb der verstopften oder undurchgängigen Arterie sprießen neue kleine Blutgefäße hervor und ziehen zu der Gegend der abgestorbenen Herzmuskelzellen. Anstelle der Herzmuskelzellen bildet sich ein Narbengewebe aus sog. Bindegewebe. Dessen Leistungsfähigkeit und Widerstandsfähigkeit hängt nun wiederum von der Durchblutung ab. Gelingt es, diese Blutgefäßentstehung zu fördern – und das ist heute möglich –, dann kann es durchaus wieder zu einer leidlichen Herzleistung kommen. Ja, es ist sogar möglich, daß sich der Herzinfarkt wiederholt und sich wiederum neue Blutgefäße bilden, die auch die zweite Narbe versorgen, so daß auch nach einem zweiten Infarkt das Herz leidlich arbeitsfähig bleibt. Es können sogar mehrere Herzinfarkte überwunden werden. Manchmal wird der Herzinfarkt nicht einmal vom Träger als Herzinfarkt bemerkt, und erst spätere Untersuchungen, besonders mit dem Elektrokardiogramm, weisen nach, daß ein Herzinfarkt eingetreten war.

Über Leben und Tod bei einem Herzinfarkt entscheidet oft die sachgemäße ärztliche Hilfe. Treten daher bei einem Menschen Herzkrämpfe auf, besonders wenn diese Krämpfe hinter dem Brustbein lokalisiert werden, oder Schmerzen und Druck in der Herzgegend mit Angstgefühl verbunden (Angina-pectoris-Anfälle) oder treten Ausstrahlungen in die Arme und Schultern ein, dann ist sofort ein Arzt zu holen. Nicht immer sind die vorausgehenden Angina-pectoris-Anfälle (Herzangstanfälle) typisch. Das muß auch der Laie wissen. Er muß ferner wissen, daß nicht alle oben beschriebenen Zeichen nur für einen echten Herzinfarkt sprechen. Es gibt auch eine Pseudo-Angina pectoris, d. h. eine mehr nervlich-vegetativ bedingte Form, die nicht so ernst zu nehmen ist wie die oben genannte. In jedem Fall sollte man aber bei Anfällen auch unklarer Art von Herzangst immer einen Arzt hinzuziehen. Hat der Patient bereits entsprechende Medikamente (vor allen Dingen Nitrite, z. B. Nitrolingual o. a. gefäßerweiternde Mittel) bekommen, muß er sie sofort nehmen. Nur als Nothilfemaßnahmen seien genannt: heiße Herzkompressen mit Senfmehlwasser oder öfter erneuerte heiße Unterarmwickel, ebenfalls am besten mit Senfmehlwasser. Meist ist es notwendig, daß der Patient möglichst rasch in ein Krankenhaus eingewiesen wird. Darüber soll in der Regel der Arzt entscheiden. Wenn aber ärztliche Hilfe nicht erreichbar ist, sollte auch der Nichtarzt einen Transport in das nächstgelegene Krankenhaus durchführen.

Wenn also ein Kranker mit einem akuten Herzinfarkt davonkommt, dann tritt, wie bereits gesagt, anstelle der abgestorbenen Herzmuskelzellen ein Narbengewebe, das zwar weniger leistungsfähig ist, aber durch vernünftiges Training des Herzens und durch bestimmte Medikamente sich noch zu einer allgemeinen und relativen Leistungsfähigkeit erholen kann.

Wenn auch der Herztod in der Regel plötzlich auftritt, so gehen seine Quellen doch meist schon lange, oft viele Jahre, voraus. Würde man schon, als die ersten Warnzeichen auftraten: Abnahme der gesamten körperlichen und geistigen Leistungsfähigkeit, verminderte Konzentrationsfähigkeit, Mattigkeit, rasche Ermüdbarkeit, seelische Unruhe und Rastlosigkeit, leichte Erregbarkeit, Schlafstörungen, besonders das Unvermögen, auf der linken Seite zu schlafen, weil man dann sein Herz so deutlich spürt, und qualvolle Schwankungen der seelischen Stimmung, bereits etwas Sinnvolles getan haben, dann hätte die Katastrophe meist verhütet werden können. Was macht man aber statt sinnvoller Maßnahmen? Man putscht auf mit Nikotin, Alkohol, Bohnenkaffee, Arzneimitteln, Hormonen, Frischzellen oder sonst oft angepriesenen sensationellen Mitteln. Daß alle diese Mittel aber nur a conto gehen, im günstigsten Fall Reserven akut mobilisieren und dann um so rascher verpulvert sind, ist dem Einsichtigen längst bekannt.

Die Ursachen des Herzinfarktes sind komplexer Natur. Im wesentlichen hängen sie damit zusammen, daß das gesamte Leben des heutigen Menschen weit entfernt von einer natürlichen Lebensordnung ist. Dieses Entferntsein umfaßt beinahe alle Bevölkerungsschichten, ja sogar Schulkinder. Besonders aber sind alle betroffen, die verantwortungsbewußt auf schwerem Posten stehen und den harten Leistungskampf führen müssen. Es sind die Zivilisationsmenschen, »die durch die Technik, die Maschine und ein übersteigertes, unphysiologisches Arbeitstempo in eine Unruhe und eine Gehetztheit hineingetrieben werden, die heute fast jeder als selbstverständlich und notwendig hinnimmt« *(A. Hoff)*.

Die ständige Hast und Hetze, die Unruhe und die Angst vor dem allgemeinen und insbesondere dem wirtschaftlichen Versagen sind wesentliche, aber beileibe nicht alleinige Ursachen für das Erkranken. Vor allen Dingen ist es nicht die Überarbeitung allein, die so oft beschuldigt wird; denn früher haben Menschen nicht weniger hart arbeiten müssen und sind nicht am modernen typischen Herztod, am Herzinfarkt, gestorben. Dieses vorzeitige Ende wäre heute nicht notwendig; das beweisen uns viele le-

bende Persönlichkeiten aus allen Berufs- und Altersschichten.
Es gilt eben, trotz aller Unzulänglichkeiten der heutigen Lebensbedingungen den richtigen Weg zu gehen, der uns Gesundheit und Leistungsfähigkeit, insbesondere auch des Herzens und des Kreislaufs, verbürgt.
Die Ursachen des Herzinfarktes werden durch die sogenannten Risikofaktoren gekennzeichnet. Das sind Faktoren, die für die Entstehung des Herzinfarktes als Gefahrenmomente eine eindeutige Rolle spielen. Dabei addieren sich die einzelnen Risikofaktoren nicht, sondern sie potenzieren sich, d. h. zwei Risikofaktoren erhöhen die Gefahr bereits um das Dreifache, drei bis vier Risikofaktoren um das Zehnfache. Deshalb muß jeder Risikoträger versuchen, die Zahl der Risikofaktoren weitestgehend zurückzuschrauben.
Welche Risikofaktoren kommen in Frage? Die Reihenfolge ist nicht entscheidend. Wir beginnen mit dem oft erbmäßig veranlagten Risikofaktor Arterienverkalkung. Auf diese wird bei den organischen Gefäßerkrankungen näher eingegangen.
Wohl der am häufigsten, zivilisatorisch bedingte Risikofaktor ist mangelnde Bewegung, insbesondere spielt er hier für die Entstehung des Herzinfarktes eine entscheidende Rolle. Die Ursachen für diesen Bewegungsmangel finden wir in der Technisierung und Mechanisierung, in der Bequemlichkeit und Passivität des modernen Menschen, ferner in mangelnden Möglichkeiten. Dabei dürfen wir nicht vergessen, daß ein Parallelismus zwischen der Skelettmuskulatur und der Herzmuskulatur besteht. Deshalb ist Bewegungstraining eine unabdingbare Forderung, den Herzinfarkt zu vermeiden. Ja, sogar in der Nachbehandlung spielt das körperliche Training eine wesentliche Rolle. Mit diesem Bewegungstraining wird, im Gegensatz zu früher, wo man den Patienten sehr lange ruhen und liegen ließ, heute frühzeitig begonnen.
Ein weiterer Risikofaktor ist die sogenannte Mastfettsucht, d. h. die Tatsache, daß mehr an Nahrungsmitteln, an Nährstoffen zugeführt wird, als dem Verbrauch entspricht. Weniger ist es die drüsenmäßig bedingte Fettsucht, die sich allerdings oft mit der sogenannten Mastfettsucht kombiniert.
Auch die Zuckerkrankheit (der Diabetes mellitus), die oft mit der Fettsucht einhergeht, ist ein Risikofaktor für den Herzinfarkt. Darum ist es notwendig, auch die Zuckerkrankheit entsprechend richtig anzugehen.
Weitere Risikofaktoren sind Mißbräuche aller Art. An erster Stelle steht hier das Nikotin. Raucher bekommen zwölfmal häufiger (im Durchschnitt) einen

Herzinfarkt als Nichtraucher. Dabei spielt, wenn die Kranzgefäße bereits erkrankt sind oder nicht mehr richtig funktionieren, die Zahl der Zigaretten keine entscheidende Rolle mehr. Es besteht dann bereits eine Überempfindlichkeit (Allergie) gegen Nikotin. Es genügen oft in diesem Fall wenige Züge einer Zigarette, um eine Verkrampfung der Herzkranzgefäße auszulösen. Hält diese Verkrampfung der Herzkranzgefäße länger als fünf Minuten an, ist bereits in der Regel der Herzinfarkt eingetreten.

Alkohol spielt unter den Genußgiften in bezug auf den Herzinfarkt nicht die Rolle wie Nikotin, wenn es sich um einen mäßigen Alkoholgenuß handelt.

In bezug auf Bohnenkaffee läßt sich ebenfalls keine feste Regel aufstellen. Täglich mehr als 4 bis 5 Tassen Bohnenkaffee sollen nach neuesten Feststellungen einen erheblichen Risikofaktor darstellen. Wenn der Bohnenkaffee dazu führt, daß Herzsensationen oder Schlafstörungen auftreten, dann muß auch der Bohnenkaffee gemieden werden.

Ebenfalls müssen wir sexuelle Mißbräuche als auslösende Faktoren für den Herzinfarkt nennen. Auch geistig-seelische Disharmonie, die gestörte Lebensordnung überhaupt ist eine Ursache für den Herzinfarkt.

Weitere wesentliche Risikofaktoren sind die Arterienverkalkung und der Bluthochdruck. Sie sollen daher eingehend besprochen werden.

Die kranken Blutgefäße

Die Arterienverkalkung – Arteriosklerose

Sie ist die häufigste Gefäßerkrankung und stellt eine Abnutzungserscheinung an den Arterien dar. Sie ist mit hohem Alter fast etwas Selbstverständliches, doch wenn sie schon um die Vierzigerjahre oder noch früher einsetzt, etwas Krankhaftes. Die Arterienverkalkung ist nach dem 40. Lebensjahr eine der häufigsten Krankheits- und Todesursachen. Ohne vorzeitige Arteriosklerose würde das durchschnittliche Lebensalter, das zur Zeit über 70 Jahre ist, bis auf 120 Jahre steigen können.

Das Krankheitsbild. Es handelt sich um Veränderungen an der Gefäßwand der Arterien, deren Spannungselemente (glatte Muskeln) verlorengehen und durch Kalkeinlagerung ersetzt werden. Das Wesentliche ist also nicht, wie der Name andeuten könnte, die Verkalkung, die nur eine zweite Folge ist, sondern der Verlust der Elastizität zuerst durch Anlagerung von fettartigen Substanzen an die Arterieninnenwand und folgende Einlagerung von Kalk in die Gefäßwand. Die weitere Folge ist, daß die verkalkte Ader sich nicht mehr den wechselnden Anforderungen anpassen kann, sondern ein starres Rohr wird. In den schwersten Fällen werden die Gefäße sogar mehr oder weniger vollständig starr und undurchlässig. Dadurch kommt es zu hochgradigen Ernährungsstörungen in dem Gebiet, das von den erkrankten Gefäßen versorgt wurde. Das Gebiet bekommt also kein frisches, sauerstoffhaltiges Blut mehr, und in ganz schweren Fällen von Verkalkung können die Organe oder Körperteile absterben. In weniger schweren Fällen kommt es zur Herabsetzung der Leistungsfähigkeit der schlecht versorgten Organe oder Organsysteme. Da nicht alle Arterien gleichmäßig von der Verkalkung befallen werden, wird das Krankheitsbild recht verschieden, je nachdem, welche Gefäße besonders erkrankt sind. Bei Erkrankung der Hirngefäße treten typische Leistungsstörungen des Gehirns auf. Ein wesentliches Merkmal für diese ist der Verlust der Merkfähigkeit, d. h. der erkrankte Mensch kann sich nicht merken, was unmittelbar vorausgegangen ist. Er behält aber sein sogen. Altgedächtnis, d. h. er erinnert sich an Dinge, die lange zurückliegen. Zur Ilustration ein typisches Beispiel:

Ein alter Professor für griechische Sprache erkrankte an einer sehr hochgradigen Hirndurchblutungsstörung infolge Sklerose (Cerebralsklerose). Er erkannte seine eigenen Söhne, wenn diese ihn besuchten, nicht. Er fragte immer wieder: Wer bist du denn? Und wenn dann der Sohn sagte: Aber Vater, ich bin doch der Friedrich, ich bin doch der Heinrich usw., dann sagte er jedesmal erleichtert: Ach ja, ach ja. Wenige Minuten später stellte er wiederum die gleiche Frage und immer wieder das gleiche Spiel. Nur wenn er nach griechischen Texten gefragt wurde, konnte er fehlerfrei Zitate aus alten griechischen Texten bringen, über die er früher unterrichtet hatte. Das ist typisch für bestimmte Verkalkungszustände des Gehirns. Gleichzeitig gehören hierzu die geistig-seelischen Veränderungen, wie der Altersgeiz, die Alterseifersucht und manches andere. Erkrankt nun ein Gefäß so stark, daß es nicht mehr Blut durchläßt, oder reißt es bei einem Druckanstieg, etwa beim Pressen bei hartem Stuhlgang, dann kommt es zum Austritt von Blut in das Gehirn und zu dem, was der Laie unter Schlaganfall versteht. Spielt sich die Arterienverkalkung vorwiegend an den Kranzgefäßen ab, ist sie eine wesentliche Entstehungsursache für den Herzinfarkt. Wenn die Beinarterie oder die Fußrückenarterie verkalkt, dann kann es bis zum sogenannten Altersbrand oder kalten Brand kommen. Der Fuß wird erst blauschwarz, dann »fault« er, und die Zehen oder das faulende Gebiet löst sich ab.

Die Ursachen der Arterienverkalkung. Eine erbmäßige Anlage spielt oft mit, die aber alleine nicht zur Arterienverkalkung führen muß. Wichtiger sind Überbelastungen, besonders funktionelle, des Kreislaufes und Veränderungen in der Blutzusammensetzung. Die Ursachen für die Fehlbelastungen des Herzens und Überbelastungen des Kreislaufes sind alle die, die auch die Ursachen der allgemeinen Nervosität sind (siehe dort). Es kommen insbesondere in Frage: häufige seelische Erregungen, körperliche und geistige Überarbeitung auf längere Dauer (krankhafter Streß), Verwendung schädlicher Genußgifte, die den Schlaf rauben und den Menschen in unnatürliche Erregungszustände versetzen, ebenso sexuelle Mißbräuche u.a.

Die Veränderung des Blutes kann durch Krankheitskeime erzeugt werden, wie wir sie bei chronischen Eiterungen im Organismus kennen, insbesondere gehört aber die Veränderung hierhin, die wir mit Selbstvergiftung bezeichnen können. Darunter fallen alle Störungen, bei denen vom Darm aus Stoffe ins Blut kommen, die in dem Maße nicht dorthin gehören. Diese Stoffe führen dann zu der Veränderung des Blutes, die man als »Vergiftung« bezeichnen könnte. Das geschieht vor allem durch eine dauernde Fehlernährung mit zuviel Fett. Die Überfettung des Blutes (die Hyperlipidämie und Cholesterinämie) zählt heute zu den wesentlichsten Ursachen der Arterienverkalkung. Zu dieser Fehlernährung zählt auch die Zufuhr von zu viel tierischem Eiweiß, obwohl die Eiweißzufuhr im Alter bei Reduzierung der Kalorien reicher sein soll als in den mittleren Lebensjahren. Eine Kost mit zu reichlichem Genuß von Fett, Fleisch, Wurst, Eiern, Fisch und Mangel an Frischkost, besonders an frischem Obst, gefährdet immer die Gesundheit. Es besteht also kein Zweifel daran, daß gerade die Ernährung einen sehr starken Einfluß auf die Blutzusammensetzung und damit auch auf die Arteriosklerose hat. In Zusammenhang mit der Arteriosklerose muß auch auf den

Blutdruck

noch mal kurz eingegangen werden. Zunächst die

arterielle Hypotonie

Eine mäßige Erniedrigung des Blutdruckwertes verursacht im allgemeinen weder subjektive Beschwerden noch objektive krankhafte Organveränderungen. Meist wird ein niedriger Blutdruck als Zufallsbefund einer ärztlichen Untersuchung festgestellt. Nur wenn Blutdruckwerte beim Mann unter 105 und bei der Frau unter 100 vorkommen, kann man an krankhafte Störung denken. Diese niedrigen Blutdruckwerte können konstitutionell bedingt sein oder durch eine vorausgegangene Erkrankung von einem Normwert zu diesen Niedrigwerten gekommen sein. In solchen Fällen kommt es zu entsprechenden Störungen:
schnelle Ermüdbarkeit, Schwindelerscheinungen, Lufthunger, mangelnde Konzentrationsfähigkeit, Appetitlosigkeit, Schwarzwerden vor den Augen, Flimmern, Ohrensausen und Herzklopfen. Diese Beschwerden treten vornehmlich in der Frühe auf und verschwinden bei langsamem Training im Laufe des Tages. Die Störungen von seiten dieses niederen Blutdruckes treten besonders bei Veränderung der Lage auf, etwa beim Aufrichten aus der Horizontalen.
Die Behandlung des zu niederen Blutdruckes besteht in einem systematischen Kreislauftraining, nachdem die auslösenden Ursachen, etwa vorausgegangene Krankheitsfolgen, ausgeschaltet worden sind.
Beim zu niederen Blutdruck spielt eine insgesamt natürliche Lebens- und Heilweise eine entscheidende Rolle (siehe aktive Gesundheitspflege).

Der zu hohe Blutdruck

kann Ursache und Folge einer Arterienverkalkung sein, aber auch im Zusammenhang mit anderen Erkrankungen auftreten. Der zu hohe Blutdruck, d. h. ein Blutdruck, der beim Erwachsenen über 145 bis 160 maximal bei Zusammenziehung des Herzens (Systole) und über 90 bis 95 bei Erweiterung des Herzens (Diastole) hinausgeht, ist ein wesentlicher Risikofaktor für den Herzinfarkt. Deshalb muß für seine Regulierung gesorgt werden, wenn der Herzinfarkt verhütet werden soll. Neben einer eindeutigen, richtigen Vollwerternährung und oft notwendigen Medikamenten kommen hierfür ganz besonders alle natürlichen Heilfaktoren in Frage: Luft und Licht, wie erwähnt eine richtige Ernährung, das Wasser als Träger von Wärme und Kälte, um den Blutkreislauf zu trainieren (siehe aktive Gesundheitspflege), und entsprechende Bewegung und Ruhe sowie seelische Ausgeglichenheit.

Die Arterienentzündung
(Arteriitis)

Diese häufig langwierige Erkrankung befällt meistens die arbeitsmäßig stark belasteten Gefäße der Arme und Beine.
Auf dem Boden dieser Entzündung, die alle drei Schichten der Arterie erfassen kann, bilden sich leicht Blutgerinnsel (arterielle Thromben).
Diese können zur Verstopfung der Arterien und zu schweren Durchblutungsstörungen mit Gewebstod (feuchter Gangrän) führen.
Gelegentlich ist die Arterienentzündung Begleiterscheinung von bestimmten Infektionskrankheiten, wie Syphilis, Typhus, Fleckfieber u.a.
Die Behandlung ist Sache des Arztes.
Auch bei dieser Erkrankung müssen die natürlichen Heilfaktoren die oft sogar notwendige operative oder arzneiliche Behandlung unterstützen.

Die Bürgersche Krankheit
(Endangiitis obliterans)

steht zwischen funktionellen und organischen arteriellen Erkrankungen und befällt größtenteils jüngere Männer zwischen dem 20. und 40. Lebensjahr. Sie setzt meist plötzlich mit krampfartigen Schmerzen in den Waden ein, auch in Ruhe, selbst in Bettruhe. Die befallene Gliedmaße ist diffus blaut-rot oder fleckig marmoriert. Die Krankheit tritt meist in Schüben auf und führt selten zum kalten Brand (Gangrän). Oft sind auch venöse Zirkulationsstörungen vorhanden. Ausgelöst wird diese Krankheit durch nasse Kälte, Erfrierungen, Nikotin und andere unbekannte Ursachen.
Die Behandlung ist Sache des Arztes. Eine naturgemäße Lebensweise, insbesondere vorsichtige Abhärtungsmaßnahmen – Wasseranwendungen an nicht befallenen Stellen –, vermag weitgehend Linderung oder sogar Heilung zu bringen.

Die Erkrankungen der Venen

Krampfadern (Varizen)

Bei den Krampfadern handelt es sich um krankhafte Erweiterungen der Venen, die dann ihre Aufgabe, das Blut zum Herzen zurückzuführen, nicht mehr voll erfüllen. Krampfadern können an verschiedenen Stellen des Körpers auftreten. Am häufigsten ist die Erkrankung der Beinvenen. Sie haben ihren Namen von den krampfartigen Schmerzen, die bei ihnen durch Ernährungsstörungen der Muskeln in den Beinen entstehen. Krampfadern zeigen sich meist unter der Haut als derbe, bläuliche, vielfach verschlungene Stränge, über denen die Haut sehr dünn ist, so daß es bei Stößen oder heftigen Bewegungen leicht zum Platzen der Krampfadern kommen kann. Die dann auftretenden Blutungen sind oft schwer zu stillen. Tritt dieses Ereignis ein, so darf ein solches Bein nicht oberhalb der blutenden Stelle abgeschnürt werden, wie man es bei arteriellen Blutungen macht, sondern die Nothilfebehandlung besteht darin, daß man das Bein hochlagert und ein sauberes Leinentuch fest auf die Wunde drückt. Weiteres muß der Arzt veranlassen.

Die Ursachen der Krampfadern sind in einer Schwäche der Gefäßwände zu suchen, die meist Ausdruck einer Allgemeinstörung und Gewebsschwäche des gesamten Organismus ist und häufig von Geburt an besteht. Kommen zu dieser Schwäche noch äußere Schädigungen, wie dauerndes Stehen im Beruf, Schwangerschaften oder sonstige Dinge, die einen Rückfluß des Blutes zum Herzen hin stören, dann werden die schwachen Venenwände überdehnt, und so entstehen Krampfadern. Die Krampfadern können verschieden stark ausgeprägt sein. Solange der Blutumlauf in ihnen noch nicht völlig darniederliegt, kann man noch immer mit einer weitgehenden Besserung rechnen.

Die Behandlung: Beseitigung der auslösenden Ursachen: langes Stehen auf hartem Boden, abschnürende Strumpf- oder sonstige Bänder und Kleidungsstücke, Meiden von Stuhlverstopfung und Alkohol. An speziellen Heilmaßnahmen: häufiges Hochlagern des Beines oder der Beine, Gymnastik (bei jeder Muskelbewegung werden die Venen ausgepreßt), kalte Waden- und verlängerte Beinwickel mit Essigwasser, Lehmwasser oder Zinnkraut, klassisch ansteigende Fußbäder mit Heublumen, Haferstroh, Zinnkraut oder Eichenrinde, danach Hochlagern des Beines. Im allgemeinen sind längerdauernde Warmanwendungen verboten. Warmanwendungen auch bei Wechselfußbädern sollen nicht über drei Minuten hinausgehen; die Kaltanwendung nach einer Warmanwendung muß verlängert und intensiviert werden, z. B. beim Wechselfußbad 3 Min. warm, 1 Min. kalt, ein- bis zweimal wiederholt. Außer der lokalen Behandlung alle Maßnahmen, die die gesamte Zirkulation günstig beeinflussen und die Gewebsspannung erhöhen. Schon *Sebastian Kneipp* sagt in seinem Buch *»Mein Testament«:* »Will man die Krampfadern an den Füßen (die bayrischen Füße reichen von den Zehen bis zur Leiste) heilen, so erzielt man nur dann einen guten Erfolg, wenn man auf den ganzen Körper einwirkt, damit eine geregelte Zirkulation des Blutes sich wieder einstellt. Nur durch Anwendungen auf die Füße die Krampfadern zu kurieren ist unmöglich, da kann weder das Wasser noch ein anderes Mittel helfen. Wenn man also die an den Füßen befindlichen Krampfadern heilen will, so muß man auch auf Heilung der Hämorrhoiden und der sonst im Körper vorhandenen Blutstauungen hinwirken. Nur wer eine gleichmäßige Blutzirkulation herzustellen vermag, der heilt Krampfadern, Hämorrhoiden und die anderen im Körper sitzenden Blutstauungen.«

In schweren Fällen von Krampfadern ist auch, besonders wenn der Beruf zu langem Stehen verurteilt, das Tragen von leichten porösen Gummiströmpfen gestattet. Doch stellen diese keine Heilmaßnahme dar, sondern nur Krücken, über deren Verwendung hinaus man die übrigen Maßnahmen nicht vergessen darf.

Das gleiche gilt auch von der Verödung oder operativen Maßnahmen zur Entfernung der Krampfadern. Auch nach diesen Maßnahmen darf man die Allgemeinbehandlung nicht vergessen, um den Kreislauf insgesamt zu stärken.

Die Venenentzündung
(Phlebitis)

Als Folge der Krampfadern kann sich die Veneninnenwand entzünden und ein Blutgerinnsel anlagern (Thrombophlebitis). Geht die Entzündung zurück, kann der Pfropf organisiert, d. h. an der Venenwand fest werden. Dann sprechen wir von einer Thrombose. Lagert sich Kalk ein, dann bildet sich ein Venenstein. wird der Pfropf aber etwa durch eine Bewegung oder Massage von der Venenwand gelöst, dann kommt er als freischwebender Körper (Embolus) mit dem Rückstrom des Venenblutes in das rechte Herz und von dort in die Lunge (Lungenembolie). Dies löst nicht selten einen reflektorischen Herzstillstand aus. Heute kann man diese Gefahr weitgehend verhüten, indem man für eine gute Blutzirkulation sorgt und mit bestimmten Mitteln die Blutgerinnungsfähigkeit etwas herabsetzt.

Das Krampfadergeschwür
(Ulcus cruris)

ist ebenfalls eine weitere Folge der Krampfadern, im Volksmunde das »offene Bein« oder

»Kindsbein« genannt. Für die Behandlung des offenen Beines kann kein Schema aufgestellt werden. Sie gehört selbstverständlich in die Hand des Arztes. Doch wollen wir *Kneipps* Meinung hierüber einmal hören. Er sagte in einem seiner Vorträge: »Wir sahen gestern, daß die offenen Füße immer ihren Grund in einem Krankheitsstoff haben, der im Inneren der Natur ist, und daß ihre wahre Heilung nur vom Inneren des Körpers heraus erfolgen kann. Eitel und nichtig wird jede Heilung sein, ob man nun Pflaster auflegt oder scharfe Wasser gebraucht; unheilbar wird der Fuß sein, wenn nicht der im ganzen Körper steckende Krankheitsstoff herausgezogen wird. Wird der Fuß gewalttätig zugeheilt, der Feind gewissermaßen eingesperrt, dann darf man sagen: Die Person wird eine schwere Krankheit treffen, meist aber der Tod.«
Diese Meinung *Kneipps* vom Wesen der Krampfadern und des Unterschenkelgeschwürs entstammt der humoralpathologischen Vorstellung, d. h. jener Lehre, die dem Blut und den Säften für Gesundheit und Krankheit die größte Bedeutung zumißt. Wenn wir diese Humoralpathologie auch nicht mehr in ihrer ursprünglichen Form beibehalten können, so bedeutet sie in ihrem wirklichen Wesensinhalt jedoch heute noch etwas. Es geht nämlich immer zuerst um eine Ganzheitsbehandlung und dann erst um eine Lokalbehandlung. Die Einwirkung auf den Kreislauf und auf das Blut selbst steht hierbei im Vordergrund. Die Blutzusammensetzung spielt sicher nicht nur bei der Arteriosklerose im Sinne der Überfettung (Hyperlipidämie) eine Rolle, sondern auch bei den Venenerkrankungen. Von dieser Sicht aus mag uns die Auffassung von *Sebastian Kneipp,* die geläutert und weiterentwickelt auch die der gesamten Naturheilkunde ist, als Anregung dienen.

Hämorrhoiden

sind krankhafte Erweiterungen der Mastdarmvenen, die je nach ihrer Lage in äußere, d. h. außen sichtbare, mittlere, d. h. im mittleren Teil des Mastdarms, und innere, d. h. in der Tiefe des Darmes gelegene Hämorrhoiden unterschieden werden. Die äußeren Hämorrhoiden sind mit dem Auge ohne Hilfsmittel erkennbar und bestehen aus kleineren oder größeren durch die Haut hindurchschimmernden blauroten Knoten, die meist in Mehrzahl den After umgeben. Die mittleren und inneren Hämorrhoiden können nur bei bestimmter Untersuchung festgestellt werden. Im allgemeinen verursachen die Hämorrhoiden keine besonderen

Beschwerden, in vielen Fällen nur ein geringfügiges Spannungsgefühl und Jucken und zeitweise auch leichte Krampfzustände am After. Im Anfang sind sie zunächst nur weiche Gebilde, die dann aber allmählich durch immer wieder auftretende Entzündungen in derbe Knoten bis Kirschgröße übergehen. Nicht selten kommt es zu Blutungen, die meist aber nur mit den inneren oder mittleren Hämorrhoiden zusammenhängen und sehr hartnäckig sein können. Häufig kommt es auch zu schmerzhaften Zuständen im ganzen Mastdarm, und nicht selten klemmen sich Hämorrhoiden ein und geben dann zu ernsten Beschwerden Anlaß. Im allgemeinen werden Männer häufiger von Hämorrhoiden befallen als Frauen. Die Ursachen für die Hämorrhoiden sind einmal in einer ererbten Schwäche des Bindegewebes, hier insbesondere der Venenwände, zu suchen und dann in äußeren Schädigungen. Diese letzteren bestehen am häufigsten in einer chronischen Stuhlverstopfung, in sitzender Lebensweise, in Alkoholmißbrauch, abschnürender Kleidung, Mangel an Bewegung usw. Weiterhin finden sie sich bei allgemeinen Zirkulationsstörungen und bei Erkrankungen der Leber. Nicht selten gehen sie einher mit Fettsucht und Schwangerschaft.

Über die *Behandlung* der Hämorrhoiden sagt *Kneipp* sehr treffend: »Die Behandlung der Hämorrhoiden mit Wasser ist leicht und erzielt in den meisten Fällen sicheren Erfolg.

Haben wir es mit Hämorrhoidalknoten allein zu tun, so merke man sich folgendes: von Stellen, zu denen viel Blut hinströmt, muß dasselbe abgeleitet werden; Gefäße, die zu sehr ausgedehnt wurden und eben deshalb zu weit auseinandergehen, sind zu verengen, Unreinigkeiten und verlegene Ware auszuscheiden« *(»Meine Wasserkur«)*.

Und an anderer Stelle sagt er über die Grundsätze der Behandlung: »Auch diese Blutstauungen, Hämorrhoiden genannt, können nur behoben werden, wenn man das Blut in die gehörige Zirkulation bringt und in derselben erhält, damit sich keine Blutstauungen mehr bilden können. Dies kann wieder nur dann geschehen, wenn auf den ganzen Körper eingewirkt wird.«

Über die Anwendungen selbst sagt *Kneipp:* »Als fernere Anwendung tut es sehr gute Dienste, wenn solche Leidende in der Woche drei- bis viermal ein Sitzbad nehmen, kalt und kurz. Man kann dasselbe an einem halben Tag oder auch nachts vom Bett aus zwei- bis dreimal wiederholen, nie länger als ein bis zwei Minuten (heute 6 bis 10 Sekunden). Auch diese Anwendung wirkt wie die obige zugleich auf die vor-

handenen Hämorrhoiden und deren Entstehungsursachen im Unterleib« *(»Meine Wasserkur«).*
Mit diesen Angaben will *Kneipp* keine unbedingt gültige Vorschrift für die Behandlung aufstellen, sondern nur Grundlinien allgemeiner Art festlegen. Selbstverständlich kommt es, nachdem aber zunächst geklärt worden ist, daß es auch wirklich Hämorrhoiden sind und nichts anderes (z. B. Mastdarmkrebs), bei jeder Behandlung darauf an, die Grundursachen zu beseitigen und alle naturgemäßen Mittel zur Heilung heranzuziehen. Läßt sich z. B. eine sitzende Lebensweise infolge des Berufes nicht vermeiden, dann muß Gymnastik, Turnen und Sport oder andere körperliche Betätigung in der Freizeit den Ausgleich schaffen. Wer gewohnt ist, täglich eine größere Menge Alkohol zu trinken, muß sich einmal mit Obstsäften begnügen, wenn er Heilung erwarten will. Es kommt, wie *Kneipp* schon betonte, in jedem Falle darauf an, den ganzen Menschen zu behandeln, nicht nur die Hämorrhoiden.

Die Erkrankungen der Lymphgefäße

können als akute entzündliche Erkrankungen der Lymphwege infolge einer lokalen eitrigen Infektion im Bereich der Haut, Muskulatur oder einzelner Organe auftreten. Im Bereich der Gliedmaßen und der Haut tritt dann ein charakteristischer roter Streifen mit schmerzhafter Schwellung des umgebenden Gewebes auf. Häufig sind die Lymphknoten des entsprechenden Abflußgebietes ebenfalls entzündlich geschwollen. Meistens bestehen Temperaturerhöhungen. Diese akute **Lymphgefäßentzündung** (Lymphangitis) ist ein Warnzeichen, daß eine lokalisierte Entzündung Ausgangsherd einer Sepsis sein kann.
Die Behandlung ist eine rein ärztliche und besteht vor allen Dingen in Ruhigstellung, lokalen Umschlägen mit Zinnkraut oder Eichenrinde und eventuell chirurgischen sowie medikamentösen (Antibiotika) Maßnahmen.

Chronische Erkrankungen der Lymphbahnen führen zu typischen

Gewebsschwellungen
(Lymphödem)

Im Einzelfall kann sich sogar eine Elefantenhaut dadurch entwikkeln, daß sich große Gebiete der Lymphbahnen verstopfen und eine Bindegewebswucherung entsteht. Ganz typisch hierfür ist die Elefantiasis des oder der Beine, das Elefantenbein. Die chronische Erkrankung der

Lymphbahnen kann angeboren sein oder erworben durch Verödung der Lymphgefäße nach immer wiederkehrenden Lymphgefäßentzündungen infolge wiederholter Hautinfekte (Wundrose), aber auch bei Allgemeininfektionen auftreten: Tuberkulose, Pilzinfektionen (Fußpilz) und Wurminfektionen bestimmter Art.
Die Beschwerden bei dieser Erkrankung sind im allgemeinen nicht besonders groß. Die Patienten klagen über ein mäßiges Spannungsgefühl.

Die Behandlung ist bisher nicht befriedigend und besteht von der offiziellen Medizin her in Kompressionsverbänden und chirurgischen Maßnahmen.
Von seiten der Naturheilkunde muß auch hier versucht werden, über eine kräftige Anregung der gesamten Zirkulation noch eine Besserung zu erzielen. Insbesondere kommen hier die klassisch ansteigenden Teilbäder in Frage, sowie auch Wechselgüsse, Gymnastik, Sport und gegebenenfalls eine Lymphdrainage nach de Vodder.

Die Erkrankungen des Blutes

lassen sich nur von der Zusammensetzung und Funktion des Blutes her verstehen (siehe Seiten 146, 172). Im wesentlichen handelt es sich bei den Blutkrankheiten um Störungen der Blutbildung oder des Blutabbaues, der Verminderung oder Vermehrung der roten oder weißen Blutkörperchen oder der Blutplättchen.
Aus der Fülle der verschiedenen Formen der Blutkrankheiten können nur die praktisch wichtigen besprochen werden, zumal die naturgemäße Behandlung der Blutkrankheiten grundsätzlich nach den gleichen Prinzipien erfolgt.

Die Erkrankungen des roten Blutes

Die Blutarmut (Anämie)

kann viele Ursachen haben und zeigt sich in Verminderung des Blutfarbstoffes und der roten Blutkörperchen. Oft ist sie nur Folgezustand anderer Erkrankungen.
Sie findet sich z. B. beim hämolytischen Ikterus, einer übernormalen Zerstörung der roten Blutkörperchen in der Milz.
Eine sehr große Gruppe von Anämien entsteht durch das Fehlen eines für die Bildung der roten Blutkörperchen oder des roten

Farbstoffes notwendigen Faktors (Mangelanämie).
Ein wesentlicher Faktor für die Entstehung des Blutfarbstoffes und damit der roten Blutkörperchen ist das Eisen. Eisenmangel ist beim Erwachsenen meist auf einen Blutverlust zurückzuführen. Dieser kann durch zu starke Monatsregel, durch meist chronische stumme Blutungen aus dem Magen und Darm, aber auch durch häufiges Blutspenden und falsche Ernährung entstanden sein. So findet sich Eisenmangel bei einseitiger, fleischfreier, eisenarmer Milch- und Mehlspeisenkost und Mangel an Vitaminen, vor allem an Vitamin C. Fehlt Vitamin B_{12} oder wird dieses nicht genügend vom Darm aufgesogen (Fermentschwäche), dann kommt es zu anderen Formen der Anämie.

Die perniciöse Anämie

ist eine selbständige Form der Anämien. Sie ist charakterisiert durch Salzsäuremangel des Magensaftes – daher oft uncharakteristische Magenbeschwerden –, Zungenbrennen und strohgelbe Farbe der Haut. Es können noch schwere nervliche Störungen bis zu Lähmungen hinzukommen.
Das allgemeine *Krankheitsbild* der Blutarmut:
Leistungsschwäche, rasche Ermüdbarkeit, Neigung zu Kopfschmerzen, zu Konzentrationsschwäche, Schlaflosigkeit, Flimmern vor den Augen, Zirkulationsstörungen wie kalte Hände und kalte Füße, Ohnmachtsneigung, Blässe u. a.
Die Diagnose der Blutarmut stützt sich auf entsprechende Laboruntersuchungen.
Die *Behandlung* der verschiedenen Formen der Blutarmut richtet sich zunächst nach den Entstehungsursachen. Diese müssen nach Möglichkeit beseitigt werden. Oft ist entsprechende Arzneizufuhr nicht zu umgehen. Diese muß vom Arzt je nach Ursache und Form der Blutarmut gezielt durchgeführt werden.
Wohl in jedem Fall können individuell abgestufte natürliche Lebens- und Heilreize die Behandlung ergänzen bzw. unterstützen.

Die Vollblütigkeit

Die echte Vollblütigkeit (Polyzytaemia vera) ist ein chronisches Leiden, das besonders bei Männern nach dem 40. Lebensjahr auftritt. Es zeigt sich in einer gesteigerten Bildung von roten Blutkörperchen, deren Zahl bis auf 7 bis 9 Millionen zunehmen kann (normal 4,5 bis 5,5 Mill. mm^3), und gleichzeitig in übermäßiger Bildung des roten Farbstoffes bis auf 26 g% (normal 14 bis 18 g%) in mm^3.
Die Ursache dieser Krankheit

liegt in einer gesteigerten Knochenmarkstätigkeit. Man findet in allen Knochen rotes Knochenmark. Warum das so ist, ist unbekannt.
Krankheitsbild: auffallend rote Gesichtsfarbe, dunkle Schleimhautrötung, Unwohlsein, Kopfdruck, Müdigkeit, Schwächezustände, Schwindelanfälle, Neigung zu Blutungen aus der Nase und bei Frauen aus der Gebärmutter, ein entsprechendes Blutbild.
Behandlung: Aderlaß, eine eisen- und eiweißreiche Kost ist in jedem Fall zu meiden (Fleisch, Wurst, Leber, Muscheln, Austern u. a.), dafür lacto-vegetabile, kochsalzarme Kost (Milch und Eier sind erlaubt) (siehe *Anemueller:* Ernährung und Diät).

Neben dieser echten Vollblütigkeit gibt es die **unechte, einfache Vollblütigkeit** (Polyglobulie).
Diese hat verschiedene Ursachen. Oft ist sie ein Anpassungsvorgang und findet sich u. a. bei chronischer Lungenblähsucht, bei Stauungslunge mit Herzschwäche, auch bei chronischen Vergiftungen und auch als Folge von langem Aufenthalt in großer Höhe. Nicht selten ist sie auch die Folge chronischer Vergiftungen, z. B. von Benzolvergiftung u. a.
Auch bei der einfachen Vollblütigkeit ist die Zahl der roten Blutkörperchen vermehrt, ohne jedoch mit echten Erkrankungen des Knochenmarks zusammenzuhängen.
Die Feststellung, welche Vollblütigkeit vorliegt, ist Sache des Arztes; ebenso die Behandlung. Auch hierbei kann Blutentziehung durch Aderlaß oder Blutegel, die im Nacken oder im Schulterbereich angesetzt werden, sinnvoll sein. Diese ärztliche Behandlung erfordert aber immer die Ergänzung durch eine naturgerechte Lebens- und Heilweise.
In jedem Falle ist eine Kostumstellung wie bei der echten Vollblütigkeit notwendig. An Wasseranwendungen kommen vorwiegend Kaltanwendungen in Frage: Knieguß, Schenkelguß, Halbbad, Sitzbad, kalte wärmeentziehende Wickel mit Essig oder Salz u. a. Auch Blutreinigungskuren in Form von Saft oder Kräutertees sind zu empfehlen (siehe auch *Weiß:* Heilpflanzen).

Die Erkrankungen des weißen Blutes (Leukämien)

Es handelt sich um eine starke Vermehrung bzw. Wucherungen von weißen Blutzellen, die sich nicht rückbilden. Man unterscheidet zwei Formen: die myeloische und die lymphatische (siehe Blut). Bei der Myelose sind die Granulozyten (gekörnte

weiße Blutkörperchen), bei der Lymphadenose die Lymphkörperchen vermehrt. Es gibt akute und chronische Formen.
Alle erfordern spezielle ärztliche Maßnahmen, und naturgerechte Heilreize können nur unterstützen.
Deshalb kann die Beschreibung sich nur kurz auf einige wesentliche Formen der Leukämien beschränken.

Die akute Leukämie

ist eine Erkrankung des blutbildenden Systems mit stark vermehrter Bildung von weißen Blutkörperchen (bis auf 100000 und mehr im mm³, normal 5000 bis 8000 im mm³). Sie ist gewissermaßen der Krebs des weißen Blutes.
Die Leukämie tritt bei allen Rassen in jedem Alter auf, bevorzugt jedoch in den ersten fünf Lebensjahren. Die Erkrankung kann stürmisch mit hohem Fieber und sepsisartigen Erscheinungen verlaufen, aber auch mit uncharakteristischen Beschwerden beginnen: Schwäche, Unwohlsein, Appetitlosigkeit, Fieber, Hautblutungen, Gelenkschmerzen, Lymphknotenschwellungen und anderem. Eine Blutuntersuchung klärt die Diagnose.
Die Behandlung ist eine rein symptomatische und bringt kaum einen Dauererfolg.

Die chronische myeloische Leukämie

beginnt meist im mittleren Lebensalter, oft unmerklich mit Allgemeinerscheinungen wie bei der akuten Leukämie. Die Zahl der weißen Blutkörperchen kann bis auf 500000 und mehr im mm³ ansteigen, dagegen sinkt in der Regel die Zahl der roten Blutkörperchen (Anämie). Die Milz ist oft sehr vergrößert und kann stark schmerzen.
Sofortige Behandlung ist notwendig. Individuell abgestufte, der Schwere der Erkrankung angepaßte naturgemäße Lebens- und Heilreize können lindern helfen.

Die chronische lymphatische Leukämie

verläuft ebenfalls häufig schleichend. Das Charakteristikum dieser Erkrankung ist eine Vergrößerung der Lymphknoten und beim Erwachsenen eine starke Vermehrung der Lymphozyten im Blut (bis 500000 im mm³).
Auch hier ist sofortige Behandlung notwendig, die in den letzten Jahren neben der Röntgenbestrahlung Medikamente einbezieht.
Zur Unterstützung kommen auch hier konsequent angewandte, aber individuell angepaßte naturgemäße Lebens- und Heilreize zur Anwendung.

Die Lymphogranulomatose
(Hodgkinsche Krankheit)

ist eine chronische Erkrankung der Lymphknoten und des lymphatischen Gewebes in anderen Organen (Milz und Leber). Die Ursache ist noch unbekannt. Im Vordergrund des Krankheitsbildes stehen feste, schmerzlose, regionale Lymphknotenvergrößerungen, Fieber, Gewichtsverlust, starke Schweißneigung, Juckreiz, Müdigkeit und andere Allgemeinstörungen. Im Blutbild findet sich eine deutliche Verminderung der Lymphozyten.
Die Behandlung besteht vorwiegend in Röntgenbestrahlung. Diese muß auch wieder durch alle naturgemäßen Lebens- und Heilreize unterstützt werden.

Die Agranulozytose

ist ein schweres, akutes, meist hochfieberhaftes Krankheitsbild mit starker Verminderung (unter 200 im mm³) der gekörnten weißen Blutkörperchen (Granulozyten). Neben dem Schüttelfrost und Fieber finden sich öfter Halsentzündungen, Geschwürbildungen der Mund- und Rachenschleimhaut und körperliche Erschöpfung.
Die Ursachen können sein schwere Allgemeininfektionen, aber auch bestimmte Medikamente und Chemikalien.
Die Behandlung muß nach Möglichkeit die auslösenden Ursachen, z. B. die verdächtigen Medikamente, ausschalten und gegebenenfalls gegen auslösende Krankheitskeime Antibiotika einsetzen. Auch diese Behandlung muß durch naturgemäße Lebens- und Heilreize unterstützt werden.

Erkrankungen der Blutplättchen
(Thrombozyten)

können sich vorwiegend in zwei Formen zeigen: in Verminderung oder Vermehrung der Blutplättchen (normal: 250000 bis 300000 im mm³). Da die Blutplättchen bei der Gerinnung des Blutes eine wesentliche Rolle spielen, werden sich Krankheiten der Blutplättchen in Störungen der Blutgerinnung zeigen.

Verminderte Blutplättchen
(Thrombozytopenie)

Diese Erkrankung entsteht, wenn die Blutplättchen im Blut eine zu kurze Lebensdauer haben, d. h. 1 bis 3 Tage oder bei hochakuten Erkrankungen noch kürzer (normal 8 bis 10 Tage). Die Ursache kann im krankhaften Ablauf des Blutchemismus oder in einer Allergie begründet sein. Die akute Form tritt bei Kindern unter 8 Jahren auf und bessert sich gewöhnlich von selbst in einigen Wochen oder Monaten. Die chronische Form beginnt, bevorzugt bei Frauen, in jedem Lebensalter. Auch hier kann eine Überempfindlichkeit gegenüber Medikamenten mitspielen (z. B. gegen Chinin, Chinidin, Sulfonamiden, Phenylbutazon, Sedormid u. a.), auch wenn diese oder andere Medikamente lange Zeit vorher gut vertragen wurden.

Die Werlhofsche Krankheit

ist eine Form der Thrombozytopenie, die besonders das weibliche Geschlecht zwischen dem 15. und 20. Lebensjahr befällt. Sie kann in leichten, aber auch in schweren Formen verlaufen.
In leichten Formen sind es Neigungen zu blauen Flecken bei geringem Druck oder Stoß, flohstichartige Hautblutungen besonders an Kopf, Rumpf und Gliedmaßen. In schweren Fällen ist es Neigung zu unstillbarem Nasenbluten, verstärkte Monatsblutungen, aber auch Blutungen in Magen und Darm, ja sogar ins Gehirn. Es können sich lebensgefährliche Blutarmutformen (Anämien) entwickeln. Eine Gefäßinnenhautschädigung besonders der Haargefäße ist ebenfalls oft mit dem Mangel an Blutplättchen verbunden.
Die Behandlung setzt nach Möglichkeit die Ausschaltung auslösender Faktoren voraus. Sie ist meist in der Lage, durch geeignete Medikamente (Kortikosteroide u. a.) selbst größere Blutungen zu beherrschen. Individuell abgestufte, milde und natürliche Lebens- und Heilreize unterstützen die Behandlung.

Vermehrte Blutplättchen
(Thrombozytosen)

Die starke Vermehrung der Blutplättchen (bis mehrere Millionen/mm³) führt besonders zu Thrombosen (Pfropfbildung in den Blutgefäßen) und zu erhöhter Blutungsbereitschaft nach Verletzungen.
Diese Erscheinungen treten auf u. a. nach Milzentfernung, nach Reizzuständen im Knochenmark, wie nach Blutverlusten, Röntgenbestrahlungen u. a.
Auch hier können naturgerechte Lebens- und Heilreize die spezifische Behandlung unterstützen.

Blutgerinnungsstörungen

entstehen durch Fehlen oder Verminderung bestimmter Gerinnungsfaktoren. Hierunter fallen verschiedene Krankheiten, z. B. Vitamin-C-Avitaminosen, wie der Skorbut des Erwachsenen und die Möller-Barlowsche Krankheit der Kleinkinder und Säuglinge u. a.

Die bekannteste ist
die Bluterkrankheit
(Haemophilie)

Diese ist eine Erbkrankheit. Die Erbanlage wird von den männlichen Blutern nur auf die Töchter, nicht auf die Söhne weitergegeben. Die Töchter erkranken aber nicht, nur die Söhne erkranken. Das Wesen dieser Krankheit besteht in der vererbten Unfähigkeit zur Blutgerinnung, jedoch erlischt im Laufe der Generationen die Erbanlage in Bluterfamilien. Die Schwere der Erkrankung hängt von der erblich festgelegten und nicht änderbaren Höhe des Mangels an Gerinnungsfaktoren ab.
Von früher Jugend an können geringe Verletzungen zu lebensbedrohlichen Blutungen führen.
Die richtige Behandlung der Bluterkrankheit bereits in der Kindheit ist entscheidend für das Schicksal des Bluters. Jeder Bluter muß ständig in ärztlicher Behandlung bleiben. Diese bietet heute gute Aussicht durch spezifische Medikamente, richtige Art der Blutstillung u. a. Verletzungen, Prellungen und selbst starke Belastungen der Gelenke (sonst Blutungen) sind zu meiden.
Eine vorsichtige, naturgemäße Behandlung, die diese Faktoren berücksichtigt, und besonders auch eine Ernährungsumstellung nach betonter Rohkostseite hin vermag gute Unterstützung zu bieten.

Erkrankungen der Atmungsorgane

Nach den Erkrankungen des Herzens und des Kreislaufes sowie den Erkrankungen des Blutes sollen jetzt die Erkrankungen der Atmungsorgane besprochen werden, weil hier bestimmte funktionelle Zusammenhänge bestehen. Die normale Funktion von Herz und Kreislauf sowie die Sauerstoffversorgung des Gewebes und der Abtransport der Kohlensäure (innere Atmung) setzen eine normale Leistung der Atmungsorgane (äußere Atmung) voraus.
Viele Erkrankungen der Atemwege sind für den Nichtarzt mit dem Begriff der Erkältung und dem des Katarrhs verbunden. Obwohl diese Auffassung nur bedingt richtig ist, ist es doch notwendig, auf diese beiden Begriffe näher einzugehen, da sich aus deren Verständnis praktische Folgerungen zur Verhütung und Überwindung mancher Erkrankungen der Atmungsorgane ergeben. Die sogenannten Erkältungskrankheiten und manche Erkrankungen der Atmungsorgane sind wohl die am häufigsten vorkommenden. So harmlos viele von ihnen beginnen mögen, so ernste Folgen können Vernachlässigung durch den Patienten oder mangelnde Abwehr des Organismus nach sich ziehen. Die Krankheiten werden chronisch und vermögen dann die gesamte Widerstandskraft eines Menschen zu untergraben und anderen Erkrankungen den Weg zu bereiten.

Die Erkältung

Eine medizinisch einwandfreie Begriffsbestimmung der Erkältung gibt es nicht, obwohl die Existenz der Erkältung kaum bezweifelt werden kann. Es soll daher an dieser Stelle das Wesentliche und praktisch Nützliche der Kneippschen Auffassung wiedergegeben werden.
Jede Krankheit entspringt nach dieser Kneippschen Auffassung aus einer gemeinsamen Wurzel, nämlich aus der Schwächung der lebenseigenen Kräfte (»Natur«). Auch die Erkältung ist zunächst Folge einer Schwäche; denn sie beruht darauf, daß Haut und Schleimhäute auf Temperaturreize innerhalb physiologischer Grenzen nicht physiologisch, d. h. nicht normal reagieren.
Für Erkältungen ist besonders die Haut eine Eingangspforte. Die Haut mit ihren verschiedenen Funktionen ist nicht zuletzt an der Regulierung der gesamten Körpertemperatur beteiligt.
Der Organismus des Warmblü-

ters verfügt über Einrichtungen, die eine stets gleichbleibende Körpertemperatur zu erhalten bestrebt sind. Er hat ein eigenes Wärmezentrum im Gehirn. Aber auch durch bestimmte Regulierungsvorgänge in der Haut und durch Regulierung der Verbrennungsvorgänge (Stoffwechsel) gelingt es dem menschlichen Organismus, seine Kern- oder Körpertemperatur von durchschnittlich 37° C beizubehalten. Eine Reihe wundervoll ineinanderarbeitender Vorgänge, die ihren sichtbaren Ausdruck in folgendem Gefäßspiel finden, dient dazu.

Trifft ein Kälte- oder scharfer Hitzereiz plötzlich die Haut, dann verengen sich die Blutgefäße, die Haut wird blaß und kühl und bildet eine Gänsehaut. Erst nach einiger Zeit wird sie sehr stark rot und gut durchblutet. Beide Vorgänge, Verengung und folgende Durchblutung, bedeuten sinnvolle Abwehr. Sie sollen das Tieferdringen von Kälte und Hitze verhüten und die Körpertemperatur konstant halten. Spricht aber die Haut wegen mangelhafter Übung dieser Funktion, d. h. wegen Verweichlichung oder aus anderen Gründen, krankhaft an oder ist der Kältereiz zu stark und hält er zu lange an, dann wird dieses Gefäßspiel gestört. Die Gefäße erweitern sich nicht mehr aus eigener Spannkraft, da sie gewissermaßen gelähmt sind. Das Blut fließt nur langsam durch die Haut. Es staut sich, wird dabei arm an Sauerstoff, verliert seine hellrote Farbe und wird dunkel-blau-rot. Durch das gestörte Gefäßspiel und das sauerstoffarme Blut erkaltet die Haut, wird blaurot und läßt die schädigende Kälte eindringen. Alle diese Vorgänge deuten darauf hin, daß die mannigfaltigen Aufgaben der Haut gestört sind. So leidet u. a. ihre Ausscheidungstätigkeit Not. Fast unterdrückt wird die »Hautatmung«, wie die Alten es nannten, d. h., während sonst 900 bis 1500 Gramm Ausscheidungsprodukte pro Tag die Haut passieren, wird die Menge wesentlich geringer. Nächste Folge: Verschlechterung des Blutes und der Säfte (nach *Kneipp*). Weitere Folge: Teilnahme des gesamten Organismus an der scheinbar nur lokalen »Erkältung«. Äußere Zeichen dafür: neben den lokalen Erscheinungen in den meisten Fällen Fieber, Appetitlosigkeit, Arbeitsunlust und schlechtes Allgemeinbefinden. Die meisten Menschen verbinden, und das nicht zu Unrecht, mit dem Begriff der Erkältung auch die Mitwirkung von bestimmten Krankheitserregern. Dazu ist zu bemerken, daß erst eine Schädigung der gesunden Haut und Schleimhäute den fast immer vorhandenen Krankheitskeimen einen geeigneten Nährboden bereitet. Eine wirklich gesunde Haut oder Schleimhaut wird meist mit den Keimen fertig, ohne daß eine Erkältungskrankheit eintritt. Kommt es aber zur Krankheit, dann zeigt deren Verlauf, daß zwischen den Krankheitskeimen und ihren Giften auf der einen und dem Organismus auf der anderen Seite ein Kampf ausgebrochen ist. Gewinnt der Organismus den Kampf, dann wird die Erkältung überwunden; verliert er, dann kommt es zur chronischen Erkrankung oder sogar zum Defektzustand, zum Leiden.

Wenn wir das Krankheitsbild der Erkältung verstehen wollen, dann müssen wir versuchen, herauszufinden, warum bei der Schädigung der Haut auch die Schleimhäute erkranken. Es haben, wie wir bereits gesehen haben, bestimmte Hautgebiete unmittelbare Beziehungen zu bestimmten Organen. So gehören z. B. zur Haut der Füße und Unterschenkel die kleinen Beckenorgane, also Blase, die Keimdrüsen der Frau, die Vorsteherdrüse des Mannes, auch oberhalb des Beckens die Nieren, ferner die Schleimhäute der Nase und die der Nebenhöhlen. So ist zu verstehen, daß man durch kalte nasse Füße einen Blasenkatarrh oder einen Schnupfen bekommen kann. Bei trockenen warmen Füßen und sonst durchnäßtem Körper pflegt meist kein Schnupfen aufzutreten. Es ist auch bekannt, daß ein Katarrh der Unterleibsorgane der Frau so lange nicht ausheilt, als kalte Füße bestehen. Besonders wichtig ist, daß die Haut der Arme und des Oberkörpers in enger Beziehung zu den Brustorganen, zu Lunge und Herz, stehen.

Der Katarrh

An den Schleimhäuten äußert sich die Erkältung als Katarrh. Dieses Wort stammt aus dem Griechischen und heißt »ein Herabfließen«. Tatsächlich werden Schleim oder Flüssigkeiten mehr als üblich ausgeschieden. Daher sind im Grunde alle Erkältungskrankheiten an allen Schleimhäuten gleich, einerlei, ob wir einen Katarrh der Nasenschleimhaut vor uns haben oder einen Katarrh an einem anderen mit Schleimhaut ausgekleideten Organ, an Magen und Darm, Blase und Geschlechtsorganen oder gar am Auge.

Bei der Verhütung und Überwindung aller Erkältungskrankheiten spielt *Abhärtung* die entscheidende Rolle. *Kneipp* wollte unter Abhärtung aber nicht nur die Bekämpfung der Verweichlichung Wärme- und Kältereizen gegenüber verstanden wissen, sondern ein Hart-(nicht Verhärtet-)werden bis zur bestmöglichen Anpassung und Leistungsfähigkeit. Abhärten ist darum das Ziel aller sei-

ner Maßnahmen. Immer wieder sollen alle lebendigen Kräfte, die leiblichen und die geistig-seelischen, durch Training zum Erstarken gebracht werden.
Nur so ist beste Gesundheit möglich.
Dieses Prinzip gilt ganz besonders zur Überwindung der Erkältungsneigung und vieler Erkrankungen der Atemwege. In seiner aktiven Gesundheitspflege zeigt *Sebastian Kneipp* hierzu den Weg (siehe dort).

Der Schnupfen

Fast alle Schnupfenerkrankungen sind die Folge von Tröpfcheninfektion mit Krankheitskeimen, die zu den Viren verschiedener Art gehören.
Ausgelöst wird ein Schnupfen meist von kalten nassen Füßen, da – wie bereits betont – zwischen der Haut der Füße und der Unterschenkel und den Schleimhäuten des Nasen-Rachen-Raumes reflektorische Beziehungen bestehen. Nach einer Inkubationszeit von 24 bis 72 Stunden kommt es zunächst zu einem kitzelnden-kratzenden Gefühl im Nasen-Rachen-Raum mit Nießreiz, leichtem dumpfem Kopfdruck, gelegentlich auch zur Bindehautentzündung mit Tränenfluß. Die Nasenschleimhaut schwillt an, und ihre Gefäße scheiden vermehrt Flüssigkeit aus, weil die Schleimdrüsen überstürzt arbeiten. Die Nasenatmung wird behindert und das Allgemeinbefinden gestört. Im Schlaf hört die Absonderung auf, obwohl die Schwellung der Schleimhaut fortbesteht.
Besondere Beachtung verdient der Schnupfen eines Säuglings, da die erschwerte Nasenatmung zu einem Trinkhindernis werden kann und somit die Ernährung des Säuglings gestört wird. Auch entwickeln sich beim Säugling gerne im Anschluß an einen Schnupfen schwere Erkrankungen.
Wie soll man sich bei einem Schnupfen verhalten?
Von der Tatsache ausgehend, daß der Schnupfen mehr ist als nur eine Erkrankung der Nasenschleimhaut, nämlich eine Allgemeinerkrankung, müssen wir versuchen, durch geeignete Maßnahmen die Abwehrkraft des Organismus so zu steigern, daß die Schädigungen möglichst schon im Keim erstickt werden. Haben wir kalte Füße, erstreben wir durch ein ansteigendes oder Wechselfußbad eine gute Durchblutung der Füße. Damit wird dem beginnenden Schnupfen vielfach die Spitze gebrochen. Ist aber schon ein richtiger schwerer Schnupfen da, dann eignen sich am besten, sofern nicht bestimmte Einschränkungen wegen des Herzens oder Kreislaufes nötig sind, schweißtreibende Maßnahmen.

Durch das Schwitzen sollen nach *Kneipp* kranke Stoffe ausgeschieden, die unterdrückte Hautatmung und die dadurch hervorgerufene Verschlechterung des Blutes und der Säfte aufgehoben werden. Gelingt dieses, dann wird das Allgemeinbefinden besser und mit diesem auch ohne weiteres der Schnupfen. Als schweißtreibende Maßnahmen kommen in Frage: Serienwaschungen (kalt, nur wenn die Haut warm ist, sonst heiße Waschungen), ansteigende Fuß- oder Halbbäder mit Fichten- oder Eukalyptus- oder Pfefferminzöl-Zusatz und nicht zuletzt schweißtreibende Wickel (siehe dort). Auch die Ernährung sollte beim Schnupfen berücksichtigt werden. Wenn auch die Wirksamkeit des Vitamins C in der experimentellen Forschung nicht eindeutig geklärt werden konnte, so hat sie sich in der Praxis doch bewährt. Das Vitamin C findet sich vorwiegend in allen rohen Gemüse- und Wurzelarten, in einigen Beeren (z. B. Sanddornbeeren), Zitrusfrüchten (Apfelsinen, Grapefruit, Zitronen) und auch in Äpfeln. Wir müssen uns auch beim akuten Schnupfen dieses Vitamin reichlich zuführen.

Der chronische Schnupfen

findet sich, wenn ein akuter nicht ausheilt, oder es entsteht durch Einwirkung von Staub, Gasen, Rauch usw. Er kann zur dauernden Schleimhautschwellung oder sogar durch Schwund der Schleimhaut zur sog. Stinknase (Ozaena) führen. In diesem letzteren Fall kommt es auf der dünner gewordenen Schleimhaut zu übelriechender Borkenbildung, die den Träger und seine Umgebung stark behelligt. In allen Fällen kommen neben den Maßnahmen der Umstimmung im Sinne einer vorsichtigen Abhärtung (siehe dort) bei der Stinknase noch Spülungen mit dünnem Zinnkraut- oder Salbeitee oder Salzwasser in Frage.
Gegebenenfalls werden operative Maßnahmen oder Antibiotika nicht zu umgehen sein.

Die Erkrankung der Nasen-Nebenhöhlen (Sinusitis)

Diese Erkrankung befällt im Gefolge eines Schnupfens oder auch ohne diesen vorwiegend die Stirn- und Kieferhöhlen, seltener die Keilbeinhöhlen und die Siebbeinzellen. Auch diese Erkrankungen können akut oder chronisch verlaufen.
Die Beschwerden: Eiterabsonderungen aus der Nase und behinderte Nasenatmung, Schmerzen, Empfindlichkeit und Schwellung über der befallenen Nebenhöhle, besonders Stirnkopfschmerzen bei Kieferhöhlenentzündung

auch Zahnschmerzen, Fieber und gestörtes Allgemeinbefinden. Diese Zeichen sind nicht immer deutlich. Häufig werden Nebenhöhlenerkrankungen sogar nur zufällig beim Forschen nach Eiterherden entdeckt.
Die Behandlung beschränkt sich nicht nur auf lokale Maßnahmen, die vom Facharzt angeordnet werden, sondern erfordert auch eine naturgemäße Allgemeinbehandlung. Bei dieser sollten wegen der reflektorischen Beziehung zwischen den Füßen und dem Nasen-Rachen-Raum stets auch Wechselfußbäder, ansteigende Fußbäder und auch Wickel und Packungen nicht vergessen werden. Nicht selten ist operative und Arzneibehandlung nicht zu umgehen.

Erkrankungen des Kehlkopfes

Diese Krankheitserscheinungen werden in der Regel durch Bakterien oder Viren hervorgerufen und können akut oder chronisch verlaufen.

Die akute Kehlkopfentzündung
(Laryngitis)

tritt gelegentlich nach einem Nasen-Rachen-Katarrh oder als Begleiterscheinung anderer Erkrankungen auf, z. B. bei Grippe, Luftröhrenentzündung, Masern, Scharlach u. a. und auch nicht selten bei Einatmen von atemreizenden Substanzen. Sie ist gekennzeichnet durch Heiserkeit und Stimmlosigkeit, quälenden Husten und brennenden Schmerz im Kehlkopf. Neben speziellen, vom Facharzt verordneten Maßnahmen sollte unbedingt eine umfassende naturgerechte Allgemeinbehandlung zur Anwendung kommen.
In dieser spielen schweißtreibende Maßnahmen wie ansteigende Fuß- oder Halb- oder Sitzbäder mit Fichten-, Eukalyptus- oder Pfefferminzöl, Wickel und Packungen eine bevorzugte Rolle.
Weiterhin kommen in Frage Halswickel kalt mit Essigwasser oder warm mit Heublumenabsud, Kopfdämpfe mit Eukalyptus- oder Pfefferminzöl oder Kamille. – Bettruhe, Sprechverbot und Vitamin-C-Zufuhr. Insbesondere auch der Honigwein (2 Teelöffel Honig auf 1/2 l siedendes Wasser auflaufen lassen, nach Abkühlung auf Trinkfähigkeit Saft einer Zitrone hinzugeben) oder Hustentee (siehe unter chron. Bronchialkatarrh).

Die chronische Kehlkopfentzündung

entsteht aus der nicht ausgeheilten, öfter wiederkehrenden akuten Kehlkopfentzündung oder durch Überbeanspruchung der Stimme, trockene, staubige Luft, Gase, Rauch, Nikotinmißbrauch und anderem.
Die Krankheitszeichen sind nicht so ausgeprägt wie bei der akuten Entzündung. Dauernde Heiserkeit und Husten sowie Stimmbandschwäche sind das Hauptsymptom; hinzukommen kann Auswurf von zähem Schleim und lästiges Fremdkörpergefühl im Hals.
Die Behandlung: nach Möglichkeit Ausschaltung der auslösenden Ursachen. Im Prinzip sonst allgemeine und lokale Maßnahmen wie bei der akuten Entzündung. Abhärtungskur.

Die Stimmbandlähmung

ist meist einseitig eine mögliche Folge von Entzündungen, Erkältungen, Überanstrengung, durch Nervenentzündung, Druck auf den Nerv oder auch als Ausdruck der Hysterie. Im Vordergrund andauernde Heiserkeit, die zur diagnostischen Klärung zwingt.
Neben fachärztlicher Behandlung sind grundsätzlich alle Maßnahmen wie bei der Kehlkopfentzündung einzusetzen.

Stimmritzenkrampf
(Laryngospasmus)

ist eine krampfartige Verengung der Stimmritze und tritt besonders bei seelisch-geistig labilen Kindern während gemüthafter Erregungen nach dem Schreien auf oder ist durch eine Unterfunktion der Epithelkörper (siehe dort) bedingt. Er ist dann die Folge eines Kalkmangels, der auch wie bei der Tetanie zu Krämpfen der Skelettmuskulatur führen kann.
Ein Stimmritzenkrampf kann auch durch Verletzung der Kehlkopfschleimhaut, z. B. durch Verschlucken einer Fischgräte, ausgelöst werden. Es können beim Stimmritzenkrampf bedrohliche Hemmungen der Einatmung unter Erstickungsgefühl, Bewußtlosigkeit und zunehmender Blauverfärbung des Gesichtes auftreten. Ernste Zwischenfälle sind aber selten, da sich solche Anfälle in wenigen Sekunden von selbst lösen.
Die Behandlung des akuten Zustandes besteht in Aufrichten, kalten Anwendungen ins Gesicht (Gesichtsguß) oder Brustguß oder in heißen Kompressen auf den Kehlkopf. Die Behandlung außerhalb des Anfalles ist wiederum eine konsequente naturgemäße Allgemeinbehandlung unter Einbeziehung besonders einer Zufuhr von Vitamin-D-Gaben und Calcium.

Der Luftröhrenkatarrh
(Tracheitis)

Diesem geht meist eine Entzündung des Nasen-Rachen-Raumes voraus. Er ist in der Regel eine Virusinfektion und zeigt neben den Zeichen eines akuten Kehlkopfkatarrhs vor allem einen hartnäckigen Hustenreiz und Wundgefühl in der Luftröhre. Der Luftröhrenkatarrh steigt oft in die Bronchien hinab und ist dann mit akutem Bronchialkatarrh verbunden, d. i. die

Bronchitis

Nicht immer sind die katarrhalischen Erscheinungen stürmisch und das Allgemeinbefinden sehr gestört, jedoch können bei älteren Menschen und Kleinkindern ernste, ja sogar lebensbedrohliche Erscheinungen auftreten. Deshalb empfiehlt sich bei diesen neben der allgemeinen natürlichen Behandlung wie beim Schnupfen und Kehlkopfkatarrh anstelle von schweißtreibenden Wickeln und von Packungen der Senfmehlbrustwickel (siehe dort), der nur 15 bis 20 Minuten liegenbleibt.

Der chronische Bronchialkatarrh

Das Bild des chronischen Bronchialkatarrhs kann als typisches Beispiel für alle chronischen Katarrhe der Luftwege dienen.

Chronisch heißt nicht von vorneherein unheilbar. Chronisch wird eine Erkrankung erst dann, wenn es dem Organismus nicht gelingt, mit einem akuten Zustand fertig zu werden. Das kann eintreten, wenn die Abwehrkräfte des Organismus von Anfang an zu schwach oder die auslösende Ursache zu stark war oder zu lange anhielt. Der chronische Zustand ist ein fauler Kompromiß zwischen Organismus und Schädigung. Dauert ein chronischer Krankheitszustand zu lange an, dann kommt es zu Veränderungen an den erkrankten Organen, die nicht immer rückbildungsfähig sind. Daß es soweit kommt, muß man unter allen Umständen zu verhüten versuchen. Wie man das kann, sei am Beispiel des chronischen Bronchialkatarrhs erläutert.

Das erste Ziel der *Behandlung* ist die Erhöhung der Abwehrkraft. Wir erreichen sie, wenn wir alle Abwehrmechanismen des Organismus systematisch anregen. Es beginnt mit der Umstellung in der Ernährung, die wir durch einige Tage Saftfasten, Obstkur oder Rohkosttage einleiten. Erst allmählich gehen wir zur naturgerechten Basis- oder Vollkost über. Diese Kost wird von innen durch entsprechende Heilkräuter ergänzt. Von diesen sind zu nennen:

1. solche, die das Auswerfen des Schleimes fördern:
   a) Veilchen (Viola adorata),
   b) das Gemeine Seifenkraut (Saponaria officinalis),
   c) Schüsselblume (Primula officinalis),
   d) Bittere Kreuzblume (Polygala amarum),
   e) Anis (Pimpinella anisum),
   f) Fenchel (Foeniculum aviculare);
2. solche, die den Hustenreiz mildern (meist schleimhaltige Hustenmittel):
   a) Eibisch (Althaea officinalis),
   b) Stockrose (Althaea rosea),
   c) Huflattich (Tussilago farfara)
   d) Spitzwegerich (Plantago lanceolata),
   e) Wilde Malve (Malva silvestris),
   f) Gartenthymian (Thymus vulgaris),
   g) Quendel (Thymus serpyllum),
   h) Lein (Linum catharticum).

Über die Haut wird von außen durch entsprechende Wasseranwendungen eingewirkt. Je nach dem Kräftezustand werden wir mit Waschungen, Wickeln, Bädern, Dämpfen und Kneippschen Güssen arbeiten. Bei den chronischen Katarrhen empfiehlt es sich, zuerst mit Wärmezufuhr zu beginnen. Hier sind zu nennen: heiße Kräuterwickel (z. B. Heublumen-Brustwickel) oder heiße Packungen (z. B. Kartoffelbrei oder Heusäcke), ansteigende Kräuter-Teilbäder (z. B. ansteigendes Fuß- oder Armbad mit Fichtenextraktzusatz, ansteigendes Halbbad oder Dreiviertelbad).

Auch den Gesichts- oder Kopfdampf, ja sogar Volldampf können wir, wenn es der Kräftezustand des Patienten erlaubt, mit gutem Erfolg einsetzen. Von den reinen Warmanwendungen leiten wir allmählich über zu den Wechselanwendungen und dann zu den rein kalten Anwendungen; denn das Ziel ist eine weitgehende Abhärtung. Diese Abhärtung ist der sicherste Schutz gegen Rückfälle und Neuerkrankungen. Gerade die Rückfälle lassen einen Katarrh chronisch werden. Selbstverständlich dürfen auch die natürlichen Lebensreize, wie Luft und Licht, Bewegung und Ruhe, nicht vernachlässigt werden. Auch alle lang einwirkenden Schädigungen, wie starkes Rauchen, Alkoholgenuß, Arbeiten in stauberfüllten Räumen u. a., müssen vermieden werden.

Wenn auch die subjektiven Beschwerden beim chronischen Katarrh nicht so ausgeprägt sind wie beim akuten, so können sie doch einen Menschen in seiner Leistungsfähigkeit und Lebensfreude erheblich beeinträchtigen. Darum muß man alles versuchen, einen chronischen Katarrh möglichst rasch zu unterbinden. Meist wird die Geduld von Arzt und Patient auf eine harte Probe gestellt. Wenn aber die Ausdauer des Kranken hartnäckiger als seine Erkrankung ist, wird er immer einen guten Heilerfolg verbuchen können.

Kommen chronischer Bronchialkatarrh oder auch andere Entzündungsprozesse in der Lunge trotz aller Maßnahmen nicht zur Ausheilung, dann kommt es nicht selten zu

Erweiterungen der Bronchien (Bronchiektasen).

Diese sind chronische, nicht mehr rückbildungsfähige röhren- oder sackförmige Erweiterungen der mittelgroßen Bronchien. Der Auswurf ist sehr reichlich – maulvoller Auswurf –, d. h. Hustenstöße können aus den flüssigkeitsgefüllten Bronchiektasen ohne besondere Mühe so große eitrige Auswurfmengen hervorbringen, daß hierbei der ganze Mundraum angefüllt wird. Der über Tag gesammelte Auswurf zeigt im Glas eine Dreischichtung: am Boden eitrig-rahmig, in der Mitte trübe-flüssig, oben eine schleimige Schicht. Im Laufe der häufig fieberlosen langen Erkrankung zeigen die Fingerendglieder kolbige Auftreibung (Trommelschlegelfinger) und die Fingernägel Uhrglasform. Weitere Folgen der Bronchiektasen sind: chronische Veränderungen an anderen Organen: z. B. Niere, Leber, Darm, Lunge mit wiederholten Lungenlappenentzündungen, Lungenabszeß, Bluthusten u. a. *Behandlung:* zunächst oft rein spezifische Maßnahmen, u. a. bestimmte Lagerung, bei der der Patient am besten abhusten kann, und notfalls sogar operative Eingriffe. Sonst wiederum alle individuell abgestuften naturgemäßen Lebens- und Heilreize, insbesondere Inhalieren mit entsprechenden Medikamenten, Kopfdampfbäder mit Eukalyptus- oder Pfefferminzöl oder Latschenkiefernöl und Tee wie beim chronischen Bronchialkatarrh.

Die Grippe (Influenza)

Nicht jede Erkältungskrankheit der Atemwege ist eine Grippe, und es ist schwierig, eine Grippe außerhalb einer Epidemie festzustellen. Es gibt mehrere Arten von Grippeviren, die oft mit anderen Bakterien (Eiterkeimen) zusammen vorkommen. Man unterscheidet eine Virusinfektion A, B und C, wobei die C-Infektion im allgemeinen am mildesten verläuft. Aus der Verschiedenheit der Virusstämme entsteht die Schwierigkeit, vorbeugende Impfungen gegen einen bestimmten Erreger vorzunehmen. Ein ge-

gen verschiedene Viren gerichteter Impfstoff wurde vor kurzem entwickelt.
Die typische Grippe beginnt plötzlich nach einer *Inkubationszeit* von 1 bis 4 Tagen mit Fieber, Schüttelfrost, Unwohlsein, Husten, Schnupfen, Glieder- und Kreuzschmerzen und erheblichem allgemeinem Krankheitsgefühl. Normalerweise klingt das Fieber, wenn keine Komplikationen eintreten (akute Nebenhöhlenerkrankungen, Mittelohrentzündungen, eitrige Bronchitis und Lungenentzündung), nach 3 Tagen wieder ab. Das allgemeine Schwächegefühl nach einer Grippe hält lange Zeit an, und es bleibt oft Kreislaufschwäche mit Neigung zu Blutunterdruck zurück.
Behandlung: Bettruhe, Fasten mit Fruchtsäften und Honigwein, heißer Tee aus Huflattich oder Spitzwegerich oder Wollkraut und Ehrenpreis zu gleichen Teilen oder Lindenblüten- oder Fliedertee mit Honig u. a. (siehe Heilkräuter).
Kneippsche Anwendungen: Serienwaschungen. *Kneipp* sagt hierzu: »Die jetzt so gefürchtete Grippe, die sich immer weiter verbreitet, der Menschheit so viel Schrecken einjagt und schon Tausende von Opfern gefordert hat, kann durch Waschen allein sehr leicht geheilt werden. Wenn man sich 8 bis 12 Stunden hindurch alle Stunden vom Bett aus recht rasch wäscht, so tritt gewöhnlich nach der zweiten oder der dritten Waschung großer Schweiß ein, und wenn man mit den Waschungen fortfährt, bis alles Fieber beseitigt ist, so wird der Kranke auch innerhalb dieser 8 bis 12 Stunden von der ganzen Krankheit befreit sein.«
Auch schweißtreibende Wickel kommen in Frage: Kurzwickel oder Dreiviertelpackung mit Salz (kalt) oder mit Heublumenabsud (warm) und gegebenenfalls ansteigende Teilbäder am Bett oder vom Bett aus. In schweren Fällen sind kreislaufstützende oder andere Medikamente nicht zu umgehen.

Der Keuchhusten (Pertussis)

ist eine außerordentlich ansteckende Krankheit der Atemwege, die durch ein Bakterium ausgelöst wird. Sie wird von infizierten Personen durch Tröpfcheninfektion weiterverbreitet.
Die Inkubationszeit: 7 bis 14 Tage.
Kinder erkranken am häufigsten, vor allem Kinder unter zwei Jahren.
Kennzeichen: Hustenanfälle, die mit einem klingenden Keuchen oder Ziehen bei der Einatmung enden.
Voraus gehen schleichende Katarrhe mit Schnupfen, Niesen, Tränenfluß, Appetitlosigkeit und

nächtliche trockene Hustenstöße. Nach 10 bis 14 Tagen treten dann die typischen Hustenanfälle auf, die aus 5 bis 15 Hustenstößen bestehen, bevor wieder ein Atemzug gemacht wird. Diese Hustenstöße können sich bis zu 50mal am Tage wiederholen. Beim Husten entleert sich eine reichliche Menge von dickem Schleim. Häufig ist auch Erbrechen während des Anfalles. Etwa 4 Wochen nach Beginn der Krankheit vermindern sich Häufigkeit und Schwere der Anfälle.

Behandlung: Spezielle, vom Arzt verordnete Maßnahmen, in schweren Fällen Antibiotika und Immunserum.

Allgemeinbehandlung: Häufige kleine Mahlzeiten, genügende Flüssigkeitszufuhr, Hustensäfte und Honigwein.

Oberkörper- oder Ganzwaschungen, täglich oder jeden 2. Tag, je nach Kräftezustand, warmes Fichten-Dreiviertelbad (35 bis 37° C, 8 bis 10 Minuten) mit temperierter (22 bis 24° C) Übergießung. Später in der Rekonvaleszenz: zwei- bis dreimal wöchentlich Brustwickel mit Heublumen oder Senfmehl (siehe dort).

Die Lungenentzündung
(Pneumonie)

Es gibt verschiedene Arten von Lungenentzündung, auf die im einzelnen nicht eingegangen werden kann. Als Erreger kommen verschiedene Bakterien- und Virusarten, vor allem »Pneumokokken« in Betracht. Die Diagnose und spezielle Behandlung ist Sache des Arztes.

Zwei Grundformen jedoch sollen angeführt werden:

Die Lungenlappenentzündung
(lobäre = böse = fibrinöse Lungenentzündung)

beginnt meist ohne Vorboten plötzlich mit Schüttelfrost und schnellem Temperaturanstieg bis 40° C, Pulsbeschleunigung um 120/Minute und starken Allgemeinbeschwerden: Kopfschmerzen, Erbrechen, Seitenstechen, schneller Atmung (30 bis 40 Atemzüge/Min.) und Atemnot, Auswurf zunächst uncharakteristisch mit kleinen Blutbeimengungen und vom 2. Tag an häufig typisch rostbraun oder rein eitrig.

Die Krankheitszeichen, besonders das Fieber, dauern ohne arzneiliche Behandlung ca. 7 bis 10 Tage an. Dann tritt beim normalen Verlauf die Krise ein. Die Temperatur sinkt mit starkem Schweißausbruch zur Norm, und die Beschwerden lassen nach.

Komplikationen: Rippenfellentzündungen (siehe dort) und Kreislaufversagen.

Behandlung:

spezifische: Antibiotika, Sulfon-

amide und Kreislaufmittel, nur vom Arzt zu verordnen;
Allgemeinbehandlung: siehe unten.

Die Bronchopneumonie (herdförmige = katarrhalische = Lungenläppchenentzündung)

ist gewöhnlich die Folge einer anderen Erkrankung (z. B. Grippe, Bronchitis, Masern, Keuchhusten u. a.) und befällt besonders alte Menschen bei längerem Krankenlager und widerstandsschwache Säuglinge. Auch tritt sie oft nach Operationen ein.
Sie beginnt meist schleichend mit geringem Fieber, Husten und Auswurf von schleimig-eitriger Beschaffenheit. Der Verlauf hängt von der allgemeinen Widerstandskraft und von der Schwere der vorausgegangenen Krankheit ab.
Die allgemeine naturgemäße *Behandlung* der Lungenentzündung: Da beide Formen, vor allem wegen der Gefahr des Versagens von Herz und Kreislauf, sehr ernste Erkrankungen darstellen, gehört ihre Behandlung unbedingt in die Hand des Arztes. Unbeschadet der medikamentösen Behandlung mit Sulfonamiden, Antibiotika u. a. führt die naturgerechte Behandlung auch verschiedene Maßnahmen durch. Der Lungenentzündungskranke braucht besonders viel frische und reine Luft. Das richtige und häufige Lüften des Krankenzimmers, möglichst vom Nebenzimmer aus, gehört zu den Grundforderungen der natürlichen Behandlung. In fast allen naturgemäß behandelnden Krankenanstalten ist deshalb die Freiluftbehandlung der Lungenentzündung auch heute noch eine Selbstverständlichkeit. Lassen die häuslichen Verhältnisse eine direkte Freiluftbehandlung nicht zu, so kann man doch bei einigem gutem Willen vieles erreichen. Es genügt schon, die Luft anzufeuchten; man läßt dazu am besten Eukalyptusöl oder Latschenöl verdampfen. Das Fieber behandelt man nach naturgerechten Grundsätzen.
Im Gegensatz zur früher herrschenden Auffassung vom Wert einer sogenannten kräftigen Kost halten wir eine vorübergehende Nahrungsenthaltung für zweckmäßig und geben gegen das Durstgefühl wieder nur Fruchtsäfte, Obstsäfte oder den Kneippschen Honigwein. Alle anderen Maßnahmen müssen je nach Lage des Falles individuell eingesetzt werden. Es sei vor dem wahl- und kritiklosen Anlegen von Brustwickeln gewarnt. Wenn man nicht mit der viel schonenderen halbstündlichen Serienwaschung auskommt, dann bedient man sich im Anfang der ableitenden Wickel und Packungen, das sind: Lendenwickel, Waden- und

Beinwickel. Man darf den Kranken nicht zuviel hin und her bewegen, um die Gefahr eines Kreislaufversagens, das zu dieser Zeit der Flüssigkeitsüberfüllung in der Lunge besonders naheliegt, auszuschalten. Später, bei der Lösung der Lungenentzündung und beim Abhusten des kranken Auswurfes, sind Brustwickel, vor allem der Senf- und Heublumenwickel, durchaus am Platz. Bei beginnender Rippenfellentzündung, im Gefolge der Lungenentzündung, hat sich auch der Quarkbrustwickel sehr gut bewährt.

Die Entscheidung über die einzelnen Maßnahmen liegt beim Arzt.

Die allergischen Erkrankungen der Atemwege

Der Heuschnupfen (Heufieber, Heuasthma)

ist eine allergische Erkrankung (siehe Allergie), die durch den Blütenstaub von Gräsern und manchen Bäumen ausgelöst wird. Sie äußert sich in einer heftigen katarrhalischen Entzündung der Nasenschleimhaut, die zu einem Schnupfen mit reichlich wäßriger Absonderung und heftigem Niesen führt. Ebenso ist die Bindehaut des Auges entzündlich gerötet. Es kommt zur Absonderung von Tränenflüssigkeit. Geringes Fieber, Kopfschmerzen und Allgemeinstörungen können die Arbeitsfähigkeit weitgehend beeinträchtigen. Die Neigung zu allergischen Reaktionen ist erblich bedingt und wird besonders durch nervlich-seelische Belastungen zur Krankheit.

Die Behandlung: Vermeiden von blühenden Gräsern und Bäumen, Seeaufenthalt oder anderes entsprechendes Klima nach Möglichkeit. Desensibilisierung durch Einspritzen von Pollenextrakt. Zufuhr von Kalk u. a., Dämpfung der Erregbarkeit des vegetativen Nervensystems durch entsprechende Arzneimittel und naturgemäße Allgemeinbehandlung, insbesondere systematisch eingesetzte Wechselanwendungen der Kneippschen Hydrotherapie.

Das Bronchialasthma

Hierunter versteht man Anfälle von Atemnot, die mit Husten, Auswurf von zähem glasigem Schleim und mit laut pfeifenden giemenden Geräuschen verbunden sind. Letztere sind oft schon aus der Entfernung hörbar. Infolge des Sauerstoffmangels im Blut kommt es zu einer bläulichen Verfärbung der Hände und Füße, die meist kalt sind, in schweren Fällen auch Blaufärbung des Gesichtes und besonders der Lippen.

Der Kranke vermag wegen der Verkrampfung der Muskeln der kleinen Bronchien und der Absonderung zähen Schleimes schlechter aus- als einzuatmen. Deshalb besteht betont eine Einatmungsstellung des Brustkorbes und des Brustraumes mit tiefgetretenem Zwerchfell und hochgezogenem Schultergürtel. Die Atemhilfsmuskeln, besonders der Kopfwender, treten deutlich hervor.

Das Bronchialasthma gehört wie der Heuschnupfen und die Nesselsucht zu den allergischen Krankheiten. Nur sehr selten sind asthmatische Zustände durch andere Erkrankungen, z. B. Durchblutungsstörungen im Gehirn (Atemzentrum), oder durch von innen kommende Depressionen (siehe dort) u. a. Umstände bedingt. Die Neigung zu dieser Erkrankung ist häufig erblich bedingt. Die Anfälle werden durch eine erhöhte Reizbarkeit des zum vegetativen Nervensystem gehörenden Nervus vagus ausgelöst. Auslösend wirken schon in geringer Menge und starker Verdünnung: Blütenstaub, Tierhaare, Bettfedern, Tapeten, Mehl, bestimmte Nahrungsmittel u. a. Auch durch seelische Momente können die Anfälle ausgelöst werden.

Die Behandlung muß zwei Krankheitsphasen unterscheiden:

a) *den akuten Anfall,* der kurze Zeit, aber auch stundenlang andauern kann. Er erfordert je nach Schwere vom Arzt verordnete Medikamente verschiedener Art. Zusätzlich können Erleichterung bringen: ansteigende Arm- oder Fußbäder oder Senfmehlwasserauflagen auf den Rücken oder die Brust (Höchstdauer 20 Min.)

b) *die anfallfreie Zeit*
In dieser muß intensiv nach den auslösenden Ursachen gefahndet werden. Wenn Desensibilisierung (Unempfindlichmachung) gegen auslösende Stoffe möglich, muß diese durchgeführt werden. Seelische auslösende Faktoren erfordern oft psychotherapeutische (seelische) Maßnahmen. Durch systematische Atemübungen versucht man dem Krampf der Bronchialmuskeln und der Lungenerweiterung (Emphysem), die meist eine Folge des Asthmas ist, vorzubeugen. Auf tiefes Ausatmen ist besonderer Wert zu legen. Beim Emphysem kommen eventuell auch Brust- und Obergüsse zur Anwendung.

Immer sind eine insgesamt naturgemäße Lebensweise und alle individuell abgestuften natürlichen Heilreize notwendig.

Die spastische (krampfförmige) Bronchitis

ist eine mit dem Bronchialasthma verwandte Krankheit. Sie zeigt sich in quälendem Husten mit spärlichem zähschleimigem Auswurf und Atemstörung ohne Atemnotanfälle. Sie findet sich besonders beim Kleinkind als Folge einer Nahrungsmittelallergie und wechselt mit Säuglingsekzem oder Säuglingsmilchschorf ab. Auch Infektionen können beim Säugling zur spastischen Bronchitis führen.
Behandlung: Neben den vom Arzt verordneten Medikamenten naturgemäße Allgemeinbehandlung. Brustwickel mit Senfmehl sind besonders zu empfehlen.

Erkrankungen des Rippen- oder Brustfelles (Pleuritis)

Es gibt zwei Formen der Rippenfellentzündung:

a) *die trockene Rippenfellentzündung*
sie tritt auf als Folge einer Lungenentzündung oder einer Tuberkulose oder anderer Lungenerkrankungen. Sie ist oft der Vorläufer der

b) *nassen Rippenfellentzündung.*
Diese kann wäßrig oder eitrig sein. Sie ist nicht selten die Folge einer Tuberkulose oder durch rheumatische Entzündung verursacht.
Die eitrige bildet sich meist im Verlauf einer Lungenentzündung aus.

Krankheitsbild: Bei der trockenen Rippenfellentzündung finden sich oft Seitenstechen und Husten. Bei der nassen hängen die Beschwerden von der Größe des Ergusses ab. Das Seitenstechen und die Schmerzen im Bereich der Rippen verschwinden häufig, wenn sich die Flüssigkeit zwischen die Rippenfellblätter schiebt. Es können aber auch Schmerzen in der Schulter der befallenen Seite, besonders in Seitenlage, bestehen bleiben. Dagegen nehmen Hustenreiz, Fieber, Druckgefühl auf der Brust und Krankheitsgefühl zu, insbesondere wenn die wäßrige in die eitrige Form übergeht.
Eine Röntgenkontrolle und eventuell Punktion klären die Diagnose.
Die Behandlung der Rippenfellentzündung: Bei der trockenen Rippenfellentzündung genügt meist eine naturgerechte Allgemein- und Lokalbehandlung. Letztere erfaßt besonders ableitende Maßnahmen auf die Haut: Brustwickel mit Senfmehl, Quarkbrustwickel, Heusäcke, Einreibungen, Lichtbügel u. a.

Bei der nassen und der eitrigen Rippenfellentzündung müssen nach Möglichkeit die auslösenden Ursachen beseitigt werden. Notfalls sind Punktionen des Ergusses, Antibiotika, Sulfonamide u. a. Medikamente erforderlich. Alle der jeweiligen Situation angepaßten naturgerechten Allgemeinmaßnahmen sind bei jeder Rippenfellentzündung immer sinnvoll.

Erkrankungen der Verdauungsorgane

Erkrankungen von Magen und Darm, Leber und Gallenblase mit ihren lästigen und oft ernsthaften Folgen für den Gesamtorganismus sind für den Menschen von heute zu einer richtigen Plage geworden.
Die normale Funktion des Verdauungsapparates in allen seinen Teilen ist für viele Menschen nicht mehr so selbstverständlich, wie sie es sein sollte.
Viele Ursachen für eine mangelhafte oder fehlerhafte Funktion oder für ernste Krankheiten unseres Verdauungsapparates sind aber nicht unabänderlich, nicht rein schicksalsmäßig, sondern nicht selten sogar selbst verschuldet. Sie entstehen häufig durch Gedankenlosigkeit oder Bequemlichkeit, durch falsche Ernährung infolge Unkenntnis der primitivsten Ernährungsgrundlagen oder infolge schlechter Ernährungsgewohnheiten.
In diesem Abschnitt gilt es wiederum, ein vernünftiges und echtes Wissen zu vermitteln, um den besonders zahlreichen Erkrankungen des Magens und des Darmes, der Leber und der Gallenblase vorzubeugen und sich im Krankheitsfalle richtig zu verhalten.
Die Beschreibung dieser Krankheitsbilder will und kann den Arzt nicht ersetzen, sondern sie will nur seine Anordnungen verständlich machen und in die Sinnzusammenhänge einführen. Das aber ist unbedingt notwendig, wenn der Kranke an seiner Gesundung mitarbeiten soll. Ohne aktive Gesundheitspflege ist Verhütung und Überwindung von Krankheiten und Leiden nur schwer möglich.
Auch in diesem Kapitel kann nur Wesentliches herausgestellt werden. Es muß immer wieder auf die vorausgegangenen einschlägigen Abschnitte hingewiesen werden.

Krankheiten der Mundhöhle

Zahn-, Zahnfleisch- und Mundschleimhauterkrankungen sind sehr häufig die Ursachen für weitere oft schwerwiegende Erkrankungen des gesamten Verdauungsapparates.

Die Zahnkaries (Zahnfäule)

ist eine außerordentlich häufige Erkrankung. In den zivilisierten Ländern werden fast alle Menschen in verschieden starkem Maß befallen.
Bei der Karies wird das harte

Zahngewebe (Schmelz und Dentin) durch Bakterien und saure Gärungsprodukte zerstört. Es kann zur Entzündung und Vernichtung des Zahnmarkes (Pulpa), zur Infektion der knöchernen Zahnumgebung, sogar zur Sepsis kommen (siehe dort).
Vorbeugung und Behandlung: Eine ständige Zahnkontrolle und konservative Zahnbehandlung durch den Zahnarzt, selbst bei Milchzähnen, ist eine unabdingbare Voraussetzung. Sorgfältige Mundpflege verhütet starkes Bakterienwachstum und die Wirkung der sauren Gärungsprodukte. Täglich wenigstens zweimaliges Zähneputzen horizontal und von oben nach unten mit guter Zahnpaste und der Gebrauch von Mundwasser sind nützlich.
Verminderung der Kohlehydrate (Zuckerstoffe) in der Nahrung (hauptsächlich der weiße Rohrzucker) und die Einschränkung von Süßigkeiten aller Art sind notwendig. Dadurch wird der Säurebildung und Entkalkung vorgebeugt. Die Nahrung soll viel Rohkost und Obst, besonders Äpfel und Nüsse, und auch gutes Vollkornbrot enthalten.

Die Zahnfleisch- bzw. Zahnbettentzündung

kann akut (Parodontitis) oder chronisch (Parodontose) auftreten.
Bei der akuten Entzündung ist das Zahnfleisch gerötet, leicht schmerzhaft geschwollen und die Absonderung von Speichel gesteigert. An den Zahnwurzeln setzt sich Zahnstein an.
Die Behandlung erfolgt durch den Zahnarzt. Mundspülungen mit Kamillen- oder Salbeitee oder geeigneten Mundwässern und trotz Blutungsneigung kräftiges Zähneputzen ergänzen diese Behandlung.

Die chronische Zahnfleischentzündung, die Parodontose,

ist heute sehr verbreitet. Sie verläuft zwar in der Regel mit weniger Entzündungserscheinungen, kann aber auch durch Speisen, Bakterien und Zahnstein, die sich in den Zahntaschen festsetzen, zur Eiterbildung führen. Das Zahnfleisch zieht sich zurück, die Zahnwurzeln werden sichtbar, die Zahnhälse empfindlich auf Berührung, Temperaturschwankungen und auf Süßigkeiten. Erfolgt keine Behandlung, so lokkern sich die befallenen Zähne und fallen leicht aus, weil auch der Knochen des Kiefers um den Zahn herum sich krankhaft verändert.
Wie bei der Zahnfäule entwickelt sich die Parodontose auf dem Boden einer Fehlernährung mit einer verfeinerten, zu weichen und zu vitaminarmen Kost. Hinzu

kommt oft eine vererbte Minderwertigkeit des Zahnstützgerüstes. Die Parodontose kann auch die Folge einer allgemeinen Erkrankung sein; sie findet sich u. a. bei Infektionen im Magen-Darm-Kanal, bei chronischer Stuhlverstopfung und Stoffwechselkrankheiten, z. B. bei der Zukkerkrankheit, bei Leberkrankheiten u. a.

Die Behandlung durch den Zahnarzt wird wesentlich unterstützt durch eine vernünftige natürliche Lebens-, insbesondere Ernährungsweise und durch Beseitigung etwaiger bekannter Ursachen.

Krankheitserscheinungen an Zunge, Lippe und Gaumen

sind oft Begleiterscheinungen anderer Krankheiten. Alle bleibenden Veränderungen an Zunge, Lippe und Gaumen erfordern immer ärztliche Untersuchung, da sonst schwere Erkrankungen übersehen werden können. Auch einem üblen Mundgeruch sollte stets Aufmerksamkeit geschenkt werden.

Es kann vielerlei Ursachen haben: mangelhafte Zahn- und Mundpflege, besonders bei Zahnfäule und Parodontose, chronisch eitrige Mandelentzündung, Magenkatarrh, Bronchiektasen, tuberkulöse Lungenprozesse u. a.

Die Erkrankungen der Speiseröhre

können funktionelle oder organische sein.

Krampfzustände (Ösophagismen oder Kardiospasmen) treten auf, wenn die Speiseröhre durch Verkrampfung der Muskulatur am Mageneingang (Kardia) sich erweitert. Krampfzustände kommen sehr häufig bei nervös-seelischen Störungen vor und sind dann funktionell. Sie erzeugen ein lästiges Druckgefühl hinter der Luftröhre und nicht selten ein typisches Kloßgefühl (Globus hystericus). Aber auch Entzündungen und Geschwülste können diese Zustände auslösen. Dann handelt es sich um organische Störungen. Ebenso können Narben nach Verätzungen und Verbrennungen sowie nach Fremdkörperverschlucken ernste Störungen des Schluckaktes bedingen. Häufig verschluckte Fremdkörper sind: Knochen, Gräten, harte Fleischbrocken, Gebisse u. a. Wenn möglich, sollten diese durch einen Arzt entfernt werden.

Speiseröhren-Divertikel

sind sackartige Ausbuchtungen der Speiseröhre nach außen, die eine erhebliche Größe erreichen können. Sie kommen besonders bei älteren Männern vor. Sie kön-

nen große Teile der festen Speisen in sich aufnehmen und entleeren ihren Inhalt oft unter Würgen mundwärts. Sie erzeugen erhebliche Schluckstörungen. Gelegentliches Erbrechen setzt nicht gleich bei Beginn der Mahlzeit, sondern erst dann ein, wenn ein Teil des Essens geschluckt ist.
Die Ursache: angeborene Schwäche der Speiseröhrenmuskulatur, Bildungsfehler, kleine Verletzungen und Krampfzustände. Die Behandlung ist oft rein operativ.

Die Erkrankungen des Magen-Darm-Kanales

Die nervösen Störungen des Magens und des Darmes

Bei diesen handelt es sich um funktionelle Störungen, d. h. um Störungen in der Leistung (Funktion), ohne daß faßbare Veränderungen der Struktur, des anatomischen Aufbaues, vorhanden sind. Diese Störungen haben ihre Ursache im Nervensystem und in einer fehlerhaften Seelentätigkeit. Sie erklären sich aus dem engen Zusammenhang von Leib und Seele.
Da das seelische Gleichgewicht des Menschen von heute durch das Hasten und Jagen, durch Sorge und Not, durch Unnatur und Unkultur auf allen Gebieten oft so sehr gestört und erschüttert wird, erklärt sich auch die große Häufigkeit dieser nervösen Störungen. Sie sind daher auch nur im Zusammenhang mit dem Gesamtzustand des erkrankten Menschen zu verstehen und keine reinen Organerkrankungen, wenn auch der nervöse Magen und Darm im Vordergrund stehen.
Auslösende Ursachen können neben den nervösen und seelischen Grundlagen auch über längere Zeit bestehende Verdauungsstörungen, übermäßiger Gebrauch von Genußgiften, besonders Nikotin und Alkohol, sowie der Mißbrauch von Abführmitteln sein.
Die Beschwerden bestehen in einem Druck- und Völlegefühl nach dem Essen, hartnäckigem Aufstoßen, Schmerzanfällen und einer Magen- und Darmunruhe. Es können sich auch alle übrigen Krankheitszeichen finden, wie sie bei den ernsteren Erkrankungen vorkommen. Es muß deshalb Sache des Arztes sein, festzustellen, ob nur nervöse oder andere ernstere Störungen vorliegen. Das Charakteristische bei den nervösen Störungen ist aber die Abhängigkeit von seelischen Eindrükken. Vor allem Furcht- und

Schreckerlebnisse, Sorge und unnatürliche Unrast wirken sich hier unheilvoll aus. Darauf muß auch die Behandlung Rücksicht nehmen. Zu der körperlichen Behandlung, die durch Luftbäder, Gymnastik, Massage, leichte Wasseranwendungen und die übrigen natürlichen Heilfaktoren eine Kräftigung des Allgemeinzustandes erstrebt, muß die seelische Behandlung kommen, die ein stabiles seelisches Gleichgewicht anstreben muß. Eine bewußte aktive Gesundheitspflege führt hier auch in hartnäckigen Fällen zum Ziel.

Bevor auf einzelne organische Erkrankungen im Bereich des Magen-Darm-Kanals eingegangen wird, sollen häufiger vorkommende Krankheitszeichen (Symptome oder Symptomenkomplexe) kurz abgehandelt werden. Diese stehen oft so im Vordergrund, daß eine selbständige Krankheit vorgetäuscht werden kann. Jedoch sind auch diese Symptome nur im Zusammenhang richtig zu werten.

Die Appetitlosigkeit

ist keine Krankheit, sondern nur ein Zeichen für eine Gesundheitsstörung. Sie kann bei verschiedenen Störungen des Magens und Darmes auftreten und ist häufig mit mangelnder Saftbildung von seiten der Magenschleimhaut verbunden. Wir finden Appetitlosigkeit auch bei anderen Erkrankungen des Organismus, z. B. bei Fieber, bei beginnender Lungentuberkulose, bei Nierenerkrankungen, schweren Formen der Blutarmut und bei nervös-seelisch gestörten Menschen.

Sind akutes Fieber, Diätfehler oder akute Verdauungsstörungen die Ursache, dann muß zunächst vorübergehend gefastet werden. Erst wenn das geschehen ist, kann man neben einer wirklich naturgerechten Vollkost die Bitterkräuter sehr gut zur Unterstützung heranziehen.

Die Zahl der Pflanzen, die durch ihren Bitterstoffgehalt die Magensaftabgabe anregen und damit Appetit hervorrufen, ist sehr groß. Außerdem haben diese Pflanzen alle über die Förderung der Magensaftabgabe auch noch eine kräftigende allgemeine Wirkung. Darum kommen sie bei all den Zuständen in Frage, die etwa infolge einer Infektionskrankheit Erschöpfung verursacht haben, oder bei der durch nervöse Schwäche bedingten Appetitlosigkeit und bei allgemeiner Erschöpfung. Im Wesen dieser Krankheitserscheinungen liegt es, daß die *Behandlung* mit den Bitterstoffkräutern immer lange dauern muß. Der Vorteil der Bitterstoffdrogen ist aber, daß sie überall in reichlichem Maße zur Verfügung stehen.

Tausendguldenkraut (Erythraea centaurium) stärkt wegen seines Bitterstoffgehaltes den Magen und auch den Kreislauf bei allen Erschöpfungszuständen. Ein wäßriger Auszug aus dem Tausendguldenkraut zeigt den typischen Bittergeschmack noch in einer Verdünnung von 1:3500. Man verwendet es hauptsächlich dann, wenn der Magen erschlafft ist, der Appetit mangelt und dadurch eine allgemeine Erschöpfung eingetreten ist.

Man nimmt einen Teelöffel Tausendguldenkraut auf eine Tasse Wasser, läßt etwa 10 Stunden kalt ziehen und trinkt den Tee schluckweise, 1–2 Tassen über den ganzen Tag verteilt. Vom Pulver nimmt man dreimal eine Messerspitze voll, jeweils 1/2 Stunde vor dem Essen.

Enzian (Gentiana lutea) ist der Typ des reinen Bitterkrautes und zeigt noch einen sogenannten Bitterwert bei einer Verdünnung von 1:20000. Auch er stärkt den Magen und regt den erschöpften Kreislauf an. Ganz besonders kommt er in Frage, wenn Magenschwäche mit mangelhafter Saftabgabe, Völlegefühl, Appetitlosigkeit, Störungen der Magenentleerung, saurem Aufstoßen und starkt belegter Zunge vorliegt. Auch bei allen anderen allgemeinen Erschöpfungszuständen, ja sogar bei Blutarmut wendet man ihn an.

Man nimmt zum Tee einen gestrichenen Teelöffel voll auf zwei Tassen Wasser, läßt einige Stunden kalt stehen, kocht etwa 5 Minuten auf und gießt nach weiteren 5 Minuten ab. Täglich, vor den Mahlzeiten, jeweils einen kräftigen Schluck nehmen. Von der Enziantinktur nimmt man täglich dreimal 20 Tropfen auf je einen Eßlöffel Wasser vor dem Essen. Verwenden soll man Enzian nicht, wenn man zu Blutungen aus Nase, Mund und Magen neigt und wenn man eine auffällig gerötete Gesichtsfarbe hat.

Bitterklee (Menyanthes trifoliata) hat von den bisher genannten Pflanzen den geringsten Bitterwert (1:1500). Er enthält noch etwas Gerbstoff und darf wegen seiner möglichen Reizwirkung auf den Magen nicht zu lange und nicht zu konzentriert angewandt werden. Der Bitterklee wird gebraucht hauptsächlich bei Störungen der Säurebildung des Magens, bei mangelhafter wie bei übermäßiger Säurebildung, also bei saurem Aufstoßen, Sodbrennen, Appetitlosigkeit und unzulänglicher Stuhlentleerung, die mit dieser Saftstörung in Zusammenhang steht.

Man nimmt einen Teelöffel und eine Tasse Wasser, überbrüht, läßt 10 Minuten ziehen und nimmt täglich bei mangelhafter Saftabgabe vor dem Essen und bei Übersäuerung des Magens nach dem Essen jeweils einen kräftigen Schluck.

Wermut (Artemisia absinthium) ist eine Pflanze, die von jeher besonders bei Appetitlosigkeit, Magenschwäche, chronischem Magenkatarrh, Blähzuständen und Magen-Darm-Krämpfen zur Anwendung kam. Bei Neigung zu Magen- und Darmblutungen soll Wermut nicht verwendet werden.

Man nimmt einen Teeflöffel Wermut auf 1 Tasse Wasser, läßt 10 bis 12 Stunden kalt ziehen, gießt dann ab, oder man überbrüht mit kochendem Wasser und läßt nur 5–10 Minuten nachziehen, ehe man abgießt. Täglich eine Tasse schluckweise vor den Mahlzeiten trinken! Gut ist die Mischung aus:

Wermut	30 g
Bitterklee	30 g
Pfefferminz	20 g
Melisse	20 g

1 Eßlöffel auf 1 Tasse Wasser, überbrühen, 10 Minuten ziehen lassen, abgießen und kalt, schluckweise trinken (siehe auch *Weiß:* Heilpflanzen).

Die Magenübersäuerung
(Hyperacidität)

Auch dieses ist nicht eine selbständige Krankheit, sondern ein Symptom, das wiederum im Zusammenhang gesehen werden muß.

Bei dieser Übersäuerung enthält der Magensaft zuviel Salzsäure. Wir finden auch nicht selten eine andere Art der Übersäuerung, bei der der eigentliche Magensaft fehlt. Bei dieser Form kommt es durch Gärungsvorgänge an den aufgenommenen Kohlehydraten zur Bildung von Säuren (bes. Milchsäure). Doch wollen wir an dieser Stelle die Übersäuerung des Magens durch einen zu hohen Salzsäuregehalt des Magensaftes behandeln. Mannigfache Beschwerden machen diese Erkrankung zu einem sehr lästigen Übel. Druckgefühl und Brennen in der Magengegend, meist 1 bis 2 Stunden nach dem Essen, ferner Aufstoßen, Sodbrennen und manchmal Erbrechen sind die hauptsächlichsten Krankheitserscheinungen.

Bei der Behandlung müssen wir uns immer nach den Ursachen richten. Wohl kann man durch verschiedene Mittel die Krankheitserscheinungen zeitweilig mildern oder auch beseitigen, z. B. durch Einnehmen von alkalischen Magenmitteln die Magenübersäuerung neutralisieren. aber damit haben wir die Grundursache nicht bekämpft. Im Gegenteil, oft wird die Bildung von Magensäure gesteigert. Eine Behandlung, die nur das Krankheitszeichen unterdrückt, ist unzweckmäßig.

Ist die Ursache der Übersäuerung Ausdruck einer allgemeinen Nervenschwäche, so muß man diese zuerst beheben durch eine sinnvolle seelische und körperliche Behandlung. Auch bei anderen Ursachen muß entsprechend vorgegangen werden.

Wichtig ist immer ein gutes Kauen und Einspeicheln der Nahrung. Vor allem sind Speisen und Getränke auszuschalten, die den Magensaft zu reichlich anlokken, besonders salzige und scharfgewürzte, auch saure Speisen, wie Fleischextrakte, pikante Käsesorten und Soßen, ferner Alkohol, Bohnenkaffee und blähende Speisen, z. B. Rotkohl und andere Kohlarten. Erst zielbewußtes Meiden dieser Speisen kann die Übersäuerung beheben. Besonders hinweisen müssen wir auf Tabakmißbrauch, da das Nikotin einen unheilvollen Einfluß auf die Durchblutung und Beschaffenheit der Magenschleimhäute ausübt. Zu warnen ist vor dem kritiklosen Nehmen von doppeltkohlensaurem Natron, Magnesia und ähnlichen Magenmitteln, da sie, wie schon erwähnt, wohl vorübergehend die Säure binden, aber das Übel selbst unbeeinflußt lassen.

Außerdem ist eine Behandlung des ganzen Menschen nötig. Neben einer zweckmäßigen Nahrung, welche reizlos sein und viel Frischkost enthalten muß, besonders Milch und Quark, sind milde, allgemein kräftigende Kneippsche Anwendungen, Waschungen, Wechselbäder, Leibauflagen u. a. angebracht. Zur Unterstützung verordnen wir gerne 3mal täglich 1 Eßlöffel rohen Kartoffelsaft oder lassen ein entsprechendes natürliches Mineralwasser schluckweise trinken, z. B. den Neuenahrer, den Fachinger oder andere Heilbrunnen. Diese neutralisieren nicht nur symptomatisch, wie die Erfahrung lehrt, sondern beeinflussen die Magenwände im Sinne einer echten Heilwirkung.

Zu wenig oder ganz fehlender Magensaft
(Hypazidität – Achylie)

Das Gegenteil der Übersäuerung ist die zu geringe Magensaftbildung (Hypazidität), deren schlimmster Fall das völlige Fehlen des Magensaftes, die Achylie, ist. Dann fehlt nicht nur die Salzsäure des Magensaftes, sondern auch der andere wesentliche Wirkungsstoff des Magensaftes, das Pepsin, das zur Verdauung des Eiweißes unbedingt notwendig ist. Das gänzliche Fehlen des Magensaftes kommt durch völliges Erlöschen der Magendrüsenfunktion zustande. Es findet sich bei verschiedenen Krankheiten, bei relativ harmlosen und weniger harmlosen, z. B. bei einfachem Magenkatarrh, bei Blutkrankheiten, besonders bei der sogenannten perniziösen Anämie und beim Magenkrebs. Auch bei nervösem Magen kann zeitweilig der Magensaft fehlen. Das sind die Menschen, bei denen man zu den verschiedenen Zeiten recht verschiedene Magensaftwerte findet, von der Untersäuerung bis zur starken Übersäuerung. Diese Kranken sind oft recht mißtrauisch und meinen, die Ärzte hätten sie nicht richtig untersucht. Sie wandern gerne von einem Arzt zum anderen und landen zuletzt beim Kurpfuscher, der ihnen das sagt, was sie gerne hören. Welche von den verschiedenen möglichen Ursachen vorliegt, das kann nur die gewissenhafte und eingehende Untersuchung ergeben. Sie ist darum unbedingt notwendig.

Meist sind mit dem zu geringen Gehalt an Magensäure oder dem völlig fehlenden Magensaft Appetitlosigkeit und Durchfall verbunden. Dieser Durchfall ist hellgelb, sauer und schaumig. Nicht selten sind mit den Magensaftstörungen auch mehr oder weniger heftige krampfartige Schmerzen in der Magengrube verbunden.

Die Behandlung muß stets die Ursachen berücksichtigen und nach Möglichkeit beseitigen. Da aber die Störungen der Magensaftbildung immer nur Ausdruck krankhaften Allgemeingeschehens sind, muß auch die Behandlung in jedem Fall eine Allgemeinbehandlung sein. Die rechtverstandene Kneippkur will ja immer den ganzen Menschen als Leib-Seele-Einheit erfassen und stellt ihren gesamten Heilplan darauf ein. Darum kommen auch bei diesen Störungen alle naturgemäßen Heilmittel zur Anwendung. Von den *Wasseranwendungen,* je nach der augenblicklichen Reaktionslage und dem Kräftezustand: Teil- oder Ganzwaschungen, Wickel und Packungen, ja sogar die Kneippschen Güsse. Wir wissen heute durch eingehende Untersuchungen, daß durch eine dem Zustand des Kranken angepaßte Wasseranwendung ein direkter Einfluß auf die Saftabgabe des Magens ausgeübt wird. Aber nicht nur die Wasseranwendungen haben diesen Einfluß; auch Luft und Licht, das rechte Maß von Bewegung und Ruhe und nicht zuletzt die seelischen Einflüsse vermögen heilend oder bessernd zu wirken. Zur Unterstützung ziehen wir in der Kneippkur gerne die Heilkräuter heran, bei den Störungen der Saftbildung ganz besonders die Bitterkräuter (siehe Appetitlosigkeit).

Die Stuhlverstopfung
(Obstipation)

Unter der Stuhlverstopfung verstehen wir ein abnormes langes Verweilen des Kotes im Dickdarm. Während normalerweise täglich ein- oder zweimal eine ausgiebige Stuhlentleerung stattfinden soll, verweilen die Kotmassen bei einem an Stuhlverstopfung leidenden Menschen oft mehrere Tage im Darm und können nur durch Einnahme von Abführmitteln oder durch Einläufe mehr oder weniger ausreichend abgeführt werden. Die Zahl der Abführmittel und ihre Jahresproduktion steigt ins Unermeßliche. Leider betrachtet der heutige Mensch die Stuhlträgheit oder Stuhlverstopfung nicht mehr als etwas Krankhaftes, sondern als ein selbstverständliches, mehr oder minder lästiges Übel, obwohl es die Ursache für manches andere Leiden sein kann.

Die Ursachen für die Stuhlverstopfung können entweder organische oder funktionelle sein. Organische sind solche, bei denen anatomische Veränderungen im Darm oder in seiner Umgebung zur Einengung seiner Lichtung führen, z. B. Druck der Gebärmutter, einer Krebsgeschwulst o. a. Die organischen Ursachen für eine Stuhlverstopfung sind aber wesentlich seltener als die funktionellen. Unter funktionellen Ursachen verstehen wir solche, bei denen Störungen ohne sichtliche Veränderungen in der Struktur des Darmes vorliegen. Die funktionellen Ursachen sind – wie bereits gesagt – häufiger und wichtiger und von mannigfacher Art. Eine sehr große Rolle spielt bei der funktionellen Verstopfung eine unzweckmäßige Ernährung: zu schlacken- und ballastarme Kost, wie Fleisch, Eier, feingemahlene Mehlprodukte (Weiß- und Feinbrot, Feingebäck), Schokolade, u. a. m. Alle diese Stoffe üben einen zu geringen Reiz auf die Darmwand aus, so daß die normale Saftbildung im Darm und die notwendigen Knet- und Pendelbewegungen nur unvollkommen ausgelöst werden. Diese durch mangelnde Darmtätigkeit entstandene Stuhlverstopfung nennen wir die schlaffe oder atonische (spannungslose) Form der Stuhlträgheit.

Eine andere Form entsteht gewissermaßen durch zu starke Arbeit des Darmes, durch Verkrampfung von Darmabschnitten (Spasmen), vorwiegend bei nervösen Menschen und ganz besonders bei starken Rauchern; denn Nikotin ist ein Krampfgift ersten Ranges. Es spricht auch nicht dagegen, wenn solche Menschen behaupten, erst nach ihrer Zigarette oder Zigarre zu Stuhl gehen zu können. Das Nikotin wirkt wie eine Peitsche und führt die Stuhltätigkeit herbei. Daß das aber auf die Dauer ebenso schädlich oder noch schädlicher ist als das Putschen durch Arzneimittel, dürfte einleuchten. Es gilt dann sehr bald die Regel, daß nach jeder Überreizung eine um so größere Erschöpfung folgen muß. Nicht selten ist die schlaffe mit der krampfförmigen Stuhlverstopfung gemischt.

Noch andere Ursachen sind gewohnheitsmäßiges Zurückhalten des Stuhles trotz bestehenden Stuhldranges wegen Vielgeschäftigkeit oder falscher gesellschaftlicher Scheu, Mangel an körperlicher Betätigung und ungeregelte naturwidrige Lebensweise.

Nicht selten führen Mißbrauch und Häufigkeit von Einläufen und Abführmitteln lange und schwere Stuhlverstopfungen herbei, denn es gibt fast kein Abführmittel, das die Darmtätigkeit physiologisch auslöst, d. h. natürlich, wie es durch eine normale Lebens- und Ernährungsweise von selbst geschieht. Abführmittel können wohl eine Zeitlang notwendig sein, und es gibt vor allem manche Tees, die in nahezu physiologischer Weise den Darm zur Tätigkeit anregen, aber ein chronischer Gebrauch erschlafft den Darm immer mehr und erschwert eine Behebung und Ausheilung dieses Übels. Abführmittel können eine natürliche Ernährungs- und Lebensweise niemals ersetzen.

An Heilpflanzen verwendet man vorwiegend Sennesblätter, Rhabarber, Faulbaum, Dornschlehe, Veilchen u. a. (siehe Heilpflanzen).

Die Behandlung der Stuhlverstopfung richtet sich in erster Linie auf die Beseitigung der Ursachen. Das wichtigste ursächlich wirkende Mittel ist bei beiden Formen eine richtige vitamin- und ballaststoffreiche Kost. Reichlich Rohkost, bei chronischen Fällen wochenlang strenge Rohkost, wechselnd mit vegetarischer Kost, steht immer an erster Stelle. Neben Vollkorn-, Graham- oder Weizenschrotbrot und reichlich Obst und Gemüse auch ausreichend Fett und Butter, ferner Sauermilch, Joghurt und rohes Sauerkraut, am besten früh nüchtern. Weitere Ratschläge für eine natürliche Darmanregung: früh nüchtern 10–15 Backpflaumen oder einige Feigen verzehren, die man abends in Wasser einweicht, oder aber früh nüchtern ein Glas kaltes Wasser oder, wie es *Kneipp* empfiehlt, tagsüber kleine Mengen (schluckweise) etwa jede Stunde zu sich nehmen! Auch ein bis zwei Eßlöffel geschroteten Leinsamen oder ein bis zwei Teelöffel Luvos Heilerde, in Wasser aufgeschwemmt, nüchtern getrunken, sind oft sehr wirksam.

Außer der Kostregelung ist Bewegung wichtig. Gymnastik, Sport, vor allem Rumpfübungen, Rumpfkreisen, Aufrichten aus dem Liegen und dergleichen, häufige durchgreifende Massage oder Selbstmassage mit Streichungen des Leibes im Uhrzeigersinn sind anzuraten. Neben all diesen Maßnahmen wirken besonders die Kneippschen Wasseranwendungen und vorübergehend die Heilkräuterbehandlung ganz erstaunlich. Bei der schlaffen Verstopfung sind kurze kalte Kältereize angezeigt, wie Kniegüsse, kurze kalte Sitz- oder Halbbäder, wobei im Bad der Leib kräftig gerieben wird, kalte Übergießungen des Leibes im Anschluß an ein warmes Halb- oder Vollbad, Leibwickel mit nachfolgender Bauchmassage und kalte Leibwaschungen. Einläufe soll man nicht gewohnheitsmäßig vornehmen, da sie den Darm »verwöhnen« und noch weiter erschlaffen, sondern nur ausnahmsweise. Als Zusatz nehme man am besten Kräuterabkochungen von Kamille oder Schafgarbe oder andere Kräuter. In schweren chronischen Fällen ist ein Darmbad vorzuziehen, welches aber vom Arzt bemessen und verordnet sein muß. Gelegentliche kühle Bleibeklistiere (1–2 Gummibällchen von kaltem Tee aus Kamille oder Schafgarbe), deren Flüssigkeit im Darm verbleiben soll, sind oft nützlich und zu Hause durchführbar.

Bei der krampfartigen Stuhlverstopfung sind entkrampfende Wärmeanwendungen am Platz: heiße Leibauflagen und Leibwickel, Heublumensäcke, heiße oder ansteigende Sitz- oder Halbbäder, Licht- und Wärmebestrahlung. Sehr wichtig sind Lokkerungs- und Entspannungsübungen, ferner Bauchatemübungen zur Lösung innerer Verkrampfungen. Eine richtige seelische Behandlung und Erziehung kann dabei oft wichtiger sein als alles andere. In der Ernährung soll man, wenigstens im Anfang, nicht eine allzu schlackenreiche Kost einsetzen.

Die Darmgärung und Darmfäulnis

Etwas ausführlicher besprechen muß man die Gärungs- und Fäulnisvorgänge im Darm, da sie neben der Stuhlverstopfung die häufigste Ursache der Selbstvergiftung sind, deren Erscheinungen recht mannigfach sein können: Schwindel, rasche Ermüdbarkeit, Schlaflosigkeit, Nervenschmerzen, Kopfdruck, Migräne, Verdauungsstörungen und noch manch andere Allgemeinerscheinung.

Die Gärungserscheinungen entstehen bei einem ungenügenden Abbau der aufgenommenen Kohlehydrate oder Zuckerstoffe. Dieser ungenügende Abbau kommt zustande bei einer allgemeinen Verdauungsschwäche, häufig infolge vererbter Minderwertigkeit der Verdauungsorgane oder bei reichlicher Zufuhr von Kohlehydraten, z. B. bei Übergang zur Rohkost, ferner bei Genuß von verdorbenem Brot, Gemüse, Obst, Bier, gärendem Most u. a.

Die Kohlehydratgärung äußert sich in Übelkeit und Erbrechen,

ferner Leibschmerzen, quälenden Blähungen und evtl. in einem durchfallartigen, sauer riechenden Gärungsstuhl, also Erscheinungen, die das Allgemeinbefinden erheblich stören können.
Die abnormen Fäulnisvorgänge im Darm entstehen durch den falschen Abbau des Eiweißes. Diese Störung beruht darauf, daß man dem Organismus ein Zuviel an Eiweiß (vor allem Fleisch, Eier und Käse) zuführt und die Verdauungssäfte dann nicht mehr in der Lage sind, dieses Eiweiß restlos abzubauen und in körpereigene Substanzen überzuführen. Die Störung kann aber auch darauf beruhen, daß durch unzweckmäßige Ernährung zuviel Verdauungssäfte, welche selbst sehr eiweißreich sind, angelockt und produziert werden. Diese geben dann den Boden für die Eiweißfäulnis ab. Solche Saftlocker sind u. a. reichliche Mengen von Gewürzen, pikante Bratensoßen und Käsesorten, manche Räucherwaren, manche Genuß- und Arzneimittel.
Die Beschwerden bei der Eiweißfäulnis sind im wesentlichen dieselben wie bei den Gärungen, doch sind es gerade die Eiweißabbauprodukte, die zur langsamen Selbstvergiftung des Organismus führen und seine Widerstandskraft gegen Schädigungen aller Art untergraben. Der Stuhl bei der Eiweißfäulnis hat einen sehr üblen fauligen Geruch.
Zur Vorbeugung dieses bedrohlichen Zustandes genügt eine vernünftige, naturgemäße Lebens- und vor allem Ernährungsweise mit dem richtigen Maß an Nahrungseiweiß. Wichtig dabei ist die Sorge für eine tägliche, ausreichende Darmentleerung.
Die Heilung der Gärungs- und Fäulnisprozesse wird am besten eingeleitet durch ein mehrtägiges Fasten, wobei man nur fäulniswidrige Kräutersäfte oder Tees verabfolgt, wie Knoblauch-, Zwiebel- und Wacholdersaft oder Kräutertees von Anis, Fenchel, Kümmel. Auch Tierkohle, Bolus alba oder Heilerde binden die Giftstoffe und machen sie unschädlich. Daneben muß man die Ausscheidungstätigkeit anregen und für gründliche Darmentleerung sorgen, am besten durch Einläufe, denen man fäulniswidrige Kräuterabkochungen von Kamille zusetzen mag. Sodann muß man bei der Zusammensetzung der Aufbaukost auf das richtige Maß und die richtige Form der Kohlehydrat- bzw. Eiweißmenge achten, die in eine ständige und richtig zusammengesetzte Dauerkost übergehen soll.
Ein Behandlungsschema zeigt zum Schluß noch einmal auf, wie eine solche Heilkost sich durchführen läßt. Abänderungen und Einzelheiten müssen der Anordnung des Arztes überlassen werden.

1. Tag: ein Fastentag mit Pfefferminztee und ein oder zwei Reinigungseinläufen. Außerdem für diesen Tag und die folgenden Wochen täglich 2 Teelöffel Luvos-Heilerde ultra in einem Glas Wasser aufgeschwemmt. Auch Kaffeekohle ist geeignet.
2. Tag: Alle 2 Stunden zwei rohe geschabte Äpfel und eine Banane, 3mal täglich ein Heublumensack auf den Leib.
3. Tag: Ebenso.
4. und 5. Tag: Zulage von 3 Tassen Mandelmilch und 2 Tassen frischen Erdbeersaftes.
6. und 7. Tag: Zulage von 1/4 Liter Sauermilch und Früchte-Diätspeise in flüssiger Form, morgens und abends.
2. Woche: Zulage von Gemüsebouillon; morgens halbrohe Hafersuppe mit geschabten Äpfeln; abends Diätspeise und 2 Scheiben Knäckebrot mit Butter. Wenn Verschlimmerungen eintreten, dann sofort Rückkehr zu der Diät der ersten Tage und wieder allmählich die Ernährungsbelastung steigern!
3. Woche: Zulage von einigen Eßlöffeln gedünstetem Gemüse, 2 Pellkartoffeln, morgens und abends 2 Scheiben Knäckebrot mit Butter und Honig. Dauer dieser Diätbehandlung im allgemeinen 4 bis 6 Wochen (nach *Bottenberg:* Biologische Therapie des praktischen Arztes).
Soviel über die scheinbar harmlosen, aber doch sehr tiefgreifenden und schwerwiegenden Symptome der Gärungs- und Fäulniszustände im Darm.

Die Katarrhe des Magens und des Darmes

Der Magenkatarrh (Gastritis)

Von den leichteren Erkrankungen des Magens tritt am häufigsten der Magenkatarrh auf, der eine entzündliche Veränderung der Magenschleimhaut mit Störung der normalen Magensaftabsonderung und Schleimbildung darstellt.
Er kann akut oder chronisch auftreten. Seine akute Form äußert sich durch Appetitlosigkeit, Völlegefühl, Magendruck, der bis zu Magenschmerzen und Magenkrämpfen sich steigern kann, evtl. Erbrechen, Durchfall, Fieber sowie Störungen des Allgemeinbefindens. Die Feststellung, ob es sich bei diesen Krankheitszeichen wirklich um einen akuten Magenkatarrh und nicht um andere ernsthaftere Erkrankungen handelt, ist und bleibt Sache des Arztes. Der Laie soll aus diesen Darlegungen nur ein förderndes

Wissen, nicht den Anreiz zur Selbstbehandlung erhalten. Deswegen wird auch auf die Einzelheiten des Krankheitsbildes nicht näher eingegangen.
Die Ursachen des akuten Magenkatarrhs können in Überbürdung des Magens durch zu reichliche Mahlzeiten, durch zu heiße oder zu kalte Speisen und Getränke bestehen. Er kann aber auch durch Genuß von verdorbenen Nahrungsmitteln, durch schlecht gekaute Nahrung aus Gedankenlosigkeit oder wegen schlechter Zähne oder durch Mißbrauch von Genußgiften, vorwiegend Alkohol, Nikotin und scharfen Gewürzen, entstehen.
Der akute Magenkatarrh kann bei nicht sachgemäßer Beachtung und Behandlung in den chronischen, langwierigen, aber dennoch heilbaren Magenkatarrh übergehen und vielleicht auch den Boden für ein Magengeschwür bilden. Deshalb ist eine frühzeitige Ausheilung dringend angezeigt.
Der chronische Magenkatarrh kann aber auch dadurch entstehen, daß die schädigenden Einflüsse wie schlechtes Kauen, scharfes Würzen und Salzen, zu heiße oder zu kalte Speisen und Getränke, zu vieles Rauchen und andere Schädigungen immer wieder einwirken. Auf die Dauer erliegt dann die Widerstandskraft des Organismus. Deshalb müssen die immer wieder einwirkenden Schädigungen ausgeschaltet werden, wenn Heilung eintreten soll. Auch der chronische Magenkatarrh hat ähnliche Erscheinungen wie der akute, nur sind diese nicht so heftig und aufdringlich. Im Vordergrund steht beim chronischen Katarrh mehr das häufige Aufstoßen von Gasen, die meist geruchlos sind. Aber auch saures Aufstoßen mit Sodbrennen kommt vor.
Die *Behandlung* des chronischen Magenkatarrhs ist manchmal schwierig, weil der Kranke oft nicht die notwendige Geduld aufbringt, alles durchzuführen, was notwendig ist. Was aber ist notwendig zur Heilung?
Aus dem Krankheitsbild können wir viel für unsere Heileinstellung und Behandlung lernen; denn wir müssen in der Appetitlosigkeit, in dem Widerwillen gegen jede Nahrungsaufnahme sowie im Erbrechen und Durchfall und in den anderen Krankheitszeichen sinnvolle Äußerungen der Abwehr und des Selbstheilbestrebens des Organismus sehen, die wir nicht einfach unterdrücken dürfen, wenn sie ein gewisses Maß nicht überschreiten.
Wenn jemand durch Genuß von verdorbenen Speisen Erbrechen, Leibkrämpfe, Durchfall und vollständige Appetitlosigkeit mit Übelkeitsgefühl und belegter Zunge bekommt, dann wäre es ganz falsch, nur gegen diese Erscheinungen etwas unternehmen

und sie unterdrücken zu wollen, wenn diese nicht überheftig sind oder zu lange anhalten. In diesen Erscheinungen äußert sich das Selbstbestreben des Organismus, Giftstoffe aus dem Körper zu entfernen und unschädlich zu machen. Darum sehen wir ein sinngemäßes Verhalten in einem solchen Fall darin, diese Selbstheilbestrebungen des Körpers zu unterstützen. Dies können wir am besten durch eine energische Entlastung des Verdauungsapparates durch Fasten (Schonung des überreizten Organs), wodurch dem Organismus Gelegenheit gegeben wird, alle Abwehrkräfte zu entfalten. Die besten Beispiele für dieses Verhalten sehen wir ja im Tierreich, wenn erkrankte Tiere sich an ruhige Orte zurückziehen und oft tagelang jegliche Nahrungsaufnahme verweigern, bis die gesundheitliche Krise überwunden ist. Weitere unterstützende und entgiftende Heilmaßnahmen bestehen in Zufuhr von Holzkohle und Bolus alba, welche die Giftstoffe binden und unschädlich machen, ferner im Trinken von warmem Pfefferminz- oder Kamillentee, welcher ebenfalls die Giftstoffe verdünnt und Krämpfe löst. Auch Wärmeanwendungen auf den Leib, warme Leibauflagen, Dampfkompressen, Heublumensäcke oder trockene Wärme mittels Heizkissen bewirken durch eine stärkere Durchblutung der Baucheingeweide Krampflösung und Schmerzlinderung sowie eine bessere Krankheitsabwehr. Wickel und andere schweißtreibende Anwendungen entgiften den Magen durch Ausscheiden über die Haut.

Alle diese angeführten Maßnahmen sind zweckmäßig und sinnvoll, viele andere aber überflüssig oder schädlich, vor allem das beliebte Trinken alkoholischer Getränke und das Bestreben, gleich wieder essen zu wollen, um eine »Entkräftung« zu verhüten.

Wenn der Organismus die gesundheitliche Bedrohung abgewehrt und überwunden hat, dann kommt der gesunde Appetit ganz von selbst. Erst dann ist es an der Zeit, mit der Nahrungsaufnahme zu beginnen. Zuerst nimmt man flüssige Nahrung zu sich, wie Obst- und ausgewählte Gemüsesäfte, Milch, dann geht man über eine breiige Schonkost zur festen naturgemäßen Vollkost über. Man darf sowohl beim akuten wie besonders auch beim chronischen Magenkatarrh nicht vergessen, die übrigen Maßnahmen einer Allgemeinbehandlung und aktiven Gesundheitspflege einzusetzen, wie Waschungen, Sitzbäder mit Heublumen oder Haferstroh oder Zinnkraut oder Rosmarin, warme Lendenwickel mit Heublumen oder kalte mit Essigwasser, Oberaufschläger, Luftbäder mit Einölen und viele andere Maßnahmen mehr.

Der Darmkatarrh

ist oft mit dem Magenkatarrh verbunden. Sein wichtigstes Merkmal ist der *Durchfall*. Dieser beruht auf einer beschleunigten Darmbewegung, erhöhter Absonderung der entzündeten Darmschleimhaut und verminderter Resorption, das ist Aufsaugung der Flüssigkeit und anderer Nahrungsbestandteile durch den Darm. Doch ist nicht jeder Durchfall Zeichen eines Darmkatarrhs, da es auch noch andere Durchfallsursachen gibt, z. B. nervöse Ursachen, Überfunktion der Schilddrüse, Allergie, Infektionen, u. a.

Da wir im Durchfall beim Darmkatarrh eine zweckvolle Abwehrmaßnahme des Organismus sehen, werden wir ihn nicht immer von vornherein bekämpfen, sondern auch wieder fasten, Tee trinken, Wärme anwenden und erst langsam und allmählich mit der Nahrungsaufnahme beginnen, und zwar zuerst in flüssig-breiiger und allmählich in fester Form (siehe *Anemueller:* Ernährung und Diät). Sehr bewährt hat sich zur Bekämpfung des Darmkatarrhs, sowohl bei Kindern als auch bei Erwachsenen, die Apfeldiät: Man gibt roh geriebene Äpfel bis zu 1,5 kg am Tag in kleinen Portionen oder entsprechende Mengen Bananen. Außer diesen Äpfeln oder Bananen darf nur ungesüßter Pfefferminztee gegeben werden. Jede andere Nahrung gefährdet den Erfolg. Selbstverständlich wenden wir daneben auch Waschungen, Wärmeauflagen und andere Allgemeinmaßnahmen an, die geeignet sind, die Abwehrkräfte des Organismus anzuregen.

Zur Regulierung des Stuhlganges, d. h. hier zur Bekämpfung des Durchfalls, nachdem er seine Aufgabe, das Schlechte aus dem Darm zu entfernen, erfüllt hat, eignen sich wiederum bestimmte Heilpflanzen. Die meisten den Durchfall bekämpfenden Pflanzen enthalten Gerbstoffverbindungen. Diese gerben die entzündliche Schleimhaut des Darmes leicht, schränken dadurch die Saftabgabe ein und stopfen so. Die beiden bekanntesten hierhin gehörenden Heilpflanzen sind der Tormentill oder die Ruhrwurzel und die Anserine (siehe Heilpflanzen).

Magen- und Zwölffingerdarmgeschwür

(Ulcus ventriculi und duodeni)

können gemeinsam als eine Geschwürskrankheit besprochen werden, da im wesentlichen Entstehung, Verlauf und Behandlung die gleichen sind.

Beide sind ein Gewebsdefekt, ein Loch in der Magen- oder Zwölffingerdarmschleimhaut, welches mehr oder weniger groß und tief sein kann. Dieser Gewebsdefekt kann in Einzahl als größeres Geschwür, aber auch in einer Vielzahl von kleinen Geschwüren (besonders an der Magenschleimhaut) vorkommen und verschieden starke Beschwerden machen. Ein geringer Prozentsatz macht überhaupt keine Beschwerden.

Das Magengeschwür

löst in der Regel im Magenbereich einen Nüchternschmerz aus, der sich nach Nahrungsaufnahme und nach säurebindenden Medikamenten oder sogar nach Erbrechen bessert. Oft findet sich infolge Blutabgang im Stuhl eine Blutarmut. Dabei erscheint das Blut als solches nicht erkennbar, da es durch die Verdauung verändert wurde. Hellrotes Blut im Stuhl kommt in der Regel aus den unteren Darmabschnitten. Ebenso ist beim Magengeschwür meist eine Übersäuerung (Hyperacidität) des Magensaftes vorhanden. Magengeschwüre findet man zwei- bis dreimal häufiger bei Männern als bei Frauen, gewöhnlich im Alter über 40 Jahren. Magengeschwüre neigen weniger zu Rückfällen als Zwölffingerdarmgeschwüre.
Der Verdacht auf ein Magengeschwür wird durch Röntgenuntersuchung und Magenspiegelung bestätigt.

Das Zwölffingerdarmgeschwür

verhält sich ähnlich wie das Magengeschwür. Es ist vier- bis fünfmal häufiger als dieses. Hierbei findet man Schmerzen im Oberbauch 45 bis 60 Minuten nach den Mahlzeiten. Nahrungsaufnahme, säurebindende Mittel und Erbrechen lindern ebenfalls.
Das Zwölffingerdarmgeschwür kann in jedem Lebensalter auftreten. Es befällt viermal häufiger Männer als Frauen.

Komplikationen bei der Geschwürskrankheit:

1. Eine schlechte Heilungsneigung. Sie beruht oft auf fehlerhafter Ernährung.
2. Blutungen, die häufig unbemerkt bleiben. Manchmal Teerstuhl. Bei lang anhaltender Blutung, auch bei kleinen Blutungen (Sickerblutungen), ist die Folge eine Anämie (Blutarmut).
3. Durchbruch des Geschwüres in die Bauchhöhle. Dieser kann stürmisch mit heftigen Schmerzen und rasch einsetzender Bauchfellentzündung oder nur schleichend verlaufen.
4. Das Eindringen (Penetration) in das benachbarte Gewebe ohne Erreichen der Bauchhöhle findet sich häufig beim Zwölffingerdarmgeschwür. Es führt dann nicht selten zum Versagen der Behandlung.

5. Verengung des Magenausganges durch narbig schrumpfende Geschwüre.

Die Ursachen der Geschwürskrankheit sind komplexer Natur. Im wesentlichen sind sie in Störungen in der Harmonie der Leib-Seele-Einheit zu suchen. Daher ist die Geschwürskrankheit immer eine Allgemeinerkrankung, die den ganzen Menschen angeht. Wohl spielen auch lokale Vorgänge eine Rolle. So führen lokale Zirkulationsstörungen zur Widerstandslosigkeit der Magen- und Zwölffingerdarmschleimhaut, so daß z. B. fehlerhaft zusammengesetzter Magensaft (Hyperacidität) die Schleimhaut andauen kann. Wir finden nicht selten bei der Geschwürskrankheit allgemeine Zirkulationsstörungen, wie kalte Hände und kalte Füße. Insgesamt wirken aber körperliche und seelische Ursachen mit.

Vom Körper her spielen mangelnde Körperpflege, insbesondere mangelnde Zirkulation des Blutes und der Säfte durch schlechte Hautpflege, unzweckmäßige, einschnürende und verbildende Bekleidung (auch der Füße), eine Fehlernährung, Mißbrauch von Alkohol und Nikotin und alles mit, was unnatürlich ist. Vom Seelischen her führt jede Art von innerer Erschütterung, z. B. Kummer und Sorgen, Widerwillen, Erregung, Hasten und Jagen, Angst, Übermüdung und alles, was das seelische Gleichgewicht stört, zur Verkrampfung der Blutgefäße der Magenwand, zur falschen Zusammensetzung des Magensaftes, zu Durchfall, Brechreiz und mannigfachen anderen körperlichen Beschwerden und damit auch zum Magen- und Zwölffingerdarmgeschwür. Daß der Verdauungstrakt sehr abhängig von unserem Gemütszustand und unserem Vorstellungsleben ist, kann jeder an sich selbst ausprobieren. Wem läuft nicht das Wasser im Mund zusammen, wenn er intensiv an saure Gurken oder Zitronen denkt? Wer ist imstande, ein gutes Festmahl zu genießen, wenn er seelisch stark erschüttert ist?

Wie kann man einem Magengeschwür begegnen? Als man noch nicht die tieferen Zusammenhänge seiner Entstehung kannte, arbeitete man mit alkalischen Mitteln gegen die Übersäuerung, die man als das wesentliche Übel ansah, und gab gleichzeitig zur Schonung des Verdauungstraktes eine ballastarme Kost. In schweren Fällen nahm man den erkrankten Teil der Magenwand oder des Zwölffingerdarmes operativ heraus. Diese Methoden erreichten aber selten wirkliche Heilung ohne Rückfall, weil sie die Leib-Seele-Einheit des Organismus zu wenig in Betracht zogen. Nach der Kneippschen Krankheitsauffassung ist es ja nicht ein einzelnes Glied oder

Organ, welches erkrankt, sondern immer der ganze Mensch. Aus dieser Überzeugung heraus beschränkte sich *Kneipp* auch niemals darauf, Krankheitszeichen nur zu unterdrücken und kranke Gewebe zu entfernen, sondern er versuchte immer und überall, den Organismus in seinem sinnvollen Abwehrkampf gegen die eingedrungenen Schädlinge oder gegen das Versagen einzelner Organe zu unterstützen und die verlorengegangene Harmonie von Leib und Seele wiederherzustellen. Auch die Kneippkur muß für Notzustände Notmaßnahmen anerkennen, wie sie z. B. beim Durchbruch des Magengeschwürs oder bei Verlegung des Magenausganges in einer dann notwendigen Operation gegeben sind, aber entscheidend ist und bleibt doch die Gesamtbehandlung des geschwürkranken Menschen.

Die Behandlung des geschwürkranken Menschen gehört in die Hand des Arztes, und zwar möglichst frühzeitig. Es genügt aber nicht eine rein lokale Behandlung, bestehend aus einer einseitigen Schonkost, so notwendig die Schonung vorübergehend auch sein kann. So wird man nach Möglichkeit zwei bis drei Wochen den Patienten nicht arbeiten lassen. Er soll wenigstens im akuten Krankheitszustand weitgehend Bettruhe halten und lokale Wärmemaßnahmen durchführen: zwei- bis dreimal täglich warme Leibauflage mit Heublumen oder Dampfkompresse oder Heusack auf den Leib und ins Kreuz. Auch Heublumen-Lendenwickel, Kartoffelbrei- oder Leinsamenbrei-Auflagen oder ähnliches sollen unterstützend wirken. Alkohol und Rauchen muß streng verboten werden.

Medikamente können notwendig sein.

Die Diät muß individuell gehandhabt werden. Von strengen Diätformen ist man heute weitgehend abgekommen (siehe *Anemueller:* Ernährung und Diät). Jedes Extrem muß vermieden werden. Die Diät soll nahrhaft sein. Häufige kleine und regelmäßige Mahlzeiten sind notwendig. Nicht selten werden nächtliche Mahlzeiten empfohlen. Kleine, oft stündlich verabfolgte Milchmengen (60 bis 120 ml) von Vollmilch oder entrahmter Milch mit Milchpulver sind heute noch sinnvoll. Die moderne Naturheilkunde erweitert die Schonkost von Anfang an durch Vitaminträger, z. B. täglich mehrmals 1 bis 2 Eßlöffel rohen Möhrensaft, auch Zitronen- und Apfelsinensaft und Hagebuttentee. Langsam geht man dann zu einer naturgemäßen Basis- oder Vollkost in Breiform über, später zu leichter Gemüse- oder eventuell sogar Rohkost.

Alles, was den Magensaft anregt, muß eingeschränkt werden: Kaf-

fee, Tee, Colagetränke, Alkohol, schwarzer Pfeffer u. a.
Viele Patienten vertragen auch nicht Fruchtsäfte, kohlensäurehaltige Getränke, gewürzte oder gebratene Speisen.
Außer der lokalen und diätetischen Behandlung muß man mit Hilfe einer bewußten aktiven Gesundheitspflege und durch Anregung der zweck- und zielstrebigen inneren Steuerung die Kräftigung des gesamten Organismus erreichen. Zum vorsichtigen Ausgleich der gestörten Zirkulation beginnt man zunächst mit den leichtesten Anwendungen, z. B. früh vom Bett aus mit einer Ober- oder Ganzkörperwaschung, untertags mit Wechselarmbädern und abends mit Wechselfußbädern. Auch kurze Luftbäder und Kräuter-Dreiviertelbäder tun sehr wohl.
Auch Kräutertees unterstützen die Heilung, vorwiegend Schafgarbe und Kamille, Pfefferminze, bei Blutungsneigung ein Tee aus Mistel, rotem Sandelholz und Hirtentäschel, schluckweise kalt getrunken. Selbst Luft und Licht, Bewegung und Ruhe in rechtem Verhältnis müssen planvoll eingesetzt werden.
Die Behandlung eines chronisch an einem Magen- oder Zwölffingerdarmgeschwür erkrankten Menschen erfolgt nach den gleichen Grundsätzen. Anstelle einer ausgesprochenen Allgemeinbehandlung muß aber mehr oder weniger eine vernünftige naturgemäße Lebensweise treten, die sich allerdings nicht nur im Vermeiden von Genußgiften und deren Mißbrauch erschöpft, sondern die zu einer aktiven Gesundheitspflege werden muß, die mit allen natürlichen Lebensreizen systematisch die eigenen zielstrebigen lebendigen Kräfte übt und zum Erstarken bringt.

Der Magenkrebs

gehört zu den häufigsten Krebsformen. Er tritt bevorzugt bei Männern über 40 Jahre auf. Er wird leider oft zu spät erkannt, weil er im Anfang wenig typische Erscheinungen zeigt und viele Patienten sich selbst behandeln, anstatt ärztlichen Rat zu suchen. Wenn darum bei einem alternden Menschen Magen- und Darmbeschwerden: Völlegefühl, Übelkeit, Druckgefühl, Aufstoßen und Sodbrennen nach den Mahlzeiten, mit oder ohne Appetitlosigkeit, besonders Widerwillen gegen Fleisch, Gewichtsverlust und Abnahme der Leistungsfähigkeit auftreten, so versäume man nicht, sich gründlich untersuchen zu lassen, auch wenn keine besonderen Schmerzen bestehen. Gerade letztere können leider oft recht lange fehlen, und wenn man erst durch stärkere Ausfallserscheinungen aufmerksam wird, ist es für eine restlose

Heilung oft zu spät. Gerade dieser Umstand macht die Krebserkrankungen zu den heimtükkischsten.

Der Darmkrebs

Drei Viertel aller Darmkrebse finden sich im Dickdarm an der S-Schlinge und im Mastdarm. Auch dieser Krebs wird leider oft zu spät erkannt, da er ebenfalls keine typischen Früherscheinungen zeigt. Zeichen können – aber durchaus nicht beweisend – für Darmkrebs sein: Stuhlverstopfung wechselnd mit Durchfällen, verborgene Blutungen, die zur Blutarmut führen können, und ähnliche Erscheinungen wie beim Magenkrebs.

Die Behandlung ist eine operative. Je frühzeitiger diese durchgeführt wird, um so günstiger sind die Aussichten für eine Heilung. Die einzelne Behandlung richtet sich nach der Lage des Falles und muß in einem Krankenhaus oder in einer entsprechenden Klinik durchgeführt werden. Man kommt immer mehr zu der Erkenntnis, daß außer einer operativen Behandlung und der Röntgentiefen- oder Radiumbestrahlung auch eine Umstimmung des Körpers durch Diät, Tee und Wasseranwendungen, sowie seelische Beeinflussung eine Rolle für die Heilung dieser ernsten Erkrankung spielt.

Die Dickdarmentzündung
(Colitis)
zeigt zwei Formen, die öfter Übergänge aufweisen:

Die Colitis mucosa
(s. membranacea)
ist eine vom vegetativen Nervensystem ausgelöste Erkrankung, bei der es unter starken kolikartigen Schmerzen zu Entleerungen von reichlich hellen glasigen Schleimfetzen kommt, die ähnliche Bestandteile wie der Schleim des Asthmatikers enthalten. Sie ist eine allergische Krankheit (»Darmasthma«) und wird oft durch bestimmte Nahrungsmittel, gegen die der Kranke allergisch ist, ausgelöst.

Die Behandlung ist vorwiegend eine Allgemeinbehandlung, wie wir sie bei nervös-seelisch gestörten Patienten durchführen. Bei gehäuften Durchfällen sind die Apfeldiät (rohe geriebene Äpfel) oder Obstsafttage und andere Diätmaßnahmen (siehe Darmgärung und Darmfäulnis) günstig. Neben Medikamenten kann auch eine fachärztlich durchgeführte Psychotherapie (Behandlung mit seelischen Mitteln) notwendig werden.

Bei der unspezifischen
Colitis ulcerosa
wird Stuhl entleert, der reichlich mit Schleim, Eiter und Blut durchsetzt ist. Im Unterbauch treten für gewöhnlich leichte

krampfartige Schmerzen auf. Außerdem finden sich Fieber, Appetitlosigkeit, allgemeines Krankheitsgefühl, Gewichtsverlust und Kräfteverfall.

Der Verlauf kann mehr oder weniger akut oder chronisch sein. Bestimmte Krankheitserreger werden nicht gefunden.

Die Behandlung im akuten Fall erfordert Bettruhe und eine mit Vitaminen angereicherte Schonkost. Diese meidet aber Milch, Milchprodukte und Weizen. Erlaubt aber sind Reis, Hafer- und Gerstenschleim. Dann muß auch wieder ein allmählicher Aufbau mit einer naturgemäßen Basis- oder Vollkost einsetzen (siehe *Anemueller:* Ernährung und Diät).

Gegebenenfalls werden vom Arzt Medikamente verordnet.

Warme Leibauflagen, Heusäcke auf den Leib und ins Kreuz, Sitzbäder mit Heublumen und Haferstroh oder Hopfenöl und andere Wärmemaßnahmen vermögen zu lindern und zu heilen.

Der Darmverschluß (Ileus)

Beim Darmverschluß ist die Darmdurchgängigkeit meist des Dünndarmes aufgehoben. Hierfür gibt es zwei Ursachen:

a) **eine organische (mechanischer Ileus)**
   Dieser wird bedingt durch im Darm befindliche Körper: Fremdkörper, Gallensteine, Geschwülste, auch Kotballen (z. B. durch ständiges Einnehmen von Heilerde), Würmer, oder es führen zum mechanischen Ileus Narben, Einklemmungen von Brüchen, Verwachsungen u. a.
   Zeichen sind: kolikartige Schmerzen im Bauch, Koterbrechen, Stuhlverstopfung, gesteigerte Darmgeräusche, Kreislaufschock.
   Behandlung: sofortige Klinikeinweisung, meist Operation.

b) **eine funktionelle**
   Dieser Darmverschluß (paralytischer Ileus) beruht auf einer nervlichen Störung in der Darmbewegung (Peristaltik).
   Hierfür gibt es mehrere Ursachen: Folge von Operationen und Blutungen im Bauchraum, Bauchspeicheldrüsenerkrankungen, Nierenkoliken, Wirbelbrüche, Harnvergiftung, diabetisches Coma u. a.
   Zeichen sind: leichte bis mäßige Schmerzen im Oberbauch mit Erbrechen (später Koterbrechen), Verstopfung. Die üblichen Darmgeräusche sind nur spärlich oder fehlen ganz.
   Behandlung: nur in der Klinik. Oft gelingt es, mit einer konservativen und medikamentösen Behandlung zur Heilung zu kommen.

Die Blinddarmentzündung
(Appendizitis)

ist eine Entzündung des Wurmfortsatzes, nicht des Blinddarmes. Sie ist eine sehr häufige Erkrankung vorwiegend des Kindes- und Jugendalters. Sie beginnt gewöhnlich mit Schmerzen um den Nabel und später im rechten Unterbauch und mit lokalisierter Druckempfindlichkeit und Bauchdeckenspannung.
Diese verstärken sich bei Bewegungen und Husten. Außerdem bestehen Appetitlosigkeit, Übelkeit, Erbrechen, Stuhlverstopfung und geringe Temperaturen (in der Achselhöhle 37,2 bis 37,8° C).
Die Blinddarmentzündung kann von selbst abheilen. Häufiger aber kommt es zur Abszeßbildung bei nicht zeitiger Operation oder zum Durchbruch mit Bauchfellentzündung oder zum Übergang in die chronische Entzündung.
Deshalb ist bei Verdacht auf Blinddarmentzündung sofort ein Arzt zu holen, der über die Notwendigkeit einer Operation entscheidet. Bis zum Eintreffen des Arztes ist Bettruhe und Fasten unbedingt notwendig. Man gebe keine Abführmittel.

Infektiös-entzündliche Darmerkrankungen

Typhus abdominalis
(Unterleibstyphus)

ist eine weitverbreitete Infektionskrankheit, die durch einen nur beim Menschen vorkommenden Erreger (Salmonella typhi) übertragen wird. Die Übertragung erfolgt durch unmittelbaren Kontakt von Mensch zu Mensch oder durch Nahrungsmittel, Wasser und Milch, die durch Typhusbakterien infiziert wurden. Die Übertragung kann durch Eßgeschirr, Trinkgefäße, Handtücher in Gaststätten, verschmutzte Klosettsitze u. a. erfolgen.

Inkubationszeit: 1 bis 3 Wochen.
Die Krankheit beginnt allmählich mit Unwohlsein, Kopfschmerzen, Halsschmerzen, Husten und schließlich mit erbsenbreiartigen Durchfällen oder auch mit Verstopfung. Das Fieber steigt langsam stufenweise bis zur Höhe von etwa 40° C an und bleibt zwischen dem 7. bis 21. Tag auf gleicher Höhe. Ab 21. Tag fällt es dann ebenso langsam zur normalen Temperatur ab. Der Puls bleibt trotz der Höhe des Fiebers langsam (70 bis 80 Schläge/Min.), und die Zahl der weißen Blutkörperchen sinkt. Schwere Fälle geraten

nach der 1. Woche in den eigentlichen »typhösen«, d. h. Benommenheitszustand, in dem der Patient bewegungslos und unansprechbar im Bett liegt, die Augen halb geschlossen. Er sieht verfallen und erschöpft aus.
Schon während der 1. Woche lassen sich die Erreger im Blut, später auch in Urin und Stuhl nachweisen.
Etwa am 9. Krankheitstag tritt ein typischer Hautausschlag auf, die Roseolen. Diese sind stecknadelkopf- bis fast linsengroße blaßrote Flecken am Rumpf, besonders am Bauch. Der Ausschlag tritt immer von neuem schubweise auf und hält im allgemeinen 14 Tage an.
Komplikationen kommen in etwa 30% der unbehandelten Fälle vor. Während der 3. Woche kann es zu Darmblutungen und zum Durchbruch der Geschwüre im Darm mit nachfolgender Bauchfellentzündung kommen. Weniger häufige Komplikationen sind Harnverhaltungen, Lungenentzündung, Venenentzündung u. a.
Erwähnt werden muß noch die Typhusbakterienausscheidung aus der Gallenblase, die zwar meist ohne Krankheitszeichen verläuft, aber oft nach Wochen in der Rekonvaleszenz eine akute Gallenblasenentzündung erzeugen kann. Diese kann sogar in eine chronische Gallenblasenentzündung mit Steinbildung übergehen. In einem kleinen Prozentsatz aller Typhuserkrankungen wird die Gallenblase die Quelle der Dauerausscheidung von Typhusbakterien, ohne daß der Träger selbst erkrankt bleibt.
Meldepflicht besteht für Erkrankungen, Todesfall, Verdacht und für Dauerausscheider.
Die Behandlung verlangt eine sehr sorgfältige Pflege. Auch in leichten Fällen sind Bettruhe, gute Luft und strengste Sauberkeit, Isolierung und Desinfektion der Ausscheidungen notwendig. Von besonderer Bedeutung ist die Zufuhr von reichlicher Flüssigkeit: Tee, Honigwein, verdünnte Obstsäfte und nach anfänglichem Fasten eine leicht verdauliche flüssige oder breiige, mit Vitaminen angereicherte Kost. Sorgfältige Mundpflege ist ebenfalls zu beachten.
Nur bei Verstopfung ist eventuell ein Einlauf mit Schafgarbe oder Kamille gestattet.
Die Wasseranwendungen: seit vielen Jahrzehnten bewährt sind kalte Halbbäder von 6 bis 10 Sekunden Dauer, 2- bis 3mal täglich, oder womöglich kalte Abgüsse eventuell mit der Brause, seltener bei weniger hohen Temperaturen und relativ guten Kreislaufverhältnissen Kräuter-Dreiviertelbäder von 35–36° C, 8 Minuten Dauer und temperiertem (22° C) Abguß.
Sehr gut sind auch Serienwaschungen mit Essigwasser (siehe

dort) und unmittelbar wärmeentziehende Wickel wie Lendenwickel, Kurzwickel oder sogar Dreiviertel-Packungen mit Salz- oder Essigzusatz.
Vom Arzt verordnete Medikamente sind unbedingt zu nehmen. Bei Epidemien ist eine Typhusschutzimpfung meist nicht zu umgehen.
In der *Rekonvaleszenz:* systematisches Kreislauftraining mit individuell abgestuften Anwendungen wie z. B. Wechselfußbädern, Wechselarmbädern, Wechselkniegüssen, Wechselarmgüssen usw. (siehe aktive Gesundheitspflege).

Paratyphuserkrankungen

sind dem Typhus ähnliche Erkrankungen, die durch verschiedene Erreger wie Salmonella paratyphi A, Salmonella paratyphi B *(Schottmüller)* und Salmonella paratyphi C hervorgerufen werden.
Der Krankheitsverlauf ähnelt dem des Typhus. Er ist jedoch im allgemeinen milder.
Die Diagnose der einzelnen Erkrankungsformen ist Sache des Arztes.
Die Behandlung erfolgt nach den gleichen Grundsätzen wie beim Typhus abdominalis.
Meldepflicht besteht für Verdacht, Erkrankung, Todesfall und für Keimträger.

Die bakterielle Lebensmittelvergiftung
Darmentzündungen durch Salmonellen

Außer der typhösen und den paratyphösen Erkrankungen gibt es noch örtliche Darmerkrankungen, die man als »bakterielle Nahrungsmittelvergiftung« bezeichnet. Die Erreger dieser beim Menschen sehr verbreiteten Krankheitsgruppe sind sehr verschieden: Salmonellen verschiedener Art (Gärtner, Breslau), krankmachende Coli-Keime, kugelförmige Eiterkeime (Staphylo- und Streptokokken) u. a. Das Gemeinsame dieser infektiösen Erkrankungen ist das plötzliche Auftreten von Durchfall ohne Blut- und Eiterbeimengungen. Meist findet sich mehr oder weniger hohes Fieber. Ist der Magen mit beteiligt (Magen-Darm-Entzündung – Gastroenteritis), dann besteht zusätzlich Erbrechen, Übelkeit und Appetitlosigkeit.
Für eine große Gruppe dieser bakteriellen Lebensmittelvergiftungen kommen als Ursachen der Infekte in Frage: infiziertes Rinder-, Schweine-, Pferde-, Schaffleisch, Fisch und Geflügel, auch Hühner- und Enteneier und Speisen, in denen diese bei der Zubereitung nicht genügend erhitzt wurden (z. B. Pudding und Mayonnaise). Diese Infekte werden gerne in Gaststätten, Großküchen u. a. verbreitet.

Die Behandlung dieser Infektion erfolgt wie bei den typhösen und paratyphösen. Im Vordergrund steht Fasten mit Tee (Kamille, Schafgarbe, Pfefferminz), gegebenenfalls milde Abführmittel, vorwiegend Wärmeanwendungen auf den Leib: Leibauflage Heublumen, Dampfkompresse, Heusäcke, warme Sitzbäder mit Heublumen oder Haferstroh u. a.

Die Ruhr (Dysenterie)

Die einheimische Ruhr wird durch verschiedenartige Ruhrbakterien übertragen, die unterschiedliche Krankheitsbilder mit verschieden starkem Kranksein erzeugen. Eine differentialdiagnostische Unterscheidung erfolgt durch Aufsuchen der verschiedenen Erreger im Stuhl. Es handelt sich um eine Allgemeinerkrankung, die auch oft in milder oder atypischer Form auftritt und dann unerkannt bleiben kann. Die Infektion verursacht entzündliche Veränderungen im Dickdarm, die zu eitrigem oder mehr blutigem Stuhl führen.

Die Ansteckung erfolgt durch Kontakt von Mensch zu Mensch, durch infiziertes Wasser und infizierte Nahrungsmittel, wobei für die Erregerübertragung Fliegen eine Rolle spielen.

Der Beginn ist oft plötzlich mit Durchfällen, Krämpfen im Unterbauch, Appetitlosigkeit, Übelkeit, Schüttelfrost. Das Fieber kann hoch sein, ist aber gewöhnlich 39° C oder weniger. Ferner finden sich allgemeines Krankheitsgefühl, Muskelschmerzen, Kopfschmerzen und Benommenheit.

Die Erkrankung kann – wie bereits gesagt – unterschiedlichen Verlauf nehmen, von beinahe unmerklichen Erscheinungen mit mehrmaligem weichem Stuhl pro Tag bis zu ganz schweren Formen mit häufigem wäßrigem blutigschleimigem Stuhl, allgemeiner Vergiftung, Krämpfen und Erschöpfung mit Austrocknung der Gewebe des ganzen Körpers durch Wasserverlust und Eindikkung des Blutes.

Behandlung: strenge Bettruhe, Isolierung und Desinfektionsmaßnahmen, Fasten, reichliche Flüssigkeitszufuhr in Form von Tee, Tormentill (Ruhrwurzel), Anserine, Schafgarbe, Kamille u. a. (siehe Heilkräuter). Später folgt eine aufbauende flüssigbreiige Nahrung wie beim Typhus und allmählicher Übergang zu einer normalen naturgerechten Basiskost (siehe *Anemueller:* Ernährung und Diät).

Anwendungen: Wärme auf den Leib durch Heublumen-Leibauflage, Dampfkompresse, Heusack, warme Sitzbäder oder warme Halbbäder mit Heublumen.

Die medikamentöse Behandlung ist Sache des Arztes.

Meldepflichtig sind Verdacht, Erkrankung, Todesfall und Keimträger.
Vorbeugung: allgemeine peinliche Sauberkeit, insbesondere Toiletten-Hygiene, Fliegenbekämpfung, in speziellen Fällen nach ärztlicher Entscheidung Schutzimpfung, die aber nur von geringer Dauer ist.

Wurmkrankheiten

Beim Menschen kommen verschiedene Arten von Wurmkrankheiten vor. In unseren Breiten haben folgende Eingeweidewürmer eine krankmachende Bedeutung:

Der Madenwurm
(Oxyuris vermicularis)

Er ist die häufigste Ursache einer Wurminfektion des Menschen. Kinder sind öfter befallen als Erwachsene. Die Oxyuren finden sich als 4 bis 10 mm lange ungegliederte Würmchen besonders im Dickdarm, vorwiegend im Blinddarm und Mastdarm. Die Weibchen wandern nachts zum After und legen dort ihre Eier ab, danach sterben sie. In wenigen Stunden werden die Eier infektiös. Sie können dann übertragen werden durch Schmutz- und Schmierinfektion, durch die verunreinigte Hand oder verunreinigte Nahrung oder Getränke. Gelegentlich auch dadurch, daß die Larven bereits auf der Afterhaut aus den Eiern schlüpfen und durch den After wieder in den Dickdarm zurückkriechen. Die Entwicklung vom verschluckten Ei bis zum reifen, Eier ablegenden Weibchen dauert etwa zwei Monate.
Das wichtigste – jedoch nicht eindeutige – Symptom ist der Juckreiz im After, der oft durch Kratzen zum Afterekzem führt. Ebenso kann es zum Juckreiz in der Schamspalte kommen. Dadurch können u. U. weiterhin Schlaf- und Ruhelosigkeit, Bettnässen und leichte Magen-Darm-Beschwerden wie Leibschmerz, Übelkeit, Erbrechen, Durchfall und Appetitlosigkeit ausgelöst werden.
Die *Behandlung* erfaßt allgemeine und spezielle Maßnahmen.
Alle infizierten Familienmitglieder und sonstige Personen, die mit der Familie engen Kontakt haben, müssen gleichzeitig behandelt werden, um immer wiederkehrende Infektionen zu verhüten. Sorgfältiges Händewaschen mit Wasser und Seife nach dem Stuhlgang und vor den Mahlzeiten, kurzgeschnittene und saubergehaltene Fingernägel, Reinhaltung der Toilettensitze, saubere Bettwäsche, nächtliches Tragen von eng anliegenden Hosen und Waschen des Af-

ters mit Wasser und Seife und einem milden desinfizierenden Mittel sowie alle übrigen hygienischen Maßnahmen sind unerläßlich.
Die medikamentöse Behandlung sollte dem behandelnden Arzt überlassen bleiben, da es hochwirksame Mittel gibt, die jedoch gelegentlich schädigende Nebenwirkungen haben. Manche mildere, nicht so gefährliche Mittel können besser sein.
Einläufe mit Wermuttee, Knoblauch oder mit bestimmten Arzneimitteln können die Behandlung unterstützen.

Der Spulwurm
(Ascaris lumbricoides)

ist ein 25 bis 30 cm langer regenwurmähnlicher Rundwurm, der sehr verbreitet ist. Der reife Wurm bleibt im Dünndarm. Nach der Befruchtung produziert das Weibchen enorme Mengen von Eiern, die mit der Kotdüngung auf den Boden gelangen. Wenn die Eier zwei bis drei Wochen in feuchter Erde zugebracht haben, entwickeln sich lebensfähige Larven. Der Mensch infiziert sich, indem er die ausgereiften Eier mit kotverunreinigten Nahrungsmitteln und Getränken zu sich nimmt. Aus den Eiern schlüpfen im Dünndarm bewegliche Larven, die über Venen und Lymphgefäße in das rechte Herz und von dort in die Lunge gelangen. Auf dem Luftweg kommen sie zum Schlund und werden von hier mit dem Schluckakt zum Magen und Darm zurückgebracht. Im Dünndarm reifen die Larven heran, und die Eiproduktion durch das Weibchen beginnt etwa 60 bis 75 Tage nach der Aufnahme der infektiösen Eier. Der erwachsene Wurm lebt u. U. ein Jahr und länger.
Wenige Spulwürmer rufen meist beim Erwachsenen keinerlei ernste Störungen hervor. Wenn sich aber Würmer in die Ausführungsgänge der großen Bauchdrüsen einbohren und diese verstopfen, kann es sogar zu lebensbedrohlichen Erscheinungen kommen. Ebenso kann ein massenhafter Befall einen Darmverschluß hervorrufen. Der Aufenthalt der Larven in der Lunge bedingt oft eine hartnäckige Bronchitis und allergische Krankheitserscheinungen, die sehr schwer sein können.
Die Behandlung ist eine rein medikamentöse und muß dem Arzt überlassen bleiben.
Verhüten kann man die Infektion durch Vermeidung der Düngung mit Kot und ungeklärten Abwässern.
Die sogen. Kopfdüngung von Gemüsefeldern führt fast regelmäßig zur Spulwurminfektion. Verdächtiges Gemüse sollte stark gewaschen werden, evtl. in Salzwasser.

Die Trichine (Trichina spiralis)

ist als kleiner, mit dem Auge kaum sichtbarer Fadenwurm ein Schmarotzer verschiedener Säugetiere und des Menschen. Die Infektion beim Menschen erfolgt durch Genuß von rohem, zu wenig gekochtem oder ungenügend geräuchertem trichinösem Schweinefleisch. Ratten als Trichinenwirte sind die Überträger der Infektion der Schweine. Gelangt mit Trichinenkapseln verseuchtes Fleisch in den Magen des Menschen, dann werden die Trichinen frei und erlangen im Dünndarm Geschlechtsreife. Die befruchteten Weibchen durchsetzen die Darmwand und entleeren ihre Brut in das Lymph- und Blutgefäßsystem. Bis zu der Geschlechtsreife vergehen nur 1 bis 2 Tage, und ein geschlechtsreifes Weibchen gibt 1000 bis 1500 lebende Junge in die Lymph- und Blutbahnen ab. Diese kommen zur Muskulatur und kapseln sich dort unter sehr schmerzhaften Entzündungen ein. Besonders bevorzugt ist das Zwerchfell, Brust-, Bauch-, Hals-, Kehlkopf- und Augenmuskulatur. Meist geht dieser Vorgang – die Trichinenkrankheit (Trichinose) – mit ruhrartigen Durchfällen, Magenschmerzen, Übelkeit und Erbrechen und beim Einkapseln in die Muskulatur mit hohem Fieber einher. Manchmal tritt schon in der zweiten, gelegentlich auch noch in der siebenten Woche der Tod durch allgemeine Erschöpfung oder durch Lähmung der Muskeln ein, die der Atmung dienen.

Behandlung: eine spezifische Arzneibehandlung gibt es nicht. Der Arzt versucht mit bestimmten Mitteln, Linderung zu bringen.

Zur Verhütung ist das Wichtigste das Erhitzen des Schweinefleisches auf über 70° C; doch muß die Temperatur auch im Inneren der Fleischstücke erreicht sein. Nur hierdurch und durch langeinwirkendes Räuchern und scharfes Einpökeln werden die Trichinen vernichtet.

Das zweite Schutzmittel ist die gesetzlich vorgeschriebene Fleischbeschau.

Bandwürmer

Es gibt verschiedene Arten von Bandwürmern. Alle sind Schmarotzer, die ihre Nahrung aus den Gewebssäften und dem Speisebrei ihres Wirtes unmittelbar durch ihre Körperfläche aufnehmen.

Der geschlechtsreife Bandwurm lebt im Darm von Wirbeltieren. Er hat einen meist nur wenige Millimeter großen Kopf, der stets am dünnsten Ende des Körpers liegt. Der Kopf hat Haken oder Sauggruben, mit denen sich der Bandwurm an der Darmwand

festhält. Er erzeugt dauernd neue Glieder, die immer mehr heranreifen und größer werden, je weiter sie durch nachfolgende Glieder vom Kopf verdrängt werden. Die Glieder können sich zu einem 7 bis 10 Meter langen Bandwurm aneinanderreihen. Die reifen Glieder stoßen sich ab und werden mit dem Stuhl ausgeschieden oder kriechen durch eigene Bewegung aus dem After. Die einzelnen Glieder enthalten je einen männlichen und weiblichen Geschlechtsapparat, der später zugrunde geht. Die reifen Glieder sind dann nur noch mit Eiern vollgestopft. Diese Eier kommen mit den abgestoßenen Gliedern nach außen. Der Bandwurm benötigt zur Entwicklung meist zwei, manchmal auch drei verschiedene Wirtstiere.
Das sei an den verschiedenen bei uns vorkommenden Bandwurmarten kurz aufgezeigt.

Der Rinderbandwurm
(Taenia saginata)

ist der häufigste Bandwurm des Menschen in Europa und Amerika. Die in der Rindermuskulatur lebenden Larven (Finnen) gelangen mit dem Genuß von rohem oder nicht genügend gekochtem oder gebratenem Rindfleisch in den Darm des Menschen und entwickeln sich dort zum reifen Bandwurm. Die Eier lösen sich aus den reifen abgestoßenen Gliedern nach Verlassen des Darmes, kommen über das Futter in den Darm des Rindes und setzen sich dort fest. Aus ihnen schlüpfen die Larven, die sich als Finnen in den Muskeln des Rindes abkapseln.

Der Schweinebandwurm
(Taenia solium)

macht eine ähnliche Entwicklung durch, nur daß das Schwein der Zwischenwirt ist. Gelangen aber beim Menschen nicht die Finnen, sondern die Eier des Bandwurmes in den Verdauungskanal, so werden die Finnen im Menschen selbst gebildet, und zwar in vielen Teilen des Körpers, u. a. im Gehirn. Dort bilden sie blasige Gebilde, die ein schweres Krankheitsbild epileptischer Art erzeugen, das tödlich enden kann.

Der Hundebandwurm
(Taenia echinococcus)

ist ein nur 5 mm langes Würmchen, dessen Eier durch Anlekken vom Hund auf den Menschen übertragen werden. Aus den Eiern entwickeln sich im Darm des Menschen Larven, die durch die Darmwand ins Blut dringen und überallhin verschleppt werden. Dadurch kommt es zu verschiedenartigen Blasenbildungen in den befallenen Organen. Diese können zu schweren inneren Erkrankungen, z. B. in der Leber, Lunge und anderen Organen führen.

Der Fischbandwurm

hat als Zwischenwirt verschiedene Süßwasserkrebse und -fische. Die Eier, die mit dem menschlichen Kot ausgeschieden werden, nehmen die Krebstiere auf, die von den Fischen gefressen werden.
Der Mensch infiziert sich durch den Genuß roher oder zu wenig gekochter Fische.
Das Krankheitsbild bei den Bandwurmerkrankungen ist nun recht verschieden. Erwachsene Bandwürmer im Darm machen normalerweise keine wesentlichen Störungen. Gelegentlich kommt es zu Gewichtsverlust und unbestimmten Leibschmerzen. Der Fischbandwurm dagegen verursacht eine Blutarmut, die der perniziösen Anämie gleicht. Auch der Hundebandwurm kann – wie bereits geschildert – schwere Krankheitsbilder durch die Zysten-(Blasen-)bildung erzeugen. Ebenso können Eier des Schweinebandwurmes Blasenbildungen (Cysticerken) machen, wenn der Mensch sich unwissentlich die Hände mit Eiern beschmutzt und diese in den Mund bringt.
Die Behandlung erfordert spezifische Maßnahmen, die nur vom Arzt angeordnet werden dürfen. Oft ist sogar Krankenhausbehandlung erforderlich. Der Erfolg der Behandlung hängt weitgehend von der Zusammenarbeit von Patient, Arzt und Laboratoriumspersonal ab. Eine gute Vorbehandlung und eine sorgfältige Stuhluntersuchung nach Abführen, um den Kopf zu finden, sind unbedingt erforderlich. Die Stuhluntersuchung sollte nach 6 Monaten wiederholt werden.

Erkrankungen der Leber und Gallenblase

Auch in diesem Abschnitt werden nur die hauptsächlichsten Erkrankungen der Leber und Gallenblase dargestellt, um wiederum zur Verhütung von Krankheiten und zum richtigen Verhalten im Krankheitsfall anzuleiten. Dazu sind kurze Beschreibungen der Funktion der Leber und der Gallenblase notwendig.

Die Leber nimmt als größtes Drüsenorgan des menschlichen Körpers unter allen Körperorganen eine hervorragende Stelle ein. Durch ihre Aufgabe hat sie einen oft entscheidenden Einfluß auch auf andere Organe und Organsysteme. Mit einer Fülle von Einzelleistungen, die heute weitgehend erforscht sind, spielt sie besonders im gesamten Soffwechsel eine wichtige Rolle. Ihre wesentlichen Aufgaben sind die Entgiftung des mit der Pfortader zugeführten Blutes, die Bildung der Galle und die Speicherung des im Blut überschüssigen Traubenzuckers als Glykogen, Stärke.

Krankheiten der Leber haben immer eine Rückwirkung auf den gesamten Organismus, ja sogar auf das geistig-seelische Wohlbefinden. Bei manchen Leberkrankheiten ist die Stimmung des Kranken verändert. Er ist stark müde, neigt zur Schlafsucht, Depressionen und Verwirrtheitszuständen. Umgekehrt haben seelische Einflüsse Auswirkungen auf Leber und Gallenblase, auch wenn diese sich nicht immer mit naturwissenschaftlichen Methoden eindeutig nachweisen lassen. Im Volksmund, der oft instinktiv sicher und treffend die Zusammenhänge zwischen seelischen Ursachen und körperlichen Erscheinungen bezeichnet, heißt es: »Der hat sich gelbgeärgert« oder: »Dem läuft die Galle über« u. ä.

Die von der Leber gebildete Galle – etwa ein bis eineinhalb Liter pro Tag – fließt durch ein Netz von Gallengängen, die sich zu immer größeren Stämmen vereinigen und zum Leberausführungsgang werden, in den Zwölffingerdarm. Vorher zweigt jedoch ein Ausführungsgang in eine unterhalb der Leber liegende birnenförmige Blase, die Gallenblase, ab. In dieser wird ein Teil der aus der Leber ausfließenden Galle gespeichert. Die Gallenblase stellt also einen Speicher für den erhöhten Bedarf an Galle dar, z. B. vor allem bei Aufnahme von fetten Speisen.

Die Galle enthält als wichtigste Bestandteile den Gallenfarbstoff, durch welchen der Stuhl seine gelbliche bzw. bräunliche Farbe erhält, ferner die Gallensäuren und den Gallenfettstoff, das sogen. Choleste-

rin. Durch die Galle werden im Darm die mit der Nahrung aufgenommenen Fette verseift und wasserlöslich gemacht, so daß sie von den Darmzotten aufgenommen und über die Lymphgefäße dem Blut zugeführt werden können.
Treten, was bei einigen Leber- oder Gallenwegserkrankungen der Fall ist, Gallenstoffe in das Blut und von diesem in die Gewebe des Körpers über, dann zeigt sich das durch eine leichte bis intensive gelbliche Verfärbung zunächst der Lederhaut des Augapfels und später der ganzen Haut. Der Urin wird in diesem Fall gelbschaumig bis bierbraun, während der Kot, weil der Abfluß der Galle zum Darm gestört ist, nahezu gallenfarbstofffrei, d. h. helltonfarbig bis weiß wird. Er hat dann einen widerlichen Geruch. Meist besteht Verstopfung.
An der Haut entsteht dann nicht selten durch die im Blut kreisenden Gallensäuren ein mehr oder weniger starker Juckreiz.
Das Allgemeinbefinden ist in der Regel beträchtlich gestört. Der Kranke magert ab, klagt über allgemeine Hinfälligkeit und Müdigkeit, Arbeitsunlust und Schwindel.
Wodurch kommt es zur **Gelbsucht?**
Der Entstehung nach unterscheidet man verschiedene Formen der Gelbsucht.
Die erste Form entsteht durch ein Hindernis in den galleabführenden Wegen. Dann kann die Galle sich nicht frei in den Darm ergießen. Es kommt zu einer Rückstauung in die Leber und zum Übertritt von Galle in das Blut. Für die Stauung kann verantwortlich sein ein eingeklemmter Gallenstein, ein in den Gallengang eingedrungener Spulwurm, Operationsnarben, eine Krebsgeschwulst, Druck benachbarter Organe oder eine katarrhalische Schwellung an der Mündung des Gallenganges in den Darm. Es können aber auch vom Darm ausgehende Infekte sein, die aber mit den eigentlichen infektiösen Lebererkrankungen nicht identisch sind. Dann handelt es sich um

die katarrhalische Gelbsucht.

Sie beginnt oft ganz leicht mit Magenverstimmung, Druck- und Völlegefühl in der Magengegend, Gurren und Kollern in den Därmen und nicht selten Verstopfung. Dann färbt sich die Haut mehr oder weniger stark gelb, ebenso das Weiße im Auge. Hinzu kommen allgemeine Abgeschlagenheit und Krankheitsgefühl. Fieber ist meistens nicht vorhanden.
Die Behandlung richtet sich nach den Ursachen. Soweit Abflußhindernisse zu beseitigen sind, muß dieses zunächst geschehen.

Immer ist eine naturgemäße Allgemeinbehandlung, in der auch organbezogene Maßnahmen möglich sind, einzuleiten.
Im Vordergrund steht Teefasten mit Kamillen- oder Pfefferminz- oder dünnem schwarzem Tee. Nach Abklingen der Appetitlosigkeit ist vorsichtiger Nahrungsaufbau mit Reis- oder Gerstenschleim, Kartoffelpüree, gedünsteten leichten Gemüsesorten (nichts Blähendes), Magermilch, Quark, Buttermilch oder Joghurt u. a. notwendig. Auch Kalbfleisch, Geflügel und magerer Fisch sind erlaubt. Fett in Form von guter Butter, Ölen und Pflanzenmargarine o. ä. ist nur in geringen Mengen gestattet.
An *Anwendungen* kommen in Frage: Oberkörper- oder Ganzwaschungen mit Essigwasser (1/4 Essig), die den Juckreiz lindern, auch Heublumen-Leibauflage, Dampfkompresse, Leber-Heusack, Sitz- oder Halbbad mit Kräuterzusätzen warm (37–38° C – 8–10 Min.) u. a.
Die zweite Form von Gelbsucht entsteht durch Schädigung des Lebergewebes durch Infektion oder Gifte.

Unter diese fällt die

Virushepatitis
(die ansteckende Gelbsucht)

Diese ist die häufigste Form einer Leberentzündung. Sie wird durch Viren hervorgerufen. Es gibt vorwiegend zwei Arten: die durch das Virus A und die durch das Virus B übertragene.

Die Virus-A-Infektion, die eigentliche

Hepatitis epidemica

wird meist durch Erreger, die vom Stuhl eines Erkrankten über den Mund des Empfängers in den Organismus eindringen, übertragen.
Diese verursacht nach einer *Inkubationszeit* von 2 bis 6 Wochen einen mehr oder minder plötzlichen Krankheitsausbruch.
Das Virus B wird durch Einspritzungen mit Spritzen, die nicht genügend sterilisiert wurden, in den Körper gebracht.
Die *Inkubationszeit* ist 6 Wochen bis 6 Monate. Der Verlauf ist mehr schleichend und insgesamt ungünstiger.
Das *Krankheitsbild* beider Erkrankungen unterscheidet sich sonst nicht wesentlich. Es ist äußerst wechselnd von einer kaum feststellbaren Infektion ohne Gelbsucht bis zu einer akut verlaufenden Krankheit mit Todesfolge innerhalb weniger Tage.
Die Krankheit beginnt also je nach Virusart plötzlich oder schleichend mit allgemeinem Krankheitsgefühl, mit Muskelschmerzen, Ermüdbarkeit und ausgesprochener Appetitlosig-

keit. Häufig können Übelkeit, Fieber (selten über 39° C), Durchfall oder Verstopfung auftreten. Die Schmerzen im rechten Oberbauch sind meistens leicht und andauernd. Anstrengungen verschlimmern sie. Eine Abneigung gegen Rauchen fällt schon im Anfang auf.
Wenn die Gelbsucht auftritt – dieses ist nicht immer der Fall –, kann sie schon von Anfang an oder nach 5–10 Tagen eintreten. Verschwinden der Gelbsucht, der Bauchschmerzen, der Abgeschlagenheit und Rückkehr des Appetites und zunehmendes Wohlbefinden kündigen die Besserung an.
Die Behandlung: Isolierung und Bettruhe bis zum Verschwinden der Allgemeinerscheinungen.
Während der akuten Phase vorsichtige Nahrungszufuhr wie bei der katarrhalischen Gelbsucht. Ebenso Wärmeanwendungen auf den Leib. Nach Abklingen des akuten Zustandes keine strenge Bettruhe mehr, allmählicher Übergang zur naturgemäßen Basis-Kost (siehe *Anemueller:* Ernährung und Diät). Striktes Alkoholverbot, kein Bohnenkaffee oder nur entsäuerter, besser Tee aus Pfefferminz und Melisse oder dünner schwarzer Tee. Alle individuell abgestuften Maßnahmen einer aktiven Gesundheitspflege.
Die medikamentöse Behandlung ist ausschließlich Sache des Arztes. Heilpflanzen (siehe dort) können unterstützend eingesetzt werden. Besonders empfohlen werden: die Mariendistel, der Ehrenpreis, Löwenzahn, Andorn, Erdrauch u. a.

Eine andere in diese Gruppe gehörende Lebererkrankung ist

die Weilsche Krankheit
(Ikterus infektiosus)

deren Erreger von Ratten übertragen wird.
Die Ansteckung erfolgt meist durch Baden in Gewässern, die mit dem Urin von Ratten verunreinigt sind. Die Erreger dringen durch die verletzte Haut über die Schleimhäute in den Organismus ein. Sie rufen eine Allgemeininfektion mit besonderer Beteiligung der Leber hervor.
Der Beginn dieser Erkrankung ist meist plötzlich, etwa 6–14 Tage nach der Ansteckung mit Schüttelfrost, Fieber und Allgemeinerscheinungen. Es kann zum Versagen der Leber- und Nierentätigkeit kommen.
Die Diagnose stellt der Arzt nach Feststellung der Erreger und durch bestimmte Blutproben.
Für die *Behandlung* gilt im Prinzip das gleiche wie bei der ansteckenden Gelbsucht (Hepatitis epidemica).
Immunisierung durch Rekonvaleszentenserum oder Immunserum ist zweckmäßig.

Erwähnt werden muß auch **die Leberschädigung durch Medikamente und Gifte.**

Die Schädigung der Leber durch Medikamente ist nicht immer einfach festzustellen. Manchmal kann diese Feststellung vom Arzt nur getroffen werden, wenn bestimmte Medikamente längere Zeit oder wiederholt genommen wurden. Das Krankheitsbild gleicht dem einer ansteckenden Gelbsucht und erfordert nach Weglassen des verdächtigen Medikamentes die gleiche Behandlung wie diese.
Gifte, die zur Leberschädigung führen, gibt es zahlreiche. Unter diesen sind besonders bekannt: Alkohol, Chloroform, Phosphor, Arsenverbindungen, giftige Pilze, u. a.

Diese Substanzen verursachen Schäden, die nicht selten zu einer

Fettleber

führen. Bei dieser Erkrankung entartet die Leberzelle und lagert Fett ein. Sie ist häufig auch die Folge einer chronischen Fehlernährung oder von Stoffwechselstörungen, z. B. der Zuckerkrankheit. Wenn der Kohlenhydratstoffwechsel (Zuckerstoffwechsel) in der Leber durch die oben genannten Gifte, durch chronische Infektionen und andere Ursachen nicht richtig reguliert wird, so baut die Leber Fett ein anstelle von Glykogen (Stärke).
Die Fettleber ist meist deutlich vergrößert und daher tastbar. Die Leberteste (Prüfung der Funktionen) sind lange Zeit normal; die Beschwerden oft gering: geringes Druckgefühl im Oberbauch, starke Blähungen, Appetitlosigkeit und Leistungsminderung.

Ein schweres, aber relativ seltenes Krankheitsbild ähnlicher Art ist die

akute gelbe Leber-Atrophie

Bei dieser kommt es meist durch sehr starke Einwirkung der Gifte – die gleichen wie bei der Fettleber – oder auch durch Bakteriengifte zu einer Verfettung der Leberzellen und gleichzeitiger Wucherung des die Leber durchziehenden Bindegewebes und darauf zu einer weitgehenden Zerstörung der Leberzellen mit folgenden schweren Stoffwechselstörungen.
Der Krankheitsverlauf kann mehr akut oder chronisch sein und ähnelt dem der Hepatitis epidemica. Die Diagnose und Behandlung ist Sache des Arztes.
Wenn die akute Phase überwunden ist, muß wie immer eine naturgemäße Lebens- und Heilweise etwaige spezielle Maßnahmen des Arztes ergänzen.

Die Fettleber kann auch bei längerem Fortbestehen zur

Leberschrumpfung
(Leberzirrhose)

werden. Diese kann aber auch andere Ursachen als die der Fettleber haben, z. B. vorausgegangene Leberentzündung, Stauungen durch Behinderungen des Blutabflusses aus der Lebervene infolge Herz- und Kreislauferkrankungen, angeborene Syphilis, Wurmbefall der Leber u. a.
Die Krankheitszeichen können schleichend oder seltener plötzlich einsetzen. In letzterem Falle werden sie gewöhnlich durch einen unphysiologischen Streß ausgelöst. Meist findet man Allgemeinerscheinungen wie Schwächezustände, rasche Erschöpfbarkeit, Gewichtsverlust, immer Appetitlosigkeit, Übelkeit, Blähsucht, gelegentlich Erbrechen und Durchfälle oder auch Verstopfung. Späte Zeichen dieser Krankheit sind: Bauchwassersucht, Rippenfellergüsse, Hautblutungen und Bewußtlosigkeit (Leberkoma).
Die oberflächlichen Bauch- und Brustkorbvenen sind oft stark erweitert. Die Leber selbst wechselt in ihrer Größe, sie ist mit derb-höckrigem Rand vielfach tastbar.
An Hautveränderungen finden sich häufig sog. Spinnen- oder Sternnaevi, das sind stecknadelkopfgroße rote, von einem Zentrum ausgehende reiserartige Gefäßerweiterungen, die plötzlich, vorwiegend im Gesicht, aber auch am Hals, an der vorderen Brustwand und an den Armen auftreten. Auch flächenhafte Rötungen der Handinnenfläche, Nägelveränderungen wie Uhrglasnagelbildung oder Weißnagelbildung, schmutzig-grau-gelblich blasse Farbe des Gesichtes und des Oberkörpers, eine Lackzunge und Lacklippen mit Mundwinkelrissen treten gelegentlich auf.
Die Behandlung dieser Krankheit nach möglicher Ausschaltung von Ursachen ist eine individuell abgestufte naturgemäße Allgemeinbehandlung.
Bei dieser sollen im akuten Stadium Bettruhe und Diät im Vordergrund stehen. Die Diät (siehe auch *Anemueller:* Ernährung und Diät) soll appetitanregend und vitaminreich sein, sowie Eiweiß in einer Menge von 75–100 g pro Tag zuführen und Kochsalz einschränken. Später werden ausgesprochene Diät- und Trinkkuren in Kurort oder Sanatorium empfohlen.
Von den Anwendungen eignen sich wiederum: Leibauflage-Heublumen, Heusack-Leber, später ansteigende Sitz- oder Halbbäder mit Heublumen oder Haferstroh und Wechselteilgüsse. Spezielle Maßnahmen muß der Arzt anordnen.

Erkrankungen der Gallenwege

In der Gallenblase sammelt sich in den Ruhepausen der Verdauungsarbeit durch Einströmen vom Lebergang her die Galle, um bei erhöhten Anforderungen zur Verfügung zu stehen. Natürlich kann die Galle auch direkt vom Lebergang aus in den Zwölffingerdarm gehen, was je nach Entfernung der Gallenblase die Regel ist. Erhöhter Bedarf an Galle liegt vor allem dann vor, wenn die Nahrung oder galletreibende Mittel der verschiedensten Art die Gallenblase zur Ausschüttung reizen. Die milde und physiologische Art der Reizung ist, auf nüchternen Magen 1 bis 3 Eßlöffel reines, leicht angewärmtes Olivenöl zu geben bzw. Karlsbader- oder Glaubersalz. Eine Anzahl von natürlichen Mineralwässern wirkt ebenso. Die bekanntesten sind zur Zeit das Wasser von Bad Bertrich, Bad Mergentheim, Bad Kissingen, Bad Neuenahr u. a. Es gibt auch eine Reihe von galletreibenden Heilpflanzen. An erster Stelle stehen wegen ihres ätherischen Öles Pfefferminze und Kümmel; aber auch Lavendel, Brennessel, Zichorie u. a. gehören hierher (siehe auch Heilpflanzen).

Der frische Saft des schwarzen, weniger des weißen Rettichs oder roh geriebener Rettich treibt ebenfalls die Galle. Eine große Zahl von galletreibenden Arzneimitteln ist im Handel.

So kann man bei Gallenstauungen in richtiger Weise den Gallenabfluß anregen.

Nochmals erwähnt sei, daß die Gallenblase von nervös-seelischen Einflüssen abhängig ist. Schwere seelische, besonders gemüthafte Erregungen können die Spannungsverhältnisse in der Gallenblase besonders an deren Ausführungsgang stark ändern. Unterspannung (Hypotonie) an einer Stelle kann mit Überspannung (Hypertonie) an anderer Stelle wechseln. Diese heute häufigen Fehlspannungen bezeichnet man mit Dystonie oder mit Dyskinesie. Durch die Fehlspannungen und durch andere vegetative Störungen oder Entzündungen in der Nachbarschaft kann es zu einer mehr oder weniger erheblichen Abflußbehinderung, somit zur Gallenstauung kommen. Die weiteren Folgen können Entzündungen mit Steinbildungen der Gallenwege sein. Die Zeichen der Gallenstauung sind uncharakteristisch und wechselhaft: unangenehmes Druckgefühl im rechten Oberbauch, Völlegefühl, Blähungen, Neigung zu Verstopfung, pappig belegte Zunge und übler Mundgeruch, Aufstoßen und Brechreiz. Manchmal sogar kolikartige Schmerzen, die bis ins rechte Schulterblatt ausstrahlen können.

Die Behandlung auch dieser im allgemeinen leichten Erkrankung sollte vor allem eine naturgemäße Allgemeinbehandlung sein, in der insbesondere eine entsprechende Ernährung für die normale Gallenabsonderung sorgt und keine diese belastenden Nahrungsmittel und Getränke zuführt. Auch Heilkräuter, Mineralsalze oder Trinkquellen sowie eventuell stuhlgangfördernde Mittel sind zweckmäßig. Außerdem muß für Ausgleiche im vegetativen Nervensystem gesorgt werden, wenn Fehlhaltungen zu Verspannungen geführt haben.

Die *Wasseranwendungen* sollen nicht nur organbezogen sein wie Leibauflage-Heublumen, Heusack Leber/Galle, Lendenwickel-Heublumen, Dampfkompresse-Leib u. a., sondern auch auf den ganzen Körper einwirken: Waschungen, Wechselteilbäder, Wechselteilgüsse und zwei- bis dreimal wöchentlich ein Kräuterhalb- oder -dreiviertelbad.

Eine Arzneibehandlung sollte nur in besonderen Fällen vom Arzt eingesetzt werden.

Die Gallenblasen- (Cholecystitis) **und Gallengangentzündung** (Cholangitis)

Die Entzündung der Gallenblase und der Gallengänge kann alle Grade durchlaufen. Wir unterscheiden einfache und katarrhalische, eitrige und schwer eitrig-zerstörende (gangränöse) Entzündungen.

Die Ursachen für diese Entzündungen sind häufig Steinbildungen, Infektionen vom Darm aus (besonders bei typhus- und ruhrartigen Erkrankungen) oder vom Blutweg aus, indem Eiterkeime z. B. von toten Zähnen mit dem Blut in die Leber oder in die Gallenblase kommen; denn die Gallenblase ist ein wichtiges Ausscheidungsorgan für alle im Blut kreisenden Bakterien (siehe auch Typhusdauerausscheider).

Je nach der Schwere der Entzündung sind die Beschwerden mehr oder weniger stark. Bei der akuten Gallenblasenentzündung stehen Übelkeit, Erbrechen, starke Schmerzen und Druckempfindlichkeit sowie Fieber und Schüttelfröste und hohe Zahl der weißen Blutkörperchen im Vordergrund.

Die chronische Gallenblasenentzündung

zeigt sich mehr in ständig wiederkehrenden kolikartigen Schmerzen im rechten Oberbauch mit Ausstrahlung in das rechte Schulterblatt und gelegentlichem Erbrechen oder eher in chronischen Verdauungsstörungen mit Blähsucht, Übelkeit und Empfindlich-

keit gegen fette Speisen. Oft kann die vergrößerte Gallenblase getastet werden. Gelegentlich kommt es zum Durchbruch der vereiterten Gallenblase mit schwerem Krankheitsbild: immer stärker werdende Schmerzen im rechten Oberbauch, starke Druckempfindlichkeit der Gallenblase und Muskelspannung der Bauchdecke, sowie hohem Fieber.
Wenn sich die Gallengänge in der Leber entzünden (Gallengangentzündung), sind die Hauptzeichen: hohes Fieber und Schüttelfrost wie bei der akuten Gallenblasenentzündung.
Die Behandlung: In akutem Zustand sind medikamentöse oder sogar operative Maßnahmen oft nicht zu umgehen.
In allen Fällen muß der Arzt über die einzelnen Möglichkeiten der Behandlung entscheiden. Der Kranke selbst muß sich wie bei einer Infektionskrankheit verhalten. Bettruhe, Teefasten, Einläufe, feuchte Wärme, solange diese nicht als unangenehm empfunden wird (in diesem Falle kalte Essigwasser-Auflagen), und später vorsichtige Diät, das sind die wesentlichen Maßnahmen bei den akuten Formen der Gallenblasen- und Gallengangentzündungen. Bei den chronischen Formen wird das Fasten durch eine zweckmäßige Gallendiät ersetzt. Feucht-warme Anwendungen, wie Lendenwickel mit Heublumen oder auch jeden 2. Tag ein Heusack, werden meist sehr gut vertragen. Stuhlregulierung ist häufig notwendig. Dazu eignen sich am besten die oben genannten galletreibenden Mittel und gelegentliche Einläufe mit 1 Liter warmem Kamillen- oder Schafgarbentee. Im übrigen kommt es auf eine wirklich naturgemäße Lebensweise an. Meiden von Alkohol und Nikotin sind unabdingbare Voraussetzungen für eine Heilung!

Die Gallensteinkrankheit

Gallenblasenentzündungen und Gallensteine hängen oft zusammen. Die Gallensteinkrankheit ist recht häufig, nach dem 40. Lebensjahr drei- bis viermal häufiger bei Frauen als bei Männern. Schwangerschaft ist ein wichtiger auslösender Faktor der Gallensteine, ebenso die Fettsucht.
Die Mehrzahl (ca. 90%) der Steine bei der chronischen Gallenblasenentzündung sind sog. Mischsteine, die aus Cholesterin und Calciumverbindungen bestehen.
Die Beschwerden bei dieser Erkrankung sind sehr verschieden. Es gibt Menschen mit Gallensteinen, die keine oder so geringe Beschwerden haben, daß sie aus diesem Grund keinen Arzt aufsuchen. Andere Menschen haben wieder sehr heftige Koliken und Entzündungserscheinungen, daß

man unter Umständen gezwungen ist, die Gallenblase operativ zu entfernen.

Wie entstehen Gallensteine? Gallensteine können auf verschiedene Weise entstehen. Eine gewisse erbmäßige Anlage scheint mitzuspielen. Jedoch bedeutet die Anlage nicht Zwang zur Erkrankung. Diese hängt nicht unwesentlich von der Lebensführung ab. Ganz besonders dürfte eine fehlerhafte Ernährung mit zuviel Fett, Mehl, blähenden und denaturierten Speisen auslösend wirken. Gallensteine sind recht oft die Folge vorausgegangener Gallenblasenentzündungen, wie auch umgekehrt manche Steine entzündungsfördernd sein können. Auch können immer wiederkehrende seelische Erregungen durch Verkrampfungen des Gallenausführungsganges (siehe Dyskinesie) die Blasengalle eindicken und damit die steinbildenden Substanzen ausfallen lassen.

Gallensteine müssen – wie bereits gesagt – nicht unbedingt Beschwerden machen, doch sind typische Gallensteinkoliken nicht selten. Diese treten gewöhnlich ein bis drei Stunden nach der Mahlzeit mit sehr heftigen Schmerzen auf, die oft bis in das rechte Schulterblatt und den rechten Arm ausstrahlen. Die Schmerzen kommen krampfartig, anfallsweise mit Zwischenräumen. In der anfallfreien Zeit besteht ein starkes Druckgefühl in der Lebergegend. Übelkeit und sogar Erbrechen sind meist vorhanden. Die Koliken können nur kurz, ein bis zwei Stunden, aber auch tagelang andauern und wiederholen sich besonders gerne bei Diätfehlern. Klemmt sich ein Stein ein oder führt die Entzündung des Gallenblasenganges zum völligen Verschluß, so muß meist zur Verhütung größerer Gefahren die Gallenblase operativ entfernt werden. Im Anfall selbst kommt man häufig ohne schmerzstillende Mittel nicht aus.

Die naturgerechte unterstützende Behandlung ist dieselbe wie bei der Gallenblasenbehandlung (siehe dort).

Gerade bei der Gallensteinkrankheit kommt es sehr darauf an, durch ein wirklich naturgerechtes Leben die Anfälle zu verhüten. Hierbei kann die Kneippsche Lehre vom gesunden Leben, wie sie in der aktiven Gesundheitspflege dargelegt wurde, Erstaunliches leisten.

Erkrankungen der Bauchspeicheldrüse

Zu ihrem Verständnis muß kurz auf die Aufgaben der Bauchspeicheldrüse eingegangen werden. Diese Aufgaben sind:

a) die Saftbildung, die beim Verdauungsvorgang eine wichtige Rolle spielt (äußere Sekretion)
b) die Bildung des Insulins, des Hormons der sog. Inselzellen, das im Zuckerstoffwechsel mitwirkt (innere Sekretion).

An dieser Stelle sollen nur die Erkrankungen der Drüse mit ihrer äußeren Sekretion besprochen werden.

Die Bauchspeicheldrüse bildet für die Verdauung wichtige Enzyme oder Fermente, das sind kompliziert zusammengesetzte Stoffe, mit deren Hilfe die lebenden Zellen ihren Stoffwechsel durchführen.

Es sind vorwiegend die Amylase, die Stärke und Glykogen spaltet, die Lipase, die Fett und freie Fettsäuren in Glycerin zerlegt, das Trypsin, das das Eiweiß spaltet, u. a.

Ihre Wirkung erfolgt unter der Mitbeteiligung des Magensaftes und des Nervus Vagus vom vegetativen Nervensystem.

Die Zusammensetzung der Nahrung beeinflußt diese Fermentbildung. Lange dauernde einseitige Kost, besonders kohlenhydratreiche und eiweißarme, stören die Ferment- bzw. Enzymbildung.

Die akute Bauchspeicheldrüsenerkrankung
(Pankreatitis)

ist eine schwere entzündliche Baucherkrankung, die mit einer Fehlbildung von Fermenten verbunden ist. Für diese Erkrankung sind verschiedene Ursachen maßgeblich, vor allem entzündliche Erkrankungen der Gallenwege, Infektionen (Hepatitis epidemica, Typhus, auch Scharlach, Mumps und andere Viruskrankheiten). Auslösende Ursachen sind zu reichliche fettige Mahlzeiten und Alkohol.

Die Zeichen sind: heftiger plötzlicher Schmerz im Mitteloberbauch mit Ausstrahlung links oder rechts in den Rücken, Druckschmerzhaftigkeit in der Magengegend, Übelkeit, Erbrechen, Schweißausbruch, Fieber.

In einigen Fällen entwickelt sich eine Zerstörung des Bauchspeicheldrüsengewebes (Pankreasnekrose) mit ausgesprochen schwerem Krankheitsbild und Kreislaufschock, was sofortige klinische Behandlung erfordert.

Nach Überwindung der akuten Gefahr kann eine naturgerechte

Lebens- und Heilweise, insbesondere eine leichte, fettarme Diät und leichte Wärmeanwendungen auf den Leib: Leibauflage-Heublumen, Lendenwickel Heublumen oder auch kalt mit Essigwasser, Sitzbäder mit Heublumen u. a. die Ausheilung beschleunigen.

Die chronische Bauchspeicheldrüsenerkrankung
(chronische Pankreatitis)

kann sich aus wiederholten akuten Entzündungen oder auch von vornherein schleichend entwikkeln. Die Feststellung dieser Erkrankung, die außer ständig wiederkehrenden gürtelförmigen Schmerzanfällen im Oberbauch und Ausstrahlen in den Lendenbereich wenig typische Beschwerden macht, ist schwierig und Sache der Klinik.

Die Behandlung erfordert meist eine leichte, fettarme, naturgerechte Basiskost mit absolutem Alkoholverbot und Zufuhr von Fermenten oder Enzymen. Außerdem eine ähnliche Allgemeinbehandlung wie bei der chronischen Gallenblasenentzündung.

Die Erkrankungen der Nieren und der Harnwege

Blut und Säfte spielen nach der Auffassung *Sebastian Kneipps* für Gesundheit und Krankheit eine entscheidende Rolle. Deshalb müssen diese in ihrer richtigen Zusammensetzung konstant bleiben. Das zu erreichen ist eine wesentliche Aufgabe der Nieren. Sie sichern diese Konstanz, indem sie die Endprodukte des Stoffwechsels und körperfremde Stoffe mit dem Harn ausscheiden.[1]
Bei Störungen in der Nierenarbeit oder in der Arbeit der ableitenden Harnwege treten häufig uncharakteristische und charakteristische Krankheitszeichen auf.

I. Uncharakteristische Zeichen:

1. Schmerzen, wenn überhaupt, bei Erkrankungen der Nieren meist als dumpfes Ziehen in den Flanken oder im Rippen-Wirbel-Winkel, gelegentlich entlang dem Rippenbogen zur Nabelgegend hin ausstrahlend.
2. Schmerzen des Harnleiters als Folge eines Verschlusses meist akut, sehr heftig, kolikähnlich und von den Rippen-Wirbel-Winkeln entlang dem Harnleiter bis in die Hoden oder die Schamlippen und an die Innenseite der Oberschenkel ausstrahlend.
3. Blasenschmerzen als Folge von Überdehnungen der Blase bei akuter Harnverhaltung, die bei Blasenentleerung verschwinden, oder als Folge von Blasenentzündungen; dann Brennen in der Harnröhre und häufiges Wasserlassen.
4. Bei Erkrankungen der Vorsteherdrüse (Prostata) akut: Schmerzen im unteren Wirbelsäulenbereich und Damm mit gestörtem häufigem Wasserlassen – bei chronischen: fast keine Schmerzen.
5. Schmerzen bei Entzündungen oder Verletzungen der Hoden immer akut und heftig, meist in die Flanken ausstrahlend.

1 Siehe auch unter Bau des menschlichen Körpers: Niere und ableitende Harnwege (S. 147) und unter: Die Funktionen des menschlichen Körpers: Die Nieren (S. 181)

II. Gestörtes Harnlassen zeigt sich:

1. in Verminderung oder Fehlen der Harnmenge (Oligurie und Anurie) als Folge verschiedener Nierenerkrankungen, nachdem ein Verschluß der harnableitenden Wege vorher ausgeschlossen wurde. Es findet sich u. a. bei verschiedenen anderen Krankheiten, z. B. bei Migräneanfällen, Asthma, schweren Schmerzanfällen, nach langem Dursten oder großen Flüssigkeitsverlusten infolge heftiger Durchfälle oder unstillbarem Erbrechen. Auch bei manchen Herz- und Kreislaufstörungen. Anurie (völlige Harnverhaltung) ist ein ernstes Krankheitszeichen und führt in drei bis fünf Tagen zur Urämie (siehe dort).
2. als häufiges Wasserlassen, Harndrang und nächtliches häufiges Wasserlassen durch erhöhte Flüssigkeitsaufnahme (dann normal) oder durch Entzündungen in den ableitenden Harnwegen oder bei zu kleiner Blase und verbleibender Restharnmenge.
   Nächtliches häufiges Harnlassen, besonders bei Herzversagen, Nierenleistungsschwäche u. a.
3. als erschwertes schmerzhaftes Wasserlassen (Dysurie) mit Brennen in der Harnröhre oft bei Blasen- und Vorsteherdrüsenentzündungen.
4. als Unvermögen, den Harn willkürlich zurückzuhalten (Inkontinenz). Es findet sich bei anatomischen Anomalien oder körperlicher Überanstrengung oder entzündlichen Reizungen oder bei nervösen Störungen. Harnträufeln auch bei überfüllter Blase.
5. als Bettnässen. Es kann Folge einer Harnwegserkrankung sein, ist aber meist durch nervös-seelische Störungen ausgelöst.

III. Charakteristische Krankheitszeichen:

Veränderungen des Urins

1. Trübungen durch Ausfällung von Harnsalzen: Urate (harnsaure Salze: Ziegelmehlniederschlag) – Phosphate (phosphorsaure Salze: – milchige Trübung). Diese Trübungen sind meist ohne ernste Bedeutung.
2. Blutbeimengungen zeigen immer ernste Erkrankungen in der Niere, den Harnleitern und in der Blase an. Rote Blutkörperchen oder roter Blutfarbstoff finden sich bei Entzündungen, Steinbildungen, Verletzungen, Geschwülsten, Tuberkulose, Blutkrankheiten u. a.

Weiße Blutkörperchen treten bei allen entzündlichen Vorgängen im Nierenbecken und der abführenden Harnwege auf. Rahmig-eitriger Bodensatz weist auf schwere eitrige Entzündungen bei chronischer Blasenentzündung, bei Nierentuberkulose und auf Eiterniere hin.

3. Harnzylinder
   sind Ausgüsse aus geronnenem Eiweiß, die aus den Nierenkanälchen stammen. Sie deuten auf Schäden im Nierengewebe hin. Man unterscheidet die einfachen, durchscheinenden, glashellen hyalinen Zylinder, die Blutkörperchen (rote und weiße) – Zylinder, die Fetttröpfchenzylinder u. a.
4. Eiweißausscheidung im Urin.
   Sie kann auf einer vermehrten Durchlässigkeit in den Nierenkörperchen (Glomeruli) beruhen. Diese kann bei Herz- und Kreislaufstörungen, bei Nierenerkrankungen, schweren Infektionskrankheiten u. a. auftreten. Eine relativ harmlose Art der Eiweißausscheidung stellt die sog. orthostatische Albuminurie dar. Das ist eine Eiweißausscheidung bei meist nervlich labilen Kindern mit Wirbelsäulenveränderung (Lordose), wenn sie von der Horizontalen (Bettruhe) in die aufrechte Stellung übergehen. Diese Ausscheidung hält nur kurze Zeit an und klingt bei allgemeiner Kräftigung von selbst ab.
   Eine ähnliche Bedeutung hat die Eiweißausscheidung bei vielen Menschen nach starken körperlichen Belastungen, z. B. nach Sport.

IV. Flüssigkeitsansammlungen (Ödeme)

können recht verschiedene Ursachen haben. Allgemeine Ödeme finden sich u. a. bei Herz- und Kreislauferkrankungen, Leberleiden, Hungerzuständen (Hungerödem) und Schwangerschaft.
Bei verschiedenen Nierenerkrankungen treten Ödeme nicht nur an den abhängigen Körperstellen auf, sondern besonders häufig im Gesicht, bisweilen nur als morgendliche wäßrige Schwellung an und um die Augenlider (Lidödem).
Bei diesen Flüssigkeitsansammlungen ist immer zuviel Natrium in den Flüssigkeitsräumen zwischen den Zellen. Voraussetzung für eine erfolgreiche Ausschwemmung der Ödeme ist daher weitgehend kochsalz- (Natirumchlorid-)arme Kost bei normaler, dem Trinkbedürfnis des Kranken entsprechender Flüssigkeitszufuhr. Einschränkung der Flüssigkeitszufuhr führt nicht zur Wasserausschwemmung.

V. Der durch Nierenerkrankung bedingte Bluthochdruck
(renale Hypertonie)
kann sich bei fast allen Nierenerkrankungen finden. Bei diesem Hochdruck steigt vor allem der Druck in der Diastole, d. i. in der Erschlaffungsphase des Herzens (zweite Zahl bei der Blutdruckmessung) an, d. h. der Wert liegt bei oder über 100 mmHg. Gleichzeitig ist auch der systolische Druck (in der Anspannungsphase des Herzens) erhöht, d. h. über 150 mmHg. Über das Schicksal dieses hochdruckkranken Menschen entscheidet aber vornehmlich der diastolische Druck. Diese Nierenkranken haben meist ein blasses Aussehen (blasser Hochdruck).

IV. Die Harnvergiftung (Urämie)

Sie findet sich als Ausdruck einer akuten oder chronischen starken Minderleistung der Niere. Sie kommt zustande durch mangelhafte Ausscheidung von Stoffwechselschlacken, die vorwiegend dem Eiweißstoffwechsel entstammen. Im Blut und im Gewebe finden sich erhöhter Stickstoff (Rest N), aber auch nicht ausgeschiedene Produkte aus der Darmfäulnis (Phenol, Kresol, Indikan u. a.).

Zeichen der Urämie sind:
Appetitlosigkeit, quälender Durst, schlechter Geschmack, urinöser Mundgeruch, Erbrechen, starke Hautblässe oft mit schmutzig-gelblich-grauem Ton im Gesicht, verfallenes Aussehen, Muskelschmerzen, im Endstadium Durchfälle, heftige Kopfschmerzen, Sehstörungen, Unrast und Unruhe, Atemstörungen (starke Vertiefung mit Beschleunigung fast wie bei Asthma) und Benommenheit (urämisches Koma).

Die Behandlung
dieses Zustandes ist zwar, was eine Heilung angeht, ohne wirklichen Erfolg, jedoch läßt sich mit geeigneten Mitteln der Verlauf aufhalten und lindern.
Neben speziellen, vom Arzt verordneten Maßnahmen, wie z. B. eventuell Anschluß an eine künstliche Niere oder sogar Nierenverpflanzung u. a., müssen alle individuell abgestuften, in der einzelnen Situation noch durchführbaren natürlichen Lebens- und Heilreize eingesetzt werden. Besonders gefördert werden muß die Ausscheidungstätigkeit der Haut, der Atemwege und der Verdauungswege.

In Frage kommen: *Waschungen* mit Essigwasser, warme Lendenwickel oder Kurzwickel mit Heublumen oder Dreiviertelpackungen mit Fichtenextrakt oder Heublumen oder Haferstrohabsud, Heusack-Niere (zwei- bis dreimal wöchentlich), ebenso Kräutersitz- und Kräuterhalbbäder, eventuell vorsichtig ansteigende Teilbäder, Dreiviertelbad (zweimal wöchentlich) mit Heublumen oder Haferstroh.
Atemübungen in möglichst reiner Luft, Freiluftliegekuren (Vorsicht vor Abkühlungen), Luft- und eventuell sogar vorsichtige Sonnenbäder.
Darmpflege mit naturgerechter Vollwertkost. Eventuell stuhlfördernde Heilkräuter (siehe dort).

Erkrankungen der Nieren

Die akute allgemeine Nierenentzündung (Akute diffuse Glomerulonephritis)

spielt sich in den Knäueln (Glomeruli) der Nierenrinde ab und ist immer doppelseitig. Sie ist die Folge einer Infektion durch Eitererreger, meist kettenförmige (Streptokokken), seltener durch traubenförmige (Staphylokokken) oder durch Viren. Diese Erreger kommen oft nach vorausgegangenen anderen Infektionen: Mandelentzündung, Entzündung der Nebenhöhlen oder der Zahnwurzeln, Lungenentzündung, Wundrose, Furunkulose u. a. in die Niere. Den Boden für die Infektionen der Niere bereiten nicht selten Abkühlungen und Durchnässungen. Diese Nierenentzündung befällt meist Kinder und Jugendliche, seltener Erwachsene nach dem 50. Lebensjahr.
Das Krankheitsbild: allgemeines Krankheitsgefühl, Kopfschmerzen, Appetitlosigkeit, leichtes Fieber, mäßige Ansammlung von Gewebsflüssigkeit (Ödeme) besonders im Gesicht und an den Augenpartien, stark verminderte Harnausscheidung (Oligurie), leichte bis mittlere Blutdruckerhöhungen.
Urinbefund: reichlich rote Blutkörperchen, Eiweiß, Zylinder aus roten Blutkörperchen, granulierte und hyaline Zylinder (siehe dort), weiße Blutkörperchen und Nierenepithelzellen.
Der Verlauf hängt wesentlich von der frühzeitigen und folgerichtigen Behandlung ab. Meistens kommt es nach 6–8 Wochen, manchmal aber auch erst nach 1–2 Jahren zur vollen Aushei-

lung. Seltener ist allmähliche Zerstörung des Nierengewebes mit Versagen der Nierenleistung (Schrumpfniere).
Komplikationen drohen vor allem im Versagen von Herz und Kreislauf und Blutdruckerhöhungen. Ferner können Hirndruckerscheinungen mit starken Kopfschmerzen, Benommenheit, Muskelzuckungen, Krämpfe und Netzhautblutungen mit Sehstörungen auftreten.
Die Behandlung muß unter ständiger ärztlicher Aufsicht und Beobachtung erfolgen. Am Anfang (solange der Arzt verordnet) stehen strenge Bettruhe und strenges Dursten und Fasten. In der Regel zwei bis drei Tage keinerlei Flüssigkeit, Mund- und Zahnpflege, nur Mundspülung mit sehr dünnem Zitronensaft, Salbei- oder Kamillentee. Heute ist man aber vielfach vom strengen Dursten und Fasten abgekommen.
Nach Besserung des Harnbefundes nur so viel Flüssigkeit, wie die Menge des am Vortag ausgeschiedenen Urins betrug. Sehr vorsichtiger Aufbau einer naturgerechten Vollwertkost. Im Anfang streng kochsalzfrei und weitgehend frei von Eiweiß (keine Milch!), mit Traubenzucker angereicherte und mit kochsalzfreiem Mineralwasser verdünnte Obstsäfte, Obst, Kartoffel-, Grieß- und Haferbrei sowie püriertes Gemüse.
Wärmeanwendungen im Bett: in täglichem Wechsel Heusack in die Nierengegend oder Dampfkompresse auf den Leib.
Nur nach voller Ausheilung und ärztlicher Erlaubnis: Oberkörperwaschung mit Essigwasser oder Ganzwaschung, Wechselarmbad, ein- bis zweimal wöchentlich ansteigendes Fußbad mit Heublumen, ein- bis zweimal wöchentlich Kräuterdreiviertelbad (37–38° C/10–12 Minuten lang) ohne nachfolgende Kaltanwendung. Dann Übergang zum individuell angepaßten Kreislauftraining durch Wasseranwendungen und Bewegung.
Der Arzt kann gezwungen sein, Medikamente einzusetzen, um das Herz und den Kreislauf zu stützen oder bestimmte Erreger zu bekämpfen. Noch längere Zeit nach Abklingen der akuten Entzündung müssen öfter Urin- und Blutdruckkontrollen durchgeführt werden.

Die akute Herdnephritis

ist gleichsam eine abgeschwächte Form der akuten allgemeinen Nierenentzündung, bei der nur einzelne Knäuel (Glomeruli) befallen werden. Sie verläuft im allgemeinen ähnlich, ist aber milder. Dennoch ist auch bei der Herdnephritis ärztliche Überwachung unbedingt erforderlich.
Die Behandlung ist im Prinzip die

gleiche wie bei der akuten Nierenentzündung. Jedoch kann auf strenges Dursten und Fasten verzichtet werden.

Die chronische Nierenentzündung (chronische Glomerulonephritis)

zeigt verschiedene Verlaufsformen. Sie kann sich aus einer akuten Nierenentzündung entwikkeln oder von vornherein schleichend verlaufen, oft unterbrochen von akuten Schüben. Dementsprechend ist auch die Zeitdauer verschieden, von wenigen Monaten bis über 10 Jahre. Es gibt gutartige, auch nach langer Zeit ausheilende, und weniger gutartig verlaufende Formen, bei denen es auch zur Zerstörung des Nierengewebes und zu Veränderungen der Röhrchen (Tubuli) in der Niere kommt. Undschließlich gibt es Formen, die in einer Schrumpfniere mit Urämie (siehe dort) enden.

Das Krankheitsbild ist dementsprechend recht verschieden. Es gibt Fälle, die subjektiv wenig Beschwerden machen und nur geringe Befunde im Urin aufweisen, und andere, bei denen doch deutliche Beschwerden und gröbere Urinbefunde und Schlakkenstoffe im Blute (Rest N u. a.) feststellbar sind. Es können sich finden: allgemeines Krankheitsgefühl, geringe Temperaturerhöhungen, Schmerzen in der Lendengegend, verminderte, aber auch vermehrte Harnausscheidung, Kopfschmerz, Appetitlosigkeit, Übelkeit, Erbrechen, Blutdruckerhöhung, Hirndruckerscheinungen, Netzhautblutungen mit ganz erheblichen Sehstörungen, Herzschwäche und die Zeichen der Urämie (siehe dort).

Die Behandlung muß sich nach dem jeweiligen Verlauf richten. Sie muß stets vom Arzt überwacht werden. Akute Schübe erfordern je nach Schwere die strengen oder weniger strengen Maßnahmen der akuten Nierenentzündung. Die schleichenden Verläufe mit weniger Krankheitsbefunden dagegen erlauben weitgehende naturgemäße Lebens- und Heilreize. Dabei spielt die naturgerechte salzarme Vollwertkost eine bedeutsame Rolle. Obsttage (1,5 kg – außer Bananen), Safttage (ca. 1 l Obst- oder Gemüsesaft) können ebenso wie Rohkosttage ein- bis zweimal wöchentlich eingeschaltet werden (siehe: Ernährung und Diät).

An Wasseranwendungen kommen in der Regel nur warme oder wechselwarme Anwendungen in Frage: wie 1–2mal wöchentlich Heusack in der Lendengegend, Dampfkompresse-Leib, 2–3mal wöchentlich ein ansteigendes Fußbad-Heublumen oder Halbbad-Heublumen oder 1–2mal wöchentlich ein Kräuterdreivier-

telbad ebenfalls mit Heublumen oder Haferstroh. Jedoch sind auch Oberkörperwaschungen mit Essigwasser oder sogar Ganzwaschungen mit Essigwasser, Wechselarmbäder oder Wechselarmgüsse und eventuell auch Wechselfußbäder mit Heublumen erlaubt.
Ob und welche Arzneimittel notwendig sind, ist Sache des Arztes, zu entscheiden.

Die Schwangerschaftsniere

Hierunter versteht man eine Nierenerkrankung, die gelegentlich besonders bei Erstgebärenden auftritt.
Die eigentliche Schwangerschaftsniere tritt in der 24. Schwangerschaftswoche auf. Sie zeigt sich in Ansammlung von Gewebswasser (Ödeme), Blutdruckerhöhung und Eiweißausscheidung im Urin. Diese Erscheinungen erfordern stets ärztliche Überwachung.
Treten Ödeme, Eiweißausscheidung und Blutdruckerhöhung vor dem 5. Schwangerschaftsmonat auf, besteht der Verdacht auf eine verborgene Nierenerkrankung. Auch diese erfordert unbedingt ärztliche Hilfe.
In den letzten Schwangerschaftswochen sind solche Frauen, besonders wenn eine starke Gewichtszunahme eingetreten ist, in Gefahr, eine

Eklampsie

zu bekommen. Diese tritt bei Erstgebärenden häufiger auf als bei Mehrgebärenden; am meisten während der Geburt, öfter auch in den letzten Schwangerschaftsmonaten, nur selten im Wochenbett.
Sie zeigt sich zuerst in Muskelstarre, dann in rhythmischen Zuckungen (tonisch-klonische Krämpfe) und tiefer Bewußtlosigkeit. Sofortige ärztliche Hilfe ist immer notwendig.
Nach der Geburt bildet sich die eigentliche Schwangerschaftsniere wieder zurück.

Das nephrotische Syndrom
(früher Nephrose genannt)

ist kein einheitliches Krankheitsbild. Im Vordergrund stehen weniger Entzündungs- als Entartungserscheinungen. Gelegentlich finden sich beide vereint in der Niere.
Die Hauptkrankheitszeichen sind: starke Gewebswasseransammlungen (Ödeme), oft als Brustfell- und Bauchfellwassersucht (Ascites), massive Eiweißausscheidungen mit Verminderung des Bluteiweißes, Steigerung der Fettkörper im Blut (Hyperlipidämie) und Erhöhung des Cholesterins bis weit über 300 mg%, Fettausscheidung im Urin, verminderte Harnmenge.

Subjektiv: Völlegefühl, Appetitlosigkeit, Verdauungsstörungen und Atemnot.
Die Ursachen sind nicht immer erkennbar. Häufig tritt die Nephrose im Anschluß an schwere chronische Erkrankungen auf: Lues, Tuberkulose, Eiterungen, Zuckerkrankheit, aber auch nach Vergiftung durch Schwermetalle.
Der Verlauf ist dementsprechend. Fast die Hälfte der Nephrosen im Kindesalter heilt aus. Es bleibt aber eine Anfälligkeit gegen Infektionen. Die andere Hälfte führt fast immer zum Nierenversagen.
Die Behandlung: Wenn möglich, zuerst Ursachen beseitigen. Bettruhe bei ausgesprochener Wasseransammlung und bei Infekten. Insgesamt individuell angepaßte naturgemäße Allgemeinbehandlung.
Diät: salzlose bzw. salzarme Kost, Eiweiß erlaubt (täglich pro kg Körpergewicht bis 1 g). Die Flüssigkeitszufuhr richtet sich nach der Menge des am Vortage ausgeschiedenen Urins. Sie sollte diese nicht überschreiten. Das gilt auch für die Teezufuhr. Geeignete Heilkräuter sind: Goldrute, Heidekraut mit Blüten u. a. (siehe Heilpflanzen).
Wasseranwendungen: 2–3mal wöchentlich ansteigendes Fuß- oder ansteigendes Sitz- oder Halbbad mit Heublumen oder Haferstroh. 1–2mal wöchentlich Heusack in die Nierengegend oder Dampfkompresse auf den Leib. Gelegentlich, eventuell 1–2mal wöchentlich auch Leibstuhldampf.
Der Arzt wird in hartnäckigen Fällen auf Medikamente nicht verzichten können.

Die Schrumpfniere
(Nephrosklerose)

Dem Verlauf nach unterscheidet man eine langsame gutartige und eine rasch fortschreitende bösartige Form. Sie kann sich aus einer Nierenentzündung entwickeln oder als Folge eines Bluthochdruckes. Dieser steht im Vordergrund. Es besteht ein Zusammenhang mit der Arterienverkalkung (siehe dort).
Bei langsamem, gutartigem Verlauf können sich im Harn geringe Ausscheidungen von Eiweiß und von krankhaften Formbestandteilen bilden, und der Blutdruck ist oft nur zeitweise erhöht.
Deshalb sollte man bei den Menschen, die eine Nierenentzündung durchgemacht haben, von Zeit zu Zeit den Blutdruck kontrollieren.
Bei der bösartigen Form der Schrumpfniere findet man eine ausgesprochene Blutdruckerhöhung, sowohl des systolischen (in der Anpassungsphase des Herzmuskels) als auch besonders des diastolischen (in der Entspan-

nungsphase des Herzmuskels) Blutdruckes.
Außerdem zeigen diese Kranken eine blasse Gesichtsfarbe, leiden unter Sehstörungen, Kopfschmerzen, Nasenbluten, Kreislaufversagen, Atemnot und schlechtem Allgemeinbefinden. Häufig tritt ein Hirnschlag auf.
Der Urin enthält Blut und hohe Eiweißmengen. Sein spezifisches Gewicht ist niedrig und gleichbleibend. Das Ende ist nicht selten ein völliges Versagen der Nierenleistung mit tödlicher Urämie (siehe dort). Rechtzeitige Erkennung und Behandlung kann diese Entwicklung aufhalten.
Die *Behandlung* sucht bekannte Ursachen auszuschalten und den hohen Blutdruck zu senken. Dabei sind meist bestimmte Medikamente unerläßlich notwendig. Sonst gilt es auch bei dieser Erkrankung, naturgemäße Lebens- und Heilreize richtig einzusetzen. Die Kost soll wenig oder kein Kochsalz enthalten, und gegebenenfalls sind 2–3mal wöchentlich Rohkost- oder Obsttage einzuschalten. Die Ausscheidung über die Haut, die Atmung und den Darm erfolgt wie bei der Urämie (siehe dort).

Die Nierenbeckenentzündung
(Pyelitis)

ist eine Infektion des Nierenbekkens, die durch Bakterien, meist durch Colibazillen, hervorgerufen wird. Sie kann von der Harnblase über die Harnleiter in das Nierenbecken hochsteigen oder vom Blutweg aus entstehen. Häufig ist das Nierengewebe mitbeteiligt (Pyelonephritis).
Die Nierenbeckenentzündung kann akut oder chronisch verlaufen.
Die akute Nierenbeckenentzündung beginnt meist mit Fieber (Schüttelfrost), häufigem, mit brennenden Schmerzen verbundenem Wasserlassen. Druckempfindlichkeit und Schmerzen in den Nierenlagern und mit schwerem allgemeinem Krankheitsgefühl. Oft finden sich Kopfschmerzen, Abgeschlagenheit, Übelkeit und Erbrechen. Der Urin enthält Eiter, andere krankhafte Formbestandteile und Eiweiß. Die chronische Nierenbekkenentzündung setzt in der Regel schleichend ein und zeigt weniger stürmische Erscheinungen. Das Allgemeinbefinden ist oft nur wenig gestört. Wohl können Schwäche, Kopfschmerzen und Rükkenschmerzen vorhanden sein. Der Urinbefund ist meist gering. Doch kann eine chronische Nierenbeckenentzündung mit Beteiligung des Nierengewebes die Ursache für eine Schrumpfniere und Blutdruckerhöhung werden.
Beachtet werden muß auch die Nierenbeckenentzündung bei schwangeren Frauen, die bevorzugt in der zweiten Hälfte der

Schwangerschaft einsetzt und besonders die rechte Seite befällt.
Die Behandlung der Nierenbekkenentzündung erfordert besonders im akuten Fall strenge Bettruhe und Verhalten wie bei allen akuten Infektionskrankheiten. Sowohl bei den akuten wie bei den chronischen Formen ist Arzneibehandlung mit Antibiotika, Sulfonamiden oder ähnlichen Arzneimitteln nicht zu umgehen.
Die notwendige Anregung der Urinausscheidung kann durch entsprechende harntreibende Tees: Bärentraubenblätter, Birkenblätter, Heidekraut, Goldrute u. a. oder durch Mineralwässer wie Wildunger, Fachinger u. a. erfolgen.
Die Kost soll eine normale, salzarme, naturgerechte Vollwertkost sein. Von Spezialkostformen ist man heute weitgehend abgekommen.
An *Wasseranwendungen* eignen sich je nach der augenblicklichen Situation: 2–3mal wöchentlich ein Heusack in die Nierengegend angelegt oder Dampfkompressen oder Kartoffelbreiauflagen. Im nicht akuten Stadium 2–3mal wöchentlich ansteigendes Sitz- oder Halbbad mit Heublumen, Haferstroh oder Zinnkraut oder 1–2mal wöchentlich Sitzdampf mit Zinnkraut oder Heublumen. Im chronischen Fall zur besseren Fußdurchblutung (siehe reflektorische Beziehung) entsprechende Anwendungen wie ansteigendes Fußbad – Fichte oder Heublumen oder Zinnkraut oder Rosmarin- oder Wechselfußbäder.

Steinerkrankungen der Nieren und Harnwege

Steine der Nieren und Harnwege können sich in der Niere, im Nierenbecken, im Harnleiter und in der Blase bilden. Ihre Größe ist sehr verschieden. Sie reicht von Reis-, Linsen- und Erbsengröße bis zu Ausguß- oder Korallensteinen, die das ganze Nierenbecken ausfüllen können, und Blasensteine, die hühnereigroß werden können.
Ebenso ist die Zusammensetzung der Steine verschieden. Der größte Teil besteht aus Mineralsalzen. Der Häufigkeit nach sind es: Calcium-, Oxalat-, Urat- (Harnsäure-), Calcium-Phosphat-, Calciumcarbonat-, Xanthin- und Zystinsteine.
Die Ursachen der Steinbildung sind oft unbekannt. Es spielen mit: Veränderung der Harnreaktion (ob sauer oder alkalisch), übermäßige Ausscheidung von relativ unlöslichen Urinbestandteilen: Calcium, Oxalate, Harnsäure, Xanthin (Abbauprodukte des Kernstoffwechsels) u. a., Behinderung des Harnabflusses, Bakterienhaufen, Abbaukrankheiten (Osteoporose = Entkal-

kung der Knochen), Fehlernährung, z. B. unphysiologische Vitamin-D-Zufuhr, langdauerndes Krankenlager, vielleicht sogar eine entsprechende Erbanlage.
Bei der Beschreibung des Krankheitsbildes muß man zwischen dem Steinleiden und der Steinkolik unterscheiden.

Das Steinleiden

Die Steine selbst müssen nicht immer große Beschwerden machen. Die Art der Beschwerden hängt ab von der Größe, dem Sitz und den Auswirkungen des Steins auf die Umgebung. Solange es nicht zu Einklemmungen kommt, sind die Beschwerden meist uncharakteristisch: dumpfe Schmerzen und Druck in den Flanken, Blähbauch, Übelkeit und manchmal Erbrechen. Treten begleitende Entzündungen auf, finden sich verstärkte Beschwerden wie bei der Nierenbeckenentzündung und der Blasenentzündung (siehe dort).
Bei Blasensteinen kommt es zu Beschwerden beim Wasserlassen, wie Harndrang und häufiges Wasserlassen, bei Verlegung der inneren Harnröhrenöffnung zur plötzlichen Unterbrechung des Harnstrahls.
Im Urin können rote Blutkörperchen und bei Begleitentzündungen auch andere Formbestandteile, u. U. auch Eiter, auftreten.
Auch abgegangene kleine Steine können sich finden. Diese sollte man nach Möglichkeit zur Untersuchung aufheben.
Eine Röntgenuntersuchung bei Steinleiden ist nicht immer beweisend, da sich manche Steine nicht darstellen.
Kommt es zur Einklemmung eines Steins im Harnleiter, dann tritt die typische

Steinkolik

auf. Diese beginnt in der Regel plötzlich mit heftigen Schmerzen, die längs des Harnleiters zur Harnröhre, den Geschlechtsorganen und zum Oberschenkel ausstrahlen. Sie können von 1 Stunde bis zu mehreren Tagen anhalten und sind nicht selten mit einem peripheren Kreislaufversagen (Vasomotorenkollaps) mit Absinken des Blutdruckes, Erbrechen, Harnverhaltung sowie mit Stuhl- und Windverhalten verbunden. Ja, es kann sogar zur Darmlähmung (paralytischer Ileus) kommen. Im Urin finden sich rote Blutkörperchen und eventuell Steine.
Verhütung und Behandlung der Steinkrankheit: Sind Ursachen für die Steinentstehung bekannt, müssen diese zuerst beseitigt werden. Das gilt z. B. für Infektionen der Harnwege, für Infektionsherde an anderen Stellen des Körpers, für mangelnde Nieren-

durchblutung, für innersekretorische Drüsenstörungen u. a.

Wenn die Art des Steins zu bestimmen ist, ergeben sich für die Verhütung und Behandlung neben einer selbstverständlichen allgemeinen natürlichen Lebensweise zielgerichtete Maßnahmen.

Bei jeder Steinbildung ist reichliche Flüssigkeitszufuhr notwendig, täglich mindestens 2 l in Form von dünnen Kräutertees (besonders Nieren- und Blasentee), Schwarztee, entspr. Mineralwässer usw.

Die Ernährung muß auf die Zusammensetzung des Steins Rücksicht nehmen, sollte aber nicht übertrieben streng sein, sondern sich im Prinzip nach einer naturgerechten Vollwertkost richten.

Besteht der Stein aus

a) *Calcium-Phosphat oder Calcium-Carbonat,* müssen folgende calciumreiche Nahrungsmittel vermieden bzw. eingeschränkt werden: Milch, Käse, Eier, Spinat, Sellerie, Spargel, Bananen, Obst, alkalische Mineralwässer, z. B. Fachinger Wasser, Wildunger Helenenquelle u. a.
Bevorzugt werden sollen magnesiumreiche Nahrungsmittel: Haferflocken, Bohnen, Erbsen, Vollkornbrot.
Ansäuerung des Urins eventuell durch entsprechende Medikamente, z. B. Gelamon 3 × 1 Tabl. täglich. Eine Zitronenkur hat nur bei Phosphatsteinen einigermaßen Aussicht auf Erfolg. Sie besteht darin, daß man täglich den Saft von sechs Zitronen langsam morgens trinkt und eine schweißtreibende Maßnahme anschließt.

b) *Oxalat,* dann sind folgende Nahrungsmittel einzuschränken: Rhabarber, Spinat, Kohl, Petersilie, Zwiebel, Radieschen, Stachel- und Johannisbeeren. Auch Milch, Käse, Eier und Fisch sind nur mäßig zu genießen.
Bevorzugt werden sollen magnesiumhaltige Speisen und Getränke wie Haferflocken, Bohnen, Erbsen, Vollkornbrot und magnesiumhaltige Mineralwässer, z. B. Wildunger Helenenquelle, da Magnesium die Löslichkeit des Kalziumoxalates erhöht.

c) *Urat (Harnsäure),* dann sind völlig zu meiden bzw. wesentlich einzuschränken: alle Innereien (Leber, Niere, Lunge, Hirn, Bries), Fisch, Räucherwaren, Fleischextrakte, Bouillon, Hülsenfrüchte, Pilze, Nüsse u. a.
Bei Uratsteinen sollte der Harn alkalisiert werden. Dazu eignen sich das Natriumbicarbonat 3 × tägl. 1 Tabl. 0,5 und täglich zwei ausgepreßte Zitronen.
Sogenannte steinauflösende Mittel sollten nur vom Arzt

versucht werden, da oft unerwünschte Nebenwirkungen auftreten.

Nierensteinkoliken durch Harnleiterstein

erfordern meist krampf- und schmerzstillende Arzneimittel, die nur vom Arzt verordnet werden dürfen. Unterstützen können den Abgang, bzw. die Krampflösung: ansteigende Sitz- oder Halbbäder mit Heublumen oder Haferstroh oder Zinnkraut sowie auch der Leibstuhldampf.
Ebenso kann ein hoher Einlauf mit Schafgarbe oder Kamille oder das subaquale Darmbad helfen. Vielfach wird auch heftige Bewegung: Reiten, Seilspringen, Treppensteigen u. a. empfohlen.
Ob operative Maßnahmen notwendig sind, muß der Arzt von Fall zu Fall entscheiden.

Die Blasenentzündung – der Blasenkatarrh (Cystitis)

ist eine häufige Erkrankung der Harnblase. Sie wird in der Regel durch Bakterien, meist Colibazillen, hervorgerufen, die von außen in die Blase einwandern. Da die weibliche Harnröhre kürzer ist, ist die Blasenentzündung der Frau häufiger. Blasenentzündung kann aber auch durch chemische Reize (Arzneimittel, reichlich Alkohol, scharfe Gewürze und Salz) oder durch mechanische Reize (z. B. Katheter) ausgelöst werden. Auch von den oberen ableitenden Harnwegen kann die Erkrankung ausgehen; denn eine Entzündung der ableitenden Harnwege betrifft meist die Niere, das Nierenbecken, den Harnleiter und die Blase, wobei nicht immer alle Abschnitte gleichmäßig erkranken. Deswegen ist die isolierte Blasenentzündung relativ selten.
Krankheiten, die die Widerstandskraft des Organismus herabsetzen, auch Erkältungen und Durchnässungen, besonders kalte nasse Füße, bereiten oft den Boden für eine Blasenentzündung.
Der Verlauf der Blasenentzündung kann akut oder chronisch sein. Dementsprechend findet man heftige oder weniger heftige Krankheitszeichen.
Die hauptsächlichsten Krankheitszeichen sind: Beschwerden beim Wasserlassen, wie dauernder unüberwindlicher Harndrang, Schmerzen bei oder nach dem Wasserlassen; im Urin vorwiegend weiße Blutkörperchen und Bakterien.
Behandlung: Je nach Schwere oder langdauerndem Verlauf sind Arzneimittel wie Antibiotika, Sulfonamide oder andere nicht zu umgehen. Nieren- und Blasentees der verschiedenen

Art (siehe Heilpflanzen) und der einfache Bärentraubenblättertee können unterstützen. Ebenso ist eine reizlose lacto-vegetabile Kost erforderlich.

An Wasseranwendungen eignen sich je nach der Situation ansteigende Sitz- oder Halbbäder 2–3mal wöchentlich mit Heublumen oder Haferstroh oder Zinnkraut. Auch der Leibstuhldampf ist gut. Besondere Beachtung verdienen alle Maßnahmen, die die Fußdurchblutung bessern; ansteigendes Fußbad mit Heublumen oder Fichten- oder Zinnkrautextrakt, Wechselfußbäder und Wechselknieguß.

Die Reizblase

basiert auf einer Überempfindlichkeit der Harnblase, die vorwiegend nervöser Natur ist. Sie zeigt sich in anhaltendem Harndranggefühl und Harnzwang bei relativ geringer Füllung der Blase. Sie ist nur im Zusammenhang mit dem nervösen Gesamtzustand zu beurteilen und zu behandeln.

Auch bei der

Blasenschwäche

liegen ähnliche Verhältnisse vor. Sie ist häufig die Folge einer Bindegewebsschwäche oder einer Schwäche des Blasenschließmuskels, wie sie besonders bei Frauen nach schweren Geburten und bei Senkungen der Unterleibsorgane eintritt. Sie ist ebenfalls bei Männern im hohen Alter nicht selten. Die Blasenschwäche führt zu unwillkürlichem Harnabgang beim Lachen, Niesen und Husten.

Behandlung beider Zustände ist stets eine umfassende Ganzheitsbehandlung im Sinne einer aktiven Gesundheitspflege (siehe dort). Besonders wirksam sind die Anwendungen, die durchblutungsfördernd und kräftigend auf die Füße und das Becken einwirken: öfter ansteigende Fußbäder mit Heublumen, Wechselfußbäder oder Wechselteilgüsse, besonders Wechselknieguß oder Wechselschenkelguß. Aber auch Sitz- und Halbbäder, zunächst nur warm oder temperaturansteigend mit Heublumen oder Zinnkraut, später mit kühlem Abguß.

Das Bettnässen (Enuresis)

Das echte Bettnässen (Enuresis nocturna) tritt nachts auf und beginnt ab dem 3. Lebensjahr. Es beruht auf der Unfähigkeit, den Abgang des Harnes im Schlaf zu beherrschen. Bettnässen von Erwachsenen ist seltener und meist als Ausdruck organischer Nervenleiden oder schwerer seelischer Störungen zu bewerten. Das gilt auch von unwillkürlicher Blasenentleerung über Tag.

Die Ursache des echten Bettnässens ist meist eine nervös-seelische Störung. Das Leiden deutet auf eine neurotische Fehlhaltung und stellt ein Stehenbleiben auf frühkindlicher Entwicklungsstufe dar. Schwere, auf keine Behandlung ansprechende Formen weisen u. U. auf Schwachsinn oder Entartungskrankheiten hin. Jedoch können auch organische Prozesse hinter diesem Leiden stehen: Spaltwirbel (Spina bifida), Rückenmarkserkrankungen, verborgene Mißbildungen in den Harn- und Geschlechtswegen, Blasenentzündungen, verengte Vorhaut bei Knaben, Madenwürmer in der Scheide der Mädchen u. a.

Auch sollte geprüft werden, ob nicht starke Selbstbefriedigung (Onanie – Masturbation) die eigentliche Ursache ist. Dann sollte man nie strafen, sondern aufklären und richtig erziehen.

Die Behandlung muß zuerst die Ursachen ermitteln und nach Möglichkeit beseitigen.

Die dann einsetzende Allgemeinbehandlung folgt im Grundsatz der aktiven, individuell abgestuften Gesundheitspflege (siehe dort). Fast immer müssen auch die psychotherapeutischen (über das Seelische wirkende) Maßnahmen vom Arzt, Psychologen (Erziehungsberatungsstelle) und Erzieher eingesetzt werden.

An *Wasseranwendungen* eignen sich besonders alle Maßnahmen, die über die Reflexbeziehung der Füße zum kleinen Becken wirken: 2–3mal wöchentlich zuerst ansteigendes Fußbad mit Fichten-, Lavendel- oder Rosmarinöl (suggestive Duftwirkung), später Wechselfußbad oder Wechselknieguß (evtl. mit der Brause) oder Wechselschenkelguß. Ergänzend: 1–2mal wöchentlich abends Sitz- oder Halbbad mit gleichen Ölen oder anstelle des Reinigungsbades abends ein Vollbad mit Hopfenöl (35–36° C, 12 Minuten) ohne Kaltanwendung hinterher, dann sofort ins Bett.

Zur weiteren Beachtung: von nachmittags an keine Flüssigkeit, auch keine Breie, Gemüse, Obst, Salate, vor allem keine Kartoffeln, da diese Wasser treiben. Tinkturen aus Bitterkräutern (15–20 Tr.) oder Johanniskrautöl auf Zucker (5–8 Tr.) wirken nicht nur suggestiv.

Nachts, zur Zeit, da erfahrungsgemäß das Bettnässen einsetzt, vollständiges Wecken zum Wasserlassen (nicht im Halbschlaf), eventuell wenn zu spät geweckt nachts nochmals bei vollem Wachwerden abhalten. Auf der Seite – nicht auf dem Rücken – schlafen lassen. Eventuell erzwingen durch im Rücken geknotetes Handtuch.

Vor allem nicht strafen! Viel Geduld aufbringen. Dann ist beim echten Bettnässen fast immer Heilung zu erwarten.

Erkrankungen der Vorsteherdrüse (Prostata)

Eine Vergrößerung der Vorsteherdrüse (Prostatahypertrophie) tritt häufig im Alter, heute meist schon nach dem 50. Lebensjahr auf.
Es handelt sich um eine nicht bösartige Wucherung normaler Gewebsbestandteile. Die Ursachen sind unbekannt. Die Vergrößerung kann die ganze Drüse oder nur den Mittel- oder die Seitenlappen befallen. Sie verursacht nicht in allen Fällen Krankheitsbeschwerden.
Die Krankheitsbeschwerden entstehen durch allmählich zunehmende Zusammendrückung der Harnröhre. Je nach deren Stärke tritt mehr oder weniger erschwertes Harnlassen auf.
Zuerst kommt das Wasserlassen nach längerem Warten und Pressen trotz Harndrang langsam mit unterbrochenem Strahl in Gang. Der Harn träufelt nach. Später kommt es zur Bildung von Restharn, d. h. die Blase entleert sich nicht mehr vollständig. Die Blasenmuskulatur wird dicker. Es kommt zur Entwicklung einer sogenannten Balkenblase. Je mehr Harn in der Blase zurückbleibt, um so größer wird die Gefahr einer Infektion, meist durch Colibakterien. Durch den Rückstau entwickelt sich allmählich eine beiderseitige Wassersackniere, mit fortschreitender Schädigung des Nierengewebes die Zeichen einer Urämie (siehe dort).
Die unerläßliche Diagnose ist Sache des Facharztes für Urologie. Bei Verdacht auf Vorsteherdrüsenvergrößerung sollte stets eine genaue fachärztliche Untersuchung durchgeführt werden, um schwere Krankheitszustände zu verhüten und, vor allem, um bösartige Erkrankungen auszuschließen (Krebsvorsorgeuntersuchung).
Die Behandlung muß immer eine vom Facharzt durchgeführte Spezialbehandlung sein. Sie wird unterstützt durch natürliche Lebens- und Heilreize.
Diese zielen vor allem darauf ab, Erkältungen zu vermeiden und die Blasenentleerung zu fördern. Geheimrat *G. Bier* gab eine klare *Faustregel:* Keine kalten Füße, keinen kalten Hintern (nicht auf kalter Unterlage sitzen) und nicht kalt trinken. Dazu als Ergänzung: öfter ansteigende Fußbäder mit Heublumen oder Zinnkraut, später eventuell Wechselfußbäder oder sogar Wechselkniegüsse. 2mal wöchentlich ein Heusack in die Kreuz-Lenden-Gegend, 2–3mal wöchentlich ein ansteigendes Sitz- oder Halbbad mit Heublumen, Haferstroh oder Zinnkraut.
Keine kalten Getränke, wenig Alkohol, vor allem keinen konzentrierten. Vernünftige, nicht zu gewürzte, naturgerechte Vollwertkost.

Die Vorsteherdrüsenentzündung (Prostatitis)

Sie entsteht häufig durch Übergreifen einer Entzündung aus der Harnröhre, besonders bei Tripper, aber auch durch unspezifische Infektionen, z. B. nach Katheterisieren. Auch Entzündungen vom Mastdarm aus und tuberkulöse Prozesse können die Prostataentzündung auslösen.
Die Entzündung kann akut oder chronisch verlaufen.
Dementsprechend sind die *Krankheitszeichen*. Bei der akuten Prostatitis klagt der vielfach leicht fiebernde Patient über Druckgefühl am Damm, gesteigerten Harndrang und Schmerzen beim Wasserlassen, die bis ins Glied, zum Kreuzbein und den Beinen ausstrahlen.
Die chronische Form zeigt weniger stürmische Erscheinungen. Sie verursacht dafür aber nicht selten Störungen in der Geschlechtsfunktion, z. B. häufige schmerzhafte Samenergüsse, Impotenz und neigt gelegentlich zur Abszedierung.
Die *Behandlung* muß sich nach den Ursachen richten. Die oft notwendige fachärztlich angeordnete Arzneibehandlung wird wie bei der Prostatavergrößerung durch naturgemäße Heilbehelfe ergänzt. Im akuten Fall ist Bettruhe und Verhalten wie bei jeder Infektionskrankheit notwendig.

Stoffwechselstörungen

Unter Stoffwechsel versteht man alle Vorgänge, die im Organismus dazu dienen, verbrauchtes Material auszuscheiden und zu ersetzen und außerdem Kraft für die Arbeitsleistungen des Körpers zu gewinnen. Der Stoffwechsel umfaßt also den gesamten Auf- und Abbau im Organismus. Dabei sind das Bau- oder Brennmaterial die Nährstoffe: Fette, Zuckerstoffe (Kohlenhydrate) und Eiweiß. Weiter sind unerläßlich für den richtigen Ablauf des Stoffwechsels die Nährsalze und Vitamine, Spurenelemente, Wuchsstoffe und als unbedingt erforderliches Transportmittel das Wasser. (Siehe auch *Anemueller:* Ernährung und Diät.)
Man unterscheidet einen äußeren und einen inneren Stoffwechsel. Der äußere Stoffwechsel wird »Verdauung« genannt. Er beginnt mit der Nahrungsaufnahme durch den Mund, wird fortgesetzt durch die vielen Vorgänge der Aufschließung und Zerlegung der Nahrungsmittel im Magen-Darm-Kanal und endet mit dem Aufsaugen der flüssig und lösbar gemachten Nahrungsbestandteile durch die Darmwand und mit der Ausstoßung der unverdauten Reste. Die Nährstoffe, Nährsalze, Vitamine und das Wasser werden freigemacht und so verändert, daß sie in das Blut und die Gewebesäfte übergehen können.
Im äußeren Stoffwechsel kann schon eine Reihe von Störungen auftreten. Wenn wir z. B. infolge schlechten Kauens, durch kranke Zähne oder zu hastiges Essen die Nahrung nicht genügend einspeicheln, dann werden die Kohlenhydrate oder Zuckerstoffe nicht aufgeschlossen und abgebaut. Der Magensaft enthält nämlich keine Bestandteile, die in der Lage sind, die Kohlenhydrate aufzuspalten. Erst der Saft des Darms verarbeitet sie weiter. Wird demnach schon die erste Phase der Zuckeraufspaltung nicht richtig durchgeführt, eben als Folge der ungenügenden Einspeichelung, so entstehen im Darm Gärungsprozesse und bei Fehlabbau des Eiweißes Fäulnisprozesse (siehe Gärungs- und Fäulnisvorgänge).
Der innere Stoffwechsel beginnt damit, daß die vom Blut und von den Säften aufgenommenen Nährstoffe, Nährsalze und Vitamine den Zellen des Körpers zur Verfügung gestellt werden. Sie kreisen im Blut und in den Gewebesäften und dringen durch die dünnhäutigen Wände in das Innere der Zellen ein. Diesen Vorgang nennt man »Osmose«. Die Verarbeitung der Aufbaustoffe in den Zellen nennt man den »Zellstoffwechsel« oder den »inneren Stoffwechsel«.

Störungen im inneren Stoffwechsel können recht mannigfaltiger Art sein. Sie erklären sich vorwiegend aus einer falschen Verarbeitung der Nährstoffe, Nährsalze und Vitamine. Die Fette und Zuckerstoffe werden im Zellstoffwechsel im allgemeinen so weit abgebaut, daß als Stoffwechselendprodukte, also als Schlacken, nur Kohlensäure und Wasser übrigbleiben. Diese Schlacken werden restlos durch die Lunge, die Haut und die Nieren ausgeschieden, wenn der Körper gesund ist. Treten aber Störungen in dieser Verarbeitung oder in diesem Abbau ein, dann entsteht u. a. das Krankheitsbild der Fettsucht oder der Magersucht oder bei falscher Verarbeitung der Zuckerstoffe (Kohlenhydrate) die Zuckerkrankheit (Diabetes mellitus).
Die Verarbeitung und Ausscheidung des Eiweißes ist komplizierter. Als Stoffwechselendprodukte verbleiben Harnsäure und Harnstoff. Diese werden im allgemeinen nur über die Nieren ausgeschieden und nur in geringen Mengen über die Haut. Störungen im Eiweißstoffwechsel führen u. a. zur Entstehung der Gicht.
Jede Krankheit im Organismus ist mit Stoffwechselstörungen verbunden.
Es gibt aber auch solche Stoffwechselstörungen, bei denen das Stoffwechselgeschehen selbst typisch gestört ist und dadurch zu umrissenen Krankheitsbildern geführt hat.
Diese sind die Fettsucht, abnorme Magerkeit und Magersucht, Zukkerkrankheit und Gicht.

Die Fettsucht (Adipositas)

Unter Fettsucht, Fettleibigkeit oder Korpulenz versteht man eine die Norm überschreitende bis krankhafte Zunahme des Körperfettes im ganzen Körper, auch an inneren Organen (z. B. in der Leber, am und im Herzen) oder an einzelnen Körperteilen.
Das Fett lagert sich zunächst an den Körperstellen ab, wo sich auch im normalen Zustand Fettgewebe findet, z. B. im Unterhautzellgewebe. Manche Stellen bleiben auch bei größter Fettsucht vom Fettgewebe frei, z. B. die äußeren Geschlechtsorgane, die Augenlider und Ohrmuscheln.
Nach ihrer Entstehung lassen sich zwei Arten unterscheiden, die Mastfettsucht und die innersekretorische. Häufig finden sich beide gleichzeitig.

Die Mastfettsucht

Eine länger anhaltende übermäßige Nahrungszufuhr ist in den meisten Fällen die Ursache für die Mastfettsucht. Diese wird beschleunigt durch Mangel an Bewegung. Schon ein kleiner, aber regelmäßiger Überschuß an Nahrung verursacht Fettansatz. Wer täglich nur einen Viertelliter Milch oder einen halben Liter Bier oder 25 Gramm Butter zuviel zu sich nimmt, vermehrt sein Gewicht im Jahr um 8 kg. Diese Art von Fettsucht findet sich besonders in den wohlhabenden Bevölkerungsschichten oder auch bei Leuten, die körperlich tätig waren und plötzlich zur Untätigkeit verurteilt wurden. Bei vielen Menschen begann die Fettsucht mit der Anschaffung des Autos.

Wenn man solche Patienten in der Sprechstunde nach ihrer Ernährung fragt, so wird man von vielen immer wieder hören, daß sie nur wenig essen und trotzdem immer zunehmen. Das stimmt und stimmt doch meistens nicht; denn einmal ist, wie eine eingehende Kontrolle oft ergibt, die Nahrungszufuhr trotzdem höher als der Bedarf, besonders wenn man die Zubereitung der Nahrung mitberücksichtigt, und zweitens werden meist bei diesen Versicherungen die zwischen den Mahlzeiten genossenen Kleinigkeiten nicht mitgezählt, z. B. Süßigkeiten, Suppen, Getränke usw. Ferner: wenn einmal ein gewisses Stadium der Fettsucht erreicht ist, kann ein ganz geringes tägliches Mehr an Nahrung den Fettbestand des Körpers weiter vermehren oder ihn wenigstens auf der gleichen Höhe halten. Eine bedeutende Rolle bei dieser Fettsucht spielt der Alkohol, namentlich in Form von Bier, welches außer 3 bis 4 Prozent Alkohol nicht unerhebliche Mengen von Zuckerstoffen enthält. Männer, die viel und regelmäßig Bier trinken, werden immer sehr dick. Dazu kommt noch, daß der Alkohol träge macht und daher auch auf diese Weise die Fettsucht begünstigt. Die Mastfettsucht ist sehr schwer zu behandeln, wenn die Patienten, wie es nicht selten der Fall ist, die notwendige Willenskraft nicht aufbringen, um Ernährung und Lebensweise gründlich zu ändern. Diese umzustellen ist unbedingt notwendig. Die in der Zeitung angepriesenen Entfettungsmittel sind zu gewaltsam und können schaden. Es muß unbedingt eine Diät aus leichter, vorwiegend pflanzlicher Kost durchgeführt werden, auch alle Zwischenmahlzeiten müssen wegfallen. Der Fettsüchtige kann auf Dauer seine Gesundheit nicht ohne Entsagung und Opfer wiederherstellen.

Die innersekretorische Fettsucht

Diese ist im wesentlichen auf Störungen der innersekretorischen

Drüsen zurückzuführen (siehe S. 201). Dies sind die Schilddrüse, die Nebenschilddrüse, die Hirnanhangdrüse, die Zirbeldrüse sowie die Bauchspeicheldrüse, die bei der Zuckerkrankheit eine besondere Rolle spielt. Dadurch nun, daß diese fein arbeitenden Drüsen von Haus aus minderwertig veranlagt sind oder durch eine über längere Zeit sich erstreckende falsche Lebens- und Ernährungsweise geschädigt werden, kommt es zu Störungen in ihrem Zusammenspiel und als weitere Folge hiervon zur Fettsucht. Diese wird verursacht besonders durch die Schilddrüse, die Keimdrüsen sowie die Hirnanhangdrüse. Es gibt gewisse Arten der Fettsucht, die schon von vornherein erkennen lassen, welche Drüsen besonders beteiligt sind. Bei diesen Formen der Fettsucht muß man unter Umständen mit Arzneimitteln vorgehen, die bestimmte Drüsen zur Tätigkeit anreizen oder ihre fehlenden Stoffe ersetzen; naturgemäße Behandlungsweise allein genügt in diesem Fall nicht. Zwar können eine richtige Diät und Naturheilmaßnahmen bei Drüsenstörungen dieser Art viel erreichen, wenn aber die Drüsen selbst nicht mehr arbeiten, kann die Naturheilmethode den Körper nicht genügend entfetten. Es ist aber nicht so, daß in diesem Fall die Hormonpräparate wirkliche Heilmittel sind, denn auch sie vermögen nicht die kranken Drüsen zu heilen. Sie haben nur die Möglichkeit, einen lebensfähigen Zustand zu erhalten, und sind in solcher Lage ein notwendiges Übel, wie z. B. Operationen bei Krebsleiden oder bestimmten anderen Krankheiten.

Ganz falsch ist es, wenn vom Laien bei Fettsucht, wie sie auch immer bedingt sein mag, wahl- und kritiklos Drüsenmittel verwendet werden. Hormone dürfen nur vom kundigen Arzt verordnet werden.

Krankheitsbild der Fettsucht: Die Fettsucht kommt zunächst in der abnormen Zunahme des Körpergewichtes zum Ausdruck. Zahlen über 85 kg beim Mann und über 75 kg bei der Frau bei mittlerer Größe muß man als krankhaft bezeichnen. Bei der Berechnung des Körpergewichtes kann man im allgemeinen die Brocasche Formel zugrunde legen: Gewicht = cm über hundert ausgedrückt in kg ± 10%, d. h. also, ein Mann von 175 cm Größe darf 75 kg ± 10% = 82,5 kg oder 67,5 kg wiegen. Das individuelle Gewicht weist also erhebliche Schwankungen auf.

Vielfach werden andere Maßstäbe genannt, die sich nicht immer auf sachliche Beobachtungen stützen, sondern oft Modeströmungen unterliegen oder merkantile Hintergründe haben (Hersteller von Schlankheitsmitteln).

Wir müssen aber ausdrücklich betonen, daß zu starker Fettansatz immer krankhaft ist. Der gesunde Mensch ist fast fettarm, ebenso der leistungsfähige.

Der Fette hat häufig eine sehr schwach entwickelte Muskulatur, er ermüdet rasch und gerät schnell außer Atem. Das beruht darauf, daß auch das normale Herz das Fettleibigen wegen des großen Körpergewichts dauernd mehr beansprucht wird als bei einem schlanken Menschen; oder es liegt daran, daß das Herz selbst ebenfalls von Fett umlagert ist und nicht mehr so gut arbeiten kann, wie es notwendig wäre. Oft finden sich darum neben einer Erschlaffung des Herzens Erkrankungen des Gefäßsystems. Sind außerdem die Arterien verkalkt und ist der Blutdruck gesteigert, dann läuft das Herz Gefahr zu versagen, besonders wenn der Organismus einmal mehr Arbeit leisten muß, z. B. bei Operationen, bei Lungenentzündungen und anderen Krankheiten oder bei großen körperlichen Anstrengungen. Die Hauptursache für die erhöhte Krankheitsbereitschaft und für die Sterblichkeit bei den Fettsüchtigen ist das häufige Auftreten von Herz- und Kreislauferkrankungen mit besonderer Bereitschaft zu Herzinfarkten, Herzmuskelerkrankungen, Blutdruckerhöhungen, Schlaganfällen, Arterienverkalkung, Thrombose und Embolie, sowie zu Diabetes mellitus (Zukkerkrankheit).

Die Lebensdauer der Fettsüchtigen wird im Durchschnitt um 10 Jahre verkürzt. Auch Frühinvalidität ist häufig durch die Fettsucht und ihre Begleitkrankheiten bedingt.

Behandlung der Fettsucht:

Kneipp sagt über die Behandlung der Fettsucht etwas Grundsätzliches: »Der Fettsüchtige ist ein Schwächling, der gestärkt werden muß, deshalb müssen solche Anwendungen gegeben werden, die den ganzen Organismus kräftigen. Der Körper des Fettsüchtigen ist schwammig und schlaff, und er enthält überflüssige Stoffe. Der Hydrotherapeut muß also auf Entfernung und Abstoßung derselben hinarbeiten, damit die Organe wieder in den normalen Zustand kommen. Dagegen darf dem Körper die notwendige Nahrung nicht entzogen werden, weil diese ja zur Regenerierung des ganzen Organismus notwendig ist und weil nur dann, wenn dieser gut funktioniert, ein rascher Stoffwechsel und die Entfernung und Abstoßung des Überflüssigen möglich ist. Es muß darum eine Kost empfohlen werden, die gutes Blut gibt und den Körper bei Kräften erhält. Flüssigkeiten meide man womöglich, außer es sei wirklich Durst vorhanden; ferner meide man auch solche Speisen und Getränke, welche Durst machen.«

Aus den weiteren Originaldarstellungen geht deutlich hervor, daß die Behandlung der Fettsucht nach *Kneipp* durchaus anders war als die heute üblichen Methoden. Man kann aber der Behandlung von *Kneipp* Folgerichtigkeit und Originalität nicht absprechen. *Kneipp* wirft den Behandlungsverfahren seiner Zeit – und im Prinzip auch den heutigen – vor: sie wirken nur symptomatisch, d. h. sie verringern wohl das Gewicht, aber diese Entfettungskuren vermehren die konstitutionelle und allgemeine Schwäche des Organismus, das Grundleiden dagegen, die tiefergehende Stoffwechselstörung, bessern sie nicht wesentlich; es stellt sich meistens kurze Zeit nach diesen Kuren das frühere Gewicht wieder ein.

In dieser Ansicht *Kneipps* liegt etwas Grundsätzliches: Jede Maßnahme, welche die Naturkraft nicht steigert, wird den Krankheitsprozeß im Grunde unbeeinflußt lassen oder sogar verschlimmern. Es kommt nach *Kneipp* stets darauf an, alle Lebenskräfte zu üben, um nicht nur symptomatische, augenblickliche Erfolge zu erzielen, sondern bleibende, vor allem um Rückfälle zu verhüten. Übung aller Lebenskräfte ist ja ein Grundsatz des Kneippschen Systems, der auch heute noch gilt.

Kneipp tritt bei der Abmagerungskur für eine »gute und recht nahrhafte Kost« ein. Er meint damit aber nicht die »üppige bürgerliche Kost«, sondern das, was wir heute als naturgerechte Vollkost bezeichnen; das sind unverfälschte Nahrungsmittel, besonders Vollkornbrot und Vollkornprodukte, vitaminreiche Rohkost, Gemüse, Salate, Obst, Milch und Milchprodukte und nur wenig mageres Fleisch, schwaches Würzen, vor allem wenig Salz und wenig Flüssigkeit. *Kneipp* empfiehlt außer Wasser den Apfelsaft als Getränk.

Es soll allerdings am Rand vermerkt werden, daß die Frage der Diätetik im engeren Sinne von *Kneipp* noch nicht so gelöst werden konnte, wie das heute möglich ist. *Kneipp* war auch in den Fragen der Ernährung ein Kind seiner Zeit, in der fast drei Viertel der Bevölkerung auf dem Land oder in Kleinstädten lebten und sich noch von den natürlichen Erträgen des Bodens ernährten (allerdings muß er sich gegen das starke Kochen wenden und empfiehlt dafür das Dämpfen der Kost). Die Ernährungsreform war noch nicht so dringlich wie heute, wo die Zusammenballung der Menschen in Städten dazu zwingt, Lebensmittel durch Konservieren und Präparieren für längere Zeit haltbar zu machen, wodurch sie allerdings oft weithin denaturiert werden. *Kneipps* Grundsatz für die Ernährung war noch sehr knapp: »Die Kost sei recht einfach, nahrhaft und natürlich.« Dieser Satz kann noch heute unter Berücksichtigung der modernen Ergebnisse der Ernährungsforschung seine volle Gültigkeit behalten.

Selbstverständlich gilt bei der Behandlung der Fettsucht die Anpassung an den Gesamtzustand des einzelnen Menschen als Grundlage aller Maßnahmen. Vor allem beherzige man auch *Kneipps* Mahnung: »Ich warne vor jedem zu starken und jedem zu häufigen Anwenden des Wassers. Der sonstige Nutzen des Heilelementes kehrt sich in Schaden, das hoffende Vertrauen des Patienten in Furcht und Entsetzen... Jener wendet das Wasser mit den vorteilhaftesten Wirkungen und sichersten Resultaten an, welcher es in der einfachsten, leichtesten, schuldlosesten Form zu gebrauchen weiß.«

Weiter kommen Luftbäder, Sonnenbäder, Gymnastik, Wandern und Massage und alle übrigen naturgemäßen Maßnahmen, die die geschwächte Naturkraft zu stärken vermögen, zur Geltung.

Eine Selbstverständlichkeit ist auch, daß der Fettsüchtige nicht zuviel sitzen, liegen oder schlafen soll. Wenn er mittags ein Ruhebedürfnis hat, so soll er nach Möglichkeit vor dem Essen ein wenig liegen und nachts nicht mehr als acht Stunden schlafen, wenn nicht besondere Ausnahmefälle vorliegen.

Das Wesentliche über die Behandlung der Fettsucht sei in den folgenden *10 Geboten* zusammengefaßt:

1. Zufuhr und Verbrauch von Nährstoffen müssen sich entsprechen. Wer wenig körperlich arbeitet, bedarf weniger Kalorien als der schwer Arbeitende. Ersterer kommt mit ca. 2000 Kalorien täglich gut aus, letzterer kann bis ca. 5000 Kalorien benötigen. (100 g Kohlenhydrate = 410 Kal., 100 g Eiweiß = 410 Kal., 100 g Fett = 930 Kal.).
2. Es gilt nicht nur Fett abzubauen, sondern auch alle Lebenskräfte zu stärken. Dazu dienen alle natürlichen Lebens- und Heilreize.
3. Prinzipiell keine Einseitigkeiten. Auch für den Fettsüchtigen ist eine knappe, kalorienarme, naturgerechte Vollkost notwendig.
4. Ein Hungergefühl soll man nicht überstark werden lassen. Deshalb ist bei der Nahrungszufuhr auf Füll- und Sättigungsmaterial zu achten, das nicht dick macht. Gegebenenfalls sind auch kleine Zwischenmahlzeiten aus Obst, Vollkornbrot, magerem Fleisch, Salaten u. a. erlaubt. Soweit sie aber beachtliche Kalorienspender sind, müssen sie mit den Hauptmahlzeiten berechnet werden.

5. Die tägliche Fettmenge darf 50 g nicht überschreiten. Man denke auch an die versteckten Fette in Käse, Quark, Magerfleisch, Magerwurst, Fisch und Ei. Man verwende nur hochwertige Fette, insbesondere kalt gepreßte Öle (Lein-, Mais-, Sonnenblumen- und Olivenöl). Fett hat mehr als das Doppelte an Kalorien als Zucker und Eiweiß.
6. Eiweiß soll man pro Kilogramm Körpergewicht nur je 1 g täglich zuführen. Geeignetes hochwertiges Eiweiß findet man in entfetteter Milch und deren Produkten: Buttermilch, Magerquark und Magerkäse, Joghurt und Bioghurt, in magerem Fleisch und Fisch. (In 500 g magerem Fleisch oder 100 g Trockenmagermilch sind ca. 100 g Eiweiß enthalten.)
7. Als Kohlenhydrate (sog. Zuckerstoffe) sind nur hochwertige zu empfehlen, wie z.B. Vollkornbrot, Vollkornmehl, Vollreis. Je weißer ein Mehl, um so schlechter ist es. Kartoffeln sollen nur als Pellkartoffeln gegessen werden. Zucker ist weitestgehend einzuschränken, ebenso Alkohol in jeder Form, da er sehr viel Kalorien enthält und träge macht.
8. Verboten sind: Süßigkeiten, Kuchen, Torten, Schlagsahne, Speiseeis, gebundene Suppen, fette Wurstwaren, viel Salz und viel Flüssigkeit.
9. Vor der Mahlzeit – nicht hinterher – Früchte, Salate und Rohkost. Empfohlen werden: 1- bis 2mal wöchentlich entweder ein Obst- oder Safttag, Pellkartoffel- oder Apfelreistag oder Obst-Buttermilch-Tag.
10. In der Regel soll man vor der Mahlzeit etwa eine halbe Stunde mit hochgelagerten Beinen ruhen; nur bei besonderen Fällen auch nach dem Essen.

Abnorme Magerkeit und Magersucht

Magerkeit kann etwas Krankhaftes sein. Es gibt aber eine Magerkeit, die mit gesundem Leben sehr wohl vereinbar ist. Sie ist dann meistens der Ausdruck einer erblichen Konstitution, und ihr Träger fühlt sich recht wohl. Er ist unter Umständen sogar sehr widerstandsfähig und zäh. Magerkeit als Modeströmung kann auch durch dauernde ungenügende Ernährung herbeigeführt und beibehalten werden. Dann geht sie auf Kosten der Gesundheit und Leistungsfähigkeit.

Das Körpergewicht ist eben mannigfachen individuellen Schwankungen unterworfen. Jeder muß das Gewicht erstreben, das seiner Konstitution und seinen berechtigten Lebensumständen entspricht (siehe auch Brocasche Formel bei der Adipositas).

Krankheitsbild und Behandlung der abnormen Magerkeit und Magersucht. Es mag zunächst verwunderlich erscheinen, daß *Kneipp* die krankhafte Magerkeit nach denselben Grundsätzen behandelt wie die Fettsucht. Aber, es wird ja nicht die Fettsucht oder die zu starke Magerkeit bekämpft, sondern es soll der fettsüchtige oder der zu magere Mensch geheilt werden, bei dem der Stoffwechsel nicht in Ordnung ist. In beiden Fällen gilt es in ganz ähnlicher Weise, die lebenseigenen Kräfte zu wecken und zu stärken und die aus der Fettsucht oder zu starken Magerkeit herrührenden Störungen zu überwinden. Erstarken die lebenseigenen Kräfte beim Fettsüchtigen, so heißt dies, daß der Fettabbau im Sinne einer Normalisierung erreicht wird. Erstarken die lebenseigenen Kräfte beim zu mageren Menschen, so heißt das, daß er Körpersubstanz aufbaut. So darf also das Ziel bei der Behandlung der Magerkeit nicht nur das sein, den Patienten zu mästen und Fett anzuhäufen, sondern die Kräftigung des ganzen Körpers muß mit den Mitteln, die die Naturheilkunde uns zur Verfügung stellt, angestrebt werden. Sind ausgesprochen innersekretorische Drüsenstörungen die Ursache krankhafter Magerkeit oder der Magersucht, so müssen vom Arzt entsprechende hormonelle Maßnahmen mit eingeschaltet werden. Dasselbe gilt bei Auslösung dieser Zustände durch seelische Ursachen. Dann ist oft fachärztliche Psychotherapie (Behandlung mit seelischen Mitteln) nicht zu umgehen.

Bei der Ernährungsbehandlung müssen, um den Magen und den Darmkanal nicht von vornherein zu überlasten, häufig kleinere Mahlzeiten gegeben werden, die allerdings sehr kräftig, d. h. konzentriert im biologischen Sinn, sein sollen. Die Kost muß vor allem richtig zusammengesetzt sein, d. h. sie soll auch Rohkost, vielleicht zunächst in Form von Säften, Obst und Gemüsen, enthalten. Alles, was direkt mästet, ist für den zu mageren Menschen ebenso ungeeignet wie für den fettsüchtigen. Allerdings treten bei dem Mageren sehr oft zunächst Verdauungsbeschwerden auf, wenn man die Ernährung im naturgemäßen Sinn zu reformieren sucht. Diese Beschwerden sind aber nicht anders zu werten als der Muskelkater bei einem Menschen, der nicht gewöhnt ist zu turnen. Man wird deshalb nicht gleich die Flinte ins Korn werfen und zu der falschen Ernährung zurückkehren, sondern man muß, genau wie beim Turn-

fieber, diesen Zustand durch Übung überwinden.
Wenn freilich Appetitlosigkeit, Widerwillen gegen Speisen und die Verdauungsstörungen seelisch bedingt sind, wie es oft bei krankhafter Abmagerung der Fall ist, dann muß man durch eine vernünftige aktive Gesundheitspflege mit Anwendung all derjenigen Maßnahmen, die das Wohlbefinden steigern und die Nerven beruhigen, zunächst einmal neuen Mut zu erzeugen suchen. Hat sich der Zustand etwas gebessert, dann geht man vorsichtig zu einer aufbauenden Vollwertkost über.
Sehr wichtig ist bei krankhafter Magerkeit, das Rauchen zu unterlassen. Oft ist die Ursache der Entkräftung und der Abmagerung jahrelange Zufuhr von Nikotin. Der Tabakgenuß wird aber oft nicht als Ursache erkannt, weil die betreffenden Patienten diesen dem Arzt meist verschweigen, da sie nicht von der Gewohnheit des Rauchens lassen wollen. Wird er aber als Ursache der Magerkeit erkannt, so bewirkt vollkommener Entzug von Tabak meist sehr schnell Gewichtszunahme und Heilung.
Die Ausheilung der oft gleichzeitig vorhandenen Magen- und Darmstörungen wird unterstützt durch die Bitterkräuter. Man trinkt täglich eine Tasse Wermut- oder Tausendguldenkrauttee schluckweise, oder man nimmt Kalmustinktur. Auch Wasseranwendungen vermögen bei richtiger Durchführung die Spannkraft des magersüchtigen Menschen zu heben und damit seine Leistungsfähigkeit überhaupt zu steigern.
Daß man sich nach der Konstitution des Kranken in weitgehendem Maß richten muß, besonders bei der Verwendung des kalten Wassers, versteht sich von selbst.
Noch viel weniger als bei der Fettsucht lassen sich bei der abnormen Magerkeit und Magersucht allgemeingültige Maßnahmen anordnen. Alles, was den Kranken schwächt, muß strengstens vermieden werden, und der Arzt muß sich nach der Ansprechbarkeit jedes einzelnen Patienten richten. Im allgemeinen sind folgende Anwendungen geeignet: das morgendliche Zimmer-Luftbad und im Wechsel damit die Ganzwaschung, ein- oder zweimal in der Woche eine Leibauflage oder Dampfkompresse, mittags nach Möglichkeit täglich ebenfalls eine Leibauflage oder ein Lendenwickel, je nach der Körperverfassung des Kranken kalt oder warm. Auch der Oberaufschläger kommt unter Umständen in Frage. Am Spätnachmittag ist ein Armbad günstig, abends entweder eine Leibauflage oder ein Wechselfußbad oder ein warmes Kräuterdreiviertelbad, dazwischen vielleicht einmal ein warmes Kräutersitzbad. Weiter ist das Wassertreten für

manche Kranke sehr zu empfehlen. Selbstverständlich gehört schließlich die vernünftige Anwendung von Luft und Licht, von Bewegung und Ruhe hierher. Für den Mageren ist es natürlich vorteilhaft, sich nach den Hauptmahlzeiten hinzulegen und wenn möglich zu schlafen.

Die Zuckerkrankheit
(Diabetes mellitus)

ist eine auf erblicher Basis entstandene chronische Erkrankung des gesamten endokrinen (innersekretorischen) Systems und des mit diesem eng verkoppelten vegetativen Nervensystems. Im Mittelpunkt steht immer eine Fehlleistung der Inselzellen der Bauchspeicheldrüse. Diese sind für die Störungen der Zuckerverwertung verantwortlich (n. Prof. *Bertram*). Die Zuckerkrankheit ist, anders ausgedrückt, eine Stoffwechselstörung, die auf mangelhafter Verarbeitung der Kohlenhydrate, wie die Zuckerstoffe wissenschaftlich genannt werden, im Körper beruht. Von der richtigen Aufnahme und dem geordneten Verbrauch dieser Stoffe im Organismus hängt das Wohlbefinden des Menschen weitgehend ab.
Beim normalen Ablauf des Stoffwechsels werden die mit der Nahrung aufgenommenen Kohlenhydrate (siehe dort), also vorwiegend Mehrfach- und Einfachzukker, durch die Verdauung in Traubenzucker verwandelt. Dieser kommt durch die Darmwände in das Blut und wird mit dem Blut den einzelnen Zellen zur Verbrennung angeboten. Der nicht verbrannte Zucker wird mit Hilfe des Insulins in der Leber und Muskulatur zu Stärke, Glykogen, aufgebaut. Unter der Wirkung eines anderen Hormons, des Adrenalins aus der Nebenniere, gibt die Leber bei Zuckerbedarf der Zellen immer nur so viel an das Blut ab, daß der Gehalt im Blut nicht mehr als 0,12 % = 120 mg in einem Gramm beträgt. Der Zukker wird vom Blut an die Zellen herangetragen und dient dem Organismus als Betriebsstoff. Er ist der Kraftstoff für die Arbeitsleistungen der Muskeln und der Körperorgane und wird gewöhnlich im Laufe der chemischen Prozesse in den Zellen verbrannt.
Aber bei der Störung im Stoffwechsel, die wir als Zuckerkrankheit bezeichnen, wird – wie bereits gesagt – der Zucker nicht richtig verbrannt oder nicht richtig gespeichert und überschwemmt das Blut. Nur ein Teil davon kann in den Zellgeweben verbrannt werden, und infolge der Zuckeranreicherung im Blut wird dauernd oder zeitweilig Zucker mit dem Harn ausgeschieden, wo er sich normalerweise nicht findet. Wenn also

Zucker im Harn ist, so bedeutet das meistens, daß der Blutzuckergehalt über 0,12% angestiegen ist. In einzelnen Fällen kann freilich auch ohne Erhöhung des Blutzuckers Zucker im Harn auftreten. Dann arbeitet die Niere nicht so, wie sie sollte, und es erscheinen auch andere Stoffe im Urin, die auf krankhafte Vorgänge im Körper hinweisen, z. B. Eiweiß.

Die Störung der Zuckerverarbeitung und die daraus sich ergebende Ausscheidung kann vorübergehend oder dauernd sein.

Die Zuckerkrankheit ist nicht selten. Sie befällt hauptsächlich das mittlere Lebensalter und im allgemeinen mehr Männer als Frauen, kommt aber auch bei älteren und jugendlichen Personen vor, ja in einzelnen Fällen sogar bei Kindern. Der Diabetes bevorzugt vor allem die wohlhabenden Bevölkerungsschichten, die im allgemeinen gut und reichlich essen. Während der Kriegszeit wurde er wegen der mageren, knappen Kost bedeutend seltener. Bemerkenswert ist die Erblichkeit der Anlage und das gehäufte familiäre Auftreten der Krankheit. Auffallend ist es auch, daß sich Fettsucht, Gicht sowie Arterienverkalkung öfters in Verbindung mit der Zuckerkrankheit finden oder wenigstens in der Familie der Kranken häufig auftreten.

Doch bedeutet eine vererbte Anlage, wenn man von ganz schweren Belastungen absieht, nicht ohne weiteres einen Zwang zur Erkrankung an Diabetes. Gesundheit und Krankheit hängen zum großen Teil vom Verhalten des Anlageträgers selber ab.

Das Krankheitsbild der Zuckerkrankheit: Die ersten Erscheinungen, die sich oft nur ganz allmählich einstellen, sind in der Regel wenig charakteristisch und bestehen in Abnahme der körperlichen und geistigen Leistungsfähigkeit, in Mattigkeit, Verstimmungen, Abmagerung, Kopfschmerzen sowie mitunter in Nervenschmerzen. Trotz der fortschreitenden Gewichtsabnahme ist der Appetit gewöhnlich recht gut, oft sogar in einer dem Patienten selbst auffallenden Weise gesteigert. Dazu kommt meist erheblicher Durst, der den Patienten quälen kann und oft im Vordergrund seiner Klagen steht. Endlich ist die Harnmenge, wie die Kranken selbst angeben, stark vermehrt, und die Notwendigkeit, den Urin häufig zu entleeren, stört nicht selten die Nachtruhe. Alle diese Erscheinungen müssen freilich nicht immer zur Zuckerkrankheit gehören, aber sie machen diese sehr wahrscheinlich, und es soll in einem solchen Fall immer das Blut und der Urin untersucht werden, und zwar nicht nur morgens, sondern öfters am Tage, da besonders in leichteren Fällen der Harn nicht zu jeder Zeit Zucker enthält.

Wird Zucker gefunden, dann ist es falsch, dem Kranken sofort zu erklären, er sei Diabetiker und müsse sich zeit seines Lebens mit einer unheilbaren Krankheit herumplagen. Der Patient erhält leicht den Eindruck, daß Zucker im Harn von vornherein ein böses Zeichen sei. Er fängt an, sich zu beobachten, und oft lernt er dann schnell selbst, wie man den Zukker im Urin bestimmt und wie man die Prozentwerte feststellen kann.

So wird das Reagenzglas oder der Teststreifen sein Gemütsbarometer, das steigt und fällt, je nach der vorhandenen Skalahöhe des Zuckers. Seelisch reagieren die Diabetiker ganz verschieden. Die einen sagen sich: Es ist doch alles verloren, iß und trink, solange es dir schmeckt; wenn es aus ist, dann ist es eben aus. Die andern werden ängstlich; eine schwarze Zukunft steht vor ihren Augen, sie trauen sich kaum noch, etwas zu sich zu nehmen aus Furcht, den Zuckerspiegel im Blut und Harn zu erhöhen. Daß beide Einstellungen falsch sind, dürfte ohne näheren Beweis klar sein.

Selbstverständlich ist die Zuckerkrankheit nicht leicht zu nehmen, aber doch ist sie nicht so unbeeinflußbar, wie der Laie oft glaubt. Sie kann natürlich gefährlich werden, wenn der Kranke in falsche Hände kommt oder wenn seine Umgebung nicht genügend Rücksicht auf ihn nimmt. Eine richtige ärztliche Behandlung und eine sorgfältig ausgesuchte und auch durchgeführte Ernährung sind die Vorbedingungen dafür, daß der Zuckerkranke noch leistungsfähig bleibt.

Sehr verhängnisvoll können allerdings Komplikationen werden, die sich verschieden äußern. Bei der Zuckerkrankheit ist die gesamte Widerstandsfähigkeit des Körpers herabgesetzt, und wir finden als Ausdruck hierfür nicht selten eine Furunkulose, manchmal sogar die Bildung von Karbunkeln, die lebensgefährlich werden können, wenn sie im Nacken auftreten.

In manchen Fällen sterben Gliedmaßen ab, besonders wenn kleine Verletzungen vorausgehen. Wunden heilen bei Zuckerkranken sehr schlecht und müssen oft lange behandelt werden. Man hüte sich also vor Verletzungen.

Zu den chronischen Komplikationen gehört auch die Arterienverkalkung, die sich besonders an den Beinarterien zeigt und nicht selten zum Gewebstod (Gangrän) meistens zuerst an den Zehen führt.

Ebenso können Augenveränderungen, angefangen vom frühzeitigen grauen Star bis zu Netzhautveränderungen mit Erblindung, auftreten.

Eine besonders schwere, wenn

auch heute seltener gewordene Komplikation ist

die schwere Säurevergiftung
(Coma diabeticum)

Sie kommt dadurch zustande, daß bei der Störung im Kohlenhydratstoffwechsel auch die Fette nicht vollständig verbrannt werden. Es kommt zur Bildung der sogenannten Keton-Körper (Aceton und Acet-Essigsäure), die die Säurevergiftung herbeiführen. Hat die Vergiftung einen hohen Grad erreicht, dann tritt unter Angst, Kopfschmerzen, Übelkeit, Erbrechen, Schwindel und Unruhe eine zunehmende Benommenheit und schließlich Bewußtlosigkeit auf, die zum Tod führt, wenn es der Kunst des Arztes nicht gelingt, das Schlimmste noch zu verhindern. Während der Bewußtlosigkeit besteht eine eigentümlich tiefe Ein- und Ausatmung, aber keine Krämpfe. Die Haut ist trocken, die Pupillen sind weit geöffnet, die Körpertemperatur kann bis auf 30° C herabsinken. Es findet sich Aceton in der Atemluft, die deshalb nach Obst riecht.
Der Arzt stellt dann noch eine starke Ausscheidung von Aceton und Acet-Essigsäure und Zucker im Urin sowie einen hohen Blutzuckerwert fest. Die Behandlung, die möglichst sofort zu erfolgen hat, ist allein Sache des Arztes. Ehe man die Behandlung mit Insulin kannte, waren diese Kranken meist verloren. Heute können sie bei sofortiger klinischer Behandlung in der Regel gerettet werden.

Häufiger als dieses Coma diabeticum ist heute

der hypoglykämische Schock
(die Unterzuckerung)

Ursache der Unterzuckerung oder des hypoglykämischen Schocks, d. h. des plötzlich starken Zuckerabfalls im Blut, ist nicht nur die Überdosierung der gegen die Zuckerkrankheit gerichteten Mittel, sondern auch ihr Wechsel oder eine Besserung in der Kohlenhydratverwertung.
Vorübergehende Besserung tritt zum Beispiel nach vermehrter Muskelarbeit, wie nach Wandern, Gartenarbeit, Gymnastik und Sport ein.
Der drohende hypoglykämische Schock macht sich bemerkbar durch: nervöse Unruhe, Schwächegefühle, auch Heißhunger, Schweißausbruch, Benommenheit. Schließlich können, wenn keine Abhilfe geschaffen wird, Bewußtlosigkeit und Tod eintreten. Ein nachts eingetretener Zustand der Unterzuckerung wird als »stummer Schock« bezeichnet. Morgens finden sich als Gegenregulation besonders hohe Blutzuckerwerte und starke Zuckerausscheidung im Urin.

Jeder Zuckerkranke soll stets ein Stückchen Würfelzucker mit sich führen, um es bei den ersten Anzeichen einer Unterzuckerung zu nehmen. Die Behandlung des hypoglykämischen Schocks ist Sache des Arztes.

Behandlung der Zuckerkrankheit: In der Behandlung der Zukkerkrankheit spielen drei Dinge eine entscheidende Rolle: Diät – Muskelarbeit – Insulin oder entsprechende antidiabetische Arzneimittel.

Die Diätformen: Alle möglichen Diätformen für Diabetiker sind von den verschiedensten Standpunkten aus vorgeschlagen worden, die sich aber sehr oft widersprechen. Unsere heutige naturärztliche Auffassung von der Ernährung des Diabetikers formuliert Prof. Dr. med. *Bertram* am besten, indem er sagt:

Die besten Resultate sind zu erwarten, »wenn man die Ernährung der Zuckerkranken nach Möglichkeit der eines gesunden Menschen anpaßt«, und Dr. med. *Malten* ergänzt diese Auffassung wie folgt: »Grundsätzlich geben wir jedem Diabetiker eine möglichst naturbestimmte Diät mit naturnahen Kohlenhydratträgern, Obst, Gemüse (reichlich in Form von Rohkost), dazu Vollkornprodukte und Kartoffeln.«

Die allgemeinen Leitsätze, die Prof. *Bertram* aufstellte, verdienen stärkste Beachtung. Wir geben sie zusammengefaßt wieder:

1. Jeder Arzt ist verpflichtet, seinen Kranken die Diäten genauestens selbst vorzuschreiben und sie nicht irgendwelchen Büchern und Tabellen zu überlassen.
2. Die diätetische Versorgung muß eine strenge, aber keine überspitzte sein.
3. Trotz genauester Bemessung der KH müssen die Zuckerkranken vom ängstlichen Abwiegen der Speisen freigemacht und vom Gespenst der Kalorien befreit werden. Der beste Maßstab für die richtige Diätversorgung ist das subjektive Wohlbefinden.
4. Die Ernährung der Zuckerkranken muß eine einfache und den Lebensbedingungen und Vermögensverhältnissen der Kranken angepaßte Diät sein.
5. Der natürlichen Ernährung ist der Vorzug zu geben. Deshalb werden denaturierte sogenannte »Diabetiker-Nährmittel« abgelehnt.
6. Die Patienten sollen auf die Bedürfnisse des praktischen Lebens eingestellt werden und nicht auf die des Krankenzimmers. Speziell auf die berufliche Tätigkeit muß weitgehend Rücksicht genommen werden.
7. Als wichtigste Regel hat zu gelten, daß man Zucker-

kranke niemals überfüttern soll. Sie dürfen das Sollgewicht (soviel kg, wie der betr. Mensch über 100 cm groß ist) möglichst nicht überschreiten (siehe Brocasche Formel).

Man muß vor allem solche Nahrungsmittel unterscheiden, die dem Kranken ohne Bedenken in größeren Mengen gegeben werden können, und solche, die nur genau abgewogen nach ärztlicher Verordnung genossen werden dürfen. Fleisch gibt man ohne mehlige Soßen. Gelegentlich ein Ei ist erlaubt, ebenso reichlich Quark (Weißkäse), nicht zu fett. Von frischer Pflanzenkost sind Salate, Gurken, Tomaten, grüne Bohnen, Radieschen, Spinat, Zwiebeln, Rettich, Meerrettich, Spargel, Schnittlauch, Sauerampfer, Wirsing, Rot- und Weißkohl, Blumenkohl und Pilze geeignet. Obst darf man mit Ausnahme von ausgesprochen süßem Obst in der Regel 1/2 kg pro Tag geben. Von den Kompotten dagegen kommen nur mit Sacharin, Sionon oder ähnlichen Mitteln gesüßter Rhabarber, Preiselbeeren und unreife Stachelbeeren in Frage, u. U. auch anderes Obst, aber nicht übermäßig. Man kann aus diesen Nahrungsmitteln leicht eine abwechslungsreiche Kost herstellen, die den Wünschen des Kranken entgegenkommt. Pro Kilogramm Körpergewicht erlaubt man dabei ungefähr ein Gramm Eiweiß. Bei allen Zuckerkranken sind aber eiweißarme Tage, z. B. Hafer- und Gemüsetage, sehr zweckmäßig.

Auch Fett soll man, da es die Grundlage für die Säurevergiftung abgibt, nicht zu reichlich genießen. Die Gesamtmenge soll im allgemeinen 40–60 g pro Tag nicht übersteigen. Vor allem aber ist der größte Wert auf Basenreichtum der Nahrung zu legen.

Die Frage, ob für Diabetiker besonders geeignetes Brot (Graham) oder Kartoffeln, Früchte oder Gemüse zu bevorzugen seien, ist individuell zu beantworten. Meist ist das leicht festzustellen durch Fragen an die Patienten, wieweit ihre Kälte- und Wärmeempfindlichkeit geht. Die Antwort darauf ist besonders im Alter ziemlich exakt. Die einen haben mehr Bedürfnis nach Wärme und Sonne, während andere den Winter und die Frische bevorzugen. Gemüse und Kartoffeln sind Erdnahrung, Früchte und Brot Sonnennahrung, und so bewährt es sich, den Wärmebedürftigen hauptsächlich Brot und Früchte und den überhitzten Naturen mehr Gemüse und Kartoffeln zu geben.

Von *Noorden* und anderen wurde vor über 30 Jahren Hafernahrung dringend empfohlen. Diese bedeutete sicher einen Fortschritt in der damals üblichen Kost bei Zuckerkranken. Nach den neueren Erkenntnissen gilt, daß alle Vollkornprodukte, z. B.

Weizenflocken u. a., ebensogut vertragen werden wie Haferflokken.

Rohkosttage, sogar Obsttage können nach ärztlicher Anordnung eingeschoben werden, aber natürlich ohne Übertreibung.

Es gibt kein bestimmtes Schema für die Ernährung des Zuckerkranken. Wir müssen durch Kontrolle des Blutzuckers und der Zuckerausscheidung versuchen herauszufinden, was dem einzelnen Patienten bekommt. Erst dann können wir jedem seine Diät vorschreiben. Auf keinen Fall darf man dem Patienten dauernd eine Nahrung zumuten, gegen die er Abneigung empfindet. Das gilt auch für die Rohkost, die wegen ihres Basenreichtums sehr vorteilhaft ist. Selbstverständlich müssen alle schädlichen Genußmittel, z. B. Bohnenkaffee, Alkohol, Tabak und starker Tee, eingeschränkt werden. Scharfe Gewürze sind zu vermeiden.

Die Muskelarbeit beim Diabetes mellitus. Muskelarbeit steigert die Kohlenhydratverbrennung, verbessert damit das körperliche Wohlbefinden, befreit von Minderwertigkeitsgefühlen und erhöht das persönliche Wertgefühl. Die Bewegungsbehandlung muß darum systematisch in die Behandlung des Diabetes mellitus eingebaut werden. Es kommen in Frage: Zuerst oft als passive Bewegungsbehandlung die Massage, dann als aktive die Gymnastik und entsprechender Sport, Wandern und Schwimmen, sowie je nach individueller Gegebenheit und örtlichen Möglichkeiten verschiedene Leibesübungen.

Auch die *Wasseranwendungen* der Kneippkur erreichen ähnliches. Je nach Kräftezustand und Reaktionsfähigkeit eignen sich: Waschungen (Oberkörper- oder Ganzwaschungen mit Essigwasser), Wechselteilgüsse (Wechselknieguß, Wechselschenkelguß, Wechselarmguß u. a.). Diese können eventuell mit der Handbrause im Bad durchgeführt werden, etwa zwei- bis dreimal wöchentlich. Ebenso sind im Haushalt gut verwendbar Lendenwikkel-Essigwasser kalt oder mit Heublumen warm oder Dampfkompresse oder Heusack auf die Leber, kalte oder wechselwarme Sitz- oder Halbbäder. Ein- bis zweimal wöchentlich anstelle eines Reinigungsbads ein Kräuter-(besonders Kalmus)-Dreiviertelbad, 37–38° C, 10–12 Min. Dauer.

Die medikamentöse Behandlung des Diabetes mellitus ist Sache des erfahrenen Arztes. Es steht aber eindeutig fest, daß es neben einer sach- und fachgerechten naturärztlichen Behandlung oft nicht zu umgehen ist, entsprechende Medikamente einzusetzen. Man darf eben nicht vergessen, daß die Zuckerkrankheit ein Defektzustand ist, bei dem oft

das gesamte Regulations- und Kompensationsvermögen des Organismus nicht ausreicht, um den notwendigen Ausgleich zu erreichen. Dann muß eben die Kunsthilfe der Substitution, der künstlichen Ergänzung einsetzen. Ob hierbei die verschiedenen Formen des Insulins oder anderer Antidiabetika eingesetzt werden müssen, kann nur der sachkundige Arzt entscheiden.
Da bei der naturärztlichen Behandlung der Mensch zu einer möglichst natürlichen Lebensordnung angeleitet werden soll, wird für den Zuckerkranken insbesondere ein optimales Dauermilieu erstrebt, damit die gesamten regulierenden Faktoren, wie Diät, Luft, Licht, Wasser, Bewegung und Ruhe, in gewissem Maße auch zu Hause, nicht nur während eines Kuraufenthaltes, ihren positiven Einfluß erhalten und behalten. Die aktive Gesundheitspflege ist daher auch zur Überwindung der Zuckerkrankheit notwendig.

Die Gicht (Arthritis urica)

ist eine familiär gehäuft auftretende Stoffwechselerkrankung, die mit erhöhter Harnsäure im Blut und den Geweben einhergeht. Sie ist gekennzeichnet durch eine im Frühstadium immer wieder auftretende akute Gelenkentzündung, meist eines Gelenkes, und durch eine sich später entwickelnde chronisch deformierende Arthritis. Die Mehrzahl (fast 95%) der Gichtpatienten sind Männer, meist über 30 Jahre alt. Sie kommt nicht selten mit den anderen Stoffwechselkrankheiten: Fettsucht, krankhafte Magerkeit und Zuckerkrankheit in den gleichen Familien vor.
Bei der Gicht spielt die Harnsäure als Stoffwechselprodukt eine Rolle. Charakteristisch für die Gicht ist der akute Anfall. Dieser tritt meistens nachts auf und besteht in außerordentlich heftigen Schmerzen, gewöhnlich im Grundgelenk einer der großen Zehen. Dabei ist die Zehe stark geschwollen. Man führt diese Bevorzugung des Zehengelenkes darauf zurück, daß seine Bänder und Sehnen besonders gefäßarm sind. Weiter ist diese Stelle am weitesten vom Herzen entfernt und deshalb oft ungenügend mit Blut versorgt. Vielleicht spielt auch die Belastung durch das Körpergewicht eine Rolle.
Bei dem aktuten Gichtanfall ist das Gelenk gewöhnlich stark geschwollen und heiß. Die Haut über der erkrankten Stelle ist gerötet und das ganze Gelenk so empfindlich, daß der Patient oft nicht einmal den Druck der Bettdecke verträgt. In den Morgenstunden wird der Schmerz gewöhnlich etwas gelinder und kann über Tag sogar fast ganz

verschwinden. In der nächsten Nacht wiederholt sich vielleicht das Spiel mit gleicher oder noch verstärkter Heftigkeit. Mitunter springt der Anfall auf ein anderes Gelenk über. Dabei sind die kleinen Gelenke bevorzugt, insbesondere an den Füßen und an den Fingern. Wenn die Schmerzen allmählich zurückgehen, was beim echten Gichtanfall am Anfang meist nach einigen Tagen geschieht, dann schwellen die Gelenke langsam ab. Häufig bleibt aber noch eine auffallend teigige Verdickung der Gelenke und ihrer Umgebung zurück. Die Haut schuppt sich und juckt.

Der Anfall ist in der Regel von Störungen des Allgemeinbefindens begleitet, die allerdings öfter schon als Vorläufer eines Anfalls auftreten. Zugleich finden sich beim akuten Gichtanfall häufig Verdauungsbeschwerden: Appetitmangel, übler Mundgeruch, belegte Zunge, Stuhlverstopfung und saures Aufstoßen. Auch diese Zeichen müssen für uns wertvolle Hinweise sein. Sie bedeuten, daß der Organismus keine Nahrungszufuhr wünscht. Das einzig Folgerichtige ist darum in einem solchen Fall das Fasten. Bei manchen Menschen sind außerdem Leber und Magen gegen Druck empfindlich; wieder andere Gichtkranke klagen über Luftröhrenkatarrh, und bei fast allen wird nur wenig dunkelgefärbter Urin entleert, der beim Absetzen in der Kälte einen rötlichen Niederschlag von harnsauren Salzen bildet.

Ein solcher Gichtanfall kann der einzige bleiben, was aber selten der Fall ist. Meist liegt zwischen dem Abklingen des ersten Anfalls und dem Auftreten des nächsten nur eine kurze Pause. Manchmal allerdings vergehen Jahre. Dann können wieder Anfälle folgen, und erst nach jahrelangem Leiden gibt es größere Ruhepausen, oder bei zweckmäßiger Behandlung und Lebensführung tritt sogar ein Stillstand ein. Viele Gichtkranke sind an dem gehäuften Auftreten ihrer Anfälle selbst schuld, da sie, sobald der akute Anfall vorbei ist, wieder zu ihren alten, unnatürlichen Lebensgewohnheiten zurückkehren, und dann ist ein Anfall nach dem anderen die Antwort auf dieses verkehrte Verhalten. Zeiten sehr häufiger Gichtanfälle sind der Frühling und der Herbst.

Alle Gelenke können – wie bereits geschildert – von der Gicht befallen werden, meist zuerst die kleineren und dann die größeren. Die Geschwülste verhärten sich nach und nach und bilden Knoten, die am meisten an den Gelenken der Finger sichtbar werden, daher der Ausdruck »Knötchengicht«. Allerdings sind bei anderen Gichtkranken, die einen Anfall nach dem anderen bekommen, trotzdem die Gelenke nicht sonderlich verändert. Bei richtiger Lebensweise ist es sogar möglich, daß eine akute Gichterkrankung völlig geheilt wird. Wenn aber nach einer bestimmten Zeit die Gicht nicht mehr vollkommen ausheilt, ist der Übergang von einer akuten Gicht zur chronischen Gicht gegeben. Es treten im Laufe der Jahre an den Gelenken Veränderungen auf, die sehr kennzeichnend sind. In den Schleimbeuteln, Bändern und Gelenkkapseln lagern sich geringere oder größere Mengen von harnsauren Salzen ab, welche die Gelenkbänder verdicken, die Haut darüber bläulich verfärben und das ganze Gelenk sehr schmerzhaft werden lassen. Doch sind die einzelnen Anfälle, die dann noch auftreten, weniger heftig als bei der akuten Gicht. Sie dauern schon länger, häufig eine, zwei und mehr Wochen, manchmal sogar Monate. Außerdem ergießt sich oft Flüssigkeit in die Gelenkhöhle, die erhebliche Schwellungen verursacht, wodurch die Glieder der Kranken mißgestaltet werden. In der ersten Zeit können die Gelenke noch verhältnismäßig gut bewegt werden, allmählich aber wird die Gebrauchsfähigkeit der Gliedmaßen sehr stark beeinträchtigt, und die Menschen werden arbeitsunfähig und sogar häufig fast vollkommen unbeweglich. In schweren Fällen treten Zerstörungen an den Gelenken auf, so daß sich die Knochen verschieben und gleichsam verrenken. Ja, es kann sogar zu offenen Geschwüren mit kreideartigen, schmierigen Massen kommen, aus denen sich schmutzige Flüssigkeit entleert. Bei den vorgeschrittenen Erkrankungen ergreift die Gicht allmählich alle Gelenke des Körpers, und es lagert sich oft Harnsäure auch außerhalb der Gelenke ab, besonders am Rande der Ohrmuscheln, an der Ellenbeuge, an den Augenlidern und am Hodensack.

Chronische gichtische Gelenkstörungen sind von anderen nicht immer ganz einfach zu unterscheiden, besonders dann, wenn kein akuter Gichtanfall vorausgegangen ist und sich auch keine anderen Anzeichen der Gicht finden. Mitunter stellt die Krankheit sich ganz schleichend ein und führt allmählich zu Veränderungen, die man als chronische Gicht bezeichnen muß. Das Röntgenbild solcher Gelenkerkrankungen ergibt oft nichts, was mit Sicherheit auf dieses Leiden schließen läßt. Erhöhte Blutharnsäure ist kein zuverlässiges Kennzeichen. Sie kommt nämlich auch bei anderen Krankheiten vor und wird andererseits bei vielen Fällen echter Gicht nicht gefunden. Zudem ist die Blutharnsäure von mannigfachen Umständen abhängig; ein sicheres Urteil darüber ist erst nach einer mindestens dreitägigen, genau festgelegten Ernährung möglich. Eine Harnuntersuchung ergibt erst recht kein klares Bild; denn die Vergiftung durch die Harnsäure bildet sich erst dann heraus, wenn diese im Körper zurückgehalten wird, also nicht im Urin erscheint. Deshalb haben Urinuntersuchungen auf Harnsäure, wie sie oft ohne Rücksicht auf die vorausgegangene Nahrungszufuhr und auf andere Körpervorgänge durchgeführt werden, keinen praktischen Wert. Die Entscheidung darüber, ob chronische Gicht oder eine andere Gelenkerkrankung vorliegt, ist also nicht einfach.

Für die natürliche Behandlung ist diese Entscheidung aber nicht so unbedingt bedeutsam. Denn in jedem Fall kommt es darauf an, durch die natürlichen Reize die eigenen Kräfte des Organismus zu wecken und zu stärken, um den Körper durch Auflösen, Ausscheiden und Ausleiten zur Rückbildung der krankhaften Ablagerungen und Anschwellungen anzuregen.

Recht häufig erkranken bei der Gicht auch andere Organe des Körpers. Im Laufe der Zeit werden fast immer die Nieren beteiligt, zunächst vielleicht ohne ernste Störungen. Beim Fortschreiten der Krankheit stellen sich aber öfters Schrumpfnieren ein, in denen wertvolles Gewebe zerstört ist. Die Folge davon ist u. a. eine Blutdrucksteigerung. Doch muß nicht bei jeder Gicht mit Nierenbeteiligung auch eine Schrumpfniere entstehen. Es gibt Gichtkranke, die ihr Leiden schon jahrzehntelang mit sich herumtragen und trotzdem eine gesunde Niere haben. Viele haben Nierensteine, und schon die ältesten Ärzte glaubten an einen Zusammenhang zwischen Gicht und diesen Harnabscheidungen. Die Statistiken weisen jedenfalls auf einen ziemlich großen Prozentsatz von Nierensteinerkrankungen bei Gicht hin. Ein Forscher fand unter 150 Gichtfällen 48mal Nierensteine. Auch Blase und Harnröhre sind bei diesem Leiden oft sehr empfindlich, und so hört man nicht selten Gichtkranke über öfteren Drang zum Wasserlassen und Brennen in der Harnröhre klagen. Das Herz und die Gefäße zeigen häufig Schäden, die durch die gleichzeitige Nierenerkrankung bedingt sind. Das Verhalten des Herzens während der ganzen Krankheit ist für das weitere Schicksal des Gichtkranken von größter Bedeutung. Eine der Hauptgefahren bei der Gicht besteht nämlich darin, daß im Laufe der Zeit Herz und Kreislauf schwer leiden, wodurch allmählich das Leben gefährdet wird. So ist es gar nicht selten, daß Gichtkranke über Herzstörungen, aussetzenden Puls, Beklemmungen und Atemnot, Gefühl von Kälte und Taubheit in den

Gliedern und über Schwindel klagen. Sehr oft werden auch die Gefäße geschädigt, und es kommt zu einer Art Arterienverkalkung, zur Verkalkung der Herzkranzgefäße und damit zu Herzkrämpfen. Weiter sind – wie schon erwähnt – Verdauungsstörungen fast ständige Begleiter der Gicht, sowie Bronchialkatarrhe, sogar Anfälle von Bronchialasthma. Gicht und Asthma wechseln häufig ab und kommen in der gleichen Familie nebeneinander vor. Auch Nervenkrankheiten sind häufig mit Gicht verbunden. Es ist eine bekannte Tatsache, daß niedergedrückte Stimmung und Trübsinn für diese Patienten charakteristisch sind, insbesondere vor den Anfällen. Außer diesen mehr seelischen Erscheinungen können echte Nervenschmerzen, z. B. Ischias oder andere Neuralgien, mit den Stoffwechselstörungen der Gicht zusammenhängen. Migräne und halbseitige Kopfschmerzen sind auch nicht selten. Schließlich haben viele Hautausschläge, besonders in der Kniekehle und am Ellenbogen, ihre tiefere Ursache in der Gicht.

Behandlung der Gicht. Die naturgemäße Behandlung der Gicht muß wie immer bestrebt sein, die eigenen Kräfte des Kranken durch natürliche Mittel zu wekken, zu fördern und in die richtigen Bahnen zu leiten.

Kneipp sagt hierzu: »Wer das Wasser in all diesen Wirkungen wirklich versteht, der heilt auch den Gichtkranken. Man muß aber nicht vergessen, daß ein Körper, in welchem die Gicht viele Jahre die Herrschaft geführt und den armen Menschen Jahre hindurch gequält hat, nicht in wenigen Tagen geheilt sein kann. Ich behaupte also, gibt es nach dem Urteil der Ärzte kein Heilmittel der Gicht, so ist und bleibt das Wasser ein Heilmittel für dieselbe. Wer Ohren hat zu hören, der höre!«

Unsere heutige Behandlung der Gicht nach *Kneipp* erfolgt zwar im großen und ganzen nach seinen Grundideen, aber wegen der Fortentwicklung der Kneippkur wird sie noch mehr dem einzelnen Fall angepaßt. Sämtliche Kaltanwendungen dauern nach der heutigen verfeinerten Technik nur Sekunden. Man wird nicht mehr unbedingt von Anfang an die Abhärtung erzwingen, sondern bei sehr empfindlichen und schwächlichen Gichtkranken zunächst warme Maßnahmen bevorzugen: heiße Heublumenfußbäder oder sogar ansteigende Fußbäder mit Heublumen und Haferstroh, mit Fichtenextrakt oder mit Moorlauge. Eine Doppelhandvoll Kochsalz kann im Haushalt zur Not den reinen Wasserreiz verstärken. Bei etwas kräftigeren Menschen wird man (unter Umständen) auch ansteigende Halbbäder mit Kräuterzusätzen oder warme Kräutervollbäder verordnen, um die Auflösung und Ausleitung der Harnsäure in Gang zu bringen. Auch die Schmerzen werden auf diese Art oft gelindert. Wenn es der Kräftezustand erlaubt, wird man diesen Maßnahmen sogar Schwitzen durch Wickel folgen lassen. Mit Wikkeln behandelt man überhaupt im Anfang gern die Gicht. Man wird z. B. warme Heublumenwickel um das schmerzende Gelenk legen oder Heusäcke auflegen. Auch Moorparaffinpackungen wirken sehr günstig. Ebenso sind die Dämpfe ein vorzügliches Mittel zum Auflösen und Ausleiten. Sie werden meist mit Zusätzen von Kräutern durchgeführt. Bevorzugt aber der Kranke von vornherein Kaltmaßnahmen, so wird man mit kalten Wickeln oder kleineren Güssen vorgehen, wie sie der Kneippschen Originalauffassung entsprechen.

Neben den lokalen Maßnahmen darf man die allgemeinen nicht vernachlässigen. So wird man auch die Ganz- und Teilwaschungen heranziehen. Ferner wird man Wickel nicht nur um die erkrankten Gelenke machen, sondern auch mit anderen die gesamte Haut anregen, z. B. mit Kurzwickel, Dreiviertelpackungen und Ganzpackungen usw. Selbstverständlich wendet man auch die übrigen natürlichen Reize an. Hierzu gehören das Luftbaden, das Sonnenbaden, die vernünftige Ernährung und nicht zuletzt die richtige seelische Einstellung. Nach jedem akuten Anfall muß unbedingt die Abhärtung in Angriff genommen werden in der Art, wie wir sie im Abschnitt »Aktive Gesundheitspflege« beschreiben.

Bei der chronischen Gicht wird man vielfach zunächst die warmen Kräuterbäder (Heublumen, Haferstroh, Fichte und Zinnkraut usw.) oder Moorlaugenbäder und mit ihnen im Wechsel die entsprechenden warmen Wickel oder Kräuterpackungen und die Moorparaffinpackungen bevorzugen, um die abgelagerten Stoffwechselschlacken kräftiger aufzulösen. Auch die Dämpfe werden – allerdings nicht so oft – zur Erfüllung dieser Aufgabe herangezogen. Im übrigen gilt dasselbe wie bei der akuten Gicht. Auch bei der chronischen Gicht wird man über die lokale Behandlung hinaus die gesamten Körperfunktionen üben, um Rückfälle zu verhüten und eine vollständige Heilung herbeizuführen. Während der Kur treten bei den Gichtkranken häufig Verschlechterungen auf, die wir als »Heilkrisen« bezeichnen. Unter diesen verstehen wir mehr oder weniger quälende Zustände, bei denen Krankheitszeichen auftreten, die das Heilbestreben des Organismus ausdrücken: die Zustände der akuten Gicht stellen sich wieder ein. Diese Krisen sind etwas

Zweckmäßiges und gewissermaßen sogar die Voraussetzung für die Heilung. Sie zeigen an, daß der Körper auf die gesamten Maßnahmen reagiert und große Mengen harnsaurer Salze an den erkrankten Stellen gelöst wurden, ins Blut kamen und es vergifteten. Alle Maßnahmen wie Waschungen, Wickel, Bäder, Güsse und Dämpfe müssen dann die Aufgabe haben, die im Blut kreisende Harnsäure auszuscheiden.
Der Vorgang der Krise ist also durchaus erwünscht, und die im Verlauf einer Kur auftretenden gesundheitlichen Störungen sind nicht als eine Verschlechterung durch die Kur anzusehen. Im Gegenteil, wenn es auf keinerlei Weise gelingt, irgendein Ansprechen im Sinne der Krise zu erreichen, dann droht die Kur um ihren Erfolg gebracht zu werden.
Es ist außerordentlich wichtig, auf diese Bedeutung der Krise für den Heilungsvorgang hinzuweisen, da gerade der Gichtkranke bei ihrem Eintritt ungehalten wird. Er meint nur zu oft, ein rasches Zaubermittel müsse den Schmerz beseitigen und er dürfe seinen alten Lebensgewohnheiten ruhig weiter nachgehen. Aber erst, wenn er erfaßt hat, daß es ohne Opfer und ohne Überwindung nicht geht, darf er auf wirkliche Heilung hoffen.
Die größte Schwierigkeit beim Gichtkranken, der meist gut zu essen und zu trinken pflegt, macht die Diät. Eine richtige Ernährungsbehandlung ist bei der Gicht die notwendigste Voraussetzung zur Verhütung und Heilung. Es darf aber bei der Aufstellung einer Ernährungsregel kein starres Schema vorherrschen; einzelne Abänderungen sind je nach der Lage des Krankheitsfalles immer notwendig.
Wenn man die Störungen, die der Gicht zugrunde liegen, im allgemeinen als eine Schwächung der Naturkraft auffaßt, nicht nur als eine Sache des Harnsäure-Stoffwechsels, dann muß eine klare Grundlinie der Ernährungsbehandlung entstehen; es kommt darauf an, daß nicht nur diejenigen Speisen verboten werden, die viel Harnsäure bilden, sondern auch alle anderen, die irgendwie den Stoffwechsel unnötig erschweren.
Im akuten Gichtanfall lassen wir den Kranken im allgemeinen, wenn nicht besondere Gründe dagegen sprechen, einige Tage fasten und geben ihm nur Fruchtsäfte und Obst. Durch einen Einlauf oder einen milden Abführtee sorgen wir für eine gute Reinigung des Darmes. Nach der strengen Fastenzeit gehen wir zunächst zur ausschließlichen Rohkost über und mildern diese nach 1–2 Wochen ab, indem wir zwischendurch auch vegetarische Kost geben. Diese soll längere Zeit nach dem akuten Gichtanfall beibehalten werden.

Bei der chronischen Gicht werden wir nicht so streng vorgehen wie bei der akuten, doch verbieten wir alle die Dinge, die übermäßig Harnsäure erzeugen; deshalb kommt auch in diesem Fall eine fleischbetonte Nahrung nicht in Frage. Der Fleischgenuß muß auf ein Mindestmaß beschränkt werden, und außerdem soll das Fleisch immer gekocht werden. Fisch darf gleichfalls nur in mäßigen Mengen verzehrt werden, der gekochte bildet wieder weniger Harnsäure als der gebratene. Auch gesalzene und marinierte Fische, Krebse und Hummer sollen möglichst vermieden werden. Ein bis zwei Eier am Tage sind dagegen dem Gichtkranken gestattet. Frische Milch ist in mäßigen Mengen erlaubt, Sauermilch und Dickmilch sogar in größeren Mengen. Alle sogenannten überreifen und stark riechenden Käsesorten belasten den Stoffwechsel und sind für den Gichtkranken gefährlich. Dagegen eignen sich die einfachen Käse und insbesondere der Quark für seine Ernährung. Von den pflanzlichen Nahrungsmitteln sind fast alle frischen Gemüse und Salate zu empfehlen. Verboten werden müssen die, die nach den obigen Ausführungen den inneren Stoffwechsel belasten, nämlich Erbsen, Bohnen, Spargelköpfe, Sellerie, Tomaten in größerer Menge, Mangold und Rosenkohl. Von manchen Forschern werden Preiselbeeren und Ebereschenbeeren ebenfalls verboten. Im übrigen ist rohes Obst in jeder Form zum täglichen Genuß für den Gichtkranken unbedingt erforderlich. Die Apfelsinen-, Trauben- und Beerenkuren erfreuen sich mit Recht einer großen Beliebtheit bei der Behandlung der Gicht. Erdbeerkuren helfen z. B. bei manchen Menschen außerordentlich gut, die schlechten Stoffe auszuscheiden. Kompotte sind, besonders wenn sie stark gesüßt sind, wegen der oft damit verbundenen Gärung im Magen und Darm nicht empfehlenswert. Zum Anmachen von Salaten verwendet man am zweckmäßigsten Zitronensaft oder sauren Rahm anstelle von Essig.

Die vollwertigen Roggen- oder Weizenbrote soll der Gichtkranke bevorzugen, die fein ausgemahlenen Mehle und die daraus hergestellten Nahrungsmittel aber meiden. Von den Fetten verbieten wir die schwerverdaulichen. Gute, frische Butter und gute Öle sind am besten. Im allgemeinen ist selbstverständlich die erste und wichtigste Forderung, daß der Gichtkranke von allen Speisen mit Maß essen und jede Speise gut kauen soll. In der Kneippkur gilt ja der Grundsatz von der Mäßigkeit in allem und die Betonung des goldenen Mittelweges in der Lebensführung und Ernährung.

Auch in bezug auf die Getränke gilt Maßhalten in jeder Weise, insbesondere während der Mahlzeiten und kurz nachher. Alkohol ist in jeder Form unzweckmäßig, da er den Stoffwechsel schwer belastet und man schon oft beobachtet hat, daß Gichtkranke ihren Anfall meist durch den Genuß von Alkohol bekommen. Es ist eine Tatsache, daß Abstinenzler nur sehr selten an Gicht erkranken. Die heute mit Recht weit verbreiteten alkoholfreien Obst- und Fruchtsäfte sind vorzügliche Getränke für den Gichtkranken. – Häufig taucht die Frage auf, ob auch Tee, Kaffee und Kakao Harnsäure erzeugen. Neuere Forschungen haben zwar erwiesen, daß aus diesen Getränken keine Harnsäure unmittelbar entsteht; trotzdem müssen wir sie einschränken, weil sie den Stoffwechsel überhaupt belasten und somit für den Gichtkranken schädlich sind.

Das Rauchen ist möglichst einzustellen, da es den inneren Stoffwechsel schädigt.

Alle scharfen Gewürze sind ebenfalls unzweckmäßig, insbesondere der reichliche Genuß von Kochsalz. Je weniger der Kranke davon zu sich nimmt, um so besser ist es für ihn. Es gibt genug Gewürze aus der einheimischen Kräuterapotheke, die unschädlich und bekömmlich sind und doch eine Speise schmackhaft machen können. Die Kost braucht also nicht fade oder abwechslungsarm zu sein. Bei gutem Willen und einigem Geschick läßt sich trotz aller Diätvorschriften auch für den Gichtkranken eine vernünftige, schmackhafte Kost herstellen, die den Ansprüchen, die wir vom naturärztlichen Standpunkt aus an die Ernährung stellen müssen, vollkommen Genüge leistet.

Auch mit Heilkräutern unterstützt man die Behandlung der Gicht schon so lange, wie die Menschheit an dieser Krankheit leidet. Soweit man die Geschichte der Heilkunde verfolgen kann, stößt man immer und überall auf verschiedene Pflanzen, denen man bei Erkrankungen heilkräftige Wirkungen zuschrieb. Insbesondere hat *Sebastian Kneipp* das Verdienst, so manches wertvolle Heilkraut wieder zu Ehren gebracht zu haben. Selbstverständlich wandte er auch bei der Behandlung der Gicht verschiedene Heilkräuter an, um durch diese die eigenen Kräfte zu wecken und zu üben und das Blut zu reinigen (humoralpathologische Auffassung). So ließ er z. B. zehn Tage lang einen Tee trinken aus Mausöhrchen, Zinnkraut und Wacholderbeeren, nach zehn Tagen einen anderen aus Wermut, Wegtritt und Wacholderbeeren. Gerne verwendete er auch Tausendguldenkraut, Zinnkraut und Lattichwurzeln. Alle diese Teearten ließ es aber nur schluckweise nehmen. Man braucht aber diese verschiedenen Heilkräuter heute nicht unbedingt zu übernehmen. Man kann auch bestimmte andere Teemischungen für den Kranken einsetzen. Es gilt bei diesem Einsatz zu berücksichtigen, welche Körperfunktionen zunächst und vorwiegend angeregt werden müssen. So wird man bei einem Gichtkranken, dessen Stuhltätigkeit träge ist, zu den milden, darmanregenden Heilkräutern greifen, z. B. zu Dornschlehenblüten, Veilchen, Stiefmütterchen, Faulbaumrinde und Rhabarber. Bei anderen ist eine Anregung der Lebertätigkeit notwendig, so kommen vorwiegend in Frage Löwenzahn, Berberitze, Liebstöckel, Erdrauch usw. Bei wieder anderen muß die Nierentätigkeit angeregt werden. Hierfür verwendet man Tee aus Bohnenschalen oder Ginster oder Hauhechel oder Hagebutten oder auch Wacholderbeeren, Birkenblätter u. a. mehr. Ein guter Tee, der zugleich die Nieren- und die Darmtätigkeit anregt, ist eine Mischung aus Birkenblättern, Hauhechel und Leinsamen zu gleichen Teilen (siehe auch Heilpflanzen).

Nicht unerwähnt bleiben darf, daß man heute auch auf gute bewährte Arzneimittel bei der Behandlung der Gicht nicht verzichten sollte (Zyloric, Uricovac u. a.).

Im akuten Fall hat sich in homöopathischen Dosen das Gift der Herbstzeitlose, das Colchicin, sehr gut bewährt. Aber auch andere Medikamente (z. B. Butazolidin, Amuno u. a.) können vom sachkundigen Arzt durchaus verwendet werden, um den akuten Anfall zu lindern und in späterer Zeit die Harnsäureausscheidung zu fördern.

Erkrankungen des Bewegungsapparates

Die Erkrankungen des Bewegungsapparates sind recht häufig. Viele von ihnen sind vermeidbar. Darum soll auch in diesem Abschnitt wiederum auf die Zusammenhänge eingegangen werden, deren Kenntnis für die Verhütung und das rechte Verhalten im Krankheitsfall wichtig ist.

Zum Bewegungsapparat gehören die Muskeln, das Stützgewebe (das Bindegewebe, die Bänder und Sehnen, die Knorpel, das Fettgewebe), die Gelenke und auch die Nerven und Blutgefäße (siehe auch dort).

a) *Die Muskeln* sind zur Durchführung aller Bewegungen unbedingt erforderlich. Mehr als ein Drittel des Körpergewichts entfällt auf die Muskulatur. Dem Aufbau nach unterscheiden wir zwei Arten von Muskulatur: die quergestreifte oder Skelettmuskulatur, die unserem Willen unterworfen ist und deshalb auch willkürliche Muskulatur genannt wird, und die glatte unwillkürliche Muskulatur.
Die Verkürzungen (Kontraktionen) der Skelettmuskulatur sind rasch und kräftig, aber sie sind nicht besonders ausdauernd, sondern schnell ermüdbar, vor allem bei größerer Beanspruchung. Den Befehl zur Kontraktion empfängt der Muskel durch den zugehörigen motorischen Nerv. Fällt der Impuls durch Krankheit oder Verletzung der Nerven weg, dann kommt es auch zur Muskellähmung, d. h. der Muskel wird schlaff und regungslos. Wenn ein Muskel gut arbeiten soll, muß er gut durchblutet werden. Er benötigt unbedingt Sauerstoff und Nährstoffe aus dem Blut. Bei der Zuckerverbrennung (Kohlenhydratverbrennung) spielt der Skelettmuskel eine große Rolle, da er gleichzeitig große Mengen von Stärke (Glykogen), einen Speicherstoff des Zuckers, aufspeichern kann und den Zucker während seiner Arbeit verbrennt. Der Skelettmuskel zieht in der Regel von einem Knochen zum nächsten anderen. Jedes Gelenk hat seine Beuger und Strecker.
Außer den quergestreiften Skelettmuskeln gibt es – wie bereits gesagt – noch eine glatte Muskulatur, d. h. eine, bei der die einzelne Faser unter dem Mikroskop keine Querstreifung erkennen läßt. Diese unserem Willen nicht unterworfene Muskulatur findet sich in den Eingeweiden und Gefäßen.
Eine Sonderform nimmt unsere Herzmuskulatur ein, die zwar quergestreifte Muskelfasern hat, aber unserem Willen nicht gehorcht.

b) *Das Stützgewebe* umfaßt alle jene Gewebsarten, die eine Binde- (d. h. verbindende) oder Stützfunktion haben.

Das Bindegewebe besteht aus teils beim Kochen leimgebenden (kollagenen), teils nicht leimgebenden (elastischen) Fasern. Es bildet besonders die Sehnen und Bänder. Je nach der Beanspruchung einer Sehne oder eines Bandes findet man mehr kollagene oder mehr elastische Fasern. In erster Linie hat das Bindegewebe Zugbelastungen auszuhalten. Das Bindegewebe ist das eigentlich alles verbindende und stützende Gewebe, besonders auch für die Nerven und Blutgefäße. Es ist insbesondere beteiligt an der Bildung der die Muskeln umhüllenden Binden oder Fascien, der Sehnenscheiden und Sehnen, der Schleimbeutel und der Gelenkkapseln. Es dient aber nicht nur als Stützgewebe, sondern hat wichtige Aufgaben bei der Abwehr von Schädlichkeiten.

Zum Stützgewebe gehört auch das Knorpelgewebe. Dem feineren Bau nach unterscheidet man einen hyalinen, einen elastischen und einen faserigen Knorpel. Die beiden ersteren sind vor allem gegen Druck, der letztere gegen Zug widerstandsfähig. Der Knorpel selbst wird nicht unmittelbar vom Blut her ernährt, da er keine Blutgefäße besitzt. Deshalb ist er besonders leicht verletzlich. Knorpelgewebe findet sich am Bewegungsapparat u. a. als Überzug der Gelenkkörper, als Zwischenwirbelscheiben und an den Rippen. Auch der Knochen gehört zum Stützgewebe. Er besteht aus zwei Schichten: der äußeren kompakten Rindenschicht (Substantia compacta) und der inneren schwammartigen (Substantia spongiosa), die aus einem feinen Netz von Knochenbälkchen gebildet wird.

In den Mittelstücken der langen Röhrenknochen fehlt die lockere Schicht, an ihre Stelle tritt ein Hohlraum, die sogenannte Markhöhle. In dieser befinden sich das rote oder blutbildende Mark und das gelbe oder Fettmark. Beim Neugeborenen ist das rote – blutbildende – Knochenmark noch in fast allen Knochen vorhanden, beim Erwachsenen nur noch in den Wirbeln, Rippen, Brustbein und in den Endstücken der langen Röhrenknochen.

Zum Stützgewebe zählt auch noch das Fettgewebe, das aber für den Bewegungsapparat weniger Bedeutung hat. Im Stoffwechselgeschehen ist es Energiespeicher – Fett hat die höchste Verbrennungswärme. Es schützt wichtige Organe, die in ihm eingelagert sind, wie z. B. die Nieren.

Eine besonders wichtige Rolle im Bewegungsapparat spielen die Gelenke (s. dort). Sie ermöglichen nämlich die bewegliche Verbindung zweier oder mehrerer Knochen. Ein Gelenk besteht im wesentlichen aus drei Teilen:

1. aus zwei Knochen, der eine ist als Kopf, der andere ist als Pfanne ausgebildet. Die Enden des Knochens sind mit Knorpel überzogen, um ein leichtes Gleiten zu ermöglichen und Stöße abzufedern;
2. aus der Gelenkkapsel, deren Aufgabe es ist, eine möglichst feste, aber auch möglichst bewegliche Verbindung der Knochen herzustellen. Die durch Bänder verstärkte Gelenkkapsel besteht aus zwei Schichten, der äußeren festen und widerstandsfähigen Faserschicht und der inneren aus lockerem, gefäßreichem Bindegewebe bestehenden Synovialschicht. Diese sondert die Gelenkschmiere (Synovia), eine zähe, fadenziehende Flüssigkeit, ab, welche die Aufgabe hat, Reibungen zwischen den Gelenkkörpern zu verhindern. Die Schleimbeutel gehören gleichfalls dieser Schicht an und stehen vielfach auch mit den Gelenken in Verbindung. Sie haben den Zweck, Reibungen zwischen der Muskulatur und den Gelenken zu verhindern. Auch in den Schleimbeuteln befindet sich die gleiche Flüssigkeit wie in den Gelenken. Sie befinden sich überall dort, wo bei Gelenkbewegungen an besonders beanspruchten Stellen Reibungen zwischen den Muskeln und der Gelenkkapsel entstehen könnten.
   Eine ähnliche Funktion wie die Schleimbeutel haben auch die Sehnenscheiden, die meist längere und stark beanspruchte Sehnen umhüllen, um Reibungen und damit Schmerzen zu vermeiden,
3. aus dem Gelenkspalt, jenem ganz schmalen Raum, der zwischen dem Gelenkkopf und der Gelenkpfanne liegt. Die Sehnen übertragen die Arbeit der Muskeln auf die Knochen. Der Muskel geht allmählich in die Sehne über, die sich fest an den Knochen anheftet, indem ihre Fasern in den Knochen einstrahlen. Die Sehne ist gefäßlos und besteht aus Bindegewebe.

Zum Bewegungsapparat gehören noch die Nerven und die Blutgefäße sowie die Lymphgefäße, auf deren Besprechung aber hier verzichtet werden muß (siehe: Die Funktionen des menschlichen Körpers).

Der rheumatische Formenkreis

Diese Bezeichnung ist ein Sammelbegriff für Erkrankungen, die sich fast alle am Bewegungsapparat abspielen, d. h. also an den Muskeln, Bändern, Sehnen und Gelenken, aber auch an den Nerven und inneren Organen (z. B. am Herzen).

Obwohl diese Erkrankungen verschiedener Entstehung sind und verschiedene Erscheinungsformen haben, liegt ihnen gemeinsam der Begriff Rheumatismus zugrunde.
Der Name Rheumatismus kommt aus dem Griechischen und muß mit »Fluß« oder mit »fließen« und freier mit »Gliederreißen« übersetzt werden. Sein charakteristisches Kennzeichen ist der sprunghafte, einzelne Körperteile befallende Schmerz, das Reißen, dessen bevorzugter Sitz die Weichteile oder der Gelenkapparat sind.
Eine weitgehende zusammenfassende Begriffsbestimmung könnte lauten: Rheumatismus ist die vielgestaltige Antwort des Organismus auf verschiedende Ursachen. Sie ist eine »Reaktionskrankheit«.
Welche Ursachen kommen für die Entstehung des Rheumatismus in Frage?

a) Vererbung und Konstitution können für die Bereitschaft zu erkranken eine gewisse Rolle spielen, z. B. Fettsucht, Zuckerkrankheit, Gicht.
   Jedoch gibt es keine direkte Vererbung von Rheumatismus.
b) Äußere Lebensumstände verschiedener Art als auslösende Ursachen.
   Mangelnde Abhärtung steht mit an erster Stelle, d. h. eine Fehlreaktion besonders der Haut Nässe, Kälte, Zugluft und zu starken Sonnenstrahlen und anderen Umweltreizen gegenüber. Auch gestörte Blutzirkulation kann eine Rolle für die Entstehung des Rheumatismus bilden. Manche rheumatischen Beschwerden bessern oder verschlechtern sich je nach der Höhe des Blutdruckes (Hochdruckrheumatismus).
c) Gestörte Tätigkeit der Drüsen mit innerer Sekretion kann rheumatische Zustände auslösen. Hierbei spielen besonders die Keimdrüsen eine Rolle, und manche rheumatische Beschwerden bei Frauen nach Verlust oder Erlöschen der Keimdrüsentätigkeit sind so zu erklären.
d) Auch die Allergie (siehe dort) kann den Rheumatismus auslösen. Dabei können sowohl winzige Mengen von Stoffen in der Nahrung, in der Luft oder im Blut als Allergene (Allergie erzeugende) wirken. So auch Krankheitskeime oder deren Gifte.
e) Als Krankheitskeime kommen besonders Eiterkeime (Streptokokken) in Frage. Diese kommen auf dem Blut- oder Lymphweg im Gefolge einer Mandel- oder Rachenentzündung, einer Luftröhren- oder Lungenentzündung, nach Scharlach, nach Gallenblaseneiterung, nach Eiterherden an den Zähnen oder im Mittelohr oder anderen Eiterinfekten an die rheumatisch reagierenden Gewebe.

Die Einteilung der verschiedenen rheumatischen Erkrankungen

erfolgt nicht einheitlich. Nach einer internationalen Vereinbarung unterscheidet man: den entzündlichen, den degenerativen (Veränderung des Gewebes ohne Entzündungserscheinung) und den Weichteilrheumatismus.

Der entzündliche Rheumatismus

Hierunter fällt
das rheumatische Fieber

davon wurde früher der akute Gelenkrheumatismus getrennt. Das rheumatische Fieber befällt vor allem Kinder ab dem 5. Lebensjahr und Jugendliche bis zum 15. Lebensjahr, seltener Erwachsene. Das rheumatische Fieber neigt über Jahre hinweg zu Rückfällen. Bei dieser Krankheit handelt es sich um das Auftreten von kleinen Entzündungsherden, die besonders im Herzen (Muskel und Klappen) und in den Gelenkkapseln sitzen. Diese Entzündungen werden durch Eiterkeime (Streptokokken) hervorgerufen, die ihren Ausgang meist vom Nasen-Rachen-Raum (s. oben) aus nehmen und über das Blut an diese Stellen gebracht werden. Es handelt sich also um eine typische Infektionskrankheit, obwohl sie für die Umgebung kaum eine Ansteckungsgefahr bedeutet. Heute kann man diese Streptokokkeninfektion weitgehend mit den modernen antibiotischen Mitteln bekämpfen. Darum ist bei Verdacht auf rheumatisches Fieber sofortige ärztliche Behandlung notwendig; denn diese Erkrankung schlägt weniger auf die Gelenke zurück, als sie »in das Herz beißt«.
Die Entzündung in den Herzmuskeln führt zu Knötchen, die für das rheumatische Fieber typisch sind (sog. Aschoffsche Knötchen). Die Entzündung der Herzinnenhaut, insbesondere der Klappen, hinterläßt ebenfalls Narben. An den Klappen führen diese zu Herzklappenfehlern (siehe dort). An diesen rheumatischen Narben flackern immer wieder neue Entzündungen auf. Wenn sich die Krankheitskeime auf den Klappen weiter vermehren, sich losreißen und ins Blut kommen, gelangen sie mit diesem an andere Stellen im Organismus und erzeugen u. U. eine allgemeine Blutvergiftung (Sepsis).
Die Zeichen des akuten entzünd-

lichen Rheumatismus (akuten rheumatischen Fiebers und akuten Gelenkrheumatismus) sind: oft hohes, gelegentlich aber auch weniger hohes Fieber ohne Schüttelfrost, schmerzhafte, in Schüben verlaufende Entzündungen der mittleren und großen Gelenke (nicht der Finger- und Zehengelenke), Schwellung und Röte der Haut um die Gelenke, manchmal starke Schweißausbrüche mit säuerlichem Schweißgeruch. Oft im Anfang nicht bemerkte Mitbeteiligung des Herzens (besonders der Muskeln und der Klappen), gelegentlich Knötchenbildung in der Haut (Erythema nodosum oder Erythema exsudativum multiforme) und infektiös-toxische Nervenerkrankung in der Art des Veitstanzes (Chorea minor), ebenso ab und an ständig wiederkehrendes Nasenbluten.
Ein allgemeines Krankheitsgefühl wie bei vielen Infektionskrankheiten gehört immer dazu.
Behandlung nur nach ärztlicher Vorschrift und Überwachung, besonders die medikamentöse.
Allgemeinbehandlung: Solange der akute Zustand besteht, Bettruhe und grundsätzliches Verhalten wie bei allen Infektionskrankheiten, d. h. Haut-, Atem- und Darmpflege.
An *Wasseranwendungen* – nur wenn vom Arzt erlaubt: bei hohem Fieber Serienwaschungen, wärmeentziehende Teilwickel, bei heißen Gelenken mit kaltem Essigwasser, Zinnkrautabsud oder Lehmwasser.
Bei nicht stark entzündlichen, aber noch schmerzhaften Gelenken Wärmezufuhr: heiße Teilwickel mit Heublumenabsud, Heusäcke, Kartoffelbreiauflagen oder heiße Lehmpflaster.

Der chronische Gelenkrheumatismus (Polyarthritis rheumatica chronica)

tritt in zwei Formen auf: als von vorneherein chronisch schleichend, in Schüben verlaufender **(primär chronischer)** oder als Folge eines akuten **(sekundär chronischer)** Gelenkrheumatismus.

Der primär chronische Gelenkrheumatismus

ist eine entzündliche Gelenkerkrankung, die man heute als konstitutionell erblich-familiäre Allgemeinerkrankung auffaßt. Die Ursachen sind nicht bekannt. Frauen werden häufiger befallen als Männer. Die Erkrankung beginnt gewöhnlich zwischen dem 20. und 40. Lebensjahr und ist bei Kindern relativ selten. Der Verlauf wechselt zwischen Zeiten des Stillstandes und fortschreitenden Schüben.
Die ersten Krankheitszeichen

sind uncharakteristisch: gestörtes Allgemeinbefinden, Abgeschlagenheit und Müdigkeit, geringe Temperatursteigerungen, Gewichtsverlust, Schweißneigung, Gefühlsstörungen in den Händen und Füßen, bläuliche Verfärbung, Kältegefühl und Steifheit der Finger und Hände, besonders am Morgen.

Die Gelenkerkrankung beginnt schleichend und bevorzugt die kleinen Gelenke an Händen und Füßen. Mit Fortschreiten der Erkrankung steigen die Gelenkveränderungen symmetrisch zu den großen Gelenken hinauf. Die Gelenke selbst verändern sich charakteristisch: Mittel- und Grundgelenke der Finger werden spindelförmig aufgetrieben und zeigen ein typisches Röntgenbild.

Die Haut und Muskulatur schrumpft. Als Begleiterscheinung kann eine vergrößerte Milz und eine Regenbogenhautentzündung auftreten. Gelegentlich findet man auch eine Schuppenflechte.

Der sekundär chronische Gelenkrheumatismus

im Anschluß an einen akuten fieberhaften Rheumatismus auftretende Gelenkrheumatismus verläuft im wesentlichen in gleicher Weise.

Die Behandlung gehört von vorneherein möglichst frühzeitig in die Hand des Arztes. Ihr wichtigstes Ziel sind Schmerz- und Entzündungsbekämpfung, Erhaltung der Gelenkfunktion und Vermeidung von Deformitäten. Arzneibehandlung ist oft unumgänglich notwendig.

Die naturärztliche Allgemeinbehandlung stellt die körperliche Schonung so lange in den Vordergrund, wie das ausgeprägte Krankheitsgefühl und der schwere Gelenkbefall es erfordern. Deshalb sind anfänglich absolute Bettruhe und später langdauernde Ruhepausen notwendig. Durch frühzeitige Schonung der erkrankten Gelenke wird der Rückgang der Entzündung beschleunigt. Dazu sind Bettruhe und entsprechende Lagerung (eventuell auf Schienen) erforderlich. Schmerzen und Muskelverkrampfungen werden geringer.

Die psychische (seelische) Führung der labilen Kranken ist wichtig. Auch die Lösung der oft durch die Invalidität aufgeworfenen sozialen Probleme darf nicht versäumt werden.

Die Schonung muß aber allmählich von einem systematischen, individuell der Situation angepaßten Training aller Funktionen mit allen natürlichen Lebens- und Heilreizen abgelöst werden.

Von den *Wasseranwendungen* kommen, solange die Schübe nicht voll abgeklungen sind, nur

Warmanwendungen in Frage: täglich warme Heublumen-Teilwickel, Heusäcke 2–3mal wöchentlich oder heiße Lehmpflaster, warme Kräuter- (Heublumen- oder Haferstroh- oder Wacholderöl-)Teilbäder von 37–38° und einer Dauer von 8–12 Min. ohne folgende Kaltanwendung, d. h. etwa 2–3mal wöchentlich Fußbad, Armbad, Halbbad und später Dreiviertelbäder. In den Bädern Bewegungsübungen mit den erkrankten Gelenken. Nach Abklingen aller entzündlichen Reizerscheinungen Übergang auf entsprechend größere Heißreize, u. U. sogar auf den Rükkenheißblitz, und Übergänge auf Wechselwarmreize und sogar kleinere Teilgüsse wie Armguß, Knieguß, selten wohl Übergang auf größere Teilgüsse.
Weiterhin sind individuell abgestufte Bewegungsübungen nur bis zur Schmerzgrenze, gegebenenfalls nach vorausgegangener Muskelmassage, unerläßlich.

Die Bechterewsche Krankheit
(Spondylitis ankylopoetica)

gehört in die Gruppe der entzündlich rheumatischen Erkrankungen. Sie spielt sich vorwiegend an den Wirbelsäulengelenken und am Wirbelsäulenbandapparat ab und befällt Männer etwa 10mal häufiger als Frauen.
Sie beginnt gewöhnlich zwischen dem 20. und 40. Lebensjahr schleichend mit schubweise auftretenden Rückenschmerzen, die in Hüften und Oberschenkel ausstrahlen, und Steifheitsgefühl im Rücken. Die fortschreitende Erkrankung verläuft vom Kreuz zur Halswirbelsäule und führt zur Verkalkung des Wirbelkörperbandapparates, und der Bandscheibenfaserring verknöchert. Die physiologische Krümmung der Lendenwirbelsäule (Lordose) wird abgeflacht, die Krümmung der Brustwirbelsäule (Kyphose) wird mehr und mehr verstärkt. Durch Schwund der Rükkenmuskulatur und Versteifung der Rippenwirbelgelenke wird die Atembeweglichkeit eingeschränkt. In den Endzuständen können auch die großen Gelenke: Hüft-, Schulter- und Kniegelenke versteifen und zur völligen Bettlägerigkeit und Aufhebung jeglicher Beweglichkeit führen.
Gelegentlich treten Veränderungen an der großen Körperschlagader und eine Entzündung der Gefäßhaut des Auges auf.
Die Behandlung: Je frühzeitiger diese einsetzt, um so eher kann die völlige Wirbelsäulenversteifung verhindert werden.
Der Arzt wird in den meisten Fällen ohne Arzneimittel nicht auskommen. Er wird sorgsam Mittel auswählen, die nicht zu starke unerwünschte Nebenwirkungen haben (Leberschäden u. a.).

Die Allgemeinbehandlung wird das gesamte Rüstzeug der natürlichen Lebens- und Heilreize individuell abgestuft und der Situation angepaßt einsetzen.
Im Vordergrund stehen alle Warmanwendungen wie bei primär chronischem Gelenkrheumatismus. Besondere Bedeutung haben das körperliche Haltungstraining und die Atemübungen. Beide sollten von Krankengymnastinnen fachgerecht durchgeführt werden.

Degenerativer Rheumatismus

Während man früher vielfach alle Erkrankungen mit vorwiegenden Entzündungserscheinungen mit der Endsilbe »itis« (z. B. Arthritis) und alle mit vorwiegend degenerativen Erscheinungen mit der Endsilbe »ose« versah (Arthrose), macht man heute bei den entsprechenden Gelenkerkrankungen diese scharfe Unterscheidung nicht mehr.

Die Arthrosen (Arthritis oder Arthrosis deformans)

sind chronisch fortschreitende Gelenkerkrankungen, die durch degenerative Strukturveränderungen und Verschleißerscheinungen der Gelenkknorpel und knöchernen Auswüchse am Gelenkflächenrand gekennzeichnet sind. Diese Erkrankungen sind sehr häufig. Erbanlage und Fehlbelastung des Gelenkes spielen bei der Entstehung eine wesentliche Rolle.

Die am meisten befallenen Gelenke sind die Knie- und die Hüftgelenke. Hüftgelenkerkrankungen können als Erkrankung des fortgeschrittenen Alters (Malum coxae senilis) oder als Folge von X- oder O-Beinen auftreten. Letztere machen sich aber auch an den Kniegelenken bemerkbar. An den Fingerendgelenken bei alten Menschen finden sich oft schmerzlose, erbsengroße knotige Verdickungen als eine Sonderform der Arthrose (Heberdensche Knötchen), die keine Gicht sind.
Die entsprechenden degenerativen Veränderungen an der Wirbelsäule betreffen die Wirbelkörper (Spondylose), die kleinen Wirbelgelenke (Spondylarthrosen) und die Bandscheiben.
Diese Veränderungen bilden eine Krankheitseinheit (siehe Bandscheibenschaden).
In der *Behandlung* der Arthrosen spielen alle individuell abgestuften natürlichen Lebens- und Heil-

reize eine ganz wichtige Rolle. Besonders zu meiden ist jede Über- und Fehlbelastung der Gelenke. Normalbelastung dagegen ist zweckmäßig. Haltungsfehler müssen korrigiert werden. Wenn ein zu großes Körpergewicht die Gelenke belastet, muß dieses durch eine entsprechende Diät und Wasseranwendungen reduziert werden (siehe Fettsucht). Lokale und allgemeine Wärmeanwendungen sind vorteilhaft: 2–3mal wöchentlich ein Heusack oder eine Kartoffelbreiauflage oder heiße Heublumen-Teilwickel oder heiße Lehmpflaster. 2mal wöchentlich ein Heublumen- oder Haferstroh- oder Wacholderöl-Dreiviertelbad.

Gegebenenfalls notwendige Arzneimittel müssen vom Arzt verordnet werden. Dasselbe gilt für orthopädische oder operative Maßnahmen (Endoprothesen = neue künstliche Gelenkbildung).

Die Bandscheibenschäden

müssen gesondert besprochen werden, da sie heute sehr häufig vorkommen. Sie sind fast zur Modekrankheit geworden. Man schätzt, daß etwa 4% der arbeitenden Bevölkerung einen Bandscheibenschaden haben. Das hebt schon die Bedeutung dieser Störung für Arbeitsfähigkeit und Lebensfreude heraus. Auch bei der Entstehung der Bandscheibenschäden spielen negative Einflüsse unserer Zivilisation eine Rolle (siehe Haltungsfehler).

Die elastischen Bandscheiben liegen zwischen den Wirbelkörpern, die durch sie gelenkig verbunden sind. Sie bestehen aus einer knorpeligen Scheibe mit einem festen Faserring und enthalten in ihrer Mitte einen gallertigen Kern (Nucleus pulposus). Dieser wirkt wie ein Wasser- oder Luftkissen. Die Bandscheiben wirken als Stoßdämpfer und erlauben durch ihre Anordnung eine ausreichende Beweglichkeit: Beugung nach vorne, hinten und beiden Seiten sowie in geringem Ausmaß eine Drehung.

Mit dem Älterwerden des Menschen altern auch die Bandscheiben. Sie verlieren durch Eintrocknen an Elastizität. Der Zwischenwirbelraum wird enger, die Wirbelgelenke erhalten einen vermehrten Spielraum. Dieser Vorgang ist also im Alter normal. Er ist die Ursache für das Abnehmen der Körpergröße im Alter um einige Zentimeter.

Wenn die Bandscheiben aber frühzeitig verschleißen, kommt es zu den Störungen, die wir unter dem Begriff des Bandscheibenschadens zusammenfassen. Auch hierbei verliert die Bandscheibe zuerst ihre Elastizität, dann kommt es zum Bandscheibenvorfall oder zur Vorwölbung des Faserrings.

Dieser Vorgang kann sich zurückbilden. Er kann sich aber auch wiederholen und bleibt dann eines Tages als echter Bandscheibenvorfall bestehen. Der gallertige Kern wölbt hierbei den Faserring vor und kann ihn sogar durchbrechen. Er tritt entweder nach hinten in Richtung Wirbelkanal und drückt auf das Rückenmark, oder er tritt seitlich aus und drückt dann auf die ein- oder austretenden Nerven des Wirbelseitenlochs.

Wenn dieser Vorgang nicht dieses Ausmaß erreicht, braucht ein Bandscheibenvorfall keine starken Beschwerden auszulösen. Wenn aber der Kern auf die Nerven drückt, dann können sehr heftige Schmerzen auftreten. Bleibt der Druck auf die Nerven bestehen, kann oft eine Operation notwendig werden. Das sollte man aber verhüten, denn Vorbeugen ist immer besser als Heilen.

Im Gefolge der Bandscheibenschäden kommt es zu heftigen Muskelverspannungen. Auch kann es zu Verkalkungen mit Zacken- und Spangenbildungen an den Wirbeln kommen, so daß es zur Spondylarthrose – zur Wirbelarthrose – und Spondylose kommt (siehe dort).

Besonders befallen werden die Halswirbelsäule und die Lendenwirbelsäule, was mit der veränderten Statik beim modernen Menschen zusammenhängt (falsche Haltung, falsches Sitzen, falsches Schuhwerk u. a.) (siehe auch Haltungsfehler).

Ist vorwiegend die Halswirbelsäule befallen, dann treten Schmerzen bei Bewegungen des Kopfes auf, Hinterkopfschmerz, ausstrahlende Schmerzen in den Schulter-Nacken-Bereich mit Muskelverspannungen, Gefühlsmißempfindungen bis in die Fingerspitzen und andere Störungen, die man oft über lange Zeit nicht richtig deutet (HWS-Syndrom).

Ist die Lendenwirbelsäule der Sitz von Bandscheibenschäden, dann kann es zu Kreuzschmerzen, Hexenschuß, Schmerzen im Gesäß und in der Hinterseite des Beines bis zum Knie und vor allem zu Ischialgien und Gefühlsstörungen im ganzen Bein kommen.

Wodurch kommt es zu den frühzeitigen Bandscheibenschäden?

Die wesentliche Ursache ist ein Mißverhältnis von Belastung und Belastbarkeit oft bei gleichzeitiger anlagemäßiger Gewebsschwäche. Unmittelbar auslösend wirken: schweres Heben, ungeschickte Bewegungen, Unfälle und verschiedene Krankheiten (siehe Haltungsfehler).

Die Behandlung der Bandscheibenschäden ist Sache des kundigen Arztes. Leider wird oft durch Selbstkurieren und falsche Diagnosen kostbare Zeit für die notwendige erfolgreiche Behandlung vertan. Es sei neben der oft

notwendigen Schmerzbekämpfung durch Arzneimittel und seltener durch Operationen besonders auf die großen Möglichkeiten einer umfassenden physikalischen Behandlung hingewiesen.
Zur Lösung der meist im Vordergrund stehenden muskulären Verspannungen kommt die Wärmebehandlung an erster Stelle in Frage. Dabei leistet die feuchte Wärme: Heusäcke, Kartoffelbreiauflagen, Dampfkompressen, Dämpfe, Kräuter- und medizinische Bäder (u. a. das Stangerbad und die Unterwasserduschmassage) mehr als die trockene Wärme: Lichtbügel, Gummiflasche, Heizkissen u. a. Auch Spezialmassagen können oft Hervorragendes leisten. Zu warnen aber ist vor dem kritiklosen »Einrenken« (Chiropraktik), da dieses – von unkundiger Hand ausgeführt – direkt lebensgefährlich sein kann.

Der Weichteilrheumatismus

Diese Krankheit spielt sich vorwiegend in den Weichteilen ab, das sind: Muskulatur (Muskelbinden und Muskelsehnen), Bindegewebe, Fettgewebe und Schleimbeutel.
Der Begriff umfaßt verschiedenartige Krankheitsbilder, von denen nur die wichtigsten erörtert werden sollen. Die Hauptgruppe bildet der Muskelrheumatismus. Dieser soll auch als Musterbeispiel für einen Weichteilrheumatismus ausführlicher beschrieben werden.

Der Muskelrheumatismus

ist eine sehr verbreitete Erkrankung und führt für viele, abgesehen von den Beschwerden und Schmerzen, zu einer dauernden Arbeitsbeeinträchtigung. Wie schon der Name sagt, befällt der Muskelrheumatismus die Muskulatur. Es handelt sich hierbei um eine schmerzhafte, teils entzündliche, teils degenerative Erkrankung, an der die Muskelfasern weniger als das Bindegewebe beteiligt sind. Das erste und Auffälligste, was der Kranke feststellt, ist eine Schmerzhaftigkeit innerhalb bestimmter Muskelgruppen.
Viele Laien meinen, wenn sie vom Rheumatismus sprechen, nur diesen Muskelrheumatismus. Man muß aber hier eine akute und eine chronische Form unterscheiden, wobei verschiedene Übergangsformen vorkommen können.

Der akute Muskelrheumatismus

Beim akuten Muskelrheumatismus handelt es sich um plötzlich einsetzende Schmerzen und Bewegungsstörungen in einer Muskelgruppe. An sich kann jede solche Gruppe rheumatisch erkranken, meistens sind aber bestimmte Muskelgebiete bevorzugt, und häufig ist nur eine Muskelgruppe befallen. Am meisten erkranken die Muskeln des Nakkens oder des Rückens. Der Patient wacht eines Morgens auf und empfindet beim Drehen des Halses einen heftigen, reißenden Schmerz, der Hals erscheint steif, und bei jeder Bewegung werden Schmerzen ausgelöst (spastischer Schiefhals). Ob es sich aber um ein rheumatisches oder anderes Krankheitsgeschehen handelt, muß der Arzt klären. Bei Erkrankungen der Lendenmuskulatur kommt es zu dem Krankheitsbild, das wir als Hexenschuß (Lumbago) bezeichnen. Bei diesem sind meist die Streckmuskeln des Rückens befallen; deshalb kommt es zu der bekannten gerade-steifen Haltung des Rückens, wobei das Kreuz durchgedrückt wird. Beim Liegen haben die Kranken das Bedürfnis, ein Kissen unterzuschieben oder sich auf die Seite zu legen. Bücken ist ohne Schmerzen fast unmöglich. Dagegen läßt der Schmerz beim Gehen gewöhnlich etwas nach. Auch in diesen Fällen ist eine Klärung der Diagnose unbedingt notwendig, denn nicht selten verbirgt sich hinter dem Hexenschuß ganz etwas anderes, was für den Kranken von schwerwiegender Bedeutung sein kann.

Nicht selten ist auch der Muskelrheumatismus des Schultergürtels, der weist aber nicht nur die Muskeln der Schulter selbst, sondern auch noch die des Rückens und der Brust erfaßt.

Hierbei sind die Schmerzen gewöhnlich nicht von vorneherein sehr heftig, sondern die Kranken klagen zunächst nur über eine unangenehme, leicht bohrende Empfindung oder über das Gefühl, als zöge etwas im Rücken hin und her oder als sei das Kleidungsstück zu schwer geworden.

Kennzeichnend für den Muskelrheumatismus ist weiterhin, daß sich außer den Schmerzen an den Muskeln selbst kein oder nur ein geringer Befund zeigt. In anderen Fällen findet man in den Muskeln und im Bindegewebe Härten, die oft in der ganzen Ausdehnung der Muskulatur (Hartspann) zu fühlen sind. Öfters treten diese Härten aber nur als Schwellungen gewisser Teile des Muskels oder in bestimmten Muskelgebieten, wie z. B. Schultergürtel, Rücken, Beckenkamm u. a. hervor. Manchmal kommt es an bestimmten Stellen zu Knoten- oder Knötchenbildung (Myogelosen).

Diese entstehen durch krampfhafte Zusammenziehung der Muskelfaser oder auch, wie manche Ärzte annehmen, durch Eiweißgerinnung feinster Art im Muskel selbst. Das Hauptmerkmal der Krankheit ist aber der Schmerz in einem Muskel oder einer Muskelgruppe. Dieser Schmerz wird als ziehend oder reißend oder bohrend bezeichnet und ist meist um so eindringlicher, je plötzlicher das Leiden auftritt.
Dabei ist das Schmerzempfinden der Patienten nicht dauernd gleichmäßig, sondern sie zeigt Pausen bzw. Abschwächungen und tritt namentlich bei Bewegungen der befallenen Muskeln mit erneuter Heftigkeit auf. Daher bemüht sich der Patient in der Regel, das erkrankte Muskelgebiet ruhigzustellen. Druck auf den Muskel oder Ermüdung oder feuchte Kälte oder Nässe verschlimmern den Zustand meist, während Wärme gewöhnlich den Schmerz lindert.
Das Allgemeinbefinden ist beim Muskelrheumatismus häufig nicht besonders beeinträchtigt. Es kommen allerdings bei manchen Kranken vorübergehende geringe Temperatursteigerungen oder leichtes Krankheitsgefühl vor.
Gewöhnlich klingt ein akuter Muskelrheumatismus bei richtiger Behandlung nach wenigen Tagen ab.

Der chronische Muskelrheumatismus

entsteht wie alle chronischen Erkrankungen entweder dadurch, daß ein akuter nicht richtig ausheilte und in das mangelnde Abwehrstadium der chronischen Erkrankungen überging, oder er entwickelte sich von vornherein schleichend, weil die Widerstandskraft des Organismus nicht auf der Höhe war. Auch dieser chronische Muskelrheumatismus äußert sich durch umherziehende Schmerzen, die sich innerhalb von Muskelgruppen bemerkbar machen. Besonders unangenehm empfinden die Kranken den Schmerz bei Bewegungen oder in der Bettwärme. Im allgemeinen verursacht aber ein chronischer Muskelrheumatismus nicht so heftige Störungen wie ein akuter, sondern er äußert sich mehr in einem dumpfen und bohrenden Schmerz innerhalb der erkrankten Muskelgruppe.
Es sei aber ausdrücklich betont, daß nicht alle umherziehenden Schmerzen, die sich wiederholen oder längere Zeit bestehen, nun von vornherein etwa ein chronischer Muskelrheumatismus sind. Gerade unter der Feststellung »chronischer Muskelrheumatismus« verbirgt sich, insbesondere wenn diese vom Kranken selbst getroffen wird, oft etwas ganz anderes, nicht selten sogar ernste Erkrankungen. Deshalb muß die

Diagnose nur nach sorgfältiger Untersuchung vom Arzt gestellt werden.

Die Ursachen: Für die Entstehung des Muskelrheumatismus kommen neben einer ererbten Anlage oft bekannte (Infekte wie Anginen, Zahnherde, Gallenblasenentzündung u. a. oder Klimaeinflüsse wie Erkältungen oder Durchnässungen) oder auch unbekannte auslösende Faktoren in Frage.

Die Behandlung des Muskelrheumatismus: Beim akuten Muskelrheumatismus verfährt man wie bei den akuten Infektionskrankheiten: Schwitzen durch ansteigende Teilbäder mit Heublumen-, Haferstroh-, Fichtenextrakt oder mit Wacholderöl. Heiße Packungen wie Heusäcke, Dampfkompressen, Kartoffelbreiauflage. Auch Lichtkasten, Teildämpfe oder sogar die Sauna können eingesetzt werden. Unterstützt werden diese Maßnahmen durch schweißtreibenden Tee (Flieder- oder Lindenblütentee) oder durch heißen Honigwein.

Abführen, wenn notwendig, durch entsprechenden Tee oder Glaubersalz.

Fasten mit Obstsäften oder Honigwein.

Beim chronischen Muskelrheumatismus ist die Behandlung ähnlich. Nur wird man nach einleitenden stärkeren Maßnahmen zu auf längere Sicht abgestellten übergehen. Dazu gehören Kräuter-Dreiviertel- bis -Vollbäder (Heublumen, auch Haferstroh, Fichte, Wacholderöl u. a.) 36 bis 38° C, 10 Min. Dauer, zweimal wöchentlich durchzuführen. Teil- oder Volldampf ein- bis zweimal wöchentlich oder auch die Sauna. Naturgerechte Vollwertkost, Luft- und Sonnenbäder, eventuell Massagen und Gymnastik gehören auch zur Behandlung.

Weitere in die Gruppe des Weichteilrheumatismus fallende Krankheitsbilder:

Die Entzündung des Unterhaut-, Binde- und Fettgewebes
(Pannikulitis)

ist eine chronisch verlaufende, mit Verhärtung einhergehende, knötchenförmige oder breitflächige Entzündung des Unterhaut-, Binde- und Fettgewebes. Sie befällt vorwiegend den Schulter-Nacken-Bereich, die Oberarme und Oberschenkel. Beim Abheben und Rollen der Haut treten vergröberte Poren auf, so daß die Haut wie eine Orangenhaut aussieht.

Die Ursachen können sein: Stoffwechselvergiftung, Infekte, Lebererkrankungen oder Störungen der innersekretorischen Drüsen. Deshalb findet sich die sog. Pannikulitis oft als schmerzhafter Fettansatz in den Wechseljahren der Frau.

Im Verlauf der Erkrankungen können sich gelegentlich Fieber und rheumatische Beschwerden zeigen.
Die *Behandlung* erfolgt nach den gleichen Grundsätzen wie bei dem chronischen Muskelrheumatismus. Neben speziellen Massagen eignen sich vorwiegend warme (36–38° C, Dauer 10 Min.) Kräuterbäder mit Wacholderöl oder Heublumen oder Haferstroh.

Die schmerzhafte Schultersteife
(Periarthritis humeroscapularis)

ist sehr oft die Folge einer fortgeleiteten Entzündung, einer Verletzung oder einer nervlichen Störung. Sie kommt im Bereich des Schultergürtels (Sehnen und Sehnenmanschetten) vor und ist durch Schmerzhaftigkeit und Bewegungsbehinderung der Schulter gekennzeichnet. Im akuten Stadium ist der Schmerz besonders stark und das Schultergelenk in seiner Beweglichkeit völlig blockiert.
Behandlung: vollständige Ruhigstellung in leichter Abspreizstellung des Armes, medikamentöse Behandlung und Kaltanwendungen: verlängerte Armwickel mit Essigwasser, Essigwasserauflagen, kalte Lehmpflaster oder kalte Fangopackungen u. a.; Wärme verstärkt die Schmerzen.
Im chronischen Stadium stehen die Sehnenscheidenveränderungen des langen und kurzen Kopfes des zweiköpfigen Armmuskels im Vordergrund. Es kann zur Verkalkung dieser Sehnen und der benachbarten Schleimbeutel kommen und schwere Bewegungsbehinderung, ja sogar Versteifung eintreten.
Behandlung: Einspritzungen bestimmter Medikamente, wenn notwendig, feuchte Wärme: Heusack, Fango- oder Moorpackungen, feucht-heiße Lehmpflaster, Kartoffelbreiauflagen u. a. Auch Heißluftbehandlung und Elektrotherapie verschiedener Art haben sich bewährt. Ebenso ist intensive Heilgymnastik notwendig.

Die Sudecksche Dystrophie

ist eine Ernährungs- und Wachstumsstörung an allen Geweben in einer bestimmten Körperpartie. Sie entsteht auf dem Boden einer Fehlleistung des vegetativen Nervensystems im Sinn der vegetativen Dystonie. Auslösend wirken verborgene Eiterherde, innersekretorische Drüsenstörungen, seelische Veränderungen, Verletzungen, Nervenschädigungen, Gefäßerkrankungen und akute und chronische Entzündungen. Diese Erkrankung verläuft in verschiedenen Stadien. Sie kann zu einem Umbau des Knochens führen und mit Schwund im Knochen und Schwellungen der Haut einhergehen. Später treten Blauverfärbung und Schwund der Haut und Muskulatur sowie Bewegungseinschränkungen auf. Weiterhin kann eine gleichmäßige Entkalkung des Knochengewebes und Versteifung der Gelenke eintreten. Die Sudecksche Erkrankung entsteht sehr oft infolge einer Fehlbehandlung (erzwungene schmerzhafte Bewegung nach Verletzungen oder Massagen u. a.). Sie erfordert unbedingt ärztliche Behandlung, bei der die Allgemeinbehandlung im Vordergrund steht. Die Krankheit läßt sich über eine systematische Kneipptherapie wesentlich beeinflussen.

Das Schulter-Arm-Syndrom

umfaßt eine Gruppe von gleichzeitig auftretenden Krankheitszeichen und verschiedene Krankheitsbilder, die von unterschiedlichen schmerzhaften Störungen des Schultergelenks, des gleichseitigen Armes und der gleichseitigen Hand ausgehen. Der Symptomenkomplex ist im wesentlichen eine Kombination der schmerzhaften Schultersteife und der Sudeckschen Dystrophie der Hand und des Handgelenkes (siehe dort). Da aber auch andere Faktoren, z. B. Krankheiten der Brust- und Bauchorgane, mitspielen können, ist eine genaue diagnostische Klärung unbedingt notwendig.

Die *Behandlung* entspricht der der schmerzhaften Schultersteife, sowie der Sudeckschen Dystrophie.

Der nächtliche Armschmerz
(Brachialgia paraestetica nocturna)

ist durch meist beiderseitig in der Nacht oder gegen Morgen auftretende Nervenschmerzen (Neuralgien) und Gefühlsstörungen in den Armen gekennzeichnet. Er beruht nicht selten auf Zirkulationsstörungen und findet sich besonders häufig bei Frauen in oder um die Wechseljahre.

Augenblicklich lindern kann Schütteln der Arme oder Armkreisen. Für die Dauerbehandlung kommen neben einer natürlichen Lebensweise vor allem durchblutungsfördernde Maßnahmen in Frage. Hierzu dient u. a. auch der Wechselarmguß mit dem folgenden Nackenguß – heiß.

Der Tennisarm (Epicondylitis)

ist eine nichtentzündliche Erkrankung der Sehnen im Bereich des Ellenbogens. Der Schmerz sitzt bevorzugt an der Innen- oder Außenseite des Ellenbogens (am

Epicondylus). Die Epicondylitis wird nicht selten durch Überanstrengung besonders beim Tennisspielen ausgelöst. Sie äußert sich durch Schmerzen im Ellenbogen, die in den Unterarm und die Hand ausstrahlen und zur Kraftlosigkeit führen.
Die *Behandlung* mit bestimmten Injektionen durch den Arzt kann durch Ruhigstellung, Einreibemittel und Wärmeanwendungen: ansteigendes Armbad mit Heublumen, Rosmarin oder Wacholderöl und durch Heusäcke unterstützt werden.

Die Sehnenscheidenentzündung (Tendovaginitis)

ist eine Entzündung des Sehnengleitgewebes (Sehnenscheide) mit Beteiligung der Sehne selbst. Eine Sehnenscheidenentzündung entsteht entweder akut durch Überanstrengung, durch Sehnenzerrung oder Infektion (z. B. Eiterkeime, Tbc-Bazillen u. a.). Sie führt oft zu Schwellungen und zu schmerzhaftem Knirschen und Reiben der betroffenen Sehne. Die Sehnenscheidenentzündung kann auch chronisch werden (z. B. bei Infekten) und dann zur Hemmung der Gleitfähigkeit der Sehnen führen. Deshalb muß auch bei einer Sehnenscheidenentzündung frühzeitig ruhiggestellt werden und eventuell später mit feuchter Wärme behandelt werden. Es können sogar operative Eingriffe notwendig werden.

Die Schrumpfung der Hohlhandsehne (Dupuytrensche Kontraktur)

ist eine Art Sehnenscheidenveränderung der großen Handinnenflächensehne mit Bildung derber Stränge und Knoten. Sie kommt meist ein- und doppelseitig besonders bei Männern jenseits des 5. Lebensjahrzehntes vor. Die Finger mit Ausnahme des Daumens geraten in Beugestellung, wodurch die Gebrauchsfähigkeit der Hand erheblich leidet. Die Ursache der Krankheit ist nicht eindeutig bekannt. Es dürften Dauerüberbeanspruchungen ebenso wie eine erbmäßige Anlage eine Rolle spielen. Diese Sehnenscheidenkontraktur erfordert oft operative Behandlung. Es können aber warme Handbäder mit Heublumen und immer wieder der Versuch, in warmen Bädern die gebeugten Finger zu strecken, Linderung bringen.

Die Schleimbeutelentzündung (Bursitis)

ist sehr häufig rheumatischer Natur. Es können aber auch Prellungen, Verletzungen, Dauerreize

(Druck) oder seltener spezifische Entzündungen (z. B. Tuberkulose oder Tripper) die Ursachen für diese Krankheit sein.
Der Sitz der Erkrankung ist häufig der Schleimbeutel am Ellenbogen, vor der Kniescheibe (Beterknie), an der Schulter und zwischen Achillessehne und Fersenbein.
Die Zeichen: prall elastische Schwellung des Schleimbeutels, teigig-schmerzhafte Rötung der Haut über dem Schleimbeutel, später oft Verkalkung.

Die Behandlung: bei akuter heftiger Entzündung neben einer entsprechenden Allgemeinbehandlung und neben notfalls antirheumatischen Medikamenten wärmeentziehende Maßnahmen wie zum Beispiel kalte Wickel mit Essigwasser, Zinnkrautabsud, Lehmwasser oder kalte Lehmpflaster.
Bei chronischer Entzündung: Wärmezufuhr durch Heusäcke, heiße Lehmpflaster oder Fangopackungen und warme Kräuterbäder.

Nicht-rheumatische Erkrankungen des Bewegungsapparates

Die Haltungsfehler

Die Haltungsfehler sind keine eigentlichen Knochenerkrankungen, sondern beruhen meist auf einer Schwachheit der Bänder und Muskeln, die als allgemeine Bindegewebs- und Muskelschwäche bezeichnet werden kann. Sie entstehen aus dem Mißverhältnis von Belastung und Belastbarkeit.
Diese Haltungsfehler sind heute außerordentlich häufig. Warum wohl?
Diese Störungen sind einmal auf eine erbmäßig, d. h. anlagemäßig bedingte konstitutionelle Bindegewebsschwäche zurückzuführen. Diese tritt heute besonders deswegen verstärkt auf, weil eine Erscheinung innerhalb der zivilisierten Bevölkerung mitspielt, die man die Akzeleration nennt.
Unter Akzeleration versteht man eine Beschleunigung der körperlichen Entwicklung, insbesondere des Längenwachstums, bei beiden Geschlechtern und des Eintritts der Pubertät um ein bis zwei Jahre eher, ohne daß die geistige Reife entsprechend ist.
Der zweite Grund für die Häufigkeit dieser Haltungsfehler liegt in der mangelnden physiologisch notwendigen Bewegung oder in Fehlbelastungen als Folgeerscheinungen der zivilisatorischen Entwicklung.
Man denke an die meist sitzende Tätigkeit, an die Benutzung der

verschiedensten Fahrzeuge, die sehr oft zu längeren Fehlhaltungen zwingen, an das mangelnde körperliche Training und viele andere negative Begleiterscheinungen der Zivilisation. Auch seelische Einwirkungen können zu körperlichen Fehlhaltungen führen. Man denke an die Aussprüche: »Er läßt sich hängen wie ein nasser Sack« oder »Dessen Rücken haben Kummer und Sorge gebeugt« oder »Seinen Stiernacken (totale Verspannung) hat er auch nicht von ungefähr« usw.

Von den Haltungsfehlern ist besonders

der Rundrücken
(die verstärkte Kyphose)

zu nennen. Er ist eine häufige Erkrankung, die auch bei verschiedenen anderen Krankheitsbildern auftreten kann, so bei der Bechterewschen Erkrankung und der Scheuermannschen Krankheit (siehe dort). Man sieht diese verstärkte Kyphose besonders auch bei Kindern und Jugendlichen mit schwacher Rükkenmuskulatur. Man kann anfangs nur von einem Haltungsfehler, nicht von einem fixierten Rundrücken sprechen. Für diese Kyphose können auch Wirbelerkrankungen, Verletzungen, zu frühes Laufen oder Sitzen bei der Rachitis oder angeborene Schäden wie Keilwirbel, Wirbelverwachsungen usw. verantwortlich sein. Beim Rundrücken findet man meist einen schlaffen, leicht gebeugten Rücken mit hängenden, nach vorne gezogenen Schultern und eingezogenem flachem Brustkorb. Oft ist auch die Brustmuskulatur verkürzt und der ganze Schultergürtel in den Vorgang einbezogen. Je nachdem, was bei diesem Haltungsfehler mehr oder minder im Vordergrund steht, spricht man von Hängeschultern, von Flachbrust, Flachrücken, Sitzbuckel oder Rundrücken.

Das Hohlkreuz
(die verstärkte Lordose)

Hierunter versteht man die Verstärkung der normalen physiologischen Lendenkrümmung (siehe dort). Dieser Zustand kann erworben oder auch angeboren sein.
Man findet das Hohlkreuz als Gegenkrümmung eines versteiften Rundrückens oder ebenfalls als Haltungsfehler. Man sieht hierbei eine verstärkte Vorwärtsneigung des Beckens – das Becken ist gekippt –, und am Band- und Muskelapparat fallen Verkürzungen oder Überdehnungen auf. Am Anfang der Erkrankung ist dieser Zustand oft veränderbar, später nicht mehr (fixierte pathologische Lordose).

Die Skoliose

Unter Skoliose versteht man eine seitliche Verbiegung der Wirbelsäule mit Drehung der einzelnen Wirbelkörper. Es gibt verschiedene Formen der Skoliose, solche, bei denen die ganze Wirbelsäule nach einer Seite ohne Gegenkrümmung total gekrümmt ist, oder sogenannte zusammengesetzte Skoliosen, bei denen die Krümmung und Gegenkrümmung der S-Form vorliegt. Je nach der Schwere der Skoliose wird diese in verschiedene Grade eingeteilt. Dabei ist der erste Grad besonders beachtenswert, weil eine passive Korrektur noch relativ leicht durchgeführt werden kann, während sie bei den schweren Formen nicht mehr möglich ist. Die Skoliose ist meist angeboren, durch Rachitis oder durch spinale Kinderlähmung erworben. Durch Vorwölbung einer Brustkorbseite bei der Skoliose kann es zum Rippenbuckel kommen, der seinerseits wieder zu verschiedenen anderen Störungen, insbesondere zu Kreislaufstörungen führen kann. Solche Patienten mit Rippenbuckel sind dadurch gekennzeichnet, daß sie kurzatmig sind und bläulich verfärbte Lippen und Ohrläppchen haben. Es besteht eine Einflußstörung am rechten Herzen, und man muß auf solche Störungen des Kreislaufs bei den Skoliosen stets achten. Frühzeitige Behandlung ist unbedingt notwendig.

Die Scheuermannsche Krankheit

Diese Krankheit wird auch Adoleszentenkyphose genannt, d. h. sie ist eine verstärkte Kyphose des Wachstumsalters. Sie findet sich relativ häufig bei Jugendlichen, seltener bei Erwachsenen. Sie wird in ihren Folgen meist unterschätzt, weil die Schmerzen nicht immer deutlich hervortreten. Deshalb sollte man beim Rundrücken im Wachstumsalter immer eine genaue ärztliche Untersuchung mit Röntgenuntersuchung durchführen. Bei dieser Erkrankung handelt es sich um eine Störung im Knochenwachstum, bei der die Grund- und Deckplatten einzelner Wirbelkörper, besonders im Bereich der mittleren und unteren Brustwirbelsäule, verschiedene Veränderungen zeigen. Wenn im Wachstumsalter die Wirbelabschlußplatten nicht sehr fest sind, erfolgt ein Bandscheibenvorfall (siehe dort) nicht nach außen, sondern in die Wirbelkörper hinein. Durch die Belastung nähern sich die Wirbel dann in ihren vorderen Teilen einander und bilden sich langsam in eine Keilform um. So entsteht dann der klinisch fixierte Rundrücken (siehe dort). Die eigentliche Ursache liegt in einer erblich-konstitutionell begründeten Bandscheibenschwäche, zu der auslösend das Mißverhältnis zwischen Belastbarkeit und Belastung hinzukommt.

Zur Verhütung von Haltungsschäden ist ein von vornherein gesundes Leben notwendig. Dazu gehört der vernünftige Einsatz aller natürlichen Lebensreize: Luft, Licht, Wärme und Kälte, richtige Ernährung, ein richtiges Maß von Ruhe und Bewegung und eine harmonische seelische Einstellung. Vor allem bei den konstitutionellen Schwächen vergesse man nicht, daß alles Lebendige nur durch Training erstarkt und zuviel Schonung die konstitutionelle Schwäche nur noch verstärkt.

Aber auch umgekehrt ist jede Über- und Fehlbelastung vom Übel. Um sich richtig zu verhalten, ist es deshalb bei den geringsten Haltungsanomalien besonders bei jungen Menschen notwendig, fachkundigen ärztlichen Rat einzuholen.

Die Behandlung der Haltungsfehler setzt ebenfalls ein insgesamt vernünftiges Leben voraus. Soweit eine konservative Behandlung möglich ist, besteht sie vorwiegend in einer Kräftigung der Muskeln und Bänder. Hierzu eignen sich besonders eine zielbewußte Gymnastik, unter Umständen Krankengymnastik und vernünftiger Sport. In vielen Fällen ist das Schwimmen dringend anzuraten. Auch die Kneippsche Hydrotherapie bietet eine Fülle von abstufbaren Anwendungen, z. B. Wechselrückenguß, Rükkenheißblitz, Heusack, Unteraufschläger, Kräuterbäder mit Abguß und alle Anwendungen, die über ein Kreislauftraining die konstitutionelle Schwäche beeinflussen können.

Die Knochen- und Gelenktuberkulose

Wenn auch die Tuberkulose (Tbc) im allgemeinen und speziell die Knochen- und Gelenktuberkulose dank der modernen Arzneimittel (bes. der sog. Tuberkulostatica) ihren Charakter verändert und ihren Schrecken verloren hat, so spielt sie doch noch eine große Rolle. Früherkennung und Frühbehandlung vermögen viel Leid und Siechtum zu verhüten. Deshalb soll auch bei der Beschreibung der Erkrankungen des Bewegungsapparates die Tbc kurz besprochen werden.

Die Tbc ist eine Infektionskrankheit, die durch die 1884 von Robert Koch entdeckten Tbc-Bazillen hervorgerufen wird. Sie kann mit Ausnahme der Muskulatur alle Gewebe und Organe befallen. Von den Formen der Knochen- und Gelenk-Tbc sollen nur die praktisch wichtigsten Formen besprochen werden.

Die Wirbeltuberkulose

steht an erster Stelle dieser Tuberkuloseformen. Sie ist die häufigste Form der Knochen-Tbc und führt nicht selten zum Tod, besonders wenn sie, was meist der Fall ist, nicht rechtzeitig erkannt wird. Sie befällt in der Regel das frühe Kindesalter und beginnt mit uncharakteristischen Allgemeinerscheinungen wie z. B. schlechtem Aussehen, Appetitlosigkeit, Abmagerung, Ermüdbarkeit. Oft kommen dazu uncharakteristische Schmerzen, die sogar häufig in den Gliedern oder in der Brust und im Bauch empfunden werden.
Auch treten bei der Wirbel-Tbc früh Zwangshaltungen mit charakteristischen Veränderungen der physiologischen Krümmung der WS auf. Die tuberkulöse Entzündung führt meist zu einem Bruch bzw. zu einem Zusammensinken der Wirbelkörper, was dann zu einer typischen Buckelbildung, zu einem Spitzbuckel (Gibbus), führt. Ebenso bilden sich leicht sogenannte Senkungsabszesse, die den Kranken oft erst zum Arzt führen. Diese nicht hochfieberhaften Abszesse (kalte Abszesse) entwickeln sich gewöhnlich zwischen der Halswirbelsäule und der hinteren Rachenwand oder im Becken an einem Muskel entlang (Psoas) an der vorderen Fläche der Lendenwirbel (1–3) und ziehen bis zum Leistenband. Sie werden oft als Leistenbruch mißdeutet. Sie können auch eine Dauerbeugung im Hüftgelenk herbeiführen.
In allen Verdachtsfällen auf eine Wirbeltuberkulose ist genaue klinische Untersuchung notwendig.
Wenn auch die Behandlung ausschließlich Sache des Arztes ist, so soll doch nochmals darauf hingewiesen werden, daß die modernen Tuberkulostatica keineswegs eine naturgemäße Behandlung überflüssig machen. Diese Arzneimittel hemmen lediglich das Wachstum der Tbc-Bazillen und ihre Vermehrung im Organismus. Eine Heilung kann nur durch die Selbstheilkräfte des Organismus erfolgen. Noch bis vor wenigen Jahrzehnten wurde die Wirbel-, Knochen- und Gelenktuberkulose mit Sonnenbestrahlung behandelt.
Prof. Dr. med. *Rollier* erzielte in 50 Jahren mit der natürlichen Höhensonne in Leysin (Welschschweiz) im Hochgebirge ganz beachtliche Erfolge. Auch heute noch müssen alle natürlichen Lebens- und Heilreize neben der arzneilichen und gelegentlich operativen Behandlung eingesetzt werden.

Die Gelenktuberkulose

Die Hüftgelenktuberkulose

ist die häufigste Form der Gelenktuberkulose. Sie beginnt, meist im Kindesalter, fast stets schleichend mit unbestimmten Allgemeinerscheinungen, mit Müdigkeit und Schwäche im erkrankten Bein. Bei längerem Gehen hinken die Kinder und verlieren die Lust am Spielen. Gelegentlich klagen sie auch über Schmerzen im Kniegelenk. Diese und ähnliche Zeichen sollten unbedingt beachtet werden und zu einer sorgfältigen Untersuchung veranlassen.

Die Kniegelenktuberkulose
ist die nächsthäufige Gelenktuberkulose. Neben den Allgemeinerscheinungen wie bei der Hüftgelenktuberkulose findet sich hierbei oft ein praller Erguß im Kniegelenk, ohne daß eine Verletzung vorausgegangen ist oder starke entzündliche Erscheinungen vorhanden sind. Das Kniegelenk kann aber auch eine typische Formveränderung zeigen (Pilzform). Auch bei diesen Erscheinungen muß eine sorgfältige ärztliche Untersuchung den Befund klären.
Andere Formen der Gelenktuberkulose: Fußgelenk-, Ellbogengelenk- und Handgelenktuberkulose sind seltener. Auch für sie gilt im Prinzip das oben Gesagte.

Die Sehnenscheidentuberkulose
ist weniger bekannt, obwohl sie nicht allzu selten ist. Sie befällt meist Erwachsene und bevorzugt die Beugesehnen der Hand. Ihre Zeichen sind nicht immer charakteristisch, und die Diagnose macht im Anfang oft Schwierigkeiten. Bei allen Sehnenscheidenerkrankungen unklarer Art sollte man auch an die Tuberkulose denken.

Im Anschluß an die tuberkulösen Erkrankungen sollen noch einige bedeutsame Erkrankungen des Bewegungsapparates besprochen werden.

Knochenmarksentzündung
(Osteomyelitis)

Diese Erkrankung entsteht vorwiegend dadurch, daß Eiterkeime vom Blut aus in das Knochenmark gestreut werden und zu einer Infizierung und Abszeßbildung im Knochen führen. Die Knochenmarksentzündung kommt nach Furunkeln, Entzündungen der Mandeln, des Ohres oder anderen Entzündungen vor. Sie führt oft zur Abstoßung von Knochensplittern, die meist operativ entfernt werden müssen. Diese sehr langwierige Erkrankung kommt in allen Lebensaltern vor und bedarf neben der ärztlichen Behandlung auch des Einsatzes aller naturgemäßen Heilmittel, wenn man zu einer wirklichen Heilung gelangen will.

Knochenhautentzündung
(Periostitis)

Die Periostitis entsteht ebenfalls dadurch, daß Eiterkeime durch das Blut in die Knochenhaut kommen, oder durch direkte äußere Einwirkung. Besondere Formen der Knochenhautentzündung haben ihren Ursprung auch im Zusammenhang mit der Geschlechtskrankheit Syphilis. Vorwiegend befallen sind das Schienbein, das Schlüsselbein und die Schädelknochen. Die Periostitis steht auch oft in Verbindung mit der Knochenentzündung und der Knochenmarksentzündung. Die Behandlung ist Sache des Arztes; es muß aber auch hierbei eine allgemeine natürliche Lebens- und Heilweise eingeschaltet werden, damit eine volle Heilung erreicht wird.

Die Rachitis oder englische Krankheit

ist eine Systemerkrankung der Knochen im Säuglings- und Kleinkindalter. Sie wird hervorgerufen durch einen Mangel an Vitamin D mit den dadurch bedingten Kalkstoffwechselstörungen. Dieser Mangel an Vitamin D entsteht dadurch, daß die Mütter der Kinder zuwenig Sonnenbestrahlung ihrer Haut erlebten. In der Haut der Mutter wird eine Vorstufe des Vitamins D, das Ergosterin, gebildet. Dieses steht dann bei genügender Besonnung dem kindlichen Organismus schon im Mutterleib zur Verfügung, so daß nach der Geburt der Kalkstoffwechsel des Kindes über das Vitamin D vorerst geregelt wird. Später muß dem Kind aber Vitamin D zugeführt werden. Aus diesem Zusammenhang geht die Wichtigkeit einer vernünftigen Besonnung der schwangeren Frau hervor.

Die Zeichen der Rachitis bestehen in mangelhafter Kalkeinlagerung und damit verbundener Nachgiebigkeit der weichen, leicht verformbaren Skelettabschnitte. Es kommt zu einer Veränderung des knöchernen Schädels, der weich bleibt und quadratische Formen annimmt (Quadratschädel). Weiterhin kommt es zu dem rachitischen Rosenkranz, d. h. zu Auftreibungen an der Knorpelknochengrenze der Rippen, zu einem rachitischen Sitzbuckel (Rundbuckel am Übergang der Brustwirbelsäule zur LWS), zu rachitischen Veränderungen des Beckens (Kartenherzform) und zu Veränderungen der Hüfte, der Knie und Unterschenkel. So entstehen Korkzieherbeine, und häufig bleibt auch das Längenwachstum zurück. Typische Zahndefekte treten auf. Ebenso findet man einen sogenannten Froschbauch, Neigung zu Bronchitis, Lungenentzündung und Durchblutungsstörungen. Heute behandelt man die Rachitis mit Vigantol neben der Sonnenbestrahlung.

Eine Sonderform ist die Spätrachitis, die entweder nur ein spätes Auftreten der Rachitis oder eine Rachitis bei älteren Kindern ist, die infolge Kriegs- und Hungerzeiten zu Knochenerweichung mit Biegsamkeit der Knochen in Beinen, Wirbelsäule, Brustkorb und zu deren Brüchigkeit führt. Bei Heranwachsenden tritt sie ebenso als Folge dauernden Vitamin-D- und Lichtmangels auf wie bei Kindern.

Die Knochenerweichung
(Osteomalazie)

ist ebenfalls eine Störung des Kalkstoffwechsels, bzw. sie beruht auf mangelhaftem Einbau von Mineralstoffen in das normale oder überschießend gebildete Eiweißknochengrundgerüst. Dadurch kommt es zu unterkalkten Stellen. Es tritt eine erhöhte Weichheit und Verbiegungstendenz der Knochen auf. Auch hier kann die Ursache im Kindesalter die Rachitis und bei Erwachsenen ein Alterungsprozeß sein. Neben einer oft notwendigen Arzneibehandlung ist eine umfassende Naturheilbehandlung mit besonderer Betonung einer naturgerechten Vollnahrung notwendig.

Ähnlich verhält es sich bei der abnormen Knochenbrüchigkeit (Osteoporose), die aus einem Mangel an Knochengewebe ent-

steht. Der Knochen wird porös und leicht brüchig.
Diese Krankheit ist auch Folge eines Eiweißmangelzustandes und findet sich hauptsächlich bei inneren Drüsenstörungen oder als Folge einer langdauernden Behandlung mit Nebennierenrindenhormonen. Auch tritt sie gerne bei ausgesprochener Bewegungsarmut der Gliedmaßen auf. Für die Behandlung gilt das gleiche wie bei der Knochenerweichung.

Der Fuß und seine Erkrankungen

Beide Füße tragen bei aufrechtem Gang und beim Stehen die gesamte Körperlast. Gesunde Füße sind darum vielfach die Voraussetzung für gute Leistungen, insbesondere für gute Erwerbsfähigkeit. Kranke Füße sind dagegen nicht nur kranke Füße, sondern haben meist Auswirkungen auf den ganzen Menschen, vor allem auf seinen gesamten Bewegungsapparat und dessen statische Leistung. So wirken sich manche Fußveränderungen (Deformitäten) über den Fuß hinaus bis zur Halswirbelsäule aus.
Manche Arthrose der Knie- und Hüftgelenke, viele Kreuzschmerzen, gelegentlich auch Venenerkrankungen und viele andere Gesundheitsstörungen beginnen mit Fußdeformitäten. Da diese heute so häufig, ihre Verhütung sehr oft möglich und ihre Behandlung ebenso oft notwendig ist, sollen auch im Rahmen der Erkrankungen des Bewegungsapparates die Fußerkrankungen besprochen werden.
Wenn wir die Erkrankungen des Fußes verstehen wollen, dann ist es notwendig, kurz auf den Aufbau und die Leistung des Fußes einzugehen.
An dem Aufbau des Fußes sind alle Gewebe beteiligt, die auch sonst am Bewegungsapparat vorkommen. Der Fuß besteht also aus Knochen, Muskeln, Sehnen, Bändern, Nerven und Blutgefäßen (siehe Fuß).
Am Fuß unterscheidet man drei Gewölbe:

1. *Das Innenlängsgewölbe.*
   Es verläuft an der Innenseite des Fußes vom Fersenbein bis zum Köpfchen des ersten Mittelfußknochens (Ansatz der Großzehe).
2. *Das Außenlängsgewölbe.*
   Es verläuft an der Außenseite des Fußes vom Fersenbein bis zum Köpfchen des fünften Mittelfußknochens (Ansatz der Kleinzehe).

3. *Das vordere Quergewölbe.* Es besteht aus den 5 Köpfchen der Mittelfußknochen. Dabei sind Köpfchen 1 und 5 die Stützpfeiler, 2, 3 und 4 bilden den Bogen.

Die wichtigsten Veränderungen am Fuß und seiner Statik sind:

Der Senkfuß

Er entsteht durch Senkung des Innenlängsgewölbes und verursacht Schmerzen an der Fußrükken- sowie an der Fußsohleninnenseite und am inneren Knöchel. Außerdem treten das Kahnbein und das erste Keilbein hervor.

Auch bei einem Senkfuß können Beschwerden in der Wade, ja sogar in den Knien und in der Hüfte auftreten. Er ist oft kombiniert mit dem Spreizfuß.

Der Spreizfuß

entsteht durch Senkung des vorderen Quergewölbes. Er macht gewöhnlich Schmerzen sowie auch Verhornungen unter dem Vorfuß in der Mitte der Fußsohle. Die Zehen verkrümmen und verbiegen sich (sogenannte Hammer- und Reiterzehen), und der Großzeh ist seitlich verlagert. Außerdem können noch Nagelveränderungen und Hühneraugen entstehen.

Der Plattfuß

Er entsteht durch einen starken Senk-Spreizfuß, wenn alle Gewölbe gesenkt sind. Es gibt zwei verschiedene Formen des Plattfußes: den versteiften und den beweglichen. Der versteifte macht geringere Beschwerden als der bewegliche. Dieser zeigt besonders Schmerzen an der Fußwurzel und am oberen Sprunggelenk sowie auch Schmerzen, die zum Knie und Unterschenkel hinauf strahlen.

Der Knickfuß

Er entsteht durch Abknickung der Knöchelgelenkslängsachse und macht ebenfalls verschiedene schmerzhafte Zustände, wie z. B. Schmerzen am stark hervortretenden inneren Knöchel und am Innenlängsgewölbe. Der Knickfuß ruft – wie alle anderen Deformitäten – gerne Störungen der Gesamtstatik hervor, so daß auch bei dieser Deformität Beschwerden bis in das Kreuz und oft noch bis zur Halswirbelsäule auftreten können.

Der Hohlfuß

Er entsteht durch Schrumpfung der Sohlenbänder und zeigt eine starke Überhöhung des Innenlängsgewölbes verbunden mit einer Überlastung des vorderen Quergewölbes. Daher klagt der Betreffende über Schmerzen am Fußrücken und Vorfuß. Der Gang ist völlig unelastisch und verkrampft. Außerdem findet sich der Hohlfuß nicht selten in eine Spitzfußstellung gedrängt, so daß man ihn als Hohlspitzfuß bezeichnet. Für diese Fußdeformität ist oft eine Erbanlage verantwortlich.

Andere Fußdeformitäten

wie Klump-, Spitz- oder Pferdefuß und Hackenfuß seien der Vollständigkeit wegen nur genannt. Ihre Behandlung ist Sache des Arztes.
Eine nicht seltene Veränderung am Knochengerüst des Fußes ist der Fersenbeinsporn (Calcaneussporn). Dieser ist eine dornartige Knochenzellwucherung unter dem Fersenbein oder an dessen Rückseite und macht oft heftige Beschwerden. Diese machen entweder orthopädische Maßnahmen (Einlegen eines entsprechenden Ringes) oder operative Entfernung notwendig.

Die Ursachen der Fußdeformitäten: Viele Fußdeformitäten sind entstanden durch zu modernes Schuhwerk, durch die oft harte Bodenbeschaffenheit, das lange Stehen im Beruf, Veränderungen des Körpergewichtes, besonders durch Gewichtszunahme nach Anschaffung des Autos, und andere von außen wirkende Ursachen.
Auch angeborene oder erworbene Muskel- und Bänderschwäche sowie Kreislauf- und Nervenstörungen können Fußdeformierungen hervorrufen.
Die Behandlung: Alle Fußveränderungen erfordern frühzeitige ärztliche Diagnose und Behandlung. Zum mindesten sollte man in jedem Fall zu einem gewissenhaften medizinisch-orthopädischen Fußpfleger gehen, der dann das Weitere veranlassen wird.
In vielen Fällen können auch Kneippsche Anwendungen, also Wechselfußbäder, ansteigende Fußbäder, Wassertreten, Barfußlaufen und Laufen in frisch gefallenem Schnee sowie entsprechende Behandlungsmaßnahmen mit herangezogen werden.

Häufige andere Veränderungen an den Füßen

Der Schweißfuß

Der Schweißfuß ist sehr häufig mit dem spastischen Kaltfuß verbunden. Wir verstehen unter Schweißfuß eine übermäßig starke Absonderung von Schweiß, besonders zwischen den Zehen, aber auch am ganzen Fuß. Der Schweißfuß ist eine häufig vom vegetativen Nervensystem ausgehende Störung und erfordert besondere Pflege. Ein Schweißfuß muß nicht von vornherein stinken. Er stinkt lediglich, wenn es durch das starke Schwitzen zur Abschilferung von Zellen, besonders zwischen den Zehen, kommt, auf die dann Fäulniserreger einwirken und eine Eiweißfäulnis einleiten. Deshalb ist sorgsame Fußpflege durch häufiges Waschen und gutes Abtrocknen, Barfußlaufen, soweit das möglich ist (Kneippsandalen), sowie häufiger Wechsel der Strümpfe und Pudern der Füße notwendig. Sehr oft helfen Zusätze zu den Fußbädern, die eine leichte Gerbung der Haut herbeiführen. Dazu eignet sich in erster Linie die Eichenrinde, die aber Schmutzflecken an der Wäsche hinterläßt und deshalb nicht gerne angewandt wird. Aber auch eine Reihe von modernen Teerpräparaten, wie z. B. Balnacid und andere, können ohne diesen Nachteil eine leichte Gerbwirkung herbeiführen. Außerdem kann Zinnkrautabsud empfohlen werden.
Mit dem Schweißfuß verbunden, aber auch ohne diesen, finden sich am Fuß Ekzeme und Fußpilzerkrankungen. Beide machen ärztliche Behandlung notwendig. Voraussetzung für den Erfolg dieser Behandlung ist immer das richtige Verhalten beim Schweißfuß.

Das Hühnerauge

ist eine lokale Verdickung der Hornhaut, die sich korkzieherartig in tiefere Hautschichten erstreckt. Es entsteht durch Druck von außen und Gegendruck vom Knochen aus. Hühneraugen bilden sich gerne auf oder zwischen den Zehen oder an Fußstützpunkten, meist infolge unzweckmäßigen Schuhwerkes oder bei Fußdeformitäten und Fehlbelastungen. Durch den Druck auf die empfindliche nervenreiche Knochenhaut ruft es oft heftige Schmerzen hervor.
Die Behandlung muß zunächst nach Möglichkeit die auslösenden Ursachen beseitigen. Die Entfernung von Hühneraugen sollte, wenn sie nicht mit sogenannten Hühneraugenpflastern

erreicht wird, dem geschulten orthopädischen Fußpfleger oder sogar dem Arzt überlassen werden. Auch bei Hühneraugenbeschwerden können Kräuterfußbäder oder solche mit entsprechenden Arzneizusätzen lindern.

Fußschwielen

sind zwar auch umschriebene, aber doch mehr flächenhafte Verdickungen der Hornschicht unserer Haut. Sie entstehen ebenfalls auf Druck – der Gegendruck wie beim Hühnerauge fehlt – als Schutzmaßnahme bei übermäßig beanspruchter Haut besonders an den Fußsohlen. Schwielen können sich entzünden oder schmerzhafte Schrunden bilden, die dann oft ärztliche Behandlung erfordern. Auch bei den Fußschwielen können nach möglicher Beseitigung der auslösenden Ursachen und neben Abhobeln der übermäßigen Hornschicht Fußbäder mit Kräuter- oder Arzneizusätzen lindern.

Die Steuerungsorgane und ihre Erkrankungen

Als Menschen zum ersten Mal seit Bestehen der Erde in den Weltraum vorstießen und sogar vom Mond mit minuziöser Pünktlichkeit zur Erde zurückkehrten, da hielt die Welt den Atem an ob der ungeheuren technischen Präzision, mit der sich dieses alles vollzog. Nur wenige können übersehen, welche unermeßlich große und feinste Steuerungseinrichtungen (Reglersysteme) diese Leistungen ermöglichten. Bei aller verständlichen Bewunderung einer solchen technischen Hochleistung vergißt der moderne Mensch nur zu leicht, daß er selbst über noch wunderbarere lebendige Steuerungseinrichtungen verfügt, deren richtiger oder falscher Ablauf über Gesundheit und Leistungsfähigkeit und damit über sein Lebensglück oder über Krankheit, Leid und Tod entscheidet.
Um diese Probleme zu verstehen, muß zunächst auf die drei wesentlichen Steuerungseinrichtungen des Organismus eingegangen werden. Jede einzelne Leistung unseres Organismus soll dem Wohl des Ganzen dienen. Harmonie aller Funktionen bedeutet Gesundheit. Um dieses Ziel zu erreichen, verfügt der menschliche Organismus über Steuerungseinrichtungen, die die vielgestaltigen einzelnen Vorgänge in unserem Körper aufeinander abstimmen.
Die drei wesentlichen Steuerungseinrichtungen sind: das Zentralnervensystem (ZNS), das vegetative Nervensystem (VNS) und das innersekretorische Drüsensystem (siehe auch Bau und Funktion des menschlichen Körpers).
Alle drei Steuerungssysteme bilden eine funktionelle Einheit, die immer auf den ganzen Menschen, bestehend aus Leib und Seele, einwirkt. Eine scharfe Trennung zwischen den einzelnen Systemen und ihren Erkrankungen ist darum nicht möglich. In der Darstellung der Leistungen und Erkrankungen der Steuereinrichtungen lassen sich Überschneidungen und Wiederholungen nicht vermeiden. Fehlsteuerungen, vorwiegend eines oder aller Systeme, ergeben im Endeffekt immer den fehlgesteuerten Menschen und greifen immer in das Wechselgeschehen zwischen Leib und Seele ein.
Um einen Überblick zu geben, sollen die einzelnen Reglersysteme und ihre Erkrankungen gesondert besprochen werden.

Das Zentralnervensystem (ZNS)

Das Zentralnervensystem besteht aus dem Gehirn, dem Rückenmark und den von diesen beiden ausgehenden Nervensträngen (periphere Nerven). Der wichtigste Teil des Zentralnervensystems ist ein Bestandteil des Gehirns: die Großhirnrinde. Es ist die Stelle, wo sich alle unsere bewußten Empfindungs- und Willensvorgänge abspielen. Jede willkürliche Bewegung unseres Körpers und seiner einzelnen Teile und jede bewußte Sinnesempfindung, wie das Sehen, das Hören, das Riechen und Schmecken oder die Wahrnehmungen unseres Hautsinnes, sind an die Unversehrtheit und Leistungsfähigkeit der Großhirnrinde gebunden. Sie ist zugleich die Einstrahlungssphäre unserer Geist-Seele. Es gibt gewisse Stellen, Zentren, in diesem Zentralnervensystem, denen beim Ablauf bestimmter seelischer Vorgänge eine entsprechende Rolle zukommt.

Die Gehirnfunktionsforschung hat gerade durch die Erfahrungen, welche man in Kriegen an den Kopfschußverletzten und an den durch Unfall Hirnverletzten machen konnte, wertvolle Aufklärungen erfahren, So fand man unter anderem, daß bei Verletzung bestimmter Gehirnpartien ganz bestimmte Störungen an den einzelnen Körperorganen auftraten. Ähnliches fand man auch bei den Hirnblutungen eines sogenannten Gehirnschlages. Bei diesen traten nach den Blutungen im Gehirn an den Körperorganen Lähmungen oder Störungen in der Arbeitsleistung auf. Doch würden wir die Tätigkeit des Nervensystems zu einseitig fassen, wenn wir sie nach rein mechanischen und chemischen Gesichtspunkten betrachten wollen. Durch die neuesten Forschungen hat es sich erwiesen, daß es nicht möglich ist, *alle* seelischen Vorgänge im Gehirn zu lokalisieren, sondern daß das hauptsächlich nur bei Bewegungs- und Empfindungsvorgängen möglich ist. Die höheren seelischen Leistungen scheinen dagegen an keine bestimmte Stelle gebunden zu sein. An ihnen ist die Großhirnrinde als Ganzes beteiligt. Auch das Gehirn und das Rückenmark sind etwas Lebendiges, und darum können Störungen von diesen überwunden werden, auch wenn der rein mechanischen oder chemischen Betrachtung dieses unmöglich erscheinen würde. Gerade an den Kopfschußverletzten fand man nämlich nicht selten, daß bei Verletzung von einzelnen Gehirnpartien, denen man bestimmte Aufgaben zuteilt, diese Aufgaben trotz der Verletzung der zugehörigen Partien noch gelöst wurden. Gehirn und Rükkenmark sind keine Maschinenteile, sondern ein sinnvoll arbeitendes Ganzes, das Störungen aus sich heraus weitgehend auszugleichen imstande ist. Eine andere Beobachtung spricht im gleichen Sinn, nämlich die der pathologischen Anatomie: ein Gehirn, dessen Träger noch geistig durchaus rüstig erscheint, kann alle Kennzeichen darbieten, die man nur bei hohen Graden von Greisenblödsinn findet. Wir glauben daher mit Recht sagen zu können, daß »Seele« etwas mehr bedeutet als die Tätigkeit von Hirn und Rückenmark, müssen uns aber versagen, auf dieses schwierige Gebiet näher einzugehen. Jedenfalls dürfen wir feststellen, daß es bisher kein Ergebnis der Gehirnforschung gibt, das der Annahme einer Geist-Seele entgegenstünde; doch ist die Seelentätigkeit selbstverständlich weitgehend von der Leistungsfähigkeit des Nervensystems und des Gehirns abhängig.

Die Erkrankungen des Zentralnervensystems

Störungen am Nervensystem können grundsätzlich zweierlei Art sein. Einmal nämlich können es solche sein, bei denen am Zentralnervensystem irgendeine sichtliche Veränderung eingetreten ist, wo also das Gehirn, das Rückenmark oder die Nervenstränge innerlich in ihren Bestandteilen krankhaft verändert sind, oder es handelt sich um Störungen, bei denen wir wenigstens zu Anfang keine innerlichen baulichen Veränderungen an diesen Organen finden. Die erste Art der Störungen nennen wir organische, die zweite funktionelle Nervenkrankheiten oder -leiden. Wenn z. B. ein Nerv durchtrennt ist durch Schuß oder Verletzung, oder wenn der Nerv durch Krankheit, z. B. durch eine Geschwulst, geschädigt ist, dann haben wir eine organische Nervenstörung vor uns. Diese kann sich darin äußern, daß der Muskel oder sogar das ganze Glied, das durch diesen Nerv in Tätigkeit gesetzt wurde, nicht mehr bewegt werden kann. Wir sprechen dann von einer Lähmung. Eine andere Störung kann sich darin äußern, daß durch die Schädigung des Nervs eine Sinnesempfindung dem Gehirn nicht mehr zugeleitet wird; wenn z. B. der Gehörs- oder Gesichtsnerv oder die Hautnerven von der Störung ergriffen worden sind, dann fallen die Wahrnehmungen dieser Organe aus, d. h. wir hören oder sehen nicht mehr oder nehmen nicht mehr wahr, was sich an unserer Haut vollzieht. Alle Störungen also, bei denen an Nerven eine Veränderung krankhafter Art vorhanden ist, bezeichnen wir als organische Störungen.

Es gibt aber auch ein Versagen der Nervenleistung, ohne daß an den Nerven eine sichtbare Veränderung nachzuweisen ist; dann ist eben durch sogenannte seelische oder andersartige Einflüsse die Tätigkeit des Nervensystems gestört. Wir sprechen dann von den eigentlichen nervösen Störungen. Diese funktionellen Störungen äußern sich vorwiegend nicht an einzelnen Nerven, sondern in einer Schwäche oder Überreizung des gesamten Nervensystems und insbesondere in Unregelmäßigkeiten der Tätigkeit von Organen oder Organsystemen, die von diesem Nervensystem versorgt werden, oder sie treten als seelische Mißempfindungen und Beschwerden auf. In letzterem Falle würden wir von seelischen Störungen sprechen, die sich aber mit den nervösen überschneiden.

Nervöse und seelische Störungen

Diese Störungen werden vielfach mit dem Sammelbegriff Nervosität erfaßt. Es fällt sehr vieles unter diesen Begriff, was bei streng klinischer Sicht nicht darunter fallen würde. Wir wollen uns aber in diesem Abschnitt mit dem nervösen Menschen befassen. Da auch dieser aus Leib und Seele besteht, finden wir wiederum untrennbar miteinander verbunden Körperliches und Seelisches. Das schließt nicht aus, daß in dem einen oder anderen Fall das eine oder das andere vorherrscht.
Bei diesen Störungen handelt es sich also immer um eine Ungesundheit des ganzen Menschen, um eine Störung der Harmonie der Leib-Seele-Einheit, bei der grobe anatomische oder strukturelle Veränderungen weder am Nervensystem noch an den von der Nervosität befallenen Organen nachweisbar sind.
Es finden sich typische Fehlleistungen auf leiblichem und seelischem Gebiet, insbesondere im Bereich des Nervensystems, das einerseits übererregbar und andererseits rasch erschöpft ist. Damit verbunden sind nicht selten Unregelmäßigkeiten in der Tätigkeit von allen Organen und Organsystemen, die vom Nervensystem abhängig sind. Da das Nervensystem aber alle Organe unter- und miteinander in Beziehung setzt und den harmonischen Ablauf aller Funktionen regelt, kann bei Fehlleistungen des Nervensystems auch praktisch alles gestört werden.
Auch bei den vorwiegend körperlichen Erscheinungsformen der nervösen Störungen ist die seelische Beteiligung und die innere Einstellung des Kranken seinem Zustand gegenüber wesentlich. Darum treten bei Nervösen auch die persönlichen Beschwerden sehr stark in den Vordergrund. Das heißt aber nicht, daß diese Beschwerden des nervösen Menschen nur eingebildet seien, sondern es handelt sich um wirklich vorhandene Störungen.
Die Hauptklage der Nervösen ist eine mangelhafte körperliche und

geistige Leistungsfähigkeit mit rasch eintretendem Ermüdungsgefühl. Zugleich sind diese Menschen oft übertrieben reizbar. Sie vermögen den goldenen Mittelweg weder in der Freude noch im Leid einzuhalten, und sie fühlen sich oft viel ernster krank, als sie es wirklich sind. Es ist geradezu charakteristisch, daß nervöse Menschen die einzelnen Krankheitszeichen an sich selbst viel zu stark beachten und ihnen eine übertriebene Bedeutung beilegen. Sie klagen über Kopfschmerzen, über Überempfindlichkeit gegen grelles Licht und Geräusche und über Schmerzen und Gefühlsstörungen an den verschiedensten Körperteilen. Hierhin gehört insbesondere auch die Empfindung, als ob Ameisen über die Haut liefen, und die Klage über das Eingeschlafensein der Glieder. Gar nicht selten können diese Menschen schwer einschlafen oder leiden unter unruhigem Schlaf. Die Klagen der nervösen Menschen können derart mannigfaltig sein, daß wir sie im einzelnen gar nicht aufführen können. Recht häufig wechseln ihre Beschwerden und bleiben nicht auf einen bestimmten Körperteil beschränkt, auch Klagen über Störungen in der Tätigkeit bestimmter Körperorgane sind nicht selten. Dabei kann an sich jedes Organ oder mehrere zusammenhängende im Vordergrund der Klagen stehen, und meist ist das durch Vererbung oder erworbene Schädigung geschwächte der Hauptsitz der Störungserscheinungen.
Diese Organstörungen sind aber nicht selbständige Erkrankungen, sondern nur Unterabteilungen der allgemeinen Nervenschwäche und oft vorwiegend Ausdruck der vegetativen Fehlsteuerung (siehe dort). Sie sind nur aus der Gesamtsicht des nervös-seelisch gestörten Menschen zu verstehen und zu behandeln.
Zwei Erkrankungen aber sollen gesondert erörtert werden:

Der nervöse Kopfschmerz
ist ein häufiges Zustandsbild der allgemeinen Nervenschwäche. Es darf aber erst dann angenommen werden, wenn auf Grund einer eingehenden Untersuchung alle anderen Ursachen für den Kopfschmerz ausgeschlossen sind, denn nur allzuoft steckt hinter einem sogenannten nervösen Kopfschmerz etwas ganz anderes, was bei Verkennung der Krankheit für den Patienten eine ernste Gefahr bedeutet. So kann z. B. für den Kopfschmerz verantwortlich sein: eine Erkrankung des Gehirns, eine Vergiftung, ein Herz- oder Nierenleiden, ein Augenleiden, eine Erkrankung der Stirnhöhle oder eine Infektionskrankheit.
Wenn man also wirklich alle anderen Ursachen für den Kopfschmerz hat ausschließen können, dann erst darf man vom »nervösen Kopfschmerz« sprechen. Bei diesem Kopfschmerz, bei dem sich also keine

nachweisbaren organischen Veränderungen finden, tritt der Schmerz meist nicht anfallsweise auf, im Gegensatz zu der gleich noch zu besprechenden Migräne, sondern er besteht mehr oder weniger dauernd. Die Ursachen sowie die Behandlung decken sich mit denen der allgemeinen Nervenstörungen, doch kann man bestimmte einzelne Maßnahmen bevorzugen. Das sind unter anderem kalte oder heiße Auflagen auf die Stirn oder in den Nacken, je nach der Verträglichkeit, oder bei Blutandrang zum Kopf alle ableitenden Maßnahmen, z. B. das Wassertreten, der Knie- und Schenkelguß, die Fußbäder, das Sitz- und Halbbad, die Bein-, Leib- und Lendenwickel und die sachgemäß durchgeführte Streichmassage des Kopfes. Andere Einzelmaßnahmen müssen je nach der Lage des Falles vom Arzt verordnet werden. *Kneipp* erzählt in seinem Buch »Meine Wasserkur« ein schönes Beispiel für die Heilungsmöglichkeit des nervösen Kopfschmerzes. Er schreibt: »Zwei Studenten mußten die Anstalt verlassen, ehe das Schuljahr zu Ende war. Sie hatten beide so viel Kopfleiden und Blutdrang in den Kopf, daß sie nicht mehr studieren, selbst nur einige Minuten lesen konnten. Beide haben durch alle angewendeten Mittel keine Hilfe gefunden. Ich gab diesen armen Studierenden den einfachen Rat, sie sollten die meiste Zeit des Tages mit Barfußgehen, besonders im Tau, zubringen; sie sollten womöglich im Wald oder in irgendeinem Bächlein jede Stunde einige Minuten hineinstehen; dazu noch täglich zwei, bei warmer Witterung sich drei Obergüsse geben lassen.
Die beiden Jungen befolgten diesen Rat... sie gingen am Schluß der Vakanz gesund und freudig wieder in ihre Lehranstalt.«

Die Migräne
Die Migräne bildet schon einen Übergang von den echten nervösen Störungen zu den organisch bedingten. Im Gegensatz zum echten nervösen Kopfschmerz tritt die Migräne gewöhnlich einseitig, fast nur in Anfällen von äußerst heftigen stechenden Kopfschmerzen auf. Diese werden bedingt durch Gefäßkrämpfe oder Gefäßlähmungen im Gehirn oder in den Hirnhäuten. Recht häufig sind die Anfälle von Störungen des Allgemeinbefindens begleitet, insbesondere von Schwindel, Übelkeit und Erbrechen. Migräne dauert meist mehrere Stunden und macht den Kranken arbeitsunfähig. Die einzelnen Anfälle können durch körperliche oder seelische Überanstrengungen oder durch starke Gemütsbewegungen ausgelöst werden. Ferner sind nicht selten Verdauungsstörungen, insbesondere die Stuhlverstopfung, aber auch dauernd kalte Füße oder Mißbrauch von Alkohol die auslösenden Ursachen. Bei Frauen finden sich diese anfallartigen Kopfschmerzen häu-

figer und stehen oft im Zusammenhang mit der Periode. Die echte Migräne beginnt meist schon mit den Entwicklungsjahren und verliert sich häufig nach den 45er Jahren. Auch hier gilt, was die Behandlung betrifft, die gleiche wie für die gesamten nervösen Störungen. Doch kommen auch hierbei wieder einzelne Maßnahmen in Frage, die besonders günstig wirken, z. B. größte Ruhe und Schonung und vor allen Dingen ableitende Maßnahmen wie warme Fußbäder mit Baldrian, Heublumen oder Haferstroh, Wassertreten, Taulaufen, Lendenwickel, Wadenwickel, nasse Socken und evtl. kleinere Güsse (besonders der Nackenguß heiß) und Teilbäder, z. B. Sitz- und Halbbäder.

Seelische Gleichgewichtsstörungen

Die vorwiegend seelischen Gleichgewichtsstörungen können sich nun im Bereich des Bewußtseins oder des Unterbewußtseins vollziehen, und wir müssen deshalb diese beiden Begriffe einer näheren Betrachtung unterziehen.

Das Unbewußtsein oder Unterbewußtsein
Erst der Einblick in das Unterbewußtsein gibt uns ein tieferes Verständnis für das Seelenleben des Menschen. Wir müssen nämlich das, was wir Seele nennen, gewissermaßen in zwei Regionen einteilen, in ein Oberbewußtsein und in ein Unterbewußtsein. Das Wachbewußtsein oder Bewußtsein schlechthin hat seinen Sitz im Zentralnervensystem. In der Großhirnrinde spielt sich, wie wir schon sagten, die Tätigkeit unseres Verstandes mit Denken und Überlegung ab. Dort finden wir vernunftgeleitete Zielsetzung und verantwortungsbewußtes Handeln als Ausdruck unseres Willens. Dort werden unsere Gefühle und Empfindungen bewußt. Das Unterbewußtsein aber ist die Stätte der Seele, wo ohne unser Wissen und Wollen jegliche Tätigkeit geregelt wird, die für die Erhaltung des Lebens nützlich ist. Wenn z. B. etwas unserem Auge naht, dann schließen sich automatisch, gleichsam zum Schutz, die Augenlider. Diese Lidbewegung geschieht unbewußt. Oder wir gehen an einem Neubau vorbei, und ein herabstürzender Ziegelstein droht uns niederzuschlagen. Wir retten uns automatisch durch einen Sprung. Auch dieser Sprung geschieht unbewußt. Aber alles Unbewußte hat immer einen zweckhaften Sinn, und es sei nochmals darauf hingewiesen: alle lebenswichtigen Organe arbeiten unbewußt. Zugleich ist das Unterbewußtsein auch die Stätte des Traumhaften, des oft Unergründlichen einer Menschenseele. Es ist die Stelle der tiefsten

Tiefen und der größten Kräfte, die nur unter bestimmten Voraussetzungen sich auswirken und in Erscheinung treten. Alle großen Werke der Kunst, der Dichtung und auch der Wissenschaft stammen aus dem Unterbewußtsein ihrer Schöpfer, wenn auch ihre endgültige Ausgestaltung im Oberbewußtsein erfolgt. Wenn ein Künstler auf der Geige voller Begeisterung spielt, dann beobachtet er nicht mehr seine Finger, trotzdem aber greifen diese automatisch richtig und um so ungehemmter, je mehr die Begeisterung den Künstler packt. Im allgemeinen ist uns das Unterbewußtsein nicht zugänglich, doch wird die Sperre zum Unterbewußtsein gelockert in der Begeisterung und bei jeder starken Gemütsbewegung, andererseits aber auch im Schlaf und in der Hypnose.
Wenn die Sperre zum Unterbewußtsein im Schlaf gelockert wird, dann gibt sich der Inhalt des Unterbewußtseins im Traumleben zu erkennen, und wir können aus dem Traum oft wertvolle Schlüsse ziehen. Doch äußert sich das Unterbewußtsein im Traum meist nicht unmittelbar, sondern nur symbolisch; so werden z. B. unsere eigenen unterbewußten Wünsche anderen Menschen in den Mund gelegt oder nur in verschleierter Form ausgesprochen. Aber gerade die verworrenen, anscheinend unbedeutenden Träume, die wir schnell zu vergessen suchen, sind wichtig, um den Inhalt unseres Unterbewußtseins zu erkennen, denn je mehr der wunde Punkt unserer Seele berührt wird, um so größer ist das Bestreben, ihn zu verschleiern. Darum spielt die Entstehung des Traumlebens in der Seelenbehandlung eine große Rolle. Was durch unsere Sinne geht, wenn es mit einer gewissen Deutlichkeit über die »Schwelle« unserer Wahrnehmungen tritt, bleibt als Erinnerungsbild zurück zur willkürlichen Verfügung, bis wir es »vergessen«. Eine Vielheit von Bildern und leisen unklaren Gefühlsregungen, Angstzuständen, Wünschen, Begierden, Strebungen des Willens, die nicht bis zur Entscheidung erledigt, also aus dem Wachbewußtsein »verdrängt« wurden, sinken ins Dunkel des Seelengrundes. Wir denken nicht mehr daran. Im Unterbewußtsein aber verliert sich nichts. Alle seine Inhalte können wieder über die »Bewußtseinsschwelle« treten. Wir erinnern uns.
Wir treffen z. B. auf der Straße einen uns bekannt erscheinenden Menschen. Wir können uns aber nicht näher erinnern, wo wir diesen Menschen gesehen haben. Plötzlich, wenn wir schon gar nicht mehr in unserer Erinnerung suchen, fällt es uns ein, und wir sehen Ort und Umstände der Bekanntschaft bildhaft vor uns. Woher hommt dieses plötzliche Erkennen? Es stieg aus dem Unterbewußtsein in unser Bewußtsein, und wir erinnern uns, d. h. wir gingen in unser »Inneres«.

Ein anderes Bild soll schon überleiten zu den Störungen, die vom Unterbewußtsein auf den Menschen einwirken. Ein Kind erlebt bei einer Eisenbahnfahrt, daß ein Auto durch eine Eisenbahnschranke rast, vom Zug erfaßt und zermalmt wird. Dieses Kind faßt den ganzen Eindruck des Unglücks noch nicht, aber in seinem Unterbewußtsein bleibt die Erinnerung haften. Noch nach Jahren, wenn es schon erwachsen ist, kann sich seiner eine unerklärliche Angst bei Auto- oder Eisenbahnfahrten bemächtigen, wenn ähnliche Landschaften oder Schranken in seinen Gesichtskreis treten wie die, wo das Unglück geschah. Der Grund für diese unheimliche Angst ist ihm völlig entfallen, denn die Erinnerung an das früher erlebte Unglück wurde in das Unterbewußtsein verdrängt und wird nicht mehr als Ursache dieser Angst erkannt.

Ein weiteres Beispiel: Ein empfindlicher Mensch ist irgendwo eingeladen. Zufällig sieht er, wie der Hund oder die Katze des Gastgebers die Reste von einem Teller fressen darf, den man vorher auch den Gästen anbot. Er ekelt sich so sehr darüber, daß er nicht mit Appetit essen kann. Später, wenn das einzelne Erlebnis längst vergessen worden ist, tritt trotzdem bei diesem Menschen das Gefühl der Appetitlosigkeit und des Ekels auf, wenn er in einem Haushalt Hund oder Katze erblickt.

So ließen sich noch zahlreiche Beispiele anführen, doch alle haben das miteinander gemeinsam, daß gewisse unangenehme Dinge und Erlebnisse vom Bewußtsein fortgeschoben werden, sich im Unterbewußtsein einnisten, dorthin, wie wir sagen, »verdrängt« werden, und daß diese Dinge und Erlebnisse nun aus der Tiefe der Seele heraus einen ganz gewaltigen Einfluß auf das Tun und Lassen eines Menschen haben. Manch einer glaubt, frei von diesen Störungen zu sein, doch trifft das wohl kaum jemals zu. Wie manch einer kann diese oder jene Speise nicht essen oder dieses oder jenes nicht liegen sehen, z. B. Streichhölzer, Feuerzeuge, Messer und dergleichen. Recht häufig liegt der Grund für solche persönlichen Eigentümlichkeiten im Unterbewußtsein.

Nun gibt es insbesondere eine Richtung in der Seelenbehandlung, die Freudsche Psychoanalyse, die alle psychischen Störungen auf eine fehlgegangene Entwicklung im Geschlechtlichen zurückführen will. Sie baut ein ganzes Heilsystem auf der Tatsache auf, daß Triebe und Willensregungen, die nicht bis zur Entscheidung im Wachbewußtsein erledigt wurden, das Nervensystem des Menschen stören, bis sie wieder ins Bewußtsein heraufgeholt werden. Wenn auch kein Zweifel darüber besteht, daß gerade ungeordnete Triebhaftigkeit recht häufig die

Quelle solcher unterbewußter Störungen ist, so ist es doch nach unserer Auffassung falsch, hier zu einseitig alles auf das Geschlechtliche zurückführen zu wollen. Es kann aber keinen Zweifel geben, daß manchen Menschen viel Angst und Gewissensbisse erspart blieben, wenn die Kinder – selbstverständlich ihrem Alter entsprechend – von seiten der Eltern oder Lehrer richtig aufgeklärt würden; denn gerade die aus unsauberer Quelle bezogene Aufklärung ist die größte Gefahr in bezug auf Störungen von seiten des Unterbewußtseins. Das gilt auch für Erwachsene, die den normalen, nicht den widersinnigen Dingen des Geschlechtslebens gegenüber Vogel-Strauß-Politik treiben, manches rasch aus dem Bewußtsein in das Unterbewußtsein verdrängen, was sie dann quält, ohne daß der Zusammenhang erklärt wird.
Aber nicht nur der Geschlechtstrieb kann Störungen durch das Unterbewußtsein hervorrufen, sondern auch der Geltungstrieb und der Hunger nach Besitz. Alle im Unterbewußtsein liegenden Regungen, Wünsche und Triebe haben Zwangscharakter und suchen sich mit Gewalt auch im Gegensatz zu der bewußten Einstellung durchzusetzen. Wir beobachten nicht selten, daß trotz scheinbar restloser bewußter Einstellung auf das Gute ein Mensch zu Handlungen fähig ist, welche der bewußten Einstellung widersprechen. Dann haben sich aus dem Unterbewußtsein her ungeordnete Triebe durchgesetzt und Geltung verschafft. Wir sind aber solchen Störungen seitens des Unterbewußtseins nicht hilflos ausgesetzt. Wir können auf seinen Inhalt trotz allem eine gewissen Einfluß ausüben; denn unser Unterbewußtsein setzt sich zum größten Teil aus Dingen zusammen, die unser Bewußtsein passiert haben, und so muß unser Unbewußtsein allmählich ein Gefüge bekommen, das dem Bewußtsein entspricht. Es läßt sich allgemein sagen, daß man unbewußt das wünscht, was man anstrebt. Wenn wir also dauernd bewußt auf das Gute eingestellt sind, dann kann sich auch im Unterbewußtsein kein ungeordnetes Triebleben halten. Das alte Sprichwort »Ein gutes Gewissen ist ein sanftes Ruhekissen« hat auch seine ärztliche Bedeutung.
Ungeordnete Triebe versuchen also, sich vom Unterbewußtsein her Geltung zu verschaffen, und können auf diese Weise Ursache für eine Reihe körperlicher Störungen werden. So wird z. B. ein ungeordneter Geltungstrieb zu den sonderbarsten Störungen führen können, wenn er sich nicht durchzusetzen vermag. Ein unbewußt auf Ich-Verherrlichung eingestellter Mensch wird Unruhe empfinden, wenn er nicht genügend beachtet wird. Eine Zurückweisung ist einem solchen Menschen unerträglich, und wenn er sich nicht mit Hilfe seiner Leistungen die notwendige Aufmerksamkeit und Achtung verschaffen kann, dann

versucht er es eben mit Krankheitserscheinungen. Diese brauchen aber nicht bewußt herangezogen zu sein. So zeigt z. B. manches Kind, das von klein auf vernachlässigt ist, als Abwehrmaßnahme gegen die Vernachlässigung das Auftreten von Krämpfen, wenn es seinen Willen nicht bekommt oder wenn es die Aufmerksamkeit der Erwachsenen nicht anders auf sich ziehen kann. Dies gilt in ähnlicher Weise von Erwachsenen, die durch ihre Schwächen und körperlichen Erscheinungen das Mitgefühl und die Aufmerksamkeit ihrer Umwelt erringen wollen. Mit dieser Feststellung ist selbstverständlich kein moralisches Urteil verknüpft, da es sich ja um ausgesprochene Krankheitserscheinungen handelt.

Allgemein gesprochen gibt es zahlreiche Mißempfindungen am Körper und zahlreiche Störungen des ruhigen bewußten Lebens, die sich nicht ohne weiteres erklären lassen und die ihre letzte Ursache im Unterbewußtsein haben. So manche (sicher nicht alle) Lähmungen und Krämpfe, so manches Herzklopfen, so manche Herz- und Gefäßneurose, so manche Magen- und Darmstörungen, so manche Unruhe und Reizbarkeit sind Auswirkungen von verdrängten Gemütsbewegungen oder Triebhemmungen. Ebenso erklären sich die Angstzustände, unter denen manche Menschen zu leiden haben, z. B. die Platzangst, die Straßenangst, die Höhenangst oder wie sie sonst heißen mögen. Aber auch die Angst allgemeiner Art, bei der der Kranke nicht weiß, wovor er sich eigentlich fürchtet, gehört hierher. Ebenso lassen sich manche Zwangsvorstellungen und Zwangshandlungen nur so erklären, daß das Unterbewußtsein gestört ist.

Unter *Zwangsvorstellungen* verstehen wir vereinzelt auftretende Vorstellungen oder Befürchtungen, die von dem, der darunter leidet, selbst als unsinnig und unvernünftig erkannt werden, die sich aber fortwährend in das Denken eindrängen und sich Geltung zu verschaffen suchen. Bei den *Zwangshandlungen* finden wir etwas Ähnliches. Es kommt zu Handlungen, die als zwecklos und widersinnig erkannt werden, von denen sich der Kranke aber doch nicht freimachen kann. Er sieht z. B. zehnmal nach, ob die Tür verschlossen, das Licht gelöscht, der Brief frankiert ist. Er wäscht sich dauernd die Hände, oder er glaubt stets, seine Arbeit sei nicht gut genug, und macht sie neu.

Hierher gehören krankhafte *Minderwertigkeitskomplexe* und die Schwermut oder *Depression.*

Wir unterscheiden eine endogene Depression, die auf einem gestörten Ablauf der Drüsenfunktion beruht oder auch z. B. bei Frauen in den Wechseljahren auftritt, wenn sich der Körper umstellt, und eine exogene Depression. Nur diese letztere gehört unter die nervösen und seelischen Störungen; denn bei ihr zeigt sich ein krankhaftes Mißverhältnis zwischen Anlaß und Affekt, d. h., daß ein kleiner Anlaß, oft auch freudiger Art, schwere seelische Erschütterungen auslösen kann. Mit der Depression verbunden ist oft eine allzu starke Kritik an der eigenen Persönlichkeit oder bei hoher künstlerischer Begabung ein bedauerlicher Mangel an Konzentration. Es finden sich weiter seelische Hemmungen, die es solchen Menschen unmöglich machen, im rechten Augenblick über ihr Können und Wissen zu verfügen. Mangel an Entschlußkraft, Scheu vor Verantwortung, Eifersucht und Neid vervollständigen dieses Bild.

Die Behandlung aller dieser Zustände ist zunächst eine seelische, auf die wir im Zusammenhang bei der Besprechung der seelischen Heilmethoden noch eingehen.

Besonders ausgeprägt finden wir seelische Störungen bei einem Krankheitsbild, dem leider immer noch, selbst in gebildeten Kreisen, der Beigeschmack des moralisch Minderwertigen zu Unrecht anhaftet. Das ist die

Hysterie

Manche Forscher wollen dieses Krankheitsbild nur beim weiblichen Geschlecht anerkennen und führen es auf die andersartige seelische Reaktion der Frau und auf ihre Unterleibsorgane zurück. So leitet sich das Wort auch von einem griechischen ab, das soviel wie Gebärmutterweh sagen will. Es ist hier kein Platz, die Streitfrage zu erörtern, ob auch Männer hysterisch werden können. Wir glauben, daß alle Menschen einer sogenannten hysterischen Äußerung fähig sind, wenn ihre seelische Tragfähigkeit zu stark belastet ist. So müssen wir manche Schüttellähmung oder manche Stimmlosigkeit nach plötzlichem, großem Schreck als hysterische Äußerung bezeichnen. Die Hysterie ist nämlich Ausdruck einer seelischen Gleichgewichtsstörung, deren Sitz vorwiegend im Unterbewußtsein zu suchen ist. Der letzte Grund ist meist ein krankhaftes Geltungsbedürfnis oder krankhafte Minderwertigkeitskomplexe. Entweder versucht der Kranke, die Aufmerksamkeit auf sich zu lenken, weil er es nicht verträgt, übersehen zu werden, oder er versucht, zu schweren Belastungen auszuweichen. Der Versuch zur Flucht in die Krankheit ist in beiden Fällen unbewußt. Die Hysterie zeitigt eine Reihe von Erscheinungen, wie sie sich in ähnlicher Weise bei den schon beschriebenen Störungen des seelischen Gleichgewichts und der allgemeinen Nervenschwäche finden. Ob wirklich eine Hysterie oder etwas anderes vorliegt, ist nicht immer leicht festzustellen und zu guter Letzt Sache des Arztes und nicht der lieben Mitmenschen, die gar ein moralisches Werturteil damit verbinden zu müssen glauben. Die hauptsächlichsten Zeichen der Hysterie sind hochgradige seelische Beeindruckbarkeit, sowie übermäßige Erregbarkeit mit Neigung zu Wutausbrüchen und Angstanfällen ohne hinreichenden Grund. Ferner tritt ein gewöhnlich schneller Stimmungswechsel ein, und die Kranken zeigen oft eigenartige Empfindungsstörungen an der Haut und Bewegungsstörungen der Muskeln. Es kommt sogar zu körperlichen Veränderungen, die manchmal auch den Arzt täuschen können. Typisch für die Hysterie ist der hysterische Anfall, der aber heute in der klassischen Form relativ selten geworden ist.

Damit können wir das Bild der Hysterie abschließen, das in uns nur das Verständnis für eine der vielen Möglichkeiten der seelischen Störungen wecken sollte; denn das Verstehenlernen ist hier eine menschliche Pflicht, das Recht zu urteilen steht uns nicht zu.

Die Störungen vom Bewußtsein her

Der zweite Bereich unserer Seele, der ebenfalls durch Unzulänglichkeiten der Außenwelt depressiv gestört sein kann, ist das Bewußtsein oder im Gegensatz zum Unterbewußtsein das Oberbewußtsein. Dieses ist die Stätte für unser bewußtes, willensmäßiges Handeln, für die Erkenntnis, das folgerichtige Denken, kurzum, es ist das wissende Ich. Auf die körperlichen Störungen, die bei Trübung oder Schwinden des Bewußtseins eintreten, wie es z. B. in der Narkose oder bei der Ohnmacht der Fall ist, wollen wir hier nicht näher eingehen. Die seelischen Störungen, die sich innerhalb des Bewußtseins abspielen, erklären sich aus den drei großen Lebenskreisen heraus, die wir nach Prof. Dr. med. *Brauchle* einteilen können in den Lebenskreis der Liebe und Ehe, in den zweiten des Berufes und in den dritten der Gemeinschaft.

Verständnislosigkeit für das andersartige Wesen des Ehepartners, Mißverhältnisse, falsche Einstellung zur Frage des Geschlechtlichen, fortgesetzte unnatürliche und unphysiologische Betätigung auf diesem Gebiet, öftere Auseinandersetzungen über erotische Fragen, die zu keinem Ergebnis führen, unerfüllte und unerfüllbare Sehnsucht nach Liebe und Ehegemeinschaft oder auch das ständige Sichdrücken vor echter Liebe und Ehe ohne hinreichenden Grund sind die häufigen Störungen im Liebes- und Eheleben, die das seelische Gleichgewicht erschüttern.

Im Berufs- und Gemeinschaftsleben sind es mangelnde Freude am Beruf, Arbeitslosigkeit, Kränkungen und Zurückweisungen, Überbela-

stungen, Empfindlichkeit und Schwäche dem gesamten Lebenskampf gegenüber, mangelnde Freundschaft mit Gleichgesinnten und wie die Dinge auch im einzelnen heißen mögen.
Auch die Furcht vor der letzten Auseinandersetzung mit den Lebensproblemen, mit der Frage nach dem Sinn des Daseins kann vom Bewußtsein aus Trübung der seelischen Gesundheit herbeiführen.
Außerdem kann auch etwas anderes, was der moderne Mensch nicht gerne nennen hört, eine Ursache dieser seelischen Störungen seitens des Bewußtseins sein, d. i. echte, nicht vermeintliche Schuld. Hierfür gibt C. G. Jung ein recht schönes Beispiel in seinem Buch »Wirklichkeit der Seele«. Es handelt sich um einen jungen Mann mit stark nervösen Beschwerden, der durch fleißiges Studium der einschlägigen ärztlichen Lektüre eine gute Kenntnis von seinem Leiden besaß, aber trotzdem keine Heilung fand. Nach eingehender Untersuchung wurde festgestellt, daß sich bestimmte körperliche Ursachen nicht finden ließen. Doch hatte der Kranke erzählt, daß er die Winter öfter in St. Moritz oder Nizza zubrachte. Auf die Frage, wer diese Aufenthalte eigentlich bezahle, stellte sich heraus, daß eine arme Volksschullehrerin, die ihn liebte, sich das Geld am Mund absparte, um dem Jüngling diese Kuraufenthalte zu ermöglichen. Und C. G. Jung sagte ihm mit Recht, daß er noch nicht geheilt sei, müsse wohl darauf beruhen, daß er in seiner Gesamteinstellung zum Leben einen grundsätzlichen Fehler mache, der in seiner Gewissenlosigkeit liege, und daß ihm deshalb alle wissenschaftliche Einsicht für seine Heilung nichts nutzen könne.
Alle Nöte des Seelenlebens können auf die Dauer die Ursachen sein für körperliche und seelische Störungen, insbesondere für Angst, Traurigkeit und Verstimmungen, Schlaflosigkeit und Herzklopfen, Durchfall, Verstopfung und mannigfache andere Beschwerden.

Die Ursachen der Nervosität

Für alle nervösen Störungen kommen zwei Arten von Ursachen in Frage, die sich aber in der Praxis immer wieder überschneiden. Es können körperliche und seelische sein. Doch spielt gerade bei den nervösen Störungen auch die erbliche Veranlagung eine große Rolle. Viele Menschen bekommen von Haus aus ein empfindliches Nervensystem mit auf den Weg; das macht sie empfänglich für nervöse Erkrankungen, insbesondere dann, wenn sie körperlich oder seelisch belastet werden, wie das heute sehr oft der Fall ist. Es ist sehr bezeichnend, daß der Typ des nervösen Menschen in der Krankheitsgeschichte erst seit etwa

100 Jahren auftaucht, und zwar wurde der Ausdruck von einem amerikanischen Arzt namens *Beard* geprägt. In Amerika hatte sich nämlich zuerst das Hasten und Treiben des modernen Fabrikzeitalters entwikkelt, das dem Menschen buchstäblich »auf die Nerven« geht. Die moderne Zivilisation bringt gerade diejenigen Lebensbedingungen mit sich, die den Menschen der Natur entfremden. So wird die heutige Zeit an sich körperlich und seelisch die Ursache für das Anwachsen der Nervosität.

Die körperlichen Ursachen lassen sich am besten mit den Worten »unnatürliche Lebens- und Ernährungsweise« kennzeichnen. Mangel an guter Luft, wie es das Leben in der Stadt, in den Betrieben und Ämtern mit sich bringt, und Mangel an Licht und Sonne sind die ersten schädigenden Faktoren. Dazu kommt recht häufig eine unzweckmäßige Ernährungsweise mit übermäßigem Genuß von Fleisch und Wurst, von Fisch und Eiern, die dazu führt, daß eine Sucht nach Reizstoffen, insbesondere nach Gewürzen und nach geistigen Getränken, entsteht. Dadurch nimmt die Ausdauer bei körperlicher und geistiger Arbeit ab, und zugleich tritt eine übermäßige geschlechtliche Erregung auf. Nicht selten ist diese eiweißüberbetonte Ernährung insbesondere bei gleichzeitiger hoher Fettzufuhr auch die Ursache, daß Schädigungen des Herzens und der Gefäße eintreten, und damit wird wiederum die Neigung zu anderen Erkrankungen, insbesondere auch zu solchen des Nervensystems, gegeben. Unter die unzweckmäßige Ernährung fällt aber nicht nur die eiweiß- und fettüberbetonte Kost, sondern auch der Mangel an Obst und Frischkost, also jede Einseitigkeit. Zu den körperlichen Ursachen für die Nervosität gehören ferner Mißbrauch von Alkohol, Tabak und Bohnenkaffee, von schwarzem Tee oder von anderen schädigenden Genußmitteln. Auch der Mangel an Bewegung ist mit all seinen Folgen eine Ursache für nervöse Störungen und auf der anderen Seite wieder der Mangel an Ruhe, unter dem der Mensch von heute zu leiden hat, angefangen von zu kurzem und wenig tiefem Schlaf bis zu den Ruhestörungen, die der Lärm der Großstadt mit sich bringt.

Die seelischen Ursachen der Nervosität sind: Not, wie sie der Lebenskampf heute mit sich bringt, Kummer und Sorgen, falsche Einstellung sich selbst und der Umwelt gegenüber, das Fehlen eines festen, klaren Lebenszieles, seelische Erschütterungen jeder Art und seelische Überlastungen, grauenerregende Erlebnisse, Heimatlosigkeit und Verfolgungen u. a. Sie sind freilich schwer innerlich zu überwinden. Aber doch darf man, wenn man die heutigen nervösen Störungen bekämpfen will, nicht vor allen diesen Tatsachen kapitulieren.

Die Behandlung des nervösen Menschen

Oberster Grundsatz muß es sein, nicht die nervösen Störungen, sondern die nervöse Persönlichkeit zu behandeln. Diese Behandlung ist nur zu einem Teil Sache des Arztes. Sie ist zu einem großen Teil, allerdings unter Anleitung des Arztes, auch Angelegenheit des Kranken selbst, seines Seelsorgers und auch seiner Umwelt. Das erste und Wichtigste für die ärztliche Behandlung ist eine unbedingt offene und vertrauensvolle Aussprache mit dem Arzt, damit die Quellen der Nervosität richtig erkannt und unter Umständen beseitigt werden können. Ganz abgesehen davon bringt diese offene, vertrauensvolle Aussprache schon an und für sich dem Kranken Erleichterung und leitet über zu etwa notwendigen erzieherischen Maßnahmen oder sogar zu seelischen Heilmethoden. Hier sei nur kurz dargelegt, wie wichtig es ist, daß der Kranke wieder zu sich selbst Vertrauen gewinnt, daß sein Mut aufgerichtet wird und daß er das Leben wieder mit anderen Blicken anschauen kann. Eine praktische Möglichkeit hierzu ist Erziehung zur Entspannung und zum Gleichmut. Der zu stark angespannte Kranke muß es lernen, wiederholt einige Minuten am Tag sich flach und ruhig hinzulegen, einige ruhige Atemzüge zu machen, um die ganze Verkrampfung seines Organismus zu lösen. Eine gute Hilfe bietet das autogene Training. Bei Schlaffheit dagegen muß er erzogen werden zur inneren Abhärtung und Straffung. Dazu verhelfen die natürlichen Heilmittel: Luft, Wasser, Sonne, Bewegung und Ruhe im rechten Maß und eine naturgemäße Ernährung. Insbesondere muß der Blick des Patienten von der Beobachtung seiner Krankheitsbeschwerden abgelenkt werden, und er muß wieder lernen, von sich selbst weg auf den anderen Menschen zu sehen und für diesen Verständnis aufzubringen. Das Abwenden vom Ich und das Hinwenden zum Du und zum Wir ist oft das wirksamste Mittel zur Heilung der nervösen Beschwerden.

Es ist eine Selbstverständlichkeit, daß auch all die Dinge zu meiden sind, die die Ursache für die Entstehung der nervösen Störungen abgegeben haben, soweit das möglich ist. Nur wenn der Wille da ist, die vermeidbaren Schäden zu vermeiden, kann und darf man Heilung erhoffen.

Das Wichtigste aber ist die Arbeit an sich selbst, die bewußte aktive Gesundheitspflege, d. h. die vernünftige Anwendung all der Reize, die bei ihrem besten Vorhandensein die Gesundheit verbürgen, nämlich Luft, Licht, Wasser, zweckmäßige Ernährung, Bewegung und Ruhe.

Die körperliche Behandlung richtet sich nach dem Kräftezustand des einzelnen Kranken und ist vom Arzt jeweils genau festzulegen. Ein all-

gemeingültiges Schema für die Behandlung der Nervenschwäche gibt es nicht, und so soll auch das jetzt Gesagte nur eine Grundlinie darstellen. Vor allen zu starken Maßnahmen muß man den Kranken, der auch häufig zu Übertreibungen neigt, warnen. Gerade beim nervösen Menschen kommen oft unvorhergesehene Rückwirkungen vor. Diese zwingen sowohl den Arzt wie den Kranken zu einer nahezu unerschöpflichen Geduld. Von den Anwendungen kommen für den nervösen Menschen allgemein in Frage: das Luftbad (siehe dort), weiterhin die Massage, als Selbstmassage oder als Fremdmassage durchgeführt mit einem guten pflanzlichen Hautfunktionsöl, das besonders bei nervösen Störungen durch seinen Gehalt an heilsamen Kräutern und ätherischen Ölen allgemein belebt und einen günstigen Einfluß auf das Nervensystem ausübt (s. Massage und Einölen). Auch die morgendlichen Waschungen (vergleiche Technik der Wasseranwendungen) in Abwechslung, nicht in Verbindung mit dem Luftbad, sind geeignete Maßnahmen. Ferner das Sitz- oder Halbbad, kalt, bei 6–10 Sekunden Dauer, am besten morgens, zwei- bis dreimal wöchentlich. Es kommen weiter in Frage: die abgestuften Wassermaßnahmen der Kneippkur, z. B. Taulaufen, Wassertreten, Fußbäder, Armbäder, kleinere Güsse und Kräuterbäder, von denen besonders zu bevorzugen sind: die Fichtennadelvollbäder, die Vollbäder mit Pfefferminz und Quendel oder mit Kalmus und Baldrian (vgl. Technik der Wasseranwendungen).
Die Gymnastik, die auch für den älteren Menschen eine Wohltat bedeuten kann, wenn sie richtig gehandhabt wird, auch die leichte körperliche Arbeit in Feld und Garten, besonders als Ausgleich für den geistig arbeitenden Menschen, ist sehr wohltuend.
Die richtige Ernährung (siehe dort).
Die Heilkräuter (siehe dort), die an Stelle der Genußgifte verwandt werden können, insbesondere Pfefferminze und Melisse oder beide zusammen zu gleichen Teilen verwandt, die Brombeer- und Erdbeerblätter, die man auch zu gleichen Teilen mischt und denen man zweckmäßigerweise noch etwas Erika und Waldmeister zugibt. Ferner sei auf einen guten Tee aus getrockneten Apfelschalen aufmerksam gemacht, dem man einige Tropfen Zitrone zufügt, und als Träger von Vitamin C den Hagebuttenschalentee, und nicht zuletzt sei daran erinnert, daß die unvergorenen alkoholfreien Fruchtsäfte einen recht wertvollen Ersatz darstellen für die alkoholischen Getränke. An Stelle der vielen Nervenmittel genügen oft die einheimischen Heilkräuter, je nach Lage des Falles zusammengestellt, wobei die Mischung Melisse, Hopfen und Baldrian zu gleichen Teilen oder die Verwendung des Johanniskrautes sich einer großen Beliebtheit erfreut.

Licht und Sonne sind bei vorsichtiger und richtiger Anwendung auch für den nervösen Menschen Mittel zur Gesundung und zur allgemeinen Leistungssteigerung (vgl. Luft- und Sonnenbäder). Eine entsprechende Ruhe (siehe dort) als Lebens- und Heilreiz ist gerade für den nervösen Menschen unerläßlich.

Die vorwiegend seelische Behandlung
muß sich je nach der Ursache mehr an das Bewußtsein oder an das Unterbewußtsein richten. Wir wollen zuerst die Behandlung derjenigen Störungen besprechen, die vom Bewußtsein aus erfolgen. Wenn wir uns fragen: »Wie ist in den Nöten des Liebes- und Ehelebens, des Berufs- und Gemeinschaftslebens eine Änderung herbeizuführen?«, so können wir wegen der Mannigfaltigkeit der Ursachen und Lebensumstände hierauf keine zugleich allgemein und doch im einzelnen befriedigende Antwort geben, sondern nur in großen Zügen auf das Wichtigste dieser Behandlung eingehen. In sehr vielen Fällen ist nach Möglichkeit eine Veränderung der äußeren Lebensumstände anzustreben, was unter den heutigen Verhältnissen häufig recht schwierig, aber doch oft unbedingt notwendig ist. Hierbei kann der Arzt nur raten, nicht immer selbst helfen, und alle Menschen, die einem solchen Kranken helfen könnten, sind zu dieser Hilfe verpflichtet. Unter Umständen muß man zu einem Berufswechsel raten, wenn der Mensch nicht zugrunde gehen soll an seinem Beruf, dem er nicht gewachsen ist, oder man muß wenigstens für die Trostlosigkeit mangelnder Berufsbefriedigung Ausgleiche schaffen durch Weckung der Anteilnahme für andere Lebenskreise und Lebensaufgaben.
Dasselbe gilt im Grunde auch für die Abstellung von Mißständen in Ehe und Liebe. Auch hier kann längere oder dauernde Trennung der Eheleute in Frage kommen, wenn die religiöse, weltanschauliche Einstellung diesen Weg gestattet, oder die Religion muß eine Kraftquelle werden, von der aus der kranke Mensch die Schwierigkeiten seiner Ehe meistert. Helfen wird auch häufig das zeitweilige Fortschicken des seelisch Kranken in eine entsprechende Kuranstalt oder aufs Land zu Bekannten. Durch andere Menschen, andere Sitten und andere Eindrücke kann er Abstand gewinnen von allem, was ihn daheim bedrängt und bedrückt. Was durch alle diese Maßnahmen erstrebt werden muß, ist schließlich die Änderung der inneren Einstellung.
Wieviel es ausmacht, wie ein Mensch sich innerlich zu seinem Leiden stellt, das kann man in der Praxis Tag für Tag erleben. Der eine erträgt ruhig und heiter das, was den anderen todunglücklich macht. Wenn es auch nicht zu leugnen ist, daß hierbei die Veranlagung und das Tempe-

rament eine große Rolle spielen, so dürfen wir andererseits nicht verkennen, daß jeder sich durch Innerlichkeit und Besinnlichkeit und daneben durch eine ruhige, bewußte Selbsterziehung, zu der er oft erst angeleitet werden muß, über manche Schwierigkeiten hinweghelfen kann und wird. Es kommt vor allen Dingen darauf an, den Kranken vom eigenen Ich loszulösen und ihm den Blick auch für die Not und Sorgen anderer Menschen zu geben. Wir müssen seinen Willen wieder auf ein festes Lebensziel lenken, müssen aber Einzelheiten hier der religiösen, weltanschaulichen Einstellung des Kranken überlassen. Es gibt ein schönes Wort: Hat man sein »Warum« des Lebens, so verträgt man sich fast mit jedem »Wie«. Hier wird deutlich, daß gerade der Mangel eines festen, klaren Lebenszieles für manche Menschen der Hauptgrund ist, warum sie mit den Schwierigkeiten des Lebens nicht fertig werden.
Um eine innere Umstellung herbeizuführen und dadurch zum Heilerfolg zu gelangen, müssen in bestimmt gelagerten Fällen auch noch besondere ärztliche, seelische Heilmethoden angewendet werden. Die wichtigsten sind: die Psychoanalyse, die Suggestion, die Hypnose und das autogene Training nach Prof. Dr. med. *J. H. Schultz*, deren Wesen wir kurz besprechen wollen.
Diese Methoden finden hauptsächlich dann Anwendung, wenn die unterbewußten Störungen, deren Behandlung sich sonst grundsätzlich mit der der bewußten Störungen deckt, behoben werden sollen.

Die Psychoanalyse

Das Wesen dieser Heilmethode besteht darin, daß sie Vorgänge bewußt macht, die vom Unterbewußtsein aus störend wirken. Der Name kommt aus einer Zusammensetzung zweier griechischer Worte und heißt soviel wie Zergliederung des Seelenlebens. Die Vorgänge, die durch die Psychoanalyse bewußt gemacht werden sollen, beruhen, wie wir schon sagten, auf ungeordneter Triebhaftigkeit. Die Psychoanalyse im engeren Sinn kennt als die Quelle aller Störungen nur den Geschlechtstrieb. Damit verfällt sie, wie wir ebenfalls schon bemerkten, in eine starke Einseitigkeit und wird deshalb von vielen ernst denkenden Kreisen abgelehnt, wenn auch ihre grundsätzliche Bemühung um das Erkennen seelisch-leiblicher Vorgänge nicht geleugnet wird. Wir sind uns aber heute klar, daß ein bloßes »Insbewußtseinrufen« eines quälenden seelischen Komplexes nicht in allen Fällen allein zur Heilung führt. Eine unerläßliche Voraussetzung für die Gesundheit ist, daß der Patient die notwendige sittliche Entscheidung gegenüber dem Bewußtgewordenen fällt. Erst diese sittliche Entscheidung gibt den Ausschlag.

In der Hand eines in der Psychoanalyse geschulten Arztes und bei Auswahl der geeigneten Fälle besteht die Möglichkeit, seelisch kranken Menschen durch diese Behandlung Heilung zu bringen. In neuester Zeit sind die Methoden der Seelenforschung wesentlich weiter entwikkelt worden. Die Psychosomatik z. B. ist aus der Psychoanalyse hervorgegangen. Die Behandlung setzt große Geduld von seiten des Kranken wie des Arztes voraus und dauert manchmal monate- und jahrelang.

Die Suggestionsmethoden

Diese Methoden wollen die Vorstellungswelt beeinflussen und in heilendem Sinne alle hemmenden Vorstellungen unterdrücken und alle fördernden stark betonen. Dadurch können unter Umständen Erfolge erzielt werden, die mit der kritischen Vernunft allein nicht zu fassen sind. Je nachdem, ob man diese Einwirkung auf das Vorstellungsleben selbst vornimmt oder durch andere vornehmen läßt, spricht man von Selbstbeeinflussung (Autosuggestion) oder Fremdbeeinflussung (Suggestion) schlechthin. Im politischen Leben tritt außerdem sehr oft die Massensuggestion in Erscheinung, bei der das Eigentümliche ist, daß sie stärker wirkt, je mehr Menschen beisammen sind.

Zum Verständnis der Suggestionswirkungen ist die Kenntnis zweier Gesetze notwendig. Das erste Gesetz lautet: »Jeder Gedanke ist bestrebt, sich auf dem Weg über das Unterbewußtsein zu verwirklichen« (Prof. Dr. *Brauchle*). Dafür einige Beispiele. Zunächst ein altbekannter Versuch: Wenn man auf eine Tischplatte einen Kreis mit Kreide malt und in diesem Kreis mit einem senkrechten und einem horizontalen Strich ein Kreuz zeichnet und nun eine leichte Kugel an einem dünnen Faden über den Schnittpunkt der beiden Striche hält und sich vorstellt, sie bewege sich in einer Richtung, so dauert es nicht lange, und die ruhig gehaltene Kugel bewegt sich tatsächlich in der gedachten Richtung. Oder eine alltägliche Erfahrung: Wenn man einem Menschen, der in Wirklichkeit recht gut aussieht, plötzlich und unvermittelt sagt: »Wie schlecht siehst du heute aus!«, dann erlebt man es nicht selten, daß sich der Angeredete tatsächlich verfärbt und ein schlechtes Aussehen bekommt. Daher ist es die Pflicht jedes Christen, allerdings ohne Lüge, seinen Mitmenschen nur positiv zu beeinflussen. Etwas Ähnliches gilt, wenn sich ein Mensch einredet, er habe diese oder jene Krankheit, dann dauert es nicht allzu lange, und er sieht tatsächlich aus, als ob er diese Krankheit hätte. Manche Menschen beobachten mit peinlicher Ängstlichkeit ihre Darmträgheit und glauben, wenn sie nicht diese oder jene Maßnahme ergreifen würden, dann käme es zur Stuhlverstopfung. Und tatsächlich ist diese Vorstellung in der Lage, eine

Stuhlverstopfung herbeizuführen oder zum mindesten zu unterhalten. So mancher Asthmatiker leidet an der Vorstellung, wenn er diese oder jene Speise zu sich nehme oder wenn er sich in einem Raum aufhalten würde, wo ein Hund, eine Katze oder dergleichen gewesen ist, dann müsse er einen Asthmaanfall bekommen. Schon die Vorstellung genügt, um einen Anfall auszulösen.

Das zweite Gesetz lautet nach einer Formulierung von Prof. Dr. med. *Brauchle*: »Jede stärkere Anstrengung ist zur Erfolglosigkeit verurteilt, weil es eine Anstrengung ist, oder, anders ausgedrückt, was man mit einer leichten Anstrengung erreicht, verdirbt man sich mit einer großen.« Auch für die Wahrheit dieses zweiten Satzes wollen wir wieder einige kurze Beispiele anführen. Wenn ein unsicherer Radfahrer mitten auf einer sehr breiten Straße ein Hindernis vor sich erblickt und sich mit äußerster Willenskraft bemüht, dieses Hindernis zu umgehen, dann kann man sicher sein: Je größer die Willensanstrengung ist, das Hindernis zu vermeiden, um so sicherer wird es ihm nicht gelingen.

Ein anderes Beispiel ist das der nervösen Reizbarkeit. Wenn jemand sehr leicht reizbar ist und mit aller Willenskraft versucht, diese Reizbarkeit zu unterdrücken, dann mag ihm dies vielleicht nach außen hin gelingen, nach innen aber wird er beben und zittern vor Unruhe. Je mehr er nun dagegen kämpft, um so schwerer wird es für ihn, diese Reizbarkeit zu unterdrücken. Erst wenn er gleichgültig wird und sich unter Selbstbeeinflussung sagt: »Ich werde diese Unruhe überwinden, ich bin schon viel ruhiger geworden«, wird er diese Reizbarkeit überwinden können. Oder ein anderes Beispiel: Ein junger Mensch neigt zum unbegründeten Erröten; je mehr er sich anstrengt, dieses zu unterdrükken, um so häufiger wird sich das Erröten bei jeder Gelegenheit einstellen. Erst wenn er sich selbst suggestiv einredet: »Du wirst gar nicht mehr rot«, dann gelingt es, dieses Erröten zu beseitigen.

Noch ein weiteres Beispiel soll das richtige Verhalten in suggestiver Hinsicht zeigen. Das ist das Beispiel der nervösen Schlaflosigkeit. Wenn jemand nicht schlafen kann und sich mit aller Anstrengung bemüht einzuschlafen, dann wird er erst recht wach bleiben. Wenn er dagegen völlig gleichgültig gegen das Nichteinschlafen ist, wenn er sich innerlich mit dem Wachbleiben abgefunden hat, dann wird er gewöhnlich rasch und fest einschlafen. Das gilt natürlich nur dann, wenn die Schlaflosigkeit nicht Ausdruck einer ernsten Krankheit oder eines Leidens ist, sondern wenn sie – wie häufig – nur nervös bedingt ist. Selbstverständlich wird man trotz aller Betonung der gleichmütigen Einstellung auch die Naturheilmittel gegen die Schlaflosigkeit nicht vernachlässigen. Diese sind unter anderem die warmen Fußbäder mit Baldrian, die Wechselfußbäder, das Wassertreten, die Lendenwickel, die warmen und die kalten Sitzbäder, das Trinken eines Tees aus Baldrian, Pfefferminze und Melisse oder die Verwendung anderer naturgemäßer Hilfsmaßnahmen.

Die Hypnose

Mit dieser Methode ist in früheren Jahren außerordentlich viel Unfug durch Unberufene verübt worden. Die Hypnose ist eine Art seelischer Operationsmethode und nun einmal kein Varietékunststückchen, sondern sie ist in der Hand des darin geschulten Arztes unter Umständen eine wertvolle Möglichkeit, kranken Menschen zu helfen. Das Wort Hypnose stammt aus dem Griechischen und heißt wörtlich übersetzt Einschläferung. Es handelt sich in der Tat bei der Hypnose um einen auf suggestivem Wege erreichten Schlafzustand. Sie unterscheidet sich aber vom Schlaf dadurch, daß bestimmte geistige Beziehungen zwischen dem Hypnotisierten und dem Hypnotiseur bestehen. Diese Beziehungen nennt man Rapport. Durch die Hypnose werden bestimmte Seiten des Verstandeslebens ausgeschaltet, insbesondere dessen Hemmungen, und auch viele Widerstände des Gefühlslebens. Die Hypnose stellt aber nun nichts Geheimnisvolles, Übernatürliches dar, sondern sie ist eine Behandlungsmethode, die auf bestimmten seeelischen Gesetzen beruht und mit Hilfe einer bestimmten Technik Hemmungen für eine Krankheitsheilung beseitigen und dafür stark fördernde seelische Kräfte wecken soll. Dafür ein Beispiel: Eine junge Patientin kommt mit Klagen über heftige Schmerzen im Kniegelenk, die sie am Gehen sehr stark behindern. Trotz genauester Untersuchungen läßt sich ein organischer Befund nicht feststellen, und trotz aller Verwendung zweckmäßiger anderer Maßnahmen tritt keine Änderung ein. Aus bestimmten Gründen wird eine Hypnose durchgeführt mit dem Erfolg, daß der jahrelang bestehende, qualvolle Zustand in wenigen Sitzungen beseitigt ist, weil hier ein seelischer Hintergrund für die Störung aufgedeckt wurde und seelische Hemmungen durch die Hypnose beseitigt wurden. Aber auch diese Methode hat ihre Grenzen, und es ist nicht richtig, wenn man in schlechten Kriminalromanen zu lesen bekommt, daß Menschen wider ihren Willen hypnotisiert und zu allen möglichen Verbrechen verleitet wurden. Die Hypnose kann, so furchtbar sie in unberufener Hand wirkt, keinen Menschen zu einer Handlung veranlassen, die seinem innersten Wesen widerspricht, dem setzt der Hypnotisierte einen unüberwindlichen Widerstand entgegen. Wann eine Hypnose aus ärztlichen Gründen durchgeführt werden soll, kann nur der darin geschulte Arzt entscheiden.

Das autogene Training
ist eine seelische Behandlungsmethode, die von Prof. Dr. med. *J. H. Schultz* systematisch entwickelt wurde und die die Hypnose weitgehend verdrängt hat. Durch diese Methode, die am besten unter Anleitung eines geschulten Arztes erlernt wird, lernt der Kranke, auf autosuggestivem Wege systematisch seine körperlichen und seelischen Funktionen weitgehend zu beherrschen. Auf Einzelheiten kann hier nicht eingegangen werden. Es sei auf das Buch von Prof. Dr. med. *J. H. Schultz*: Das autogene Training (Stuttgart 1960) hingewiesen.

Die nervösen und seelischen Störungen in Rahmen der Kneippkur

Bei der Behandlung der nervösen und seelischen Störungen kommt es wie immer in der Kneippkur darauf an, die eigenen, im Organismus vorhandenen Kräfte mit den naturgegebenen Reizen zu wecken, zu fördern und richtig zu leiten. Nur dadurch kann Heilung erzielt werden. Die richtig durchgeführte Kneippkur ist aber das System der Übung und Weckung dieser eigenen Kräfte.
Bei den seelischen Störungen, die sich in der Praxis häufig mit den nervösen Störungen überschneiden, kommt es recht oft zunächst auf die seelische Verfassung des Kranken an. Schon *Kneipp* sagte hierzu: »Denn wie viele waren hier, die nach langem Gebrauch der Wasserkur nicht besser daran waren und bei denen die neurasthenischen Schmerzen an allen möglichen Stellen sich immer wieder fühlbar machten! Die Betroffenen konnten nicht schlafen und nicht essen; sie verfielen in Melancholie, und erst, als man den Zustand ihrer Seele erkannte und da Ordnung hineinbrachte, ging es mit dem körperlichen Leiden auch besser. Sie bekamen mehr Ruhe, mehr Zufriedenheit, kurz, sie fühlten sich glücklicher« (»Codizill«).
Um Ordnung in das Seelenleben zu bringen, können je nach der Lage des Falles die schon beschriebenen seelischen Methoden herangezogen werden. Alle diese stellen seelische Operationen dar, die, wie auch die körperlichen Operationsmethoden, nur Notmaßnahmen darstellen, die in Anwendung kommen, wenn alle anderen Mittel und Wege versagen. Aber da der Mensch eine Leib-Seele-Einheit ist, die im lebenden Organismus nicht getrennt werden kann, gibt es nichts rein Körperliches und nichts rein Seelisches; so darf auch bei den seelischen Störungen die körperliche Seite nicht vernachlässigt werden, und gerade hier gilt es, die eigenen Kräfte zu wecken und zu fördern, und das Abhärten ist innerlicher zu verstehen als etwa nur das Widerstandsfä-

higmachen gegen Erkältungskrankheiten. Es heißt hart machen, innerlich festigen, und gerade hierzu sind wieder die naturgemäßen Mittel eine vorzügliche Möglichkeit.
Jeder, der einmal wirklich die Segnungen einer systematischen aktiven Gesundheitspflege erleben durfte, konnte sich bestimmt dem starken seelischen Eindruck nicht entziehen. Durch alle Maßnahmen, die das körperliche Wohlbefinden steigern, findet eine Rückwirkung auf die Seele statt.
Die vernünftige Anwendung von Luft, Licht, Wasser, zweckmäßiger Ernährung, Heilkräutern, Erde, Bewegung und Ruhe und seelischen Lebensreizen ist die beste Möglichkeit, nervösen und seelisch kranken Menschen zu helfen.

Die organischen Erkrankungen des Zentralnervensystems

Die infektiös-entzündlichen Erkrankungen des Nervensystems

Die Hirnentzündung
(Encephalitis)

Unter diese Bezeichnung fallen verschiedene Formen von Hirnentzündungen, deren Ursachen z. T. unbekannt sind und deren Verlauf nicht einheitlich ist.

Ein unbekanntes Virus löst die

epidemische Hirnentzündung
(Encephalitis epidemica)

aus, die zur Zeit der Influenzaepidemie – 1918 – beobachtet wurde. Diese ansteckende Form wird vermutlich durch Tröpfcheninfektion übertragen. Die Inkubationszeit ist unbekannt.
Das Krankheitsbild: Fieber, Unwohlsein, Übelkeit und Erbrechen, dann Übergang zu Schlafsucht, körperlich-geistige Erstarrung, aus der die Kranken zu Essen, Stuhlgang und Harnlassen geweckt werden müssen, aber auch tiefe Bewußtlosigkeit und Krämpfe. Ein anderer Verlauf zeigt vorwiegend Schlaflosigkeit und starke Bewegungsunruhe. Wenn eine Hirnhautreizung beteiligt ist, findet sich auch Nakkensteifigkeit.

Meldepflicht für Verdacht, Erkrankung und Todesfall.
Behandlung: rein klinisch und zusätzlich Nachbehandlung wie bei jeder akuten Infektionskrankheit.
Komplikationen: Lungenläppchenentzündung (Bronchopneumonie – siehe dort), Harnverhalten und Durchliegen.

Zu den Spätfolgen gehört

die Schüttellähmung (Paralysis agitans – Parkinsonismus)

Kennzeichen sind: Starre der gesamten Körpermuskulatur mit Bewegungsarmut, Starre auch in den seelischen Reaktionen, Fehlen der Mitbewegung der Arme und der Mimik (Maskengesicht), erhöhte Talgabsonderung im Gesicht (Salbengesicht), Speichelfluß, Augenmuskelstörungen, gebückte Haltung, beim Gehen Nachvorneschießen, Zittern, besonders der Finger mit Bewegungen wie beim Pillendrehen. Seltener sind veitstanzähnliche oder epilepsieartige Störungen. Bei Kindern finden sich Wesensveränderungen mit hemmungslosem Triebleben.

Außer der epidemischen Hirn- und Hirnhautentzündung kann für die Schüttellähmung auch eine erbmäßige Anlage zur Entartung bestimmter Hirnstammgebiete ursächlich sein.

Die Behandlung ist häufig auf den Einsatz bestimmter vom Arzt zu verordnender Medikamente angewiesen.

Eine naturgemäße Lebens- und Heilweise vermag diese Behandlung notwendig und sinnvoll zu ergänzen. Vor Überbelastungen aller Art muß dringend gewarnt werden.

Eine andere Form der Hirnentzündung tritt im Anschluß an

die Tollwut (Lyssa)

auf. Diese ist eine Viruskrankheit der Tiere und Menschen, die durch infizierten Speichel übertragen wird, der durch einen Biß oder eine offene Wunde in den Körper gelangt. Tollwutüberträger sind Hund, Katze, Füchse, Eichhörnchen, Ratten u. a.

Die Inkubationszeit: 1–3 Monate, aber auch länger (bis zu 2 Jahren).

Das Krankheitsbild: brennende Schmerzen an der Bißstelle, Überempfindlichkeit der Haut gegen Temperaturwechsel und Luftzug, traurige Verstimmung, Reizbarkeit und Erregungszustände (»Wutanfälle«), Schlingmuskelkrämpfe, so daß Trinken völlig abgelehnt wird und der Anblick von Wasser diese Krämpfe steigert (Hydrophobie).

Behandlung: sofort durch den Arzt, absolute Bettruhe, Vermeiden jeden Reizes, entsprechend beruhigende Medikamente.

Vorbeugung: bei Verdacht auf tollwütigen Tierbiß gründliches Auswaschen der Bißstelle mit grüner Seife (Schmierseife), unbedingt noch in der Inkubationszeit durchgeführte aktive Schutzimpfung.

Meldepflicht besteht für Verdachtsfall, Erkrankung und Todesfall.

Andere Formen der Hirnentzündung

treten auf durch Viren, die in vielen Tieren (Pferde, Esel, Enten, Hühner, Tauben u. a.) leben und durch Gliederfüßler wie Zecken oder Milben übertragen werden.

Die Feststellung dieser Erkrankung ist schwierig. Ihr Verlauf ist meist gutartig. Eine spezifische Behandlung gibt es nicht. Naturgemäße Heilreize wie bei jeder akuten Infektionskrankheit sind zweckmäßig.

Erwähnt werden soll auch, daß Hirnentzündungen als Nebenerscheinung von Masern, Windpocken, Pocken und sogar nach Pockenimpfung auftreten können.

In allen diesen Fällen ist unbedingt ärztliche Behandlung erforderlich.

Die Hirnhautentzündung
(Meningitis)

zeigt in ihren verschiedenen Formen ein einheitliches Krankheitsbild, hat aber verschiedene Ursachen.

Ein typisches Krankheitsbild bietet die

epidemische Genickstarre
(Meningitis cerebrospinalis epidemica purulenta)

Diese wird durch einen kugelförmigen Eitererreger (Meningokokkus) hervorgerufen. Er gelangt durch Tröpfcheninfektion von Mensch zu Mensch, seltener durch Gegenstände über die Atemwege in die Blutbahn und führt zu einer Allgemeininfektion mit bevorzugter Lokalisation der Erreger in der weichen Haut des Gehirns und des Rückenmarkes.
Die Inkubationszeit: 3–7 Tage. Es besteht Meldepflicht für Erkrankung und Todesfall.
Das Krankheitsbild: akut einsetzendes hohes Fieber, Schüttelfröste und Kopfschmerzen, Schmerzen in Rücken, Bauch und Gliedmaßen, Übelkeit und Erbrechen.
Typisches Kennzeichen: krampfartige Zusammenziehung und Steifheit der langen Streckmuskeln des Rumpfes und Nackens mit Rückwärtsbeugung des Kopfes und Streckung der Wirbelsäule. Durch Zusammenziehung der Bauchmuskeln entsteht ein »Kahnbauch«. Die Beine sind angezogen, d. h. im Knie- und Hüftgelenk gebeugt. Durch Krampfzustände der Kaumuskulatur kommt es zu Zähneknirschen. Manchmal treten auch Lähmungen der Augenmuskeln auf. Punktförmige Blutungen und eine Überempfindlichkeit der Haut gegen Berührung sind nicht selten.
Die Behandlung kann auf Medikamente nicht verzichten. In schweren Fällen kann das rechtzeitige Einbringen von Antibiotika in den Rückenmarkskanal sogar vollständige Heilung bringen, während ohne diese Maßnahme früher solche Kranke starben oder dauernde Hirnschäden behielten.
Neben dieser spezifischen Behandlung muß das Rüstzeug der Naturheilkunde, so wie bei jeder akuten schweren Infektion, eingesetzt werden.
Andere Formen der Hirnhautentzündung entstehen auf dem Blut- oder Lymphweg durch ketten- oder traubenförmige oder andere Eitererreger, die von Erkrankungen des Innenohrs, der Nebenhöhlen, der Gesichtsrose

oder Gesichtsfurunkeln ausgehen.
Das Krankheitsbild ist sehr ernst und gleicht dem der epidemischen Genickstarre. Dementsprechend ist auch die Behandlung.
Die tuberkulöse Hirnhautentzündung entsteht durch Aussaat von Tuberkelbakterien und verläuft in der Regel mehr chronisch. Bei rechtzeitiger Erkennung und Behandlung durch die modernen Arzneimittel (Tuberkulostatica, Streptomycin u. a.) ist auch diese Form heilbar.

Die spinale Kinderlähmung
(Poliomyelitis)

wird durch ein Virus hervorgerufen, das in drei verschiedenen Typen auftritt. Das Virus gelangt über den Mund-Rachen-Raum in den Dünndarm. In diesem vermehren sich die Viren und dringen über den Blutweg in das Zentralnervensystem ein. Dort wirken sie besonders auf die motorischen Vorderhörner des Rückenmarkes.
Inkubationszeit: 5–35 Tage, im Mittel 7–14 Tage.
Die Infektiosität ist während der ersten Woche am größten, aber die Ausscheidung der Viren im Stuhl setzt sich über mehrere Wochen fort. Die Familienmitglieder erkrankter Personen oder andere Kontaktpersonen können, ohne klinisch zu erkranken, die Erreger vorübergehend ausscheiden und übertragen.
Meldepflicht für Verdacht, Erkrankung und Todesfall.
Das Krankheitsbild zeigt verschiedene Verlaufsformen, von relativ leichten ohne Lähmungen bis zu schweren mit ausgesprochenen Lähmungen.
Die leichten Formen sind gekennzeichnet durch uncharakteristische Erscheinungen: Fieber, Kopfschmerzen, Erbrechen, Durchfall, Verstopfung, Halsschmerzen. Diese können nach wenigen Tagen wieder verschwinden.
Bei den mittelschweren Fällen sind die Kopfschmerzen verbunden mit Schmerzen im Nacken, Rücken und Gliedmaßen mit Bewegungseinschränkung besonders der Streckmuskulatur. Die Nackenbeugung ist gesperrt.
In den schweren Fällen können zu diesen Zeichen Lähmungen sogar aller Gliedmaßen und der Atemmuskulatur hinzukommen, so daß eine künstliche Lunge (eiserne Lunge) notwendig wird, um die Erstickungsgefahr zu vermeiden. Auch Harnverhaltung, Verstopfung und aufgetriebener Leib sind nicht selten.
Vorbeugung: Eine rechtzeitige Schutzimpfung, die in zwei Verfahren durchgeführt wird:
1. Die Schutzimpfung nach *Salk*, die inaktivierte Viren in drei Impfungen verwendet.

2. Die Schluckimpfung nach *Sabin*, die vermutlich einen lebenslangen Schutz gewährt. Die auf diese Weise Geimpften werden zu relativ harmlosen Virusausscheidern. Doch sind entsprechende hygienische Maßnahmen zur Verhütung von Infektionen notwendig (Händewaschen nach jedem Stuhlgang, eigenes Klo oder desinfizierende Maßnahmen usw.). Durch die Schutzimpfung ist die spinale Kinderlähmung eindeutig in der ganzen zivilisierten Welt zurückgegangen.

Die Behandlung: nur durch einen Arzt oder in entsprechender Klinik. Neben Medikamenten sind Bettruhe, Pflege und bequeme wechselnde Lagerung unerläßlich. Solange Fieber besteht, können – nur wenn vom Arzt zugelassen – ständig erneuerte feucht-warme Teilwickel mit Heublumenabsud angelegt werden. Bei Fieberfreiheit sogar entsprechende feucht-warme Dreiviertel- oder Ganzpackungen (1mal täglich). Sonstige ergänzende naturgemäße Heilmaßnahmen nur nach ärztlicher Erlaubnis wie bei jeder akuten Infektionskrankheit.

Für Rekonvaleszenz und Rehabilitation gilt als oberstes Prinzip, daß Verkrüppelungen (Deformitäten) und Nervenlähmungen verhütet werden müssen. Ob, wann und wie eine Übergangsbehandlung durchgeführt werden darf, entscheidet der Arzt. Oft sind orthopädische Maßnahmen (Stützen, Schienen u. a.) notwendig.

Eine systematische, individuell abgestufte Kneippkur – die nicht nur Wasserkur sein darf – vermag in der Rehabilitation oft Erstaunliches zu leisten.

Die Gürtelrose (Herpes zoster)

ist eine durch Viren ausgelöste entzündliche Erkrankung eines Nervenknotens (Ganglion) im Rückenmarks- oder Kopfbereich. Sie führt zu einer halbseitigen Bläschenbildung auf der Haut entlang dem Verlauf des befallenen, vom Nervenknoten ausgehenden Nervs. Die meist vorhandenen Schmerzen gehen oft dem Bläschenausschlag um 48 oder mehr Stunden voraus. Sie können bestehen bleiben und an Stärke zunehmen, nachdem die Bläschen abgeheilt sind. Diese »Zosterneuralgie« ist besonders im Alter hartnäckig.

Die Behandlung: feucht-warme Heublumen- oder Kamillenumschläge, Zinklösungen (vom Arzt zu verordnen), keine Fettsalben. Nach Abheilen der Bläschen gegen die Nervenschmerzen (Neuralgien) 2–3mal wöchentlich Heublumen-Dreiviertelbäder (37 bis 38° C, 8–12 Minuten, ohne nachfolgende Kaltanwendung).

Der Wundstarrkrampf (Tetanus)

ist die Folge einer akuten Vergiftung des Zentralnervensystems durch das Gift des Tetanusbazillus. Die widerstandsfähigen Sporen dieses Erregers finden sich im Boden, Staub, Holz, Heu u. a. Dorthin gelangen sie mit dem Kot von Tieren oder von Menschen, in deren Darm die Bazillen lebten. Durch oft geringfügig verschmutzte Wunden kommen die Erreger in den Körper, vermehren sich stark und produzieren das schwere Nervengift.
Inkubationszeit: 5 Tage bis 15 Wochen.
Krankheitsbild: Beginn oft uncharakteristisch, besonders wenn zuwenig Tetanusantitoxin gegeben wurde: anfänglich Schmerzen und Kribbeln an der Infektionsstelle, dann Krämpfe der benachbarten Muskeln. Häufiger jedoch die Sperre des Kiefers, Nackensteifigkeit, schmerzhafte Schling- und Schluckbeschwerden. Später Krampf der Kiefer- und Gesichtsmuskeln, auch der Muskeln des Bauches, des Nakkens und des Rückens. Schmerzhafte, starke und anhaltende Krämpfe, die durch geringste Reize ausgelöst werden können und die die Stimmritze und Atemmuskulatur mit erfassen können.
Der Kranke ist während des ganzen Verlaufes der Krankheit wach und ansprechbar.
Ohne oder bei verzögerter Behandlung ist die Sterblichkeit bei sehr jungen und sehr alten Leuten hoch.
Vorbeugung: passiv durch Tetanusserum, anschließend aktive Immunisierung durch Schutzimpfung. Gegebenenfalls wird der Arzt noch beruhigende und krampflösende Mittel zusätzlich geben müssen.

Die Rückenmarksschwindsucht (Tabes dorsalis)

ist eine Spätfolge der Syphilis, die sich in Entartungserscheinungen am Rückenmark zeigt.
Krankheitsbild: Störung der Tiefenempfindung, Schwäche des Muskelsinnes, Verlust der Kontrolle über die Stellung der Gliedmaßen besonders in der Dunkelheit, breitbeiniger Gang (Ataxie), Gefühlsstörungen (Parästhesien) und Schmerzunempfindlichkeit, aber scharfe, schießende, blitzartige und immer wiederkehrende (lanzinierende) Schmerzen in den Beinmuskeln. Auch schmerzhafte Krämpfe im Magen (gastrische Krisen), im Kehlkopf mit krampfartigem Husten und Atemnot, in der Blase, im Mastdarm und im After. Reflexstörungen, Kälteüberempfindlichkeit am Rumpf, Störungen des Sehvermögens (Pupillen reagieren nicht auf Lichteinfall). Kraterförmige schmerzlose Ge-

schwüre an Druckstellen, besonders an der Fußsohle, Gelenkschäden, auch Neigung zu Knie- und Hüftgelenkdeformierungen, Neigung zu Knochenbrüchen. Nicht selten bei ungenügender Behandlung Übergang in chronisches Siechtum.

Die fortschreitende Gehirnerweichung (Paralyse)

ist ebenfalls eine Spätfolge der Syphilis, bei der bevorzugt die Hirnrinde erkrankt.
Krankheitsbild: Zunehmende Konzentrationsschwäche, Gedächtnisschwund, Sprachstörungen mit mangelhafter Artikulation und Silbenstolpern, Zittern der Finger und Lippen, Reizbarkeit, Kopfschmerzen und Verfall der ganzen Persönlichkeit bis zur völligen Verblödung.
Die Hirnerweichung ist oft mit der Rückenmarksschwindsucht gekoppelt und zeigt dann auch die Zeichen der Rückenmarksschwindsucht.
Die Behandlung sollte so früh wie möglich durch den Arzt erfolgen. Neben Arzneibehandlung kann eine Heilfieberkur in Frage kommen.
Eine möglichst naturgerechte Lebensweise mit Meiden von Alkohol und Nikotin und allen starken Reizen kann die ärztliche Behandlung unterstützen.
An Bädern kommen – wenn überhaupt möglich – nur warme Kräuterbäder (Dreiviertelbad mit Heublumen- oder Fichtenextrakt, 37° C, 10 Minuten, 1–2mal wöchentlich) in Frage.

Nicht-infektiöse Erkrankungen des Zentralnervensystems

Der Schlaganfall
(Hirnschlag – Apoplexie)

Er ist die Folge einer Blutung ins Gehirn durch Zerreißen einer Hirnschlagader. Ein für den Laien fast gleiches Bild entsteht durch Verstopfung von Blutgefäßen des Gehirns (Embolie), die dann zur Erweichung der Hirnsubstanz führt.
Je nach dem Umfang der geschädigten Hirnpartie treten die Erscheinungen verschieden stark hervor: Bewußtseinstrübung bis Bewußtlosigkeit, Lähmungen auf der der geschädigten Hirnpartie gegenüberliegenden Seite (wegen der Kreuzung der betroffenen Bewegungsnerven im verlängerten Rückenmark), Sprachstörungen und Lähmungen des Atem- und Gefäßzentrums und nicht selten Tod.

Geringe Lähmungen können sich weitgehend zurückbilden. Die Ursachen (siehe auch Kapitel Herz- und Kreislaufkrankheiten und unter Gefäßerkrankungen) können in erblicher Bereitschaft (Disposition) und in unnatürlicher Lebensweise zu suchen sein. Alles, was zur Arterienverkalkung führt (siehe dort), bedeutet auch Möglichkeit eines Schlaganfalls.
Auch Nierenerkrankungen, die mit Blutdruckerhöhungen einhergehen (bes. Schrumpfniere), können einen Schlaganfall auslösen. Es gibt allerdings – jedoch seltener – Schlaganfälle bei niedrigem Blutdruck. Unmittelbar auslösend können starke körperliche und geistige Anstrengungen, seelische Erregungen, starkes Pressen beim Stuhlgang u. a. wirken. Die Ursachen der Hirnembolie, die zu Erweichungsherden führen, sind die gleichen wie bei den verschiedenen Embolien (siehe dort).
Die Behandlung ist Sache des sofort hinzuzuziehenden Arztes. Bis zu seiner Ankunft ist der Kranke bequem und in der Regel hoch zu lagern, beengende Kleidungsstücke sind zu entfernen oder zu lösen. Kalte Kompressen auf Stirn und Nacken.
Nichts eingeben, da der Kranke nicht schlucken kann; zur Ableitung Wadenwickel mit Essigwasser, Leibauflagen oder Leibwaschungen. Hat der Kranke die akute Lebensgefahr überwunden, ist das gesamte Rüstzeug der Naturheilkunde systematisch und individuell dosiert nach Angabe des Arztes einzusetzen.

Die Fallsucht (Epilepsie)

ist eine Krankheit, die verschiedene Entstehungsarten hat und die verschiedene Verlaufsformen zeigt. Typisch für die Fallsucht sind Anfälle von Bewußtlosigkeit und Krampfanfälle, die verschieden lang andauern und verschieden stark sein können. Von kurz dauernder Bewußtlosigkeit oder Geistesabwesenheit (Absenzen) bis zu länger dauernder Verwirrtheit und Dämmerzuständen gibt es alle Übergänge. Im langen Verlauf der Krankheit treten oft typische Charakterveränderungen auf: verzögerte Reaktionsfähigkeit, mangelnde Konzentration, Umständlichkeit, Vergeßlichkeit und starke Reizbarkeit, sowie Erregungszustände wie Amoklaufen, Wandertrieb, Verwirrtheit und Neigung zu Verbrechen (z. B. Brandstiftung, Sittlichkeitsvergehen, Diebstähle u. a.)
Die Ursachen für die Epilepsie sind recht verschiedenartig: Vererbung, Hirnverletzung (auch während der Geburt), Hirngeschwülste, Infektionskrankheiten u. a. Sie zu klären ist wegen der Folgerungen, die sich für die

Zukunft ergeben können, in spezieller klinischer Beobachtung notwendig.

Die Behandlung ist im Anfall eine Nothilfe und in der Zwischenzeit eine spezifische medikamentöse, die durch eine allgemeine naturgerechte Lebensweise unterstützt werden muß. Besonders salzarme Reformkost und kleine Wasseranwendungen haben günstigen Einfluß. Wenn, was häufig der Fall ist, der Kranke den Anfall herannahen fühlt, sorgt man dafür, daß er sich nicht verletzen kann. Man lagert ihn weich und öffnet alle beengenden Kleidungsstücke. Zur Vermeidung von Zungenbissen schiebt man ein umwickeltes Holzstück oder einen Löffelstiel zwischen die Zähne. Stets ist der Arzt zu holen.

Die medikamentöse Behandlung sowie in schweren Fällen Klinik- und Anstaltsbehandlung sind nicht zu umgehen. Aber auch hier gilt: Je gesünder die gesamte Lebensführung, um so günstiger der Verlauf. Über Einzelheiten befrage man den Arzt.

Der Veitstanz

(Chorea minor und maior)

Er zeigt sich im Auftreten von unwillkürlichen Muskelzuckungen, bei denen einzelne Muskelgruppen oder Glieder unregelmäßige, kurze, schleudernde Bewegungen ausführen. Essen und Sprechen sind ebenfalls gestört. Oft tritt ein fortwährendes Grimassieren hinzu.

Der Veitstanz der Kinder (Chorea minor) befällt vorwiegend Mädchen. Es handelt sich um eine Erkrankung bestimmter Teile des Gehirns (Stammhirn).

Die Behandlung ist Sache des Arztes, der in der Regel Isolierung anordnen und beruhigende Arzneimittel verordnen wird. *Kneipp* empfahl »recht einfache und gelinde Wasseranwendungen«. Diese: Waschungen, kleinere Wickel und Teil- sowie Kräutervollbäder richten sich immer nach dem jeweiligen Kräfte- und Reaktionszustand des Kindes. Eine insgesamt natürliche Lebensweise ist Selbstverständlichkeit.

Der Veitstanz der Erwachsenen (Chorea maior) ist eine vererbte Krankheit, die in der Regel allmählich fortschreitet und zu Intelligenzstörungen, ja sogar zur Verblödung führen kann. Auch hier übt naturgerechte Lebensweise neben notwendigen Medikamenten guten Einfluß aus.

Die multiple Sklerose

ist eine recht häufige organische Nervenerkrankung. Sie ist gekennzeichnet durch im Gehirn und Rückenmark verstreute Herde, die aus Zwischengewebe

(Glia) der Nerven- und Gehirnsubstanz bestehen. Die Ursache ist nicht sicher bekannt, man denkt an eine Virusinfektion.
Das Krankheitsbild wechselt stark, je nach dem Sitz der Verhärtungen. Typische Zeichen können – nicht müssen – sein: Sehstörungen durch entzündliche Veränderungen des Sehnervs oder Augenmuskelstörungen, eine absetzende, wie zerhackt klingende (skandierende) Sprache, Empfindungsstörungen und leichte Lähmungen der Gliedmaßen (Gehstörungen u. a.) und gelegentlich auch Blasen- und Mastdarmlähmungen. Auch seelische Störungen können auftreten. Der Arzt stellt verschiedene abwegige Reflexe fest.
Frühzeitige Erkennung der Krankheit vermag oft das sonst in immer wiederkehrenden Schüben, seltener gleichmäßig fortschreitende Leiden günstig zu beeinflussen. Eine spezifische Behandlung gibt es nicht. Daß medikamentöse Behandlung, wie z. B. Nebennierenpräparate, gefäßerweiternde Mittel, Vitamin B_{12} u. a., oder die von Dr. med. *Evers*, Hachen/Westf., entwickelte Diät wirklich einen nachhaltigen Einfluß haben, wird vielfach bestritten.
Eine insgesamt vernünftige Lebensweise unter Einschaltung einer rohkostreichen Nahrung und kleinerer Wasseranwendungen vermag am ehesten diese auch immer wieder von selbst Besserungen zeigende Erkrankung zu beeinflussen.

Die Neuralgie –
der Nervenschmerz

ist keine Krankheit für sich, sondern ein Krankheitszeichen, das oft mit der Nervenentzündung (Neuritis) gekoppelt ist. Die Neuralgie kann nur an Nerven auftreten, die empfindungsleitende Fasern haben. Dieser Nervenschmerz kann verschiedene Stärke haben. Vom leichten, gut erträglichen Schmerz gibt es alle Übergänge. Die häufigsten sind:

Die Trigeminusneuralgie – der Nervenschmerz des dreigeteilten Gesichtsnervs, bei dem die äußerst heftigen Schmerzen oft stark wirkende Medikamente oder sogar operative Maßnahmen (Zerstörung des Ganglions mittels elektrischer Verbrennung oder Injektion von Alkohol) notwendig machen.

Die Intercostalneuralgien (oder Neuralgien der Zwischenrippennerven) haben gewöhnlich nicht die unerträglichen Schmerzen wie bei der Trigeminusneuralgie, können aber auch recht unangenehm werden.

Die Hinterhauptsneuralgie (Occipitalneuralgie) ist gekennzeichnet durch zumeist anfallsweise auftretende, oft doppelseitige Schmerzen, die vom Nacken über das Hinterhaupt bis in die Scheitelgegend ausstrahlen.

Der Ischias (Ischialgie), das Hüftweh, ist eine Erkrankung des großen Beinnervs (Nervus ischiadicus), die besonders im mittleren Lebensalter vorkommt.

Die Ursachen: Erkältungen, bes. Sitzen auf kalter Unterlage, Veränderungen der Lendenwirbelsäule und Beckengelenke, Infekte (Herde an Zahnwurzeln, Mandeln, Nebenhöhlen u. a.), Vergiftungen (Alkohol, Nikotin, Blei, Quecksilber u. a.), Zuckerkrankheit, Vitaminmangel, Erkrankungen der Vorsteherdrüse oder der weiblichen inneren Geschlechtsorgane, Druck von Geschwülsten u. a.
Krankheitsbild: meist plötzlich einsetzende, anfallsweise oder dauernde Schmerzen im Kreuz, die auf die Hinterseite des Oberschenkels und in die Wade ziehen und bis in den Fuß ausstrahlen. Jede Bewegung im Bein schmerzt und macht Gehen und Stehen nicht selten unmöglich.
Behandlung: Bettruhe, Heusäcke auf Kreuz und Gesäß (eventuell zweimal täglich), ansteigendes Fuß- oder Halbbad mit Heublumen- oder Wacholderöl mit nachfolgender Schwitzpackung, eventuell sogar Rükkenheißblitz oder Wechselschenkelblitz, Einlauf mit Schafgarbe oder Kamille, abführender Tee oder Glaubersalz, Obstsaftfasten. Notfalls Arzneimittelbehandlung mit entsprechenden schmerzlindernden und heilenden Mitteln, eventuell Impletolinjektionen.
Die Behandlung aller Neuralgien darf sich aber nicht nur auf das Einnehmen von schmerzstillenden Arzneimitteln beschränken, so notwendig diese auch sein können, sondern nach Beseitigung der Ursachen – soweit diese zu beseitigen sind – muß das gesamte Rüstzeug der naturgemäßen Heilmittel eingesetzt werden.

Im Prinzip gilt dieses auch für

die Gesichtsnervenlähmung
(Fazialisparese)

Der Gesichtsnerv (Nervus facialis) ist vorwiegend ein Bewegungsnerv. Er versorgt die Muskeln, die der Mimik, dem Kauen und dem Sprechen dienen.
Kommt es zur Lähmung dieses Nervs, dann besteht auf der gelähmten Seite eine Abschwächung bzw. Unmöglichkeit, diese Muskeln zu betätigen. Das zeigt sich im Herabhängen des Mundwinkels, in der Unmöglichkeit, das Auge zu schließen und die Stirn zu runzeln. Das Gesicht ist schief.

Die Ursachen für die Gesichtsnervenlähmung können Erkältungen, Entzündungen oder Rheumatismus sein.
Die Behandlung ist wie bei den Neuralgien, jedoch sind hierbei Gesichtsdämpfe mit Fichtenöl oder Kamille oder heiße Auflagen ohne nachfolgende Kaltanwendung besonders empfehlenswert.

Die Polyneuritis – die Entzündung vieler Nerven

befällt, wie der Name sagt, mehrere oder eine größere Anzahl von Bewegungs- oder (und) Empfindungsnerven. Es handelt sich dabei um teils entzündliche, teils degenerative Prozesse bei annähernd symmetrischer Verteilung und Verlauf.
Die Erkrankung beginnt mit Empfindungsstörungen oder mit Schmerzen, dann kommt es zu Muskelschwächen oder sogar zu schlaffen Lähmungen z. B. beider Beine oder Arme. Im allgemeinen ist der Verlauf gutartig, solange nicht auch die Hirnnerven mitbeteiligt sind.
Die Ursachen: oft unbekannt, häufig aber Erkältungen und Durchnässungen, Infektionskrankheiten, Stoffwechselkrankheiten (z. B. Zuckerkrankheit), Vitaminmangelkrankheiten, Alkoholvergiftung u. a.
Die Behandlung ist nach möglicher Beseitigung der Ursachen im Grunde die gleiche wie bei den Neuralgien.

Geisteskrankheiten – seelische Krankheiten[1]

Die Störungen der seelischen Tätigkeit werden nicht einheitlich bezeichnet. Im allgemeinen spricht man von Geisteskrankheiten auch in der Gesetzeskunde, obwohl gerade dieser Begriff nicht exakt ist. Der Geist kann nämlich nicht erkranken. Gemeint sind Krankheiten, die in das große Gebiet der seelischen Störungen fallen, die medizinisch vom Fach der Psychiatrie erfaßt werden (Psyche = Seele, Geist; Iatreia = Heilkunst: Psychiatrie = Seelenheilkunde).
Die Psychiatrie ist also die Heilkunde, die sich mit der kranken Seele beschäftigt. Sie ist die Wissenschaft von den Störungen seelischer Tätigkeit, vom krankhaften Seelenleben. Man will mit dem Begriff Geisteskrankheiten krankhafte Erscheinungen erfassen, die vorwiegend das Seelenleben und weniger die körperliche Seite des Menschen angehen. In der Regel lassen sich diese Geisteskrankheiten wohl von den nervös-seelischen Störungen (s. dort) abgrenzen, jedoch gibt es auch fließende Übergänge vom noch nicht Geisteskranksein bis zur ausgesprochenen Geisteskrankheit. Deswegen ist die Feststellung, ob jemand schon geisteskrank ist oder nicht, nicht immer leicht und vor allem keine Angelegenheit des Laien. Man kann nicht aus einer einzigen mehr oder minder abwegigen geistig-seelischen Haltung schon auf Geisteskrankheit schließen. Sinnestäuschungen und widersinnige Handlungen beweisen auch nicht immer Geisteskrankheit, wie auch umgekehrt ein scheinbar normales Verhalten eine Geisteskrankheit nicht auszuschließen braucht.
Kennzeichnend für einige Geisteskrankheiten ist allerdings die mangelnde Krankheitseinsicht. Der Geisteskranke hält sich allein für völlig normal und die anderen für verrückt, der nervös-seelisch kranke Mensch dagegen fürchtet, geisteskrank zu sein und glaubt, alle anderen seien gesund und normal.
Die Ursachen der Geisteskrankheiten sich recht mannigfaltig und uneinheitlich. Häufig sind sie nicht einmal bekannt. Man sieht wesentliche Ursachen in Störungen bzw. Erkrankungen des Gehirns. Dabei ist vielfach der genaue Sitz oder die Art der Störung innerhalb des Gehirns nicht bekannt. Ursachen für die Geisteskrankheiten bzw. Gehirnerkrankungen können sein:

1 Literatur: *Gerhard Kloos* »Grundriß der Psychiatrie und Neurologie«, München 1951.

Vererbung oder im Mutterleib erworbene Fruchtschäden, z. B. angeborene Syphilis, Keimschädigungen durch Alkohol u. a., Geburtsverletzungen, Entwicklungshemmungen des Gehirns. Außer diesen vererbten oder im Mutterleib erworbenen Schäden sind es frühkindliche Krankheiten, z. B. Gehirnentzündung, Drüsenstörungen, Gefäßerkrankungen (im Alter oft Arterienverkalkung), Vergiftungen, Infektionskrankheiten, Geschwülste und manche andere.

Grundsätzliches zur Behandlung

Soweit Krankheitsursachen erkennbar sind, lassen sich gelegentlich medikamentöse oder operative Maßnahmen einsetzen. Wenn, was einmal der Fall sein kann, schwerste seelische Erschütterungen eine geistige Störung ausgelöst haben, läßt sich oft auch mit seelischer Behandlung (Psychotherapie) eine Besserung erzielen. Das Wesentliche aber wird bei den ausgesprochenen Geisteskrankheiten eine fürsorgerische Betreuung bleiben. Diese ist für jede Familie, für Staat und soziale Einrichtung eine sittliche Pflicht. Auch der Geisteskranke ist ein kranker Mensch, das darf man nie vergessen. Ob Anstaltsbehandlung erforderlich ist, das muß in jedem einzelnen Fall der Arzt entscheiden. Die Anstaltsbehandlung kommt regelmäßig in Frage, wenn der Kranke eine Gefahr für seine Umgebung wird oder wenn er diese Umgebung nicht zumutbar belastet. Man darf aber, wie schon betont, nicht vergessen, daß der Geisteskranke ein kranker Mensch ist, der unsere Fürsorge mit Recht in jedem Falle beanspruchen darf.

Die Seelenstörungen, die wir als Geisteskrankheiten bezeichnen, sind entweder im Laufe des Lebens auftretende Erkrankungen, die mehr oder minder längere Zeit anhalten und wieder vergehen, oder sie bleiben dauernd. Meist handelt es sich aber um angeborene Dauerzustände.

Die wesentlichen Formen der Geisteskrankheiten sind:

1. Der Schwachsinn mit allen seinen Unterformen
2. Die Schizophrenie (Spaltungsirresein)
3. Das manisch-depressive Irresein (periodisches oder zirkuläres Irresein)
4. Die Psychopathie (Abnormität des seelischen Verhaltens)
5. Die Intoxikationspsychosen = seelische Erkrankungen durch Vergiftung.

Der Schwachsinn

ist meist – aber nicht immer – angeboren. Die körperliche und geistige Leistungsfähigkeit des schwachsinnigen Kindes ist weitgehend herabgesetzt. Diese Kinder lernen später Laufen und Sprechen als ihre Altersgenossen. Sie kommen in der Schule nicht über die ersten Klassen hinaus und sind insgesamt schwer erziehbar. Sie sind entweder phlegmatisch-stumpf und träge oder unruhig und unkonzentriert. Es fehlt ihnen fast jeglicher Antrieb. Sie vermögen nicht folgerichtig zu denken, kritisch abwägend zu urteilen oder Vorstellungen und Begriffe miteinander zu kombinieren. Gemüt und Willen sowie andere seelische Fähigkeiten sind oft weniger beeinträchtigt. Allerdings gibt es auch schwachsinnige Kinder, die zugleich auffällig gefühlsarm, willensschwach und erregbar sind.
Gelegentlich finden sich auch körperliche Mängel: mangelhafte Entwicklung des ganzen Körpers, Schädelunregelmäßigkeit, steiler Gaumen, offener Mund, Schielen, Stottern, u. a.
Stärkere Grade von Schwachsinn, die meist erworben sind, entstehen besonders im Gefolge von Hirnerkrankungen. Man spricht dann von Blödsinn oder Debilität oder Demenz, wenn noch eine gewisse Bildungsfähigkeit besteht. Noch schwerere Grade nennt man Imbezillität. Hierbei ist die Möglichkeit, Bildung zu vermitteln, äußerst gering. Schwerste Grade von Schwachsinn bezeichnet man als Idiotie. Idioten sind völlig bildungsunfähig.
Die Ursachen des Schwachsinns: Vererbung, im Mutterleib erworbene Gehirnschädigungen oder auch erworbene Schädigungen in der frühen Kindheit, Infektionskrankheiten u. a.
Behandlung: Eine eigentlich medizinische Behandlung gibt es nicht. Auch hier steht die Fürsorge im Vordergrund. Man muß natürlich versuchen, soweit wie möglich durch eine geordnete, insgesamt natürliche Lebensweise auszugleichen, wo etwas ausgleichbar ist. Meistens kommt nur die Hilfsschule, wenn überhaupt eine Schule, in Frage. In späteren Jahren ist es nicht selten möglich, durch Heilpädagogik auf einen bestimmten Beruf einzuschulen, der eben keine großen Anforderungen stellt.
Eine besondere Form des Schwachsinns ist der

Kretinismus (der schilddrüsenmäßig bedingte Schwachsinn).

Dieser Schwachsinn entsteht durch angeborene Verminderung oder Ausfall der Schilddrüsentätigkeit. Die gesamte Entwicklung erfährt dadurch

schwere Hemmungen, und es treten insgesamt körperliche Mißgestaltung und Schwachsinn auf. Man unterscheidet verschiedene Formen des Kretinismus. Einen, der in gewissen Alpengebieten, im Odenwald, im Schwarzwald, gehäuft vorkommt, bezeichnet man als endemischen; einen, der angeboren bzw. in frühester Kindheit erworben ist und überall vereinzelt vorkommt, nennt man einen sporadischen Kretinismus. Bei diesem Schwachsinn, der meist schwerere Grade erreicht, findet sich eine träge, gutmütige und freundliche Wesensart. Er ist gekoppelt mit körperlicher Mißgestaltung: Zwergwuchs, breiter Kopf mit weitem Augenabstand, eingesunkene Nasenwurzel, gedunsenes Gesicht, struppige Haare, Stiernacken, Hängebauch, tatzenartige Hände, teigige, später runzelige trockene Haut, kropfige Entartung der Schilddrüse. Die Geschlechtsentwicklung bleibt meist zurück, die Stimme ist rauh. Es finden sich häufig auch sonst noch andere Mißbildungen.
Die Ursache liegt in einer Zerstörung oder Verkümmerung der Schilddrüse während der Entwicklung im Mutterleib oder im frühen Kindesalter.
Die *Behandlung* besteht in Zufuhr von Schilddrüsenpräparaten. Diese Schilddrüsenpräparate vermögen oft noch manches, besonders die körperlichen Mängel auszugleichen, jedoch nicht den Schwachsinn endgültig zu überwinden.

Der Mongolismus oder die mongoloide Idiotie

ist ebenfalls eine Schwachsinnsform, die bestimmte, sonst nur bei der mongoloiden Rasse anzutreffende Körpermerkmale aufweist. Es handelt sich meist um einen angeborenen Schwachsinn mittleren Grades, der gewöhnlich mit lebhaft betriebsamer, zutraulicher und lustiger Wesensart verbunden ist. Er ist in der Regel schon gleich nach der Geburt erkennbar. Körperlich findet sich Minderwuchs, Kurzköpfigkeit, Schiefstellung und Enge der Lidspalten, wodurch der Eindruck von Schlitzaugen entsteht. Ebenso ist kennzeichnend die sog. Mongolenfalte, eine sichelförmige Hautfalte, die den inneren Augenwinkel bedeckt. Eine kleine Stupsnase, vergrößerte und tief eingekerbte Zunge und verschiedene andere Mißbildungen runden das Bild ab.
Die Ursache für den Mongolismus ist vermutlich schon im Mutterleib zu suchen. Man denkt an eine Erkrankung der Eierstöcke oder der Gebärmutterschleimhaut. Mongoloide Kinder sind meistens das Produkt überdurchschnittlich alter oder junger Mütter mit spät einsetzender Monats-

regel oder Periodenstörungen. Auch hier ist die Behandlung ähnlich wie bei Schwachsinn, d. h. eine fürsorgerische und notfalls eine Unterbringung in einer entsprechenden Anstalt.

Die Schizophrenie
(Dementia praecox, Spaltungsirresein, Jugendirresein)

»Als Schizophrenie faßt man eine Gruppe von erblichen, meist im jüngeren Lebensalter ausbrechenden Geisteskrankheiten zusammen, die größtenteils mit Denkzerfall, Wahnideen, Sinnestäuschungen, Gefühls-, Antriebs- und Ichstörungen sowie absonderlichem uneinfühlbarem Verhalten einhergehen und oft in chronisch fortschreitendem oder schubweisem Verlauf zu dauernden Wesensänderungen (Defekten) führen« *(Kloos)*.
Die Schizophrenie ist also ein Sammelname für verschiedenartige Krankheitszustände, die ihrem Wesen und ihren Ursachen nach noch wenig erforscht sind. Die obengenannten Symptome sind nicht in allen Fällen vorhanden und können als Teilerscheinungen auch bei nicht schizophrenen anderen nervlich-seelischen Gesundheitsstörungen vorkommen. Die Feststellung, ob etwa eine Schizophrenie vorliegt, ist wiederum Sache des Arztes. Es gibt allerdings einige ausschließlich zur Schizophrenie gehörende Krankheitserscheinungen. Diese sind: Denkzerfahrenheit, Wahnvorstellungen (meist Beziehungs- oder Verfolgungsideen, die man nicht irgendwoher vernünftigerweise ableiten kann) und Ichstörungen, d. h. der Kranke erlebt eigene Seelenvorgänge als ichfremd. Er glaubt, ein anderer habe seine Gedanken gemacht oder habe seine eigenen Gedanken ihm weggezogen, er würde beeinflußt und angetrieben von anderen oder sogar von diesen hypnotisiert (»gemachte« oder »entzogene« Gedanken und Antriebe, Beeinflussungs- oder Hypnosegefühl). Dabei sind sein Bewußtsein und seine Besonnenheit erhalten. Gelegentlich kommen allerdings auch bei der Schizophrenie Halluzinationen, besonders Gehörtäuschungen, Stimmenhören, Leibempfindungen (sexuelle Beeinflussungen u. a.) vor. Weiterhin ist nicht selten das Verhalten verschroben und unnatürlich sowie uneinfühlbar und absonderlich. Die Schizophrenie ist die häufigste und daher praktisch bedeutendste Geisteskrankheit. Die Erkrankung tritt gewöhnlich in den Jahren nach der Pubertät, seltener in mittleren Lebensjahren auf. Die häufigste Zeit dürfte zwischen dem 15. und 35. Lebensjahr liegen, bei Frauen allerdings noch in den Wechseljahren.
Es gibt eine Reihe von körperli-

chen und geistig-seelischen Veränderungen, die bei diesem Spaltungsirresein auftreten, auf die im einzelnen hier nicht eingegangen werden kann. Ebenso gibt es eine Reihe von besonderen Formen der Schizophrenie, die in diesem Buch nur kurz besprochen werden sollen.
Es sind:

Die Hebephrenie[1]

Diese Form beginnt bereits im jugendlichen Alter und verläuft meist bösartig. Sie ist gekennzeichnet durch Zerfahrenheit im Denken, Verödung des Gemütes und Mangel an Antrieb sowie durch eine meist läppisch-heitere Stimmung.

Die Katatonie[2]

Hierbei stehen Erregungs- oder Sperrungszustände und Bewegungsstörungen im Vordergrund.
Diese Krankheitsform verläuft in Schüben. Es gibt Zeiten, bei denen fast keine Krankheitszeichen festgestellt werden können, doch ist das Ende häufig ein bleibender Defekt.

1 griech. hebe = Jugend, phren = Geist; Jugendirresein.
2 griech. katateino = anspannen = Spannungsirresein.

Die paranoide Schizophrenie[3]

Sie beginnt meist erst um das 35. Lebensjahr. Es herrschen Wahnideen (Halluzinationen) vor. Der Persönlichkeitszerfall ist gering. Trotzdem ist Anstaltsbehandlung oft nicht zu umgehen, da die Kranken durch ihre Wahnideen eine Gefahr für ihre Umgebung bedeuten können.
Die Ursache der Schizophrenie liegt vermutlich vorwiegend in einer ererbten Anlage. Wodurch aus dieser Anlage die Erkrankung wird, wissen wir im einzelnen noch nicht. Es ist nicht sicher, ob erbmäßig bedingte Umstände nicht auch mitwirken, z. B. ob nicht eine Gehirnerkrankung vorliegt. Selten ist festzustellen, wo diese Erkrankung im einzelnen Fall gelegen ist.
Die *Behandlung* ist Sache der psychiatrischen Klinik oder der Anstalten. Es werden dort meist Schockbehandlungen (sog. Heilkrampfbehandlungen) durchgeführt. Es werden heute Elektroschocks und chemische Schocks (Cardiazol, Insulin o. a.) angewandt. Außerdem wird man mit einer für den Kranken geeigneten Arbeitsbehandlung manchmal noch Erfolge erzielen können. Wieweit eine medikamentöse Dauerbehandlung oder Dau-

3 griech. para= neben, noeo= denken; Danebendenken, Wahndenken.

erschlafbehandlung notwendig wird, läßt sich nur im Einzelfall entscheiden.

Das manisch-depressive Irresein (manisch-melancholische Krankheit oder periodisches oder zirkuläres Irresein)

Man versteht hierunter erblich bedingte (endogene) unbegründete Verstimmungen. Diese können vorübergehend sein und manchmal sogar restlos heilen. Meist aber kehren sie wieder. Es wechseln sich ab oder es mischen sich Zustände von Traurigkeit und Hemmung (Melancholie = Depression) oder Heiterkeit und Erregung (Manie).
Das Charakteristische dieser Krankheit ist also der Wechsel von manischen Zuständen, bei denen sich Heiterkeit bis zur Erregung steigert, und von melancholischen Phasen, bei denen Traurigkeit und Hemmung im Vordergrund stehen. Viele Kranke machen nur eine Phase durch, etwa vorwiegend die melancholische.

Die Manie[1]

oder die manischen Phasen sind gekennzeichnet durch eine heitere Grundstimmung, in der alle Lebensgefühle gehoben sind. Es entsteht eine übermütige, rosige und strahlende Laune, die oft gar nicht einmal krankhaft wirkt, obwohl sie keine Motive hat. Damit verbunden ist eine erhöhte Gefühlsansprechbarkeit nach anderen Richtungen hin, z.B. Rührung, Zorn bei entsprechenden Anlässen. In manchen Fällen geht die gehobene Stimmung dauernd in einen Zustand der Gereiztheit oder des Zornes über. Weiterhin kann charakteristisch sein eine Erregung, d.i. ein Antriebsüberschuß mit Enthemmung. Solche Kranke sind sehr unternehmungslustig, betriebsam und vielgeschäftig, sie haben einen Rede-, Schreib- und Bewegungsdrang und fassen sehr leicht Entschlüsse. Dabei findet sich auch gleichzeitig eine erhöhte Triebhaftigkeit und vermehrte Ablenkbarkeit, so daß die Willensziele rasch wechseln und nichts Begonnenes vollendet wird.
Die Hemmungslosigkeit führt oft zu unsinnigen Geldausgaben im Sinne der Verschwendung, gewagten Spekulationen, unerfüllbaren Verpflichtungen usw. Körperlich fühlen sich die Manischen kräftig und gesund. Sie haben meist gar keine Krankheitseinsicht, sind fast unermüdbar und kommen mit wenig Schlaf aus, ihr Aussehen ist frisch, ihre Bewegungen sind rasch und geradezu elastisch.

1 griech. Mania ≙ Raserei.

Die Melancholie
(endogene Depression)

Sie ist die andere Seite dieses Krankheitsbildes und ist gekennzeichnet insbesondere durch eine sehr traurige Grundstimmung, Schwermut, Trübsinn, Niedergeschlagenheit, Hoffnungslosigkeit, Verzweiflung, »Darniederliegen der Lebensgefühle«, ohne daß ein äußerer Anlaß, d.h. ein bedrückendes Erlebnis sie ausgelöst hat. Diese Traurigkeit prägt sich auch im Gesichtsausdruck unverkennbar aus. Eine besondere Erscheinung der Depression ist die Denkhemmung. Dem Kranken fällt nichts mehr ein, er ist im Gespräch einsilbig, er kann dem Gedankengang nicht mehr folgen und spinnt ihn nicht weiter. Ferner treten wahnhafte depressive Ideen auf: Kleinheits-, Minderwertigkeits- sowie Schuld- (Versündigungs-), Verarmungs- und Krankheitsideen. Damit verbunden sind Selbstvorwürfe, die sich gewöhnlich auf zurückliegende oder geringfügige Verfehlungen beziehen, aber vom Kranken außerordentlich stark übersteigert werden. Außer diesen Zuständen der Manie und der Melancholie treten gelegentlich

Mischzustände

auf, d.h. solche, bei denen sich Zeichen der Manie mit Teilsymptomen der Melancholie verbinden, so daß es zu erregten, traurigen Verstimmungen kommen kann, die besonders im Rückbildungsalter auftreten. Es mischt sich die traurige Stimmung der Depression oft sogar mit der Enthemmung der Manie. Auch kann die Erregung statt mit einer traurigen oft mit einer zornigen Grundstimmung einhergehen, so daß die Kranken ausdauernd schimpfen und poltern, querulieren und streiten und für ihre Umgebung auf die Dauer unerträglich sind. Ferner kann sich die heitere Stimmung der Manie mit der Willens- und Denkhemmung der Depression verbinden, so daß die Kranken mit vergnügtem Gesichtsausdruck, aber gedankenarm und regungslos im Bett liegen. Der Verlauf dieser manisch-depressiven Erkrankung ist sehr verschieden. Die depressiven Phasen dauern durchschnittlich ein halbes Jahr, die manischen meist etwas kürzer. Je älter einer wird, desto länger dauert die Phase an. Altersdepressionen können z.B. jahrelang anhalten. Jede neue Phase verschlechtert den Gesamtzustand. Die Zwischenräume werden dann immer kürzer. Die Heilung einer depressiven Phase kündet sich meist durch einen Anstieg des Körpergewichtes und auch durch angenehme Träume an.

Die *Behandlung:* Bei der depressiven Phase ist möglichst frühzei-

tige Einweisung in eine geschlossene Klinik oder Anstalt notwendig, da bei diesen Kranken immer Selbstmordgefahr besteht. Bei den manisch Erkrankten besteht die Gefahr, daß sie durch Verschwendung ihren und der Familie wirtschaftlichen Untergang herbeiführen und daß sie durch ihre Enthemmung alles mögliche anrichten und mit dem Gesetz in Konflikt kommen.
Wieweit medikamentöse Behandlung oder Schockbehandlung in Frage kommt, ist der Entscheidung des Facharztes überlassen. Fest steht jedenfalls, daß besonders in den Intervallzeiten eine allgemeine natürliche Lebens- und Ernährungsweise dem Rückfall vorbeugen kann.

Die Psychopathie[1]

»Als Psychopathie bezeichnet man angeborene Abnormitäten der menschlichen Wesensart (ererbte Abwegigkeiten des Charakters einschließlich des Temperamentes, gleichsam Mißbildungen des Willens-, Trieb- und Gefühlslebens).
Psychopathie ist also kein Krankheitsvorgang (Prozeß), sondern eine von der Norm abweichende seelische Veranlagung (Konstitution). Die Träger solcher Abartigkeiten nennt man psychopathische Persönlichkeiten oder kurz Psychopathen. Ein Psychopath ist also ein charakterlich abnorm veranlagter Mensch. Über seine Intelligenz ist mit dieser Diagnose nichts ausgesagt: er kann geistig hochbegabt, durchschnittlich oder schwachsinnig sein.
Die Psychopathen sind also einerseits keine Geisteskranken, denn es besteht bei ihnen kein seelischer Krankheitsprozeß, andererseits aber auch keine seelisch gesunden Menschen, denn sie haben eine abnorme Wesensart. Diese ist jedoch vom Normalen nicht scharf abgrenzbar, sondern geht fließend in die Norm über; sie unterscheidet sich von dieser nur gradweise (quantitativ).
Die Feststellung einer Abnormität erhält hier zugleich eine Wertung: Von Psychopathie spricht man nur bei solchen Abartigkeiten des Gefühls- und Willenslebens, die für ihren Träger oder für die Gemeinschaft unerwünscht sind, weil sie zu innerlich-seelischen oder (bzw. und) zwischenmenschlichen Schwierigkeiten führen. Es handelt sich also stets um eine irgendwie ungünstige Andersartigkeit des Wesens, welche die Lebenstüchtigkeit, Anpassungsfähigkeit und Brauchbarkeit des Betroffenen vermindert, ihm die persönliche oder soziale Bewährung im Lebenskampf erschwert. Psychopathen sind somit Versager (Leidende)

1 griech. psyché = Seele, pathos = Leiden. Leiden an der Seele.

oder Störer (Gemeinschaftsbelastende) oder beides zugleich; das zeigt sich überall, wo besondere Anforderungen an sie herantreten: im Beruf, in der Ehe, im Zusammenleben mit anderen Menschen, im Kriegsdienst und bei Schicksalsschlägen aller Art« *(Kloos)*.

Wegen dieser Folgen der psychopathischen Veranlagung für ihren Träger und seine soziale Umwelt kann man die Psychopathen auch definieren als »abnorme Persönlichkeiten, die an ihrer Abnormität leiden oder unter deren Abnormität die Gesellschaft leidet« *(K. Schneider)*.

Man darf also sagen, daß Psychopathen abnorme Persönlichkeiten sind, die infolge ihrer Andersartigkeit mit sich, der Umwelt und dem Herrgott nicht zurechtkommen. Unter den Psychopathen finden sich nicht selten einseitig hochbegabte Menschen, insbesondere geniale Künstler und Forscher. Man sollte darum mit dem Wort Psychopath keine Werturteile verbinden. Auf die einzelnen Abarten der Psychopathie kann hier nicht eingegangen werden. Die Ursache der Psychopathie liegt in der Erbanlage. Über den Erbgang wissen wir jedoch noch nicht viel Sicheres. Zu der Erbanlage müssen aber häufig noch auslösende Faktoren kommen. Diese sind nicht selten in abnormer Umweltbelastung zu suchen.

Die *Behandlung* ist eine Psychotherapie, d.h. hier kann man mit seelischen Behandlungsmöglichkeiten und einer insgesamt natürlichen Lebensordnung, wie sie Grundbestandteil einer Kneippkur ist, manche Ausgleiche erzielen. Einzelheiten sind Sache des fachkundigen Arztes.

Geistig-seelische Veränderungen durch Genußmittel und Genußgifte

»Alles Ding ist Gift, nur die Dosis entscheidet« (Paracelsus). Dieser Satz gilt fast uneingeschränkt für die üblichen Genußmittel, die eine Wirkung auf das geistig-seelische Verhalten haben. Die richtige Dosis aber ist abhängig von der chemischen Eigenart der wirkenden Substanz und ihrer Begleitstoffe sowie von der individuellen Verträglichkeit.

Die in Frage kommenden Genußmittel sind: Kaffee, Tee, Kakao, Nikotin und Alkohol.

Kaffee

enthält als wirksame Substanz das Coffein. Dieses erregt im Zen-

tralnervensystem besonders die Zentren für die Atmung und die Blutgefäße. Es beseitigt das Gefühl der Müdigkeit und erleichtert die Auffassungskraft. Coffein regt die Herz- und Kreislauftätigkeit an, wirkt harntreibend und gelegentlich stuhlfördernd.
Die zentrale geistige Anregung durch Kaffee hält nicht lange an. Das ist für Autofahrer wichtig, die sich durch Kaffee wachhalten wollen. Die Wirkung von 2 Tassen starkem Kaffee verliert sich nach ca. 2 bis 3 Stunden; dann tritt in der Regel Erschöpfung auf. Dagegen wird Bohnenkaffee bei nächtlicher Schlaflosigkeit bereits ab Nachmittag meist nicht mehr vertragen. Nur Menschen mit niedrigem Blutdruck können nicht selten sogar nach Kaffeegenuß am Abend gut schlafen. Übermäßiger Kaffeegenuß putscht Herz und Kreislauf zu stark auf. Darum sollte man bei nervösen Herz- und Kreislaufstörungen coffeinhaltigen Bohnenkaffee meiden. Begleitstoffe des Coffeins fördern die Magenentleerung. Bohnenkaffee nach einer üppigen Mahlzeit entleert daher den Magen, ehe die Nahrung im Magen verarbeitet wurde.
Bestimmte Röstprodukte des Kaffees können bei Leber- und Gallenblasenerkrankungen Beschwerden auslösen. Spezielle Kaffeesorten haben diese Röstprodukte entfernt und sind dadurch verträglicher geworden. Coffeinfreier Kaffee läßt alle Wirkungen des echten Bohnenkaffees bis auf die aromatischen Stoffe vermissen.

Tee

Der Schwarztee wird aus den fermentierten und aufbereiteten Blättern und Blattknospen des Teestrauches gewonnen.
Beim grünen Tee unterbleibt die Fermentierung. Tee enthält neben Coffein Tein, Theophyllin und andere Inhaltsstoffe, die anregend auf das Zentralnervensystem und harntreibend wirken. Doch ist diese Wirkung geringer als beim Bohnenkaffee. Übermäßiger Teegenuß löst aber die gleichen Beschwerden aus wie der Bohnenkaffee.

Kakao

wird aus den verarbeiteten Kakaobohnen des Kakaobaumes gewonnen. Er enthält Theobromin und in geringen Mengen Coffein. Da er aber auch Eiweißkörper und Fett enthält, ist er zugleich Genuß- und Nahrungsmittel. Kindern sollte man jedoch wegen der zentralanregenden Wirkung des Theobromins Kakao nur in geringen Mengen geben.

Nikotin

ist ein Alkaloid, das aus der Tabakpflanze gewonnen wird. In geringer Dosis wirkt es erregend auf das vegetative Nervensystem ein, in großen Dosen hemmend. Die Reinsubstanz ist schon mit 50 mg tödlich. Beim Rauchen geht es aber nicht um die reine Nikotinwirkung. Im Tabakrauch sind noch andere giftige Stoffe: Pyridinbasen, Ammoniak u. a. Langsames und mäßiges Rauchen beruhigt einerseits und regt andererseits das Zentralnervensystem an. Rauch- und Duftwirkung lösen Wohlbehagen aus. Bei Hunger wird ein Sättigungsgefühl vorgetäuscht.

Der Nikotingehalt ist in den einzelnen Rauchwaren verschieden. Zigarren und Pfeifen sind weniger schädlich als Zigaretten. Bei den Zigaretten wird leichter inhaliert und mehr Nikotin resorbiert als bei der Zigarre und der Pfeife. Im Zigarrenstummel und Pfeifenrohr wird mehr Nikotin zurückgehalten als im Zigarettenstummel. Bei der Zigarette ist das Rauchen in der Regel hastiger, hektischer, und es spielen noch andere schädliche Verbrennungsprodukte mit, u.a. das Benzpyren, dem man krebserregende Wirkung zuschreibt. Das Rauchen, besonders das Inhalieren, macht leicht süchtig, und die Sucht sucht immer neue Befriedigung.

Die Grenze zwischen Genußmittel und Genußgift ist beim Nikotin sehr eng gezogen. Vergiftungszustände sind daher sehr häufig. Die akute Nikotinvergiftung zeigt sich in Blässe, Schwindel, Kopfschmerz, Übelkeit, Erbrechen, Leibschmerzen und Durchfällen. Ja sogar Krämpfe können auftreten und der Tod durch Versagen des Herzens.

Die schwere akute Nikotinvergiftung erfordert immer sofortige ärztliche Hilfe.

Nothilfe besteht in Wärmezufuhr und eventuell in Trinken von warmem Kaffee.

Die chronische Nikotinvergiftung wirkt sich vorwiegend am Herzen und den Blutgefäßen aus. Gefäßkranke dürfen nicht einmal geringe Mengen aufnehmen. Auch katarrhalische Reizung der Luftwege ist durch Nikotin nicht selten (Raucherhusten).

Der Alkohol

zeigt deutlich den Übergang vom Genußmittel zum Rauschgift. So anregend der Alkohol in kleinen Dosen sein kann, so gefährlich wird die Versklavung an ihn. Das gilt besonders für die hochkonzentrierten Alkoholika.

Der Alkoholgehalt beträgt beim:

Bier	2– 6%
Wein	7– 10%
Südwein	16–23%
Branntwein	ca. 40–50%
Rum	ca. 70%

(nach *Heinrich*)

Der Rausch durch Alkohol ist eine akute Vergiftung des Gehirns. Diese ist natürlich von der Alkoholmenge, die getrunken worden ist, und von der Zeitspanne, in der sie getrunken wurde, sowie von der Art des Getränkes und der persönlichen Alkoholverträglichkeit abhängig.

Der einfache Rausch ist zu trennen vom krankhaften (pathologischen) Rausch. Bei dem pathologischen Rausch handelt es sich um einen Dämmerzustand bei Menschen, die gegen Alkohol besonders empfindlich sind. Diese Überempfindlichkeit kann auf erblicher Veranlagung beruhen oder durch Verletzungen etwa des Gehirns, durch Gefäßerkrankungen, Infektionskrankheiten u. a. erworben sein. Auch vorübergehende Umstände, wie Übermüdung, seelische Erregung und dergleichen, können zu einem krankhaften Rausch führen.

Von diesem Rausch zu trennen ist der chronische Alkoholismus oder die Trunksucht, d. h. das gewohnheitsmäßige übermäßige Trinken von Alkohol, das zu körperlichen, seelischen und sozialen Schäden führt. Mit diesem chronischen Alkoholismus sind meistens auch körperliche Symptome verbunden, wie Magenkatarrh, Triefaugen, Venenerweiterungen, Herzmuskelschädigungen, Leberschäden, Nervenentzündungen und Zittern der Hände sowie verschiedene andere körperliche Störungen. Geistig ist die Leistungsfähigkeit vermindert, die Konzentration geschwächt, das Gedächtnis läßt nach, und es tritt eine Vertrottelung ein. Darüber können auch nicht die zeitweilig auftretende Wohlgestimmtheit (Euphorie), der Trinkerhumor und die Gefühlsduselei und Rührseligkeit hinwegtäuschen. Charakterlich sind die Trunksüchtigen willensschwach und unzuverlässig im Beruf. Sie sind arbeitsscheu und vernachlässigen oft ihre Familie, die damit einer Not ausgesetzt wird.

Der sittliche Verfall ist oft so stark, daß die Trunksüchtigen ständig mit dem Gesetz in Konflikt kommen. In schweren Fällen kann die Trunksucht zu plötzlichen Verwirrungszuständen führen. Dabei ist das Bewußtsein getrübt, die Kranken sind nicht über Ort und Zeit, wohl aber über sich selbst orientiert.

Die *Behandlung* des Trunksüchtigen erfolgt am wirksamsten durch lange genug andauernde Alkoholentziehung in einer geschlossenen Anstalt. Nach der Entlassung sollte ein solcher Mensch sich einem Abstinenzlerverein anschließen. Es ist unverantwortlich, die Abstinenzbewegung lächerlich zu machen. Sie hat zweifellos sehr viel Segen gestiftet.

Daß dem Alkoholmißbrauch auch durch eine insgesamt vernünftige naturgemäße Lebensweise im Sinn *Sebastian Kneipps* am wirksamsten begegnet werden kann, darf wohl kaum bezweifelt werden.

Rauschdrogen spielen in der ganzen zivilisierten Welt eine außerordentliche Rolle. Der Handel mit Rauschgift hat nach internationalen Schätzungen einen jährlichen Umsatz von vielen Milliarden Mark.
Um welche Drogen geht es vorwiegend? Zunächst eine Erklärung des Wortes »Droge«. Mit diesem Wort bezeichnet man heute fälschlicherweise alle Arzneisubstanzen, während man früher darunter die getrockneten Pflanzen- und Tierprodukte als Ausgangsmittel für die Arzneibereitung verstand.
Bei den sogenannten Suchtmitteln handelt es sich im wesentlichen um: Opium und seine Derivate (Morphin und Heroin), Kokain, Haschisch und Marihuana, LSD, Meskalin, Polamidon, Dolantin, Pervitin u. a.
Diese und andere Mittel wirken auf das Zentralnervensystem (ZNS) ein und erzeugen Erregungszustände, gehobene Stimmung, Kritiklosigkeit, Sinnestäuschungen bis zu Wahnvorstellungen.
Fast alle führen zu Sucht und Gewöhnung – zur Drogenabhängigkeit. Weltgesundheitsorganisation: »Als Drogenabhängigkeit bezeichnet man einen körperlichen und/oder seelischen Zustand, der sich aus der Wechselwirkung zwischen einem bestimmten Stoff und dem Organismus entwickelt und der mit dem Zwang zu fortgesetzter Einnahme des Mittels verbunden ist.«
Der Drogenabhängigkeit kann jeder Mensch verfallen, der Sucht- und suchterzeugende Stoffe anwendet; besonders leicht verfallen haltlose und willensschwache und depressiv veranlagte Persönlichkeiten. Es besteht unabhängig von den speziellen Rauschdrogen Drogenabhängigkeit, wenn das Weglassen eines gewohnheitsmäßig oder über längere Zeit hindurch genommenen Mittels (z.B. auch Schlafmittel, Schmerz- oder Betäubungsmittel, Nikotin, Alkohol, Weckmittel u. a.) spürbare Störungen des Wohlbefindens (Entziehungserscheinungen) erzeugt.
Die Probleme der Drogenabhängigkeit sind derart vielschichtig und schwierig, daß sie nicht mit den üblichen Erziehungs- und Entziehungsmethoden zu lösen sind. Darum sollte man in jedem Fall von Drogenabhängigkeit besonders der Jugendlichen den fachlichen Rat eines Arztes, eines Psychologen oder einer Suchtberatungsstelle einholen. Entsprechende Beratungsstellen sind durch die Gesundheitsämter zu erfragen.

Der Morphinismus
Morphium ist ein Bestandteil des Opiums, das ist der eingetrocknete Saft einer Mohnart (Papaver somniferum). Morphium ist ein narkotisches Gift, das nach einer vorübergehenden erregenden Wirkung den gesamten Sinnesapparat lähmt. Es ist ein schmerzstillendes Mittel, das aber rasch zur Gewöhnung, zur Sucht führt. Die Morphiumsucht zerstört die körperliche und geistige Gesundheit. Fahle Hautfarbe, Magen- und Darmstörungen, allgemeiner Kräfteverfall, Abnahme der körperlichen und geistigen Leistungsfähigkeit, Willens- und Energielosigkeit kennzeichnen das Bild des Morphinisten. Die Behandlung besteht in einer Entziehungskur und anschließender systematischer aktiver Gesundheitspflege (siehe dort).
Aus dem Morphium wird durch chemische Veränderung das

Heroin
gewonnen. Dieses ist erheblich giftiger und wohl das gefährlichste Rauschgift überhaupt. Es hat eine besonders schnelle und tiefgehende Rauschwirkung, die mit gefährlichen Erregungszuständen und Wahnvorstellungen verbunden ist, bei denen alle ursprünglichen Hemmungen den Wunschträumen untergeordnet werden. Heroin wird häufig in »Waschküchenfabriken« hergestellt und enthält nicht selten unkontrollierbare Mengen von Wirkstoff. Überdosierung kann durch Atemlähmung zum Tod führen.

Der Kokainismus
Das Kokain wird aus frischen Blättern des Kokastrauches gewonnen, der in den Anden Südamerikas heimisch ist und auch angebaut wird. Wird Kokain, das zur lokalen Behandlung von Hals, Nase und Augen angewandt wird, innerlich genommen oder geschnupft, dann wirkt es auf das Zentralnervensystem, besonders auf das Gehirn. Es bewirkt Aufheiterung, Abnahme des Schlaf- und Nahrungsbedürfnisses und steigert scheinbar die körperliche und geistige Leistungsfähigkeit. Größere Gaben dagegen machen müde und schläfrig. Der Kokainismus führt wie der Mißbrauch aller Rauschgifte zur Zerstörung der körperlichen und geistig-seelischen Gesundheit. Schlaflosigkeit, Gedächtnisschwund, Verwirrungszustände, Willenlosigkeit bis zur völligen Geistesstörung sind die unheilvollen Folgen. Behandlung wie beim Morphinismus.

Haschisch und Marihuana
sind Rauschmittel, die aus einer bestimmten, besonders in Indien und im Vorderen Orient wachsenden Hanfpflanze (Cannabis) gewonnen werden. Haschisch ist das gepreßte Harz der in Blüte

stehenden Spitzen des Hanfs. Marihuana wird aus den zermahlenen Blättern und Blüten gewonnen. Haschisch enthält etwa fünfmal mehr des Wirkstoffes als die gleiche Menge Marihuana. Beide werden meistens in Pfeifen und Zigaretten mit Tabak gemischt geraucht.
In der Wirkung bestehen geringe Unterschiede. Sie wirken aber beide auf das Gehirn, erzeugen angenehme Traumbilder, können zu gehobener Stimmung und gesteigerter Kontaktfreudigkeit führen, aber auch zu Unruhe, Halluzinationen mit stark erotischen Phantasien, bei denen moralische Hemmungen entfallen. Beschränkungen von Zeit und Raum hören auf. Bei Mißbrauch kommt es wie bei allen Rauschgiften zu körperlichem und geistig-seelischem Verfall.
Die *Behandlung* entspricht grundsätzlich der bei allen Rauschgiften.

Halluzinogene
(Wunder- und Wahnsinnsdrogen)
Seit einiger Zeit drang ein neues, durch die Buchstaben »LSD« gekennzeichnetes Rauschgift schnell vor. Es ist ein ursprünglich aus dem Mutterkorn stammendes, in der Psychiatrie angewandtes Arzneimittel. Seine größte Gefahr ist die relativ einfache chemische Herstellung, die sogar in den sogenannten »Küchenlabors« vorgenommen werden kann. Die Wirkungen des »LSD« sind äußerst gefährlich. Es verändert Sinneseindrücke und ruft Sinnestäuschungen hervor. Wahnvorstellungen können zur völligen Enthemmung und zum Verbrechen führen.
Eine ähnliche Wirkung hat das

Meskalin
das ursprünglich aus einer mexikanischen bzw. südamerikanischen Kaktusart gewonnen wurde.

Schnüffelstoffe
Es handelt sich um leicht flüchtige Stoffe, die in der Chemie und Technik gewöhnlich als Lösungsmittel verwendet werden. Hierunter fallen: Äther, Azeton, Benzin, Klebstoffe u.a. Das Einatmen von Dämpfen dieser Stoffe kann zu einem kurzdauernden Rausch oder durch erneutes Einatmen zu einem wiederholten Rausch führen. Dieser Rausch zeigt sich in gehobener Stimmung, die bis zu einer allgemeinen Enthemmung, ja sogar bis zur Bewußtlosigkeit führen kann. Er gleicht dem Alkoholrausch.
Schnüffler sind meist psychisch labile, milieugeschädigte Kinder und Jugendliche, die leicht zur Abhängigkeit von anderen und stärkeren Drogen kommen können.
Eine Behandlung ist immer notwendig.

Zur Drogenabhängigkeit können auch die sogenannten

Weckmittel

führen. Es handelt sich bei diesen um synthetisch hergestellte Mittel wie: Amphetamine (Benzedrin, Pervitin u. a.), um Preludin, Ephedrin und andere. Manche Appetitzügler und Abmagerungsmittel fallen ebenfalls hierunter. Alle diese Mittel wirken anregend auf das Zentralnervensystem und sollen Müdigkeit und Hemmungen vertreiben und die Leistungsfähigkeit steigern. Aus diesem Grund wurden sie im Krieg bei Fliegern und Kampftruppen eingesetzt. Heute werden sie oft vor Examen, Nachtdiensten und besonderen Leistungen eingenommen.

Der Mißbrauch besteht in der Verwendung zu hoher Dosen oder darin, daß man diese Mittel, um rauschähnliche Zustände zu erzeugen, sogar nach Auflösen der Tabletten in die Vene einspritzt.

Die Folge sind Vergiftungserscheinungen, die sich u. a. in Sinnestäuschungen, Wahnvorstellungen, Nervenzusammenbrüchen und Selbstmord äußern. Auch Schmerzmittel (Polamidon, Dolantin u. a.) und Beruhigungstabletten, besonders die sogenannten Psychopharmaka (Seelenwender), können zur Drogenabhängigkeit führen. Ebenso der Schlafmittelmißbrauch.

Zuerst werden von diesen Mitteln kleine Dosen, dann größere genommen, und wenn die obere Grenze des Konsumierbaren erreicht ist, wendet sich der Süchtige stärkeren Mitteln zu. Nicht selten werden mehrere verschiedene Drogen mit Suchteffekt genommen. Alle diese führen am Ende zur Zerstörung der Persönlichkeit, zur Untergrabung der Gesundheit von Leib, Geist und Seele.

Die *Behandlung* jeder Drogenabhängigkeit gehört in die Hand des kundigen Arztes.

In vielen Fällen hilft nur die unter ärztlicher Aufsicht durchgeführte klinische Entziehungskur. In anderen genügt manchmal die ambulante, besonders psychotherapeutische Behandlung unter Einbeziehung einer aktiven Gesundheitspflege (siehe dort).

Das vegetative oder autonome Nervensystem (VNS)

So wichtig die Großhirnrinde für das bewußte Dasein ist, so wenig hat sie einen Einfluß auf die Organe im Inneren unseres Körpers. Diese Organe arbeiten auch dann weiter, wenn unser Bewußtsein, das an die Großhirnrinde gebunden ist, erloschen ist, z. B. im Schlaf oder in der Narkose.

Alle lebenswichtigen Organe werden gesteuert vom vegetativen Nervensystem. Dieses eigengesetzliche oder vegetative Nervensystem, auch »sympathisches« genannt, führt seinen Namen, weil es die Tätigkeit unserer Eingeweide ohne unser Bewußtsein regelt. Es ist die oberste Direktion für unser unbewußtes Leben und lenkt unter anderem die Herztätigkeit, den Blutdruck und die Blutverteilung, den Wärmehaushalt, die Tätigkeit von Magen und Darm, die Drüsentätigkeit und jede andere unbewußt vonstatten gehende Lebensäußerung von Körperorganen. Es ist eine Steuerungseinrichtung für den ganzen Organismus, dessen Gesamtinteresse stets das Verhalten im Einzelfall bestimmt. Das vegetative Nervensystem besteht aus zahlreichen Nervenknoten und Nervenfasern, die außerhalb des Gehirns und Rückenmarks liegen. Sie finden sich entweder in den Eingeweiden, deren Tätigkeit sie lenken, oder aber in dichten Knoten vor der Wirbelsäule, insbesondere im Bauchraum, in der Brust, im Hals und im Kopf. Einzelne große Geflechte sind auch dem Laien bekannt unter dem Namen Sonnengeflecht und Eingeweidegeflecht, die beide für die Tätigkeit der Baucheingeweide eine große Rolle spielen. Das autonome oder eigengesetzliche Nervensystem hat gewisse Verbindungen mit dem Zentralnervensystem. Das Zwischenhirn ist seine Zentralstelle, und daher kommt es, daß vom Zentralnervensystem Einwirkungen auf das vegetative Nervensystem stattfinden können. So können wir z.B. durch den Gedanken an eine Abreise einen Durchfall bekommen, weil vom Zentralnervensystem aus über das vegetative Nervensystem die Darmtätigkeit gesteigert wird, oder wir können bei einer Aufregung eine Steigerung des Blutdrucks bekommen, wir schwitzen vor Angst, und so ließen sich noch viele Beispiele anführen. Aber willensmäßig haben wir auf dieses Nervensystem keinen Einfluß.

Störungen von seiten des VNS wirken sich daher an allen unbewußt arbeitenden Organen aus. Sie wurden bei der Besprechung dieser Organe oder Organsysteme bereits erörtert.

In ihrer Gesamtheit bilden sie das Bild der vegetativen Dystonie.

Die vegetative Dystonie

Die vegetative Dystonie ist heute ein viel genanntes Krankheitsbild. Ja, man könnte fast sagen, sie sei ein medizinischer Modebegriff. Und doch trifft das nicht das Wesentliche. Gewiß, oft ist dieser Begriff zum Sammeltopf für alle möglichen Krankheitszustände geworden. Was ist nun aber wirklich gemeint, wenn wir von einer vegetativen Dystonie sprechen? Es handelt sich um Fehlregulationen, die vorwiegend vom vegetativen Nervensystem ausgehen.

Da alle lebenswichtigen Organe vom vegetativen System gesteuert werden, können bei Versagen dieser Steuerung an allen unbewußt arbeitenden Organen Veränderungen auftreten.

Diese Veränderungen sind zunächst nur Veränderungen der Leistungen, nicht des Aufbaus. Im Laufe der Zeit können aber aus den Leistungsstörungen auch organische Veränderungen werden. So kann z. B. aus einem nervös-fehlgesteuerten Herz sich der Herzinfarkt entwickeln, aus nervösen Magenbeschwerden das Magengeschwür, aus einer nervös arbeitenden Gallenblase können Gallensteine entstehen usw.

Das Charakteristische aller vegetativen Fehlleistungen ist also anfänglich nur eine gewisse Labilität an den Organen, die mit unwillkürlichen glatten Muskeln ausgestattet sind, und das sind alle lebenswichtigen inneren Organe. Es können auch Spasmen, d. h. Verkrampfungen auftreten, die sich oft als Koliken oder Krampfschmerzen äußern.

Die Zeichen der vegetativen Dystonie können recht vielgestaltig sein. Es muß Sache des Arztes bleiben, aus den Zeichen auf eine funktionelle Störung zu schließen und organische Störungen, die oft unter den gleichen Zeichen beginnen können, auszuschließen.

Die vegetative Dystonie zeigt Allgemeinerscheinungen, wie z. B. Stimmungslabilität, leichte Erregbarkeit, Reizbarkeit, leichte Ermüdbarkeit, Leistungsminderung, Konzentrationsschwäche. Dazu können kommen: Durst, Schweißneigung, kalte Hände und Füße, Kopfschmerz, Schwindel, Ohnmachtsneigung, Appetit- und Stuhlgangsstörungen, Wallungen und Regel- bzw. Potenzstörungen. Objektiv findet man z. B. halonierte Augen, Fingerzittern, brüchige Haare und Nägel, Blässe, niedere oder stark schwankende Blutdruckwerte.

Die Ursachen der vegetativen Dystonie können ebenfalls im einzelnen recht vielgestaltig sein. Wir müssen die Hauptursache aber mit dem insgesamt unnatürlichen Leben des modernen Menschen in Verbindung bringen. Körperliches und Seelisches wirken mit. Vom Körperlichen aus sind es ganz besonders fehlende

Kälte- und Wärmereize, mangelnde Bewegungsreize und falsche Ernährung. Vom Seelischen aus sind es vorwiegend Fehlhaltungen dem ganzen Leben gegenüber, wie sie bereits bei den nervösen und seelischen Störungen beschrieben wurden. Für die Entstehung sind weiterhin ganz besonders auch Hasten und Jagen verantwortlich, unregelmäßiges Leben, gekürzte und ebenfalls unregelmäßige Schlafenszeit, gestörtes Familienleben. Ichverlust im Arbeitskollektiv und eine Überreizung durch sinnliche Reize.

Die *Behandlung* der vegetativen Störungen kann im Endeffekt nur die weitgehende Wiederherstellung einer natürlichen Lebensordnung sein. Es kommen also zur Überwindung und Verhütung der vegetativen Dystonie nur ein naturgemäßes Leben und eine aktive Gesundheitspflege in Frage (siehe dort).

Das innersekretorische Drüsensystem (Inkretorium)

besteht aus Drüsen, die keinen Ausführungsgang haben, sondern ihr Produkt, die Hormone, unmittelbar in das Blut und die Lymphe abgeben. Man nennt dieses System deshalb auch »das flüssige Nervensystem«. Die innersekretorischen Drüsen sind meist ganz klein, und ihr Gewicht beträgt nur einige Gramm. Zu diesen Drüsen gehören: die Hirnanhangdrüse (Hypophyse), die Zirbeldrüse (Epiphyse), die Schilddrüse (Thyreoidea), die Nebenschilddrüse (Glandulae parathyreoideae), die Thymusdrüse, die Inselzellen der Bauchspeicheldrüse (Pankreas), die Nebennieren (Glandulae suprarenaliae) und die Keimdrüsen (Hoden = Testes, Eierstöcke = Ovarien).

Die Stoffe, die von den innersekretorischen Drüsen erzeugt werden, heißen innere Sekrete, Inkrete oder Hormone. Hormone können wie das vegetative Nervensystem sowohl Lebensvorgänge anregen, steuern und beschleunigen als auch bremsen oder sogar stillegen. Dieses Drüsensystem steuert über das Blut und die Lymphe alle Lebensvorgänge und bestimmt bei dem einzelnen Menschen nicht nur die körperliche Verfassung mit, sondern entscheidet auch mit über sein Temperament und seinen Charakter. Nichts anderes will der Ausdruck besagen: »Deine Hormone, dein Schicksal.«

Krankheiten der Drüsen mit innerer Sekretion

wurden bereits im Abschnitt: »Die Funktionen des menschlichen Körpers« unter »Die Hormone« (Seite 189) beschrieben.

Da die Krankheiten der Drüsen mit innerer Sekretion oft sehr komplizierte Bilder bieten und nur durch genaue ärztliche Untersuchung feststellbar sind, erübrigt sich ein näheres Eingehen auf diese.
Die *Behandlung* gehört ebenso eindeutig in die Hand des fachkundigen Arztes. Sie ist meist auf spezielle Arzneimittel oder operative oder Strahlenbehandlung angewiesen. Naturgemäße Lebens- und Heilweise kann in der Regel nur diese Behandlung unterstützen.

Wechselbeziehungen zwischen Leib und Seele

Alle Steuerungseinrichtungen greifen in diese Wechselbeziehungen ein. Deshalb sollen, nachdem auf die seelischen Gleichgewichtsstörungen bereits eingegangen wurde, auch diese Wechselwirkungen kurz erörtert werden.
Wenn man etwas über Wechselbeziehungen zwischen Leib und Seele aussagen soll, dann muß man von vorneherein auf eine nähere Auseinandersetzung mit dem Begriff »Seele« und dessen übergeordnete religiöse Bedeutung verzichten.
Das Wort »Seele« umfaßt unser ganzes bewußtes und unbewußtes Dasein; Seele ist das gesamte erlebende Ich und vom ärztlichen Standpunkt aus nicht ohne körperliche Bindung denkbar; denn es gibt keinen körperlichen Vorgang ohne Seelenregung und keine Seelenregung ohne Rückwirkung auf den Körper. Nicht unser Auge sieht, nicht unser Ohr hört, sondern »Ich« sehe und »Ich« höre. Es gibt also im lebenden Menschen nichts rein Körperliches und nichts rein Seelisches.
Seelische Unstimmigkeiten sind häufig Ursachen für Störungen körperlicher Art. Aber umgekehrt haben körperliche Krankheiten und Leiden fast immer einen Einfluß auf seelische Leistungen.
Seelische Vorgänge haben über das vegetative Nervensystem, das Zwischenhirn und die Hormondrüsen weitestgehenden Einfluß auf die Tätigkeit von Körperorganen. Das Herz fängt an zu klopfen bei Erregungen, die Gefäße erweitern sich bei Scham und führen zur Schamröte. Sie verengen sich und führen zum Erblassen bei Schreck. Asthmaanfälle sind häufig die Antwort auf seelische Spannungen, ebenso Erbrechen auf Aufregung oder Ekel. Säurebildung im Magen, Durchfälle,

Blasendrang und ähnliches kommen bei Lampen- und Reisefieber häufig vor, die Periode bleibt aus Angst vor Schwangerschaft weg, Gallenkoliken treten nach Ärger auf u. a. m.
Körperliche Leiden und Schmerzen können auch umgekehrt seelische Veränderungen auslösen. So tritt z. B. bei manchen Herzkranken als seelische Begleiterscheinung Angstgefühl und niedergedrückte Stimmung auf, oder der körperliche Vorgang des Fiebers kann Wahnvorstellungen erzeugen, leichte Entstellungen und Verkrüppelungen können den Charakter eines Menschen weitgehend beeinflussen, Schilddrüsenüberfunktion führt zu großer Lebhaftigkeit und wird deshalb »Schilddrüsenschwips« genannt. Erkrankungen der Keimdrüsen des Mannes können zu hemmungslosen Triebverbrechen führen. Die Arterienverkalkung des Gehirns erzeugt oft weitgehende Wesens- und Charakterveränderungen. Die Hirnerweichung (Paralyse) kann die Persönlichkeit eines Menschen völlig zerstören.
Es ließen sich noch weitere Beispiele für die Rückwirkung körperlicher Vorgänge auf seelisches Verhalten finden.

Hautkrankheiten

Aus Bau und Aufgaben der Haut (s. dort) wird verständlich, daß manche Erkrankungen der Haut mit Veränderungen im Gesamtorganismus verbunden sind bzw. von diesen abhängen. Allerdings gibt es auch Hautkrankheiten, die mehr oder minder auf dieses Organ beschränkt bleiben. Hierzu gehören die Erkrankungen durch lebende Erreger oder durch unmittelbar an der Haut ansetzende Schädigungen, z. B. durch zu starke Sonnenstrahlen, mechanische Reize (Kohlenstaub bei Bergleuten) u. a.
Diese Gruppe der vorwiegend durch äußere Ursachen bedingten Hauterkrankungen soll kurz vorweg besprochen werden. Als deren typische Vertreter sind zu nennen: Krätze, Hautpilzerkrankungen und Erkrankungen durch Bakterien und Viren.

Die Krätze (Scabies)

wird durch ein winziges, mit bloßem Auge nicht erkennbares Lebewesen, die Krätzmilbe, hervorgerufen. Die Krätzmilben leben auf der Haut. Die weibliche Milbe dringt zur Eiablage in die Oberhaut ein und gräbt sich in dieser einen ca. 1 cm langen Gang. Mit einer Lupe ist dieser Milbengang als feiner dunkelgrauer Strich in der Haut erkennbar. Zarte Hautstellen, wie z. B. die Haut zwischen den Fingern, die Beugeflächen der Handgelenke, Achselhöhlengegend, Geschlechtsteile und Brustwarze, werden besonders häufig befallen. Darum muß man bei vor allem in Bettwärme auftretendem Jucken diese Stellen nach den Hautveränderungen absuchen. Durch das Kratzen infiziert sich die Haut leicht, deshalb findet man außer den Milbengängen entzündete Kratzstellen und Eiterpusteln. Es kann auch zu nässender Flechte (s. dort) und Drüsenschwellungen kommen. Die Krätze wird meist unmittelbar von Mensch zu Mensch übertragen (Zusammenschlafen, Geschlechtsverkehr u. a.). Gelegentlich erfolgt die Übertragung auch durch Körper- und Bettwäsche, wenn diese nicht genügend gereinigt wurde.
Die *Behandlung* besteht in der Anwendung von Mitteln, die die Krätzmilbe abtöten. Sie ist genau nach der ärztlichen Anweisung durchzuführen. Dabei muß in der Regel die ganze Familie mitbehandelt werden.
Um Wiederansteckung zu ver-

meiden, ist größte Sauberkeit (Körper- und Kleider- bzw. Wäschepflege) notwendig. Gegen die entzündlichen Hautveränderungen können Zinnkraut- oder Molkenbäder empfohlen werden.

Hautpilzkrankheiten
(Dermatomykosen)

sind solche Hauterkrankungen, die durch verschiedene Arten von Fadenpilzen hervorgerufen werden. Diese Hautpilzerkrankungen sind recht häufig und ebenso vielgestaltig. Die verschiedenen Pilzarten lassen sich nur mikroskopisch feststellen und unterscheiden. Diese Pilze wuchern gewöhnlich nur auf und in der Oberhaut. In die tieferen Schichten, besonders in die Lederhaut gelangen die Pilze nur bei stärkerer eitriger Entzündung. Die hornigen Hautanhangsgebilde, Haare und Nägel, bilden wie die Hornschicht der Oberhaut für die Pilze insgesamt einen guten Nährboden. Die Ausbreitung und der weitere Verlauf der Pilzerkrankungen hängen weitgehend von der gesamten Verfassung des Organismus ab, wie auch umgekehrt manche Pilzerkrankungen auf den gesamten Organismus zurückwirken. Es kann sogar Fieber auftreten, und die benachbarten Lymphknoten können anschwellen.

Die Übertragung der Hautpilze erfolgt direkt von Mensch zu Mensch oder durch Tiere (Hunde, Katzen, Pferde und Kühe) oder durch Gegenstände (z. B. Papiergeld, Rasierpinsel). Es gibt verschiedene Arten von Hautpilzerkrankungen, die alle ärztliche, oft sogar fachärztliche Behandlung erfordern. Die häufigsten Formen sind:

Die Kleienflechte
(Pityriasis versicolor)

Sie wird durch einen Schimmelpilz (Mikrosporon furfur) hervorgerufen, der in die Hornschicht eindringt. Sie ist eine ganz oberflächliche Hauterkrankung und befällt meist Menschen, die stark schwitzen. Obwohl die Krankheit wenig über das Allgemeinbefinden einwirkt, ist sie schwer heilbar. Unterstützend neben den gezielten ärztlichen Maßnahmen wirken Essigwasserwaschungen, Zinnkrautbäder oder Molkebäder. Ebenso vermögen Luft- und Sonnenbäder die Anfälligkeit der Haut herabzusetzen.

Die geränderte Flechte
(Erythrasma marginatum)

ist ebenfalls eine nicht seltene Pilzerkrankung, die sich hauptsächlich an den Schenkelinnenseiten, die den Geschlechtsteilen zugekehrt sind, findet. Oft geht diese Pilzerkrankung auf die angrenzenden Bauchabschnitte und auf die Afterfurche über. Sie zeigt sich in scharf abgesetzten, braunen bis braunroten, leicht schuppenden großen Flecken, die bogenförmig begrenzt sind. Die Behandlung ist wie bei der Kleienflechte.

Die Haarpilzflechte
(Trichophytie)

tritt in verschiedenen Formen auf. Sie kann die oberflächlichen Schichten der Haut befallen oder tief in die Haut eindringen. Je nach der Lokalisation und dem Verlauf bieten sich recht verschiedene Bilder. Befällt sie die Bartgegend, dann entsteht

die Bartflechte

Diese kann wiederum verschiedene Bilder zeigen. Sie kann durch Pilze bedingt sein, die in die erkrankten Haare einwachsen und sich um das Haar herum ausbreiten. Dadurch werden die Haare glanzlos und brechen z. T. ab. Es können aber auch Eitererreger (Staphylokokken) eine Art Bartflechte erzeugen. Dann finden sich mehr Eiterpusteln oder borkige Flächen. Die Behandlung gehört immer in die Hand des Arztes.

Wird die Kopfhaut von Haarpilzen befallen, so haben wir den

Erbgrind (Favus)

Dieser ist vorwiegend eine Erkrankung der Schuljugend, die sich besonders in der Schule ansteckt. In den Entwicklungsjahren heilt sie meist von selbst ab und findet sich kaum bei Erwachsenen. Hier ist ärztliche Behandlung unbedingt erforderlich.
Aus der Fülle der Hautpilzerkrankungen, deren vielgestaltige Bilder nur vom Arzt richtig gedeutet werden können, sollen nur noch besprochen werden:

Die Epidermophytien
(Hautpilzerkrankungen)

Bei diesen handelt es sich um eine Erkrankung, bei der ein Fadenpilz (Epidermophyton) auf der Oberhaut wächst und entzündliche Hautveränderungen auslöst. Der Pilz siedelt sich gerne an feuchten Hautstellen an: in der Leistengegend, Achselhöhlen, unter den Brüsten und besonders zwischen den Zehen und Fingern. Diese Stellen sind nicht selten entzündet und gerötet, zeigen aber auch gelegentlich Bläschen und Eiterpusteln, seltener eine mehr trockene Abschilferung und riechen eigentümlich fade. Auch besteht gelegentlich starker

Juckreiz. Die Verbreitung dieser Pilzerkrankung hat in den letzten Jahrzehnten sehr stark zugenommen, besonders die Erkrankung zwischen und unter den Zehen sowie unter den Nägeln. Diese Pilzflechte zeichnet sich durch eine besondere Hartnäckigkeit aus. Die in den Falten zwischen den Zehen bestehende Feuchtigkeit und Erweichung der Haut begünstigt das Haften der Pilze, die häufig in Bädern erworben werden (Sportflechte). Diese Erkrankung neigt zu Rückfällen. Spezifische ärztliche Behandlung ist notwendig.

Zur Bekämpfung tragen bei: trockene Strümpfe, die oft gewaschen werden müssen, evtl. Pudern der Strümpfe und zwischen den Zehen, Barfußgehen bzw. Sandalentragen, Wassertreten.

Bei besonders hartnäckigen Formen können, wenn kein anderer Anlaß zum Verbot besteht, z.B. hoher Blutdruck, die überheißen Tauchbäder (s. dort) mit Zinnkraut, Eichenrinde oder Buchenholzteer (Balnacid) eingesetzt werden.

Das Ekzem (Flechte)

Das Ekzem, im Volksmund Flechte genannt, ist wohl die am häufigsten vorkommende Hautkrankheit. Sie kann in verschiedenen Formen auftreten: vorwiegend als nässende oder trockene Flechte. Es handelt sich immer um eine flächenhafte, entzündliche Krankheit der Oberhaut und des Papillarkörpers der Lederhaut, die mehr oder minder juckt. Das Krankheitsbild ist außerordentlich vielgestaltig und im Verlauf oft wechselnd. Das Ekzem befällt beide Geschlechter und alle Lebensalter ziemlich gleichmäßig.

Es gibt auch akute und chronische Formen. Die akuten weisen nur Rötung und Schwellung auf, oder sie zeigen reichliche Bläschenbildung, wobei manchmal die Bläschen platzen und Absonderung entleeren. Die Absonderung kann eintrocknen und zur Krustenbildung führen. Selten fehlen bei den akuten Formen des Ekzems Allgemeinerscheinungen wie leichtes Fieber, Frieren, Abgeschlagenheit, Schlaflosigkeit usw. Die chronischen Formen zeigen oft Knötchenbildung, trockene Schuppung, Vergröberung der Hautfelder und lederartige Hautverdickung.

Beide Formen können ineinander übergehen und durch Infizierung mit Eiterkeimen oder Hautpilzen kompliziert werden. Alle Körperstellen können befallen werden, bevorzugt aber Hände, Gesicht, Leistengegend und Achselhöhlen. Der Juckreiz wechselt sehr in Stärke und Zeitdauer. Manchmal hört er für kurze Zeit auf, wenn der Kranke die Haut aufgekratzt hat.

Die Ursachen des Ekzems sind außerordentlich mannigfaltig und verschiedenartig. Oft können wir einzelne Ursachen ermitteln, oft aber auch nicht. Das Ekzem ist keine scharf begrenzte Krankheit, sondern eine eigenartige Reaktion der Haut bestimmter Menschen auf gewisse Schädlichkeiten, die von außen oder innen auf dem Blutweg an die Haut herantreten.

Neben einer besonderen Bereitschaft (Disposition) der Haut, besonders im Sinne einer Allergie (Überempfindlichkeit), wirken oft äußere Faktoren auslösend. Unnatürliches Leben, Erkrankungen des Blutes, Verdauungsstörungen, Stoffwechselkrankheiten, insbesondere aber Zukkerkrankheit, Fettsucht, Gicht, Skrofulose, aber auch chronische Infektionskrankheiten oder auch Krankheiten der Leber, Nieren und des Nervensystems bereiten dem Ekzem gerne den Boden. Auch Kreislaufstörungen, wie z.B. Krampfadern, begünstigen das Entstehen eines Ekzems. Vom Blutweg aus können außerdem negativ einwirken: bestimmte Arzneimittel oder auch Nahrungsmittel, gegen die der Ekzemkranke überempfindlich ist.

Eine Ekzembereitschaft kann auch angeboren sein und führt dann schon früh zur Erkrankung, wie z. B. beim Säuglingsekzem, dem Milchschorf. Aber auch die angeborene Ekzembereitschaft muß nicht zur Erkrankung führen, besonders dann nicht, wenn man auslösende Ursachen fernhält, vor allem wenn man ganz naturgemäß lebt.

Die auslösenden Ursachen können chemischer, mechanischer und allgemein physikalischer Art sein. Meist ist zur Auslösung eine wiederholte oder über längere Zeit hindurch auf die Haut erfolgende Einwirkung notwendig. Häufige Auslöser in diesem Sinn sind z. B. manche Pflanzen: Primeln, Giftsumach, Efeu, Meerzwiebeln u.a. Bekannte chemische Stoffe sind: Desinfektionsmittel, besonders Jodoform, Sublimat, Lysol, Karbol, aber auch andere Hautreizmittel: Seifen, Putzmittel, Lacke, Arnika, ätherische Öle. Auch gewerbliche Schädigungen: Säuren, Laugen, Salz, Kunstdünger, Staub, Kalk, Mehl, Färbemittel und viele andere können Ekzeme auslösen. Auch die Sonnen- oder Lichtbestrahlungen oder Wärme und Kälte vermögen bei entsprechender Bereitschaft und Einwirkung ein Ekzem zu erzeugen.

Die *Behandlung* des Ekzems muß zuerst nach Möglichkeit die Ursachen ausschalten. Sie ist aber immer gleichzeitig eine Allgemeinbehandlung. Sie erfordert vom Kranken und von seinem Arzt weitgehende Geduld. Die lokale Behandlung ist Sache des Arztes und oft sogar der Klinik.

Die Allgemeinbehandlung setzt dagegen die aktive Mitarbeit des Patienten voraus. Alle Möglichkeiten naturgemäßer Lebens- und Heilweise sind entsprechend der individuellen Reaktionsbereitschaft und der Gesamtsituation zu berücksichtigen. Über Einzelheiten siehe unter: Haut als Spiegel, unter Ernährung und Diät und unter Heilpflanzen.
Die immer wieder gestellte Frage nach den Möglichkeiten einer Wasseranwendung läßt sich nicht generaliter beantworten. Wenn schon Wasser, dann nur in geeigneter Form, d. s. meist nur lokale Wickel mit Zusätzen: Zinnkraut, Kamille oder Salbei. Bäder: Molke, Kleie, Kamille, Zinnkraut, Eichenrinde, Teer u. a. Im Einzelfall muß der Arzt entscheiden.
Weitere Hauterkrankungen, die vorwiegend innere Ursachen haben, sind:

Die Fetthaut
(Seborrhoe und Akne vulgaris)

Diese Erkrankungen spielen vor allem in der Pubertät eine Rolle. In diesem Alter ist der Talgfluß, die Seborrhoe, eine häufige Erkrankung, die zunächst nur eine gesteigerte Talgdrüsensekretion bedeutet. In der Pubertät findet sich meist der Talgfluß des Gesichts, besonders in der Gegend der Nase, der Stirn und des Kinns, und macht diese glänzend fettig. Das ganze Gesicht ist etwas gestaut. In schweren Fällen sind die Talgdrüsenmündungen erweitert und zum Teil mit Mitessern verstopft.

Bei langem Bestehen bleiben dauernde Erweiterungen der Hautgefäße, die Grundlage für das spätere sogenannte **Kupfergesicht** (Akne rosacea) sind. Jugendliche mit Seborrhoe haben meist schon früher mit Hauterkrankungen desselben Gebietes zu tun gehabt, z. B. in der Vorpubertät mit vielen Kopfschuppen und mit Bindehautkatarrh. Jugendliche mit Talgfluß des Gesichts haben bei fortgeschrittenen Formen auch oft an Ekzemen zu leiden, die sich nach Anstrengungen in den Hautfalten bilden. Das Talgekzem in klassischer Form mit Aknepusteln oder Hautblüten, grauweißer Schuppenbildung und stellenweise leichter Hautrötung ist eine chronische, durch ungewöhnlichen Fettgehalt der obersten Hautschichten ausgezeichnete Hautentzündung. Diese breitet sich gern von oben nach unten aus und greift allmählich auf das ganze Gesicht über.

Als Folge des Talgflusses bilden sich oft **Mitesser**, die durch einen Farbstoff, nicht durch Schmutz, ein schwarzes Aussehen bekommen. Wenn sich die Neigung zu

Mitesserbildung in der Reifungszeit entwickelt, kann sie manchmal jahrelang weiterbestehen. Man findet dann oft, besonders an der Nasenhaut, eine kleine Milbe.

Eine weitere Verhaltung des Talgdrüsensekretes ist die Bildung des gewöhnlichen Finnenausschlages, der sog. **Akne vulgaris**, einer zur Eiterung neigenden Entzündung der Talgdrüsen.

Mit der Ausbildung der Schweißdrüsen in der Pubertät tritt gelegentlich eine Pilzerkrankung der Haut auf, die **Pityriasis versicolor** (Kleienflechte, s. dort).

Behandlung: fettarme naturgerechte Vollkost, Wechselgesichtsbäder mit Schafgarbe und Salbeitee.

Die Schuppenflechte (Psoriasis)

Eine Hautkrankheit, die in der Pubertät beginnt und sich auch über diese hinaus erhalten kann, ist die Psoriasis = Schuppenflechte. Diese zeigt sich in der Bildung von weißen, aus verformten Zellen bestehenden Schuppen, die auf gerötetem, wenig erhabenem Grund sitzen und sich leicht abheben lassen. Das allgemeine Befinden wird durch diese chronische, in Schüben verlaufende Krankheit nicht nennenswert beeinflußt. Manchmal findet sich ein mehr oder weniger heftiger Juckreiz. Die Neigung zur plötzlichen Rückbildung bei dieser Erkrankung wird gefördert durch fettarme, rohkosthaltige Kost, durch Sonnenbäder (evtl. Höhensonne), stoffwechselverbessernde Heilkräuter und Kräuterbäder (Heublumen, Haferstroh – siehe dort).

Die *Behandlung* der bisher genannten Hautkrankheiten gehört in die Hand des Arztes. Sie lassen sich oft sehr gut durch natürliche Heilbehelfe günstig beeinflussen und werden durch gesunde Lebensführung und vernünftige Schönheitspflege weitestgehend verhütet.

Die übermäßige Schweißbildung

Übermäßiger Schweiß bildet sich vor allen Dingen an den Händen, Füßen, in den Achselhöhlen und in der Aftergegend. Dadurch wird die Haut leicht aufgelockert und entzündet. Es entstehen oft in den Falten kleine Rißbildungen. Die Ursachen für diese übermäßige Schweißbildung sind in den meisten Fällen nervöse Störungen und finden sich außerdem bei bestimmten Krankheiten wie Tuberkulose und Basedow sowie bei dazu veranlagten Menschen.

Die *Behandlung* kann wiederum nur eine allgemeine sein und darf sich nicht darauf beschränken, den Schweiß örtlich zu unterdrücken; denn der alte Volksglaube, der sagt, unterdrückte Schweißabsonderung führe zu anderen Störungen, ist nicht ohne weiteres von der Hand zu weisen. Wenn man die nervöse Körperverfassung ausgleicht und von innen heraus die Ursache der Schweißbildung beseitigt, wird man einen Dauererfolg ohne Schädigung des gesamten Organismus erzielen. Die Gesamtbehandlung besteht in gesunder, natürlicher Abhärtung und Lebensweise, wie sie im Abschnitt aktive Gesundheitspflege besprochen wird. Im übrigen sorge man für leichte, luftdurchlässige Bekleidung, häufigen Wäschewechsel und leichte Bedeckung während der Nacht. Regelmäßiges Trinken von Salbeitee ist oft recht wirksam.

Besonders zu empfehlen ist die Oberkörper- oder Ganzwaschung mit Essig. Lokal wichtig ist zunächst die Entfernung des übermäßig gebildeten Schweißes durch regelmäßige Bäder. Als Zusatz zu diesen eignet sich Eichenrinde oder Zinnkraut recht gut. Eichenrinde ist sehr wirksam, hinterläßt aber in der Wäsche und in den Wannen Dauerflecken. Zur Beseitigung des Schweißes kann man hin und wieder einen Eßlöffel Alaun auf eine Schüssel Waschwasser und nachher einfaches Salicyltalkumpuder oder Vasoformpuder verwenden. Überhaupt sollen Strümpfe und Schuhe bei übermäßigem Schweiß eingepudert werden. Bei Achselschweiß ersetze man die Schweißblätter durch Watteeinlagen. Auch reichliche Luft- und Sonnenbäder vermögen bei einwandfreier hygienischer Lebensführung den lästigen Schweiß weitgehend zu beseitigen.

Kupferrose (Akne rosacea) – **rote Nase**

Diese Störung trifft besonders die Frauen sehr häufig, vor allem in den Wechseljahren. Sie beruht ebenfalls auf Zirkulationsstörungen. Es fängt an mit einer stärkeren Durchblutung der Nase; so kommt es zu einer hellen Rötung, die anfangs nur nach Genuß starker Getränke oder bei nervöser Erregung deutlich wird. Später bleibt diese Rötung in tief dunkelroter oder blauroter Farbtönung dauernd bestehen und erhebt sich plattenförmig etwas über die Umgebung. Die kleinen Gefäße der Nasenhaut erweitern sich und schlängeln sich als netzförmig angedeutete Linien. Kleine Entzündungen bilden die sogenannten Follikel (Balg, Balgdrüse). Die Stellen werden deutlich fetthaltig, und es bilden sich kleine Knötchen, die die Nase und damit das ganze Gesicht häßlich entstellen. Im Laufe der Zeit füh-

ren die Stauungs- und Entzündungszustände in und an den Gefäßen zu stärkerer bindegewebiger Wucherung, die auch die Talgdrüsen einbezieht. Es kann dann sogar zu einer richtigen Knollennase kommen. Die Krankheit tritt meist in den mittleren Jahren auf, häufig zusammen mit Unterleibsstörungen oder chronischen Magen- und Darmleiden oder auch als Folge eines Mißbrauchs von Alkohol, Kaffee und Tee. Sie kann Jahre und Jahrzehnte lang anhalten. Eine ernste Bedrohung des Lebens entsteht aus dieser Krankheit nicht, aber sie vermag das Gesicht besonders der Frau stark zu entstellen und bildet deshalb häufig eine Belastung für die Patientin und eine schwierige Aufgabe für den Arzt.
Die *Behandlung* des Patienten muß sich nach der Ursache richten und kann immer nur eine allgemeine sein.
Verdauungsstörungen, die häufig zugrunde liegen, insbesondere Stuhlverstopfung, müssen beseitigt werden. Alle Mittel, die die Gefäße erweitern, wie Alkohol, Kaffee, Tee sowie Salz und scharfe Gewürze müssen gemieden werden. Unterleibsstörungen sind zu behandeln. Zur örtlichen Behandlung eignen sich das Abtupfen mit 70prozentigem Alkohol und Wechselgesichtsbäder mit Schafgarbe und Salbei sowie Gesichtsgüsse.

Die Fischschuppenkrankheit

Bei der Fischschuppenkrankheit handelt es sich um ein ererbtes Leiden. Die Haut zeigt vermehrte Verhornung und Schuppenbildung, besonders an den Streckseiten. Die Schuppen werden immer wieder ersetzt, es besteht also eine eigenartige Reizung der hornbildenden Hautzellschicht.
Behandlung: Heublumenbäder, Lehmwasserhemden, Güsse zur Erreichung einer besseren Hautdurchblutung, Luft- und Sonnenbäder, Einölen und Trockenbürsten (im Luftbad), täglich Waschungen in der Früh. Da diese Kranken nicht schwitzen können, ist die Sauna für sie ungeeignet.

Die Frostbeulen

Unter den Zuständen, die wiederum die Frau besonders quälen, sind auch die Frostbeulen nicht zu vergessen. Hierunter verstehen wir bläulich-rote Anschwellungen oder Knoten, die an den Händen und Füßen unter Kälteeinwirkung entstehen. Dabei braucht die Kälte durchaus nicht übermäßig zu sein, sondern oft genügt schon geringe Kälte bei Menschen, deren Zirkulation gestört ist. Deshalb finden wir sie auch besonders bei allgemeinen Zirkulationsstörungen. Die Behandlung erschöpft sich auch nicht mit irgendeiner Salbenbehandlung, sondern kann nur darin bestehen, die gesamte Zirkulation wieder in Ordnung zu bringen. Deshalb kommen für Frostbeulen auch die Maßnahmen in Frage, die wir auch sonst zur Abhärtung heranziehen und in den Abschnitten über Zirkulationsstörungen, Krampfadern und Hämorrhoiden besprochen haben.

Augenkrankheiten

Aus der Fülle der Augenkrankheiten können für dieses Buch nur einige herausgegriffen werden, die wegen einer möglichen Verhütung und wegen richtigen Verhaltens eine Bedeutung für den Nichtarzt haben. Aus diesem Grund schalten wir die erbmäßig bedingten oder im Mutterleib erworbenen aus: Defekte, besonders der Netzhaut und Aderhaut, Übersichtigkeit, Kurzsichtigkeit und Schielen sowie die syphilitischen Erkrankungen.
Auch von den Augenkrankheiten können nur wenige beschrieben werden; denn bei der hohen Bedeutung des Sinnesorgans Auge wäre es fahrlässig, sich anhand einer Beschreibung eine Diagnose stellen oder sich gar selbst behandeln zu wollen. Auch die leichteste Augenerkrankung soll Veranlassung sein, den Arzt aufzusuchen.
Ursachen von erworbenen Augenerkrankungen können sein: Infektion, Verletzungen, Überanstrengungen und allgemeine innere Krankheiten sowie Vergiftungen und Geschwülste. Neben der fachärztlichen Augenbehandlung muß die allgemeine Naturheilbehandlung, deren Grundprinzipien in diesem Buch erörtert werden, unabdingbare Ergänzungsbehandlung sein.

Das Gerstenkorn (Hordeolum)

ist eine Abszeßbildung im Bereich der Lidranddrüsen mit Lidschwellung und Ödem der Bindehaut. Warme Kamillenumschläge sind meist gut, oft jedoch ist Inzision (Einstich) durch den Augenarzt erforderlich und Desinfektion des Bindehautsackes mit Augentropfen oder Salben.

Das Hagelkorn (Chalazion)

ist eine Verstopfung mehrerer am freien Lidrand mündender Talgdrüsen (Meibomsche Drüsen) mit Verhalten des Sekrets dieser Drüsen. Dadurch kommt es zu harten, meist schmerzlosen Verdickungen im Lid, die durch Hinzutreten von Eitererregern infiziert werden können.
Wenn sich das Hagelkorn nicht selbst zurückbildet, muß es durch den Augenarzt ausgeschält werden.

Bindehauterkrankungen

können entzündlicher oder degenerativer (nicht entzündlicher)

Art sein. Die entzündlichen zeigen gewöhnlich Rötung und Schwellung der Bindehaut, der Lider und des Augapfels sowie vermehrten Tränenfluß, Schmerzen, Fremdkörpergefühl und Schwierigkeiten, die Augen zu öffnen. Die Ursachen können vielgestaltig sein: Eitererreger, Überempfindlichkeit (Allergie), chemische (z. B. reizende Gase und Flüssigkeiten) und physikalische (z. B. Sonnenlicht) sowie Haut- und Allgemeinkrankheiten (z. B. Heufieber, Masern, Typhus u. a.).

Die *Behandlung* muß zunächst die auslösenden Ursachen ausschließen und neben der lokalen Behandlung mit Augentropfen und entsprechenden Augensalben auch eine allgemeine Naturheilbehandlung sein.

Hornhauterkrankungen

sind oft dadurch schwer zu heilen, weil die Hornhaut keine eigenen Blut- und Lymphgefäße besitzt, sondern von der Bindehaut durch den zwischen den Zellspalten fließenden Säftestrom ernährt wird. Dagegen hat die Hornhaut viele Nerven, wodurch sich die starken Schmerzen bei Erkrankungen und Verletzungen der Hornhaut erklären.

Die Entzündung der Hornhaut ist wohl die häufigste und wichtigste Hornhauterkrankung. Sie kann schwere bleibende Störungen des Sehvermögens hinterlassen, weil infolge der Entzündung die an sich klare, lichtdurchlässige Hornhaut sich trübt. Darum bedarf jede noch so geringe Verletzung der Hornhaut wegen der Infektionsgefahr und jede Entzündung sofortiger ärztlicher Behandlung. Hornhautentzündungen können auch auf den Augapfel übergreifen und zum Verlust des Augapfels führen. Ursache der Entzündung und der selten daraus entstehenden Hornhautgeschwüre sind meist Eiterkeime.

Die Entzündungen der **Bindehaut** greifen gerne auf die Hornhaut über. Vor der Einträufelung von Silbernitratlösung in das Auge des Neugeborenen (s. dort) erfolgte die Erblindung vieler Kinder, weil bei der Passage durch die mütterlichen Geburtswege Trippereiter ins Auge drang und eine Hornhautentzündung mit Trübung hervorrief.

Neben der lokalen Behandlung ist stets Allgemeinbehandlung nach den Grundsätzen der Naturheilkunde notwendig.

Die Erkrankungen der Gefäßhaut des Auges

Die wichtigsten sind:

Die Regenbogenhautentzündung

die isoliert oder mit Beteiligung des Strahlenkörpers (siehe Aufbau des Auges) einhergehen kann. Sie entsteht meist durch lokale oder allgemeine Infektion des Körpers. Darum findet sie sich bei Übergreifen einer Hornhautentzündung oder einer Hornhautverletzung sowie bei Hornhautgeschwür oder meist bei Tuberkulose, Herdinfektionen (kranke Mandeln, Zähne, Gallenblase u. a.) und Rheumatismus. Auch bei der Zuckerkrankheit kann sich gelegentlich eine Regenbogenhautentzündung finden.

Die *Behandlung* muß zunächst das Grundleiden berücksichtigen und dann bestimmte lokale fachärztliche Maßnahmen ergreifen, evtl. Pupillenerweiterung durch Atropin und Wärme. Stets ist aber auch hierbei die naturärztliche Gesamtbehandlung nicht zu vergessen.

Die Aderhautentzündung

Die Aderhaut ist die gefäßführende Schicht des inneren Auges, die von zahlreichen großen und kleinen Arterien und Venen durchzogen ist. Sie ernährt die äußeren Schichten der Netzhaut (Stäbchen oder Zäpfchen). Aus diesem Grund kann sie sowohl bei allen lokalen und allgemeinen Infektionen des Körpers, besonders bei Syphilis, Tuberkulose und Rheumatismus, miterkranken, als auch bei Befallensein am hinteren Augenpol (gelber Fleck) das Sehen weitgehend stören oder sogar aufheben. Meist sind die Erkrankungen herdförmig, aber gleichzeitig an mehreren Stellen. Die Aderhautentzündung macht keine Schmerzen. Die subjektiven Erscheinungen der Aderhautentzündung bestehen aus wolkigen Trübungen infolge entzündlicher Ausschwitzungen in den Glaskörper und in Gesichtsfeldausfall sowie in lästigem Flimmern vor dem Auge.

Die *Behandlung* ist wiederum nach dem Grundleiden ausgerichtet und lokal ähnlich wie bei der Regenbogenhautentzündung. Auch hierbei ist die naturärztliche Allgemeinbehandlung unabdingbar notwendig.

Erkrankungen der Netzhaut

Die Netzhautablösung

(Ablatio retinae)

ist eine nicht seltene Erkrankung, die sich vorwiegend bei älteren kurzsichtigen, aber auch bei übersichtigen, ja sogar bei normalsichtigen Augen findet. Sie entsteht dadurch, daß sich die Netzhaut von der Aderhaut, mit der sie nicht verwachsen, sondern nur angelagert ist, abhebt. Die ersten Zeichen hierfür können, nicht müssen, sein: vermehrte »fliegende Mücken«, schleierartige Trübungen, Blitzen und Lichterscheinungen besonders im Dunkeln bei Augenbewegungen. Bei größeren Ablösungen

hat der Kranke das Gefühl, als sei eine Wolke vor seinen Augen herabgesunken oder eine Wand heraufgestiegen. Der Augenarzt sieht dann bei der Augenspiegelung ein typisches Bild.
Die *Behandlung* der Netzhautablösung kann nur in der rechtzeitigen Operation bestehen. Darum ist bei Verdacht auf Netzhautablösung sofort der Augenarzt aufzusuchen.

Die Netzhautentzündung und Gefäßveränderungen

an der Netzhaut sind in der Regel nur Teilerscheinungen anderer Erkrankungen: chronische Infektionen (Syphilis, Tuberkulose), Nierenentzündungen, Zuckerkrankheit u. a.
Die Beschwerden bei diesen Erkrankungen bestehen in Flimmern und Funkensehen und oft in Sehstörungen allgemeiner Art. Auch hier muß der Augenarzt die Art der Krankheit feststellen und dementsprechend behandeln. Da meist eine Allgemeinerkrankung die eigentliche Ursache ist, ist die naturgerechte Allgemeinbehandlung immer notwendig.

Die Sehnervenentzündung

steht meist mit anderen Erkrankungen im Zusammenhang. Sie kann nur den Sehnervenkopf oder auch den gesamten Sehnerv befallen. Der Augenarzt stellt die Diagnose.
Ursachen sind: Aderhautentzündung, Nebenhöhlenerkrankungen, Syphilis, Infektionen von Herden ausgehend (Zahngranulome, chronisch entzündliche Mandeln u. a.), Vergiftungen, multiple Sklerose u. a.
Auch bei der Sehnervenentzündung ist neben einer speziellen Behandlung die naturheilerische Gesamtbehandlung notwendig.

Der graue Star (Katarakt)

ist eine Erkrankung der Linse des Auges. Diese trübt sich und erscheint infolge der Trübung grau. Durch die Linsentrübung wird je nach der Stärke das Sehvermögen herabgesetzt bis aufgehoben, erhalten bleibt jedoch immer das Unterscheidungsvermögen zwischen hell und dunkel.
Es gibt zwei verschiedene Entstehungsweisen des grauen Stars: angeborene und erworbene Trübungen. Auch der angeborene Star tritt nicht immer in voller Stärke von Anfang an auf. Oft fällt das schlechte Sehen des Kindes den Eltern erst relativ spät auf, zumal nicht selten nur ein Auge erkrankt. Sobald die Eltern schlechtes Sehen feststellen, sollten sie das Kind fachärztlich untersuchen lassen. Von den erworbenen Starformen ist am häufig-

sten der Altersstar, der meist im höheren Alter auftritt und vorwiegend zunächst ein Auge befällt.
Auch die Allgemeinkrankheiten können zur Linsentrübung führen, z. B. die Zuckerkrankheit. Verletzungen des Auges und Vergiftungen führen ebenfalls nicht selten zur Starbildung. Die Behandlung des grauen Stars ist in der Regel eine operative. Dabei ist der richtige Zeitpunkt für den Erfolg entscheidend. Die Operation ist heute bis ins hohe Alter hinein möglich und praktisch schmerzlos und gefahrlos. Nach der Entfernung der getrübten Linse muß gewöhnlich ein Starglas getragen werden. Die Naturheilbehandlung hat dort mit gutem Erfolg zu rechnen, wo sie auf eine Allgemeinkrankheit, die zur Trübung führt, einwirken kann. Darum sollte sie in jedem Fall, besonders zu Beginn einer Trübung, eingesetzt werden.

Der grüne Star (Glaukom)

ist eine schwere Erkrankung des Auges, die auf einer krankhaften Steigerung des Augeninnendrukkes beruht. Es gibt verschiedene Formen des Glaukoms und verschiedene Ursachen, die dazu führen, daß der Innendruck des Auges für mehr oder minder länger dauernd gesteigert wird. Man unterscheidet den primär grünen Star (Primärglaukom) vom sekundären.
Der primär grüne Star entsteht ohne vorausgegangene Erkrankung. Es ist häufig eine Erscheinung des Alters und kann sich allmählich entwickeln, aber auch sehr plötzlich auftreten. Das allmähliche Auftreten macht meist keine auffälligen Erscheinungen: Regenbogenfarben bei Blick in Lampenlicht, Herabsetzung der Sehschärfe, evtl. leichter Augendruck.
Das plötzliche Auftreten, der Glaukomanfall, beginnt mit starken Kopfschmerzen über dem erkrankten Auge, die sogar mit Erbrechen einhergehen können und eine Migräne vortäuschen, weiterhin Stauung und Rötung des Auges, hauchige Trübung der Hornhaut, erweiterte und verzogene Pupille. Aus dieser leuchtet oft ein grünlicher Schein (»grüner« Star). Das Auge erscheint steinhart und der gemessene Augendruck ist erhöht. Der Anfall kann stunden-, ja sogar tagelang anhalten und tritt besonders nach Genuß von Bohnenkaffee auf. Auslösen können außer bestimmten Augentropfen, die die Pupille erweitern sollen, seelische Erregungen, körperliche und geistige Überanstrengungen. Da der akute Anfall, wenn er länger anhält, das Sehvermögen schwer schädigen kann, muß der Kranke sofort – auch bei Verdacht – in augenärztliche Behandlung.

Der Augenarzt wird zunächst versuchen, mit bestimmten Medikamenten den Augendruck herabzusetzen. Gelingt das nicht oder nur unvollkommen, ist eine Operation notwendig. Auch beim grünen Star ist zur Verhütung von Anfällen und von Fortschreiten die naturgemäße Lebens- und Heilweise unerläßlich. Hier vermögen eine rohkostreiche laktovegetarische Kost und ableitende leichte Wasseranwendungen Ausgezeichnetes zu leisten. Starke Anwendungen und größere Oberkörperanwendungen sowie Augen- und Gesichtsguß sind dagegen streng verboten, ebenso körperliche und geistige Überanstrengungen, Kaffee, Nikotin und Alkohol.

Eine individuelle aktive Gesundheitspflege ist dringend zu empfehlen (s. dort).

Der Ohrschmalzpfropf

ist die häufigste und einfachste Veränderung im Gehörgang. Er besteht zur Hauptmenge aus Talg, den die im Gehörgang liegenden Talgdrüsen abgesondert haben. Hinzu kommen Hautschüppchen und Haare. Das Ohrschmalz ist an sich eine normale Erscheinung. Wenn aber durch Entzündungen oder mechanische Reizungen zuviel abgesondert und beim Waschen und bei Reinigungsversuchen tief in den Gehörgang hineingeschoben wird, entstehen Beschwerden. Wenn der Gehörgang durch das Ohrschmalz luftdicht abgeschlossen wird, können Schwerhörigkeit und Ohrensausen auftreten. Wenn sogar durch den Pfropf ein starker Reiz auf die Oberhaut des Gehörgangs ausgeübt wird und diese stärker abschilfert, kann dieser sich ständig vergrößernde Pfropf (Gehörgangscholesteatom) durch Druck die Gehörgangswand im knöchernen Abschnitt schädigen.
Die *Behandlung* des Ohrschmalzpfropfes besteht in seiner fachgerechten Entfernung durch Ausspritzen oder Auslöffeln. Man darf niemals ungeeignete Selbstversuche mit Haarnadeln, Tupfern oder dgl. unternehmen. Zu leicht führen diese Versuche zur Durchlöcherung des Trommelfells oder zu Entzündungen des Gehörganges.

Fremdkörper im Gehörgang

werden ähnlich behandelt. Gequollene Fremdkörper können durch Einträufeln von Alkohol zum Schrumpfen gebracht werden. Lebende Insekten werden vor der Ohrspülung durch warmes Paraffinöl abgetötet.

Der Gehörgangfurunkel

ist oft sehr schmerzhaft, besonders beim Öffnen des Mundes (Kauen, Gähnen, Sprechen) und bei Berührung sowie bei Druck auf die Erhebung vor dem Gehörgang und auf den Ohrmuschelansatz.
Oft besteht auch geringes Fieber.
Die *Behandlung* gehört in die Hand des Arztes, der entscheidet, ob Ohrdämpfe mit Kamille, feuchtwarme Umschläge oder welche Salben angewendet werden dürfen. Ernährungsumstellung und ableitende Wasseranwendungen können den Heilvorgang unterstützen.

Entzündungen und Ekzeme des äußeren Gehörganges

sind nicht selten und verursachen Jucken, Brennen und eitrige Absonderungen.
Für die Behandlung gilt dasselbe wie für den Gehörgangfurunkel.

Die akute Mittelohrentzündung

ist eine sehr häufige Krankheit, die oft zu schweren Komplikationen führen kann. Sie ist eine Entzündung der Schleimhaut des Mittelohres. Sie entsteht entweder fortgeleitet von Entzündungen der Ohrtrompete durch falsches oder ungeschicktes Schneuzen bei Schnupfen oder Erkältungen oder von einer fortgeleiteten Entzündung vom Gehörgang aus. Seltener kommt die Entzündung auf dem Blutweg zustande. Die Mittelohrentzündung tritt auch als Komplikation bei Scharlach, Masern, auch Diphtherie, Grippe und anderen Infektionen auf.
Der Verlauf hängt von der Art der Erreger und von der Widerstandskraft des Organismus ab. Im Vordergrund stehen bei der akuten Mittelohrentzündung der heftige Ohrschmerz und Fieber mit gestörtem Allgemeinbefinden. Häufig ist schon von vornherein der Warzenfortsatz hinter dem Ohr druckschmerzhaft. Bei der Ohrspiegelung sieht der Arzt ein typisches Entzündungsbild am Trommelfell, das sich durch die Eiteransammlung im Mittelohr vorwölbt. Der Eiter kann nicht selten von selbst durch das Trommelfell brechen, oder der Arzt sorgt für einen Abfluß, indem er mit einem Instrument das Trommelfell durchsticht. Wenn die Eiterung auf den Warzenfortsatz übergreift, muß häufig operiert werden. Auch kommt es gelegentlich zur eitrigen Hirnhautentzündung und zum Hirnabszeß.
Die *Behandlung* der akuten Mittelohrentzündung gehört sofort in die Hand des Arztes. Neben medikamentösen (Sulfonamide und Antibiotika) und evtl. operativen Maßnahmen hat aber die naturgemäße Heilbehandlung unbedingt einzusetzen (siehe Verhalten bei fieberhaften Erkrankungen).

Die chronische Mittelohrentzündung

ist dadurch gekennzeichnet, daß das Trommelfell mehrfach durchlöchert ist oder ein großes Loch aufweist, das sich nicht mehr ganz schließen kann. Darum gibt es auch keine echte Heilung einer chronischen Mittelohrentzündung. Die Infektion, die zur chronischen Mittelohrentzündung führte, hat diese Zerstörung verursacht und auch in ähnlicher

Weise die gesamte Schleimhaut des Mittelohres geschädigt. Im Gegensatz zur akuten Mittelohrentzündung ist die Absonderung bei der chronischen nur spärlich. Es bestehen wenig oder gar keine Schmerzen. Gelegentlich bilden sich Polypen. Auch kann es wie bei der akuten Entzündung manchmal zu Komplikationen kommen, die sofortiges ärztliches Eingreifen notwendig machen.
Als eine besondere Komplikation muß die Bildung von Hautklumpen (Cholesteatom) genannt werden, wobei durch Druck Knochenzerstörungen zustande kommen können.
Neben der fachärztlichen Behandlung wird man zur Erhöhung der Widerstandskraft alle Möglichkeiten der aktiven Gesundheitspflege (s. dort) einsetzen.

Die Otosklerose

ist eine Erkrankung der knöchernen Labyrinthkapsel und führt zu einer Verknöcherung des Steigbügels im Rahmen des ovalen Fensters. Dadurch kommt es zu einer Schalleitungsstörung und später zu Veränderungen im Innenohr. Diese Erkrankung ist meist erblich. Die Hörstörungen treten zwischen dem 20. und 30. Lebensjahr auf, bisweilen auch früher. Schwangerschaft verschlimmert oft den Zustand.
Die *Behandlung* dieses Leidens ist in der Regel zunächst eine Allgemeinbehandlung in der Art, wie sie die Naturheilkunde als Basisbehandlung durchführt. In den letzten Jahrzehnten versuchte man gelegentlich eine Operation, über deren Erfolge aber die Meinungen noch auseinandergehen.

Ohrgeräusche

verschiedener Art: Ohrensausen, Ohrensingen und Ohrenklingen u. a. sind keine Krankheiten für sich, sondern nur Krankheitszeichen für verschiedenartige Erkrankungen: Mittel- und Innenohrerkrankungen, zu hoher oder zu niedriger Blutdruck, Vergiftungen, Nervosität u. a.
Die *Behandlung* muß die zugrunde liegenden Ursachen berücksichtigen und im wesentlichen die Möglichkeiten einer naturgerechten Lebens- und Heilweise einsetzen.

Die Menièresche Krankheit
(Labyrinthschwindel)

Die Zeichen dieser Krankheit sind nicht immer eindeutig. Es finden sich Schwindel, Erbrechen, Schwerhörigkeit und Ohrensausen. Dabei kann bei dem meist schlagartigen Beginn und dem anfallsweisen Auftreten das eine oder andere der obigen Krankheitszeichen fehlen. Diese können verschiedene Ursachen haben: Erkrankungen des Labyrinths, des Hörnerven, des Gehirns und der Hirnhäute. Auch eine Leukämie (Weißblütigkeit), Lues oder Blutdruckerhöhung kann mitspielen.

Die Behandlung gehört wiederum in die Hand des Facharztes.

Frauenkrankheiten

In diesem Buch wurden viele Krankheiten beschrieben, die sowohl beim Mann wie auch bei der Frau auftreten können. Doch gehören in ein umfassendes Hausbuch auch die spezifischen, d.h. nur die Frau betreffenden Erkrankungen. Die Beschreibung der eigentlichen Frauenkrankheiten ist um so notwendiger, je mehr dieses Buch ein Familienbuch sein soll. Von der Gesundheit der Frau und Mutter hängt weitgehend das Schicksal der ganzen Familie, ja des Volkes ab. Wie im gesamten Buch soll die Schilderung von Frauenkrankheiten nicht zur kritiklosen und äußerst gefährlichen Selbstbehandlung verleiten, sondern nur die Grundlage zum Verständnis von Zusammenhängen geben, um Krankheiten zu verhüten und im Krankheitsfall sich richtig zu verhalten. Deshalb soll auch nur das Wesentliche bei den wichtigsten spezifischen Frauenkrankheiten besprochen werden.

Der Ausfluß

Der Ausfluß ist vielleicht das verbreitetste Übel, das die Frau zum Arzt führt. Aber Ausfluß ist keine Krankheit an sich, sondern nur Anzeichen für Gesundheitsstörungen des weiblichen Organismus. Es sei aber von vornherein betont, daß eine gewisse Feuchtigkeit der Scheide natürlich ist und es überängstliche Frauen gibt, die eine normale geringe Absonderung schon als Ausfluß bezeichnen.

Der harmloseste, aber oft doch außerordentlich hartnäckige Ausfluß ist der sog. Weißfluß. Er hat seine Ursache meist in Allgemeinstörungen, oft in solchen des Blutkreislaufs. Insbesondere können ständig kalte Füße oder andauernde Stuhlverstopfung sowie innersekretorische Drüsenstörungen die Ursache sein.

Die *Behandlung* ist eine Allgemeinbehandlung, die der Arzt nach der Körperverfassung bemißt. Zur Unterstützung kann ein Tee aus Taubnesselblüte, Vogelknöterich und Zinnkraut oder aus Malvenblüten herangezogen werden. Auch die Kamille eignet sich recht gut, besonders mit Zitrone und Honig gemischt.

Spülungen sind häufiger schädlich als nützlich.

Ernster als der Weißfluß ist der gelbe Fluß zu bewerten, der meistens Ausdruck einer eitrigen Entzündung ist. Häufig, jedoch nicht immer, ist hierfür der Tripper (s. dort) verantwortlich zu machen. Dieser ist eine Geschlechtskrankheit, die – fast ausschließlich – durch den Geschlechtsverkehr übertragen wird. Zu ihrer Verhütung kann nicht dringend genug vor jedem außerehelichen Verkehr gewarnt werden; denn der Tripper ist alles andere als nur eine »Kinderkrankheit«.

Vielmehr sind viele kinderlose Ehen und viele angesteckte Ehefrauen die bedauerlichen Folgen. Jeder Tripper ist eine behandlungsbedürftige Krankheit, und wer als Tripperkranker eine gesunde Frau oder einen gesunden Mann ansteckt, begeht ein Verbrechen.

Außer dem Tripper können noch andere Erkrankungen Ursache des gelben Flusses bei der Frau sein, z. B. seltener die Tuberkulose und bei blutigem gelbem Ausfluß der Krebs. Weiter löst ein ganz kleines Lebewesen, ein einzelliges Geißeltierchen (Trichomonas), einen häßlichen, meist schaumigen gelben oder weißen oder grünen Fluß aus. Dieser kann Allgemeinstörungen hervorrufen: Hinfälligkeit, Mattigkeit, schlechtes Aussehen, Blutarmut und Kreuzschmerzen. Doch gibt es für letztere noch andere Ursachen, z.B. übermäßige Anstrengung, Magerkeit, Muskelschwäche, Rheuma, Hexenschuß und Senkfüße.

Jeder Ausfluß gehört so frühzeitig wie nur möglich in ärztliche Behandlung. Während der Behandlung ist naturgemäße Lebensweise unbedingt notwendig: insbesondere eine naturgerechte Vollwertkost mit viel Obst, Gemüse, Salaten. Stuhlregulierung ist wichtig. Viel Luft und Sonne! Die Wasseranwendungen richten sich nur nach dem Kräftezustand und dem jeweiligen Befund. Oft ist sogar unbedingt Bettruhe notwendig, damit keine Krankheitskeime in höhere Abschnitte verschleppt werden, besonders zur Zeit der Periode. Im allgemeinen sind ansteigende oder Wechselfußbäder, heiße Sitzbäder, auch ansteigende Sitzbäder oder Wechselsitzbäder mit Zinnkraut oder Eichenrinde oder Kamille oder Heublumen oder Haferstroh neben den allgemeinen Maßnahmen angezeigt. Auch Dampfkompressen oder Heusäcke sind erfolgreiche Hilfen. Weitere Einzelheiten sind Sache des Arztes.

Lage- und Gestaltveränderungen der Gebärmutter

Die Gebärmutter zeigt auch bei der gesunden Frau oft kleine Abweichungen der Lage, die bedingt sind durch Füllung der Blase und des Mastdarms. Wenn die Gebärmutter ganz nach hinten gelagert und der Gebärmutterkörper sich rückwärts gegenüber dem Gebärmutterhals befindet, so spricht man von einer Rückwärtsverlagerung oder Knickung. Wenn sich die Gebärmutter nach der Seite legt, dann haben wir es mit Seitwärtsverlagerung zu tun. Diese Zustände sind für viele Frauen Schreckgespenster. Sie führen alle möglichen und unmöglichen Beschwerden darauf zurück, sehr häufig zu Unrecht. Denn manche Gebärmutterverlagerung verursacht überhaupt keine Beschwerden, und erst wenn sie der Trägerin bekannt ist, setzen diese ein. Das gilt ganz besonders für die Form der Rückwärtsverlagerung, die bei über 20 % aller betroffenen Frauen belanglos ist. Anders ist es, wenn die Gebärmutter nach rückwärts verlagert ist und gleichzeitig infolge vorausgegangener Entzündung am Mastdarm oder hinten festhaftet. Diese tritt leicht auf nach dem Wochenbett, nach Blinddarmreizung u. a. Das Festwachsen der verlagerten Gebärmutter führt auch häufig zur Unfruchtbarkeit oder zu frühzeitigen Fehlgeburten. Da bedarf es meistens chirurgischer Behandlung.

Eine Art Verlagerung ist auch der Vorfall. Dieser tritt häufig nach Geburten ein, wenn die Frauen sich nicht richtig schonen können. Dann hat sich der ganze Geschlechtsapparat nicht genügend zurückgebildet und gekräftigt, und das Gewebe hat seine Spannkraft ganz oder teilweise verloren. Wenn, wie so häufig, ein Dammriß damit verbunden ist, dann stülpt sich die Gebärmutter oft sogar aus der Scheide heraus, besonders bei schwerem Heben oder starkem Pressen. Viele Frauen, die, wie es auf dem Lande fast gang und gäbe ist, nach dem Wochenbett sofort schwer arbeiten, leiden an diesen Lageveränderungen. Aber auch jede andere Überanstrengung der Frau durch körperliche Arbeit kann zur Senkung führen. Deshalb haben am meisten Landarbeiterinnen und schwer arbeitende Frauen der Kleinbauern unter ihr zu leiden, besonders in Zeiten mit übermäßiger Arbeitsleistung, in der Ernte. Senkungen kommen weiter häufig vor bei Krankenpflegerinnen, die öfters Schwerkranke zu heben haben, desgleichen bei Maschinennäherinnen, Schneiderinnen und bei Frauen, die an Maschinen mit Fußbetrieb auch in anderen Gewerben tätig sind.

Frauen mit Vorfall kommen in die Sprechstunde mit Klagen über Schmerzen und dem Gefühl, als dränge alles unten heraus. Sie fühlen oft tatsächlich etwas aus der Scheide heraustreten, wenn sie sich sehr anstrengen. Auch bei der Stuhlentleerung haben diese Frauen starke Beschwerden. Sie verspüren starken Stuhldrang und haben das Gefühl, der Stuhl könne nicht heraus. Bei geringerem Vorfall – es können Gebärmutter und

Scheide zusammen vorfallen – ist man ohne Operation vielleicht in der Lage, durch entsprechende Maßnahmen, wie Einführen von Stützapparaten, Stützpessaren, zu helfen. Oft vermögen ununterbrochene und folgerichtige naturgemäße Lebensweise, vernünftige Anwendungen des Wassers, besonders in Form der Wechselsitzbäder oder der kalten Halbbäder, richtig geleitete Gymnastik u. a. noch Besserung zu bringen. In allen schweren Fällen kann wohl nur die Operation eine Besserung herbeiführen. Die Operation hat dann Zweck, wenn hinterher naturgemäße Lebensweise die Spannkraft des Gewebes verbessert.

Entzündungen der Gebärmutter und der Eileiter

Die häufigste Entzündung der Gebärmutter entsteht durch Tripper. Nicht selten kommen Frauen in die Sprechstunde und klagen über Ausfluß, der sich insbesondere nach der Periode beträchtlich verstärke und ein Gefühl der Völle und Hitze im Unterleib erzeuge. Die ärztliche Untersuchung ergibt, daß aus dem Gebärmutterhals ziemlich starker Eiter quillt. Wenn in diesem Fall sich die Frau nicht richtig verhält und insbesondere etwa aus falscher Scheu sich nicht ärztlich behandeln läßt, dann steigen meistens diese Erkrankungen bis in die Eileiter und weiter auf. Heftige Entzündung und Verschluß der Eileiter und damit Unfruchtbarkeit können unerwünschte Folgen sein. In schwereren Fällen entzündet sich sogar das Bauchfell, wenn die Eileiterentzündung nicht abklingt oder wenn nach scheinbarem Abklingen aus irgendeinem Grund die Eileiter in die Bauchhöhle hineinplatzen. Zur Entzündung der Gebärmutterschleimhäute kommt es auch ohne den Trippererreger, z.B. wenn nach einer Fehlgeburt die Gebärmutter sich nicht völlig reinigt. Die Klagen der Frauen bei diesen Zuständen beziehen sich oft auf lang anhaltende Monatsblutungen, die dann gewöhnlich einen starken Ausfluß zeitigen. Allgemeines Unbehagen gehört meistens dazu. Jede Entzündung der Gebärmutter und der Eileiter gehört in die Hand des Arztes, und es sei nur der Vollständigkeit halber erwähnt, daß, wenn auch selten, die Tuberkulose oder andere Erkrankungen die Ursache sein können.

Geschwülste der Gebärmutter

An der Gebärmutter finden wir gelegentlich um die Jahre des Wechsels gutartige Geschwülste, die man Muskelgeschwülste oder Myome nennt. Diese sind verhältnismäßig gutartig im Gegensatz zu den krebsigen, bösartigen, d. h. sie zerstören nicht körpereigenes Gewebe und sind im allgemeinen bei weitem nicht so gefährlich wie die Krebsgeschwülste. Es handelt sich bei den Myomen um ein überstarkes Wachsen einzelner Muskelfasern der Gebärmutter, durch das sich kirschkern-, ja oft kindskopfgroße, knollige Gewächse an den verschiedensten Stellen der Gebärmutter bilden.

Das erste, was diese Frauen beim Arzt vorbringen, ist die Klage über zu starke Monatsblutungen und nicht selten über Abgang von faustdicken Blutklumpen. Damit verbindet sich Herzklopfen bei der geringsten Anstrengung und Aufregung. In manchen Fällen merkt die Frau selbst beim Abtasten des Unterleibes die harte Schwellung der Gebärmutter.

Wenn auch das Myom gutartig ist und sich sogar häufig in den Jahren des Wechsels oder nachher wieder verkleinert und zurückbildet, so soll doch eine an diesem Übel leidende Frau sich ständig ärztlicher Aufsicht unterziehen, damit nichts übersehen wird. Es ist für den Laien hier auch nicht ohne weiteres feststellbar, was gutartiger und was bösartiger Natur ist. Die Myome werden oft wegen des Druckes und der Belastung der Umgebung operativ entfernt. Sonst versucht die neuere Frauenheilkunde, durch Bestrahlen der Eierstöcke eine Schrumpfung der Geschwülste herbeizuführen.

Die bösartigen Geschwülste sind meistens Krebsgeschwülste. Die Frauen klagen oft über ständige Blutungen und Ausfluß. Aber nicht nur der ständige Abgang von Blut weist auf eine Geschwulst hin, sondern auch die überlange Dauer der regelmäßigen Monatsblutung. Es heißt dann gewöhnlich noch, es habe sich in den letzten Tagen blutig gefärbter Ausfluß gezeigt. Ferner kommt es zu Blutungen nach schwerem Pressen bei hartem Stuhlgang, bei Scheidenspülungen und im Anschluß an den Geschlechtsverkehr. Alle diese Zeichen können – es ist durchaus kein Müssen – auf Krebs hinweisen. Dringend notwendig ist aber eine sorgfältige ärztliche Untersuchung. Je früher ein Fall entdeckt wird (Krebsvorsorgeuntersuchung) und die richtige Behandlung (Operation oder Bestrahlung) erfährt, um so größer ist die Aussicht auf Erfolg. Unverantwortlich ist es, ohne weiteres mit Sitzbädern oder anderen Maßnahmen diese Störungen beseitigen zu wollen. Eine naturgemäße Behandlung der bösartigen Geschwülste gibt es nur insofern, als man durch geeignete Diät und möglichst gesunde Lebensführung die Operation und Bestrahlung unterstützt.

Die Erkrankungen der Eierstöcke

Bei vielen Frauen ist das Wort Eierstockentzündung ein Begriff geworden, den sie überall da anwenden, wo es sich um unklare Beschwerden handelt. Diese Beschwerden rühren aber nur zu einem kleinen Teil von den Eierstöcken her; denn wirkliche Eierstockentzündungen sind verhältnismäßig selten. Gelegentlich sind solche die Folge von Tripper und Tuberkulose. Auch bei manchen Allgemeinerkrankungen wie Grippe, Scharlach, Lungenentzündung, Typhus und allgemeiner Blutvergiftung sowie bei einigen selteneren Erkrankungen kann es zu akuten Erkrankungen der Eierstöcke kommen, ferner kann auch eine akute Blinddarmentzündung auf den rechten Eierstock übergreifen. Alle diese Entzündungen sind ernster Natur und erfordern sofortigen Beistand des Arztes. In vielen Fällen hängt der Ausgang der akuten Eierstockentzündung von der begleitenden oder ursächlichen Allgemeinerkrankung und der Schnelligkeit der ärztlichen Hilfe ab.

Die chronischen Entzündungen sind ebenfalls nicht so häufig, wie man gemeinhin annimmt. Auch diese können die Folge einer allgemeinen Störung sein und äußern sich gewöhnlich in Beschwerden, die für den Laien nicht eindeutig sind. Häufig findet sich Druckempfindlichkeit in der Eierstockgegend, oder es stellen sich Schmerzen ein beim Verkehr, beim Stuhlgang und bei heftigen Bewegungen. Außer den allgemeinen Ursachen ist für die chronische Form der Eierstockentzündung geschlechtlicher Mißbrauch, besonders unterbrochener Beischlaf und längere übermäßige Selbstbefriedigung verantwortlich. Sie rufen ungesunde Blutfülle des Beckens hervor, und diese bewirkt bei längerem Bestehen die chronische Entzündung. Es ist selbstverständlich, daß bei Erkrankungen zunächst alle diese Ursachen fortfallen müssen, wenn eine Behandlung überhaupt Sinn haben soll. Außer der vom Arzt anzuordnenden örtlichen Behandlung ist nicht zu vergessen die Allgemeinbehandlung, wie sie bei jeder Krankheit durchgeführt wird, wobei besonders auf warme Füße und guten Stuhlgang zu achten ist.

Außer den Entzündungen finden sich an den Eierstöcken geschwulstartige Bildungen, sogenannte Zysten, die verschiedener Natur sein können. Sie zeigen unter Umständen ganz verschiedenen Aufbau und können gutartig und bösartig sein und kristallklare Flüssigkeit oder teerartige Massen, ja sogar kindskopfähnliche Körper enthalten. Der Umfang der Zysten schwankt zwischen

Kirschkern- und Fußballgröße, es finden sich solche von mehr als 50 kg Gewicht. Fast immer ist eine Operation nötig; denn man kann ohne Eingriff nicht feststellen, was für eine zystische Geschwulst vorliegt. Oft droht die sogenannte Stieldrehung der Zyste. Diese entsteht gewöhnlich dadurch, daß durch eine plötzliche Bewegung die dünne Verbindung von Zyste und Eierstock sich um ihre Achse dreht, wodurch die Blutgefäße abgeklemmt werden und später das Bauchfell sich entzündet. Die Kranken, die bis dahin oft ihre Zyste nicht gespürt haben, bekommen sehr plötzlich heftige Schmerzen im Unterleib, die sie wie vom Blitz getroffen zusammensinken lassen. Es treten verfallsartige Zustände ein mit beschleunigtem Puls, Übelkeit, Erbrechen, Schweißausbrüchen und Todesangst. Eine solche Stieldrehung ist eine ernste Angelegenheit und erfordert sofortige ärztliche Hilfe.

Störungen der Monatsregel
(Periodenstörungen)

Wohl die meisten Frauen haben während der Periode gewisse störende Empfindungen örtlicher oder allgemeiner Art. Man spricht ja vom »Unwohlsein«. Nur ganz wenige Frauen spüren gar nichts. Ernsthafte Störungen gehören jedoch nicht zur gesunden Periode. Die Mehrzahl der Frauen hat das Gefühl von Unbehaglichkeit und Brennen und Ziehen, von Schwere im Leib, das meistens auf die ersten Tage beschränkt bleibt. Manche Frauen klagen über ziehende Kreuzbeinschmerzen, die wohl von den Zusammenziehungen der Gebärmutter herrühren, die ihren Inhalt ähnlich wie bei den Geburtswehen ausstoßen will. Dieses Ziehen im Kreuz tritt besonders vor dem Durchtritt der Periode auf und bedeutet nichts Krankhaftes. Auch das Gefühl von Schwere und Völle im Leib, häufiger Harndrang, Anschwellen von Hämorrhoidalknoten und Krampfadern können während der Periode vorkommen, ohne daß es von größerer Bedeutung wäre.

Die Brüste können sich ebenfalls an den Vorgängen beteiligen, die von der Periode ausgelöst werden. Sie schwellen an, werden empfindlich, besonders bei Berührung, zeigen sogar öfters leichte knotige Verdickungen, die aber wieder verschwinden. Diese Erscheinungen beginnen oft schon einige Tage vor Eintritt der Periode und verschwinden bei Beginn der Blutung.

Die allgemeinen Störungen prägen sich oft verschieden aus. Je verfeinerter die Lebensführung ist, um so deutlicher treten sie auf, geistige Anstrengungen und

Gemütserregungen verschärfen die meist vorhandene leichte Reizbarkeit und die oft vorkommende traurige Stimmung. Körperliche und geistige Ermüdung tritt häufig und sehr leicht ein. Fliegende Hitze, heißer Kopf und Blutkreislaufstörungen (z. B. kalte Hände und Füße) sowie Magen- und Darmbeschwerden finden sich nicht selten, sie sind nicht mehr ganz harmlos, sondern fast als Zeichen eines nicht gesunden Ablaufs der Periode zu bezeichnen.

Auch über Stuhlverstopfung wird in der ärztlichen Sprechstunde geklagt. Ebenso tritt bisweilen einseitiger Kopfschmerz auf (Migräne). Auch dieser Kopfschmerz ist schon Zeichen einer Störung oder einer gewissen Krankheitsbereitschaft.

Die verspätete Periode

Wodurch kommt es zu einer verspäteten Regel, d. h. zu einer solchen, die erst nach dem 16. und 17. Lebensjahr auftritt? Verantwortlich dafür ist eine Entwicklungsstörung, die ihre Ursache haben kann in einer allgemeinen Körperschwäche. Häufig entsteht sie auf dem Boden einer allgemeinen innersekretorischen Drüsenschwäche oder als Folge von Stoffwechselstörungen oder nach chronischer Erkrankung. Die zwar rechtzeitig, d. h. dem Alter entsprechend einsetzende, aber zu schwache Periode kann auf den gleichen Ursachen beruhen. Auch Änderungen der Ernährung und Lebensweise sowie Klimawechsel begründen oft eine verminderte Periode oder sogar vorübergehendes Verschwinden der Regel, wie es z. B. beim Übersiedeln junger Mädchen vom Land in die Stadt vorkommt. Weiter können Furcht vor Schwangerschaft oder Schuldgefühl, insbesondere erstere, zum Schwächerwerden oder Ausbleiben der Menstruation führen. In der Schwangerschaft ist Ausbleiben der Regel normal, wenn auch nach der Befruchtung noch eine oder zwei Perioden eintreten können.

Die *Behandlung* dieser Zustände gehört in die Hand des Arztes und kann den Ursachen entsprechend nur eine Allgemeinbehandlung sein. Alles, was die gesamte Körperverfassung kräftigt, dient auch der Überwindung solcher Abweichungen. Deshalb kommt aus dem Schatz der natürlichen Heilbehelfe in Frage: Luftbad mit Gymnastik und Einölen, Waschungen, Leibauflagen, Unterarmbäder, Wechselfußbäder, Wechselsitzbäder, die kleinen Güsse, Dampfkompressen nach dem Essen, Haferstrohteilbäder oder solche mit Zinnkraut, Fichtenvollbäder, Walnußblätterbäder, Kalmusbäder, das Blitzgußmassagebad, Taulaufen, die Bin-

degewebsmassage und eine an Gemüse und Obst reiche Kost sowie eine Hefekur.
Als besondere Maßnahme empfiehlt sich im Fall der zu schwachen oder ausbleibenden Periode das tägliche Trinken von 2 Tassen heißem Kamillentee, 3 Tage vor der Periode bis zu ihrem Ende und während derselben Zeit ansteigende Fußbäder.

Die schmerzhafte Periode

Sie stellt sich aus den gleichen Ursachen ein wie die schwache oder ausbleibende Periode. Außerdem sind Lageveränderungen der Gebärmutter häufig die Ursache. Sie befällt vorwiegend solche Patientinnen, die leicht das seelische Gleichgewicht verlieren, oder Nervenschwächlinge. Die bei der gesunden Periode geschilderten kleinen Belästigungen nehmen hier schwere und schwerste Formen an: Arbeitsunfähigkeit, Migräne, Erbrechen, Neuralgien, Durchfälle oder auch hartnäckige Verstopfungen, Schwindelanfälle, Herzklopfen; auch Schweißausbrüche und Abgang ganzer Schleimhautfetzen sind nicht ganz selten. In diesen Fällen ist ebenfalls vorwiegend die Behandlung des ganzen Menschen, nicht zur Zeit der Periode, sondern besonders außerhalb derselben, das richtige. Während der Periode wirken oft Dampfkompressen oder Heusäcke auf den Unterleib günstig ein. Krampflösenden Tee kann man wiederum herstellen aus Frauenmantel oder Schafgarbe. Auch diese Störung gehört in die Behandlung des Arztes.

Die zu starke Periode

Diese hat ihre Ursachen nicht selten in krankhaften Allgemeinzuständen und kommt besonders vor bei mangelhaftem Arbeiten der Keimdrüsen. Bei Blutstauungen im kleinen Becken, wie sie oft Herz- und Lungenkranke befallen, oder bei Nierenkrankheiten ist sie nicht selten. Ferner kann die gesamte Senkung der Eingeweide, die wir leicht bei Frauen mit schwachem Bindegewebe finden, eine Ursache dieser Störung sein. Ja, sogar die chronische Stuhlverstopfung ist gelegentlich für das Entstehen der zu starken Blutung verantwortlich. Vor und in den Wechseljahren finden sich als Ausdruck der veränderten Drüsentätigkeit ebenfalls gern zu starke Blutungen. Örtliche Reizungen müssen außer diesen allgemeinen Ursachen genannt werden. Hierhin gehören die übertriebene Selbstbefriedigung und der unterbrochene Beischlaf, akute oder chronische Entzündungen, Lageveränderungen der Gebärmutter (Rückwärtsverlagerung und Knickung und Vor-

fall). Die Behandlung ist wiederum Sache des Arztes.
Außer den verstärkten Monatsblutungen gibt es noch die starken Blutungen, die mit der Regel nicht im Zusammenhang stehen. Sie treten vollkommen unregelmäßig auf und sind wechselnd nach Stärke und Dauer. Auch diese können durch Drüsenstörungen, durch Veränderungen der Gebärmutter (Senkung, Vorfall) oder durch Blutarmut oder geschlechtliche Mißbräuche, durch Herz- und Lungenerkrankungen, durch Muskelgeschwülste oder krebsartige Erkrankungen bedingt sein und zu lebensgefährlichen Blutungen führen.
In allen diesen Fällen soll jede Frau sofort den Arzt aufsuchen und die Ursachen ergründen lassen. Sie soll sich niemals einreden: die Blutungen hören schon von selbst auf. In fast allen Fällen ist bei rechtzeitiger Behandlung eine Heilung oder wenigstens eine Besserung möglich; es muß allerdings zu der Beseitigung der äußeren und inneren Ursachen immer die Gesamtbehandlung hinzukommen.

Die Wechseljahre

Das Auftreten dieser von vielen Frauen gefürchteten Jahre ist ähnlich wie das Eintreten der ersten Periode nicht an ein genau bestimmtes Jahr gebunden. Der erste Beginn schwankt etwas nach Rasse und Landstrichen. Je früher im allgemeinen der Beginn der Menstruation war, um so eher beginnen auch die Wechseljahre. Bei den Inderinnen z. B., die schon mit 8 Jahren ihre erste Periode erleben können, treten die Wechseljahre vom 30. bis 35. Lebensjahr auf. In unseren Breiten beginnt der Wechsel gewöhnlich zwischen dem 45. und 47. Lebensjahr. Abweichungen sind nicht unbedingt krankhaft. Wenn allerdings eine Frau schon Anfang der 30er-Jahre oder erst um die 60er-Jahre die Erscheinung durchmacht, dann darf man wohl meist krankhafte Vorgänge annehmen. Es scheint aber fast, als ob die Wechseljahre gegenüber früheren Jahrzehnten jetzt etwas später aufträten, was zweifellos mit der insgesamt natürlicheren Lebensart der Frau von heute zusammenhängen dürfte.
Die Möglichkeit der Schwangerschaft ist schon oft Anfang der 40er-Jahre geringer, aber nicht ausgeschlossen. Schwangerschaften nach dem 48. Lebensjahr sind äußerst selten, Abnormitäten sogar solche nach dem 55. Lebensjahr.
Gewöhnlich leiten sich die Wechseljahre ein durch Unregelmäßigkeiten der Periode, die einige Male verstärkt, andere Male wieder vermin-

dert ist und dann allmählich wegbleibt. Seltener tritt der Fall ein, daß die Periode ganz plötzlich ohne Störung verschwindet. Viele Frauen klagen in diesen Jahren über Wallungen, die sie am meisten stören, und über Hitzegefühle sowie über »unbegründeten« Blutandrang zum Kopf. Nicht selten sind auch zugleich Schweißausbrüche vorhanden und Störungen der ganzen Blutzirkulation. Andere Zeichen sind Herzklopfen, plötzliches Erblassen und Erröten, Schwindelanfälle, ja sogar Ohnmachten, ohne daß Herz und Kreislauf wirklich krank wären. Auch die Tätigkeit von Magen und Darm ist gering gestört. Ganz besonders quälend sind in diesen Jahren Blähsucht und häufiges Aufstoßen. Viele Beschwerden sind nervöser Art. Sie werden schon durch den Gedanken an die zu fürchtenden Schrecken der Wechseljahre erheblich gesteigert. Wir dürfen deshalb hoffen, sie durch eine Beruhigung über das zu Erwartende zu vermindern oder ganz zu beseitigen; denn der größte Teil der Frauen sieht den Wechseljahren mit Schrekken entgegen.

So verderblich eine Übertreibung der Erscheinungen der Wechseljahre ist, so falsch ist es aber auch, sie für vollkommen geringfügig zu halten. Es läßt sich nicht verkennen, daß in diesen Jahren der ganze Organismus sich gewaltig umstellt. Ausgangspunkt sind die Eierstöcke, die ja Drüsen der inneren Sekretion sind. Die Eierstöcke schrumpfen allmählich und werden kleiner, die Gebärmutter verkleinert sich ebenfalls. Die Scheide wird kürzer und enger, verliert die Falten und wird glatt. Weiter verengt sich der Scheideneingang, und die Schleimhäute erblassen. Die Brüste werden schlaffer, wenn auch oft vermehrter Fettansatz darüber hinwegtäuscht. Überhaupt ist mit dieser Rückbildung nicht selten eine Zunahme des Fettes verbunden. Hüften und Gesäß werden breiter, die normale Form verliert sich etwas. Auch innerhalb gewisser natürlicher Grenzen tritt eine allgemeine Schlaffheit auf, Haut und Bindegewebe verlieren ihre Spannkraft. Es erweckt alles den Eindruck des Hängenden, des Verschrobenen, des Unförmigen. Die Haut wird runzelig, und der ganze Organismus nähert sich dem des Mannes, die Stimme wird rauher, und unter Umständen tritt Behaarung ein, wo sie vorher nicht vorhanden war. Kurz und gut, eine Reihe von Störungen kann auftreten. Wir betonen ausdrücklich: »können«, sie müssen aber nicht auftreten.

Außer diesen Störungen wird eine große Labilität des seelischen Gleichgewichtes erwähnt. Die Frau verliert ihre ruhige, gerade Haltung dem Leben gegenüber. Sie läßt sich durch Kleinigkeiten aus dem Gleichgewicht bringen und ist meistens traurig gestimmt. Sie glaubt, jetzt sei das Leben für sie abgeschlossen, sie habe keine Aufgaben

mehr, die das Weiterleben wertvoll machten. Sie sieht fast in allem den völligen Abschluß des sinn- und aufgabenreichen Lebens. Sie verkennt vollkommen die Wirklichkeit, daß die Jahre des Wechsels nur Jahre der Reife sind und daß nur ein Abschnitt ihres Daseins, nämlich der, Leben weiterzugeben, aufgehört hat. Sie sieht nicht, daß mit der Mutterschaft nicht auch die Mütterlichkeit aufzuhören braucht.
Wie vieles hängt davon ab, wie die Frau ihr Dasein vorher gestaltet hat? Viele Frauen wollen es nicht wahrhaben, daß Wechseljahre Jahre der Entscheidung und auch Jahre eines gewissen Abschlusses, nämlich der leiblichen Mutterschaft, bedeuten, daß sie aber nicht bedeuten müssen: Schluß mit allem, sondern daß sie Zeiten eines verklärten goldenen Herbstes sein sollten.
Reifung und Abbau gehören zusammen, und eine geordnete Hygiene der Entwicklungsjahre nimmt eine solche der Wechseljahre vorweg. Was in den Jugendjahren versäumt wurde, das muß in den Wechseljahren gebüßt werden *(Stelznér)*. Auch die Wechseljahre können eine Zeit fast völliger Beschwerdelosigkeit werden, eine Zeit des normalen Abschlusses einer Lebensphase, der Beginn einer glücklichen und glückhaften Zeit gesunder Mütterlichkeit, auch dann, wenn die Natur Kinder versagte. Es kommt aber hier ganz besonders darauf an, zu diesen Dingen die innere Haltung zu finden.
So wichtig auch die gesamte natürliche Lebensweise ist, ebenso wichtig ist aber auch die seelische Einstellung zu dieser Umwälzung und die Selbsterziehung. Frische, entsprechend dem Alter, zu erhalten, bedarf nur der vernünftigen Anwendung von Luft, Licht, Wasser, zweckmäßiger Ernährung einschließlich der Heilkräuter, Bewegung und Ruhe. Seelische Frische und gereifte Kraft sind auch zum mindesten zu einem großen Teil die Folge eines gesunden seelischen Lebens mit bewußter Pflege aller guten Charaktereigenschaften und Überwindung der hemmenden schlechten. Deshalb soll die Frau in den Jahren des Wechsels bewußt und willensmäßig das Grübeln über das Unvermeidliche vermeiden. Sie soll nicht immer starr den Blick und die Gedanken darauf richten, daß die Höhe des Lebensweges überschritten sei. Sie sollte vorausblicken und sich an dem erfreuen, was ihr verblieben ist an Gesundheit, Kraft und Ausdauer und Entschlußfähigkeit. Sie soll sich auch ihrer Leistungen für Familie, Staat und Volk freuen und stolz darauf sein. Sie darf nicht vergessen, daß jedes Lebensalter seine eigene Schönheit hat und daß auch geistige und seelische Schönheit mit der ihr eigenen Abgeklärtheit und Ruhe einen wundervollen Besitz bedeutet. Die reife Frau muß ihren Kindern eine kluge Beraterin und Kameradin werden, dem Mann die lebenserfahrene Gefährtin, dann sind die

Jahre, die nach dem Wechsel verbleiben, für die Frau wie die *Tage eines schönen, sonnenbeschienenen Herbstes, der sie die Früchte des vorausgegangenen Frühlings und Sommers reichlich ernten läßt.*

Die ewigen Kreuzschmerzen

Die Klagen über Kreuzschmerzen sind in der Frauenwelt außerordentlich häufig und werden oft von der Frau selbst auf Veränderung der Unterleibsorgane zurückgeführt. Doch ist das nur in etwa der Hälfte der Fälle von Kreuzschmerzen berechtigt. Sie treten besonders zur Zeit der Regel auf und in der Schwangerschaft. Ferner zeigen fast alle krankhaften Vorgänge in den inneren weiblichen Geschlechtsorganen, die z. T. durch die Mutterbänder mit dem Kreuzbein in Verbindung stehen, Schmerzempfindungen in der Kreuzbeingegend. Man findet solche Kreuzbeinschmerzen sowohl bei Gebärmutterverlagerungen als auch bei entzündlichen Vorgängen der Gebärmutter, der Eileiter und des Beckenbindegewebes, ebenso bei raumbeengenden Geschwülsten (z. B. Myomen) und bei Blutüberfüllung der inneren Geschlechtsorgane, z. B. bei der Monatsregel und nach dem Beischlaf, vor allem nach dem unterbrochenen Beischlaf. In diesen Fällen muß bei jeder Behandlung auf die Ursachen eingegangen werden. Oft ergibt sich aber bei der Untersuchung überhaupt kein krankhafter Befund. Auch die Nieren, die als Ursache für die Kreuzschmerzen angeschuldigt werden, sind in Ordnung. Wohl finden wir sehr häufig dann, wenn sonst keine Organveränderungen feststellbar sind, eine Muskelschwäche am Übergang zwischen dem 5. Lendenwirbel, also dem unteren Ende der Wirbelsäule, und dem Beckenknochen. Bauanomalien des untersten Teils der Wirbelsäule und erworbene Krankheiten der Gelenke von Wirbelsäule und Becken (z. B. chronische Gelenkentzündungen) sind ebenfalls als Quelle von Kreuzschmerzen zu nennen. In den Wechseljahren kommen noch Abnutzungserscheinungen der Gelenke hinzu. Bei der Untersuchung hat die Frau bei Druck auf bestimmte Stellen ausgesprochene Schmerzen, die sich auch bei der Massage einstellen. Gegen diese Kreuzschmerzen wird oft alles mögliche und unmögliche versucht. Meistens beginnt man mit Einreibungen, die vorübergehend etwas helfen mögen, aber auf die Dauer keinen Erfolg haben können. Dann folgen Wärmepackungen, Bestrahlungen, manchmal sogar unnötige Unterleibsoperationen und vieles andere. In Wirklichkeit kommt es darauf an, mit einer besseren Durchblutung etwaige Ermüdungsstoffe wegzuschaffen und durch Übung die schwachen Muskeln zu kräftigen. Diese Übung kann in einer vernünftigen guten Massage bestehen oder auch in guter Gymnastik und kann weiter erreicht werden durch die vielen kleinen Durchblutungsmaßnahmen, die in der Kneippschen Hydrotherapie zahlreich zur Verfügung stehen. Erwähnt sei noch, daß Fußdeformitäten und falsches Schuhwerk bei Frauen häufig zu einer falschen Haltung des Kreuzes führen und nicht selten eine Ursache für die Kreuzschmerzen darstellen. Auch übermäßiger Fettansatz der Bauchdecke kann zu einer nachhaltigen Straffhaltung im Kreuz mit nachfolgender überstarker Ermüdung führen. Ganz besonders aber ist das falsche Sitzen von Kindheit an mit eine Ursache. Deshalb sollen die Eltern immer wieder Wert darauf legen, daß das Kind möglichst gerade sitzt, nicht die Wirbelsäule dauernd durchknikken und damit erschlaffen läßt. Kreuzschmerzen aus anderen Gründen wie bei Hämorrhoiden und anderen Unterleibserkrankungen können nur durch Beseitigung dieser Grundursachen behoben werden.

Literaturverzeichnis

»Grundbegriffe der Inneren Medizin und Neurologie«. Sturm, Dr. med. Alexander. Gustav Fischer Verlag – Stuttgart 1967.
»Diagnose und Therapie in der Praxis«. Nach der amerikanischen Ausgabe von M. A. Krupp, M. J. Chatton, S. Margen et al. Übersetzt und ergänzt unter der wissenschaftlichen Leitung von K. Huhnstock und W. Kutscha. Zweite verbesserte Auflage – Springer-Verlag Berlin–Heidelberg–New York.
»Klinisches Wörterbuch«. Pschyrembel, Prof. Dr. med. Dr. phil. Willibald. Walter de Gruyter & Co. – Berlin 1969.
»Gesundheit und Krankheit im Leben der Frau«. Kaiser, Dr. med. Jos. H. Sanitas-Verlag Bad Wörishofen.
»Kneippsche Gesundheitspflege und Heilkunst in Einzeldarstellungen«. Kaiser, Dr. med. Jos. H. Gerstenberg-Verlag Hildesheim.
»Unsere Kinder sollen Wunschkinder sein«. ebenso *»Drogenabhängigkeit Informationen, eine Schrift für Eltern und Erzieher«*. Bundesministerium für Jugend, Familie und Gesundheit.
»Die gesunde Frau«. Das neue Beratungsbuch für Frauen. Prof. Dr. med. Gerhard Döring. Ehrenwirth Verlag München 1975.
»Das gesunde Kind«. Das große Beratungsbuch für Eltern. Kinderarzt Dr. H. Jolly. Ehrenwirth Verlag München 1975.

Fünfter Teil

ERSTE HILFE

1. Grundlagen, Aufgaben und Ziel der Ersten Hilfe

Unter Erster Hilfe werden alle diejenigen Maßnahmen zusammengefaßt, die man bei Verletzungen oder Erkrankungen bis zum Beginn einer fachkundigen ärztlichen Behandlung anwendet.
In der heutigen Zeit sollte jedermann wissen, was er bei akuten Notfällen tun muß und tun darf. Soll Erste Hilfe wirkungsvoll ausgeführt werden, so setzt sie beim Helfer eine gute Schulung voraus. Um diese sollte er sich in den von den verschiedenen Hilfsorganisationen angebotenen Erste-Hilfe-Kursen bemühen. Der plötzliche Notfall läßt keine Zeit, erst noch nachzulesen, in welcher Form die Erste Hilfe geleistet werden muß. Der ausgebildete Ersthelfer muß auch erkennen können, welche Verletzung oder Verletzungsfolge bei einem Mehrfach-Verletzten zuerst versorgt werden muß. So ist eine Verlegung der Atemwege vordringlich zu beseitigen, dann erst wird eine blutende Wunde mit einem Verband versehen.
Weiter gilt es, den Verletzten oder Erkrankten vor zusätzlichen Schäden oder Gefahren zu bewahren,
aus dem Gefahrenbereich zu bergen,
lebensbedrohliche Zustände, wie vor allem Atem- und Kreislaufstillstand umsichtig und zügig durch lebensrettende Maßnahmen zu verhindern oder zu beheben (Atemspende und Herzmassage),
einem Schock durch entsprechende Maßnahmen entgegenzuwirken,
den Verletzten oder Kranken richtig zu lagern,
Blutungen zum Stillstand zu bringen,
Wunden zu verbinden,
verletzte Gliedmaßen richtig ruhigzustellen, um vor allem Schmerzen zu lindern (die Verabreichung von entsprechenden Medikamenten ist im allgemeinen dem Arzt vorbehalten!), den Verletzten oder Kranken vor Überwärmung oder Unterkühlung zu schützen,
den Verletzten durch zuversichtlichen und tröstlichen Zuspruch zu beruhigen.
Die Vorbereitung des Transportes, notfalls auch die Durchführung des Transportes, wird in vorgeschriebener Weise vorgenommen (s. S. 802).
Der ausgebildete Helfer bleibt beim Verletzten und veranlaßt dritte Personen, einen Arzt, Polizei und Unfallrettungswagen zu alarmieren.
Auch Leichtverletzte sollte man darauf aufmerksam machen, daß eine Behandlung und Kontrolle durch den Arzt notwendig ist.

Verhalten des Helfers am Unfallort

Den eigenen Schreck schnell überwinden!
Durch Beobachtung des Verletzten und der äußeren Umstände läßt sich meist die Verletzungs- oder Erkrankungsart feststellen. Den Verletzten möglichst erst dann berühren und bewegen, wenn die Maßnahmen der Ersten Hilfe beginnen können und wenn man sich über die möglichen Verletzungen des Verunglückten klargeworden ist.
Nur bei unmittelbarer Gefahr beginnt man sofort mit der Bergung (s. S. 797).
Zunächst werden lebensbedrohende Blutungen gestillt, dann werden die Atemwege freigemacht und, wenn erforderlich, wird mit der Atemspende begonnen. Findet man einen Menschen bewußtlos in geschlossenen Räumen, so ist daran zu denken, daß es sich möglicherweise um eine Vergiftung durch Gase oder Sauerstoffmangel handeln und daß sich der Helfer selbst gefährden kann!
Nach diesen ersten lebensrettenden Maßnahmen fühlt man den Puls, um die Herz- und Kreislauftätigkeit beurteilen zu können. Sind Puls und Atmung normal, werden nun Wunden, Knochenbrüche und andere Verletzungen im Rahmen der Ersten Hilfe versorgt.
Sind durch einen Unfall mehrere Personen betroffen, so gilt es, mit geschultem Blick die am schwersten Verletzten zu erkennen und ihnen zuerst zu helfen. Unmittelbare Lebensgefahr bei Verletzten und akut Erkrankten besteht:
wenn ein Atemstillstand infolge Sauerstoffmangels oder Vergiftung vorliegt,
wenn starke vergebliche Atembewegungen eine Verlegung der Atemwege anzeigen,
wenn die Atemspende infolge Verlegung der Atemwege undurchführbar ist,
wenn eine Schnappatmung als Folge einer schweren zentralen Atemstörung durch Verletzung oder Krankheit auftritt,
wenn die Atmung stark verlangsamt ist und weniger als 10 Atemzüge pro Minute gemacht werden infolge Vergiftung oder Unterkühlung,
wenn Verletzte oder Kranke Atemnot mit Blauwerden oder mit Rasseln in der Brust zeigen,
wenn Halswirbelverletzungen mit Rückenmarkbeschädigung oder Halsweichteilverletzungen mit Erstickungsgefahr vorliegen,
wenn der Puls infolge eines schweren Kreislaufversagens durch Schock oder Verblutung nicht mehr fühlbar ist (Pulsprüfung s. S. 785).

wenn ein auffällig langsamer Puls unter 50–60 Schlägen in der Minute durch Hirndruck oder Hirnblutung auftritt,
wenn die Pupillen durch Herzstillstand weit und reaktionslos werden (Pupillenreflexprüfung s. S. 786, 810).
wenn offene Brustkorbverletzungen vorliegen, die zu einem Zusammenfallen des Lungengewebes führen,
wenn aus den verschiedensten Ursachen Bewußtlosigkeit auftritt,
wenn es bei Bewußtlosen zu Erbrechen mit Aspirationsgefahr kommt,
wenn schwerste Herzschmerzen mit Todesangst auftreten, die meist auf einen Herzinfarkt hindeuten,
wenn es zu Fieberanstieg über 41,0° Celsius kommt,
wenn die Körpertemperatur unter 33° Celsius durch Unterkühlung absinkt.

In allen diesen Fällen muß die Lebensgefahr durch sofortige entsprechende Maßnahmen der Ersten Hilfe soweit wie möglich beseitigt oder vermindert und ein Arzt sowie der Unfallrettungswagen schnellstens herbeigerufen werden.

Der Puls wird im Bereich des Handgelenks an der Speichenschlagader oder an der Halsschlagader gefühlt. Dazu legt man die Finger 2, 3 und 4 einer Hand entlang dem Schlagaderverlauf auf die Haut (Abb. 1.0–1 u. 1.0–2). Ein normaler Puls ist 60–80mal in der Minute kräftig und regelmäßig zu tasten.

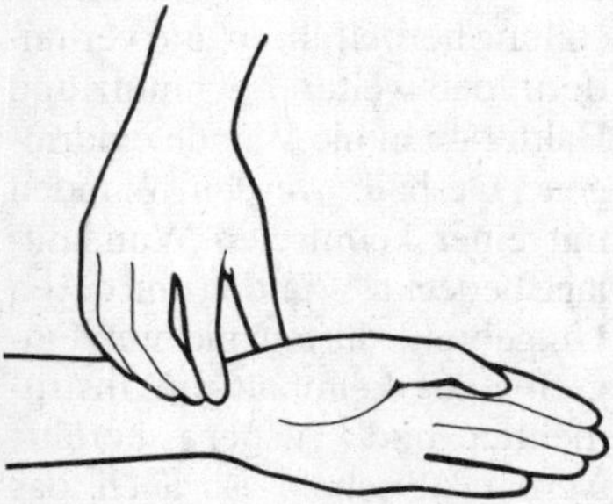

Abb1.0–1 Pulsfühlen an der Speichenschlagader.

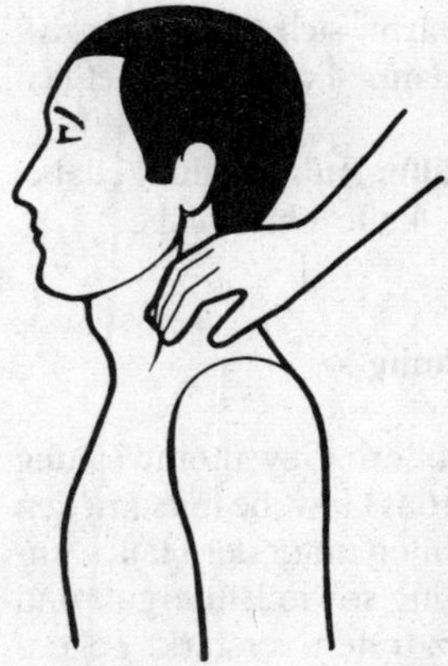

Abb. 1.0–2 Pulsfühlen an der Halsschlagader.

Zur Prüfung des Pupillenreflexes deckt man die Augen ab, z. B. mit den Handflächen, und nimmt die Hände schnell weg. Durch das einfallende Tages- oder Kunstlicht müssen die Pupillen enger werden. Bleiben die Pupillen weit, so besteht höchste Lebensgefahr.

1.1 Stumpfe Verletzungen, Wunden und Wundverband

Unter stumpfen Verletzungen faßt man alle Beschädigungen des Körpers zusammen, bei denen die Körperoberfläche intakt bleibt. Jede stumpfe Gewalteinwirkung kann zu schweren inneren Schäden führen.

Prellung

Geringe Anschwellung, meist schimmert die Farbe des Blutergusses blau durch die Haut, später verfärbt sich dieser Bezirk grün, dann braun, schließlich gelblich.
Erste Hilfe: Ruhigstellung, dabei feuchte, kalte Umschläge.

Quetschung

Eine größere Gewalteinwirkung zerreißt das Gewebe mitsamt den Blutgefäßen unter der Haut. Anschwellung sowie Bluterguß und Schmerz treten verstärkt gegenüber der Prellung auf.
Erste Hilfe: Ruhigstellung, kalte, ständig erneuerte Umschläge.

Wunden

Bei Wunden besteht eine mehr oder weniger tiefgreifende Verletzung der Körperoberfläche. Tiefe und Ausdehnung einer Wunde darf der Ersthelfer nicht feststellen.
Wunden werden vom Ersthelfer nur so weit freigelegt, daß er sie übersehen und ungehindert verbinden kann. Dazu müssen Kleidungsstücke entfernt, notfalls aufgeschnitten werden. Beim Ausziehen von Jacken oder Hosen wird zuerst die gesunde Seite ausgezogen.
Der Wundverband soll eine Blutstillung herbeiführen und verhindern, daß weiterer Schmutz und Bakterien in die Wunde eindringen. Deshalb werden Wunden mit einer keimfreien Wundauflage bedeckt. Wunden und deren Umgebung dürfen nie mit Fingern oder keimhaltigen Instrumenten und Tüchern berührt werden. Deshalb ist auch das Auswaschen oder Baden mit Wasser oder anderen Flüssigkeiten verboten (Ausnahme: Toll-

wut verdächtige Wunden, Ätzwunden).

Auf Wunden werden im Rahmen der Ersten Hilfe niemals Desinfektionsmittel, Puder, Salben oder andere Mittel aufgebracht.

Jede Wunde soll innerhalb 6–8 Stunden von einem Arzt beurteilt und versorgt werden.

Fremdkörper, die in Wunden stecken, oder Blasen, die sich über das Hautniveau erheben, bleiben unberührt, sie werden bis zur ärztlichen Versorgung nicht entfernt und nicht geöffnet. In ungewöhnlichen Notfällen kann es dazu notwendig sein, z. B. größere eingedrungene Holz- oder Eisenstangen nahe dem Körper ohne Wackelbewegungen abzutrennen.

Erste Hilfe: Die Unebenheit der Oberfläche wird nach steriler Bedeckung der Wunde durch entsprechende Über- und Umpolsterung ausgeglichen. Darüber wird ein fixierender Verband angelegt.

Durch Wunden am Brustkorb und Bauch können diese Körperhöhlen eröffnet werden und auch Eingeweide vorfallen. Verletzungen der Eingeweide selbst führen meistens zu starkem Blutverlust in Brustkorb oder Bauchraum hinein.

Erste Hilfe: Brustkorb- und Bauchwunden und vorgefallene Eingeweide werden sorgfältig steril und abdichtend verbunden. Danach ist schneller Transport ins Krankenhaus notwendig.

Für die Erste-Hilfe-Leistung stehen zahlreiche verschiedene *keimfreie Wundauflagen* zur Verfügung (Wundschnellverband, Verbandpäckchen usw.). Im Notfall genügt ein frisch gewaschenes und gebügeltes Taschentuch, das als keimarm gilt. Watte oder Zellstoff dürfen nie auf Wunden gelegt werden.

Die keimfreie Wundauflage, die nicht mit den Fingern berührt werden darf, wird durch Heftpflaster, Binden oder Dreiecktücher fixiert. Dabei ist darauf zu achten, daß bei zirkulärer Befestigung die Durchblutung der körperfernen Gliedmaßenabschnitte nicht behindert wird.

Dreiecktücher lassen sich zur Befestigung von Wundauflagen sehr gut verwenden. Wenn man ein Dreiecktuch zu einer Krawatte faltet, verfügt man über ein bindenähnliches Gebilde zur Befestigung von Wundauflagen (Abb. 1.1–1 u. 2).

Binden, die eine sterile Wundauflage befestigen sollen, werden grundsätzlich vom körperfernen zum körpernahen Gliedmaßenabschnitt gewickelt, um Blutstauungen zu vermeiden.

Stehen auch keimarme Behelfsverbandmittel (frisch gebügelte Hand- oder Taschentücher) nicht zur Verfügung, dann bleibt die Wunde bis zur Behandlung durch den Arzt offen.

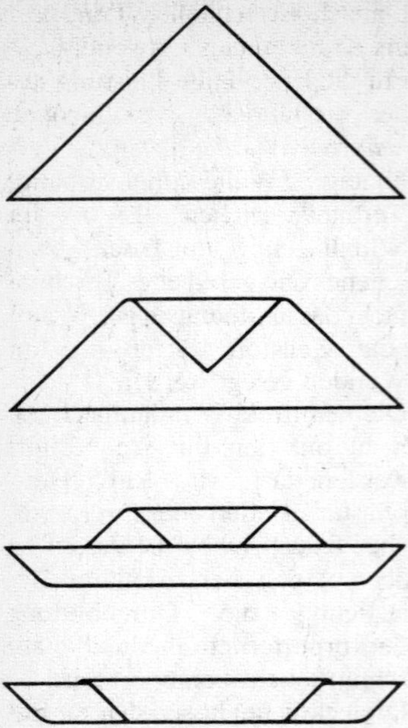

Abb. 1.1–1 Ein Dreiecktuch wird zur »Krawatte« zusammengelegt.

Mit dem verletzenden Gegenstand dringen Schmutz und Krankheitskeime in die Wunde und damit in den Körper ein. Es besteht Infektionsgefahr. Der infizierte Körper wehrt sich durch Vermehrung der weißen Blutkörperchen und durch die Bildung von Gegengiften. Sind die Keime (Bakterien, Viren) stärker als die Abwehrkraft, so kommt es zur allgemeinen Infektion, früher Sepsis genannt. Eine Wundinfektion führt zu verstärktem Spannungsgefühl, zu Schwellung, Schmerz, Rötung und Überwärmung in der Wundumgebung. Es treten »rote Streifen« in der Haut als Zeichen einer Lymphbahnentzündung auf.

Dringen die Keime über die Lymphknoten oder direkt ins Blut, lösen sie Schüttelfrost und plötzlich hohen Fieberanstieg aus (»Blutvergiftung«).

Besonders gefährliche *Infektionen* durch verschmutzte Wunden sind: Tetanus, Gasbrand und Tollwut, die auch heute noch in einem hohen Prozentsatz tödlich verlaufen.

Tetanus

Beim Tetanus oder Wundstarrkrampf kommt es ab 3.–4. Tag nach einer Verletzung (es genügt z. B. eine kleine Wunde oder ein Holzsplitter) zu unbestimmten Spannungsgefühlen im Körper, zu Kopfschmerzen, Mattigkeit und oft auch zu starker Schweißabsonderung. Bald treten Kiefersperre durch Starre der Kaumuskulatur und Verzerrung des Gesichtes hinzu.

Bei diesen Veränderungen muß dringend ein Arzt aufgesucht werden.

Schutz vor dem Wundstarrkrampf bietet die aktive Schutzimpfung, wenn sie in den vorgeschriebenen Zeitabständen vorgenommen und wiederholt wurde.

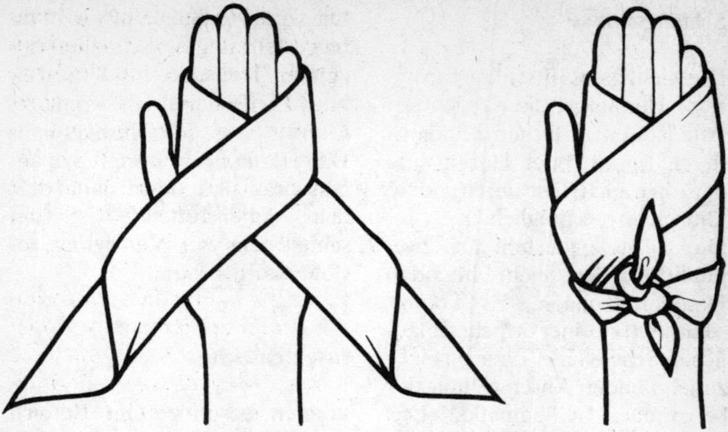

Abb. 1.1–2 Ein Dreiecktuch wird zur »Krawatte« zusammengelegt.

Gasbrand

Den Gasbrand erkennt man daran, daß eine starke Schmerzzunahme und starke Anschwellung der Wundumgebung eintritt.
Die umgebende Haut wird zunächst weiß und glänzend, dann zeigt sie infolge Zersetzung des Gewebes eine braun-grau-schwarze Farbtönung.
Es treten Blasen in der Wundumgebung auf. Durch Druck auf eine solche Schwellung läßt sich Gasknistern im Gewebe auslösen.
Beim Auftreten derartiger Wundveränderungen ist der Verletzte unbedingt und schnellstens in eine chirurgische Klinik zu bringen.

Tollwut

Die Tollwut wird durch Biß- und Rißwunden durch Tiere (Hunde, Katzen, Füchse u. a.) übertragen. Wenn möglich, soll das Tier, welches gebissen hat, zur Beobachtung einem Tierarzt übergeben werden.
Das Virus wird durch den Speichel des Tieres übertragen und kann auch in kleine, unerkannte Wunden beim Streicheln oder Leckenlassen übertragen werden.
Biß- und Rißwunden durch Tiere sollten immer einem Arzt vorgestellt werden. Ist es nicht möglich, in kurzer Zeit einen Arzt zu erreichen, so sollte die Wunde zunächst in heißem Seifenwasser gebadet werden.

Schlangenbisse

Die wichtigste Giftschlange in unserer Heimat ist die Kreuzotter. Auf Reisen in fernen Ländern, durch Import oder Hobby sind natürlich auch Bisse durch andere Giftschlangen möglich.
Die Bißstelle besteht aus zwei punktförmigen, leicht blutenden Hautverletzungen. Es kommt sehr rasch zu einer örtlichen bläulichen Schwellung, dann zu einer zunehmenden Anschwellung der betroffenen Gliedmaße. Das Schlangengift wirkt nach einiger Zeit auch allgemein auf den Körper und löst Übelkeit, Schwindelgefühl, Schweißausbruch, Kopfschmerzen, Atmungs- und Kreislaufstörungen aus.
Erste Hilfe beim Schlangenbiß: Stauung der Gliedmaße. Dazu legt man herzwärts von der Bißstelle eine Abschnürung an, die jedoch nur so stark angezogen wird, daß das Blut durch die Schlagader in die Gliedmaße einströmt, aber durch die bereits abgedrückte Blutader nicht mehr abfließen kann. Daher wird die Gliedmaße bläulich, und aus der Bißstelle tropft dunkelblau-rotes Blut ab. Durch diese Maßnahme soll das Gift aus der Wunde mit dem abtropfenden Blut ausgeschwemmt werden, außerdem glaubt man, durch die Blutstauung die Aufsaugung des Giftes zu verhindern bzw. zu verzögern.
Die verletzte Gließmaße wird ruhiggestellt und ein schneller, liegender Transport ins Krankenhaus zur Behandlung veranlaßt. Günstig ist es, dem Krankenhaus Bißverletzungen durch Schlangen voranzukündigen, damit dort das lebensrettende Serum schnellstens zur Verfügung gestellt werden kann.

Insektenstiche

können besonders im Bereich von Mund und Augen gefährlich werden.
Erste Hilfe: Man versuche, den möglicherweise steckengebliebenen Insektenstachel zu entfernen. Umschläge mit kaltem Wasser, Alkohol oder entzündungshemmende Salben dämpfen die Anschwellung. Bei Stichen in den Schlund besteht höchste Erstikkungsgefahr wegen der sehr schnell auftretenden Schleimhautschwellung mit Atembehinderung. Um diese gefährliche Schwellungsneigung zu verringern, kann man dem Verletzten auf dem Transport Eiswürfel in den Mund oder eisgekühlte Flüssigkeit zu trinken geben.

Wundlaufen

an den Füßen tritt bei schlecht sitzenden Schuhen oder durch Falten in den Strümpfen auf. Die be-

troffenen, geröteten Hautstellen pudert man nach sorgfältiger Fußwaschung ein und überklebt sie mit einem Wundschnellverband. Hierdurch läßt sich die weitere Reibung verringern. Anschließend zieht man trockene, saubere Strümpfe an.
Ist es bereits zur Blasenbildung gekommen, so bestreicht man diese mit Jodtinktur und eröffnet die Blase am unteren Pol mit sterilem Instrument. Nach dem Abfließen des Gewebewassers soll sich die Haut der Blase wieder an die Unterlage legen, die abgehobene Haut wird niemals entfernt. Darüber sorgt ein Heftpflasterverband für weiteren Schutz und vermindert die schmerzhafte Reibung.
Durch Scheuern von Kleidungsstücken und Reiben heißer, schweißfeuchter Haut kann es am Gesäß und an der Innenseite der Oberschenkel zu einer schmerzhaften, oberflächlichen Entzündung der Haut kommen (»Wolf«). Man kühlt das Gesäß mit kaltem Wasser und entfernt den Schweiß. Nach sorgfältigem Trocknen pudert man sich ein. Steht Puder nicht zur Verfügung, kann man sich auch mit einer entzündungshemmenden Salbe oder mit Öl Linderung verschaffen.

1.2 Blutungen und Blutstillung

Blutende Wunden werden mit einem einfachen Verband bedeckt (s. S. 787f.). Meist steht damit auch die Blutung.
Blutungen aus Schlagadern zeigen sich dadurch an, daß hellrotes Blut stoßweise im Rhythmus des Herzschlages aus der Wunde spritzt. Ist die verletzte Schlagader durch Wundgewebe bedeckt, kann die Pulsation des Blutstrahles fehlen, es fließt dann hellrotes Blut aus der Wunde ab.
Als **Erste-Hilfe-Maßnahme** wird ein Druckverband angelegt, indem man über die keimfreie Wundauflage ein Polster aus dick und fest zusammengelegtem Tuch, Zellstoff, Kompressen u. ä. legt und mit einer Binde umwickelt. (Abb. 1.2–1)
Sollte ein Druckverband oder ein zweiter darüber ausnahmsweise keine Blutstillung herbeiführen (z. B. bei Verletzung größerer Schlagadern), muß die Schlagader zunächst in ihrem Verlauf zwischen Wunde und Herz an gut erreichbaren Stellen mit den Fingern abgedrückt werden (Abb. 1.2–2–7), dann wird die verletzte Gliedmaße herzwärts der Wunde abgebunden (Abb. 1.2–8–9). –

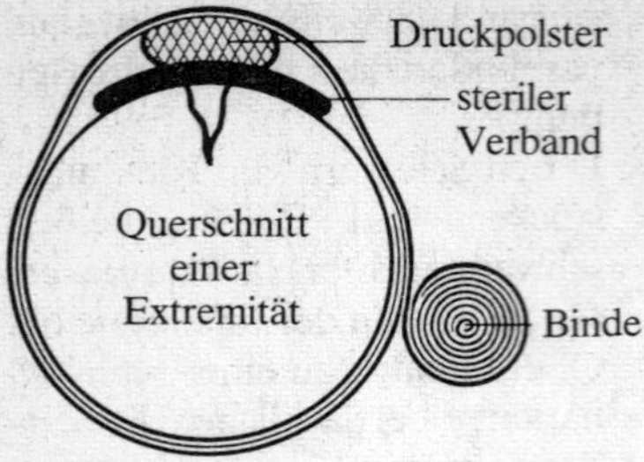

Abb. 1.2–1 Druckverband. Über die blutende Wunde ist ein keimfreier Verband gelegt. Darüber wird ein Polster z. B. aus fest zusammengelegtem Tuch mit einer Binde angewikkelt.

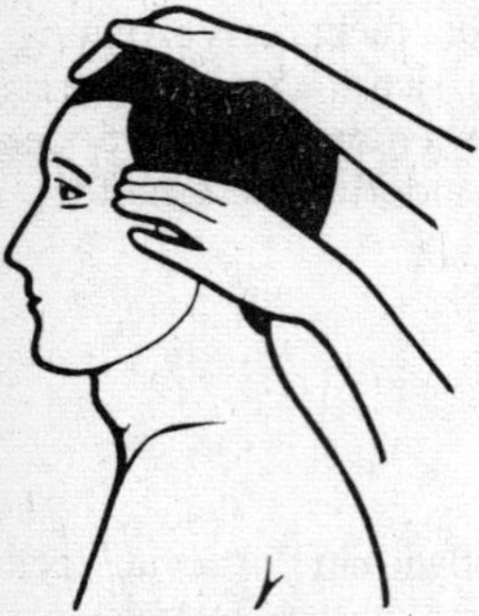

Abb. 1.2–2 Die Schläfenschlagader wird mit den Fingerspitzen einer Hand vor dem oberen Ohransatz gegen das Schläfenbein abgedrückt. Die andere Hand übt einen Gegendruck auf der anderen Seite des Kopfes aus.

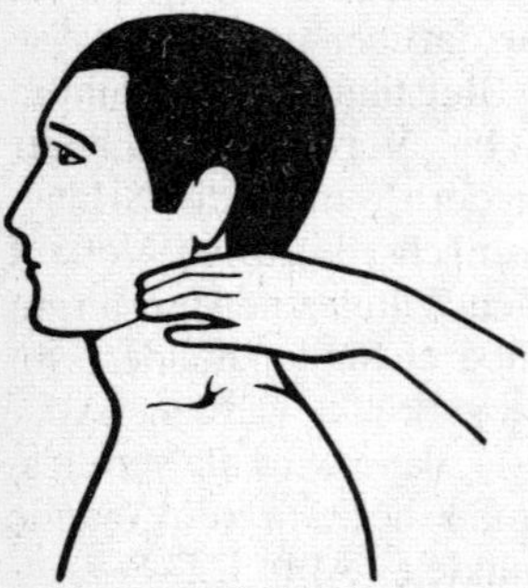

Abb. 1.2–3 Die Gesichtsschlagader wird gegen den Unterkieferknochen in der Gegend des Kaumuskelansatzes abgedrückt.

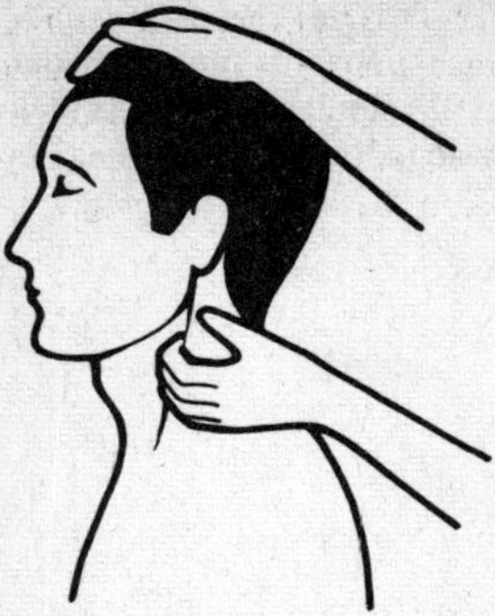

Abb. 1.2–4 Abdrücken der Halsschlagader am Vorderrand des Kopfnickermuskels. Das Abdrücken darf wegen der Gefahr von Durchblutungsstörungen im Gehirn nur 2–3 Minuten durchgeführt werden.

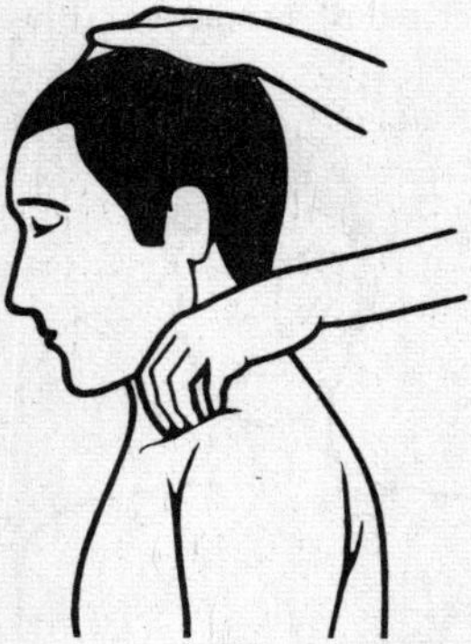

Abb. 1.2–5 Abdrücken der Schlüsselbeinschlagader. Die Fingerkuppen drücken kräftig hinter der Mitte des Schlüsselbeins nach unten gegen die erste Rippe.

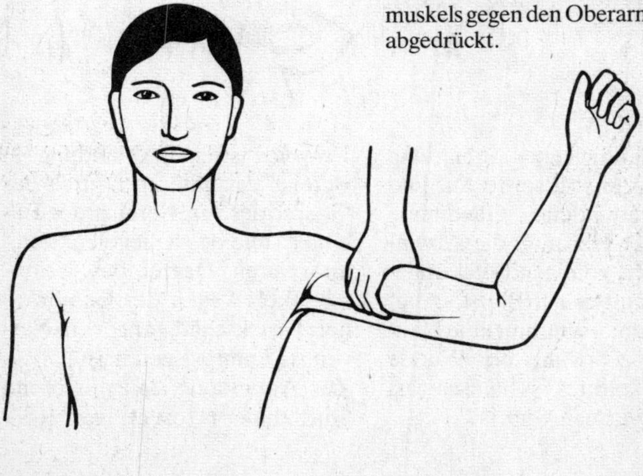

Abb. 1.2–6 Die Armschlagader wird an der Innenseite des Bizepsmuskels gegen den Oberarmknochen abgedrückt.

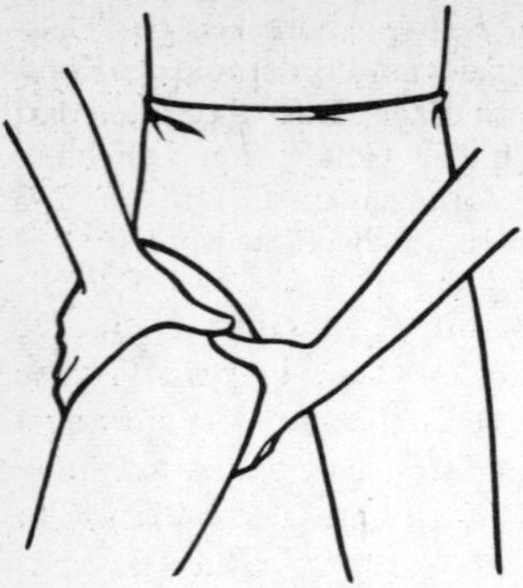

Abb. 1.2–7 Die Beinschlagader wird etwas innenwärts und unter der Mitte des Leistenbandes mit beiden Daumen abgedrückt.

Abb. 1.2–8 und 1.2–9 Abbindung bei starker, sonst unstillbarer Blutung.

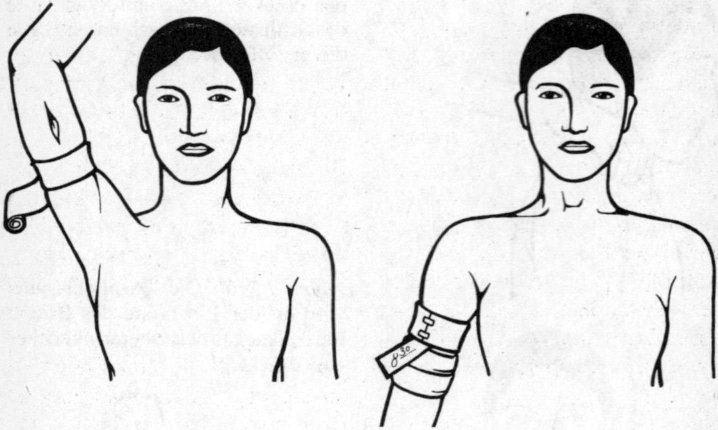

Bei richtig angelegter Abbindung hört die Blutung sofort auf und die abgebundene Gliedmaße wird weiß. Hat man die Abbindung nicht genügend fest angelegt, kommt es zur Blutstauung: Die Gliedmaße nimmt eine blaurote Farbe an, aus der Wunde läuft dunkelrotes bis blauschwarzes Blut vermehrt ab.

Verboten ist eine Abbindung im Bereich des unteren Drittels des Oberarmes, im Bereich des Ellbogen- und des Kniegelenks und im oberen Drittel des Unterschenkels wegen der Gefahr einer Druckschädigung von Nerven. (Lähmungsgefahr!)
Zur Abbindung sind nur breite Gurtbänder (Hosenträger, Roll-

ladengurte, auch Schläuche, ein schmal zusammengelegtes Tuch, »Dreiecktuch«), niemals aber einschnürendes Material wie Stricke, Schuhbänder, Draht und dergleichen erlaubt.
Die Abbindung darf ununterbrochen nur 1½ Std. belassen werden. Nach 1½ Std. muß die Abbindung für 1–2 Min. gelöst werden, damit die Gliedmaße wieder durchblutet wird. Während dieser Zeit muß der Verletzte in Schocklage gelagert und über der Wunde ein Druckverband angebracht werden. Während der Öffnungszeit der Abbindung übt man einen verstärkten Druck auf den Verband über der Wunde aus. Dann wird wieder die Abbindung angelegt und ein schneller, schonender Transport ins Krankenhaus vorgenommen.
Bei abgebundenen Gliedmaßenstümpfen (z. B. beim Abriß oder bei vollständiger Durchtrennung einer Extremität) darf die Abbindung *nicht* vorübergehend gelöst werden.
Nach jeder Abbindung soll ein Zettel mit dem Hinweis auf die Abbindungsstelle und mit der Uhrzeit des Anlegens gut sichtbar an den Verletzten geheftet werden. Wenn möglich sollte ein Helfer derartig versorgte Verletzte auf dem Transport ins Krankenhaus begleiten.
In extremen Notfällen, in denen ein Druckverband zur Blutstillung nicht genügt, eine Abbindung und ein Abdrücken der Schlagader außerhalb der Wunde unmöglich ist und Verblutungsgefahr droht, geht ausnahmsweise der Helfer ohne Rücksicht auf die eingeschleppten Krankheitskeime mit der Hand in die Wunde hinein und drückt das blutende Gefäß ab. Diese einzige, unter Umständen lebensrettende Maßnahme hat in diesen Fällen Vorrang vor Überlegungen über die Gefahren einer Wundinfektion.
Blutungen aus größeren Blutadern oder Krampfadern können nach Verletzungen oder bei Unterschenkelgeschwüren zu erheblichen Blutverlusten führen. Hier genügt es, das Bein oder den Arm hochzulagern und einen Druckverband auf die blutende Stelle anzulegen. Eine Abbindung ist nicht notwendig.
Eine Blutstillung wird grundsätzlich unterstützt durch Ruhigstellen, Hochlagern oder Hochhalten des blutenden Körperabschnittes.

1.3 Der Schock

Ein Versagen des Kreislaufs nennt man Schock. Durch akute Verminderung der Blutmenge, die vom Herzen durch die Gefäße gepumpt wird, entsteht ein lebensbedrohlicher Zustand. Anfangs ist nur die Peripherie des Körpers von der Minderdurchblutung betroffen, die Gliedmaßen sind kalt und blaß-bläulich verfärbt. Vermindert sich die kreisende Blutmenge durch weiteren Blutverlust nach außen oder innen, so kommt es schließlich auch zu einer Minderdurchblutung des Gehirns, Herzens und anderer lebenswichtiger Organe. Der Blutdruck fällt ab, der Puls wird schwach, schnell, kaum tastbar, die Atmung flacht sich ab, auf der Haut tritt kalter Schweiß auf, der Verletzte ist unruhig, ängstlich, bald kommt es zur Trübung oder zum Verlust des Bewußtseins: Ein schwerer, lebensbedrohlicher Schock liegt nun vor.

Verbrennungen oder starkes Erbrechen verursachen ebenfalls einen Schockzustand infolge Verminderung des Eiweiß-, Wasser- oder Salzgehaltes des Blutes.

Außerdem kann es bei akutem Herzversagen, z. B. durch einen Herzinfarkt oder eine Lungenembolie, bei Eindringen von Bakteriengiften in die Blutbahn und bei Überempfindlichkeit gegen bestimmte Stoffe zu einem Schock kommen.

Wenn der Kreislauf durch Schmerz, Angst oder Schrecken versagt, liegt eine andere Art von Schock vor (Ohnmacht). – Unter normalen Verhältnissen wird das Blut auf die verschiedenen Organe sinnvoll verteilt, die elastischen und dehnbaren Blutgefäße weisen eine bestimmte Spannung und damit eine bestimmte Blutfülle auf. Infolge Schreck, Angst oder Schmerz tritt über das vegetative Nervensystem eine akute Blutverteilungsstörung auf, so daß das Blut sich in den erschlafften und erweiterten Blutgefäßen des Bauchraumes sammelt (»versackt«). Die hierdurch verursachte Minderdurchblutung und der Sauerstoffmangel im Gehirn führen zur Ohnmacht. Die Haut ist ebenfalls wie beim Schock blaß und kalt, der Pulsschlag ist jedoch nicht beschleunigt und beträgt etwa 60–70 Schläge in der Minute.

Erste Hilfe beim Schock: Den Verletzten oder Ohnmächtigen vorsichtig auf die Seite lagern, dabei gleichzeitig je nach Umgebung und Jahreszeit auf schützende Unterlagen bringen und zudecken. Den Verletzten nicht unnötig anheben!

Bei starken Blutungen nach außen ist sofort eine Blutstillung vorzunehmen. Die Beine werden hochgelagert. Bei Herz- und Atemstillstand wird sofort mit Wiederbelebungsversuchen begonnen. Alle übrigen Maßnahmen der Ersten Hilfe, wie z. B. Schienung u. ä., werden zunächst unterlassen. Die Schockbekämpfung sollte unbedingt schon am Unfallort durch ärztliche Maßnahmen beginnen, deshalb sollte dringend ein Arzt gerufen werden.

Gleichzeitig wird ein Transport in die Klinik, der so schonend wie möglich vorgenommen werden soll, vorbereitet.

Liegt nur eine Ohnmacht vor, so erholt sich der Kranke oder Verletzte am schnellsten bei flacher Lagerung mit Hochlagerung der Beine.

1.4 Bergung

Zur Bergung aus dem Gefahrenbereich haben sich die sogenannten RAUTEK-Griffe bewährt:

Ein liegender Verletzter oder Bewußtloser wird vom Kopfende her mit flachen Händen im Schulter-Nacken-Bereich so gefaßt, daß der Kopf des Verletzten auf die Unterarme des Helfers zu liegen kommt. Nun richtet man den Oberkörper des Verletzten mit sanftem Schwung vorsichtig auf. Diese sitzende Position unterstützt und fixiert der Helfer mit seinen Knien und schiebt seine Arme von hinten unter den Achselhöhlen des zu Bergenden nach vorne durch. Dann faßt er einen Unterarm des Verletzten und legt ihn quer vor dessen Leib (Abb. 1.4–1 u. 2). Der Helfer geht in leichte Kniebeuge und zieht den Verletzten auf seine gebeugten Oberschenkel, um ihn auf diese Weise leichter fortschleifen zu können (Abb. 1.4–3).

1.5 Lagerung

Die Lagerung von Verletzten und plötzlich Erkrankten wird wie folgt vorgenommen:

Bewußtlose bringt man immer in stabile Seitenlage, um die Atemwege freizuhalten und um bei Erbrechen und Blutungen aus Mund und Rachen eine lebensbedrohliche Aspiration zu vermeiden.

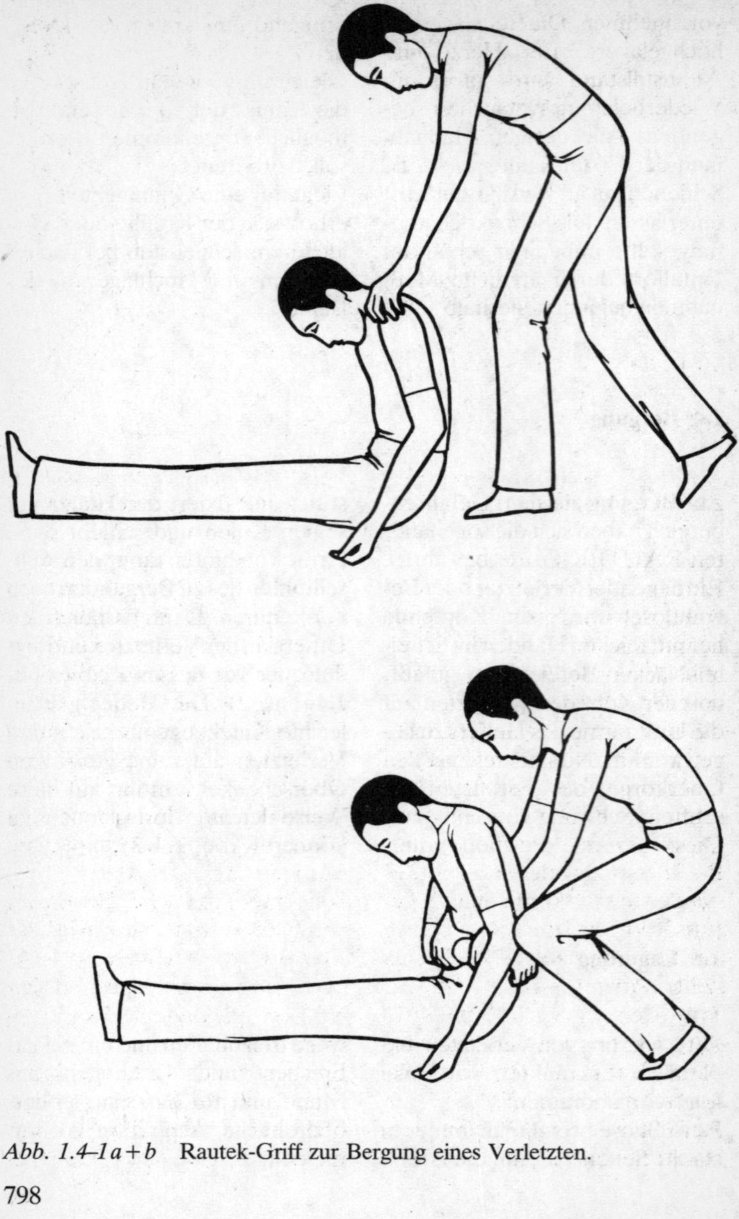

Abb. 1.4–1 a + b Rautek-Griff zur Bergung eines Verletzten.

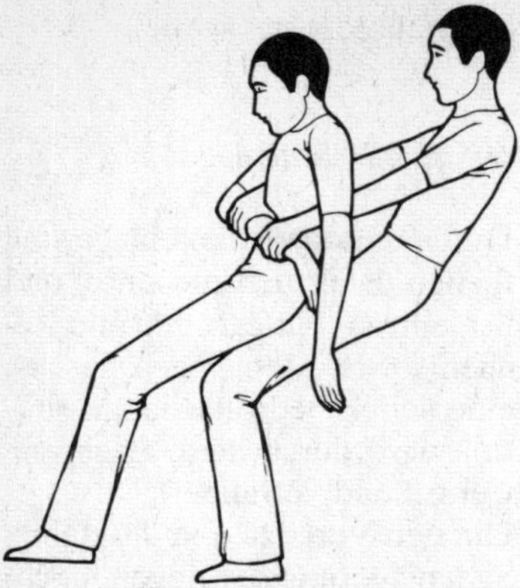

Abb. 1.4–2 Rautek-Griff zur Bergung eines Verletzten (siehe Text).

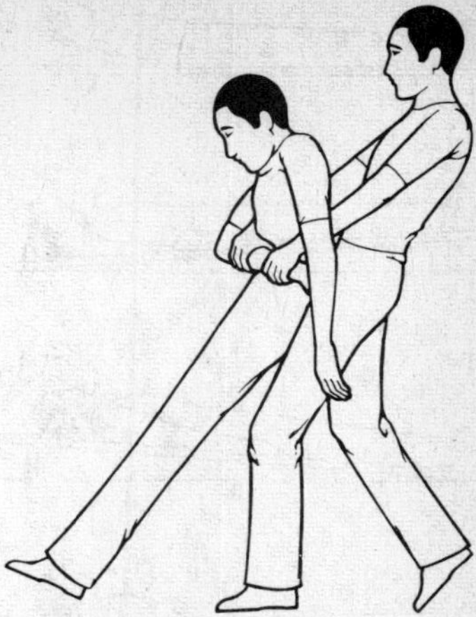

Abb. 1.4–3 Der Verletzte wird mit dem Rautek-Griff fortgezogen.

Kranke ohne Brechneigung und ohne Bewußtseinstrübung werden in Rückenlage mit leicht erhöhtem Kopf gelagert und transportiert. (Abb. 1.5–1a)
Beim Schock ohne Bewußtseinsverlust wird der Verletzte in Rükkenlage mit tiefem Kopfende und erhöhtem Fußende gelagert. (Abb. 1.5–1b)
Bei Hitzschlag oder anderen Zuständen mit starkem Blutandrang zum Kopf wird eine Rückenlage mit erhöhtem Kopfende hergestellt. (Abb. 1.5–1c)
Tritt Atemnot durch Rippenbrüche oder Herzschwäche ein, wird der Patient in halbsitzende Rükkenlage mit der Möglichkeit zum Aufstützen der Ellbogen gebracht. (Abb. 1.5–1d)
Leibschmerzen lassen sich in Rückenlage durch Anziehen der Beine lindern. Unter die Kniekehlen kann man eine Rolle oder Decken legen. (Abb. 1.5–1e)
Bei Blutungen aus Nase, Mund und Rachen ohne Schock und ohne Bewußtseinsverlust kann eine sitzende Haltung mit aufgestütztem Kopf eingenommen werden. (Abb. 1.5–1f)
Soll eine künstliche Beatmung vorgenommen werden, wird der Verletzte oder Kranke in Rükkenlage mit nach hinten in den Nacken gebeugtem Kopf gebracht.

Bevor man den Verletzten in die entsprechende Lagerung bringt, breitet man unter ihm eine vor Kälte und Nässe schützende Un-

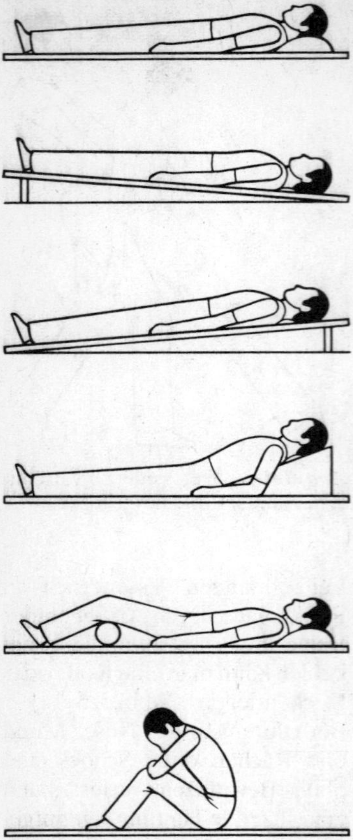

Abb. 1.5–1 a–f Lagerungen bei verschiedenen Erkrankungen oder Verletzungen (siehe Text).

terlage aus und deckt ihn, falls nötig, zum Schutz vor Wind, Kälte und Regen zu. – Ist vorauszusehen, daß längere Zeit bis zum Abtransport vergeht, wird nasse Bekleidung so vorsichtig wie möglich ausgezogen. Dabei gilt der Grundsatz, daß zuerst die gesunde Seite, dann die verletzte Seite ausgezogen wird.

Die stabile Seitenlage

Durch die stabile Seitenlagerung fließen Blut, Erbrochenes und Schleim aus Nase, Mund und Rachen sowie Atemwegen heraus; eine lebensbedrohliche Aspiration wird durch diese Lagerung weitgehend verhindert.
Um den Verletzten in die stabile Seitenlagerung zu bringen, hockt sich der Helfer seitlich neben den Verunglückten, den man zumeist nach dem Unfall zunächst in Rückenlage gebracht hat. Das Hand- und Kniegelenk der gegenüberliegenden Seite des Verletzten werden gefaßt und auf den Helfer hingezogen. Damit dreht man den Verletzten um seine Längsachse (Abb. 1.5–2). Das oben (Abb. 1.5–3) oder unten (Abb. 1.5–4) liegende Bein des Verletzten wird im Hüft- und Kniegelenk gebeugt, der Kopf wird nackenwärts und das Gesicht zur Seite gewendet. Das Kinn kann dabei auf der Hand des angewinkelten Armes ruhen.
In einigen Ausnahmefällen, wie z. B. bei Wirbelbrüchen wegen der Gefahr der Rückenmarksschädigung, bei Oberschenkelbrüchen, bei offenen Bauchverletzungen und bei schwerstem

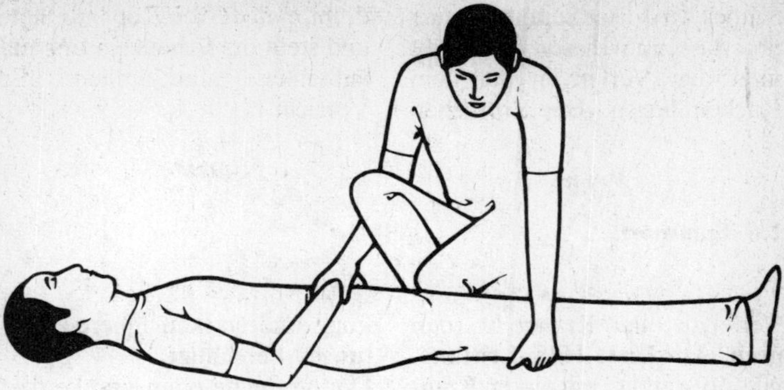

Abb. 1.5–2 Der Helfer dreht den Verletzten in die Seitenlage.

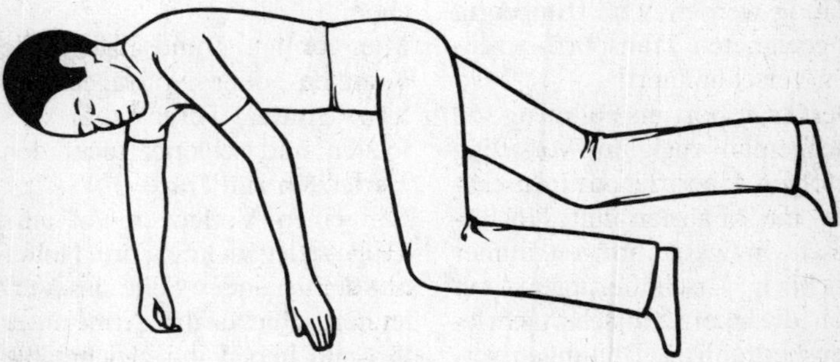

Abb. 1.5–3 Stabile Seitenlage (Rautek-Lage).

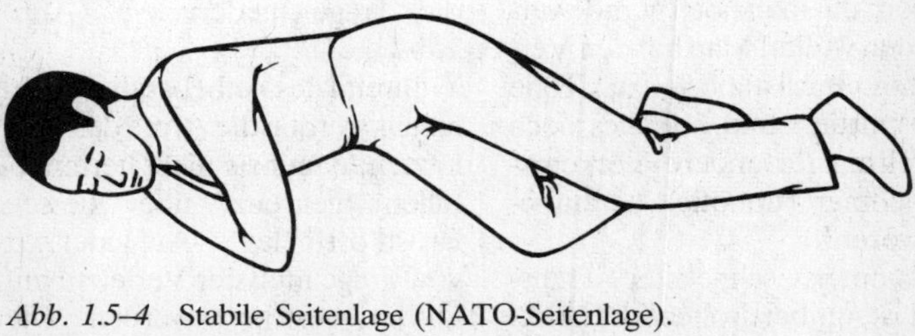

Abb. 1.5–4 Stabile Seitenlage (NATO-Seitenlage).

Schock wird diese Seitenlagerung unterlassen. In diesen Fällen läßt man den Verletzten auf dem Rücken liegen. Bei Erbrechen dreht man dessen Kopf zur Seite und stellt die Seitenlagerung mit äußerster Behutsamkeit und Vorsicht her.

1.6 Transport

Verletzte oder Kranke werden nach der Erste-Hilfe-Leistung, falls notwendig, mit einem **Krankenwagen** zum Arzt oder in die Klinik gebracht. In den meisten Fällen ist es ungünstig, einen Pkw zum Transport zu verwenden. Häufig werden Verletzungen in ungeeigneten Transportfahrzeugen verschlimmert!
Der Transport im Fahrzeug soll sachgemäß, zügig und vorsichtig erfolgen. Übertriebene Eile schadet nur! Fahrten mit Höchstgeschwindigkeit bringen immer reichlich Erschütterungen mit sich, die innere, zunächst nicht lebensbedrohliche Blutungen verstärken können. Oft verblutet der Verletzte durch diesen unsachgemäßen Transport, ehe eine Klinik erreicht wurde. Eine Komplikation, die man doch gerade vermeiden wollte! Man hat den Verletzten buchstäblich zu Tode transportiert und überdies noch Gefahren für andere Verkehrsteilnehmer unnötig heraufbeschworen!
Gekonnter, schnellster Transport ist nur bei drohender Erstikkung und starken inneren Blutungen berechtigt.
Der Verletzte oder Kranke darf nie ohne Begleitung transportiert werden, die Lagerung während des Transportes sollte den eben genannten Richtlinien entsprechen.
Man bringt grundsätzlich die Kranken- oder Nottrage (Leitern, Bretter, Türen) zum Verletzten und schleppt nicht den Verletzten zur Trage.
Um einen Verletzten auf eine Trage zu legen, knien drei Helfer auf der gesunden Seite des Verletzten, schieben ihre Arme unter ihn und heben ihn gleichmäßig und gleichzeitig ohne Abknikkung auf Kommando an. Die Trage wird untergeschoben. Nun wird der Verletzte behutsam auf die Trage niedergelegt (Abb. 1.6–1).
Während des Anhebens und Ablegens werden die Arme des Verletzten, damit sie nicht herunterfallen, gekreuzt über dessen Brustkorb gelegt. – Auf jeder Art von Trage muß der Verletzte mit Gurten gesichert werden. Die

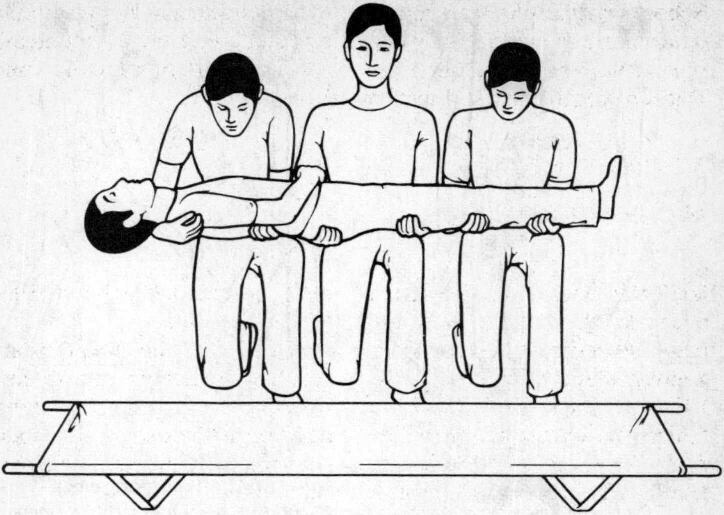

Abb. 1.6–1 Anheben und Umlagerung eines Verletzten auf einer Trage.

Helfer gehen mit der Trage nicht im Gleichschritt.

Zwei Helfer können einen nicht bewußtlosen leichter Verletzten über kurze Strecken wie folgt transportieren:

Der eine Helfer faßt den Verletzten mit dem RAUTEK-Griff (s. dort), der zweite Helfer faßt links und rechts einen Unterschenkel des Verletzten und läuft zwischen dessen Beinen nach vorn (Abb. 1.6–2). Er kündigt dem hinteren Träger alle Unebenheiten des Weges an, damit dieser nicht stürzt.

Hat man einen Stuhl zum Krankentransport zur Verfügung, so setzt man den Verletzten darauf. Der eine Helfer faßt den Stuhl an der Lehne, der andere an den Vorderbeinen an (Abb. 1.6–3).

Ist man allein, so kann man über kurze Strecken einen bewußtlosen, nicht schwer oder nicht am Rücken Verletzten über der Schulter tragen. Die Beine des Verletzten hängen beim Träger vorne, der Kopf hinten herunter, einen Arm des Verletzten zieht sich der Helfer über die andere Schulter (Abb. 1.6–4).

Eine andere Möglichkeit, einen Verletzten allein zu tragen, besteht darin, daß man sich die Arme des Verletzten über die Schultern hebelt und vor der Brust kreuzt. Dann neigt der Helfer seinen Oberkörper nach vorn und zieht sich so den Verletzten

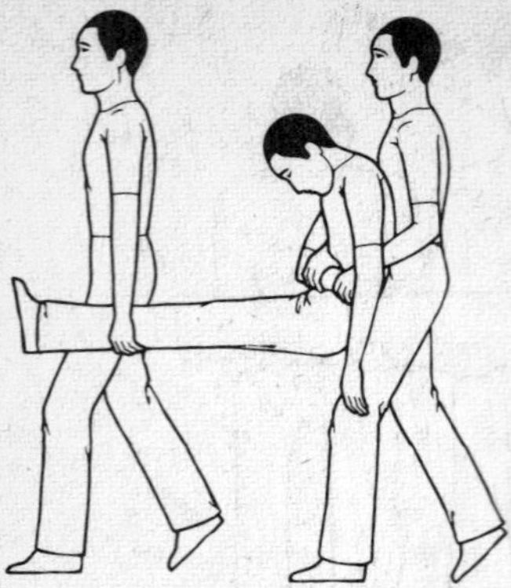

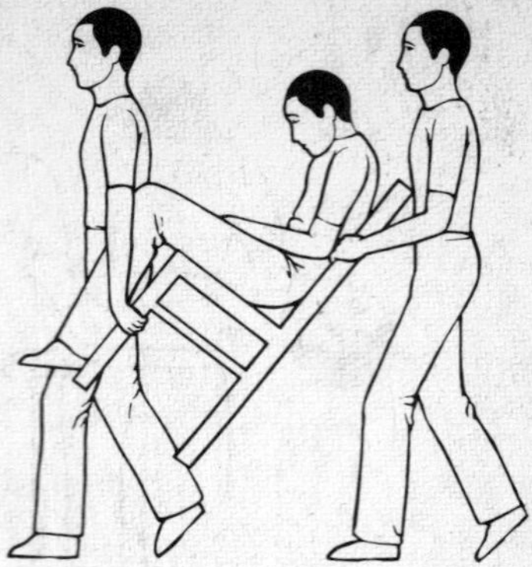

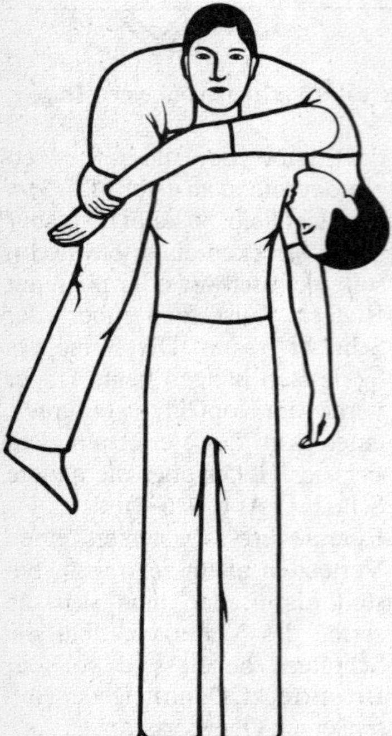

Abb. 1.6–2 Transport eines Verletzten durch 2 Helfer (links oben).

Abb. 1.6–3 Transport eines Verletzten auf einem Stuhl durch 2 Helfer (rechts oben).

Abb. 1.6–4 Transport eines Verletzten durch 1 Helfer (links).

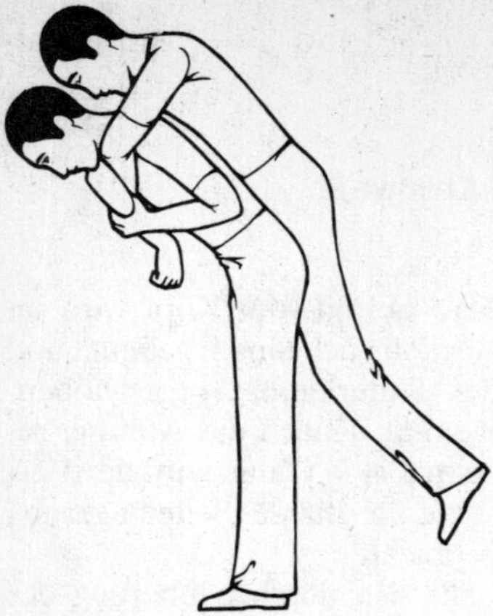

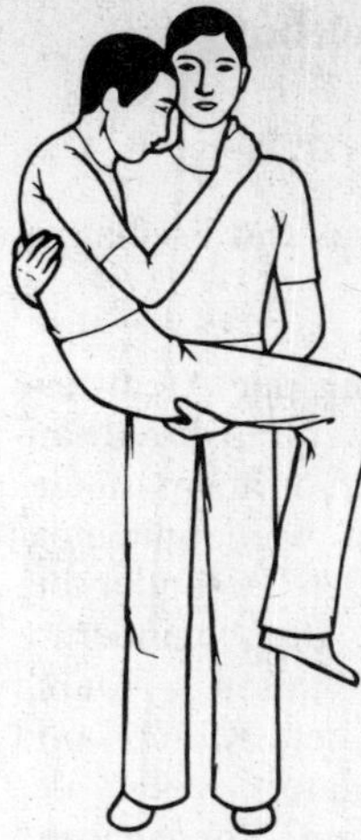

auf den Rücken (Abb. 1.6–5). Ein Helfer kann einen nicht zu schweren Verletzten auf den Armen für kurze Strecken tragen, indem der Verletzte seine Arme um den Hals und Nacken des Helfers legt und sich festklammert. Der Helfer faßt mit einem Arm unter die Oberschenkel des Verletzten und stützt mit dem anderen Arm dessen Rücken ab (Abb. 1.6–6).

Um einen gehfähigen Verletzten zu führen, zieht man sich einen Arm des Verletzten über die Schulter und hält dessen Handgelenk mit der einen Hand fest, die andere Hand umfaßt den Verletzten von hinten her in der Taillengegend (Abb. 1.6–7). Auf diese Weise vermeidet man einen Sturz des Verletzten, wenn dieser plötzlich einen Schwächeanfall erleidet oder gar das Bewußtsein verliert.

Abb. 1.6–5 Andere Möglichkeit, einen Verletzten allein zu tragen (links oben).

Abb. 1.6–6 Tragen des Verletzten auf den Armen (rechts oben).

Abb. 1.6–7 Ein Verletzter wird vom Helfer geführt (unten).

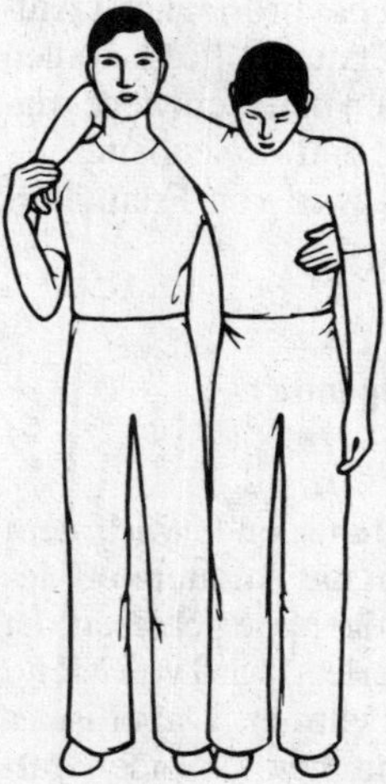

2. Wiederbelebung

2.1 Freimachen und Freihalten der Atemwege

Eine Verlegung der Atemwege führt in kürzester Zeit durch Sauerstoffmangel, vor allem im Gehirn, zu nicht wiedergutzumachenden Schäden. Besonders bedrohlich sind Atembehinderungen bei Bewußtlosen. – Durch Erschlaffung der Kiefer- und Zungenmuskulatur fallen der Unterkiefer und Zungengrund zurück. Die Atemwege sind verlegt.
Infolge mangelnder Reflexe können durch Ansaugen (Aspiration) Fremdkörper wie Blut, Mageninhalt u. a. in die Atemwege eindringen.
Deshalb ist es vordringliche Aufgabe der Ersten Hilfe, bei allen Bewußtlosen die Atemwege freizumachen und freizuhalten. – Der Mund wird von Fremdkörpern befreit, der Kopf wird im Nacken nach hinten gebeugt und der Unterkiefer vorgeschoben. Kommt danach die Atmung regelmäßig in Gang, wird der Verletzte in stabile Seitenlagerung gebracht.
Läßt sich durch Säuberung des Mundes, Vorschieben des Unterkiefers und Rückbeugen des Kopfes die Atmung nicht in Gang bringen, so wird mit der Atemspende oder künstlichen Beatmung begonnen, da ein Atemstillstand innerhalb von 3–5 Minuten zum Tod führt.
Zeichen eines Atemstillstandes sind: Der Brustkorb des Verletzten hebt und senkt sich nicht mehr, der Verunglückte ist bewußtlos, seine Haut verfärbt sich blau, die Pupillen werden weit.

2.2 Atemspende

Bei der Atemspende wird dem Scheintoten die Ausatemluft des Helfers in die Nase geblasen. Ist die Nase verlegt, wird von Mund zu Mund beatmet. Dabei ist es aus hygienischen Gründen ratsam, zwischen den Mund des Helfers und die Nase bzw. den Mund des Scheintoten ein Taschentuch zu legen.
Diese Art der Atemspende ist allen anderen Erste-Hilfe-Beat-

mungsmethoden von Hand überlegen. Die Ausatemluft des Helfers enthält noch genügend Sauerstoff, um damit eine ausreichende Beatmung des Scheintoten zu erreichen. Durch die kräftige Einblasung der Ausatemluft werden die Lungen beim Scheintoten entfaltet und das Zwerchfell im Sinn einer Einatmung nach unten bewegt. Nach dem Einblasen der Luft ziehen sich die elastischen Lungen wieder in ihre Ausgangslage zurück. Hierdurch entsteht eine »Ausatmung« von selbst.

Die manuelle Beatmung in Rükkenlage nach *Thomsen* oder nach *Silvester* wird nur bei schweren Gesichtsverletzungen als Notlösung angewandt.

Die Atemspende führt man in folgender Weise aus:

Der bewußtlose, nicht atmende Verletzte oder Kranke wird in Rückenlage gebracht. Der Helfer kniet sich seitlich neben den Kopf. Eine Hand faßt unter das Kinn und schiebt es oberkieferwärts, so daß die untere Zahnreihe vor die obere zu stehen kommt. Der Daumen dieser Hand verschließt den Mund durch Zusammenpressen der Lippen. Die zweite Hand des Helfers liegt auf der Stirn des Scheintoten und bewegt den Kopf nackenwärts (Abb. 2.2–1).

War eine zurückfallende Zunge Ursache des Atemstillstandes, so setzt die Atmung wieder ein.

Dauert der Atemstillstand an, wird die Mundhöhle ausgewischt (Taschentuch um den Finger wikkeln), falls vorhanden, wird die Mundhöhle mit einem entsprechenden Hilfsgerät abgesaugt und Fremdkörper werden entfernt. Beginnt danach die Atmung noch nicht, atmet der Helfer tief ein und bläst die Luft durch den Mund in die Nase des zu Rettenden. Der Mund des Helfers umschließt dabei trichterförmig und fest die Nase des Scheintoten (Abb. 2.2–2).

In gleicher Weise wird die Mund-zu-Mund-Beatmung durchgeführt, bei der der Helfer die Nase des Bewußtlosen mit den Fingern der einen Hand verschließt.

Bei Kindern bläst man die Luft gleichzeitig in Nase und Mund.

Nun wird der Mund abgehoben und die Ausatmung am Brust-

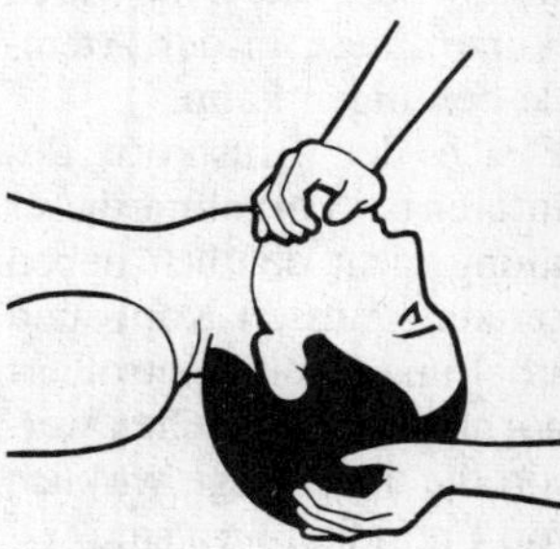

Abb. 2.2–1 Der Mund wird verschlossen und der Kopf nackenwärts bewegt.

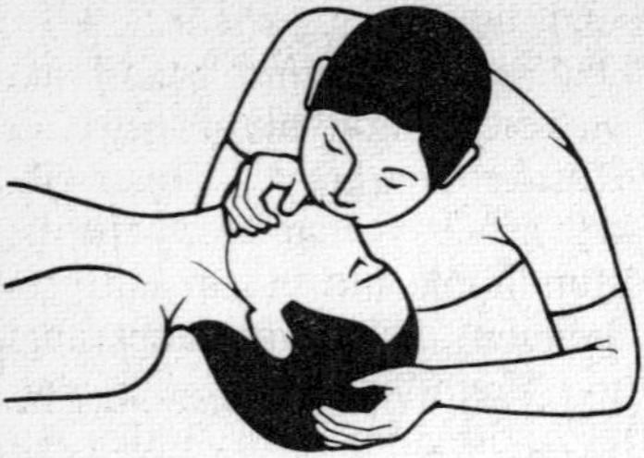

Abb. 2.2–2 Einblasen der Atemluft in die Nase des Scheintoten.

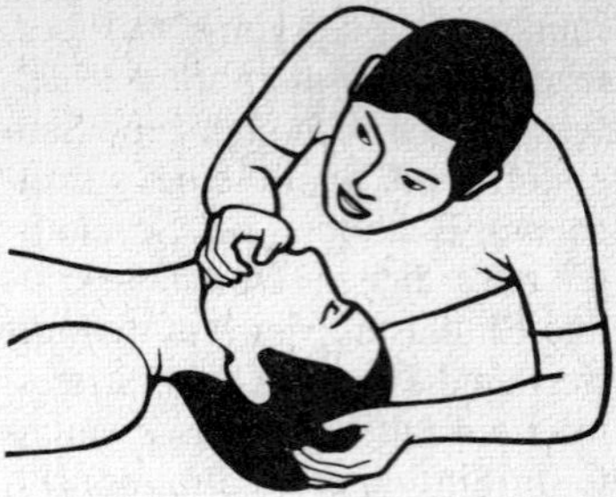

Abb. 2.2–3 Der Mund wird abgehoben und die Bewegung des Brustkorbes beobachtet.

korb des Verletzten beobachtet (Abb. 2.2–3).

Danach erfolgt die nächste Beatmung, und zwar wird sie 10mal schnell hintereinander ausgeführt, dann legt man 20 Sekunden Pause ein und führt die Beatmung ohne Anstrengung im normalen Atemtempo, d. h. etwa 15mal in der Minute weiter. Wird eine zu schnelle und zu tiefe Beatmung vorgenommen, so treten gelegentlich beim Helfer Schwindelgefühle auf, die man durch eine kurze Pause in der Atemspende beseitigen kann.

Sollte sich der Brustkorb des Scheintoten bei Vornahme dieser Beatmung nicht deutlich heben und senken, müssen Kopf- und Kieferhaltung erneut kontrolliert und nochmals nachgesehen werden, ob die Atemwege wirklich frei von Fremdkörpern sind.

Der Helfer achte auch darauf, daß er bei der Einblasung mit seinem Mund die Nase oder den Mund des zu Beatmenden auch wirklich dicht abschließt.

Ist trotz dieser Bemühungen die Atemspende undurchführbar, so ist schnellste ärztliche Hilfe erforderlich, um durch eine Intubation (Einführen eines Plastik- oder Gummirohres in die Luftröhre) oder durch Tracheotomie (Luftröhrenschnitt) doch noch Hilfe zu bringen.

Falls vorhanden und möglich, wird mit einem sog. Beatmungstubus beatmet; dieser erspart dem Helfer die direkte Berührung mit der Nase oder dem Mund des Scheintoten und ist aus hygienischen Gründen immer zu empfehlen. Ein Beatmungstubus ist auch nützlich für den Fall, daß der Wiederzubelebende Gift getrunken hat. Den Erste-Hilfe-Einrichtungen sind verschiedene Ausführungen von sog. Beatmungstuben beigefügt. – Die Einführung eines solchen Tubus in den Mund des Bewußtlosen

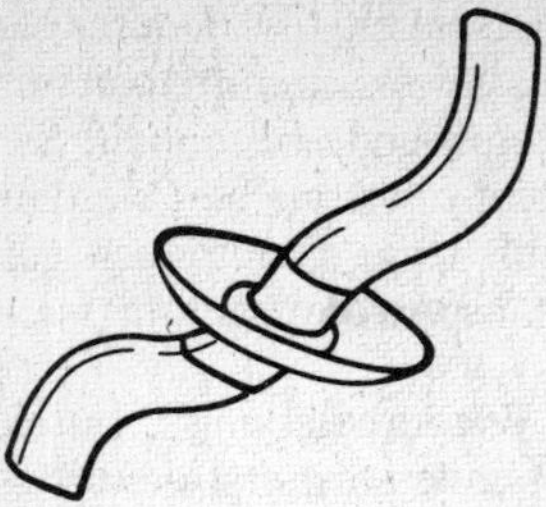

Abb. 2.2–4 SAFAR-Tubus.

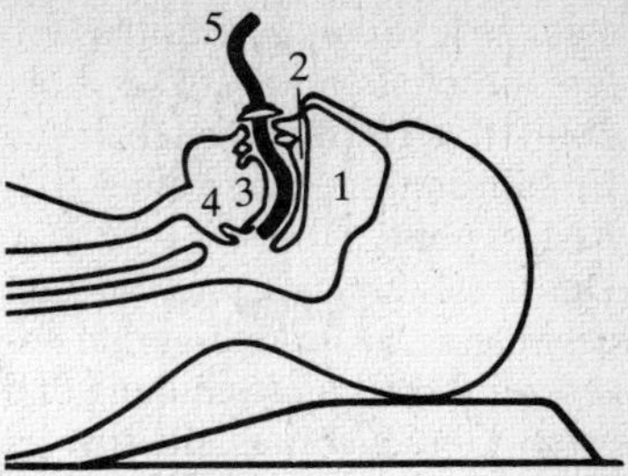

Abb. *2.2–7* Nasen-Rachenraum mit eingeführtem SAFAR-Tubus.
1 = Nasen-Rachen-Raum.
2 = Harter und weicher Gaumen.
3 = Zunge.
4 = Kehldeckel.
5 = Ansatz für Mund des Beatmers.

Abb. *2.2–7* Nasen-Rachen-Raum SAFAR-Tubus.

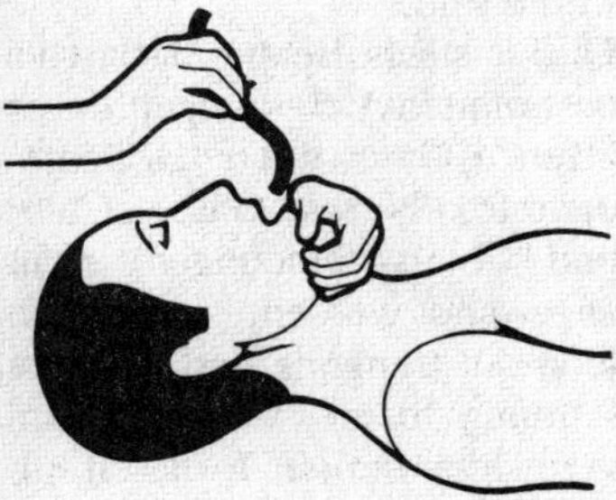

Abb. 2.2–5 Einführen des SAFAR-Tubus.

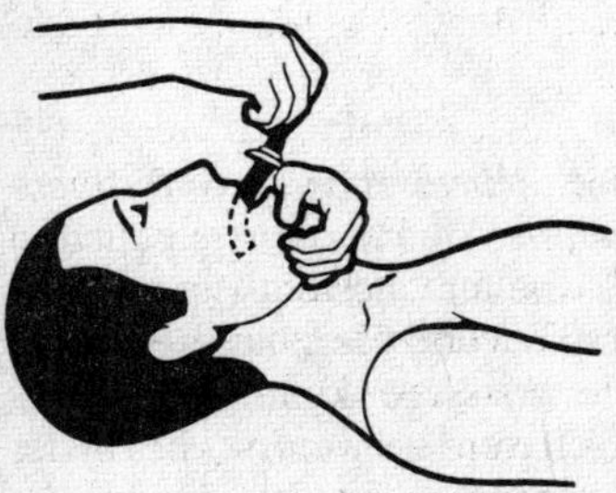

Abb. 2.2–6 Ist der Tubus zu 2/3 seiner Länge eingeführt, wird er im Mund um 180° gedreht.

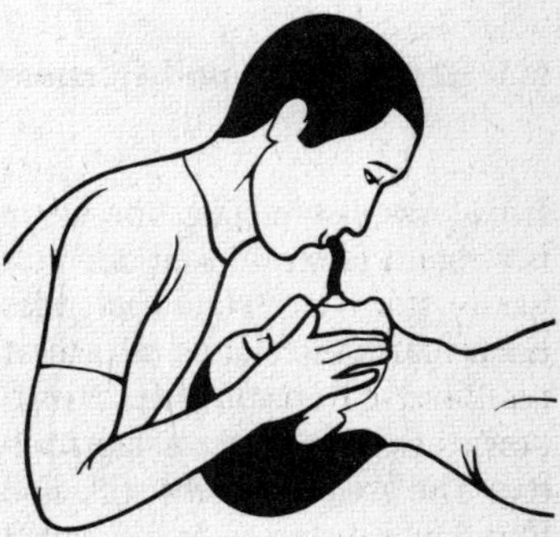

Abb. 2.2–8 Beatmung mit Hilfe des SAFAR-Tubus.

sollte jedoch dem geschulten Helfer vorbehalten sein. Die Abb. 2.2–4–8 zeigen das Aussehen, die Einführung und Lage eines SAFAR-Tubus.
Der sog. Beutelresutator und andere kleine Beatmungsgeräte setzen zur Bedienung Schulung und etwas Übung voraus, die sich jeder von uns in der heutigen Zeit in einem Erste-Hilfe-Kurs für Fortgeschrittene erwerben sollte!
Es sei noch einmal eindringlich darauf hingewiesen, daß die Wiederbelebung durch Atemspende schnellstens nach dem Atemstillstand begonnen werden muß. Es ist nicht unbedingt notwendig, den Verletzten zunächst zu bergen, man leitet sofort die Atemspende ein, sobald man nur an den Kopf des Betroffenen herankommt. Nachdem man die vorher genannten Handgriffe (Kopf in den Nacken usw.) durchgeführt hat, wird unmittelbar mit der Atemspende begonnen. Sie darf nicht unterbrochen werden und muß lange genug auch auf dem Transport durchgeführt werden.
Die Wiederbelebung durch Atemspende wird erst dann beendet, wenn der Verunglückte wieder selbständig regelmäßig und kräftig atmet oder wenn sichere Zeichen des Todes eingetreten sind.
Die künstliche Beatmung darf bei bestimmten Vergiftungen durch ätzende Gase (wie z. B. Säuredämpfe, Nitrose-Gase, Chlor und Chlorverbindungen) nicht angewandt werden; hierbei muß jede Anstrengung und vertiefte Atmung beim Verunglückten vermieden werden. In diesen Fällen läßt man reinen Sauerstoff inhalieren.

2.3 Herzstillstand und Herzmassage

Ein Herzstillstand liegt vor, wenn bei einem Bewußtlosen der Puls weder an der Halsschlagader noch in der Leistengegend tastbar ist. Bei der Betastung des Brustkorbes ist kein Herzschlag fühlbar. Die Atmung steht still. Die Pupillen werden oder sind weit und reaktionslos auf Lichteinfall.
Die *lebensrettende Sofortmaßnahme* durch den geschulten Ersthelfer besteht in Atemspende und Herzmassage. Eine Herzmassage kann nur erfolgreich werden, wenn vorher in der Lunge Sauerstoff durch die künstliche Beatmung aufgenommen werden kann.
Deshalb wird immer mit der

Atemspende begonnen und die Herzmassage angeschlossen.

Ausführung der Herzmassage

Man lagert den Wiederzubelebenden, wenn möglich, auf einer harten Unterlage auf den Rükken, beengende Oberkleidung wird schnellstens geöffnet, bzw. aufgeschnitten. Wenn möglich, legt man in Höhe der Schultern eine gerollte Decke, ein hartes Kissen oder ähnliches unter.
Durch diese Maßnahme wird die Halswirbelsäule stärker nach hinten gebogen, und die Atemwege werden frei. – Die Beine werden etwas hochgelagert.
Der Helfer kniet oder steht, je nach Höhe des Lagers, seitlich neben dem Verletzten. Man beginnt mit 5maliger Atemspende. Dann legt der Ersthelfer beide Handballen übereinander auf die harte untere Brustbeinhälfte (Abb. 2.3–1) und drückt senkrecht von oben auf den Brustkorb. (Abb. 2.3–2 u. 3) Danach läßt er sofort los. Auf diese Weise wird der Brustkorb 10mal rhythmisch zusammengedrückt.
Die Schnelligkeit des Zusammendrückens ist so abzuschätzen, daß in 1 Minute der Brustkorb 60–70mal zusammengedrückt wird. Der Rhythmus zwischen Atemspende und Herzmassage läuft also in folgender Reihenfolge ab:
Ist der Helfer allein, so werden zuerst 5 Atemspenden von 10 Herzmassagen gefolgt, dann wird fortgefahren mit 2 Atemspenden und wiederum 10 Herzmassagen, also 2 Atemspenden, 10 Massagen, 2 A–10 M usw.
Sind zwei Helfer vorhanden, so soll der Rhythmus:
1 Atemspende – 5 Herzmassagen – 1 A – 5 M usw. eingehalten werden.
Bei Kleinkindern übt man den Druck etwa über dem mittleren Brustbeindrittel mit den Endgliedern des 2.–4. Fingers einer oder auch beider Hände übereinander aus (Abb. 2.3–4). Bei Kindern reicht der Druck eines Handballens aus.
Während der Atemspende wird keine Herzmassage ausgeübt. Die Herzmassage soll aber nie länger als 5 Sekunden unterbrochen werden.
Wenn ein zweiter Helfer am Hals oder in der Leiste einen Schlagaderpuls fühlt, die Pupillen wieder eng werden oder eng bleiben, sind Herzmassage und Atemspende wirkungsvoll. Die Atemspende und Herzmassage sind so lange fortzusetzen, bis die Atmung und die Herzaktion von selbst und anhaltend in Gang bleiben. Die Helfer müssen die Verletzten weiterhin dauernd beobachten und den Puls fühlen. Tritt erneut ein Atem- oder Herzstillstand ein, wird wiederum mit Atemspende und Herzmassage

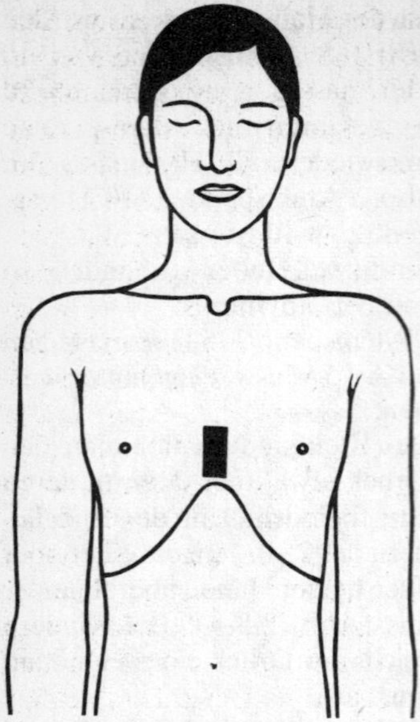

Abb. 2.3–1 Das umrandete Feld am unteren Brustbein zeigt den Druckpunkt für die Herzmassage.

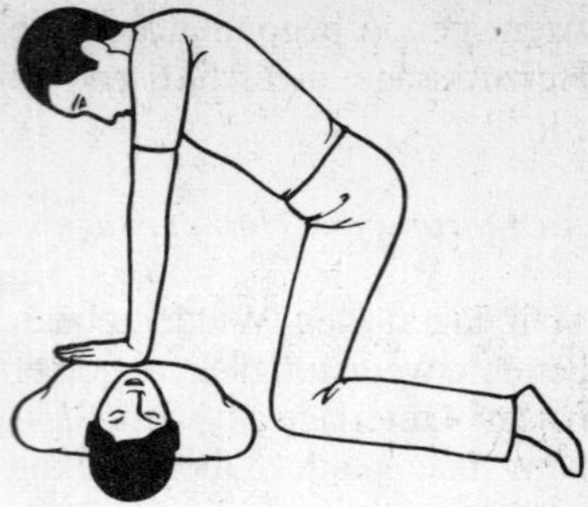

Abb. 2.3–2 Zur Herzmassage wird der Druck senkrecht von oben auf das Brustbein ausgeübt.

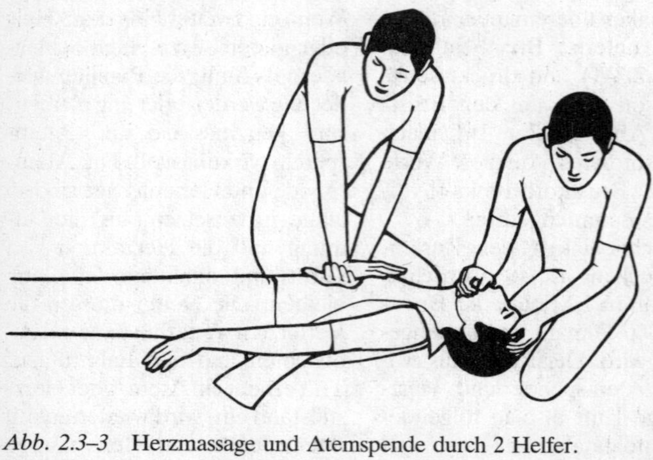

Abb. 2.3–3 Herzmassage und Atemspende durch 2 Helfer.

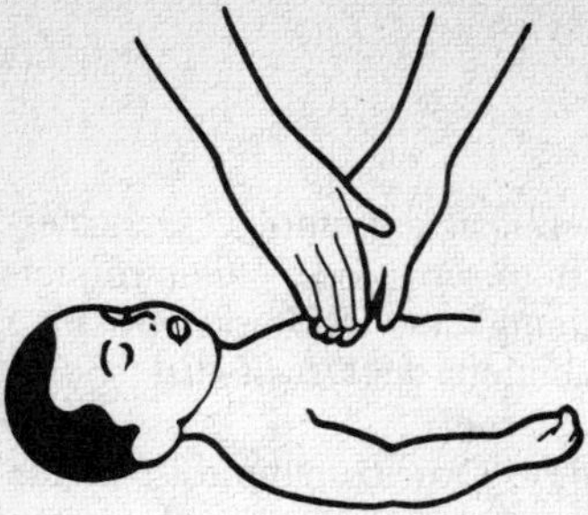

Abb. 2.3–4 Herzmassage beim Säugling und Kleinkind.

begonnen und auch während des Transportes aufrechterhalten.
Der Druck auf die untere Brustbeinhälfte wird bei jungen Menschen geringer, bei alten Menschen mit starrem Brustkorb stärker ausgeübt. Durch diesen Druck wird das Herz zwischen Brustbein und Wirbelsäule zusammengedrückt und das Blut aus dem Herzen in den Kreislauf ausgetrieben. Damit kann ein ausreichender Kreislauf zur Durchblutung der lebenswichtigen Organe erzeugt werden. Um den richtigen Druck für die Kompression des Brustkorbes abzuschätzen, übt man bei den ersten Massagen zunächst vorsichtig nur so viel Druck aus, daß sich das Brustbein etwa 3–4 cm einsenkt. Dadurch schätzt man die richtige Dosierung für die folgenden schnellen Kompressionen ab, bei denen sich das Brustbein ebenfalls 3–4 cm wirbelsäulenwärts einsenken soll.
Jeder moderne Mensch sollte diese Wiederbelebungsmaßnahmen in einem Kurs der Ersten Hilfe am Phantom üben, damit er im Notfall diese einfachen, aber lebensrettenden Maßnahmen durchführen kann. Die richtige Durchführung von Atemspende und Herzmassage hat schon vielen Menschen das Leben gerettet. Herz- und Atemstillstand nach Unfällen stellen nämlich nicht in jedem Fall tödliche Komplikationen dar. Erfolgreiche Wiederbelebungen sind möglich.

3. Besondere Verletzungen

3.1 Kopfverletzungen

Weichteilverletzungen des Kopfes bedingen häufig stark blutende Wunden, die durch einen Kompressionsverband gestillt werden müssen.

Eine **stumpfe Schädelverletzung** liegt vor, wenn der Kopf gegen einen harten Gegenstand schlägt oder wenn er mit einem solchen geschlagen wird. Dabei kann die äußere Weichteilumhüllung des Kopfes unverletzt bleiben.

Diese stumpfe Gewalteinwirkung führt zu einer **Gehirnerschütterung.** Das Gehirn stellt vorübergehend seine Funktion ein. Der Betroffene wird bewußtlos. Nach Rückkehr des Bewußtseins weiß der Verletzte nicht mehr, was vor dem Unfall geschah und wie der Unfall selbst ablief. Er hat die Orientierung über Ort und Zeit des Unfalls verloren. Meist tritt Übelkeit und Erbrechen ein, das auch schon während der Bewußtlosigkeit beginnen kann.
Derartige Verletzte müssen unbedingt im Krankenhaus einem Arzt vorgestellt werden.
Im Anschluß an eine Gewalteinwirkung auf den Kopf mit Bewußtlosigkeit infolge Gehirnerschütterung oder Gehirnquetschung entwickelt sich oft eine Zunahme des Drucks in der Schädelkapsel.
Diese Druckzunahme ist häufig durch ein zerrissenes Blutgefäß, das an der Innenseite des Gehirnschädelknochens verläuft, bedingt. – Der immer größer werdende Bluterguß drückt das Gehirn zusammen.
Die äußeren Zeichen für diese Gehirnverdrängung mit Zunahme des Drucks in der Schädelkapsel sind eine wieder eintretende oder fortbestehende Bewußtlosigkeit und seitenverschiedene Weite der Pupillen. Diese Veränderung führt zum Tod, wenn der Bluterguß nicht operativ beseitigt und das blutende Gefäß gestillt wird.
Der ausgebildete Ersthelfer sollte wissen, daß zwischen dem Unfallereignis und dem Einsetzen der Bewußtlosigkeit unter Umständen längere Zeit (sog. freies Intervall) vergehen kann. Deshalb sollten Verletzte mit den typischen Anzeichen einer Gehirnerschütterung (Bewußtseinsstörung, Erinnerungsstörung, Übelkeit oder Erbrechen, Absinken der Pulszahl unter 55 Schläge in der Minute) immer einem Arzt vorgestellt werden.

Offene Schädel-Hirn-Verletzungen zeigen sich daran, daß im Bereich des behaarten Kopfes neben Blut auch weißliche Gehirnmasse hervorquillt. Meist liegt Bewußtlosigkeit oder Benommenheit vor. – Für eine offene Schädel-Hirn-Verletzung spricht auch das Ausfließen von wäßriger, klarer Flüssigkeit (Gehirnwasser) aus Nase oder Ohr. Blutungen aus dem Ohr und der Nase können ebenfalls auf einen (Schädelbasis-)Bruch mit offener Verbindung zum Gehirn hinweisen. Nach einiger Zeit treten blutunterlaufene Augenlider (Brillenhämatom) auf, da sich der Bluterguß nach vorne in das lokkere Gewebe der Augenhöhlen ausbreitet.

Erste Hilfe: Aus der Wunde ausgetretenes Gehirn darf auf keinen Fall in die Schädelhöhle zurückgedrängt werden. Die Wunde wird mit einem keimfreien Verband bedeckt, wenn möglich wird die Wunde ringsherum mit sterilem Verbandstoff abgepolstert, so daß auf das ausgetretene Gehirn beim Verbinden kein Druck ausgeübt wird.

Der Schädel-Hirn-Verletzte wird auf die unverletzte Seite in Seitenlage gebracht. Der Kopf wird auf einem flachen Kopfpolster gelagert. Es ist darauf zu achten, daß die Atemwege bei Bewußtlosen freigemacht und freigehalten werden. Der Puls wird laufend überprüft, um durch ein Absinken unter 55 Schläge pro Minute die zunehmende Gefahr eines Hirndrucks rechtzeitig zu erkennen.

Falls notwendig, wird Atemspende und Herzmassage durchgeführt.

Der Schädel-Hirn-Verletzte wird in Seitenlage schonend in eine Klinik transportiert. Schädel-Hirn-Verletzte erhalten nichts zu trinken, weil sich dadurch die Gefahr des Erbrechens noch erhöht.

3.2 Verletzungen im Gesicht, in Mund und Rachen

Weichteilverletzungen im Gesicht bluten meist sehr stark.

Erste Hilfe: Die Wunden werden durch sterilen Verband bedeckt. Durch Druck wird eine Blutung bis zur Wundversorgung gestillt. Ist es durch einen Unfall zu einem **Nasenbeinbruch** gekommen, so zeigt sich dies in einer starken Schwellung der Nase, die meist mit stärkerer Blutung aus den Nasenlöchern einhergeht.

Erste Hilfe: Es wird ein Schutzverband angelegt. Bei Benommenheit oder Bewußtlosigkeit wird ein liegender Transport in

Seitenlage zum Arzt vorgenommen.

Ein **Oberkieferbruch** zeigt sich durch Verformung der Mund-Nasen-Gegend mit Schwellung an. Meist bestehen auch Lippenwunden bis in den Mund hinein, die stärker bluten und eine erhöhte Aspirationsgefahr mit sich bringen.
Erste Hilfe: Je nach Erfordernis wird ein Wundverband angelegt, die Mundhöhle wird kontrolliert, falls notwendig, werden lose Zähne oder Gebißteile entfernt. Bei Benommenheit oder Bewußtlosigkeit wird auch hier ein liegender Transport in Seitenlage ins Krankenhaus oder in eine Spezialklinik vorgenommen.

Beim **Unterkieferbruch** entsteht häufig eine Stufe in der Zahnreihe, das Kinn ist geschwollen und verformt. Meist ziehen auch Wunden von der Lippe bis in den Mund hinein. Auch hier besteht bei stärkerer Blutung erhöhte Aspirationsgefahr.
Erste Hilfe: Wenn notwendig, wird ein Wundverband und ein Kinnstützverband angelegt. Vorher kontrolliert man die Mundhöhle und entfernt lose, in der Mundhöhle liegende Zähne oder Gebißteile. Bei Benommenheit oder Bewußtlosigkeit findet liegender Transport in Seitenlage in ein Krankenhaus statt. Ist das Bewußtsein erhalten, läßt man den Verletzten sitzen, dabei stützt er die Ellbogen auf seine Knie und den Kopf in die Hände, damit das Blut abfließen kann.

Verletzungen in Mund und Rachen gehen meist mit stärkeren Blutungen einher.
Erste Hilfe: Man kann diese Blutungen weder durch Verband noch durch Druck stillen. Daher sorgt man für freien Abfluß des Blutes nach außen und achtet auf die Freihaltung der Atemwege. Wenn es dem Verletzten möglich ist, soll er sitzen und den Kopf leicht vornübergebeugt halten, evtl. kann er den Kopf in die Hände nehmen und dabei die Ellbogen auf seine Knie abstützen. Sprechen oder sonstige Bewegungen des Kopfes unterbleiben, damit die körpereigene Blutstillung durch Ruhigstellung des Wundgebietes beschleunigt wird. Da das Verschlucken von Blut häufig zu Erbrechen führt, sollte das Blut aus dem geöffneten Mund in ein Gefäß (Nierenschale) aufgefangen und gemessen werden, da sich dann auch gleichzeitig die Höhe des Blutverlustes gut abschätzen läßt.

3.3 Augenverletzungen

Augenverletzungen werden unverzüglich einem Arzt zugeführt.
Erste Hilfe: Eingedrungene Fremdkörper werden nicht entfernt, das ist Aufgabe des Arztes. Man legt einen gut gepolsterten, keimfreien Verband an und bedeckt, wenn möglich, auch das gesunde Auge, damit die Augen bis zur Behandlung ruhiggestellt sind. Das setzt jedoch voraus, daß der Verletzte von einem Helfer geführt werden kann.

3.4 Halsverletzungen

Halsverletzungen können durch Mitverletzung von Kehlkopf, Luftröhre, Blutgefäßen und Nerven lebensbedrohlich sein. Die Hauptgefahr besteht darin, daß die Atemwege durch Bluterguß und Anschwellung von außen oder von innen, durch verlegende Wundteile oder durch Blutaspiration eingeengt oder verschlossen werden.
Erste Hilfe: Die wichtigsten Maßnahmen sind, bei starker Blutung für eine schnelle Blutstillung zu sorgen, die Atemwege freizumachen und freizuhalten, richtig zu lagern und schnell eine ärztliche Behandlung herbeizuführen.

3.5 Brustkorbverletzungen

Brustkorbverletzungen bergen die lebensbedrohliche Gefahr in sich, daß es durch eine Verbindung nach außen zu einem Lungenkollaps oder durch Zerreißung von großen Gefäßen zur inneren Verblutung kommen kann.
Dringt Luft in den Spaltraum zwischen Lungenoberfläche und innerer Brustkorbwand von außen (Brustkorbwandverletzung) oder von innen (Lungenverletzung) ein, so zieht sich die Lunge zusammen (»kollabiert«) und fällt für die Atmung aus, da sie sich nicht mehr ausdehnen kann.

Eine **offene Brustwandverletzung** mit Verbindung zum inne-

ren Brustkorb kann man daran erkennen, daß pfeifende oder schlürfende Wundgeräusche auftreten, daß aus der Wunde Luftblasen aufsteigen oder in der Wunde Lungengewebe sichtbar wird.
Der Verletzte zeigt Atemnot, die Atmung ist beschleunigt, oberflächlich und schmerzhaft.
Liegt gleichzeitig eine Lungenverletzung vor, so hustet der Verletzte hellrotes, schaumiges Blut und blutdurchsetzten Schleim ab.
Erste Hilfe: Die lebensrettende Sofortmaßnahme bei offenen Brustwandverletzungen besteht darin, einen luftdichten Wundverschluß herzustellen. Dazu bringt man auf die Wunde eine sterile Wundauflage und legt über diese eine wasser- bzw. luftdichte Folie. Diese Auflagen werden mit Heftpflaster ausgiebig und abdichtend fixiert. Außerdem wird der Verband mit der Hand oder durch einen Druckverband angedrückt.
Der Verletzte wird bei Atemnot in Rückenlage mit erhöhtem Oberkörper gelagert und transportiert. Besteht keine Atemnot, kann man den Brustkorbverletzten auch mit erhöhtem Oberkörper auf die verletzte Seite legen, da hierdurch die Atemtätigkeit der verletzten Seite eingeschränkt und dadurch der Schmerz gelindert werden kann. Unverzüglicher Transport in eine Klinik ist notwendig.

3.6 Bauchverletzungen

Bauchverletzungen können zu lebensbedrohlichen Zuständen führen, wenn durch äußere Gewalt die Organe des Bauchraumes wie Leber, Milz, Darm beschädigt werden. Äußere Wunden brauchen dabei nicht aufzutreten. – Wird die Leibeshöhle durch Wunden eröffnet, so spricht man von offenen Bauchverletzungen. – Beschädigungen großer Blutgefäße, der Leber oder Milz führen zur inneren Verblutung. – Wird der Darm verletzt, tritt eine Bauchfellentzündung ein.
Kommt es nach einer stumpfen Bauchverletzung zu einem anhaltenden schweren und zunehmenden Schockzustand, so muß eine stärkere Verletzung der Bauchorgane angenommen werden.
Erste Hilfe: Ein Verunglückter, bei dem Verletzungen im Bereich des Bauchraumes anzunehmen sind, wird auf dem Rücken gelagert und transportiert. Unter den Kopf und unter die Knie legt man

eine Polsterung. Durch die Beugung der Knie werden die Bauchmuskeln entspannt und der Schmerz gelindert. Vorgefallene Darmschlingen dürfen niemals in die Bauchhöhle zurückgestopft werden. Sie werden umpolstert und mit einem sterilen, fest sitzenden Verband so abgedeckt, daß gleichzeitig ein weiteres Austreten von Eingeweiden unmöglich ist. Es ist streng verboten, den Bauchverletzten trinken, essen oder rauchen zu lassen.

3.7 Verletzungen des Bewegungsapparates

Die **Verstauchung** eines Gelenkes liegt vor, wenn eine Gewalteinwirkung ein Gelenk zu sprengen versucht. Die Gelenkkapsel hält aber stand, das Gelenk bleibt in seinem natürlichen Zusammenhang.
Die übermäßige Kapselspannung bewirkt eine Zerreißung kleiner Kapselblutgefäße (Bluterguß) oder eine Reizung der Schleimhaut (nicht blutiger Erguß). Durch die Blutung und den Erguß schwillt das Gelenk an, es wird schmerzhaft, und die Bewegungsmöglichkeit ist eingeschränkt.
Erste Hilfe: Man stellt das schmerzhafte, angeschwollene Gelenk ruhig und vermeidet Bewegungen, eine ärztliche Behandlung sollte angeschlossen werden.

Die Verrenkung
eines Gelenkes besteht darin, daß die Gelenkkapsel zerrissen und der Gelenkkopf aus der Gelenkpfanne getreten ist.
Die verrenkte Gliedmaße wird vom Verletzten unter Äußerung starker Schmerzen ängstlich ruhiggehalten. Das Gelenk ist infolge einer federnden Zwangshaltung gebrauchsunfähig. Jeder Bewegungsversuch steigert die Schmerzen, die zu einem Schock führen können.
Ein einseitiger Bänderriß deutet sich im Bereich eines Gelenkes dadurch an, daß es seine Festigkeit verliert und sich nach einer Seite aufklappen läßt.
Eine Meniskus-Verletzung im Bereich des Kniegelenkes erkennt man neben hochgradiger Schmerzhaftigkeit und einer Anschwellung des Kniegelenkes gelegentlich daran, daß Teile des beschädigten Meniskus zwischen den Gelenkflächen des gebeugten Kniegelenkes eingeklemmt werden, so daß es nicht mehr gestreckt werden kann.
Erste Hilfe: Ein verrenktes Ge-

lenk wird in der vorgefundenen Stellung ruhiggestellt; gute Lagerung deutet sich dadurch an, daß die Schmerzen im verrenkten Gelenk geringer werden. Die Einrenkung wird immer durch einen Arzt vorgenommen.

Knochenbrüche
werden durch Schlag, Sturz, Verdrehung oder Biegung oder durch bestimmte Knochenerkrankungen hervorgerufen. Einen Knochenbruch erkennt man an der abnormen Lage und Bewegungsunfähigkeit der gebrochenen Gliedmaße.

Meist liegt ein starker lokaler Schmerz an der Bruchstelle vor.

Wir unterscheiden den geschlossenen Knochenbruch, bei dem die umgebende Haut unverletzt ist, und den offenen Knochenbruch, bei dem die Bruchstelle durch eine Wunde Verbindung mit der Außenwelt erhalten hat und hohe Infektionsgefahr für den Knochen besteht.

Bei offenen Knochenbrüchen sind oft Bruchenden oder Knochensplitter in der Wunde sichtbar.

Erste Hilfe: Der Helfer darf die vermutlich gebrochenen Knochen niemals bewegen, um die abnorme Beweglichkeit in der Bruchstelle zu prüfen. Er leistet schon bei Verdacht auf Knochenbruch die Erste Hilfe in der Form, wie sie bei einem Knochenbruch durchgeführt wird. Besondere Vorsicht ist bei Bewußtlosen anzuwenden, da Hinweise des Verletzten auf die Gebrauchsunfähigkeit einer Gliedmaße fehlen.

Die Wunden offener Knochenbrüche werden mit einem sterilen Verband bedeckt.

Die Ruhigstellung der gebrochenen Gliedmaße durch Schienung beginnt erst dann, nachdem der Schock abgeklungen oder behandelt ist.

Zur Schienung verwendet man in der Ersten Hilfe biegsame und anpaßbare Drahtleiter-(Cramer-)schienen, aufblasbare Plastikhüllen und anderes dafür greifbares Material, wie z. B. Brettchen, Stöcke, starke Pappe.

Beim Anlegen einer Schiene müssen zur Ruhigstellung der Verletzung die benachbarten Gelenke mit ruhiggestellt werden. Vorspringende Knochenstellen, wie z. B. die Knöchel, das Wadenbeinköpfchen, die Gelenkknorren am Ellbogen müssen gepolstert werden.

Im Notfall reicht auch eine Schienung am benachbarten gesunden Körperteil aus.

Die Befestigung der Schiene an der gebrochenen Gliedmaße mit Binden oder Tüchern wird nicht unmittelbar über dem Bruch angelegt und darf den Blutumlauf nicht behindern.

Schwerste Bruchverschiebungen mit starken Achsenknickungen rechtfertigen den Versuch, die gebrochene Extremität in eine normale anatomische Lage zu bringen, um eine Anspießung der Nerven, Gefäße oder der Haut zu vermeiden und um eine möglichst schmerzarme transportfähige Stellung herbeizuführen. Dazu genügt meist ein leichter Zug in der Längsrichtung der gebrochenen Gliedmaße. Der Zug wird vom Helfer bis zur Schienung aufrechterhalten.

Am besten schiebt ein zweiter Helfer das gepolsterte Schienenmaterial unter die gebrochene Gliedmaße und befestigt es.

Muß ein Verletzter mit gebrochener Extremität angehoben werden, bevor die Gliedmaße geschient ist, darf niemals die Bruchstelle selbst ergriffen oder dieselbe beim Tragen an den eigenen Körper gedrückt werden. Die gebrochene Gliedmaße darf auch nicht schlaff herabhängen oder pendeln. Der Helfer übt während des Tragens an der gebrochenen Extremität einen leichten Zug aus. Damit werden das Durchspießen durch die Haut und unnötige Schmerzen vermieden.

Gelegentlich sollte man bedenken, daß nicht immer unbedingt eine kunstgerechte Schienung vorgenommen werden muß. Wenn z. B. ein Verletzter mit dem gesunden Arm seinen gebrochenen schmerzfrei und schonend halten kann, würde der Schienungsversuch nur unnötige neue Schmerzen hervorrufen.

Die Knochenbrüche im einzelnen

Wirbelbrüche entstehen durch direkte Gewalt auf die Wirbelsäule oder durch Stauchung wie z. B. Sturz auf das Gesäß oder Stauchung der Halswirbelsäule bei einem Kopfsprung in zu flaches Wasser.

Bei Wirbelbrüchen besteht immer die große Gefahr, daß gleichzeitig oder nachträglich das Rükkenmark geschädigt wird.

Halswirbelbrüche: Neben einem Schmerz an der Bruchstelle gibt der Verletzte bei Druck auf das Rückenmark durch den Bruch ein unangenehmes Kribbelgefühl in beiden Armen an. Hier besteht äußerste Lebensgefahr, weil durch geringste Bewegung das Halsmark völlig geschädigt werden kann. Dies bedeutet unter Umständen den sofortigen Tod oder eine hohe Querschnittslähmung.

Erste Hilfe: Die Lagerung eines derartig Verletzten sollte möglichst unter der Anleitung eines Arztes erfolgen. Immer sind jedoch mehrere Helfer erforderlich. Dabei hält ein Helfer den Kopf des Verletzten in der vorgefundenen Lage mit größter Aufmerksamkeit. Drei weitere Helfer heben den Verletzten nach Art eines Gabelstaplers auf eine Trage. Der erste Helfer trägt den Kopf und folgt aufmerksam allen

Bewegungen, so daß der Kopf des Verletzten seine Lage zum Körper nicht im geringsten ändert. Auf der Trage wird der Kopf des Verletzten durch Umposterung in der bisherigen Lage fixiert. Während der vorsichtigen Fahrt ins Krankenhaus achtet ein begleitender Helfer darauf, daß der Kopf nicht bewegt wird.

Brust- und Lendenwirbelbrüche äußern sich durch Rückenschmerzen im Bereich der Bruchstelle. Der Verletzte kann sich nicht aufrichten. Mitbeschädigung des Rückenmarkes liegt vor, wenn der Verletzte die Beine nicht mehr bewegen kann oder wenn Stuhl und Urin unwillkürlich abgehen.
Erste Hilfe: Der Verletzte wird auf einer glatten, harten Unterlage in Rückenlage gelagert. Die Nacken- und Lendengegend wird durch flache Unterlagen gepolstert. Seitenlage wird nur angewandt, wenn gleichzeitig Erbrechen oder Blutungen aus dem Mund vorliegen. Besteht Verdacht auf Wirbelsäulenverletzungen beim Auffinden eines Verletzten in Bauchlage, bleibt die Bauchlage erhalten. Den Verletzten in diesem Fall nicht umdrehen. Der Verletzte wird vorsichtig durch wenigstens drei Helfer »steif wie ein Brett« auf eine harte Trage gelegt. Der Transport im Krankenwagen soll vorsichtig durchgeführt werden.

Steißbeinbrüche gehen mit starken Schmerzen im Gesäß einher. Auch hier werden Wirbelsäulen- und Beinbewegungen beim Verletzten gemieden.
Erste Hilfe: Es erfolgt vorsichtiger, liegender Transport ins Krankenhaus.

Beckenbrüche werden durch größere Gewalteinwirkungen hervorgerufen. Meist besteht ein schwerer Verletzungszustand mit Schmerzen im Unterbauch, und es entwickelt sich ein Schock. Entleert der Verletzte blutigen Urin, muß eine gleichzeitige Harnröhren- oder Harnblasenverletzung angenommen werden.
Erste Hilfe: Der Verletzte wird vorsichtig auf eine Trage gelegt, unter die Kniekehlen schiebt man ein Polster, um die Muskelansätze am Becken zu entspannen. Die Beine kann man locker so zusammenbinden, daß die Knie nicht nach außen kippen.

Der **Schlüsselbeinbruch** entsteht durch direkte Gewalteinwirkung auf das Schlüsselbein oder durch Sturz auf den vorgestreckten Arm. Meist besteht eine mehr oder weniger deutliche Stufenbildung mit Schmerzhaftigkeit am Schlüsselbein. Der betreffende zugehörige Arm kann nicht kraftvoll gehoben werden.
Erste Hilfe: Die Ruhigstellung erfolgt durch ein Armtragetuch

oder eine große Trageschlinge, die um den Hals und das Handgelenk der betroffenen Seite geführt wird. Dabei wird der Oberarm an den Oberkörper angelegt und der Ellbogen rechtwinklig gebeugt gehalten.

Rippenbrüche werden durch grobe Gewalteinwirkung auf den Brustkorb verursacht. Es kommt zu heftigen Schmerzen beim Atmen und zu Atemnot. Spießen Rippenbrüche die Lunge an, tritt hellroter, schaumiger Auswurf auf, oder die Lunge sinkt sogar zusammen.
Erste Hilfe: Man lagert den Verletzten mit erhöhtem Oberkörper und öffnet beengende Kleidung. Der Transport ins Krankenhaus wird vorsichtig vorgenommen.

Oberarmbrüche und Schultergelenkbrüche bedingen oft neben der Gebrauchsunfähigkeit eine winklige Abknickung des Oberarms; der Verletzte hält den gebrochenen Arm ängstlich fest und vermeidet jede Armbewegung.
Erste Hilfe: Die Ruhigstellung des gebrochenen Armes wird durch eine große Armtrageschlinge bzw. durch ein Dreiecktuch vorgenommen (s. Abb. 3.7–1–4). Falls vorhanden, legt man eine Schiene von der Schulter bis zu den Fingerspitzen bei rechtwinklig gebeugtem Ellbogen an. Diese Schiene wird mit einer Binde oder mit einigen »Krawatten« befestigt (Abb. 3.7–5). Steht ein längerer Transport bevor, wird der Oberarm zusätzlich am Brustkorb angewickelt (Abb. 3.7–6).

Der **Ellbogenbruch** geht mit Schmerz und Schwellung im Bereich des Ellbogengelenkes einher. Der Verletzte vermeidet ängstlich jede Bewegung im Ellbogengelenk.
Erste Hilfe: Die Ruhigstellung erfolgt wie beim Oberarmbruch.

Unterarmbruch bedeutet im eigentlichen medizinischen Sinn, daß beide Unterarmknochen gebrochen sind. In der Ersten Hilfe bezeichnet man jedoch jeden Knochenbruch zwischen Ellbogen- und Handgelenk als Unterarmbruch, auch wenn nur einer der beiden Knochen gebrochen ist. Die Unterarmbruchstelle zeigt meistens einen deutlichen Knick und eine stärkere Anschwellung. Der Arm wird ruhiggehalten und nicht bewegt.
Erste Hilfe: Die Ruhigstellung erfolgt durch eine Schiene von der Schulter bis zu den Fingerspitzen. Den Unterarm lagert man auf der Schiene so, daß die Hohlhand bei rechtwinklig gebeugtem Ellbogen zur Brust zeigt. Die Schiene wird locker angewickelt oder durch »Krawatten« befestigt. Schließlich wird eine Armtrageschlinge angelegt.

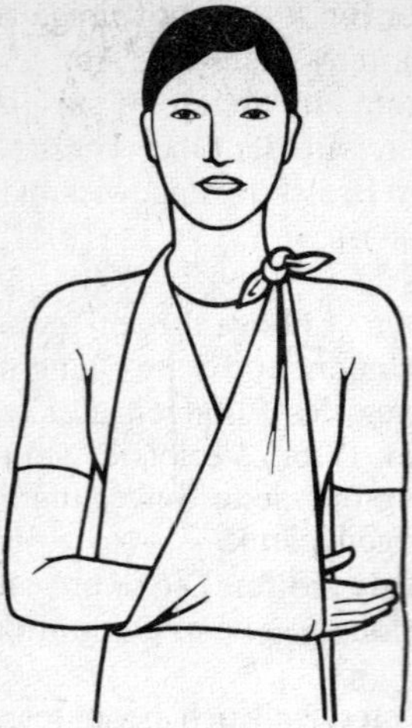

Abb. 3.7–1 Armtrageschlinge.

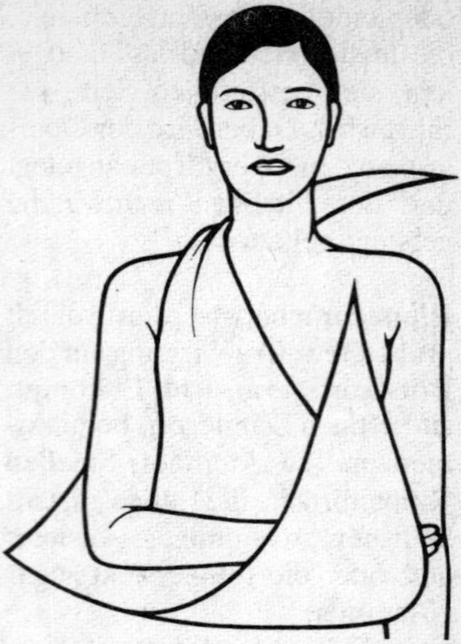

Abb. 3.7–3

Abb. 3.7–2–4 Anlegen eines Dreiecktuches als Armtragetuch.

Abb. 3.7–4

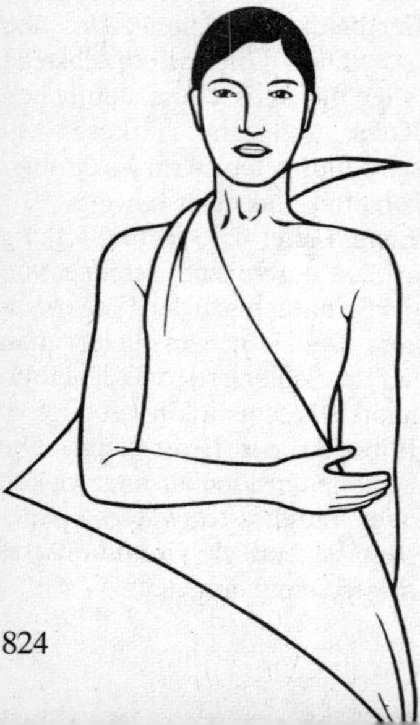

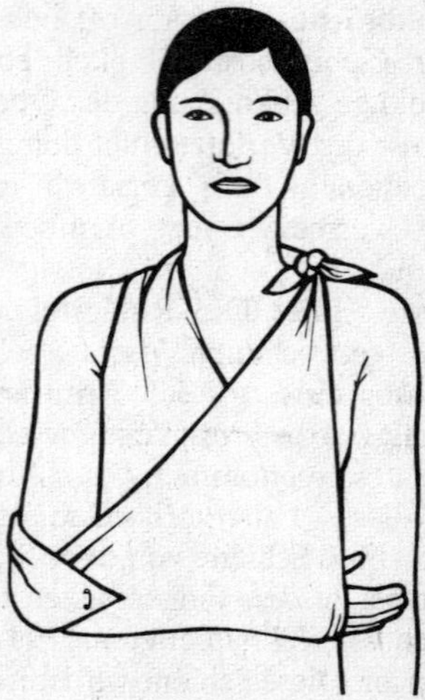

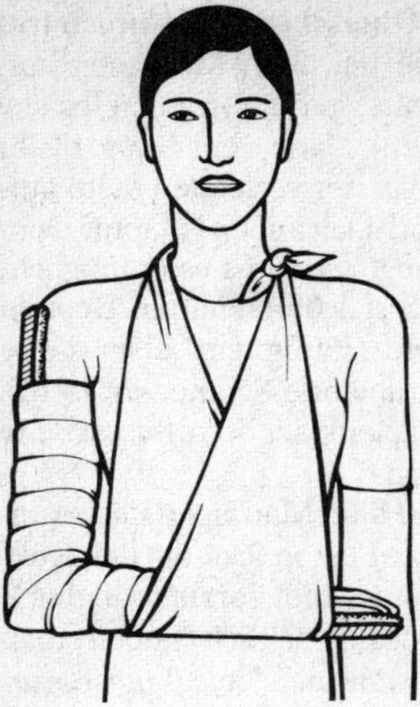

Abb. 3.7–5 Armschiene und Armtrageschlinge.

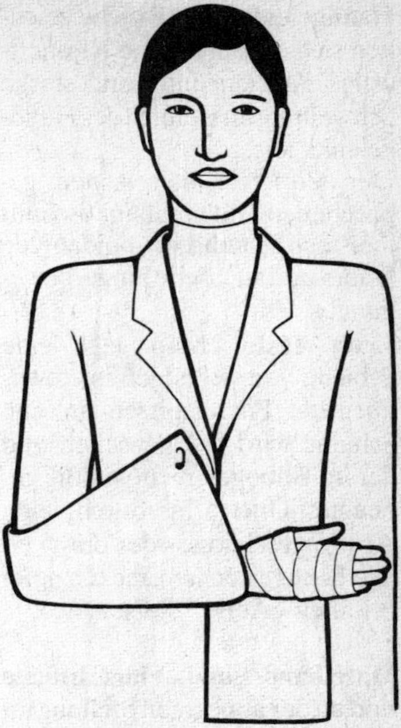

Abb. 3.7–7 Ruhigstellung des Unterarmes durch Schiene und Tragevorrichtung mit Hilfe eines hochgesteckten Jackenzipfels.

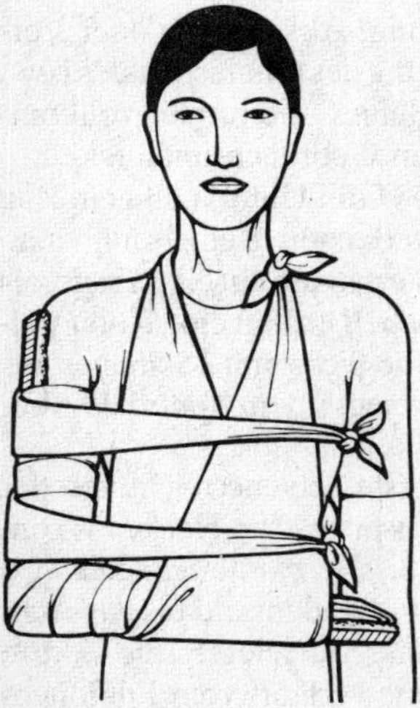

Abb. 3.7–6 Armschiene, Armtrageschlinge und Fixierung des Oberarmes am Brustkorb.

Handgelenksnahe Brüche zeichnen sich oft durch eine bajonettartige Knickstellung und starke Schwellung im Bereich des Handgelenks aus.
Der Verletzte hält seinen gebrochenen Gliedmaßenabschnitt meistens fest und vermeidet jede Hand- und auch jede Fingerbewegungen.
Erste Hilfe: Man legt eine Schiene vom Ellbogen bis etwas über die Fingerspitzen an, die Schiene wird fest gewickelt und der im Ellbogen rechtwinklig gebeugte Unterarm durch eine Armtrageschlinge oder durch einen hochgesteckten Jackenzipfel gehalten (Abb. 3.7–7).

Mittelhand- und Fingerbrüche sind an der abnormen Stellung im Bereich des gebrochenen Knochens und an der Schwellung erkennbar. Der Verunglückte hält die verletzte Hand mit der gesunden fest und vermeidet Hand- und Fingerbewegungen auf der verletzten Seite.
Erste Hilfe: Die Ruhigstellung erfolgt durch eine Schiene, die von den Fingerspitzen bis zum Ellbogen reicht. Die Schiene wird zusätzlich durch eine Armtrageschlinge oder den hochgesteckten Jackenzipfel oder durch ein Dreiecktuch gehalten. – Im Notfall genügen ein Handverband und ein Tragetuch. – Einzelne Finger werden im Rahmen der Ersten Hilfe nicht geschient.

Der **Oberschenkelhalsbruch** tritt häufig bei alten Menschen auf, die aus geringfügiger Ursache stürzen. Nach dem Sturz bleibt der Fuß der verletzten Seite auffallend nach außen gekippt. Dem Verunglückten ist es unmöglich, auf dem schmerzhaften Bein zu stehen. Häufig wird über starke ausstrahlende Schmerzen in das Kniegelenk der betroffenen Seite geklagt.
Erste Hilfe: Man lagert die verunglückte Person flach auf den Rükken und achtet darauf, daß durch Polsterung seitlich neben dem Fuß während des Transportes möglichst wenig schmerzhafte Bewegungen des Beines verursacht werden.

Oberschenkelbrüche erkennt man an den starken Formveränderungen durch auffallende Verkürzung, Abknickung oder Verdrehung des Oberschenkels bzw. des Beines und an der vollkommenen Gebrauchsunfähigkeit.
Erste Hilfe: Unter mäßigem Zug am verletzten Bein bringt man den Verletzten auf eine Trage, als Notbehelf erfolgt eine Ruhigstellung möglichst mit 3 Schienen aus nicht biegsamem Material (Abb. 3.7–8 a–c).
Die erste Schiene reicht von der Zehenspitze oder Hacke bis zum Gesäß. Die zweite Schiene wird vom Fußaußenrand bis zur Achselhöhle angelegt, die dritte Schiene verläuft vom Fußinnen-

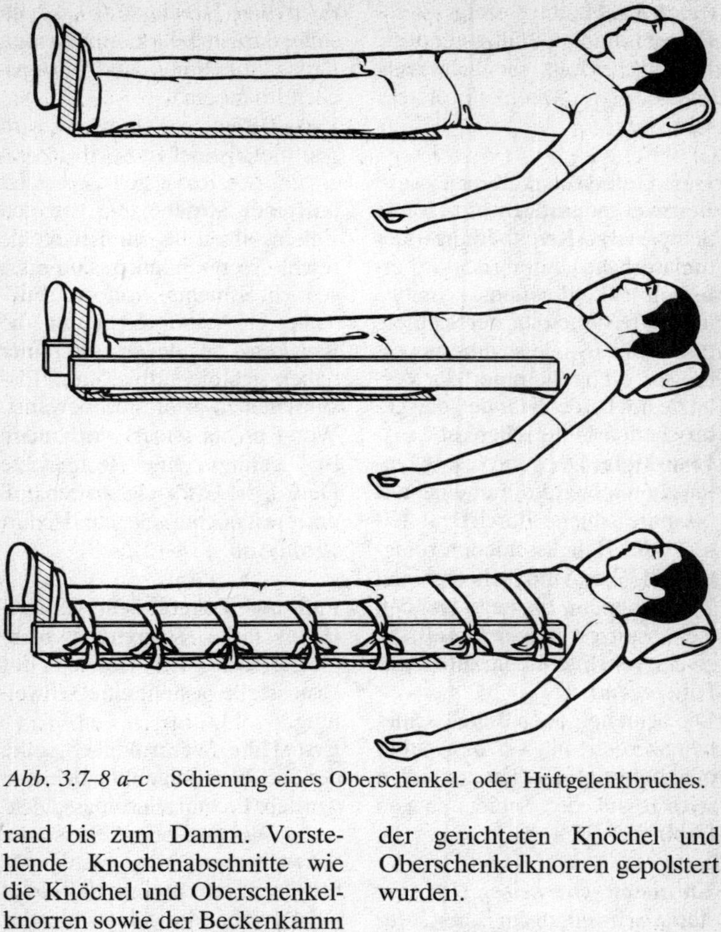

Abb. 3.7–8 a–c Schienung eines Oberschenkel- oder Hüftgelenkbruches.

rand bis zum Damm. Vorstehende Knochenabschnitte wie die Knöchel und Oberschenkelknorren sowie der Beckenkamm werden vorher gepolstert. Die Schienen werden mit 7 Krawatten befestigt, wobei die Knoten seitlich auf der Schiene liegen. Steht kein Schienungsmaterial zur Verfügung, werden die beiden Beine zusammengebunden, nachdem zuvor die gegeneinander gerichteten Knöchel und Oberschenkelknorren gepolstert wurden.

Kniegelenkbrüche werden durch den Ersthelfer wie ein Oberschenkelbruch versorgt. Am Unfallort ist meist nicht erkennbar, ob ein Kniescheibenbruch, Kniebänderriß, Meniskusriß oder ein Knochenbruch vorliegt. Deshalb wird das Kniegelenk in der vorgefundenen Haltung ruhiggestellt. Besteht keine auffällig abnorme Haltung, erfolgt die Schienung wie beim Oberschenkelbruch beschrieben.

Der **Unterschenkelbruch** weist Formveränderungen durch die Schwellung, Knickbildung oder unnatürliche Haltung des körperfernen Gliedmaßenabschnittes auf. Es bestehen starker Schmerz und völliges Bewegungsunvermögen, oft umklammert der Verletzte mit beiden Händen den gebrochenen Unterschenkel.
Erste Hilfe: Der gebrochene Unterschenkel wird durch eine aufblasbare Schiene, durch Drahtleiter- oder Behelfsschienen ruhiggestellt. Wenn möglich, legt man 2 Schienen an, die erste von den Zehenspitzen bis zum Gesäß, die zweite vom Fußaußenrand bis zur Hüftgegend.
Die Schienen oder Behelfsschienen werden mit 4–5 Krawatten o. ä. befestigt. Die Knoten sollen seitlich auf der Schiene liegen (Abb. 3.7–9a u. b).

Knöchelbrüche weisen eine sehr starke Schwellung im Bereich der Knöchel auf. Am Unfallort ist oft nicht zu entscheiden, ob nur eine Verstauchung, Verrenkung oder ein Bruch vorliegt. Meist liegt eine Kombination von Verrenkung und Bruch vor. Deshalb sollte der Ersthelfer immer einen Bruch annehmen und entsprechend handeln.
Erste Hilfe: Das Schuhwerk wird geöffnet, gelockert, evtl. ausgezogen. Die Ruhigstellung erfolgt auf einer Schiene, die von den Zehenspitzen bis zur Kniekehle reicht. Wenn möglich, sind noch seitlich Schienen von der Fußsohle bis handbreit unter die Kniekehle anzulegen. Auch hier haben sich die aufblasbaren Plastikschienen sehr gut bewährt. Wenn nichts anders vorhanden ist, genügt eine festgerollte Decke, die U-förmig um den Fuß und die Knöchel gelegt und fixiert wird (Abb. 3.7–10).

Fuß- und Zehenbrüche verursachen starke Schmerzen beim Gehversuch. Im Bereich der Bruchstelle besteht eine Schwellung.
Erste Hilfe: Wenn möglich, sollte der Schuh als Schienung belassen werden. Liegen allerdings gleichzeitig Wunden oder sehr starke Schwellungen vor, wird der Schuh entfernt und ein Fuß- oder Zehenverband angelegt, oder der Fuß wird auf einer rechtwinklig gebogenen Schiene ruhiggestellt. Die Schiene wird mit 3–4 Krawatten oder ähnlichem Material am Unterschenkel und Fuß fixiert.

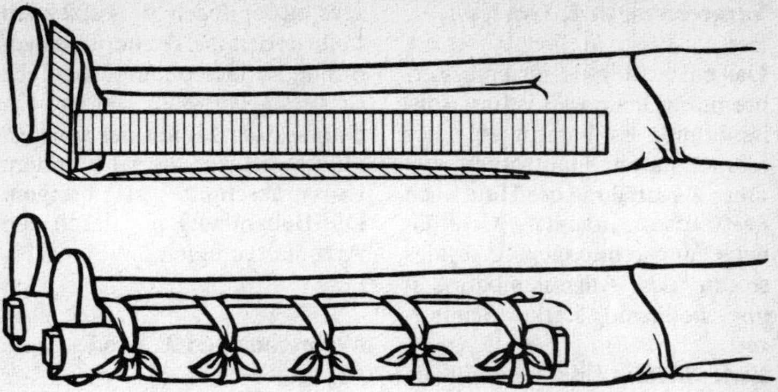

Abb. 3.7–9 a und b Unterschenkelschienung.

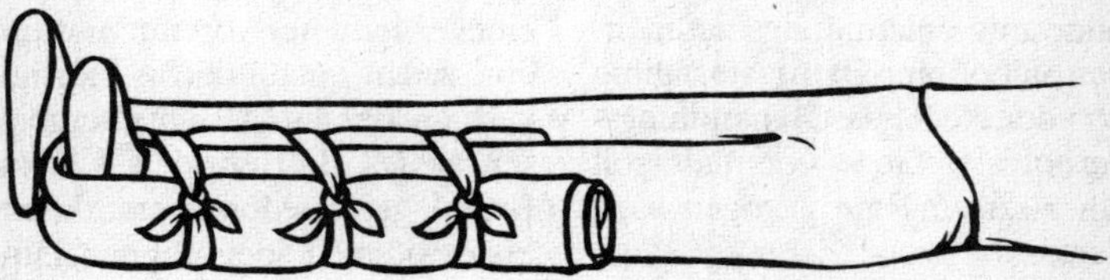

Abb. 3.7–10 Ruhigstellung der Knöchelgegend mit Hilfe einer gerollten Decke.

3.8 Hitzeschäden

Verbrennungen werden durch Einwirkung von Feuer, von heißen oder glühenden Gegenständen, durch heiße Flüssigkeit oder Dampf oder durch Strahlung (Sonnenlicht und ultraviolettes Licht) hervorgerufen.
Je nach der Tiefe der Verbrennung werden unterschieden:

Verbrennungen 1. Grades
- Hautrötung

Verbrennungen 2. Grades
- Hautrötung mit Blasenbildung

Verbrennungen 3. Grades
- Tiefgehende Zerstörung, Verkochung, Verkohlung des Gewebes.

Verbrennungen 1. Grades

Das beste Beispiel für eine Verbrennung 1. Grades ist der Sonnenbrand. Es kommt zu einer schmerzhaften Hautrötung, die unter Abschälung der Haut nach 8–10 Tagen abheilt. – Großflächige Verbrennungen 1. Grades stören das Allgemeinbefinden und bedingen starke Schmerzen.

Erste Hilfe: Eine geringfügige Ausdehnung einer Verbrennung 1. Grades braucht keine besondere Erste Hilfe. Man kann die schmerzhafte Haut einpudern oder mit entzündungshemmenden Salben einreiben (Ausnahme von der Regel des Behandlungsverbotes!). Gegebenenfalls soll ein Arzt zu Rate gezogen werden.

Verbrennungen 2. Grades

Bei der Verbrennung 2. Grades kommt es innerhalb von 15–20 Minuten nach Einwirkung der Hitzeschädigung zur Blasenbildung, die zunächst nicht überall gleichmäßig in den zweitgradig verbrannten Abschnitten aufzutreten braucht.

Erste Hilfe: Auf die verbrannten Körperabschnitte wird ein trokkener steriler Verband aufgelegt. Notfalls genügen frisch gewaschene und gebügelte Hand- oder Bettücher. Der Verband wird sehr locker angelegt. Auf keinen Fall werden die Brandblasen geöffnet, sie bleiben unberührt. Es ist streng verboten, Puder, Öl, Salben oder Mehl oder sonstige Hausmittel auf die verbrannten Körperabschnitte zu bringen. Die Behandlung hat durch den Arzt stattzufinden.

Verbrennungen 3. Grades

Hier liegt ein schwerer, meist flächenhafter Verletzungszustand vor. Flächenhafte Verbrennungen entstehen, wenn die Kleider eines Menschen brennen oder eine leicht entzündliche Flüssigkeit, mit der ein Mensch übergossen ist (z. B. Benzin u. ä.), in Brand gerät. Menschen, deren Haare oder Kleider brennen, laufen meist schreiend davon.

Erste Hilfe: Den Brennenden aufhalten, zu Boden werfen und rollen, die brennenden Kleidungsstücke soll man, wenn möglich, herunterreißen. Die Flammen werden durch Abdecken mit einem Teppich oder mit einer Decke erstickt oder mit Wasser gelöscht. Feuerlöscher dürfen niemals auf brennende Menschen gerichtet werden.

Klebende (vor allem Kunststoff-)Kleidung wird nicht entfernt. Der Verbrannte wird mit Brandwunden - Verbandtüchern oder mit sauberen Hand- oder Bettüchern ohne jeglichen Zusatz von Puder oder Salben bedeckt. Schnellster, schonender Transport in eine Klinik ist notwendig. Ist kein keimfreies Verbandmaterial oder keimarmes Behelfsverbandmaterial vorhanden, muß die Brandwunde offen bleiben.

In letzter Zeit wird bei nicht zu ausgedehnten, d. h. bei begrenzten Verbrennungen empfohlen, auf den verbrannten Körperabschnitt so lange kaltes, sauberes (Eis-)Wasser zu gießen, bis der Schmerz verschwindet.

Damit sollen die bei jeder Verbrennung auftretenden sekundären Schäden aufgehalten werden.

Eine großflächige Verbrennung wird immer von einer gefährlichen Verbrennungskrankheit begleitet. Darunter faßt man alle durch die Verbrennung entstehenden Einwirkungen auf den Organismus zusammen. Die Schwere der Verbrennungskrankheit steigt mit der Größe der Verbrennungsfläche. Deshalb hat man zur Abschätzung der Ausdehnung einer Verbrennung die sog. Neunerregel aufgestellt, mit der die verbrannte Fläche in Prozent der Körperoberfläche abgeschätzt wird (Abb. 3.8–1).

Eine vereinfachte Möglichkeit zur Abschätzung der Verbrennungsfläche geht davon aus, daß die gesamte Handinnenfläche eines Menschen etwa 1% seiner Körperoberfläche ausmacht. Das bedeutet also, daß man sich die Handinnenfläche des Verbrannten so oft aus dessen verbrannte Hautabschnitte gelegt denkt, bis diese ganz bedeckt wären. Paßt also die Handinnenfläche eines Verbrannten 15mal auf dessen verbrannte Haut, so liegt eine Verbrennungsfläche von 15% vor.

Bei jeder ausgedehnten Verbrennung, beim Erwachsenen ab 15% der Körperoberfläche, bei Kindern ab 10% der Körperoberfläche, kommt es infolge von Flüssigkeitsverschiebungen und Flüssigkeitsverlust durch die Brandblasen zu einem lebensgefährlichen Schockzustand. Um diese lebensbedrohliche Verschlimmerung der lokalen Schä-

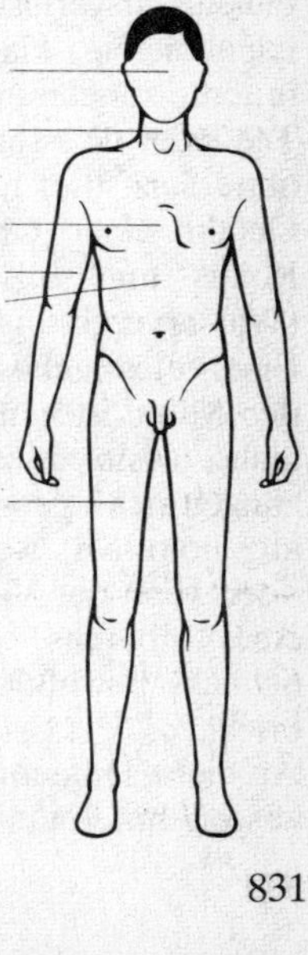

Abb. 3.8–1
9er-Regel.

digung aufzuhalten, darf der gut ausgebildete Laienhelfer folgende Maßnahme durchführen, wenn bei großflächigen Verbrennungen vorauszusehen ist, daß ärztliche Hilfe am Unfallort nicht zu erreichen ist und daß bis zur Aufnahme in eine Klinik mehr als 30–40 Minuten vergehen:
Vor dem Eintritt des Schocks werden Flüssigkeiten, die durch den Mund aufgenommen werden, schnell über den Dünndarm aufgesaugt. Sie wirken sich deshalb als Schockvorbeugung günstig aus.
Man versetzt 1 Liter Flüssigkeit mit einem Teelöffel Kochsalz (ca. 3 Gramm) und gibt dem Verbrennungsverletzten 500 – 700 – 1000 cm^3 = ml dieser schwachen Salzlösung zu trinken. Infolge der Flüssigkeitsverluste und -verschiebungen klagt der Verbrannte zunehmend über Durst. Tee oder Wasser allein, d. h. ohne Salz, darf man wegen der Gefahr einer Überflutung des Blutes mit salzlosem Wasser (Wasservergiftung) nicht geben.
Eine Flüssigkeitszufuhr durch den Mund ist natürlich nicht erlaubt, wenn zusätzliche Verletzungen im Magen-Darm-Bereich angenommen werden müssen oder wenn der Verletzte infolge eines bereits eingetretenen Schocks bewußtlos ist oder erbricht.
Ärztliche Hilfe am Unfallort bei ausgedehnten Verbrennungen ist wünschenswert. Durch intravenöse Schock- und Schmerzbekämpfung kann die gefährliche Verbrennungskrankheit aufgeschoben werden. Danach soll schneller, vorsichtiger Transport ins Krankenhaus erfolgen, um so rasch wie möglich eine gezielte Intensivbehandlung beginnen zu können.

Der Hitzschlag

entspricht einem allgemeinen Hitzeschaden. Ist die Luft stark mit Feuchtigkeit gesättigt und bestehen nur geringe Luftbewegungen bei gleichzeitig hoher Umgebungstemperatur, kann der Organismus keine Wärme mehr abgeben. Diese Wärmeabgabe erfolgt sonst durch Schweißverdunstung und Abstrahlung.
Infolge der Erhöhung der Körpertemperatur bis auf 40°–43° Celsius treten Hirnschwellung und Bewußtlosigkeit auf. Der Kopf ist hochrot, die Haut trokken und heiß.
Wird diese plötzlich grau-blau, wird das Gesicht blaß und der Puls kaum fühlbar, besteht ein Schock mit Lebensgefahr.
Erste Hilfe: Man bringt den am Hitzschlag Leidenden in den Schatten, lagert Kopf und Oberkörper hoch, dreht einen Bewußtlosen in Seitenlage, entfernt die Kleidung soweit wie möglich und versucht, durch Luftfächeln

und durch Besprengen mit Wasser eine Abkühlung herbeizuführen. Bei Atemstillstand wird unverzüglich mit der Atemspende begonnen. – Nach der Wiederkehr des Bewußtseins muß man weiteres Liegen erzwingen. Die Körpertemperatur wird fortlaufend rektal gemessen. Wegen der Möglichkeit des Erbrechens ist Vorsicht beim Trinken geboten; man sollte nur gekühlte Flüssigkeiten in kleinen Schlucken reichen. – Vorsichtiger Transport in Seitenlage zur Vorstellung beim Arzt ist ratsam.

Der Sonnenstich

tritt ein, wenn längere Zeit Sonnenstrahlen auf den unbedeckten Kopf und Nacken einwirken. Es kommt zur Reizung der Hirnhäute mit Kopfschmerzen, Schwindel und Nackensteifigkeit.
Der Betroffene kann bewußtlos werden.
Erste Hilfe: Die Maßnahmen der Ersten Hilfe werden wie beim Hitzschlag durchgeführt, besonders sind aber Kopf, Stirn und Nacken zu kühlen.

3.9 Kälteschäden

Kälteschäden sind dadurch bedingt, daß durch Entzug von Wärme lokale (Erfrierungen) oder allgemeine (Unterkühlung) Wirkungen am Körper eines Menschen auftreten.

Erfrierungen 1. Grades

zeigen sich in einer vorübergehenden Rötung und Schwellung der Haut mit Schmerzempfindung.
Erste Hilfe: Bei der Erfrierung 1. Grades empfiehlt es sich, den betroffenen Abschnitt des Körpers z. B. im warmen Wasser zu erwärmen.

Erfrierungen 2. Grades

färben die Haut blau-rot. Es kommt zu starker Schwellung mit Blasenbildung und heftigen Schmerzen.
Erste Hilfe: Diese veränderten Körperabschnitte werden mit einer sterilen Bedeckung versehen, gepolstert und, wenn nötig, geschient. Nach dem Transport ins Krankenhaus wird dort die weitere Behandlung übernommen.

Erfrierungen 3. Grades

zeichnen sich durch zunehmende Blau- und Schwarzverfärbung

der befallenen Körperabschnitte aus, die Farbänderung ist Ausdruck des eingetretenen Gewebetodes. Es besteht Gefühllosigkeit der abgefrorenen Körperabschnitte.

Erste Hilfe: Es wird ein steriler Verband aufgelegt und ein schneller Transport ins Krankenhaus veranlaßt. Eigene Wiedererwärmungsversuche am Unfallort oder zu Hause sollten unterbleiben. Sie sind nur in Notfällen, in denen erfahrene ärztliche Hilfe nicht zu erreichen ist, durchzuführen.

Es gelten folgende Grundsätze: Zunächst muß der *gesamte Körper rasch erwärmt* werden, dazu werden kräftige Bewegungsübungen soweit wie möglich durchgeführt oder vorgewärmte Decken, Wärmflaschen oder ein heißes Bad vorbereitet. Die erfrorenen Extremitätenabschnitte werden dabei kalt, d. h. außerhalb des Bades oder der anderen Erwärmungsmaßnahmen gehalten.

Nach der Erwärmung des Körpers werden die erfrorenen Gliedmaßenabschnitte langsam durch heiße, feuchte Umschläge, die millimeterweise langsam in Richtung auf das Gliedmaßenende weitergeschoben werden, aufgetaut. Die Wiedererwärmung in dieser Art dauert oft viele Stunden.

Ist es nicht möglich, in der beschriebenen Weise infolge besonderer Umstände (weit abseits gelegene Berghütte u. ä.) vorzugehen, so muß als Notbehelf möglichst schnell der gesamte Körper wiedererwärmt werden. Die einsetzende Blutzirkulation muß dann das erfrorene Gewebe, soweit es noch möglich ist, wieder aufwärmen. Verboten sind das Reiben der erfrorenen Gliedmaßenabschnitte mit Schnee oder das alleinige sofortige, rasche örtliche Auftauen in heißem Wasser oder am Feuer, ohne für eine Gesamterwärmung des Körpers zu sorgen.

Die Unterkühlung

des gesamten Körpers wird durch Absinken der Körpertemperatur unter normale Werte hervorgerufen. Dieser Zustand ist äußerst gefährlich, er kann schon bei geringer, aber feuchter Kälte eintreten und in den Erfrierungstod übergehen. Zunächst kommt es zu Kälteschmerzen und zu einer zunehmenden Kältestarre der Muskulatur mit Empfindungslosigkeit. Allmählich wird der Unterkühlte teilnahmslos, und die fortschreitende Unterkühlung bedingt eine unüberwindliche Schlafsucht. Puls und Atmung verlangsamen sich, schließlich wird der Unterkühlte bewußtlos. Diesen Zustand nach der Bergung aus Schneemassen oder aus kaltem Wasser bezeichnet man vielfach auch als Scheintod. Sinkt die Körpertemperatur unter 27–25° Celsius ab, tritt der Tod durch Herz- und Atemstillstand ein.

Erste Hilfe: Unterkühlte müssen grundsätzlich möglichst rasch wiedererwärmt werden, das sollte, wenn möglich, unter Aufsicht eines Arztes stattfinden. Durch ein heißes Vollbad von 42° und eine warme Traubenzuckerinfusion wird die Körpertemperatur angehoben. Die Aufsicht durch einen Arzt ist deshalb nötig, weil es beim Wiedererwärmen zu einem plötzlichen Kreislaufversagen kommen kann.

Ist ein Arzt nicht erreichbar, läßt man zunächst die Gliedmaßen des Unterkühlten aus der Badewanne heraus und erwärmt nur den Rumpf.

Dann werden die einzelnen Gliedmaßen nacheinander ins Wasser gebracht. Wenn die angeführten Maßnahmen nicht durchführbar sind, muß im Notfall der Unterkühlte auf jeden Fall ausgezogen und mit neuer, trockener Kleidung versehen werden. Liegt die Körpertemperatur noch über 35° Celsius, kann man den Unterkühlten in einem (z. B. mit Wärmflaschen) vorgewärmten Bett rasch aufwärmen und muß ihn dabei ständig beobachten.

Atem- und Kreislaufstörungen sind möglich. Bei Atem- oder Herzstillstand werden Wiederbelebungsversuche sofort begonnen. Nach der Rückkehr des Bewußtseins wird warmer, stark gesüßter Tee, niemals Alkohol verabreicht.

Anschließend sollte ärztliche Behandlung erfolgen.

Der sog. Bergungstod Unterkühlter tritt dann ein, wenn bei ungenügenden Anwärmversuchen die Haut- und Gliedmaßendurchblutung so weit in Gang kommt, daß kaltes Blut von der Körperoberfläche in das Körperinnere gelangt. Dadurch wird nun der Körperkern rasch abgekühlt und Tod durch Atem- und Herzstillstand ist möglich.

Als Eigenhilfe versucht der Körper nämlich solange wie möglich die Kerntemperatur durch Ausschaltung der peripheren Blutzirkulation hochzuhalten. Wenn man nun den Unterkühlten anwärmt, muß das so kräftig erfolgen, daß das zum Körperinnern fließende Blut bereits aufgewärmt ist, also nicht Kälte, sondern Wärme mitbringt. Diese Forderung läßt sich am besten durch ein heißes Vollbad unter ärztlicher Aufsicht erfüllen.

Ist dies nicht möglich, so sollte ein rascher Transport in kaltem Transportmittel an einen Ort mit einer entsprechenden Bademöglichkeit durchgeführt werden. Unvollkommene Anwärmversuche sind auf jeden Fall zu unterlassen.

3.10 Chemische Verletzungen

Durch Einwirkungen von Säuren, Laugen oder anderen chemischen Mitteln auf Haut, Schleimhaut oder tiefere Gewebe des Körpers entstehen Verätzungen.

Erste Hilfe: Verätzungen der Haut und Augen werden sofort und minutenlang mit reichlich sauberem Wasser abgespült. Am Auge muß man dabei das Ober- und Unterlid abheben, um durch langes Spülen alle Chemikalienreste entfernen zu können. Dabei darf die abfließende Spülflüssigkeit nicht mit dem unverletzten Auge in Berührung kommen. – Chemikaliendurchtränkte Kleidung wird entfernt. Dann legt man einen triefnassen, keimfreien Verband auf die geschädigten Hautabschnitte und bringt den Verletzten sofort zum Arzt oder in die Klinik.

Bei Verätzungen des Verdauungskanals mit Säuren gibt man reichlich Wasser oder Milch zu trinken. Wenn vorhanden, läßt man dem Verletzten eine Aufschwemmung von gebrannter Magnesia zu trinken.

Bei Verätzungen des Verdauungskanals mit Laugen soll Wasser, Milch oder *stark verdünnter* Speiseessig zu trinken gegeben werden. Erbrechen soll möglichst nicht herbeigeführt werden, da die veränderten und zerstörten Schleimhäute der Speiseröhre und des Magens durch das Brechen aufgerissen werden können.

Man sollte keine Zeit mit der Herstellung neutralisierender Flüssigkeiten verlieren, am schnellsten steht Wasser zum Trinken zur Verfügung. Damit werden die Chemikalien verdünnt.

Alle Verätzungsverletzten müssen umgehend und dringend ins Krankenhaus gebracht werden. Der umsichtige Ersthelfer gibt die Reste des chemischen Mittels zur Untersuchung ins Krankenhaus mit, damit dort gegebenenfalls eine gezielte Behandlung erleichtert wird.

3.11 Verletzungen und Schädigungen durch den elektrischen Strom

Die Schwere des Elektroschadens wird bestimmt durch die Spannung, die Stärke des Stromes und die Dauer des Stromflusses, sowie durch den Weg, den der Strom durch den Körper

nimmt, und durch die Leitfähigkeit der Umgebung. Wasser leitet den Strom sehr gut. Deshalb nie in der Badewanne elektrische Geräte verwenden!
Die Stromeinwirkung kann ein Herzkammerflimmern oder einen Herzstillstand mit sofortiger Bewußtlosigkeit und Atemstillstand verursachen.
Der Strom kann auch Muskelkrämpfe hervorrufen, die unter anderem bedingen, daß der Betroffene nicht mehr in der Lage ist, die stromführende Leitung infolge Muskelkrampfes loszulassen. Unter Umständen wird der Betroffene aber durch einen Krampf der großen Körpermuskeln vom Stromleiter weggeschleudert.
Beim Stromdurchfluß treten auch lokale oder ausgedehnte elektrische Verbrennungen auf.
Erste Hilfe: Die Hauptaufgabe des Ersthelfers besteht bei elektrischen Unfällen darin, den Verunglückten so rasch wie möglich aus dem Stromkreis zu bringen.
Bei Unfällen mit Stromleitungen bis 250 Volt (Niederspannungs-Haushaltsstrom) muß man mit der nötigen Vorsicht versuchen, den Strom auszuschalten (Schalter ausschalten, Stecker herausziehen, Sicherung herausdrehen).
Gelingt das nicht, muß man den Verunglückten ohne Ausschaltung des Stromes vom Stromleiter wegziehen. Dazu muß sich der Helfer aber unbedingt isolieren! Der Helfer stellt sich auf nicht leitende Gegenstände, wie Gummi, Glas, trockene Kleidungsstücke. Er umwickelt seine Hände mit trockenem Stoff oder schiebt den Stromleiter mit trockenem, nicht leitendem Material vom Verunglückten weg.
Sofort danach beginnt, falls nötig, ohne Zwischentransport an Ort und Stelle die Wiederbelebung mit Atemspende und äußerer Herzmassage.
Bei Unfällen durch sog. hochgespannten Strom genügt es nicht, sich zu isolieren oder mit trockenem Material den Stromleiter wegzuschieben. Der hochgespannte Strom bleibt trotz Behelfsisolierung durch Funkenschlag oder Flammenbogen für den Helfer lebensgefährlich. Hier muß der Helfer Polizei oder Feuerwehr benachrichtigen zwecks Abschaltung oder Unterbrechung des Stroms durch Fachleute. Der Verunglückte darf vor dem Abschalten des Stromes auf keinen Fall mittelbar oder unmittelbar berührt werden.
Die Hochspannungsanlagen sind durch einen roten Blitzpfeil auf einem Schild mit dem Hinweis: ›Hochspannung. Vorsicht! Lebensgefahr‹ gekennzeichnet.
Falls vorauszusehen ist, daß nach dem Ausschalten des Stromes sich ein Muskelkrampf löst, kann der Verunglückte beim Abschalten des Stromes abstürzen. Des-

halb ist er vorher zu sichern, oder es ist für entsprechende Auffangvorrichtungen zu sorgen.
Die weiteren Erste-Hilfe-Maßnahmen berücksichtigen zunächst, falls notwendig, die Wiederbelebung durch Atemspende und Herzmassage. Danach werden die Verbrennungen mit keimarmen Verbandstoffen bedeckt. Man denke an die Möglichkeit von Knochenbrüchen und sorge für schnellen, schonenden Transport in eine Klinik.

Der Blitzschlag

ist ein Hochspannungsunfall. Entweder tritt sofort der Tod ein oder die Getroffenen kommen ohne Schaden davon, weil evtl. nasse Bekleidung den Blitz zur Erde abgeleitet hat.

3.12 Strahlenschäden

Durch Unglücksfälle in Atomreaktoren oder durch Einwirkung radioaktiver Strahlung auf den Menschen nach Kernwaffenexplosionen treten Strahlenschäden im menschlichen Körper auf, deren verheerende und lang anhaltende Wirkungen hier im einzelnen nicht aufgezählt werden sollen.
Erste Hilfe bei Strahlenschäden: Von radioaktiver Strahlung getroffene Menschen (»bestrahlte« Menschen) müssen so schnell wie möglich von unbestrahlten Personen entfernt werden. Der Helfer achte unbedingt auf Selbstschutz durch entsprechende Schutzkleidung, -handschuhe, Schutzmaske.
Radioaktive verseuchte Personen und Gegenstände aller Art strahlen weiter und sind gefährlich!
Die »verstrahlte« Person wird ausgezogen und mit Wasser und Seife zur Entfernung strahlenden Materials von der Körperoberfläche gewaschen. Bei bestehenden Brandwunden muß die Waschung unterlassen werden, die Wunden werden nur steril bedeckt.
Verstrahlte Kleidung muß vergraben oder durch eine Spezialwäsche unschädlich gemacht werden. Solche Kleidung nie verbrennen, mit der Asche wird eine gefährliche radioaktive Streuwirkung erzeugt. Bis zur Beseitigung ist radioaktive Wäsche besonders zu kennzeichnen.

4. Besondere Notfälle

4.1 Ertrinken

Beim Ertrinken führt das eindringende Wasser zunächst über einen Stimmritzenkrampf zum Atemstillstand. Durch schließlich wieder einsetzende Atembewegungen dringt das Wasser in die Lungen ein.
Durch Sturz in Eiswasser, oder wenn überhitzte Personen in sehr kaltes Wasser springen, kann der Tod durch reflektorischen Herzstillstand eintreten.
Ein Kopfsprung in unbekannte Wassertiefe endet oft durch eine schwere Schädelhirnverletzung oder einen Halswirbelbruch tödlich.
Erste Hilfe: Schon bei der Rettung Ertrinkender soll im Wasser mit der Atemspende begonnen werden, sobald man den Kopf des Ertrinkenden über Wasser halten kann. Die Atemwege werden von groben Fremdkörpern befreit.
Am Ufer wird sofort in Rückenlage mit der Wiederbelebung (Atemspende, Herzmassage) begonnen. Zwischen den Atemspenden können die Atemwege von Flüssigkeit durch Absaugen befreit werden. Man darf keine Zeit dadurch verlieren, daß man den Ertrunkenen zur Wiederbelebung ans Ufer bringt und durch Bauchlage und Anheben der unteren Körperhälfte versucht, das Wasser aus den Lungen ablaufen zu lassen. Auf diese Art gelingt es nicht, in die Lungen eingedrungenes Wasser zu entfernen. Lediglich ein kurzer Versuch, durch Umdrehen des Verunglückten Rachen und Kehlkopf von Wasser zu befreien, ist gerechtfertigt.

4.2 Einbrechen im Eis

Es wird empfohlen, daß der im Eis Eingebrochene durch Ausspreizen der Arme versucht, sich auf einer dünnen Eisdecke über Wasser zu halten. Er sollte vermeiden, sich hochzuarbeiten, da dann das Eis weiter einbricht.
Erste Hilfe: Infolge der schnell einwirkenden Kälte müssen Rettungsmaßnahmen vor einer Un-

terkühlung schnellstens durchgeführt werden. – Der Helfer verteilt sein Gewicht auf der dünnen Eisdecke dadurch, daß er liegend auf einer breiten Unterlage (Leiter, Brett) und nach Anseilen sich dem Eingebrochenen nähert. Man sollte ihm Rettungshilfen, sei es ein Brett, Seil oder Leiter, zuschieben. Wenn möglich, Rettungsmaßnahmen mit mehreren Helfern durchführen.

4.3 Verschüttung

Durch einstürzende Baugruben, nachrutschenden Sand in einer Sandgrube oder durch Lawinen kommt es zur Verschüttung.

Erste Hilfe: Derartige Unglücksfälle erfordern schnellste und umsichtige Hilfe. Der Helfer muß jederzeit daran denken, daß nach Beseitigung der Schüttmassen nichts einstürzt oder nachrutscht und er sich nicht selbst gefährdet. Findet man beim vorsichtigen Ausgraben, das in der Nähe des vermuteten Verunglückten mit der Hand vorgenommen werden soll, einen Körperteil, so versucht man, die Lage des Verschütteten zu bestimmen, und legt möglichst schnell Kopf und Gesicht frei. Dann entlastet man umgehend Brust und Bauch, um bei Atemstillstand eine Atemspende durchführen zu können. Nun werden vorsichtig weitere Befreiungsversuche durchgeführt, wobei man immer wieder darauf achtet, daß nicht nachträglich Trümmer einstürzen oder Schüttmassen nachrutschen können und die bisherigen Bemühungen zunichte gemacht werden. Neben Feuerwehr und anderen geschulten Helfern ist auch ein Arzt zu benachrichtigen, der dann eine Schock- und Schmerzbekämpfung schon während der Befreiung einleiten kann. Nach der Bergung wird der Verunglückte auf jeden Fall ins Krankenhaus gebracht, da man mit einer gefährlichen Quetschungskrankheit, die zu Schock und anderen schweren Veränderungen führt, rechnen muß.

4.4 Erhängen

Beim Erhängen erfolgt der Tod durch Verschluß der Atemwege und durch Unterbrechung der Blutzirkulation im Gehirn, wenn nicht schon vorher der Tod durch Genickbruch eingetreten ist.

Erste Hilfe: Man muß sofort das strangulierende Material entfernen, den herunterfallenden Körper stützen, dann hinlegen und den Kopf in Beatmungslage bringen.

Atemspende und, wenn nötig, Herzmassage müssen begonnen werden. Nach erfolgreicher Wiederbelebung ist immer noch mit einem raschen Zuschwellen der Atemwege zu rechnen, deshalb einen schnellen Transport in die Klinik veranlassen.

4.5 Ersticken

Fremdkörper kleinerer Art, die in die Luftröhre geraten, werden meistens durch starke Hustenstöße wieder herausbefördert. Größere Speisebrocken, verschluckte Gebisse u. ä. können jedoch zur Erstickung führen.

Kinder und Bewußtlose ersticken nicht selten durch Aspiration von Flüssigkeiten, von Erbrochenem oder Blut oder durch Decken oder Kissen, die über den Kopf geraten.

Erste Hilfe: Dem Erstickenden muß sofort der Mund geöffnet werden, ein Zubeißen wird durch Einschieben eines Gummikeils, Holzstückes oder eines fest gefalteten Tuches zwischen die Zähne verhindert. Wenn möglich, wird der Fremdkörper mit den Fingern herausgeholt. Man kann auch den Betroffenen »auf den Kopf stellen« und durch Schläge mit der flachen Hand auf den Rücken zwischen den Schulterblättern versuchen, die Fremdkörper herauszubefördern.

Sind die Atemwege frei, wird bei Scheintoten sofort mit der Wiederbelebung begonnen. Rasche ärztliche Hilfe ist notwendig, wenn der Fremdkörper nicht entfernt werden kann und ein Luftröhrenschnitt die einzige lebensrettende Maßnahme ist.

Gasvergiftungen

Verschiedene Gase führen zu Vergiftungen, wenn sie eingeatmet werden. In den Industriebetrieben, in denen beim Arbeitsprozeß besondere Gase entstehen oder verwendet werden, wird durch entsprechende Vorschriften Unfallverhütung betrieben. Gasschutzgeräte und geschulte Rettungsmannschaften, denen allein die Rettung Verunglückter obliegt, stehen bereit.
Im täglichen Lebensbereich sind vor allem die **Kohlenoxyd-** und die **Kohlendioxydvergiftung** zu fürchten.
Das geruchlose Kohlenoxydgas entsteht bei unvollständiger Verbrennung und ist in geschlossenen Räumen äußerst gefährlich (undichte Öfen, Auspuffgase der Motoren). Das Kohlenoxyd verbindet sich rasch mit dem roten Blutfarbstoff und blockiert dadurch die weitere Sauerstoffaufnahme des Blutes. Es verursacht Schwindel, Kopfschmerzen, Ohrensausen, Übelkeit, schließlich Bewußtlosigkeit. 0,4% Kohlenoxydgehalt der Atemluft führt nach 30 Minuten, 0,16% Kohlenoxyd nach 2 Stunden zum Tod durch innere Erstickung. Blut, das sich mit Kohlenoxyd verbunden hat, sieht kirschrot aus. Daher stammt die himbeerrote Farbe (»blühendes Aussehen«) der Kohlenoxydvergifteten.
Erste Hilfe: Die Erste Hilfe bei der Kohlenoxydvergiftung besteht darin, daß man den Verunglückten sofort aus dem gefährlichen Bereich entfernt, Sauerstoff zuführt und, wenn nötig, eine Atemspende beginnt.

Die Kohlendioxyd-(CO_2-Vergiftung

entsteht durch ein unsichtbares, schwach säuerlich riechendes Gas (Kohlensäure), das schwerer ist als Luft und zu Boden sinkt. Es entsteht in Gärkellern bei der Gärung, in Futtersilos u. ä. und sammelt sich in tief gelegenen Räumen oder tiefen Brunnen als unsichtbarer See.
Das Gas findet sich in 0,04% in der Luft. Ab 8% ruft es Kopfschmerzen, Schwindelgefühl und Schwäche hervor. Schließlich kommt es zum Atemstillstand durch tödliche Wirkung auf das Atemzentrum. Nach Eintritt bzw. Eintauchen in einen hochkonzentrierten Kohlensäurebereich schwindet das Bewußtsein schlagartig durch plötzliches Fehlen des Sauerstoffes. Es besteht äußerste Lebensgefahr.
Erste Hilfe: Der Retter darf nur mit Preßluft-Atemschutzgerät

oder im Notfall mit einem großen aufgeblasenen, über den Kopf gestülpten Plastiksack angeseilt eindringen. Eine solche »Rettungshaube« muß so groß sein, daß sie für etwa 3 Minuten Sauerstoffvorrat gewährt. Die über den Kopf gestülpte Rettungshaube wird z. B. mit einem Gummiring am Hals abgedichtet. Der Helfer nutzt den geringen Vorrat an Atemluft in der Rettungshaube, um dem Verunglückten ein Seil um den Oberkörper zu schlingen. Danach verläßt der Helfer den Raum und zieht den Verunglückten von draußen aus dem Gefahrenbereich heraus. Die Rettung sollte grundsätzlich wenigstens zu zweit vorgenommen werden.
Eine brennende Kerze erlischt bei etwa 10 % Kohlensäuregehalt der Luft. Das Verlöschen der Kerze zeigt also beim Eindringen in einen Keller den gefährlichen Bereich an. Der Kerzentest darf jedoch nur angewandt werden, wenn absolut sicher ist, daß nicht zugleich ein explosives Gas vorhanden ist. – Nach der Bergung erfolgt Wiederbelebung und Transport ins Krankenhaus.

Vergiftungen durch andere schädliche Gase

(Rauchvergiftung, Leuchtgas, Chlorgas, Nitrose-Gase) führen immer zu Sauerstoffmangel. Infolge zunehmender, schnell eintretender Vergiftung ist der Verunglückte nicht in der Lage, der Gefahr zu entrinnen.
Erste Hilfe: Man soll versuchen, den Verunglückten ohne eigene Gefährdung so schnell wie möglich aus dem gefährlichen Bereich zu entfernen. Man sorge für rasche Frischluftzufuhr (Durchzug) durch Öffnen von Fenstern und Türen.
Wenn nötig, wird mit der Atemspende und Herzmassage begonnen und ein schneller, liegender Transport in die Klinik vorgenommen. Bei der Atemspende darf der Helfer den Vergifteten nicht direkt berühren. Man lege ein Taschentuch auf den Mund des Wiederzubelebenden oder führe einen Beatmungstubus ein.

Die Aufnahme von giftigen Stoffen

(Arzneimittel-, Pflanzenschutzmittel-, Lebensmittel- und Genußmittelvergiftungen) durch die Haut oder durch den Mund bedingen je nach Zusammensetzung der Gifte sehr verschiedene Krankheitsbilder.
Erste Hilfe: Ist derjenige, der das Gift eingenommen hat, nicht bewußtlos, so sollte man sofort Erbrechen herbeiführen, indem man 1/2 Liter Salzwasser zu trinken gibt (1–2 Eßlöffel Salz auf 1 Glas Wasser) und dann den Finger zur Auslösung des Brechrei-

zes tief in den Rachen steckt. Kindern gibt man reichlich Flüssigkeit, z. B. Himbeerwasser. Man legt sie mit dem Bauch quer über das Knie des sitzenden Helfers, so daß der Kopf des Kindes nach unten hängt. Das Erbrechen wird durch Reizen des Rachens mit einem kleinen Löffel herbeigeführt.
Bei Verdacht auf eine Vergiftung soll man niemals Milch zu trinken geben!
Der Vergiftete wird so schnell wie möglich in eine Klinik gebracht, in der eine Magenspülung durchgeführt wird und entsprechende Gegenmittel gegeben werden.
Ist der Vergiftete bereits stark benommen oder bewußtlos, so wird nicht versucht, ihn zum Erbrechen zu bringen. Er wird in Seitenlage schnellstens in eine Klinik gebracht. Wenn möglich, sollten Reste des Giftes, verdächtige Chemikalienflaschen oder Tablettenröhrchen zur Bestimmung mit in die Klinik gebracht werden, um eine gezielte Behandlung durchführen zu können.

4.7 Plötzlich einsetzende Geburt

Eine Geburt kündigt sich durch unregelmäßige, dann regelmäßige »Leibschmerzen« (Wehen) an. Man bringt die Gebärende an einen ruhigen Ort auf eine saubere Unterlage. Der Kopf wird erhöht gelagert. Beengende Kleidungsstücke sollen entfernt werden, der Arzt oder eine Hebamme werden benachrichtigt.
Eine Geburt läuft normalerweise von allein ab. Das Neugeborene wickelt man in ein sauberes Tuch, die Nabelschnur wird nicht durchtrennt, sondern nur mit einem keimfreien Verband abgedeckt. Nach 20–30 Minuten tritt im allgemeinen die Nachgeburt aus, die man ebenfalls in ein sauberes Tuch wickelt und neben das Neugeborene legt. Beim Neugeborenen achtet man auf freie Atmung und bringt es in Seitenlage. Sollten Atemstörungen beim Neugeborenen auftreten, faßt man es an den Füßen und läßt den Kopf nach unten hängen. Leichte Schläge mit flacher Hand werden auf den Rücken gegeben, um evtl. eingedrungenes Fruchtwasser aus den oberen Luftwegen zum Abfluß zu bringen.
Der Mutter legt man einen keimfreien Verband oder ein sauberes Tuch oder Laken vor die äußeren Geschlechtsteile und schlägt ihr dann die gestreckten Beine übereinander.

5. Plötzliche Erkrankungen

5.1 Besondere Blutungen

Neben inneren und äußeren Blutungen durch Verletzungen können auch innere Krankheiten zu plötzlichen Blutungen führen.

Nasenbluten

kann auftreten bei hohem Blutdruck, bei Herz-, Leber- und Nierenkrankheiten sowie bei starker körperlicher Anstrengung.
Erste Hilfe: Man hält den Kopf im Sitzen leicht nach hinten geneigt, notfalls kann man das blutende Nasenloch von außen einige Minuten zudrücken. Tritt keine Blutstillung ein, soll ein Hals-Nasen-Ohren-Arzt oder eine Klinik aufgesucht werden.

Bluthusten

kann durch Geschwülste der Lunge oder durch eine Tuberkulose bedingt sein.
Erste Hilfe: Man bringt den Kranken in halbsitzende Stellung und transportiert ihn schnellstens und schonend in eine Klinik. Man denke daran, die Hände zu desinfizieren, wenn man mit dem blutigen Auswurf in Berührung gekommen ist. Möglicherweise könnte es sich um eine offene, ansteckende Tuberkulose handeln, die zum Bluthusten geführt hat.

Bluterbrechen

kann seine Ursache in einer Speiseröhren- oder Magenblutung haben. Bei massiver Blutung wird hellrotes Blut erbrochen. Bei geringerer Blutung entleert sich meist »kaffeesatzartiger« Inhalt, da das Blut durch die Salzsäure des Magens zersetzt ist. Nach einiger Zeit wird schwarzer Stuhl, das heißt Teerstuhl, entleert.

Darmblutungen

stammen aus Darmgeschwüren und -geschwülsten, sie treten aber auch bei Typhus und Ruhr auf. Das Blut, das mit dem Stuhl entleert wird, sieht schwarz bis dunkelrot aus. Entleert sich hellrotes Blut, so stammt es aus dem Dickdarm oder Enddarm. In seltenen Fällen hat hellrotes, aus dem After entleertes Blut seinen Ursprung in einer massiven

Zwölffingerdarmblutung, bei der sich das Blut so rasch in den Darm ergießt, daß es seine hellrote Farbe bis zur Entleerung beibehält.
Erste Hilfe: Kranke mit Magen-Darm-Blutungen lagert man mit leicht erhöhtem Oberkörper auf den Rücken, die Knie werden zur Entspannung des Bauches angezogen und eine Rolle in die Kniekehlen geschoben. Man sollte sie nicht essen oder trinken lassen. Wegen der Schockgefahr ist schneller Transport ins Krankenhaus notwendig.

Blutungen aus der Scheide

stärkeren Ausmaßes sind meist Folge von Fehlgeburten, Frühgeburten oder regelwidrigen Geburten sowie Geschwülsten.
Erste Hilfe: Man lagert diese Kranken flach und legt einen keimfreien Verbandstoff oder die Innenseite eines sauberen Tuches vor die äußeren Geschlechtsteile, die gestreckten Beine werden übereinandergeschlagen. Wegen der drohenden Schockgefahr empfiehlt sich Transport ins Krankenhaus.

5.2 Akute Herz- und Lungenerkrankungen

Der Herzkrampf

oder die Angina pectoris (»Brustenge«) hat seine Ursache in einer Minderdurchblutung des Herzmuskels, z. B. infolge fortgeschrittener Arteriosklerose.
Die Kranken äußern ein sehr schmerzhaftes Engeempfinden in der Brust mit ausstrahlenden Schmerzen in den linken Arm. Die Betroffenen verharren regungslos aus Angst, Bewegungen könnten eine Verschlimmerung bewirken.
Erste Hilfe: Man beruhigt den Kranken und richtet ein langsam aufsteigendes Armbad her. Lindernd wirken auch heiße Umschläge auf die Herzgegend. Oft lassen sich die krampfartigen Herzschmerzen durch ein Gläschen konzentrierten Alkohols (Korn, Kirschgeist) oder durch eine Tasse heißen Tees mit Zukker und Rum oder durch einen starken, kalten Bohnenkaffee mit Kirschgeist lösen. Ein Arzt sollte immer gerufen werden.

Der Herzinfarkt

ist die Folge eines teilweisen Absterbens von Herzmuskelbezirken durch mangelhafte oder aufgehobene Durchblutung. Es besteht äußerste Lebensgefahr.

Die Kranken geben starke Schmerzen in der Brust an, sie zeigen Atemnot, Angstgefühle, häufig Bewußtseinstrübung bis Bewußtlosigkeit.
Der Puls ist durch das evtl. Eintreten eines Schocks kaum noch tastbar.
Erste Hilfe: Bei Bewußtlosigkeit bringt man den Kranken in Seitenlage, ein Arzt muß dringend gerufen werden.

Atemnot durch Lungenerkrankungen

kann z. B. durch das Asthma bedingt sein. Auch ein zunehmendes Herzversagen zeigt sich in Atemnot.
Erste Hilfe: Man bringt den Kranken in halbsitzende Lage und läßt ihn, wenn möglich, Sauerstoff inhalieren. Den Arzt schnellstens herbeirufen.

5.3 Akute Baucherkrankungen

Vielfältige Ursachen können zu akuten Baucherkrankungen führen. – Am häufigsten verursacht eine Entzündung des Wurmfortsatzes **(»Blinddarmentzündung«)** Leibschmerzen, die oft in der Magengegend beginnen und schließlich in den rechten Unterbauch ziehen.
Erste Hilfe: Man bringe den Kranken baldmöglichst zum Arzt und vermeide, vor der Untersuchung zu trinken oder zu essen zu geben. Auch von der Einnahme schmerzstillender Mittel ist abzuraten.

Heftigste Bauchschmerzen mit schnell eintretendem Schock sprechen u. a. für den Durchbruch eines **Magengeschwürs** oder für eine **schwere Erkrankung der Bauchspeicheldrüse.**

Erste Hilfe: Der Kranke sollte unverzüglich in eine Klinik gebracht werden, schmerzstillende Mittel, Essen oder Trinken sind unzulässig.

Ähnliche stärkste Schmerzen rufen **Koliken der Gallen- oder Nierenwege** hervor. Meist geben die Kranken an, daß sie an Nieren- oder Gallensteinen leiden. Der Schmerz ist krampfartig im ganzen Bauchbereich und löst sich oft für kurze Zeit, so daß er einen wellenförmigen Verlauf nimmt.
Erste Hilfe: Auch hier sollte der Kranke schnellstens einer ärztlichen Behandlung zugeführt werden, da die Unterscheidung einer Kolik z. B. von einem Magendurchbruch schwierig sein kann, bei letzterem aber sofortige chirurgische Behandlung die einzige

lebensrettende Maßnahme darstellt.
Man lagert den Kranken auf dem Rücken und sorgt für eine Entspannung der Bauchdecke (Knierolle!).

Beim **Darmverschluß** ist der Darm durch Geschwülste, Verwachsungen oder einen eingeklemmten Leisten- oder Nabelbruch nicht mehr durchgängig. Die Kranken geben heftige Schmerzen im Bauchbereich mit Übelkeit und Erbrechen an.
Erste Hilfe: Längeres Warten verschlechtert den Zustand des Kranken, man sollte ihn lieber einmal umsonst, aber frühzeitig in die Klinik bringen.

5.4 Bewußtlosigkeit und Krämpfe

Plötzlich eintretende Bewußtlosigkeit mit Krampfanfällen haben am häufigsten ihre Ursache in der sogenannten **Fallsucht** (Epilepsie). Die Kranken fallen zu Boden und krampfen mit Armen und Beinen. Gelegentlich tritt ein Zungenbiß auf, so daß Blut aus dem Mund austritt.
Erste Hilfe: Um die Atemwege freizuhalten, bringt man den Kranken in Seitenlage. Man achte darauf, daß sich die Krampfenden nicht an Gegenständen der Umgebung verletzen.

Kinder zeigen Krampfanfälle

oft als Begleiterscheinung anderer, beginnender oder bereits bestehender Erkrankungen (Infektionskrankheiten).
Erste Hilfe: Man rufe einen Arzt oder bringe das Kind sofort in eine Kinderklinik.

Der Schlaganfall

wird infolge Störung der Gehirndurchblutung hervorgerufen. Ein Blutgefäß einer Hirnhälfte läßt meist bei erhöhtem Blutdruck infolge Verengung (Arteriosklerose) oder Verstopfung durch einen Blutpfropf (Embolus) nicht genügend Blut durch, oder das Blutgefäß platzt. Hirnerweichung oder Hirnschwellung durch Blut- und Flüssigkeitsaustritt sind die Folgen. Es kommt zu flüchtiger oder anhaltender Bewußtlosigkeit meist bei älteren Menschen. Ohne ersichtlichen Grund fallen sie hin oder sinken zusammen.
Das Gesicht ist rot, die Atmung ist erhalten, oft aber schnarchend

oder röchelnd, der Puls ist regelmäßig. Im Zustand der Bewußtlosigkeit fällt am ehesten die Lähmung der Gesichtsmuskulatur auf. Auf der gelähmten Seite ist das Oberlid nicht geschlossen und der Mundwinkel hängt herunter. Später weisen diese Kranken eine Sprach- oder Halbseitenlähmung des Körpers auf.
Erste Hilfe: Man bringt diese Kranken in Seitenlage, wenn bei Bewußtlosigkeit die Schutzreflexe erloschen sind. Man entfernt Zahnprothesen und sorgt für freie Atemwege. Nachdem der Kranke das Bewußtsein wiedererlangt hat, darf man ihm nichts zu trinken und zu essen geben, da häufig eine Lähmung der Schluckmuskulatur besteht und er aspirieren würde. Evtl. sind Wiederbelebungsmaßnahmen zu beginnen. Einen Arzt hinzuziehen, der über einen Transport ins Krankenhaus entscheidet.

Bei plötzlich einsetzender **Bewußtlosigkeit**

denke man immer an Vergiftungen durch schwere Stoffwechselstörungen, durch Medikamente, Gase oder Chemikalien.
Erste Hilfe: Trotz schneller Bereitschaft zur Ersten Hilfe achte der Ersthelfer auf seinen persönlichen Schutz und gehe umsichtig vor. Aus den beobachteten und mitgeteilten Begleitumständen lassen sich Rückschlüsse für die notwendigen Behandlungsmaßnahmen im Krankenhaus ziehen.

5.5 Fieber

Treten bei einem Menschen erhöhte Temperaturen (über 38,0° Celsius) auf, so kann es sich um die Begleiterscheinung von Infektionskrankheiten oder Entzündungen sowie um eine Wärmestauung (s. dort) handeln.
Erste Hilfe: Länger anhaltende fieberhafte Erkrankungen bedürfen ärztlicher Behandlung. Ist ein Arzt nicht zu erreichen, sollen Fieberkranke liegend in eine Klinik transportiert werden. Solange Infektionskrankheiten vermutet werden müssen, soll sich der Helfer durch besondere persönliche Hygiene (Händewaschen, Vermeidung von unnötigen Berührungen mit den Kranken) schützen. – Fiebersenkende Maßnahmen, wie z. B. das Anlegen von feucht-kalten Umschlägen an den Extremitäten oder auf den Rumpf, und fiebersenkende Medikamente ersetzen nicht die Untersuchung durch den Arzt.

Temperaturanstieg bei gleichzeitigen Schmerzen im Bereich bestimmter Organe spricht für eine **Entzündung.**

Erste Hilfe: Ruhigstellung des erkrankten Körperabschnittes führt zur Schmerzlinderung. Arzt rufen!

6. Maßnahmen der Ersten Hilfe zur Fremdkörperentfernung

6.1 Fremdkörper in der Haut

Aus der Haut darf man nur oberflächlich eingedrungene Gegenstände, wie z. B. Holzsplitter oder Dornen, entfernen. Man achte auf vollständige Entfernung der Fremdkörper, da kleine Reste in der Tiefe langanhaltende Entzündungszustände hervorrufen können.

Tiefer eingedrungene Gegenstände, die aus der Körperoberfläche herausragen, werden nicht entfernt, sondern nur umpolstert und steril abgedeckt. Beim Herausziehen am Unfallort können weitere Gewebsbeschädigungen mit oft lebensgefährlichen Blutungen in der Tiefe entstehen. Diese Fremdkörper werden operativ beseitigt. Sind Fremdkörper unter der Haut verschwunden, so stellt man diesen entsprechenden Körperabschnitt möglichst ruhig, um die Lage der Fremdkörper durch Muskelbewegungen nicht zu verändern. Hier können nur noch operative Maßnahmen den Fremdkörper beseitigen.

6.2 Fremdkörper im Auge

Ist ein Fremdkörper in das Auge gelangt, so untersucht man zunächst die Schleimhaut des unteren Lides durch Herabziehen. Der Untersuchte sieht dabei nach oben. Man entfernt den Fremdkörper mit dem Zipfel eines sauberen Tuches oder mit einem angefeuchteten Wattestäbchen (Abb. 6.2–1).

Sitzt der Fremdkörper unter dem Oberlid, so muß dieses umgewendet werden. Der Untersuchte sieht nach unten, die Augen schließt er dabei aber nicht. Der Helfer drückt nun mit einem Stäbchen (Streichholz, Glasstäbchen) waagerecht auf das Oberlid in der Höhe, wo dieses in den oberen Augenhöhlenrand übergeht (Abb. 6.2–2). Nun zieht er mit der anderen Hand an den Wimpern den Oberlidrand nach vorn und oben über das leicht nach hinten gedrückte Stäbchen (Abb. 6.2–3). Dabei klappt der Oberlidknorpel nach oben. Mit der sauberen Spitze eines Tuches

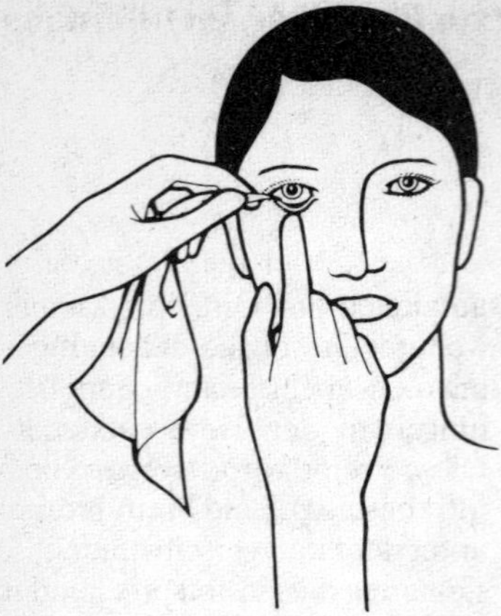

Abb. 6.2–1 Die Entfernung eines Fremdkörpers, der auf der Innenseite des Unterlids sitzt.

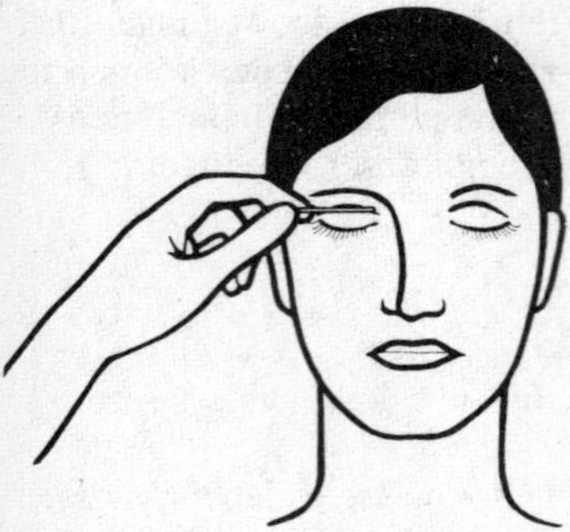

Abb. 6.2–2 Die Entfernung eines Fremdkörpers, der sich auf der Innenseite des Oberlids befindet.

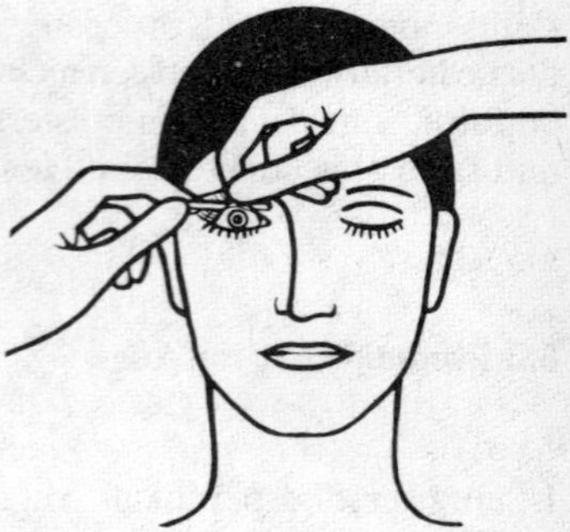

Abb. 6.2–3 Das Oberlid wird an den Wimpern gefaßt und über das Stäbchen umgeklappt.

kann der Fremdkörper entfernt werden.
Durch dauerndes Reiben infolge des Fremdkörpergefühls vor oder nach der Entfernung entsteht sehr schnell eine Bindehautentzündung. Läßt dieses Fremdkörpergefühl nicht nach, bedeckt man das Auge und sucht einen Arzt auf.
Tiefer eingedrungene Fremdkörper versucht man niemals selbst aus dem Auge zu entfernen! Den Arzt aufsuchen.

6.3 Fremdkörper in Nase, im Rachen, Magen und Darm

Ein Fremdkörper in der einen Nasenseite läßt sich meist durch kräftiges Schneuzen unter Zuhalten der anderen Nasenseite herausbefördern. Gelingt das nicht, muß ein Arzt den Fremdkörper entfernen.
Kleinere Fremdkörper im Rachen kann man häufig dadurch weiterbewegen, daß man mit Wasser gurgelt oder trockenes Brot ißt und hinunterschluckt oder indem man erbricht. Helfen diese Maßnahmen nicht, muß ein Arzt aufgesucht werden.
Größere, glatte Gegenstände, die verschluckt wurden, durchlaufen meistens ohne Komplikationen den Magen-Darm-Kanal und werden mit dem Stuhl ausgeschieden.
Man gibt Kartoffelbrei und Sauerkraut, um eine schnellere Darmtätigkeit und -entleerung zu erreichen. Im entleerten Stuhl soll man nach dem Fremdkörper suchen.

Fremdkörper in der Luftröhre

siehe unter Ersticken.

6.4 Fremdkörper im Gehörgang

werden durch Ausspülen des Ohres mit lauwarmem Wasser oder mit Spezialinstrumenten nur vom Arzt entfernt.

6.5 Fremdkörper in den übrigen Körperöffnungen

(Harnröhre, After, Scheide) sollten niemals selbst, sondern nur vom sofort hinzugezogenen Arzt entfernt werden.

Sachregister

Die durch Kursivsatz hervorgehobenen Seitenzahlen verweisen auf Abbildungen.